国家卫生健康委员会"十三五"规划教材

全国高等学校教材

供口腔医学类专业用

口腔修复学

第 8 版

主　　编　赵铱民

副 主 编　周永胜　陈吉华

编　　者　（以姓氏笔画为序）

于海洋（四川大学华西口腔医学院）　　周永胜（北京大学口腔医学院）

马楚凡（空军军医大学口腔医学院）　　郑东翔（首都医科大学口腔医学院）

王贻宁（武汉大学口腔医学院）　　　　赵铱民（空军军医大学口腔医学院）

牛丽娜（空军军医大学口腔医学院）　　胥　春（上海交通大学口腔医学院）

白石柱（空军军医大学口腔医学院）　　袁　泉（四川大学华西口腔医学院）

吕培军（北京大学口腔医学院）　　　　黄　翠（武汉大学口腔医学院）

陈吉华（空军军医大学口腔医学院）　　章非敏（南京医科大学口腔医学院）

杨亚东（北京大学口腔医学院）　　　　蒋欣泉（上海交通大学口腔医学院）

李　彦（中山大学光华口腔医学院）　　傅柏平（浙江大学口腔医学院）

李长义（天津医科大学口腔医学院）　　程　辉（福建医科大学口腔医学院）

主编助理　牛丽娜（空军军医大学口腔医学院）

　　　　　贾　骏（空军军医大学口腔医学院）

人民卫生出版社

图书在版编目（CIP）数据

口腔修复学/赵铱民主编. —8 版. —北京:人民卫生出版社,2020

第 8 轮口腔本科规划教材配网络增值服务

ISBN 978-7-117-29375-4

Ⅰ.①口… Ⅱ.①赵… Ⅲ.①口腔科学-矫形外科学-医学院校-教材 Ⅳ.①R783

中国版本图书馆 CIP 数据核字(2020)第 025609 号

| 人卫智网 | www.ipmph.com | 医学教育、学术、考试、健康，购书智慧智能综合服务平台 |
| 人卫官网 | www.pmph.com | 人卫官方资讯发布平台 |

口腔修复学

第 8 版

主　　编:赵铱民

出版发行:人民卫生出版社(中继线 010-59780011)

地　　址:北京市朝阳区潘家园南里 19 号

邮　　编:100021

E - mail: pmph @ pmph.com

购书热线:010-59787592　010-59787584　010-65264830

印　　刷:人卫印务（北京）有限公司

经　　销:新华书店

开　　本:889×1194　1/16　印张:25

字　　数:754 千字

版　　次:1980 年 7 月第 1 版　2020 年 8 月第 8 版
　　　　　2025 年 9 月第 8 版第 14 次印刷(总第 61 次印刷)

标准书号:ISBN 978-7-117-29375-4

定　　价:90.00 元

打击盗版举报电话:010-59787491　E-mail:WQ @ pmph.com

质量问题联系电话:010-59787234　E-mail:zhiliang @ pmph.com

国家卫生健康委员会"十三五"规划教材
全国高等学校五年制本科口腔医学专业
第八轮 规划教材修订说明

1977 年,卫生部召开了教材建设工作会议并成立了卫生部教材办公室,决定启动第一轮全国高等医学院校本科口腔医学专业卫生部规划教材编写工作,第一轮教材共 5 种,即《口腔解剖生理学》《口腔组织病理学》《口腔内科学》《口腔颌面外科学》和《口腔矫形学》。自本套教材第一轮出版 40 多年来,在原卫生部、原国家卫生和计划生育委员会及国家卫生健康委员会的领导下,在教育部支持下,在原卫生部教材办公室的指导下,在全国高等学校口腔医学专业教材评审委员会的规划组织下,全国高等学校五年制本科口腔医学专业教材已经过七轮修订、一轮数字化升级,形成了课程门类齐全、学科系统优化、内容衔接合理、结构体系科学的由规划教材、配套教材、网络增值服务以及数字出版组成的立体化教材格局,已成为我国唯一一套长期用于我国高等口腔医学院校教学的历史最悠久、内容最权威、结构最优化、形式最经典、质量最上乘的口腔医学专业本科精品教材。老一辈医学教育家和专家们亲切地称本套教材是中国口腔医学教育的"干细胞"教材。

2012 年出版的第七轮全国高等学校本科口腔医学专业卫生部规划教材共 15 种,全套教材为卫生部"十二五"规划教材,全部被评为教育部"十二五"普通高等教育本科国家级规划教材。

2017 年本套第八轮教材启动修订,当时正是我国进一步深化医教协同之际,更是我国医疗卫生体制改革和医学教育改革全方位深入推进之时。在全国医学教育改革发展工作会议上,李克强总理亲自批示"人才是卫生与健康事业的第一资源,医教协同推进医学教育改革发展,对于加强医学人才队伍建设、更好保障人民群众健康具有重要意义",并着重强调,要办好人民满意的医学教育,加大改革创新力度,奋力推动建设健康中国。

教材建设是事关未来的战略工程、基础工程,教材体现了党和国家的意志。人民卫生出版社紧紧抓住深化医教协同全面推动医学教育综合改革的历史发展机遇期,以全国高等学校五年制本科口腔医学专业第八轮规划教材全面启动为契机,以规划教材创新建设,全面推进国家级规划教材建设工作,服务于医改和教改。第八轮教材的修订原则,是积极贯彻落实国务院办公厅关于深化医教协同、进一步推进医学教育改革与发展的意见,努力优化人才培养结构,坚持以需求为导向,构建发展以"5+3"模式为主体的口腔医学人才培养体系;强化临床实践教学,切实落实好"早临床、多临床、反复临床"的要求,提高医学生的临床实践能力。

为了全方位启动国家卫生健康委员会"十三五"规划教材建设工作,经过近 1 年的调研,在国家卫生健康委员会、教育部的领导下,全国高等学校口腔医学专业教材评审委员会和人民卫生出版社于 2017 年启动了本套教材第八轮修订工作,得到全国高等口腔医学本科院校的积极响应。经过 200 多位编委的辛勤努力,全国高等学校第八轮口腔医学专业五年制本科国家卫生健康委员会"十三五"规划教材现成功付样。

本套教材修订和编写特点如下:

1. 教材编写修订工作是在国家卫生健康委员会、教育部的领导和支持下,由全国高等医药教材建设研究学组规划,口腔医学专业教材评审委员会审定,院士专家把关,全国各医学院校知名专家教师编写,人民卫生出版社高质量出版。

2. 教材编写修订工作是根据教育部培养目标、国家卫生健康委员会行业要求、社会用人需求,在全国进行科学调研的基础上,借鉴国内外医学人才培养模式和教材建设经验,充分研究论证本专业人才素质要求、学科体系构成、课程体系设计和教材体系规划后,科学进行的。

3. 教材编写修订工作着力进行课程体系的优化改革和教材体系的建设创新——科学整合课程、淡化学科意识、实现整体优化、注重系统科学、保证点面结合。继续坚持"三基、五性、三特定"的教材编写原则,以确保教材质量。

4. 本套教材共 17 种，新增了《口腔医学人文》《口腔种植学》，涵盖了口腔医学基础与临床医学全部主干学科。读者对象为口腔医学五年制本科学生，也可作为七年制、八年制等长学制学生本科阶段参考使用，是口腔执业医师资格考试推荐参考教材。

5. 为帮助学生更好地掌握知识点，并加强学生实践能力的同步培养，本轮编写了 17 种配套教材。同时，继续将实验（或实训）教程作为教学重要内容分别放在每本教材中编写，使各学科理论与实践在一本教材中有机结合，方便开展实践教学工作，强化实践教学的重要性。

6. 为满足教学资源的多样化，实现教材系列化、立体化建设，本套教材以融合教材形式出版，将更多图片以及大量视频、动画等多媒体资源以二维码形式印在纸质教材中，扫描二维码后，老师及学生可随时在手机或电脑端观看优质的配套网络数字资源，紧追"互联网 +"时代特点。

获取网络数字资源的步骤

1 扫描封底红标二维码，获取图书"使用说明"。

2 揭开红标，扫描绿标激活码，注册/登录人卫账号获取数字资源。

3 扫描书内二维码或封底绿标激活码随时查看数字资源。

4 登录 zengzhi.ipmph.com 或下载应用体验更多功能和服务。

扫描下载应用

客户服务热线
400-111-8166

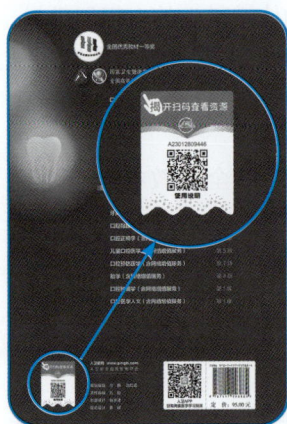

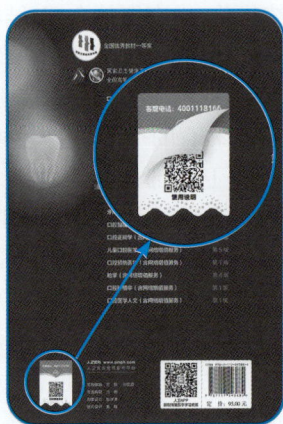

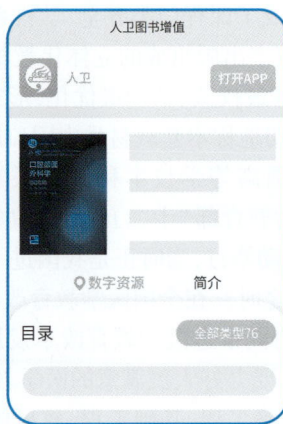

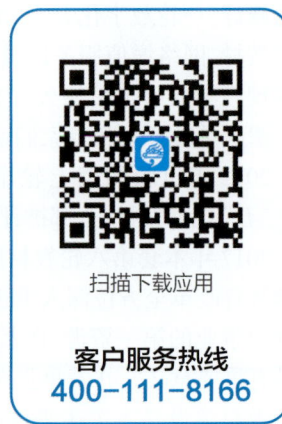

7. 本套教材采用大 16 开开本、双色或彩色印刷，彩图随文编排，铜版纸印刷。形式活泼，重点突出，印刷精美。

为进一步提高教材质量，请各位读者将您对教材的宝贵意见和建议**发至"人卫口腔"微信公众号（具体方法见附件）**，以便我们及时勘误，同时为下一轮教材修订奠定基础。衷心感谢您对我国口腔医学本科教育工作的关心和支持。

人民卫生出版社
2019 年 11 月

附件
1. 打开微信，扫描右侧"人卫口腔"二维码并关注"人卫口腔"微信公众号。
2. 请留言反馈您的宝贵意见和建议。
注意：留言请标注"口腔教材反馈 + 教材名称 + 版次"，谢谢您的支持！

第八轮全国高等学校五年制本科口腔医学专业规划教材目录

序号	教材名称	版次
1	口腔解剖生理学（含网络增值服务）	第 8 版
2	口腔组织病理学（含网络增值服务）	第 8 版
3	口腔颌面医学影像诊断学（含网络增值服务）	第 7 版
4	口腔生物学（含网络增值服务）	第 5 版
5	口腔临床药物学（含网络增值服务）	第 5 版
6	口腔材料学（含网络增值服务）	第 6 版
7	牙体牙髓病学（含网络增值服务）	第 5 版
8	口腔颌面外科学（含网络增值服务）	第 8 版
9	口腔修复学（含网络增值服务）	第 8 版
10	牙周病学（含网络增值服务）	第 5 版
11	口腔黏膜病学（含网络增值服务）	第 5 版
12	口腔正畸学（含网络增值服务）	第 7 版
13	儿童口腔医学（含网络增值服务）	第 5 版
14	口腔预防医学（含网络增值服务）	第 7 版
15	𬌗学（含网络增值服务）	第 4 版
16	口腔种植学（含网络增值服务）	第 1 版
17	口腔医学人文（含网络增值服务）	第 1 版

中国医学教育题库(口腔医学题库)

序号	题库名称	题量	
		一类试题*	二类试题**
1	口腔解剖生理学	2 000	6 000
2	口腔组织病理学	2 000	6 000
3	口腔颌面医学影像诊断学	900	2 700
4	口腔生物学	800	2 400
5	口腔临床药物学	800	2 400
6	口腔材料学	900	2 700
7	牙体牙髓病学	2 500	7 500
8	口腔颌面外科学	3 000	9 000
9	口腔修复学	3 000	6 000
10	牙周病学	1 000	3 000
11	口腔黏膜病学	800	2 400
12	口腔正畸学	1 500	4 500
13	儿童口腔医学	1 000	3 000
14	口腔预防医学	800	2 400
15	𬌗学	800	2 400
16	口腔种植学	800	2 400

　* 一类试题:包含客观题与主观题,试题经过大规模实考测试,参数稳定,试题质量高,保密性强,主要为各院校教务管理部门提供终结性教学评价服务,适用于组织学科期末考试、毕业综合考试等大型考试。

　** 二类试题:包含客观题与主观题,题型丰富,覆盖知识点全面,主要为教师提供日常形成性评价服务,适用于日常教学中布置课前预习作业,开展课堂随堂测试,布置课后复习作业以及学生自学、自测、自评等。

前　言

教材、教师、学生是教学活动的三个基本要素,也是教学质量生成的三种基本要求,它们从不同角度和层面对育人效果产生根本性的影响。三者之中,教材又是基础,因此教材的质量直接关乎育人质量。基于这一共识,口腔医学教育工作者一直在努力学习和探索口腔教材的改革,以期不断提升口腔医学教材的整体水平。第8版《口腔修复学》规划教材遵照口腔医学专业培养目标和要求,在第7版《口腔修复学》规划教材的基础上修订而成,是全国高等学校口腔医学类专业5年制本科及长学制本科教育兼用的规划教材。

为使第8版规划教材适应时代要求和新的教学模式的需要,体现出规划教材必须具备的思想性、科学性、先进性、启发性和适用性,在编写大纲形成前,我们在人民卫生出版社的协助下,广泛征求全国各主要口腔医学教学单位关于过去几版教材的使用意见,为本版教材制订编写规划,力求突出本科教材特征,突出重点,反映口腔修复学发展的新知识、新技术、新成果。本版教材延续了第7版规划教材的优点,也做了较大改动和调整:在结构上,仍分为理论和实习两部分,使理论教学与实习训练教材一体化。按实习训练的实际需求,将实习教程由33个减为29个。在章节安排上,以常见临床疾病为主线,以知识难易和教学习惯为顺序,做了较大的调整;其中,理论部分新增1章,总篇幅由第7版的13章减为10章。在内容上,根据本科学生教育"三基"的学习要求,本版教材首次大幅度的删减了一些基础知识以外的内容,将牙列缺损/缺失的固定-活动义齿修复、牙列缺损/缺失的覆盖义齿修复、颌面缺损修复、牙周病的修复治疗、咬合病及颞下颌关节疾病的修复治疗等内容由5章合并为1章,使重点更加突出。根据数字化修复的发展态势,增加了"口腔修复的数字化技术"内容,并将其独立成章。在篇幅上,本版教材版面字数由约85万字减到约75万字。在形式上,首次采用了二维码形式教材,通过二维码展现图片、视频等大量数字化内容,大大拓展了知识面,为同学们自主学习提供了途径和空间。在图片上,重新绘制了部分插图,增加了部分彩色临床病例照片。在编排上,首次采用了彩图与文字混编的方式,使阅读更为流畅便捷。

第8版规划教材在前7版教材的基础上,保持了教材知识结构的连续性、系统性,并尽可能做到与其他相关专业的知识衔接。为避免内容重复,凡涉及口腔正畸学、口腔材料学、口腔修复工艺学等内容则尽可能予以省略。对学有余力的学生,要深化相关方面的知识,可参考其他教科书或配套教材的参考书或专著。为适应长学制本科教学需要,在满足5年制教学要求的前提下,仍保留了部分"三基"以外的内容,以便供长学制本科教学使用。

本版教材编委由空军军医大学口腔医学院、北京大学口腔医学院、四川大学华西口腔医学院、上海交通大学口腔医学院、武汉大学口腔医学院、首都医科大学口腔医学院、中山大学光华口腔医学院、浙江大学口腔医学院、南京医科大学口腔医学院、天津医科大学口腔医学院和福建医科大学口腔医学院等11所院校的20位教授组成。全体编委倾力尽责、精心工作,保证了编写工作的顺利完成和编写目标的基本实现。在此向各位编委的辛劳付出表示衷心感谢。编委吕培军教授担任过多次《口腔修复学》教材编委,为教材建设做出过重要贡献,在此轮编写工作中因病辞世,在此谨向吕培军教授表达敬意和怀念。

本书编写过程中得到了全国高等学校口腔医学专业教材评审委员会、教材主编单位空军军医大学口腔医学院及其他10家参编单位的大力支持和帮助,特此表示感谢。

主编助理牛丽娜教授、贾骏副教授负责教材编写的协调及文献检阅等工作,为此付出了大量的劳动。于晓楠硕士、刘思颖博士等参与绘制了部分插图。还有各参编单位的多位同志参与了这项工作,正是大家的尽力尽责才使此书顺利付梓,在此向他们表示诚挚的谢意。

限于编者的水平、能力、学识的局限性,书中难免会有许多疏漏甚至谬误之处,恳请各院校同道和读者提出批评指正意见,以臻完善。

赵铱民

2020 年 4 月

目 录

第一章 绪 论

第一节 口腔修复学的概况

一、口腔修复学的定义与任务

口腔修复学(prosthodontics)是应用符合生理的方法,采用人工装置(artificial device)修复口腔及颌面部各种缺损并恢复其相应功能,预防或治疗口颌系统疾病的一门临床科学。它是口腔医学的一个重要组成部分,是医学与多学科相结合产生的交叉学科,亦属生物医学工程范畴。由人工制作用于修复口腔及颌面部缺损的装置(如义齿、义颌、义耳等)统称为修复体(prosthesis)。

口腔修复学的任务是研究口腔颌面部各种缺损及相关口颌系统疾病的病因、机制、症状、诊断、预防和治疗方法,采用人工材料制作各种修复体,以修复各类缺损,预防和治疗口颌系统疾病,从而恢复口颌系统的正常形态和生理功能,促进患者的身心健康。

口腔修复学是以基础医学、口腔基础医学、循证医学、口腔临床医学、材料学、工艺学、生物力学、工程技术学、数字化技术以及美学等为基础的专门学科。口腔修复工作者只有牢固地掌握有关基础和相关学科知识,并具有一定的临床和修复体制作技能,才能对各类畸形与缺损作出正确诊断,合理地设计并精确地制作各种修复体,为患者提供良好的修复治疗。

二、口腔修复学的工作内容

口腔修复学的临床内容主要包括以下几个方面:①牙体缺损或畸形的修复治疗,如牙体缺损、牙折裂的全冠、部分冠修复,牙缺损的嵌体、贴面修复;②牙列缺损的修复治疗,如缺牙的固定桥修复、可摘局部义齿修复及种植牙修复;③牙列缺失的修复治疗,如全口无牙的全口义齿修复和种植全口义齿修复;④颌面缺损的修复治疗,如眼眶缺损、耳缺损及鼻缺损的义眶、义耳和义鼻修复,颌骨缺损的义颌修复等;⑤牙周疾病的修复治疗,如牙周病松动牙的固定式夹板,可摘式夹板固定等;⑥颞下颌关节疾患的修复治疗,如采用𬌗垫、咬合调整或𬌗重建治疗颞下颌关节紊乱病等。其中①~③是本科生学习阶段应重点学习和掌握的内容。

口腔修复的基本治疗手段是通过设计、制作修复体来恢复因上述各类缺损、缺失和畸形而丧失的形态与功能,使之尽可能达到或接近正常水平。由于修复体要在口颌系统内行使一定的生理功能,修复体应被视为人工器官。这个器官应与患者的口颌系统和整个机体生理环境、心理状态相适应,能在口腔这个存在着微生物、湿度、温度效应和机械应力等作用的特殊环境中长期、无害地为患者的健康服务。

三、口腔修复工作的意义

牙体缺损(tooth defect)、牙列缺损(dentition defect)及其畸形(dentition deformity)、牙列缺失(edentulous)及颌面部缺损(maxillofacial defect)是人类的常见病、多发病,其主要病因是龋病、牙周病、外伤、肿瘤和先天畸形等。根据我国2017年第四次全国口腔健康流行病学调查报告显示,全国35~44岁年龄组平均存牙数为29.6颗。67.7%的人牙列完整(不含第三磨牙),18.6%有未修复的缺失牙。在65~74岁年龄组,平均存牙数为22.5颗,无牙颌率为4.5%,18.3%的人牙列完整(不含第三磨牙),47.7%有未修复的缺失牙,且在已有的修复体中仍有10%左右的不良修复。这些数据反映了国人口腔疾病的发病状况,也反映了我国口腔修复工作者面临的繁重任务。

口颌系统担负着人体重要的咀嚼、吞咽、语言、表情及呼吸等生理功能,并与人类的美观和心理状态有着密切的联系,直接关系着人们整体健康和心理健康。牙体、牙列缺损,牙列缺失,颌面部缺损除造成咀嚼、语言、吞咽等功能障碍外,还可引起一系列并发症,如殆关系紊乱、牙松动、牙移位、更多的牙缺失甚至整个口颌系统功能紊乱。不仅如此,研究结果证明,牙体、牙列缺损和缺失、咬合紊乱及颞下颌关节疾病还可对消化系统、循环系统等全身多个器官或系统造成直接或间接的损害。循证医学也表明,牙缺失愈久,缺失数目越多,修复越晚,修复效果越差,对全身影响愈大。因此,修复医师应积极地进行缺损的早期修复,终止疾病发展,恢复丧失的功能,保持口颌系统和整个身心的健康。

第二节 口腔修复学的发展和展望

一、口腔修复学的发展

人类的祖先很早就懂得了牙病防治的重要性,并积累了修复缺失牙及保持咀嚼功能的经验。在巴黎卢浮宫博物馆中还存放着一个公元前400—前300年腓尼基人的颌骨标本,在这个颌骨上,可看到有一用金丝将两个去除牙根的自然中切牙结扎于两侧邻牙上,这可能是人类最早的固定修复体的实物证据(图1-2-1,图1-2-2)。

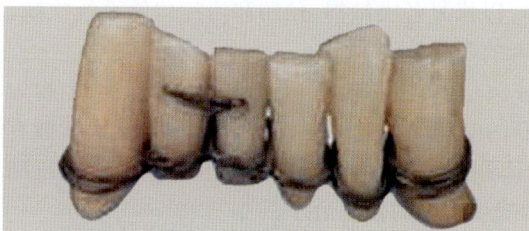

图 1-2-1 古代人用金属丝结扎离体牙做固定修复

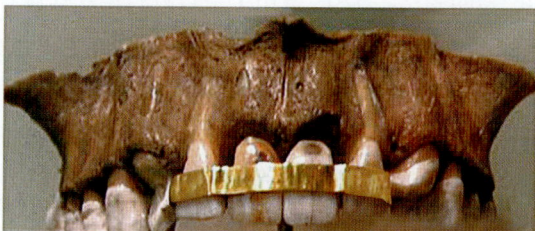

图 1-2-2 古代人用金片和离体牙做固定修复

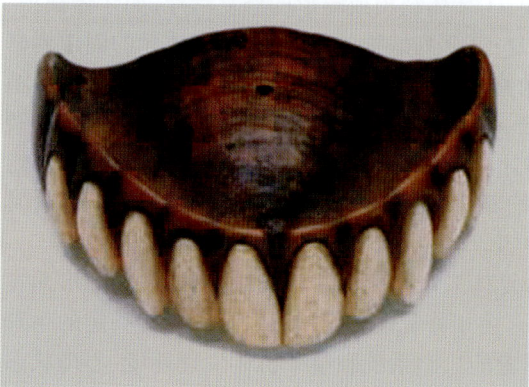

图 1-2-3 500 年前的木制上半口义齿

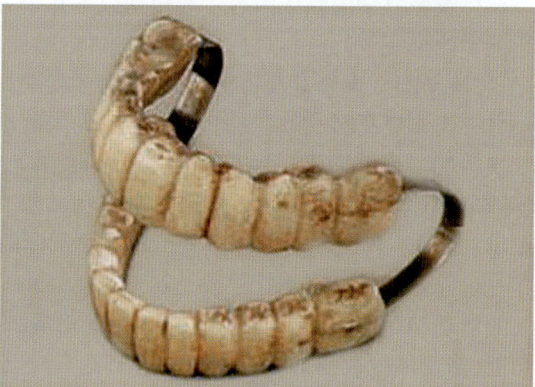

图 1-2-4 200 年前用弹簧片固位的全口义齿

早期的口腔修复,由于技术传播困难、所用材料昂贵,只有少数贵族才可享有。欧洲的文艺复兴运动促进了口腔修复学的发展。在1478年法国出版的《外科学》里就有了用异体牙或小牛骨雕刻成的人工牙修复患者少量缺失牙的方法。16世纪,已出现了用木头雕刻的全口义齿,用兽骨、象牙雕刻局部义齿的记载(图1-2-3,图1-2-4)。1728年,法国军医皮尔·费查(Pierre Fauchard)出版了世界上首部牙病专著《牙外科医生牙病治疗》,由此标志着牙医学成为正式的独立学科,也标志着近代口腔修复学的开始。1840年在美国马里兰州建立了世界上第一个传授牙医学知识的学院——巴尔的摩牙科学院,牙医学正式进入了大学殿堂。此后,牙医学的发展即进入了快速发展时期。19世纪中叶,人们开始用陶瓷烧制牙,用硬橡胶制作义齿基托,用金、银等金属锤造牙冠和固定桥,使得口腔修复学大大地前进了一步。

在我国古代,口腔修复学也曾有过令世人瞩目的成就。楼钥(1137—1213年)所著的"攻瑰集"中《赠种牙陈安》一文有:"陈生术妙天下,凡齿之有疾者,易之以新,才一举手,使人终生保编贝之美"的记载。马可·波罗(1254—1324年)在其所著的在我国西南各省的游记中写道:"这个省的男人和女人,都有用金箔包牙的风俗,并且依照牙齿的形状包镶得十分巧妙,还能保持与牙齿间的一致性。"这些记载均说明我国口腔修复技术在当时已达到相当高的水平。遗憾的是,在近代,我国未能跟上世界口腔医学发展的浪潮,而明显地落后了。

现代口腔修复学起于20世纪初。失蜡铸造技术的应用应是现代口腔修复学的第一个里程碑,它将工业铸造技术应用于口腔修复体制作,并逐步发展成为精密铸造,成为至今仍被广泛应用的口腔修复常规技术之一。20世纪30年代末问世的丙烯酸树脂给现代口腔修复学带来革命性的变化,用它制作的人工牙和基托具有诸多优点,一经问世就在短时间内得到了广泛应用。20世纪50年代出现的陶瓷熔附金属(金属烤瓷)修复技术,将金属与陶瓷的优点结合在一起,解决了修复体的功能与美观问题,成为口腔修复学发展的另一项标志性技术。20世纪60—70年代间出现的酸蚀-复合树脂粘接技术,直接导致了粘接式修复体的出现。20世纪60年代产生的现代种植义齿,经过几十年的发展和完善,已经成为"人类的第三副牙齿",也被认为是20世纪口腔医学最重要的进展。20世纪80年代出现的高强度全瓷修复技术,更好地满足了患者对美观和功能的要求,正在成为口腔修复的主导性技术。随着计算机的广泛应用,20世纪80年代出现的义齿计算机辅助设计与计算机辅助制作(computer aided design and computer aided manufacturing,CAD/CAM)技术,21世纪初出现的义齿3D打印技术,从根本上改变了传统口腔修复的理念与方法,带给口腔修复学和口腔工艺学革命性的改变,代表了口腔修复学未来的发展趋势和方向。

此外,口腔修复学的科学研究也有了长足发展,学者们利用机械力学、生物力学、人工智能、虚拟现实技术、计算机辅助设计及快速成型技术、计算机比配色技术、材料合成技术、激光技术、纳米技术等许多新技术进行修复体力学分析、设计、制作和对修复新材料、新技术的研究;应用组织工程,干细胞等再生医学方法,实现口腔颌面组织的再生。在种植体材料、表面处理和骨结合机制,新型陶瓷材料、金属材料、粘接材料的研究,义齿制作的CAD/CAM技术及3D打印技术、切削陶瓷材料的研究;与修复临床相关的行为科学、诊疗方法学的研究,人工智能和机器人技术在口腔修复中的应用等多方面取得了重要进展,推动了口腔修复学的快速进步。

可以简略地用3个"R"来描述口腔修复学的三个历史进程。Replacement,替代,即以人工材料来修复口颌系统的完整性,部分恢复口颌系统的功能,至今为止我们应用的冠桥、可摘义齿等多种口腔修复技术均属于此。Reconstruction,重建,即利用自体组织或异体组织,包括人工材料,按照人类口腔器官自然的生物性状、生理状态、生物力学形式来重建丧失的口腔组织器官,恢复其功能,今天我们广泛应用的种植牙和颌骨再造等技术就是牙列及口颌系统重建的标志。Regeneration,再生,即利用人类干细胞向不同方向分化的潜能,按照人类的需求生长成需要的组织和器官并恢复其功能,这是口腔医师修复口腔颌面缺损的最高境界。

替代,代表口腔修复学的过去,但在今天甚至今后的相当长的时间里需仍被我们广泛应用;重建,代表口腔修复学的今天,需要我们努力地学习和应用;而再生,虽然现在才刚刚开始起步,但它却代表着口腔修复的未来。

二、口腔修复学的趋势

口腔修复学发展的总体趋势是口腔修复学与生物科学、材料科学及高科技的结合,具体可归结为以下六点:

1. 牙体缺损修复嵌体化　传统的牙体缺损修复是以银汞充填和树脂直接法充填的方式进行修复,其分别具有污染和聚合收缩导致继发龋的缺点,采用瓷嵌体、金属嵌体或树脂嵌体修复大的牙体缺损是一良好的解决办法,既无污染,又可消除收缩引起的微间隙,还可具有足够的耐磨性和美观性,因而嵌体化将是牙体缺损修复的趋势。

2. 牙列缺损修复固定化　固定义齿咀嚼效率高、使用舒适方便,但适应证有限。随着人们口腔保健意识的提高和口腔医疗技术的发展,人们缺牙数量呈下降趋势,许多过去不能保存的牙得以保存,特别是种植牙技术的应用,使得许多患者可以通过种植义齿实现固定修复。此外,附着体技术的应用,也可使得可摘式义齿改为半固定修复。因而,固定修复将成为牙列缺损修复的主要趋势。

3. **牙列缺失修复种植化** 传统的牙列缺失总是采用全口义齿进行修复,常存在着固位和稳定不良、支持力不足,咀嚼效能低下、不舒适等问题。采用种植体固位支持全口义齿,可以使义齿获得良好的固位、稳定和更加有力的支持,显著地提高义齿的咀嚼效能和舒适感,以种植式全口义齿取代传统的全口义齿已成为牙列缺失修复的主要趋势。

4. **残根、残冠的保存化** 牙髓治疗、牙周治疗技术的发展使得许多残根、残冠可以保留,在其上设置桩核、附着体等,进而设计制作冠、桥或附着体义齿、覆盖义齿,既可有效地保留和利用口腔组织,还能获得更好的修复效果。因而,残根、残冠的保留和利用,也是口腔修复学的发展趋势。

5. **口腔修复材料的仿生化趋势** 口腔修复材料必须满足生物安全、生物相容(biocompatibility)、生物功能、生物质感几条要求,理想的口腔修复材料是以人体相应组织为参照的仿生材料或生物类材料。因而,仿生化应成为口腔修复材料研发的趋势和方向。

6. **修复体制作的数字化趋势** 以义齿 CAD/CAM 和 3D 打印为代表的数字化技术已能成功用于各种修复体的制作,实现了传统的修复体制作技术的革命,显著提高了修复体制作精度,简化了制作程序,并使其可以进行集约化的大生产并终将取代传统的修复体制作模式。

以上所述的六点为国际口腔修复的总体趋势。然而,在我国这样一个经济社会发展不均衡的发展中国家,常规的修复方式如冠、桥、可摘局部义齿、全口义齿等在一个相当长的时期内仍将是我们修复的主要手段。因此,必须努力学习和掌握这些基本知识和技能。

第三节 口腔修复学的特点

各门学科都具有普遍性和特殊性,掌握其特殊性是学好这门学科的关键。口腔修复学的定义和性质决定了它具有以下三大特点:

1. **知识基础广** 口腔修复学作为将医学与多学科融为一体的临床学科,必然涉及广泛的知识基础,不仅与基础医学、临床医学、口腔医学等医学学科有着密切关系,而且与材料学(如金属材料、陶瓷材料、高分子材料等)、力学(机械力学、生物力学、材料力学)、工程技术、美学、心理学、数字化技术紧密相关,上述任一方面知识的缺如,都将影响到修复医师的知识结构,给临床和研究工作带来影响。

2. **实践性强** 作为一门以临床手术为主要治疗方式的临床课程,口腔修复学较其他学科对于动手能力的培养有着更高的要求。修复医师必须熟悉和掌握基牙预备、印模、模型灌制、熔模制作、金属铸造、打磨、抛光、烤瓷、焊接、粘接、数字化印模及设计等 20 余种技术;还必须学会应用金属、陶瓷、树脂、橡胶、粘接剂、印模材料等上百种材料。这些操作技能都需要经过长时间的专门训练方可掌握,这也是口腔修复学的特点和难点。

3. **美学素养要求高** 口腔颌面部是人最重要的"风景区"。口腔修复的目的不仅是要修复患者缺损、缺失的口颌器官,恢复其功能,而且要恢复患者的容貌。要实现这一目的,就要求修复医师具有良好的美学素养。一个好的修复医师应是医学家与艺术家的结合,不仅要有丰富的口腔医学知识和娴熟的技能,还要学习美学、医学美学、色彩学等知识,努力掌握一些绘画和雕塑技能,具备了高的审美素养,才能更好地服务于患者。

口腔修复学的上述特点,决定了它应是科学、技术和艺术的完美结合,要学好口腔修复学,应注重人文知识的积累,注重基础知识、医学知识的宽博和专业知识的精深,使科学思维与技能训练并重,理论指导与临床经验积累并重,并防止脱离实践的理论空谈和只注重实践脱离理论指导的匠气。随着时代的发展,新理论、新材料、新工艺将不断出现,不断吸收相关学科的最新成果为本学科所用,不断创造新的修复理论与方法,不断发现和创造新的材料和技术,使口腔修复学不断丰富、完善和发展,更好地为人们的口腔健康服务,将是中国口腔修复工作者光荣的历史责任。

(赵铱民)

参考文献

1. 马轩祥. 口腔修复学. 5 版. 北京：人民卫生出版社，2003
2. 周大成. 口腔医学史考. 北京：人民卫生出版社，1998
3. 冯海兰，王嘉德. 口腔医学导论. 北京：北京医科大学出版社，2002
4. SHILLINGBURG H T，HOBO S，WHITSETT L D，et al. Fundamentals of fixed prothodontics. 3rd ed. Chicago：Quintessence Publishing Co. ，1997
5. JONE B，Mark T M，SALVAFORE J E，et al. Maxillfacial Rehabilitation：prosthodontic and surgical management of cancer-related，acquired，and congenital defects of the head and neck. 3rd ed. Chicago：Quintessence Publishing Co. ，2011

第二章 临床接诊

临床接诊(clinical communication)是临床医师与患者沟通交流后,针对患者主诉,通过病史采集和临床检查,明确诊断,制订并逐步完成治疗方案的过程。按诊疗程序可分为初诊、复诊和复查三个部分。临床接诊要求医师不仅应掌握丰富的专业知识,而且应具备良好的职业素质和医学人文素养。

第一节 初 诊

初诊(first visit)是临床接诊过程的开始,患者首次向接诊医师主诉病症及主观要求,并接受系统的检查和商定治疗方案。初诊医疗过程中应加强医患沟通,建立良好的医患关系,为后续治疗的顺利开展打好基础。

一、初诊的目标和内容

初诊的目标就是通过获取患者相关资料,并与患者进行交流,制订出全面、合理、规范的治疗方案。初诊的主要内容包括:

1. 准确地获得患者的主诉。
2. 详尽地收集患者相关病史。
3. 系统全面地完成专科检查及必要的全身检查。
4. 得出初步诊断或在病情明确的情况下得出诊断。
5. 对与主诉有关的局部和全身病症提出诊疗方案或转诊建议,尽可能提供必要的卫生指导与帮助。
6. 围绕各种治疗方案的预期效果、疗程及费用等问题,与患者商定治疗计划,并明确双方的责任与承诺,必要时与患者签署知情同意书等医疗文件,避免医疗纠纷的发生。

二、初诊准备及初诊顺序

（一）准备工作

1. **器械准备** 将器械盒(口镜、镊子、探针)及辅助检查用的药品、咬合纸、棉球、牙线、蜡片等,摆放到操作者易于拿放的位置,器械带尖、带刃的部分应朝向远离患者和医师的方向。

2. **椅位准备** 将医师和助手的椅位调整到合适的高度,治疗椅的背靠调升至与地面成45°角,调整好头靠垫,患者入座后铺好胸巾。若要调整椅位,特别是采取平卧位,应事先告知患者,避免造成患者不适与伤害。

3. **灯光准备** 治疗用照明灯的聚焦应准确限于手术检查视野范围,避免投照到患者的眼睛上及其他非检查部位。尽量使用不妨碍比色的标准光源或冷光源。

4. **感染防护** 口腔科诊疗会接触到患者的唾液甚至血液,容易发生交叉感染。器械的消毒与灭菌对控制和防止严重威胁人体健康的艾滋病、乙型肝炎等疾病在患者之间、医患之间的传播具有重要意义。对患有艾滋病、乙肝等传染病的患者,应准备特殊的诊疗间,铺用一次性治疗巾、防护套,医护人员应戴防护面罩,穿隔离衣。诊疗完毕,上述用品应及时集中销毁。

（二）检查顺序

1. **系统检查** 患者一进入诊室就应注意观察其面容、脸色,引导时看其动作。避免只注意检

图片:ER2-1-1
器械准备

诊主诉病症,而忽视其他重要相关病症;只见患牙不见牙列;只见口腔不注意口颌系统;只见局部不见全身;只强调病症而忽视患者整体。

2. 局部检查 检查应遵循有序的原则,先整体后局部,先外后内,先上后下,先左后右,先一般后特殊。循序进行望、问、探、叩、触、听、测的检查。

3. 心理评价 医师应该把解决患者的主诉作为医疗工作的主要内容,同时应从患者的言谈举止中评价其心理及精神健康状况,开展个性化诊疗服务,确保后续治疗工作的顺利开展。具有心理障碍或精神神经症状者应请有关专家诊治后方可进行修复治疗。

三、初诊时的医患沟通

医患沟通(doctor-patient communication)是对医学理解的一种信息传递过程,是为患者的健康需要而进行的,使医患双方能充分有效地交流对医疗活动的理解、意愿和要求。良好的医患沟通能取得患者的全面配合,有助于医师获得更多更全面的信息,收集到更多对诊断有意义有价值的线索,为进一步检查及最终明确诊断打下良好的基础。

随着生物医学模式向"生物-心理-社会"模式的转变,加之口腔修复个性化设计的专业特点,医患沟通尤为重要。

1. 良好的沟通首先源于医务人员较高的人文素质和知识修养、救死扶伤的崇高信念、真诚的服务态度、整洁的着装、优雅的举止和文明的谈吐,真正树立"以患者为中心"的服务理念。其次,与患者交谈应遵循以人为本、平等尊重、人文关怀的原则,用深入浅出、通俗易懂的语言解释医学问题,耐心倾听患者的诉求,诚信共情,保护患者隐私,建立信任,达成共识。

2. 在充分了解患者意愿,明确治疗目的的前提下,医师应实事求是地交代客观病情和现有的治疗条件。根据治疗计划和备选方案的不同特点向患者作详细解释,包括修复类型及材料的选择、治疗程序及周期、可能并发症或意外情况、治疗费用和预后,在征得患者理解和完全同意的情况下确定最终治疗计划。对于难度大、效果不肯定或容易出现并发症、医疗意外的修复治疗项目,一定要与患者或家属签署知情同意书。

3. 医师应采用适当的交流方式,增强医患沟通效果,如通过模型、图片、画图示意及相关病例展示等方式,使患者易于理解治疗方案。如前牙美学修复中通过数字化微笑设计,可让临床医师在不可逆的美学修复之前为患者制作直观的预期效果图,通过医患交流设计出双方认可的美学修复方案。还可以在全瓷美学修复前预制美学模板,使临床做到更完善的医患沟通,为后期制作提供精确依据。

第二节 病 史 采 集

病史采集(medical history collection)可通过医师的问诊或问卷来获得,目的是了解患者的主诉(包括患者就诊的目的和对修复的要求)、现病史、既往史、家族史等。

一、主诉

主诉(chief complaint)是患者就诊的主要原因和迫切要求解决的主要问题。

修复科患者的主诉通常是要求修复缺损或缺失牙,或者是要求改善因牙齿缺失、缺损、变色、外伤等导致的咀嚼、美观或发音功能障碍等。也有患者的主诉是要求解决因旧义齿导致的疼痛不适或咀嚼、美观功能降低等。颞下颌关节紊乱病患者的主诉则通常是咀嚼肌疼痛、开闭口弹响或开口受限等。总之,医师应从患者主诉中了解其对修复治疗的主要要求。

二、现病史

现病史(history of present illness)一般包括主诉疾病开始发病的时间、原因、发展进程和曾经接受过的检查和治疗。对导致牙体缺损、牙列缺损或缺失、颞下颌关节病等疾病的原因、持续时间、修复方式、修复次数、修复效果都要进行详细记录。

图片:ER2-1-2
口腔修复科知
情同意书

三、既往史

采集既往史（past history）时要侧重了解与本病有关的部分。要询问患者的全身健康情况、营养情况和饮食习惯，也要询问口腔疾病情况等。由于患者的精神及心理状态直接影响修复治疗效果，因此也应注意询问。具体地说，采集既往史应注意从全身系统病史和口腔专科病史两方面入手。

（一）全身系统病史

全身系统病史（systemic medical history）应从以下几个方面进行询问和记录：

1. 与口腔修复治疗计划相关的全身系统疾病 如心血管疾病、免疫系统疾病及过敏史，目前正在接受的全身性系统疾病治疗。既往住院史、严重疾病史、患者在以往就医时是否用抗生素预防感染、是否使用类固醇或抗凝剂等、有无药物过敏或牙用材料过敏史、是否作过放射治疗等也要进行记录。为了防止发生意外，任何与患者治疗有关的药物过敏和治疗反应情况都应醒目地记录在病历上。

2. 影响口腔支持组织、固位能力的疾病或身体状态 某些系统性疾病可导致支持组织对修复体的支持能力降低，例如骨质疏松症可能加重剩余牙槽骨的吸收，从而使全口义齿、可摘局部义齿支持、稳定、固位能力下降；糖尿病患者牙周组织容易发生破坏，从而使基牙支持功能降低；绝经期、妊娠或抗惊厥药也会促进牙周炎的发展，进而影响口腔修复治疗效果。

3. 了解患者传染性疾病史 如乙肝、艾滋病或梅毒等传染病的患者或携带者，可成为交叉感染源，对医务人员或其他患者构成威胁，应采取适当措施预防。

4. 心理卫生状况以及精神疾病史 患者的心理和精神卫生状况影响义齿尤其是总义齿的修复效果，了解患者的心理和精神卫生状况对于治疗方案的设计及治疗结果也尤为重要。

采集全身病史时可通过直接询问或表格问卷的形式采集。无论何种方式都需简单明了。问卷表格填写完成后，医师应认真检查，由医患双方签名，标明日期。

（二）口腔专科病史

口腔专科病史（dental history）一般包括开始发病的时间、原因、发展进程以及曾接受过的检查和治疗，对牙缺失的患者还应了解缺失原因及时间。

完整的专科资料包括：

1. 修复治疗史（restoratory history） 是否曾做过牙体或牙列缺损、牙列缺失的修复，采用何种修复方式以及现有修复体使用的时间等。了解这些情况对确定治疗方案和推断修复的预后有一定的帮助。

2. 牙体牙髓治疗情况（endodontic history） 对无完整病历记录的患者，应详细询问牙体牙髓的治疗情况，必要时拍 X 线片予以确定。

3. 牙周病史（periodontal history） 是否有牙周病，曾做何种治疗，效果如何。

4. 正畸治疗史（orthodontic history） 有些牙根吸收与曾经做过正畸治疗有关。临床上应注意分析其原因，按照修复的原则和要求调整咬合。

5. 口腔外科治疗史（oral surgical history） 对于要求先行正颌外科后进行修复的患者，应了解外科治疗的有关资料，将外科治疗与修复治疗计划全面整体地加以考虑。

6. 放射影像资料（radiographic history） 必要时，可要求患者提供以前的影像学资料，如 X 线片、CT 片及 MRI 片等作为补充。

7. 颞下颌关节紊乱病史（TMD history） 是否曾经有颞下颌关节疼痛和/或弹响、肌肉紧张疼痛等症状，发病与治疗情况如何。

四、家族史

采集相关家族史（family history），可对疾病的诊断、治疗方案的制订提供参考。如错𬌗畸形、遗传性乳光牙本质、颅骨锁骨发育不良等疾病均与家族遗传有着密切的联系。

患者的口腔病史是接诊医师下一步进行临床检查、制订治疗计划、定期随诊观察的参考资料。

第三节　临床检查

对口腔修复患者的口腔检查,其基本方法与口腔外科等其他学科相同,本节仅结合口腔修复的特点,介绍口腔修复临床检查的一般要求和方法。

一、临床一般检查

一般性临床检查(comprehensive physical examination)是指通过视诊、触诊、听诊等检查手段,获取有价值临床信息资料的过程。

(一)口腔外部检查

1. 颌面部检查　通过视诊仔细观察患者颌面部的外形及其他特征,主要包括:

(1)面部皮肤颜色、营养状态。

(2)颌面部外形是否正常,有无缺损。

(3)颌面各部分之间比例关系是否协调,有无面部畸形。

(4)口唇的外形,唇部松弛程度,笑线的高低,上下颌前牙位置与口唇的关系。

(5)侧面轮廓是直面形、凸面形还是凹面形,颅、面、颌、牙各部分的前后位置和大小比例是否正常,有无颌骨前突或后缩等异常情况。

2. 颞下颌关节区检查　让患者做开闭口、侧𬌗、前伸𬌗等运动,通过视诊、触诊和听诊,检查以下内容:

(1)颞下颌关节的活动度:用手指触摸颞下颌关节区,检查双侧髁突活动度的大小及对称性,触诊时注意患者有无疼痛反应、疼痛的部位、疼痛的性质和触发区等。

(2)颞下颌关节弹响:活动时有无弹响,弹响的性质,出现在哪一阶段,是否伴有疼痛等。

(3)外耳道前壁:双手指放在外耳道前壁,嘱患者做开闭口正中咬合,检查上下颌牙列紧咬时双侧髁突对外耳道前壁的冲击强度是否一致。

(4)开口度及开口型:开口度是指患者大张口时,上下颌中切牙切缘之间的距离。可用双脚规或游标尺测量。正常人的开口度约为37～45mm,低于该值表明有张口受限。开口型是指下颌自闭口到张大的整个过程中下颌运动的轨迹。正常的开口型下颌向下后方,左右无偏斜,正面观直向下。若发现张口受限或开口型异常,可进一步用下颌运动轨迹图检查。

(5)下颌侧𬌗运动:下颌最大侧方运动范围正常情况下约为12mm,向两侧的运动范围基本相等。

3. 咀嚼肌检查　通常是对咬肌和颞肌进行扪诊,检查有无压痛及压痛点的部位。同时嘱患者紧咬,检查肌肉收缩的强度及左右的对称性,判断有无因干扰而引起的咀嚼肌功能紊乱,如发现问题则须对翼内肌及颈部诸肌扪诊(图2-3-1),必要时作进一步检查。

(二)口腔内部检查

1. 口腔一般情况　包括牙列的完整性,牙体缺损的类型与范围,口腔卫生情况,有无修复体存在,修复体质量如何,舌、口底、前庭沟、颊、唇、系带、软硬腭等有无异常。

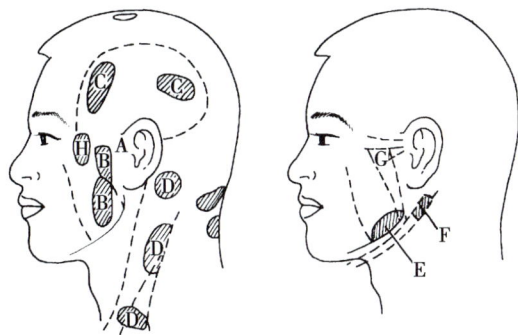

图2-3-1　颌面、颈部肌扪诊的部位
A.关节囊　B.咬肌　C.颞肌　D.胸锁乳突肌
E.翼内肌　F.二腹肌后腹　G.翼外肌　H.颞肌腱

2. 牙周检查　牙周检查对于选择基牙以及推断修复体的预后有重要意义。牙龈检查应在稍干燥的条件下进行,以免湿的环境掩盖龈组织的细微变化。牙龈检查的项目包括龈组织的颜色、质地、形态,然后轻轻挤压龈袋,检查是否有渗出物或脓溢出。牙周检查通常采用牙周探针对每个牙齿6个部位的牙周袋深度进行测量和记录,同时检查有无牙龈增生或萎缩现象、根分叉受累的情况以及牙的松动度(movability)。修复治疗前应对牙周病进行有效地治疗和控制。

临床上牙松动度的测量和记录常以牙的松动幅度计算:

Ⅰ度松动：松动幅度不超过 1mm。

Ⅱ度松动：松动幅度为 1~2mm。

Ⅲ度松动：松动幅度大于 2mm。

3. **牙列检查** 详细的天然牙检查资料有助于治疗计划的合理制订。完整的牙列检查应包括牙列缺损的部位及数目、天然牙的颜色及健康状况、有无龋坏、牙髓活力、有无牙折裂、牙缺损及磨耗情况、口内充填及修复情况。另外，检查还包括牙列的大小、形状、基牙是否移位及倾斜和伸长，有无拥挤、扭转等错𬌗畸形（图 2-3-2）。

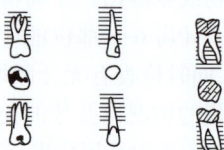

图 2-3-2 口腔检查表

4. **殆关系检查**

（1）牙尖交错位的检查：上下颌牙列是否有广泛均匀的殆接触关系；上下颌牙列中线是否一致；上下颌第一磨牙是否是中性殆关系；前牙覆殆、覆盖是否在正常范围之内；左右侧殆平面是否匀称，横殆及纵殆曲线是否正常。

（2）息止颌位的检查：比较息止颌位与牙尖交错位时，下颌牙列中线是否变化；间隙的大小有无异常。

（3）殆干扰检查：仔细检查正中咬合和前伸、侧向咬合移动时，有无牙尖干扰。

5. **缺牙区情况** 检查缺牙区间隙大小是否正常，牙槽嵴有无妨碍修复治疗的骨尖、倒凹、骨隆突等。一般拔牙3个月后，创面愈合良好，牙槽嵴吸收趋于稳定，可以开始进行修复。为缩短无牙期，过渡性全口义齿和可摘局部义齿的修复治疗可提前到拔牙1~2周后进行，待牙槽嵴吸收稳定后行义齿重衬或重新制作。

对伴有牙槽嵴和颌骨缺损的患者，应视缺损的部位、大小和范围、影响功能和美观的程度选择合适的修复方法。一般而言，对于少量牙槽嵴缺损的牙缺失，既可用固定义齿也可用可摘式义齿修复；对于有较大牙槽嵴缺损的牙缺失，需选择可摘式义齿修复，可利用其基托恢复缺损的外形；对更大范围的牙槽嵴缺损甚至颌骨缺损，则需按照颌骨缺损的修复原则处理。

6. **无牙颌口腔专项检查**

（1）上下颌弓、牙槽嵴的大小、形态和位置以及牙槽嵴的吸收情况。

（2）口腔黏膜检查：口腔黏膜色泽是否正常，有无炎症、溃疡、瘢痕及角化，并注意黏膜厚度、移动性和韧性情况。对于戴过义齿的患者，应判断有无义齿性口炎、松软牙槽嵴等。

（3）检查唇、颊、舌系带的形状及附着点位置，注意其是否会影响修复体的固位及义齿基托边缘伸展。

（4）舌的检查：包括舌体的大小、形状、静止状态时的位置，以及功能活动的情况。

（5）唾液分泌量及黏稠度的检查。

7. **原有修复体的检查** 患者如戴有修复体，应了解患者要求重做的原因，检查原义齿与口腔组织的密合情况，咬合关系是否正确，外形是否美观，人工牙的色泽及排列，义齿对牙龈、黏膜有无刺激以及该义齿行使功能的效率如何等。分析评价原修复体的成功与失败之处，并作为重新制作时的参考。

8. **发音检查** 在前牙美学修复中，通过让患者发"f""v""e"音，有助于医师确定上颌中切牙的长度及合理的唇舌向位置。全口义齿或局部活动义齿修复时，由于牙排列位置不正确，会使患者发音不清。

临床检查中，既要具有整体的观念，又要体现人文关怀，对年老体弱、全身健康状况差，特别是有严重心血管疾病患者的检查，动作要轻巧，尽量缩短患者就诊时间。

二、影像学检查

影像学检查是诊断口腔颌面部疾病的一种重要的常规检查方法，能为临床检查提供十分有用的补充信息。

常规X线片能确定牙根及牙周支持组织的健康情况，了解牙根的数目、形态及长度，有无根折，根管充填的情况。常可检查出牙邻面、牙颈部、牙根部等较为隐蔽部位的龋坏。另外，X线片也是法律涉及治疗依据的重要凭证。如果患者或其监护人拒绝拍摄X线片，应在病历上说明。

全口牙位曲面体层X线片（panoramic film）可全面了解颌骨及牙列、牙周情况，对确定牙槽骨内是否有残根存留，有无第三磨牙埋伏阻生，颌骨内有无肿物等异常很有帮助。由于全口牙位曲面体层X线片将图像放大较多，变形较严重，因此在判断和评价牙槽骨支持组织的状况、牙根的形态、有无龋坏或龋坏的范围等方面不够准确。

颞下颌关节X线侧位片可了解关节凹、髁突的外形以及髁突与关节凹的位置关系。头颅定位片可用以分析颅、面、颌、牙的形态，位置及其相互间的变化关系，另外，颞下颌关节系列断层摄影、CT扫描等技术能提供关节更详细和准确的有关内容。

近年来 CBCT 对牙根折裂等临床疑难问题的诊断可提供较为精确的信息,敏感度明显优于根尖片。在牙种植治疗中,术前对牙槽骨骨量、质量及邻近解剖结构的分析,种植导板的制作,应用 CBCT 可大大提高牙种植治疗术前设计能力,规避手术风险。

三、模型检查

模型检查可以弥补口腔内一般检查之不足,便于仔细观察牙的位置、形态、牙体组织磨耗印迹等。还可借助观测仪观测基牙及骨组织倒凹大小,特别是就位倒凹的观测和利用,必要时可将上下颌模型在拾架上进行研究,便于制订治疗计划和修复体设计等。

四、咀嚼功能检查

牙列缺损或缺失后,对口腔咀嚼功能(mastication function)会有不同程度的影响,修复前的一些功能检查可以进一步明确牙缺失与口颌系统功能紊乱的关系,有助于制订正确的治疗计划和修复设计方案。必要时可选择下述口腔修复临床较常用的功能检查方法。

(一)拾力检测

拾力(occlusal force)是评价口腔生理功能的指标之一,能反映牙在咬合时所发挥的力量,检测时利用拾力检测的仪器测量个别牙的咬合力。检测仪器的种类有电阻应变仪、声传感测量仪、压电薄膜式拾力测量仪、光咬合仪等。

(二)咀嚼效能的检测

咀嚼效能(masticatory efficiency)是指在一定时间内将一定量食物嚼碎的程度。咀嚼效能的高低直接反映了咀嚼能力的大小。在口腔修复前后进行咀嚼效能的检测,可了解缺牙后咀嚼功能受影响的程度,对修复后治疗效果进行评价。其检测方法有用豆子作试料采用筛分法测定;用硬化明胶作试料采用比色测定;用 ATP 颗粒吸光度法测定;也有用花生米作试料,采用光栅分光光度计对咀嚼后的花生米混悬液进行测定。

(三)下颌运动轨迹检查

下颌运动轨迹(mandibular movement track)反映了拾、颞下颌关节、咀嚼肌三者的动态功能关系。每个人的下颌运动无论是开闭口运动、前伸运动、侧向运动或是咀嚼运动都有其一定的特征,该特征取决于牙列拾面形态与颞下颌关节的解剖形态,在进行口腔修复前有必要检查患者下颌运动的特征。例如重度深覆拾患者,其下颌的咀嚼一定是以铰链开闭式为主的运动,侧向运动的成分极少,对此类患者进行修复时,人工牙应采用牙尖斜度较大的解剖式牙尖,以利于提供对食物的切割功能。如果患者的咀嚼运动是以研磨为主,侧向运动幅度较大时,则人工牙的牙尖斜度应小,以避免在咀嚼运动过程中产生过大的侧向拾力而损伤牙及其支持组织。

常用的检查下颌运动轨迹的方法是描记下颌切点运动轨迹,所用仪器主要有两种:即下颌运动描记仪(mandibular kinesiograph,MKG)和下颌运动轨迹描记仪(sirognathograph,SGG)。

(四)肌电图检查

咀嚼肌肌电(electromyograph,EMG)是进行口颌系统功能研究的一种有价值的方法。EMG在下颌运动时能同步记录数块肌肉的肌电图,可分析下颌运动时各个肌(颞肌、咬肌、翼内肌、翼外肌、降下颌肌等)的功能状态及协调作用情况。义齿修复前后的肌电图检查,能反映咀嚼肌功能恢复的程度。另外,患者颞肌、咬肌肌电图静息期延长,可用于颞下颌关节紊乱病的诊断。

作为完整的口腔检查,上述各项完成的内容都应该在病历上反映出来。没有发现异常情况时,可以用"未见异常"或"在正常范围内"表示。

第四节 诊断及治疗计划

一、诊断及预后

诊断(diagnosis)是医师根据收集到的信息资料、检查发现、影像学资料、研究模型、化验检查结果、会诊结论加以综合分析,然后根据专业知识对患者病情作出的判断,将为制订完善的治疗计划和预后评估提供帮助。

预后(prognosis)是对疾病发展可能的一种估计,受全身和局部因素的影响。全身因素包括患者的年龄、免疫力和耐受能力差异、全身健康状况、心理因素等。全身因素会影响患者对修复治疗的耐受水平和整体修复治疗的效果,如患有糖尿病等系统性疾病的患者,患牙周病或口腔黏膜病的风险就较大,且不易痊愈,其余留口腔修复条件的长期保持会比较差,影响修复效果。局部因素包括该牙的受力大小、口腔清洁能力和卫生习惯等,是与预后效果直接相关的因素。另外,患者的经济状况、时间等非临床因素也可在一定程度上对预后产生影响。治疗计划中应充分考虑各种影响因素。

二、治疗计划

治疗计划(treatment planning)是在收集患者临床信息资料,进行口腔系统检查的基础上,对患者作出诊断,并评估预后,制订出全面系统的治疗程序。治疗计划应按诊疗顺序及轻重缓急排列,主要包括修复治疗前的准备工作、修复治疗所需条件的检查、修复体的类型选择、修复治疗后的预后评估等。

确定治疗计划时应充分了解患者就诊的目的和要求。同时,应让患者了解自己的口腔患病情况、自身的修复条件、可能采取哪些修复方法、所需时间及费用等。为了达到理想的修复效果并保证长期成功率,患者应知道必要的家庭配合及按时复诊或随访的重要性。由于修复的一些操作,如牙体预备是不可逆性的,术前应征得患者的同意才能开始进行。另外,还有必要给患者介绍修复所用的材料、采用的方法、设计方案、人工牙类别和价格等供其选择。

三、修复体设计的相关问题

口腔修复体设计(dental prosthesis design)是医师在已有条件下,为患者提供适合个体特点的修复体,以实现治疗目标的关键步骤。

在修复设计过程中要注意以下问题:

1. 修复设计要在全面、规范的检查与资料获取的基础上进行。
2. 尽量保留和维持患者的口腔余留条件,但也要兼顾最佳的功能恢复。
3. 修复设计过程中,要与患者积极沟通,考虑患者的要求与预期。
4. 修复设计还应考虑患者的年龄、身体健康状况、依从性及经济承受能力。
5. 医师应就修复体设计和制作相关要求与技师充分沟通交流,向技师提供内容详尽的加工单、合格的印模或模型以及必要的附件如咬合记录、比色照片等,以确保技师充分理解修复体设计意图和制作要求。

第五节 修复前准备及处理

一、修复前口腔的一般处理

修复前准备(pre-restorative preparation)是指经过全面检查、诊断之后,按照拟定的口腔修复设计,对口腔组织的病理情况进行适当的处理,以保证预期效果。

(一)处理急性症状

对由牙折、急性牙髓炎、慢性牙髓炎急性发作、牙槽脓肿、急性冠周炎或龈炎,以及颞下颌关节紊乱病引起的不适,应及时处理。

(二)保证良好的口腔卫生

口腔卫生状况直接关系到牙龈、牙周组织的健康以及修复效果和修复体的使用寿命。同时,牙结石、牙垢等在牙面上的大量附着,将影响印模的准确性,所以修复前对牙结石和牙垢应彻底洁治清除。

（三）拆除不良修复体

对设计不当、制作粗糙、质量低劣、危害口腔健康的修复体，以及已丧失原设计功能的修复体，应予以拆除。

（四）治疗和控制龋病及牙周病

1. 龋病治疗 对于龋齿应根据牙髓情况分别进行充填治疗、根管治疗。对于残根，不能一概拔除。某些残根，如牙槽骨高度正常、根面至少齐龈、经完善的根管治疗后、可利用其做根内固位体的基牙或者覆盖基牙者，均应保留。对拟作固定义齿基牙的牙髓情况疑有病变时，应当观察症状，择期再行修复治疗，避免修复完成后又不得不将修复体拆除重做而造成不必要的损失。

2. 牙周治疗 牙周组织的健康对于修复体的远期成功至关重要，因此治疗前应该进行牙周系统治疗并嘱患者保持良好的口腔卫生。

二、余留牙的保留与拔除

（一）松动牙

对松动牙（loose tooth）的处理应根据治疗计划决定拔除与否，有些松动牙是由不良修复体或创伤所致，病因去除后可逐渐恢复稳定。一般来说，对于牙槽骨吸收达到根 2/3 以上，牙松动达Ⅲ度者予以拔除；对未达到这一严重程度的松动牙，经有效治疗后尽量予以保留。

（二）残根

确定残根（residual root）的拔除或保留应根据牙根的缺损破坏范围、根尖周组织的健康情况，并结合治疗效果与修复的关系综合考虑。如果残根破坏较大，缺损达龈下无法经牙冠延长术或正畸牵引获得生物学宽度，根尖周组织病变范围较广泛，治疗效果不佳者，可考虑拔除；如果残根较稳固，根尖周组织无明显病变或病变范围较小，同时对义齿的支持和固定有作用者，则应进行根管治疗后保留。

（三）根分叉病变牙

多根牙根分叉病变较轻时，通过龈上洁治、龈下刮治、牙龈切除术或牙龈成形术以及保持良好的口腔卫生等措施，能够有效地控制其病变且预后较好。

如果根分叉病变严重，则需另外采取牙-骨成形术、牙根切断术或分根术，尽可能将患牙保留。

（四）其他情况

当预期错位牙、额外牙（又称多生牙）、倾斜牙、阻生牙等经过调磨或正畸治疗后，仍然严重影响修复治疗时应考虑拔出。

三、修复前正畸治疗

对各种原因引起的牙错位（扭转牙、低位牙等），尤其是牙缺失后长期未曾修复造成缺隙两侧牙齿倾斜移位，在修复前，用牙少量移动的正畸（minor orthodontic tooth movement, MTM）技术将有关牙矫正到正常位置后再进行修复，能扩大修复治疗的范围，尽量保存牙体组织，明显改善修复预后。

对冠折或残根达龈下或出现根侧壁穿孔，MTM 技术能将其牵引到适当的位置，暴露根侧穿部位后予以修复，从而保留患牙。正畸牵引时应准确估计牙被牵出的距离，以防止修复体边缘龈下过分延伸，便于形成有效的修复体颈部箍效应（ferrule effect）。当牙列缺损伴有上前牙间隙时，可先将间隙关闭后再修复。

MTM 技术简单，无须改变整个牙列的关系，修复医师可在修复前独立完成。不过，对较为复杂的错𬌗畸形，需请正畸医师正畸后再行修复。

四、咬合调整与选磨

咬合调整（occlusal adjustment）的目的是引导力沿牙长轴传导；使所有牙在牙尖交错位时均有接触；使正中关系位与牙尖交错位协调一致；建立尖牙保护𬌗或组牙功能𬌗。对咬合异常并有症状的患者，修复前可以通过𬌗垫、诊断性调𬌗、临床调𬌗进行纠正。

五、临床牙冠延长

被修复牙临床牙冠过短，与邻牙龈缘曲线不协调时，会影响到修复的美观效果，应考虑临床牙冠延长处理（crown lengthening procedure）。正常情况下，从龈沟底到牙槽嵴顶的距离是恒定的，该距离称为生物学宽度（biological width），一般约为 2mm。如果进行牙冠延长术时没有满足生物学宽度的要求，往往会出现术后牙龈增生、红肿等炎症表现及牙槽骨吸收等现象。如果患牙牙根过短、过细或者没有足够的骨组织支持，则不是牙冠延长的适应证。

六、口腔黏膜疾患的治疗

口腔黏膜溃疡、炎症等在系统修复治疗前应当给予治疗。如有因配戴义齿导致义齿性口炎的患者，应该给予系统的治疗，并分析致病因素，对因施治，避免复发。

七、修复前外科处理

口腔软硬组织的正常形态结构是口腔修复成功的重要条件。

理想的口腔条件包括：缺牙区骨质正常，较丰满，无尖锐的骨突或骨嵴；无影响牙稳定、固位的瘢痕结构，增生的软组织和系带；无妨碍义齿就位的倒凹或悬突；上下颌牙槽嵴关系良好和足够的唇颊沟深度。对有些条件较差的患者可以通过修复前的外科手术创造较为理想的条件：

1. **唇、舌系带的矫正术**　唇、舌系带接近牙槽嵴顶或舌系带过短，影响义齿的固位和功能活动时应进行系带矫正术。

2. **瘢痕或松动软组织的切除修整术**　口腔内瘢痕组织对义齿的稳定和固位有影响时，可考虑切除修整。有些患者由于戴用不良修复体时间过久，导致骨质大量吸收，牙槽嵴表面为一层松软可移动的软组织所覆盖。这些软组织不但不能有效地支持义齿，有时还会因受压产生炎症及疼痛，可在修复前予以切除修整。

3. **牙槽嵴修整术**　拔牙时由于创伤过大造成牙槽嵴变形甚至骨折而又未能及时复位者，或拔牙后骨质吸收不均者，常形成骨尖或骨突。若一段时间后仍不消退，且有疼痛，或有明显倒凹妨碍义齿摘戴时，应进行牙槽骨修整术去除过突的骨尖或骨突。手术时间一般在拔牙后 1 个月左右较为合适。

4. **骨性隆突修整术**　骨隆突（bone torus）系正常骨骼上的骨性隆起，组织学上与正常骨组织无区别。过大的骨隆突在义齿摘戴时可引起组织破溃疼痛，严重者义齿无法戴入使用。修复前应有充分的估计和判断，及时施行修整术。骨隆突常发生在：①下颌磨牙和前磨牙舌侧，一般双侧对称，也可为单侧，其大小不一，也称为下颌隆突（mandibular torus）；②腭中缝处，可呈分叶状，称为腭隆突（palatal torus）；③上颌结节，结节过度增生形成较大的骨性倒凹。对双侧上颌结节肥大的情况，常常只需修整一侧上颌结节，解决妨碍义齿就位的问题即可。

5. **前庭沟加深术**　牙槽嵴过度吸收致使义齿的固位差时，可施行前庭沟加深术。该手术通过改变黏膜及肌肉的附着位置（在上颌位置上移，在下颌位置下移），增加牙槽嵴的相对高度，从而增加义齿基托的伸展范围，扩大基托接触面积，达到增强义齿稳定性和固位力的作用。

6. **牙槽嵴重建术**　该手术是治疗无牙颌牙槽嵴严重吸收、萎缩的一种方法。方法包括自体骨移植、骨替代材料植入以及骨牵引等。

第六节　口腔临床病程记录

病历记录（clinical recording）是对疾病检查、诊断和治疗过程的重要记录资料，完整详实的病历记录可以方便医疗工作的顺利进行。病历资料的保存还可以让医疗及相关科研工作者不断积累临床经验，开展临床科学研究。同时在医疗纠纷及医疗鉴定时，病历资料还是重要的证据。医务工作者应当认真如实详尽的书写病历，妥善保管。

一、病历书写格式

病历的书写可以采用表格形式,也可以采用文字或文字与表格图形相结合的形式,完整的病历应包括下列内容:

1. **一般项目** 包括姓名、性别、年龄、民族、籍贯、职业、婚姻状况、住址、联系方式、病历号、影像检查编号、门诊号及就诊日期等。

2. **主诉** 患者主要症状及持续时间以及就诊的主要目的和要求,应简明扼要。

3. **现病史** 与主诉有关的疾病发生发展情况,包括自觉症状、治疗经过及疗效等。

4. **既往史** 包括过去健康情况、曾患疾病、治疗情况、生活习惯以及有无传染病和过敏史等。

5. **家族史** 与患者疾病有关的家族情况。

6. **检查** 按前述检查方法及检查内容,根据患者疾病的具体情况,全面而有重点地将检查结果记录在病历上。

7. **诊断** 根据检查所得的资料,经过综合分析和判断,对疾病作出合乎客观实际的结论,称为诊断。如对疾病不能确诊时,可用初步诊断或印象诊断等名称代之。

8. **治疗计划和修复设计** 根据病情,结合患者要求,制订出治疗计划和修复体的具体设计,可用绘图、表格及文字等形式表示。此外,还应认真填写修复卡或义齿加工单,将临床有关的信息详细、准确地传递给义齿加工单位。

9. **治疗过程记录** 记录患者在修复治疗过程中每次就诊时所做的具体工作以及治疗效果、患者的反应、下次预计进行的工作。记载要简明扼要,每次复诊必须写明日期,医师必须签名。

为了便于病历记录和资料的总结,在病例书写时,对牙部位的记载要用统一符号表示。常用的牙记录方法有两种:

(1) 国际牙医学会(FDI)提出以二位数字系统来记录牙位。其第一个数字表示象限,恒牙以1~4分别表示左右上下四个象限,即1(右上)、2(左上)、3(左下)、4(右下)。乳牙则按同样顺序以5~8分别表示象限;其第二个数字则表示该牙在象限内的位置,恒牙以1~8表示,乳牙以1~5表示。

	右上								左上							
恒牙	18	17	16	15	14	13	12	11	21	22	23	24	25	26	27	28
	48	47	46	45	44	43	42	41	31	32	33	34	35	36	37	38
	右下								左下							

例如:右侧上颌第一前磨牙的记录是14;左侧下颌第一前磨牙的记录是34。

	右上					左上				
乳牙	55	54	53	52	51	61	62	63	64	65
	85	84	83	82	81	71	72	73	74	75
	右下					左下				

此法简单易学,适宜于计算机使用,已为多个世界性组织所接受,并为许多国家牙医协会和牙科杂志采用。

(2) 国内普遍应用的记录方法是将恒牙用阿拉伯数字表示,乳牙用罗马数字或用ABCDE字母表示,习惯上还将右上、左上、右下、左下四个区以A、B、C、D代表。

恒牙记录方式:

		A														B		
右	8	7	6	5	4	3	2	1	1	2	3	4	5	6	7	8	左
	8	7	6	5	4	3	2	1	1	2	3	4	5	6	7	8	
		C														D		

例如:上颌左侧第一磨牙的记录为 6⌋;下颌右侧第一磨牙的记录为 ⌈6。

乳牙记录方式：

```
              A                 B
右  V  IV  III  II  I │ I  II  III  IV  V  左
    V  IV  III  II  I │ I  II  III  IV  V
              C                 D

                    或

              A                 B
右  E  D  C  B  A │ A  B  C  D  E  左
    E  D  C  B  A │ A  B  C  D  E
              C                 D
```

例如：上颌左侧第一乳磨牙的记录为 |IV 或 |D ；下颌右侧第一乳磨牙的记录为 IV| 或 D| 。

二、病历书写及注意事项

1. 病历对患者病情的记录要准确、全面、完整。重要检查项目的阴性结果及体征应有记录，不要遗漏；支持诊断的异常发现、检查结果、X 线片、研究模型等必须充分详细地记录下来，并标注清楚以防混淆。

2. 病历资料是具有法律依据的文件，书写应当字体工整，无错别字，不得涂改以免造成不可挽回的损失。

3. 诊断和治疗计划的书写要清楚明了，不应忽视记载口腔内其他病理性改变的诊断和治疗计划，以免由于病历书写过于简单而引发纠纷。对于治疗过程中可能发生的并发症和意外情况等治疗风险、各种治疗方案的优缺点及预期效果、费用等都应向患者或监护人如实告知，并在病历中做如实详尽记录，必要时可补充知情同意书等资料。

4. 当患者拒绝接受某项治疗项目，或者坚持进行不符合治疗原则的治疗项目时，应当详细向患者说明利害关系。如患者仍然坚持，医师可终止与患者的治疗关系，并将上述过程详细录入病历资料。

三、病历资料的管理

病历是具有法律性的文件，又是临床重要的医疗资源，应妥善保管，做到及时归档记录。医师应当将病历资料标识，分类记录，方便查询调阅。

电子病历是指医务人员在医疗活动过程中，使用医疗机构信息系统生成的文字、符号、图表、图形、数据、影像等数字化信息，并能实现存储、管理、传输和重现的医疗记录，是病历的一种记录形式。电子病历具有以下优点：

1. 电子病历的模板化可提高病案质量、病历规范化及甲级病历合格率。其复制功能，使医师能快速完成病历书写，提高工作效率。

2. 通过电子化的信息传输和共享，优化医院内部工作流程。同时，便于对医疗全过程实时监控，控制医疗质量，降低差错事故的发生率。此外，通过医疗信息共享，支持患者在医疗机构之间的连续医疗。

3. 为医护人员提供完整、实时的患者信息，节省病历存储空间，并可长期留档，反复查看，有利于医疗行政管理，如临床路径管理、病种管理、绩效评估等。同时为医疗、科研、教学、公共卫生提供数据源，还可提高病历的法律实效性及医疗纠纷举证能力。

第七节 复诊和复查

复诊是患者按照初诊治疗计划再次接受治疗并最终完成修复治疗的过程，可以一次或分数次完成。

复查则是患者定期或不定期返回医院进行专业检查、信息反馈、接受健康指导甚至治疗处理，以达到持续观察修复体使用情况及临床疗效等目的的过程。

一、复诊

复诊的目标是将初诊时确定的最终治疗计划按照医疗规范、医疗质量要求完成。复诊的主要内容有：

1. 确认牙体、牙周等治疗后的效果，重新评估患者口腔的条件，并相应修改治疗计划或方案。
2. 根据治疗计划完成相应的临床治疗。
3. 对治疗后产生的不适进行诊治。

二、复查

1. 复查能够及时发现问题，指导修复体维护，保证修复体正常使用，提高修复体的远期成功率。
2. 了解患者口腔健康状况，督促其保持口腔卫生，为修复体的正常使用保持良好的口腔卫生环境。
3. 复查还能让医师及时收集治疗信息资料，评估治疗效果，有利于医师临床信息资料的积累和科研资料的收集，集成循证医学证例。
4. 体现医学伦理学的要求，使患者得到持续关怀，构建和谐的医患关系。

三、定期复查的形式

定期复查是医师向患者表示其高度责任心的直接方式，也是我们改变人们在口腔健康方面的传统观念的重要措施。定期复查一般有两种形式：

1. **把主动权交给患者** 在结束诊治的时候叮嘱患者，让患者给医师打电话预约。修复体戴入后，患者应根据医嘱，0.5~1 年后进行复查。

2. **医师主动与患者联系** 在结束治疗时提出预约的安排，征得患者同意，把下一次复查时间记录下来。届时主动与患者联系，提醒患者按时就诊。在登记患者联系方式时，注意保存永久性联系方式，如固定的住址、固定电话号码等。

四、建立有效的定期复查制度

实施定期复查制度主要借助于电话、邮政和网上联系等多种方式。

1. **电话通知** 电话联系的方式的最大优点是可以与患者或患者的监护人对话，带有直接的感情交流色彩。电话联系方式的缺点是比较费时，常不能一次完成。如果多次未能联系上，就应采用邮寄方式。

2. **邮件通知复查** 以邮件通知单的形式通知患者复诊，要求患者在治疗结束时所记录的通讯地址准确无误。可以由患者在上次就诊时完成通知卡的填写，然后将这些通知卡按时间顺序归档保存，届时通过邮局寄出。这样一种有患者参与的方式效果会更好些。

3. **网络通知复查** 可通过网络发送电子邮件告知或预约患者复查的具体时间及事项，也可通过可视即时通讯软件与患者直接进行相关交流，甚至可通过网络实现远程复查。

有效定期复查制度的建立与坚持需要医务人员和患者间达成共识。在患者复查时检查修复体使用状况及发现其他口腔病变，及时采取预防措施，早期处理问题，让患者切实体会到复查的重要性，取得患者对复查工作的认同感。

（李长义）

参考文献

1. 冯海兰,徐军. 口腔修复学. 2 版. 北京:北京大学医学出版社,2013
2. 石冰. 口腔临床实习前培训教程. 北京:人民卫生出版社,2015

学习笔记

3. 赵铱民. 口腔修复学. 7 版. 北京：人民卫生出版社,2012

4. ALAN B C,DAVID T B. McCracken's removable partial prosthodontics. 12th ed. St. Louis：Elsevier Mosby,2010

5. ROSENSTIEL S F,LAND M F,FUJIMOTO J. Contemporary fixed prosthodontics. 4th ed. St. Louis：Elsevier Mosby,2006

6. ZARB G,HOBKIRK J,ECKERT S,et al. Prosthodontic treatment for edentulous patients：complete dentures and implant-supported prostheses. 13th ed. St. Louis：Elsevier Mosby,2012

第三章　牙体缺损的修复

第一节　概　　述

牙体缺损(tooth defect)是指牙体硬组织不同程度的外形和结构的破坏、缺损或发育畸形,造成牙体形态、咬合和邻接关系的异常,影响牙髓和牙周组织甚至全身的健康,对咀嚼、发音和美观等也将产生不同程度的影响。

牙体缺损是口腔医学的常见病和多发病,一般情况下可以采用充填的方法进行治疗。当牙体缺损严重,充填不易成功或需要达到更高的美观要求时,则应采用修复治疗的方法。牙体缺损的修复是用人工制作的修复体来恢复缺损牙的形态、功能和美观。常用的修复体有嵌体、部分冠、贴面、全冠和桩核冠等。

一、牙体缺损的病因

牙体缺损最常见的原因是龋病,其次是牙外伤、磨损、楔状缺损、酸蚀症和发育畸形等。

(一) 龋病

龋病是在细菌为主的多因素作用下,牙体硬组织中无机物脱矿和有机物分解,导致牙体硬组织发生慢性进行性破坏。缺损的大小、深浅及形状均可不同。轻的缺损可以表现为脱矿、变色和龋洞形成。随着病情的发展可引起牙髓充血、牙髓炎、牙髓坏死、根尖周炎和根尖周脓肿等病症。龋坏严重者可导致牙冠大部分或全部丧失而仅存残冠或残根。

(二) 牙外伤

交通事故、意外碰击或咬硬食物等可造成牙折,前牙外伤发病率较高。由于外力大小和作用部位的不同,造成缺损的程度也不同。轻者仅伤及切角或牙尖,重者可出现冠折、根折或冠根折。牙外伤常导致症状不明显的慢性牙髓病变,尖周病变,以及根折或牙槽骨折断,临床检查时不可忽略。

(三) 磨损

牙在行使咀嚼功能时会产生生理性的磨耗。由于不良习惯和夜磨牙等原因可造成病理性磨损。磨损表现为牙冠咬合面降低,严重者可导致垂直距离变短,引起咀嚼功能障碍以及颞下颌关节功能紊乱病。

(四) 楔状缺损

多发生在牙唇面、颊面的牙颈部,尤其是尖牙和前磨牙。病因有机械摩擦、酸蚀和应力集中等。常伴有牙本质敏感和牙龈退缩等症状,重者也可出现牙髓暴露甚至引起牙折。

(五) 酸蚀症

牙受到酸雾和酸酐的作用而脱钙,造成牙体组织逐渐丧失。多见于经常接触酸的工作人员,主要表现在前牙。对牙危害最大的酸类是盐酸和硝酸。盐酸作用于牙齿,早期可引起牙本质敏感,严重者唇面切缘处形成刀削状的光滑斜面,切端变薄,容易折裂。硝酸使牙面脱钙形成褐色斑,也可形成缺损。长期大量饮用橙汁、可乐等碳酸饮料也可出现酸蚀症的表现。

(六) 发育畸形

导致牙体缺损的发育畸形是指在牙发育和形成过程中出现的结构和形态异常。

1. 牙结构发育畸形　包括牙釉质发育不全、牙本质发育不全、四环素牙、氟牙症等。

最常见者为牙釉质发育不全,轻者呈白垩色或褐色斑,重者有牙体缺损或牙钙化不良,影响牙的颜色、形态及机械性能。

氟牙症:在牙发育期,饮水氟含量过高,可形成特殊的牙釉质钙化不全,表面出现斑釉,呈白垩状或黄褐色斑,严重者可造成牙体缺损或畸形。

四环素牙:是牙在发育矿化期间,由于受到四环素族药物的影响所引起的牙变色和牙釉质发育不全,表现为牙颜色、光泽及透明度的改变,重者可发生坑凹状的缺损。造成牙损害的重要原因有二:①四环素与牙硬组织形成稳固的四环素复合物,从而抑制了牙硬组织的再矿化;②四环素抑制了牙髓中造牙本质细胞的胶原合成。

2. 牙形态发育畸形　包括过小牙、锥形牙等。

二、牙体缺损的影响

牙体缺损的范围和程度不同,可能产生以下不良影响:

(一) 牙本质敏感

牙体缺损初期,损伤比较浅,症状很轻甚至无任何症状,容易被忽略;如果发展到牙本质以内,可出现不同程度的牙本质敏感症状。

(二) 牙髓症状

牙体缺损累及深层牙本质甚至深达牙髓,可出现牙髓组织充血、炎性变甚至变性坏死,进而引起根尖周病变。

(三) 牙周症状

缺损累及邻面,会破坏正常的邻接关系,引起食物嵌塞,从而导致局部牙周组织炎症。此外,由于邻接关系的破坏,患牙和邻牙可发生倾斜移位,影响正常咬合关系,形成创伤𬌗,进一步加速牙周组织的损伤。

缺损累及轴面,可破坏牙轴面外形,影响自洁,引起龈炎。

(四) 咬合症状

少量牙体缺损,可能对咀嚼功能的影响较小。严重的大范围的牙体缺损将直接影响咀嚼效率,由于多用健侧咀嚼将导致偏侧咀嚼的习惯,不仅丧失患侧的咀嚼功能,还可出现面部畸形,对正处于发育期的年轻患者,造成的影响就更为明显。严重者也会影响垂直距离甚至出现口颌系统的功能紊乱。

(五) 其他不良影响

牙体缺损可直接影响患者的功能、美观、发音和心理状态等。锐利边缘容易刮伤口腔黏膜和舌等软组织;全牙列严重磨损,可使垂直距离变短;残冠、残根常成为病灶影响全身健康。

三、牙体缺损修复体的种类

牙体缺损修复体是采用某种材料制成,借粘接材料固定在经过预备的患牙上,以恢复牙体形态与功能的人工替代体。根据材料类型、制造工艺、结构特点,可将其分为以下类型:

1. **嵌体(inlay)**　为嵌入牙冠内的修复体。

嵌入牙冠内,覆盖后牙部分或全部𬌗面的修复体称为高嵌体(onlay)。此外,还有改良高嵌体如髓腔固位冠(endocrown)、嵌体冠,同时具有嵌体和冠修复体的结构,利用髓腔形成的洞固位形作为辅助固位。一般用于牙冠𬌗龈距高度过低,已完成根管治疗的后牙。

根据材料不同可分为金属嵌体和非金属嵌体,其中非金属材料包括瓷和树脂等。

2. **部分冠(partial crown)**　覆盖部分牙冠表面的修复体。

(1) 3/4冠(three-quarter crown):没有覆盖前牙唇面或后牙颊面的部分冠修复体。

(2) 半冠(half crown):又称导线冠,冠边缘止于牙冠导线处的部分冠修复体。

3. **贴面(veneer)**　以树脂或瓷制作的覆盖牙冠唇颊侧的修复体。根据瓷修复材料和制作工艺的不同,可以分为传统的烤瓷贴面、热压铸瓷贴面,以及计算机辅助设计与计算机辅助制作(computer aided design and computer aided manufacturing,CAD/CAM)瓷贴面。

4. **全冠(full crown)**　覆盖全部牙冠表面的修复体。

资源组:ER3-1-2
牙体缺损修复体的种类

（1）金属全冠（full metal crown）：以金属材料制作的全冠修复体。

（2）非金属全冠（nonmetal crown）：以树脂、瓷等修复材料制作的全冠修复体。

1）树脂全冠（composite resin crown）：以各种树脂材料制作的全冠修复体。

2）全瓷冠（all ceramic crown）：以各种瓷材料制作的全冠修复体。

根据加工方式的不同，可分为粉浆涂塑、失蜡铸造、CAD/CAM 的机械切削以及利用电沉积的原理进行瓷沉积的全瓷冠。

按材料的强化方式不同，可分为分散强化、玻璃渗透、致密烧结全瓷冠。

按材料成分和增强相的不同，又可分为云母基质、硅酸盐类玻璃陶瓷以及氧化铝、氧化锆类陶瓷全冠。

按修复体最终外形和结构的不同，全瓷冠还可划分为单层结构、双层结构两种类型。

陶瓷的临床分类通常有铸造玻璃陶瓷、热压铸陶瓷、粉浆渗透陶瓷、高纯氧化铝、氧化锆瓷和可切削陶瓷。

（3）混合全冠（compound full crown）：以金属与瓷或金属与树脂材料制成的复合结构的全冠修复体。

1）烤瓷熔附金属全冠（porcelain fused to metal crown，PFM）：又称金属-烤瓷全冠，是在真空高温条件下，在金属基底上制作的金瓷复合结构的全冠。

2）树脂-金属混合全冠（resin-metal crown）：在金属基底上覆盖树脂牙面的混合全冠。

5. 桩核冠（post-and-core crown）　是利用插入根管内的桩来固位，在残冠或残根上先形成金属桩核或树脂核，然后再制作全冠修复体的总称。

第二节　牙体缺损的修复原则

牙体缺损的修复，首先应解除造成牙体缺损的病因，治疗病变，使缺损不再继续发展；其次必须正确恢复患牙的生理形态与合乎患者具体情况的美观、发音和咬合功能；并且要求完成的修复体能预防病变的发生。

牙体缺损修复体粘固、粘接在患牙上后，能否发挥良好的功能，取决于修复体与患牙之间是否有足够的固位力，以及修复体本身和经预备后的患牙，有无足以抵抗咬合力而不致破碎的抗力强度，因此牙体缺损修复体还需符合机械力学的原则。

一、正确地恢复形态与功能

形态的破坏表示着功能的降低或丧失，恢复牙形态的主要目的是恢复牙的生理功能，并有利于保护牙和牙周组织的健康。应根据年龄、性别、职业、生活习惯、体质等不同情况正确恢复牙的形态。修复体的大小、形态、颜色、排列、关系等，也要适合个体的生理特点。

（一）轴面形态

天然牙冠轴面有一定的凸度，对于维护牙周组织的健康有重要的生理意义。

修复体设计的形态应具有保护牙龈免遭机械性刺激的作用。其外形在颈 1/3 应有保护性凸度，从𬌗面排溢出的食物顺着牙冠轴面凸度滑过，恰好擦过牙龈的表面，对牙龈起着生理性的按摩作用。若牙冠外形平坦，食物将直接冲击牙龈，产生创伤，并进入龈沟而诱发炎症（图 3-2-1）。这一观点已持续很久，但不少学者报道了在拆除长期戴用的人造冠或固定桥后，其邻近牙龈并不因平坦的牙冠外形而产生不良现象，认为所谓保护性颈部凸出，并不能保护颈部牙龈，反而会造成菌斑的淤积。有些学者发现过凸人造冠的邻近龈组织炎症增加，而冠外形适当者则不出现上述倾向。

因此目前主张人造冠颊、舌面的外形应有一定的凸度但不应过凸，便于洗刷，易于清除菌斑。邻面接触点应尽量接近切缘（𬌗面）和颊侧，接触点以下到颈缘平直或稍凹入状，这就可使楔状隙畅通而便于洗刷，得以控制邻面的菌斑。前牙和前磨牙唇（颊）面的形态还应兼顾美观。

（二）邻接关系

牙冠的邻面，彼此以凸面相邻接而排列成牙弓。每相邻两牙邻接之处，在初期，接触处为点状，

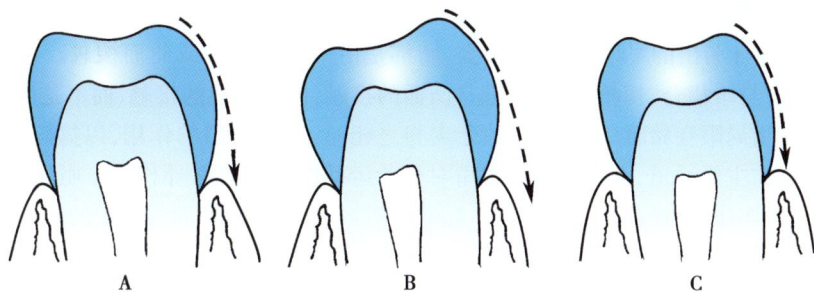

图 3-2-1 牙体解剖外形凸点对龈组织的影响
A. 正常外形凸点,龈组织可受到食物的按摩　B. 凸度过大,龈组织得不到食物的按摩
C. 凸度过小,食物可直接损伤龈组织

故称邻接点,随着咀嚼运动中牙的生理运动,使邻接点磨耗而由点扩大为面的接触,称为邻接面 (图 3-2-2)。正常的邻接面接触紧密,可防止食物嵌塞,同时使邻牙相互支持,维持牙位、牙弓形状的稳定和分散咀嚼压力。前牙接触区靠近切缘部位,接触区的切龈径大于唇舌径;后牙接触区靠近𬌗缘部位,近中靠近𬌗缘,远中在𬌗缘稍下,往后则下降到冠的中 1/3 处,接触区的颊舌径大于𬌗龈径。前磨牙和第一磨牙近中接触区多在邻面的颊 1/3 与中 1/3 交界处;第一磨牙远中与第二磨牙的近中接触区多在邻面的中 1/3 处。在恢复邻接区时,应注意恢复其正常的位置和良好的邻接关系,接触过紧可导致牙周膜的损伤,过松则可致食物嵌塞。

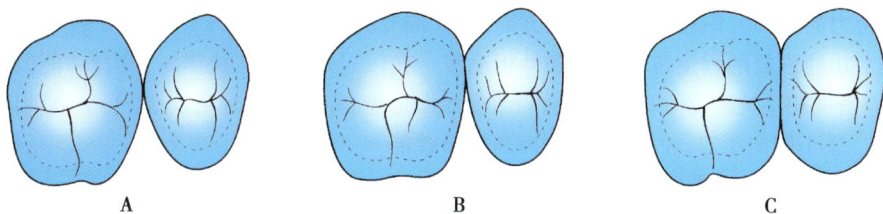

图 3-2-2 牙邻面的接触关系
A. 点接触　B. 小面接触　C. 面接触

(三) 外展隙和邻间隙

在邻接区四周,环绕着向四周展开的空隙,称为外展隙(embrasure)。在唇、颊侧者,称唇或颊外展隙,在舌侧者,称舌外展隙,在切缘或𬌗面者,称切或𬌗外展隙。外展隙可作为食物的溢出道,在咀嚼时,一部分食物可由外展隙排溢。

邻间隙(interpoximate space)位于邻接点的龈方,呈三角形,其底为牙槽骨,两边为邻牙的邻面,顶则为邻接点。正常时,邻间隙被龈乳头充满,对牙槽骨和邻牙起保护作用。邻间隙也随邻面的磨耗而变小,龈乳头随年龄的增长而逐渐退缩。在修复时,应根据具体情况,尽可能恢复到原状(图 3-2-3)。

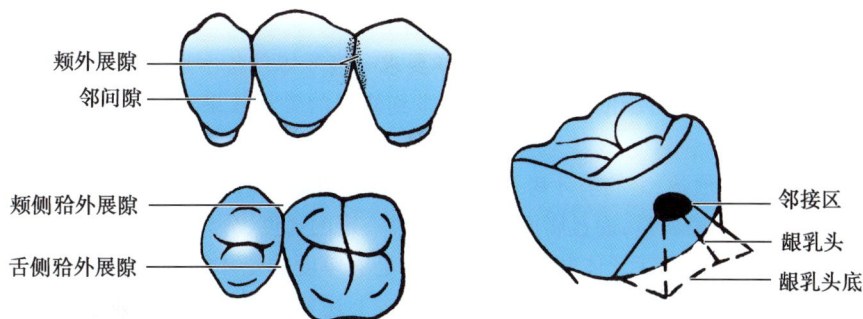

图 3-2-3 邻间隙、外展隙、龈乳头的相互关系

ER3-2-2

视频:ER3-2-2
邻间隙、外展隙、龈乳头的相互关系

（四）咬合关系

切缘与𬌗面在牙萌出的早期，其尖、窝、沟、嵴都是由一定的曲线或曲面构成。当咬合时，上下颌牙尖窝相对，沟与嵴相合，切嵴对刃等，都是凸面的接触，即点或线的接触，而不是面与面的接触。

边缘嵴将食物局限在𬌗面窝内，对颌的牙尖与之相对，起到杵臼的作用，以捣碎食物。颊沟与舌沟是食物排溢的主要通道，上颌磨牙的斜嵴对侧𬌗运动的方向有引导作用。咀嚼时尖窝沟槽等关系，起着联合磨切作用，提高了咀嚼效能。随着咀嚼运动的进行，𬌗面与切嵴的表面，发生功能性磨耗，使点和线的接触逐渐变为面的接触。

咬合关系的修复，应在良好的咬合基础上进行，如发现有不协调的情况，在修复前应先作咬合调整。因此首先要清楚什么是符合人造冠修复的良好咬合。良好的咬合应是：

1. 具有稳定而协调的咬合关系 牙尖交错位与正中关系位是一致的或协调的，从正中关系位到牙尖交错位的过程中无障碍点。牙尖交错位时，上下颌尖窝相对，交叉关系正常，有广泛的接触而无早接触。上下颌牙列存在着合适的覆𬌗与覆盖关系。

2. 非正中关系亦协调 上下颌牙列在非正中的咬合接触，如前伸、侧向咬合等，有较多的牙接触，不能有创伤性的个别牙早接触。临床实践证明，自然牙列在前伸时，前牙应成组牙接触，两侧后牙不应有接触，否则容易引起颞下颌关节功能紊乱。在侧𬌗时，工作侧应有组牙接触，发挥咬合功能，有更多的牙分担𬌗力，这样可以避免个别牙受力过大，造成创伤；同时在平衡侧不应有接触，否则也同样是创伤性的，容易引起颞下颌关节功能紊乱。在侧𬌗时，上下颌牙在工作侧是以上颌尖牙作为制导，使该侧后牙免于受到创伤，从而起到保护作用。尖牙具有较为理想的冠根比例，牙根粗长，并有适于制导的舌窝。

3. 咬合力的方向 应接近牙的长轴方向，与牙周支持能力相协调。

4. 咬合功能恢复的程度应与牙周条件相适应 在以冠修复牙体缺损时，咬合功能的大小应与该牙的牙周条件相适应。必要时，可以适当改变𬌗面形态，充分建立牙尖交错𬌗，争取轴向𬌗力；降低高尖陡坡，减小侧向𬌗力；加深沟槽，以提高咀嚼效能。

（五）修复体的外形要符合美学形态要求

修复体的唇面或颊面的龈边缘是影响美观的重要因素，冠边缘的位置取决于笑线的高度、牙龈的厚度和患者的期望值。初诊时，应注意患者在谈话、微笑和大笑时的唇线的位置以及牙暴露的情况。

实施牙体预备局麻前观测唇线的位置，如果唇线较低，上颌修复体的龈边缘位置对最终美观效果影响较小，也可选用金属边缘；如果上唇线较高，则宜将上颌修复体的边缘置于龈下，若是瓷边缘也可平齐龈缘，对于金属边缘修复体或是变色基牙，将修复体龈边缘置于龈下效果更理想。

1. 部分冠牙体预备的美学要求 与金属全冠相比，部分冠显露金属少。这类修复体美学的关键问题是如何处理邻面和唇颊面边缘的问题（图3-2-4）。

（1）邻面边缘的位置：尤其在近中边缘，邻面的唇颊边缘位置仅越过邻接区，呈细线状，这样可被邻牙的远中线角所遮盖。

（2）唇颊面边缘：在上颌，𬌗边缘不应超过颊𬌗线角，避免金属对光线的正面反射；在下颌，部分冠金属不可避免地显现，不适合美观要求高的患者。

2. 烤瓷熔附金属冠及全瓷冠牙体预备的美学要求 当牙体预备不足时会导致饰面瓷过薄，遮色瓷或底瓷显露。金瓷冠唇边缘的位置也直接关系到修复的美观效果，所以牙体预备过程中必须遵守以下基本原则：

（1）唇颊面的牙体预备：上颌前牙烤瓷熔附金属冠的切端和颈1/3处是最容易显露遮色底层的部位，要注意牙体组织磨切量，而且唇面预备面应成一定的弧度，分切、颈两个面预备。若仅按一个面制备，容易出现颈部或切缘牙体磨除不足。只有足够厚度的瓷才能创造出牙齿的深度感和半透明性（图3-2-5）。对于很薄的牙齿（如下颌切牙），按上述要求预备牙体会引起穿髓，此时，只能以保持牙髓健康而降低美观性要求。

（2）切端磨除：以1.5～2.0mm为宜，该空间有利于瓷恢复天然牙切端半透明的自然外观。

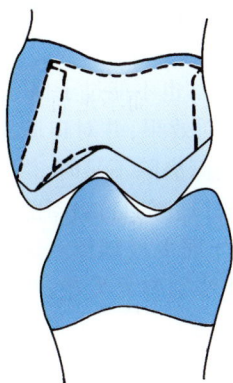

图 3-2-4　部分冠颊殆边缘的位置对美观的影响

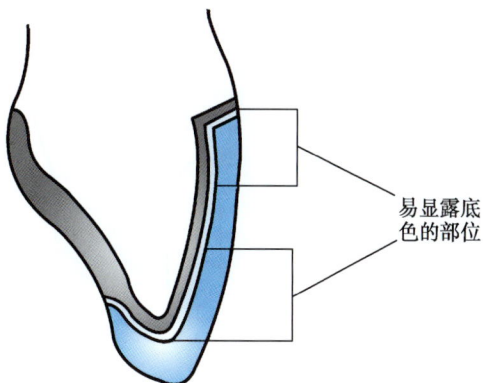

易显露底色的部位

图 3-2-5　烤瓷熔附金属冠容易暴露底色的部位

（3）邻面磨除：为了达到天然牙邻面具有的半透明美观效果，邻面也应作足够的牙体预备。

二、牙体预备过程中注意保护软硬组织健康

为了获得修复体重建所需的位置空间，修复治疗前需要对牙体按一定的标准和要求预备，牙体预备的要求包括：

（一）去除病变组织

牙体缺损是由各种病因所引起的。对龋病，需去除龋坏腐质，软化牙本质也要尽量除去，直到硬化牙本质层，以免患牙继发龋坏。如是外伤造成牙折，也需要做一定的处理和预备。

（二）防止损伤邻牙

作邻面牙体预备时，若不注意容易损伤邻牙，受损的部位容易积聚菌斑，增加龋的易感性。

（三）保护软组织

正确使用口镜或吸引器能有效地防止牙钻对颊部和舌的损伤。

（四）保护牙髓

牙体预备过程中，应特别注意防止对牙髓的损伤。高温、化学刺激或微生物的侵犯都可引起牙髓不可逆性的炎性反应。

1. 防止温度过高　牙体制备时，金刚砂车针切割牙体会产热，产热的多少与车针的种类、形状、磨耗情况、旋转速度、术者施压的大小等因素有关。高速手机预备牙体时，必须喷水冷却，防止过热。高速车针预备时对牙切割面轻轻地施力既能防止温度的升高，又能有效地磨除牙体组织。在对固位沟和针道的预备时，应降低手机转速，因为水的冷却作用很难达到沟和针道的深在部位。如果喷雾水妨碍视线影响对边缘处精修，可降低手机转速。

2. 避免化学性损害　有些修复材料（垫底材料、树脂、粘接剂等）在新鲜牙本质表面对牙髓的刺激性较大，对这种情况应采取护髓措施。

3. 防止细菌感染　去除感染牙本质时力求彻底，但也没有必要常规使用抗菌素来预防牙髓炎，因为活髓的牙本质有一定的抗菌能力，且许多牙用材料，包括磷酸锌水门汀本身具有抗菌作用。

（五）适当磨除牙体组织

为了取得良好的就位道，使牙体缺损修复体能顺利就位，需要磨除轴面倒凹，将轴面的最大周径降到牙体缺损修复体所设计的边缘区。但在符合牙体预备生物力学及美学要求的前提下，尽可能保存牙体组织，以减少各种操作和材料对牙髓的危害。有资料表明，存留牙本质的厚度与牙髓反应成反比。所以牙体预备时应遵循以下原则，以避免过多地磨除牙体结构。

1. 能用部分冠获得良好固位时尽量不选择全冠修复。
2. 各轴面的聚合度不宜过大。
3. 牙体殆面组织应按牙体解剖外形均匀磨除。
4. 对严重错位的牙，必要时先进行正畸治疗。
5. 应了解不同修复体边缘形态对保存牙体组织的影响（图 3-2-6）。

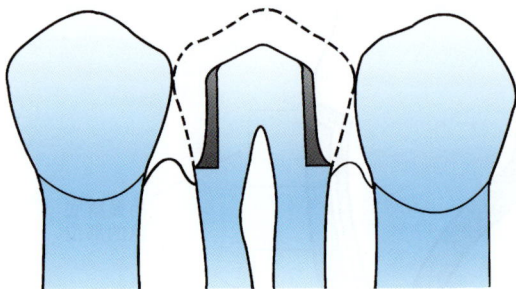

图3-2-6　直角肩台颈缘较凹槽颈缘磨除牙体组织多

6. 避免将修复体边缘向根端作不必要的延伸。

当然，牙体预备也不能过于保守，否则会影响修复体的远期效果，并对口腔组织构成危害。例如，当轴面磨除不足时，修复体形态过突，可严重妨碍口腔的自洁作用，易于形成菌斑，继而导致牙周炎或龋坏。这种情况在邻面及根分叉处特别容易发生；当𬌗面磨除不足时，可引起修复体早接触、𬌗干扰或因过度调磨修复体造成穿孔。

（六）预防和减少继发龋

由于水门汀和粘接剂能被唾液所溶解，修复体与牙齿的边缘结合部位往往是继发龋的好发部位。因此，边缘线应尽可能短，表面尽可能光滑。为了防龋，修复体应覆盖牙齿的点、隙、沟、裂，并将修复体的边缘扩展至自洁区。

（七）牙体预备尽量一次完成

在牙体预备时，不论采用何种措施，对牙髓组织或多或少将产生一些刺激，使它处于受激惹状态，所以一般情况下，牙在短期内做第二次牙体预备，会增加患者痛苦，损伤也较大，应予避免。

（八）临时冠保护

患牙在预备完成到戴用正式修复体前，应戴用临时冠，保护牙髓，维持间隙。

三、修复体龈边缘设计应合乎牙周组织健康的要求

牙龈是覆盖在牙槽嵴和牙颈部的口腔黏膜，呈粉红色，坚韧而微有弹性，并固定不能移动。牙龈的大部分附着在牙槽突的表面，称附着龈，不与牙附着的部分称游离龈，它与牙之间的间隙称龈沟，正常龈沟的深度为0.5～2mm。

健康的牙周组织包括：上皮附着、结缔组织附着和龈沟结构。上皮附着、结缔组织附着、龈沟的深度等在正常情况下是一定的，其数值范围大致为：①上皮附着：平均为0.97mm；②结缔组织附着：平均为1.07mm；③龈沟：平均为0.69mm。而上皮附着与结缔组织附着一起称为生物学宽度（biological width），平均值：0.97mm+1.07mm＝2.04mm。上皮附着通过桥粒或半桥粒紧紧贴附在牙釉质表面并封闭龈沟的底部，构成一道天然屏障，有效防止龈沟内的微生物等进入牙周组织中；结缔组织将牙周组织牢固地连接在牙骨质表面，既是牙齿稳固的因素，也可保护下面的牙周膜结构完整。因此，患牙预备形态的决定，冠修复体边缘的处理都必须避免侵害或破坏生物学宽度。另外，在对预备牙周组织修整必须去除牙槽骨的情况下，应充分理解这一构造特点，防止破坏生物学宽度。

（一）修复体龈边缘位置设置三种观点

修复体龈边缘的位置与龈缘的关系，是一个长期争论的问题，有学者主张将修复体龈边缘止于龈沟内。其理由是可以防龋，增进美观，加强固位。并认为只要操作正确，边缘密合，是不易产生龈缘炎的。但在这种情况下一定要防止修复体边缘超过龈沟底，进入牙周生物学宽度的范围内。

另有学者主张将修复体的龈边缘止于龈上，认为这样既不损伤龈组织，也便于检查和修改修复体的边缘，使它们更加密合，并能减少或消除对龈组织的刺激。如果在龈下则容易积存食物，形成菌斑，以致破坏上皮附着，加深龈袋，产生牙周炎。

还有学者主张将修复体的龈边缘止于龈嵴顶，这样可以避免对龈组织的刺激，减少牙体磨切，也不影响美观。

（二）修复体龈边缘位置、密合度与组织健康的关系

临床上发现，龋的好发部位主要在𬌗面点、隙、沟、裂，其次在邻面。邻面龋多半从接触点开始，逐渐向牙颈部扩展，很少是从牙颈部开始的。牙颈部不是龋的好发部位，在舌面的牙颈部几乎不发生龋，唇（颊）面颈部龋也很少。修复体龈边缘的龋病，主要是修复体边缘不密合引起的。因此，为了防止修复体龈边缘处发生龋坏，保证修复体龈边缘与患牙的密合性和强调牙的自洁作用及便

于洗刷才是最重要的,没有必要为了防龋而常规地将修复体的边缘止于龈下。

修复体边缘密合度还和龈炎的产生有密切关系。在修复体边缘止于龈下或平齐者,不密合的修复体龈边缘本身就是产生龈炎的直接刺激因素,而且不密合的边缘往往形态不良,容易积聚食物碎渣,不易自洁与洗刷。当修复体边缘置于龈下时,边缘处更容易聚积菌斑,引起龈炎,加深盲袋。因此,龈下边缘更应十分注重边缘的质量要求,慎重采用。一般而言,考虑修复体边缘位置时应尽可能设计龈上边缘,这是因为龈上边缘或与龈缘平齐不仅容易制备和取模,而且不会激惹牙周组织,保持牙周组织的生理状态。龈下边缘常常是牙周病的致病因素,应尽量少设计。不过下列情况设计龈下边缘被认为是合理的:

1. 龋坏、楔状缺损达到龈下。

2. 邻接区到达龈嵴处。

3. 修复体需要增加固位力。

4. 要求不显露修复体金属边缘。

5. 牙根部过敏不能用其他保守方法消除。

即使设计龈下边缘,修复体的边缘也要尽可能离开龈沟底的结合上皮,减少对牙龈的刺激。一般要求龈边缘距龈沟底至少0.5mm。

(三) 修复体龈边缘外形的选择应用

修复体常用边缘外形设计各有优缺点(图3-2-7,表3-2-1)。

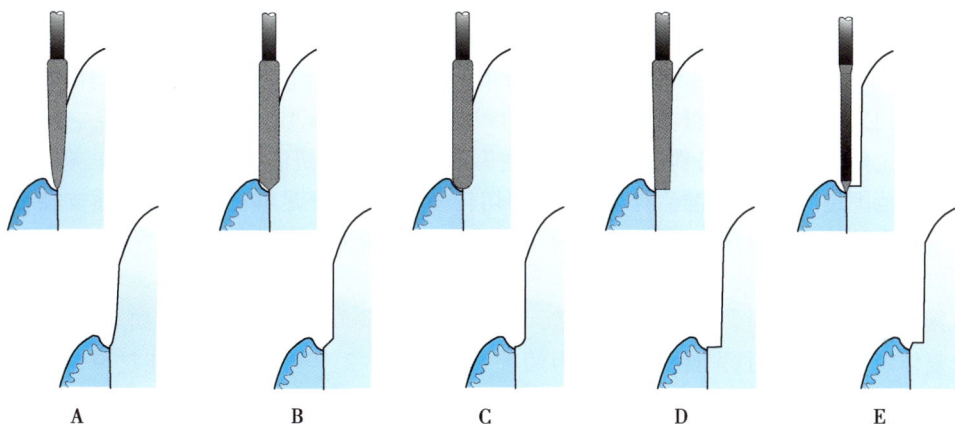

图 3-2-7 修复体边缘外形设计
A. 刃状边缘 B. 斜面边缘 C. 凹槽边缘 D. 肩台边缘 E. 带斜坡肩台边缘

表 3-2-1 各种边缘外形设计的优缺点及适应证

形态	优点	缺点	适应证
刃状	保存牙体组织较多	边缘位置难确定	偶尔用于倾斜牙
斜面	防止产生无基釉	限于金属材料	上颌部分冠的唇颊面
凹槽	边缘清晰、厚度合适 容易控制掌握	可能形成无基釉边缘	铸造金属修复体 金瓷冠舌腭面 金瓷冠唇颊面、全瓷冠
肩台	边缘强度好	磨牙多	金瓷冠唇颊面、全瓷冠

刃状边缘(knife edge)(图3-2-7A):采用刃状边缘的修复体牙体组织磨除量少,但修复体边缘的位置不易确定,边缘薄,其蜡型易变形,修复体边缘强度不足,只能用强度高的金属材料制作。一般用于倾斜牙的倾斜面,如下颌磨牙近中倾斜面或舌面。年轻恒牙有时也用于刃状边缘以免伤及牙髓。对操作空间受限的部位也可采用刃状边缘,如上颌磨牙远中邻面。

斜面边缘(bevel edge)(图3-2-7B):一般为45°角斜面。当龋、楔状缺损或以前的修复体已经形成了颈部斜面时,修复体可选用斜面边缘,其优点是能消除无基釉。斜面只能用于强度高、边缘

ER3-2-4

视频:ER3-2-4
修复体常用边缘外形设计

学习笔记

性能良好的金属边缘。斜坡多用于嵌体洞形的𬌗面洞边缘,嵌体邻面形的颊舌轴面和 3/4 冠邻面轴沟的颊舌轴面的竖斜面(flare)。

凹槽边缘(chamfer edge)(图 3-2-7C):修复体边缘有一定的厚度,能保证边缘的精确性。牙体预备时,用鱼雷状金刚石钻针容易形成 0.5mm 宽的浅凹槽边缘。临床上常用于铸造金属全冠、部分冠以及烤瓷熔附金属冠的舌侧金属边缘。深凹槽边缘(heavy chamfer edge):增加凹槽边缘的宽度。修复体边缘具有足够的厚度,准确清晰。牙体预备时用圆头金刚石车针容易形成深凹槽边缘,但应注意凹槽不要宽于所选金刚石车针圆头的半径,防止无基釉的产生。深凹槽边缘是临床上常用的一种设计,可用于烤瓷熔附金属冠的唇面边缘及全瓷冠的边缘。

肩台边缘(shoulder edge)(图 3-2-7D):一般为 90°直角肩台,宽 1mm,边缘位置明确,能为陶瓷提供足够的空间,满足强度及美观的要求。常用于烤瓷熔附金属冠唇侧边缘及全瓷冠边缘。根据肩台内线角(internal line angle)圆钝与否又可分为内锐角肩台边缘和内钝角肩台边缘,前者由于90°的内线角处可产生应力集中,修复体边缘瓷容易崩裂。多数情况下涉及瓷边缘设计时,避免采用内锐角肩台而采用内钝角肩台,甚至可用深凹槽状边缘取代肩台边缘,这是因为凹槽状边缘的预备比较容易达到要求。

四、修复体应合乎抗力形与固位形的要求

(一)抗力形

牙体缺损的患牙,在修复完成后,要求修复体和患牙都能抵抗𬌗力而不致被破坏或折裂。

1. 使患牙能抵抗咬合压力,不致被破坏或折断　患牙因牙体的缺损,不同程度地削弱了它的强度,同时为了彻底清除病变组织和保证修复体有一定的固位形,还需对患牙做适当的磨切预备。所以设计时,必须注意保护和覆盖脆弱的牙体组织,首先要去除无基釉柱和薄壁弱尖,牙体预备时要避免形成锐角和薄边缘。特别对死髓牙,因丧失了牙髓的代谢机能,牙体组织较脆,易于折裂;同时亦因龋坏范围过大,或在牙髓治疗时,牙体磨切较多且深,缺乏足够的健康牙本质支持,故特别需要制成适当的抗力形以预防牙折,必要时可在牙本质内植入牙本质钉,在根管内植入纤维桩或金属桩以增强患牙的抗力。

在预备Ⅱ类洞邻𬌗阶时,其峡部不可太宽,一般约占颊舌尖间距的 1/3 左右,如采用保护牙尖的铸造修复体恢复Ⅱ类洞时,则𬌗面峡部可为颊舌尖间距的 1/2,当然峡部也不能过窄,否则修复体容易折断。

2. 修复体不因受咬合压力而折断、破裂　根据修复体的要求,选择合适的优质材料。由于各种材料的理化性能不同,所以修复体应根据材料的性能,在不同的部位,保证有一定的体积,以达到足够的机械强度。

如果牙体严重缺损,修复时可采用先做金属或非金属"核桩",在"核桩"的基础上再做修复体的方法。那么"核桩"就应该具备足够的抗力形与固位形,使修复体具有良好的基础。

(二)固位形

人造冠固定在患牙上,不因咀嚼外力而致移位、脱落,这种抵御脱落的力称为固位力。为了增强修复体的固位力,根据患牙余留牙体组织的具体情况,在患牙上合理设计并预备成面、洞、钉洞、沟等各种几何形状,这种具有增强固位力的几何形状,称为固位形。固位形是修复体赖以固位的重要因素。

第三节　牙体缺损修复体的固位原理及临床应用

牙体缺损修复体必须有足够的固位力,使其稳固地保持在患牙的位置上,才能有效地恢复咀嚼功能。使修复体获得固位的主要固位力有约束力、摩擦力和粘接力。

一、约束和约束反力

在力学中通常把物体分为两类:一类称为自由体,它们的位移不受任何限制;如飞行中的飞机、炮弹和火箭等;另一类称为非自由体,它们的位移受到了预先给定条件的限制;如图 3-3-1 所

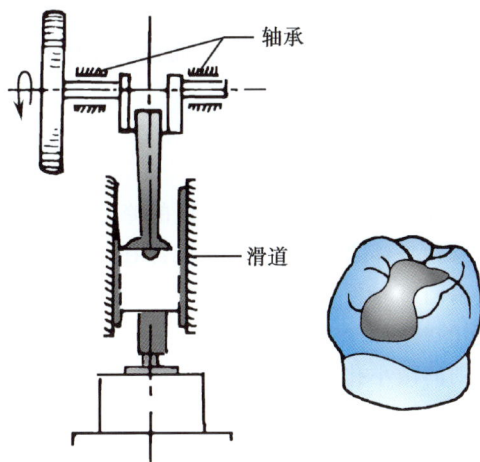

图 3-3-1　约束原理

示的曲柄冲压机,冲头受到滑道的限制只能沿滑道移动,飞轮受轴承的限制只能绕轴转动。与此相同,Ⅱ类嵌体受到鸠尾的限制而不能水平脱位,3/4 冠受到邻沟的限制不能舌向脱位。金属全冠只能沿牙合龈方向就位与脱位。

上述那些限制物体某些运动的条件称为约束,如滑道是冲头的约束,鸠尾形洞壁是嵌体的约束,邻沟是 3/4 冠的约束。约束加给被约束物体的力称为约束力(binding force)或约束反力,亦可简称反力。

约束力是通过约束与被约束物体之间的相互接触而产生的,这种接触力的特征与接触面的物理性质和约束的结构形式有关。

二、摩擦力

摩擦力是牙体缺损修复体获得固位的重要作用力。

1. **摩擦力的大小与两物体间所受的正压力成正比**　正压力越大,摩擦力也越大。因此,两接触面接触越紧密,接触点间压强越大,摩擦力也越大。所以要求牙体缺损修复体与预备后的患牙紧密贴合。

2. **摩擦力的大小与两接触物体材料的性质及表面粗糙程度有关**　表面较粗糙时,其摩擦力亦较大。摩擦系数大的物体,产生的摩擦力亦大。规范的牙体预备能产生适当的粗糙表面,没有必要刻意粗糙牙表面,否则给精确印模的制取和蜡型的制作带来困难。

另外,牙体预备的几何形态和面积也是影响固位力大小的重要因素。

理论上,预备的牙面互相平行才能获得最大的固位力,因为轴壁越接近平行,修复体与轴壁越密贴,则受到的约束就越严格,脱位力的方向就常与轴壁间形成一定的角度,产生摩擦力的机会就越多;轴壁越向顶端内收,产生摩擦力的机会就越少。而实际上,在口腔内预备完全互相平行,而又不出现倒凹的轴面是不可能的。任何微小的倒凹都将妨碍修复体的就位,所以临床上允许轴面有一定的聚合度。聚合度太小,不易消除倒凹,聚合度太大,可使固位力几乎完全丧失。

有资料表明,聚合度为 10° 时的固位力仅为 5° 时的 1/2,6° 被认为是合适的聚合度。图 3-3-2A 显示轴壁平行长方形套管移动时,内壁与预备体的轴壁保持紧密接触,有摩擦力;当脱位力与接触面不平行时,则摩擦力更大;梯形套管移动时,其内壁与预备体的轴壁不接触,无摩擦力(图 3-3-2B)。另外,聚合度较小,全冠受外力时,水平分力虽有使冠脱位趋势,但对抗的侧壁牙体组织阻止脱位(图 3-3-3A);聚合度过大,全冠受外力时对抗的侧壁牙体组织无阻挡,致使冠脱位(图 3-3-3B)。

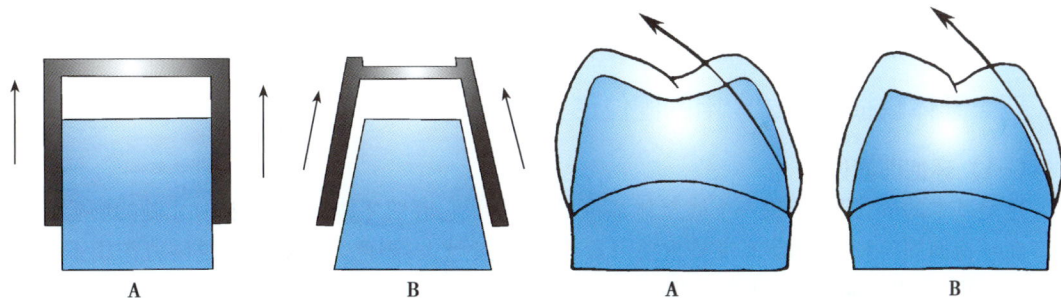

ER3-3-1

视频:ER3-3-1
聚合度与摩擦力的关系

ER3-3-2

视频:ER3-3-2
聚合度与脱位阻力的关系

学习笔记

图 3-3-2　聚合度与摩擦力的关系
A. 长方形套管,摩擦力大　B. 梯形套管,摩擦力小

图 3-3-3　聚合度与脱位阻力的关系
A. 聚合度较小,侧壁能阻止旋转脱位　B. 聚合度较大,侧壁不能阻止旋转脱位

牙体预备轴面的表面积越大,固位力越强。在聚合度相同的情况下,长轴壁的固位力大于短轴壁,磨牙冠的固位力大于前磨牙,全冠固位力大约是部分冠的两倍。𬌗面的面积增大并不会明显增加固位力,因为修复体与牙体𬌗面无摩擦关系。

三、粘接力

修复体的固位作用,主要依靠患牙预备后所形成的固位形,以及预备完成的修复体与患牙密切贴合而产生的摩擦力。水门汀是用来封闭修复体与预备体之间的间隙,水门汀在传统修复体的固位中,起辅助固位的作用。水门汀与修复体之间、水门汀与预备体之间是粘接力在起作用,可通过各种表面处理方法或/和表面处理剂提高界面之间的粘接力。

常用的磷酸锌水门汀晶体进入修复体表面不规则的微小孔隙中,及不规则的牙面或牙本质小管内,增加牙体与修复体之间的摩擦力,这是一种机械的结合或相互锁合,有防止与戴入道相反方向脱位的作用。新型水门汀如玻璃离子水门汀利用了玻璃离子与牙体硬组织的化学键结合的特点,因此玻璃离子水门汀同时还具有化学粘接的作用。树脂水门汀与牙体组织和修复体两个界面之间都可以利用各种处理方法和技术实现微机械锁结和化学的粘接,提高其粘接力,是目前美学修复体常用的水门汀。

影响粘接力的因素有:

1. **粘接面积** 粘接力与面积成正比。在同样情况下,面积越大,粘接力越强。

2. **水门汀厚度** 一般来说,水门汀层越厚,其固化收缩越大,对水门汀材料自身强度的影响也越大,因此修复体与预备体的表面之间应尽量密合。

3. **粘接面粗糙度** 适当的增加粗糙度可以增加粘接力。

4. **粘接面状况** 粘接面应保持清洁,干燥,没有水分、油质、唾液等污染。对修复体粘接面采用喷砂、酸蚀等方法进行处理,能有效地改善材料的表面性状。

5. **水门汀调拌的稠度应适当** 水门汀过稀或过稠均影响粘接力。

6. **水门汀的种类** 不同类型的水门汀对界面之间的粘接力产生不同的效果,选择合适的水门汀受多因素的影响。一般而言,玻璃离子水门汀能获得较强的固位力,但其机械性能,如抗压强度不如磷酸锌水门汀。近年来树脂粘接材料和技术发展很快,在临床上被越来越多地应用。

7. **修复材料种类及特性** 金属和陶瓷是临床上最常用的两种修复材料。

(1)金属表面特征:表面活性越高,粘接力越强,非贵金属活性较高因而其固位力高于金合金。纯金属的表面能较高,但是被污染的金属表面则会降低其表面能。金属表面自然形成的氧化层结构疏松或是有孔隙存在,往往难以获得较高的粘接强度。采用喷砂法、电解、氧化、酸蚀法等对金属表面进行处理,去除表面疏松的氧化层及杂质,可以形成具有高表面能和高活性的氧化层,从而获得理想的粘接表面。

(2)陶瓷表面特征:新生的陶瓷表面由于表面能很高,在空气中会吸附一层气体和污物并牢固地与表面结合,这使表面活性降低,浸润性变差。采用喷砂法、酸蚀法(氢氟酸酸蚀)或化学偶联处理法(硅烷偶联剂)对陶瓷表面进行处理能够去除陶瓷表面的吸附物,暴露新鲜的瓷面,获得适宜的表面粗糙度和孔隙率,然后根据瓷材料的种类不同选用各种偶联剂,增强陶瓷和树脂之间的化学结合,再使用树脂水门汀或玻璃离子类水门汀封闭修复体间隙。

四、牙体缺损修复体常用的固位形

(一)环抱面固位形

这是基本的固位形式,每一个修复体都将尽量利用,它磨切牙体组织较浅,对牙髓的影响较小。

在环抱面固位形中,𬌗龈高度是重要因素,𬌗龈高度越大,固位力越强。在脱位力作用下,相同的环抱面积,𬌗龈高度高者较𬌗龈高度低者形成非脱位道方向约束力的机会多,阻力区范围大,故获得阻止向脱位道方向脱位的摩擦力的机会亦多,旋转脱位的可能性则更小(图3-3-4)。

𬌗龈高度过低者,当牙体缺损修复体,特别是全冠的一侧受力时,将产生以一侧冠边缘为支点的旋转,对侧因无牙体组织的阻挡而易脱位(图3-3-4)。所以在牙体预备时,应该尽量保留适当的

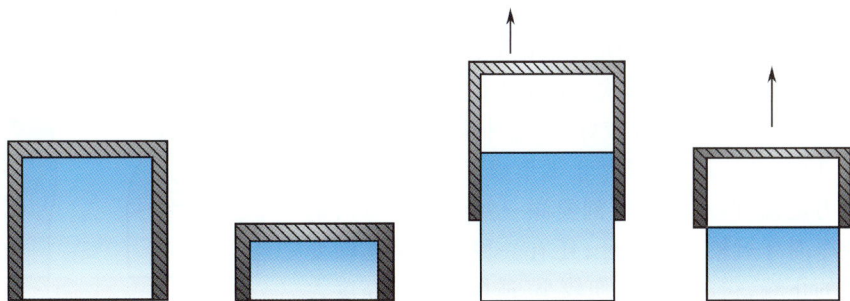

图 3-3-4　𬌗龈高度与环抱面固位力的关系

牙尖高度和牙尖斜坡的形态,既保持了𬌗龈高度,增加了接触面积,又使牙尖的三角嵴抗衡了各种相对方向的𬌗力。必要时增设洞、沟、钉等来辅助固位,以增强抗旋转能力(图 3-3-5)。

(二)钉洞固位形

钉洞固位形牙体磨除较少,与钉之间可获得较大的固位力。钉洞的一般要求如下:

1. **深度**　钉固位力量的大小,主要决定于钉的长度,而钉的长度又取决于钉洞的深度。钉洞一般深 1.5mm,根据需要,可增加到 2mm,只要不伤及牙髓即可。短于 1mm 的钉缺乏最低限度的固位力,如果是无髓牙,则可根据需要,采取较大的深度,也可利用髓室和根管。

2. **直径**　约 1mm,太细则钉容易折断,特别在与金属面的交界处。为了预备方便,可逐渐缩小,呈锥形,但锥形减小了钉的固位力。

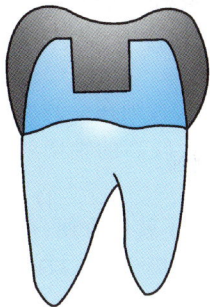

图 3-3-5　洞辅助固位形

3. **分布**　两个以上的钉洞,其分布越分散,可获得的固位力也越大。一般前牙做 1~3 个,后牙可做 2~4 个钉洞。

4. **位置**　钉洞一般预备在患牙面接近釉牙本质界的牙本质内。这个部位远离牙髓,也不易造成牙釉质折裂。前牙一般置于舌面窝的深处和舌面切缘嵴与近远中边缘嵴交界处,后牙一般置于牙尖之间的沟窝处(图 3-3-6)。

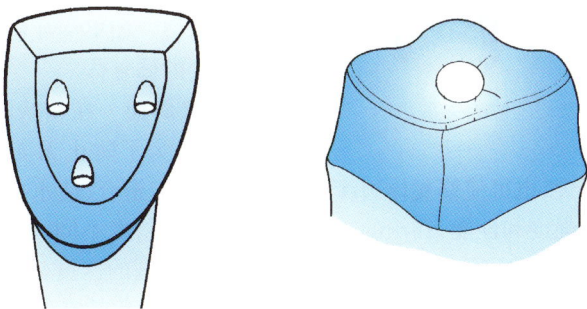

图 3-3-6　钉洞在牙上的位置

5. **方向**　所有钉洞均需与人造冠的就位道相平行。为了保证钉的彼此平行,除了用肉眼观察外,最好采用器械控制。

6. **钉的表面形态**　钉的表面形态有光滑状、锯齿状和螺纹状。螺纹状者固位力最强。

(三)沟固位形

沟固位形不同于钉洞固位形,它有一个面不被牙体组织包围,所以常用于患牙轴面的表面上,以取得较长的长度。

1. **深度**　沟固位力量的大小,首先取决于沟的深度,一般为 1mm,过深则易损伤牙髓。

2. **长度**　沟越长,固位越好,虽受解剖条件的限制,不能任意延长,但加大长度是在牙体浅层切割,对牙髓的刺激也较小,应尽量争取,但止端必须在边缘内 0.5mm。

3. **方向**　如果在一个患牙上有两条以上的沟,那么它们必须彼此平行并与就位道方向一致,两条沟之间的距离越大,则固位越好。

4. **形态**　为了制作方便,沟可做成锥形,从起点到止点,逐渐变浅变细,其止端有三种形式。最常用的形式是逐渐变浅,但有一定的止端,这样固位较好,对患牙损伤较小,也便于预备;另一种形式是基本等深,止端形成明确的肩台,这种形式固位力最强,但对牙体切割要深一些(图3-3-7),适用于牙体较厚而牙冠较短的后牙;还有一种形式是逐渐变浅而无明显的止端,它对牙体损伤较小,适用于切龈高度大的前牙。

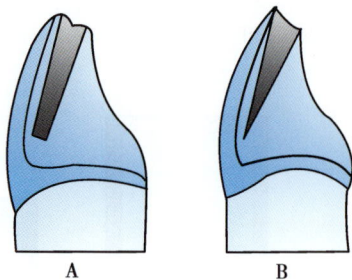

视频:ER3-3-3 邻沟预备的形态

图 3-3-7　邻沟预备的形态
A. 有肩预备　B. 无肩预备

（四）洞固位形

牙体缺损,特别是由龋病产生的缺损,常已形成龋洞,可利用其作为固位之用,但必须达到以下要求:

1. **深度**　这是洞固位形固位力强弱的主要因素,洞深应该在 2mm 以上,洞越深固位越强。一般来说,龋洞越深,缺损范围也较大,余留牙体组织的抗力形可能较差,如果遇到薄壁、弱尖,尤其是死髓牙,应该特别注意患牙的抗力形,可采取措施加以保护。

2. **底平**　平底可以抗衡来自垂直方向的咬合压力,洞越浅则越需要底平,否则在受到不同方向的力作用时会出现修复体的松脱。洞深,修复体在受到不同方向力作用时,较高的轴壁就能抗衡而不会松脱,所以对深洞就不一定强调底平,否则容易损伤牙髓。

3. **壁直**　所有的轴壁要求与就位道方向一致,相互平行,不能有倒凹,为了就位方便,可微向洞口敞开,一般不超过 2°～5°,否则会影响其固位力。点角、线角要明确,可增加固位(图3-3-8)。

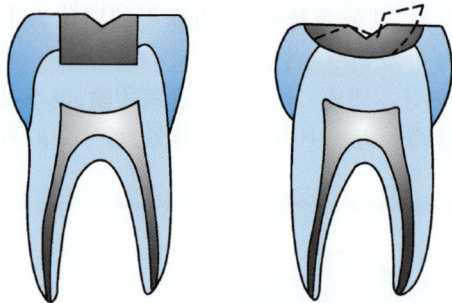

视频:ER3-3-4 洞形态和固位的关系

图 3-3-8　洞形态和固位的关系

4. **鸠尾扣**　邻𬌗洞应在𬌗面做成鸠尾扣,防止水平方向的移位。鸠尾扣的形状、大小应根据𬌗面形态而定,要能起扣锁的固位作用,又不削弱余留牙体组织的抗力形;在𬌗面沟槽处可适当扩展,尽量保留牙尖的三角嵴,自然形成鸠尾扣;在邻𬌗交界处的峡部,其宽度磨牙一般为颊舌尖宽度的 1/3 左右,前磨牙为 1/2,过窄修复体容易折断,过宽则牙尖容易折裂。如果为死髓牙或缺损较大者,应采用保护牙尖的修复体。

5. **洞缘斜面**　在箱状洞形的洞面角处做成斜面,其作用是为了防止无支持的牙釉柱折断,以保护薄弱的洞壁和脆弱牙尖,也可使修复体边缘与洞形边缘更加密合,使水门汀不易被唾液所溶解。根据釉柱方向与材料的强度和性能,在洞的边缘上做成长短、斜度不同的斜面,一般在𬌗面的洞缘斜面与轴壁约成 45°角,如果斜面过深、过大,则相对地降低了洞的深度,会削弱固位。近来修复体更多地采用延伸斜面,覆盖脆弱的牙尖,凡𬌗面有咬合的部分均包括在修复体之内,以确保修复体的抗力形与固位形。

（王贻宁）

第四节　暂时修复体

暂时修复体(temporary restoration)是在固定修复的牙体预备后至最终固定修复体完成前为患者制作的过渡性临时修复体,包括临时冠、暂时桥、暂时贴面、暂时嵌体,以临时冠最为常见。

一、暂时修复体的功能和作用

（一）保护作用

活髓牙牙体预备后牙本质暴露,易引起过敏症状或牙髓炎症,暂时修复体覆盖了牙体预备后的牙本质或牙冠,防止牙髓受到机械、温度和化学刺激,如食物、菌斑积聚及呼吸时气流的刺激。

（二）维持与稳定作用

临时冠可保持殆面稳定性，防止患牙和对殆牙伸长而减小或丧失殆面修复间隙。暂时修复体可正确恢复邻接关系和牙冠轴面，防止患牙或邻牙移位，维持轴面修复间隙。多个暂时修复体在保持牙弓外形的同时，也维持了唇颊组织正常的丰满度。牙龈组织在牙体预备后可能增生、移位、覆盖预备体边缘，影响到全冠等修复体的试戴和美观，暂时修复体可限制其不利生长。多个暂时修复体可保持咬合关系、垂直距离的稳定性。

（三）恢复功能作用

暂时修复体可具有一定的咀嚼功能，暂时满足患者的咀嚼要求；可为患者恢复完整的牙列，在形态与颜色等方面基本与整个口腔环境融为一体；还可恢复患者的发音功能。

（四）自洁作用

牙冠预备后形态改变，清洁和自洁作用差，使用暂时修复体可保持牙冠的自洁作用。为了达到良好的自洁作用，要求暂时修复体边缘密合无悬突，表面高度抛光。粗糙的临时冠边缘容易使菌斑沉积，对牙周支持组织会造成损伤，这种损伤比化学刺激要大得多。

（五）诊断信息作用

暂时修复体可提供形态、位置、美学等一系列信息，有利于最终修复体达到最佳的牙冠形态、排列位置和美学效果。亦可根据暂时修复体的殆龈高度和位置，评估殆重建患者新建的咬合关系和垂直距离是否合理，利于患者适应最终修复体。

二、暂时修复体的种类

根据是否在口腔内直接制作，暂时修复体可以被划分为直接法和间接法两种制作类型。根据暂时修复体使用材料的不同，暂时修复体可以分为金属暂时修复体和非金属暂时修复体两大类；其中非金属暂时修复体主要为树脂材料的暂时修复体，包括甲基丙烯酸甲酯树脂（自凝树脂或热凝树脂）、双丙烯酸复合树脂（bis-acryl composite）、成品树脂牙面与自凝或热凝树脂的混合、成品树脂预成冠（prefabricated crown or preformed crown）与自凝树脂的混合等多种形式。

三、制作方法

（一）直接法

在患者口腔内直接制作暂时修复体，其优点是快速、方便，可即刻恢复患牙形态，减少就诊次数。此法适用于单个或少数牙的暂时修复体制作，其缺点是当预备牙及邻牙有较大倒凹时，或多个预备牙就位道不同时易造成暂时修复体无法取出；用自凝树脂塑形时不易控制外形等。具体方法又分为：

1. **成品预成冠成形法**　牙体预备完成后，选择大小、形态、颜色合适的成品预成冠，修改合适后用自凝树脂在口内直接进行重衬，待其初步硬固后取出。最后调磨、调殆、抛光完成。前牙和前磨牙一般选择牙色的聚碳酸酯（polycarbonate）预成冠，后牙多选择软质合金预成冠。

2. **成品树脂牙面成形法**　选配颜色、大小基本合适的树脂牙面，修改合适后加适量单体湿润其组织面。在小瓷杯中调拌白色自凝树脂至均匀，然后加盖至丝状期。清洁患牙的牙面及颈缘，把调制好的自凝树脂置于其唇（颊）、舌及邻面，嘱患者正中咬合，将调改好的树脂牙面按正确位置压在唇（颊）侧，去除颈缘及邻间隙内多余的自凝树脂。在其完全固化前，轻轻取出暂时修复体，放入温水中加速固化。待完全固化后，修整、调殆、抛光并临时粘固。在不影响美观的情况下，也可不使用树脂牙面，只用自凝树脂在口内直接制作。随着修复材料的改进，这一方法在临床应用越来越少。

3. **印模成形法**　在牙体预备前先取印模，若基牙有缺损可用蜡暂时将牙冠形态恢复后再取模或在取模后刮除缺损区印模材料（暂时固定桥桥体部分也可用同法完成）。然后修去任何影响印模重新就位的悬突、倒凹以备使用。牙体预备完成后，选择所需颜色的专用于暂时修复体制作的自凝树脂（如双丙烯酸树脂），将催化剂和基质按比例调拌均匀，放入专用针筒内（也可直接使用专用输送枪），注入印模中需制作暂时修复体的牙位，自殆面向龈缘部分缓慢注入，注入时保持注射头浸没于树脂材料中以避免出现气泡。清洁及吹干预备牙面，将印模重新准确复位于口内并保持约

3分钟,待树脂基本硬化后取出印模,并从印模内取出暂时修复体,修改、试戴、调𬌗、抛光,最后临时粘固。

4. 真空薄膜印模直接成形法 牙体预备前先制取研究模型,要求模型边缘无空泡、倒凹及尖锐区域;如果有缺牙间隙,可用成品树脂牙或自凝树脂(避免用蜡)在模型上缺牙区恢复牙的形态。将一片厚0.2mm的成品树脂薄膜固定在真空压缩成型机(vacuum compression former)的机架上,并逐渐加热烘软,然后将研究模型放在成型机圆盘中,再将烘软的薄膜移至模型上,抽真空压缩成形,制成薄膜印模。牙体预备完成后,将薄膜印模戴入口腔内,检查是否合适。由于此薄膜为透明材料,因此亦可检查牙体预备是否足够。将调制好的自凝树脂或双丙烯酸树脂缓慢注入薄膜印模所需牙位中,注意避免气泡。然后将印模置入口内就位,待树脂固化后取出。最后修整、调𬌗、抛光、暂时粘固。

(二)间接法

暂时修复体在口外模型上制作。该方法操作方便,且不受时间限制,制作质量较高;当多个牙需制作暂时修复体时,容易塑造良好的轴面及𬌗面形态,不受就位道不同的限制。缺点是较为费工费时。

1. 上述直接法均可用于间接法制作暂时修复体,不同之处在于,直接法是在牙体预备后的口内直接操作;而间接法操作是在牙体预备后的模型上进行。间接法制作时需在预备牙及相邻牙上涂分离剂,其余步骤同直接法。口外制作完成的暂时修复体需在口内进行试戴、调改、调𬌗、抛光后才能暂时粘固于预备牙上。

2. 热凝树脂成形法适用于多个暂时修复体的同时制作,尤其适用于𬌗重建暂时修复体的制作。首先在牙体预备后取印模灌注模型,然后在模型上雕塑暂时修复体蜡型(此步骤可结合使用成品树脂牙面获得更佳的唇面外形和颜色),常规装盒、冲蜡、装胶(白色热凝树脂)、热处理、开盒、打磨抛光、送临床试戴,口内调𬌗、修改、抛光、暂时粘固。

间接法较为费时,不利于预备后马上戴入暂时修复体以行使其功能。为了避免上述不足,可在牙体预备的前一次就诊时制取研究模型,并按照牙体预备的要求进行模型的牙体预备,然后按上述间接法步骤制作并完成暂时修复体备用。待口内牙体预备完成后,即刻将上述暂时修复体调改就位、重衬、再调𬌗、修改、抛光、暂时粘固。

四、试戴与粘固

暂时修复体经口内试戴、调改合适并抛光后,需用暂时粘固水门汀将其粘固在预备体上。暂时粘固水门汀一般为氧化锌丁香酚水门汀,它有良好的安抚、镇痛、封闭作用。但由于丁香酚可以阻碍树脂的聚合,对于今后将采用树脂类粘接剂粘固或粘接的情况,在暂时粘固时须选择不含丁香酚的暂时粘固水门汀。目前,很多用于暂时粘固的水门汀均由两组分膏剂(基质和催化剂)组成;使用时通过适当比例混合,操作非常简便;同时它还具有易就位、易凝固、易清理等优点。

第五节 固定修复印模技术

口腔印模(impression)是指口腔有关组织的阴模,反映与修复有关的口腔软、硬组织的情况。将模型材料灌注于制备的印模内即得到与口腔软、硬组织形态完全一致的模型。各类口腔修复体的制作一般都要经过印模制取、灌注模型,然后在模型上制作完成,因此印模和模型是否真实反映口腔组织情况与制作修复体的精确度是紧密相关的,可以说印模及模型质量的好与坏是制作优良修复体的首要前提。印模技术(impression technique)即在临床修复操作中通过运用印模材料(impression materials)和印模托盘(impression tray)来预备制取口腔有关组织的阴模的相关技术操作,其包括可摘修复印模技术(参见第五、第六章相关内容)和固定修复技术。

一、固定修复印模的基本要求

精细、准确的印模制取是固定修复体成功的关键步骤之一。对于固定修复而言,印模技术的基本要求是把预备牙或基牙的牙体、龈沟以及与修复相关的组织如龈缘、缺牙区牙槽嵴、邻牙、对殆牙等反映清楚。

二、固定修复印模材料及印模托盘的选择

（一）印模材料的选择

用于固定修复的印模材料主要包括弹性橡胶印模材料、藻酸盐印模材料和琼脂印模材料。硅橡胶及聚醚橡胶弹性好，精度高，变形小，流动性好，是理想的固定修复印模材料。根据材料的流动性不同，橡胶印模材料分为油泥（putty）型、重体（heavy body）型、普通（regular）型及轻体（light body）型。临床上不同类型橡胶印模材料的配合应用，可以获得精细的印模。目前，在我国还广泛使用琼脂印模材料与藻酸盐印模材料的联合使用，也可获得较精确的印模。而单纯的藻酸盐印模材料因其表面清晰度和尺寸稳定性较差，只能用于研究模型的制取。

（二）印模托盘的选择

按照制作方法的不同，托盘分为普通托盘和个别托盘。按照制作材料的不同，托盘可分为钢托盘（有孔或无孔）、铝托盘等。根据覆盖牙列情况，托盘分为全牙列托盘和部分牙列托盘（图3-5-1）。制作单个磨牙的全冠，咬合关系稳定时，可以使用部分牙列托盘制取预备牙的印模，取模区应包括患牙近远中向各至少两颗邻牙，并记录咬合关系。多个磨牙全冠或者上下颌咬合关系不稳定时，必须使用全牙列托盘。当使用橡胶类印模材料时，应当使用不易变形的钢托盘。

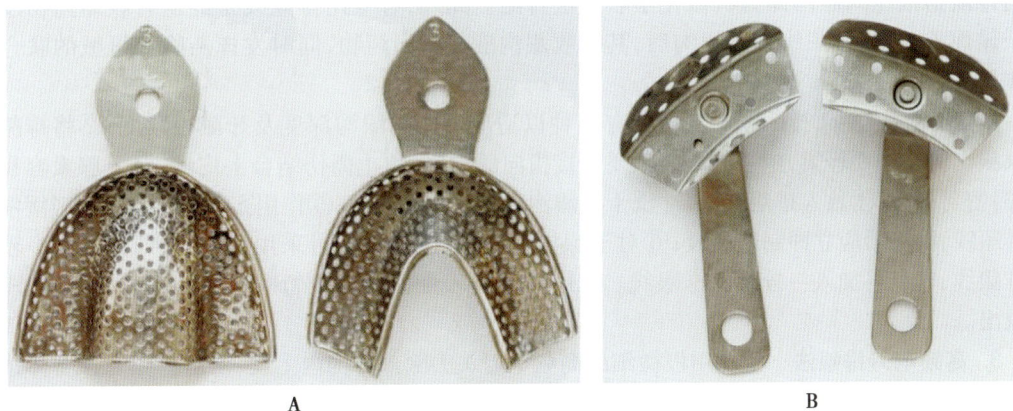

图3-5-1　全牙列托盘和部分牙列托盘
A.全牙列托盘　B.部分牙列托盘

三、固定修复的印模方法

（一）排龈

口腔内制取精确的固定修复印模需克服两个难点：一是保持预备体边缘的干燥，避免唾液覆盖、龈沟液渗出以及牙龈出血，否则预备体边缘存留的液体会影响印模的精确度。二是预备体的边缘常位于龈沟内，由于牙龈失去原有牙体组织的支持会塌陷并覆盖预备体边缘，严重影响修复体边缘的准确性和密合性，因此，只有使塌陷的牙龈与预备体边缘分开形成间隙，印模材进入龈沟内才可以精确地取出边缘的形态。要想解决上述难题，需使用排龈（gingival retraction）技术。

排龈技术是在取印模前，采用机械性和/或药物性的手段，让龈缘收缩，龈沟液得到控制，使龈沟出现间隙并清晰暴露预备体边缘的技术，目的是让牙颈部的印模更准确、清晰（图3-5-2）。其利用的原理是牙龈软组织的黏弹性特征。

排龈的方法分为机械性排龈法、机械化学联合排龈法以及高频电刀排龈法等。

1. 机械性排龈法　使用单纯排龈线（retraction cord）进行排龈，根据龈沟的深度和牙龈松紧度选择不同直径的排龈线，用排龈器推压入龈沟内，塞入后的排龈线不高出龈缘。

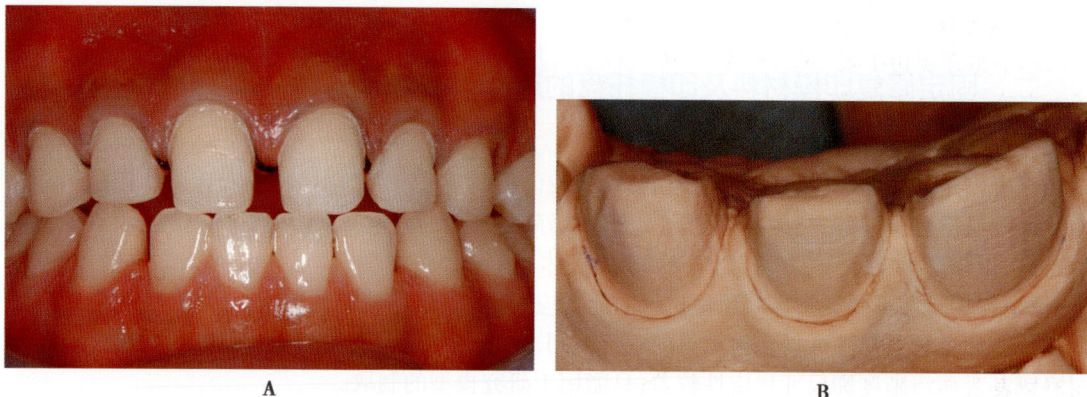

图 3-5-2 排龈
A.贴面取印模前排龈 B.石膏模型显示预备体边缘准确、清晰
（北京大学口腔医学院周永胜医师供图）

2. 机械化学联合排龈法 临床上常将排龈用药物和机械性排龈联合应用,即为机械化学联合排龈法。排龈用药物是血管收缩或收敛剂,如硫酸亚铁、氧化铝溶液等。在部分排龈溶液的配方中加入了微量的外消旋肾上腺素,对于有心脏疾病、高血压的患者慎用。将排龈线与药物混合后用排龈器推压入龈沟即为机械化学联合法排龈。此外,有专用排龈线是经血管收缩药物浸渍后干燥而成的,当排龈线进入龈沟后,其吸收龈沟液并析出药物,同时发挥药物和机械的联合排龈作用。

排龈时应注意:①排龈线的直径应有多种以适应不同的龈沟深度及牙龈松紧度;②将排龈线压入龈沟的操作要轻柔,施力的方向不要直接指向龈沟底,防止撕伤结合上皮;③肾上腺素容易氧化,需密封保存;④放入排龈线前,冲洗干净龈沟内的唾液和血液;⑤作用 5 分钟左右后轻轻缓慢取出排龈线,取出后应立即制取印模;⑥对于龈沟较深的牙,排龈时可采用双线法,即先压入一较细的排龈线,其上再加入一较粗的排龈线。取印模时将较细的排龈线暂时保留龈沟内,印模完成后再取出。

3. 高频电刀排龈法 是利用极微细的高频电刀头去除部分沟内上皮,使游离龈与预备体边缘之间出现微小间隙而利于印模材的进入。此外,当龈缘炎症伴有增生、当外伤牙断面位于龈沟下较深时,可采用高频电刀做牙龈成形术,切除部分牙龈袋或覆盖的牙龈,使龈沟深度恢复正常,使预备体或断面边缘暴露,同时,可结合高频电刀进行电凝止血。待局部牙龈恢复正常后,联合使用排龈膏和机械排龈法制取印模。

近年来,激光已经逐渐在口腔领域得到广泛应用。临床上也可以使用激光作为排龈的方法,其操作与电刀排龈类似,并且可以做到更加微创和无痛。

（二）非橡胶类印模材料的印模制取方法

琼脂与藻酸盐印模材料的联合印模方法是加热琼脂印模材,同时选托盘,准备好藻酸盐。按厂商说明的温度及加热时间完成加热过程形成溶胶,取出装入注射器内备用。同时吹干预备体,将适宜温度的材料注入龈沟内与预备体周围,同时将藻酸盐放入托盘内于口中就位,待藻酸盐凝固后取下联合印模,检查合格后灌注工作模型。

（三）橡胶类印模材料的印模制取方法

目前常用的橡胶类印模材主要有硅橡胶(silicone rubber)和聚醚橡胶(polyether rubber)。其取模方法主要是根据橡胶印模材料的流动性不同,分为一步法和两步法。

1. 一步法 将混合好的油泥型硅橡胶或将低流动性硅橡胶注入或放入托盘,同时在预备过的患牙及周围注射高流动性硅橡胶印模材料,然后将托盘就位一次制取出印模。也可将中流动性橡胶材料(如聚醚橡胶)注入托盘,同时在患牙及周围注射中流动性橡胶材料,然后将托盘就位一次制取出印模。前者因含两种流动性的组分被称为双组分印模,后者因含有一种流动性的组分被称为单一组分印模。一步法取印模简便易行、节约时间,获得印模准确,但技术要

视频:ER3-5-1
一步法取印模

求高。

2. 两步法　先混合油泥型硅橡胶放入托盘并制取初印模,待初印模结固后取出,用修整刀修去印模中患牙周边 1~2mm 范围的印模材料以及阻碍印模二次复位部分,并形成排溢沟,然后添加适量高流动性精细硅橡胶印模材料到修剪过的印模区,同时在预备过的患牙及周围注射高流动性硅橡胶印模材料,再将托盘重新在牙列上就位,印模材料结固后取出即获得更精细的终印模。两步法印模均为双组分印模。该方法的优点是利于多个牙位修复体印模的制取,便于获得龈缘印模;缺点是取两次印模费时,初印模二次就位时易影响准确性。印模制取后,应该按照印模材料说明规定的时间灌注石膏模型。藻酸盐类印模材料尺寸稳定性较差,应该尽快灌注石膏模型;硅橡胶和聚醚橡胶印模材料尺寸稳定性较好,按照说明规定的时间内灌注石膏模型即可。需要注意的是有些加成型硅橡胶材料,聚合后表面会释放氢气,取印模后需至少放置 30 分钟再灌模型,否则会在模型表面产生蜂窝状气泡。

视频:ER3-5-2
两步法取印模

第六节　比　　色

为了获得修复体美观效果使修复体与口内余留牙保持协调一致的颜色是关键。牙颜色千差万别,要使完成的修复体能够与天然牙颜色匹配,就必须将患者口内牙的颜色记录下来并准确传递给技师。个体牙通过与预定的常用颜色比色卡比较,口腔科医师可选择并记录最为接近天然牙颜色的比色卡号,这一过程就是牙颜色的确定过程。了解颜色基本知识、正确表述天然牙颜色及特征、熟悉比色卡特征以及瓷修复体的结构,对准确的比色(shade selection)非常重要。

一、颜色的基本知识

(一)颜色的产生

光是人们感知颜色的必要条件,物体所呈现的颜色是由其反射出的可见光波长决定的。可见光的波长不同会在人眼中产生不同的颜色反应。而对物体颜色的感知和判断受到光源、观察者、被观察物的共同影响。

(二)光源

光源是影响被观察物颜色的重要因素。临床工作中所使用的光源主要有以下三种:

1. 自然光　光谱分布均匀,常被用作标准光源。但是自然光受时间、天气、大气湿度等因素影响。晴天中午的非直射自然光是比较理想的比色用光源。

2. 白炽灯　光谱中黄光成分较多而缺少蓝、蓝绿光线。

3. 荧光灯　光谱中蓝光成分较多而缺少黄、橙光线。

因此在白炽灯及荧光灯下进行比色时要注意其影响。

在同一光源下,我们不能忽视同色异谱现象(metamerism)。两种物体虽然有不同的光谱组成,但在同一光源下两种物体具有相同颜色的现象被称为同色异谱现象。该问题在比色时应格外注意,可在几种不同的光源下进行比色,从而避免同色异谱现象。

(三)观察者

观察者对颜色的感知有心理和生理两个过程。当光源照射到物体后,反射光、透射光等进入人眼产生对被观察物的颜色感知,此为生理过程;当颜色信息达到大脑后,观察者对颜色信号进行综合分析、判断并产生联想,最后通过语言表达出感受,此为心理过程。心理过程除了受到主观因素的影响,还受到观察者年龄、性别、性格、种族、地区、阅历、教育等多种因素的制约,导致不同观察者间对同一颜色有着不同的理解,因此常出现医师、技师和患者间对颜色理解认识的不同。而在生理过程中,以下两个因素不容忽视:

1. 人眼对颜色的感知　视网膜中的视锥细胞和视杆细胞在对颜色的感知具有不同的功能。视杆细胞只感知光线的强弱,在暗环境中发生作用。视锥细胞可感知物体的颜色,在明亮环境中发生作用,其中视锥细胞还可分成三种,分别对红、绿、蓝光敏感。其中视杆细胞容易疲劳,只在最初接触某种颜色时较为敏感,因此,在比色时优先对比明度或亮度符合人眼的生理规律。

2. 人眼对颜色的适应性　随着人眼对某种颜色注视时间的增加,人眼对该颜色的感知能力会逐渐下降出现适应,而同时对其互补色的感知敏感性增强。因此,在比色时要避免长时间注视。若出现疲劳时,可先注视蓝色来增强人眼对黄色的敏感力。

(四)被观察物

被观察物除了具有不同的颜色特征外,其表面可能有不同的粗糙度及结构,其整体可能有不同的厚度、形状,有不同的透光特性等,这些均影响比色的准确性。

二、颜色的描述系统

随着人们认识的加深,对颜色的描述系统也从单因素发展为多因素,从二维平面扩展到三维空间,使人们对其的认识更加科学和细致。这里介绍两种常用的颜色描述系统。

(一)孟塞尔系统(Munsell system)

是目前最常用的颜色描述定位系统之一,临床上的比色基于此系统。孟塞尔系统将物体的颜色描述为三大要素:

明度(value):又称亮度。是指物体反射光线的强弱。孟塞尔系统的明度值由黑至白有 0~10 共 11 个梯度。自然牙的明度值一般为 4~8。具有相同色调的物体,明度与透明度成反比。

色调(hue):又称色相。是颜色的基本特性,是由物体所反射光线的波长决定的。孟塞尔系统中有 10 种基本的色调:红(R)、黄(Y)、绿(G)、蓝(B)、紫(P)5 种主要色调以及黄红(YR)、绿黄(GY)、蓝绿(BG)、紫蓝(PB)、红紫(RP)5 种中间色调。每种色调又可分成 10 个等级,以下还可进一步分级。天然牙的色调一般为黄和黄红,范围为 6YR~9.3YR。

饱和度(chroma):又称彩度。是指色调的深浅,即色调浓度的高低。饱和度最低为 0 即无色。每种色调可达到的最大饱和度不同。自然牙的饱和度一般为 0~7。

(二)国际照明委员会(CIE)表色系统

是国际照明委员会(CIE)1978 年为定量地测量颜色而规定的一种标准色度系统。在此系统中颜色由三刺激值 L*、a*、b* 表示。L* 表示亮度。a*、b* 分别代表红绿度和黄蓝度,其两者的绝对值大小决定饱和度的大小。此系统主要用于天然牙、修复体的色度学定量研究。

三、天然牙的颜色特征

牙的颜色是牙外观的重要特征,是牙构成成分及特殊结构的综合反映,会受到许多因素的影响。

(一)增龄性改变

多数人随着年龄的增加,牙的色泽变暗,颜色加深,由白黄到黄橙到棕橙,并出现磨耗、染色等特征色。发生增龄性改变的原因如下:

1. 牙本质透明度的改变。随着年龄增加,牙本质小管逐渐狭窄,管周牙本质逐渐发生矿化直至最终发生闭锁。

2. 其次是牙本质小管内的牙本质细胞发生萎缩,细胞突起消失,高度矿化。这样,仅留下牙釉质可使光线发生透射,从牙釉质透入的光线由于牙本质的改变而被吸收,不能发生反射现象。

3. 某些原因如进行性的牙切端磨耗,烟斑,食物色素的沉着以及细菌,金属离子进入牙体组织,导致牙的光泽、颜色以及其他一些影响视觉效果的因素发生改变。

4. 随着年龄的增加,牙的磨耗使牙釉质表面很平滑,牙表面乱放射的降低也导致光泽的下降。

5. 其他原因如牙本质的矿化,继发牙本质的形成,牙釉质结晶体的过大引起排列不规则,使得短波区域中的光线反射减少,视觉牙体微呈红色。

(二)牙位、性别与牙颜色变化的关系

1. 天然牙的颜色存在性别差异,女性牙色的亮度高于男性,而饱和度较低,色调偏黄。

2. 上颌前牙中,中切牙亮度最大,尖牙亮度最小,但尖牙的饱和度最高。这一特点在年轻女性中非常明显。

3. 当中切牙、侧切牙的差别不明显时,尖牙也显得比它们色泽低,颜色深。这点在中青年男性中很明显。对于老年人,男性与女性的不同牙之间的差别没有那么明显。在女性,中切牙与侧切牙的差别比较明显,但是中侧切牙与尖牙相比,尖牙的颜色显得深的现象比较多见。

4. 颜色在同一牙面上也存在部位特异性,中 1/3 代表牙色最好,切端和颈部色受周围组织影响较大。牙中 1/3 亮度较大,而牙颈部饱和度最大,切端饱和度最小。

（三）半透明性

半透明性是影响修复体美观的一个重要因素。入射光照至天然牙冠可产生部分透射现象,产生半透明(translucency)特性。牙釉质的分布、厚度与质量是影响天然牙牙冠半透明特性的主要因素。

（四）天然牙的乳光现象

自然界中的蛋白石在反射光下会出现乳蓝色,在透射光下会呈现橙红色,这种现象称为乳光现象(opalescence)。蛋白石乳光现象产生的原因归结于其内部结构组成。天然牙的牙釉质有着与蛋白石相似的内部结构,可见光进入牙釉质内同样会出现散射现象,只有波长较短的蓝光进入人眼形成肉眼所见的灰蓝色乳光效应。为了更加真实地模拟天然牙,修复体应尽量模拟牙釉质中的乳光效应。

（五）天然牙的荧光效应

天然牙中羟基磷灰石矿物质与有机物基质在经过光的照射后,吸收能量,然后以发光的形式释放出较长波长的能量(蓝白色光),此为荧光效应(fluorescence)。牙本质的荧光效应一般强于牙釉质。观察该效应时应使用紫外线或黑色光源。修复体也应尽量模拟天然牙的荧光效应。

（六）天然牙的表面质地

表面质地同样影响颜色和美观效果的确定。天然牙牙冠表面质地随着年龄的增长,机械磨耗的产生,牙冠表面的平行线及发育沟越来越不明显,牙面越来越光滑,亮度逐渐增高。表面质地影响入射光线在牙面上的反射、散射和吸收。表面粗糙度增加可以减少牙面的亮度,同时还可能改变牙面的色调、饱和度及半透明性。因此在修复体制作时要准确地形成其表面的质地,否则会影响最终的修复效果。

（七）表面特征色

天然牙牙面除了上述颜色特征外还具有一些独特的、个性化的视觉特征,包括隐裂、染色、磨耗面、钙化不全的白垩色斑点等,此即为表面特征色(stains)。表面特征色同样是影响修复体美观的重要因素。Muia 甚至将表面特征色和色调、饱和度与亮度并列形成新的四维牙色系统。因此,表面特征色在比色时应准确地传达给技师,并力求全面准确地复制。

四、常用比色板、比色仪器及使用方法

（一）常用比色板及使用方法

比色板(shade guide)是由能基本代表天然牙颜色色调、饱和度和亮度的标准牙面组成。临床上的比色通常是医师采用比色板以目测方式进行的。目前比较常用的比色板有 Vitapan Classical 比色板和 Vitapan 3D-Master 比色板等。

1. Vitapan Classical 比色板

（1）Vitapan Classical 比色板的特点和缺陷:该比色板根据色调的不同分成 A、B、C、D 四组,本质上它们代表了红褐色、红黄色、灰色、红灰色四种色调。A 组的色调与天然牙正常色调吻合度较高,色调偏棕黄,常用于青年人。B 组的色调接近纯黄色,天然牙中并不多见。A/B 组合常用于中年人,用来表达介于 A、B 之间的色调。C 组可看作 B 组的一个补充色调,与 D 组色调相似,但亮度较低,偏灰,常用于中、老年人或四环素牙。D 组可看作 A 组的补充,色调与 A 组相近,亮度较低,牙色偏红。但是,该比色板存在很多缺陷。首先,比色板所包括的颜色范围过窄。其次,比色板的制作与金瓷冠或全瓷冠相差甚远,比色板无金属基底,且瓷层厚度达 2~3mm,而金瓷冠有金属基底,需用遮色瓷遮色,瓷层厚度才 1~1.4mm。再次,比色卡的牙冠长度,与实际的牙长度不一致,比色板表现的颜色效果与金瓷冠缺乏一致性。另外,该比色板的颜色范围是以西方人的颜色数据制作的,与东方人牙色特征略有差异。因此,该比色板不能完全满足临床要求(图 3-6-1)。

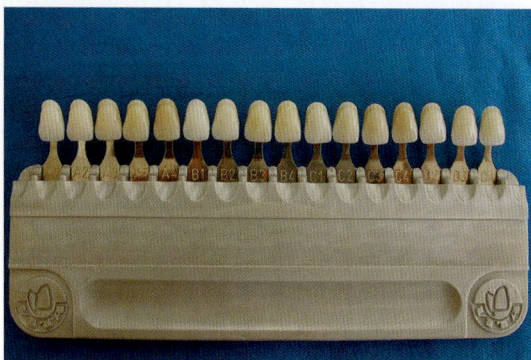

图 3-6-1　Vitapan Classical 比色板

（2）Vitapan Classical 比色板的使用方法：首先在 A、B、C、D 四组牙面中选择最接近的色调。选择色调时要根据天然牙中饱和度较高的区域，如尖牙、牙颈部等来选择。其次在已决定的色调组中选择与天然牙最接近的饱和度。最后是亮度的选择。金瓷冠的亮度可通过瓷粉中添加白粉或表面上色等方法进行小范围的增高或降低。在金瓷冠的制作中易出现的一个错误就是亮度大于相邻的天然牙面使金瓷冠看起来不自然。即使在同一牙面中天然牙的颜色也存在部位的差异，因此需将牙面分区进行比色和记录。

2. Vitapan 3D-Master 比色板

（1）Vitapan 3D-Master 比色板的优点：Vitapan 3D-Master 比色板依据亮度可分为 1~5 级（图 3-6-2）；依据饱和度（Chroma）可分为 1~3 级，中间也可有 1.5 和 2.5 存在；依据色调（Hue）可分为 3 级，分别为 L、M 和 R，分别代表偏黄、中间色调和偏红，较 Vitapan Classical 比色板进行了较大的改进，其中包括：

1）牙颜色覆盖区更大，精确度更高。

2）按照色度测量的原则建立比色板系统，容易定量化。对色彩的亮度、饱和度以及色调等三参数进行了等距离划分。每一种颜色的比色卡三参数都为等距离逐次安置，使中间颜色的复制更准确且易定量，同时也使医技之间传达颜色信息更可靠准确，使技师可以在相对明确的参数指导下对一种颜色进行复制。

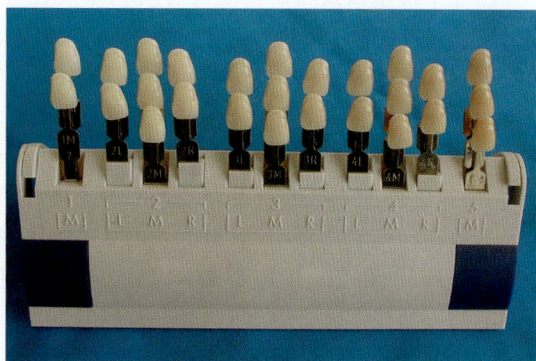

图 3-6-2　Vitapan 3D-Master 比色板

3）将出现最频繁的牙颜色置于色板中部，出现概率低的牙色置于色板周围，方便进行比色。

基于上述优点，该比色板降低了比色误差。

（2）Vitapan 3D-Master 比色板的使用方法：首先应进行亮度的选择，从 1~5 五个亮度等级中选择与天然牙最接近的亮度。具体方法是把五个亮度等级组中色调为 M、饱和度为 2 的色卡组取出用于亮度选择。其次是饱和度的选择，具体方法是在已决定的亮度组中，将中间色调 M 的色卡组取出，选择与天然牙最接近的饱和度（1~3），第三步是确定色调（L、M 或 R），具体方法是将天然牙的牙色与第二步中从 M 组里选中的、饱和度相对合适的色卡相比，看天然牙的牙色是偏黄（L）还是偏红（R）。确定好色卡后，将具体结果标注在技工加工单上，必要时用文字说明。

（二）比色仪器及使用方法

视觉比色是一个主观过程，比色的准确性和稳定性易受多种主观因素的影响。仪器比色在一定程度上可弥补视觉比色的不足，具有客观和定量的特点。随着技术的进步，比色仪器的优势逐渐显现出来，并且越来越多地应用于临床。根据测色原理不同，比色仪器主要分为色度计和分光光度计比色仪。

1. **色度计比色仪**　该比色仪可直接测量颜色的三刺激值，通过过滤可见光谱中的 3 个或 4 个区域的光来决定物体的颜色。其特点是测色效率高，具有较好的稳定性，但精确性往往不如分光光度计比色仪。

2. **分光光度计比色仪**　分光光度计比色仪可以捕捉物体反射、散射和透射光的光谱，这些数据经过处理后可转换为物体的颜色信息。根据一次测量牙面面积的大小不同，比色仪可被分为点测量型和全牙面测量型比色仪。

（1）点测量型比色仪：该比色仪通常设计为接触式测量形式。由于牙表面不是理想平面，因此在测量时存在边缘丢失效应，可导致误差的产生。

（2）全牙面测量型比色仪：该比色仪可以捕捉整个牙面反射和散射的光，不存在边缘丢失效应。其配套的软件，可以在后期对牙及修复体的颜色进行详细分析。此外，该仪器还能够拍摄牙图像，为技师提供直观的参考。

五、比色的注意事项

将比色卡与天然牙对照比色，选择出合适的修复体颜色具有相当的难度。为了提高准确性，比色时需注意以下事项：

1. 医技交流中的注意事项 医师与技师之间首先应建立良好的交流关系。彼此对所应用的瓷粉、色彩学知识以及比色方法等有深入了解，尽量减少信息交流产生的误差。

2. 比色前的准备及注意事项 诊室中的比色环境应能模拟白色自然光条件或是模拟日光照射条件；四周的环境包括家具、物品等以灰色基调为好，不能有反光物或颜色鲜明的物品。应在自然光线条件下进行比色，一般以上午 10 点至下午 3 点之间为佳，因其较少受大气层干扰，光谱最全。有条件的情况下，在标准光源下进行比色，然后在多种光源下进行综合评价，以避免同色异谱现象。应去除或避免患者戴用影响比色的干扰物，如化妆品，鲜艳的衣物、闪亮的耳环、眼镜等。比色前还应充分清洁天然牙，去除邻牙烟斑、茶垢等，必要时用橡皮杯抛光。

3. 比色时机的合理掌握 首先，比色的医师应该避免身体疲劳，否则视觉敏锐度下降；其次，比色的时间应在就诊开始时进行，减少医师眼睛疲劳产生的影响；第三，比色时间要短、前 5 秒钟的第一印象很重要，以免视锥细胞疲劳，因为凝视时间越长，视锥细胞激活后越容易对被观察到的颜色进行补偿。对于牙面尚完整或部分完整的预备牙，最好选择在预备之前进行比色，以最大程度记录原预备牙的颜色和形态特征。

4. 比色医师眼睛的注意事项 比色时，医师眼睛应与所比色牙保持在同一水平位置，比色医师位于患者与光源之间；比色时，医师的眼睛可先注视蓝色背景，因为视锥细胞对蓝色疲劳会增强其对互补色黄色的敏感性；选择亮度时环境光线不要过强，可半闭眼睛，这样可使视杆细胞活跃。

5. 合理使用比色中的技巧，增加比色的准确性 比色板稍稍湿润后再进行比色效果一般更好；根据邻牙，对侧同名牙和对颌牙，以及牙体预备前需要修复的牙，进行分析，根据表面颜色特征比色，并且将患者的年龄、性别综合起来考虑，可帮助医师获得最协调合适的比色结果；因为尖牙的饱和度较高，可采用尖牙作为选择色调的参照牙；在比色的同时，最好同期进行天然牙摄影以作为辅助手段观察牙颜色、形态及表面特征等；对于牙切缘、邻接面透明度的影响也需加以考虑，用不同透明度的比色卡来选择修复体颜色，有助于正确地比色；尽量采用分区比色，尤其是将牙分为 9 分区而不是 3 分区，来进行各分区的比色，会增加对牙色选择的准确性；如难以选到相似的牙色时，可选择最接近的低饱和度、高亮度的牙色，这样可以采用上色的方法来弥补颜色差异；必要时，也可使用排除法进行比色，逐渐排除与牙颜色不符的比色卡。

由于对颜色感知的差异和对美观概念理解的不同，比色时要征求患者的意见，最终的比色结果应该让患者接受。否则，即使是正确的比色结果，如果患者认为不理想，也是徒劳的。

（周永胜）

学习笔记

ER3-6-2

图片：ER3-6-2
分区比色

第七节 全 冠

全冠（full crown）是指完全覆盖牙冠表面的一类修复体，既可作为牙体缺损的主要修复体，又可作为牙列缺损修复的固位体和支持结构，是应用最为广泛的口腔修复体。根据制作材料全冠修复体可分为：金属全冠、烤瓷熔附金属全冠、全瓷冠、树脂全冠、树脂-金属混合全冠等。本节主要介绍临床常用的铸造金属全冠、烤瓷熔附金属全冠及全瓷冠。

一、全冠的适应证、临床注意事项及临床修复基本程序

全冠修复体具有固位力强、辅助固位形式多样等特点，故适应证广泛，也因其应用材料的差异

和制作方法的特殊性使其在临床制作中有一些需注意的事项。

（一）适应证

1. 牙体严重缺损,固位形、抗力形较差者,或者充填后牙体或充填物的固位形、抗力形较差者。

2. 后牙存在低殆、邻接不良、牙冠短小、位置异常、牙冠折断或半切除术后需要以修复体恢复正常解剖外形、咬合、邻接及排列关系者。

3. 固定义齿的固位体。

4. 后牙隐裂,牙髓活力未见异常或者已经牙髓治疗无症状者。

5. 氟牙症、四环素着色牙、锥形牙、过小牙、牙釉质发育不全等,不宜用其他方法修复或患者要求美观而又永久性修复的患牙,可以采用烤瓷熔附金属全冠或者全瓷冠修复。

6. 不宜或不能做正畸治疗的前后错位、扭转的患牙可以采用烤瓷熔附金属全冠或者全瓷冠修复。

7. 联冠式牙周夹板。

（二）临床注意事项

1. 对金属材料过敏者禁用金属全冠及烤瓷熔附金属全冠。

2. 前牙及前磨牙避免采用金属全冠修复体。

3. 要求不暴露金属的患者,尽量采用全瓷修复体。

4. 牙体无足够固位形、抗力形者,应采取辅助固位与抗力措施后再修复。

5. 龋坏牙应在修复前彻底去除龋坏牙体组织。

6. 尚未发育完全的年轻恒牙,牙髓腔宽大或严重错位且未经治疗的成年人患牙,需要特别注意牙髓保护问题。

7. 深覆殆、咬合紧,在没有矫治而且无法预备出足够间隙的患牙,应注意修复体的固位和抗力设计。

8. 夜磨牙患者或有其他不良咬合习惯者,要注意咬合设计。

（三）全冠临床修复基本程序

1. 临床接诊

（1）比色:烤瓷熔附金属全冠及全瓷冠在基牙预备前需要确定牙冠的颜色。

（2）基牙预备:对牙体进行必要的磨切。

（3）印模和模型:选择合适的印模材料和印模技术制取印模并灌注石膏模型。

（4）确定和转移咬合关系:使用殆记录材料记录上下颌的咬合关系并将此关系转移至殆架上。

（5）制作暂时修复体:暂时修复体制作方法参见本章第四节。完成以上步骤后,需将暂时修复体粘固到基牙上。患者初次就诊结束。

2. 修复体制作　将模型送至口腔技工室进行全冠加工制作。

3. 戴冠及完成修复体　患者再次就诊时,去除暂时修复体,清理牙面,将牙冠试戴就位。牙冠完全就位后检查咬合、调整咬合直至完全合适,再次抛光全冠调磨处,最后用选择的水门汀进行粘固。

4. 复诊与维护　患者戴用牙冠后如有任何不适,应及时复诊处理。没有自觉症状的修复体也应定期复查,以便及时发现隐患并加以对症处理。

二、铸造金属全冠

铸造金属全冠是由铸造工艺完成的覆盖整个牙冠表面的金属修复体,其自身强度高、耐磨损,可根据需要灵活地增加沟、洞、钉洞等辅助固位形,具有较好的固位力。由于材料颜色的限制,铸造金属全冠目前主要用于后牙。

（一）牙体预备

全冠的制作首先要从基牙的牙体预备做起。后牙铸造金属全冠的牙体预备可分为6个步骤进行。如果需要,在牙体预备前,对余留牙,特别是对殆牙的不均匀磨损、伸长和异常殆曲线进行调整。

1. 殆面预备　目的是为金属全冠开辟殆面空间,一般为 0.8~1.5mm,并为修复体恢复正常的解剖外形和殆关系创造条件。

殆面预备时,先用球形或柱形的金刚砂车针在牙体殆面中央窝磨出几个深 1.0mm 的定深窝,开辟成等深的沟;也可用引导沟钻、柱形金刚砂车针在牙体殆面的颊舌斜面上分别磨出引导沟。然后以此沟为参照,按殆面解剖形态均匀磨切,保持殆面正常外形(图 3-7-1)。为防止预备过多或不足,必要时用软蜡片或多层咬合纸检查磨除空间。注意在牙尖交错殆、前伸殆及侧方殆时均应有足够间隙(图 3-7-2)。

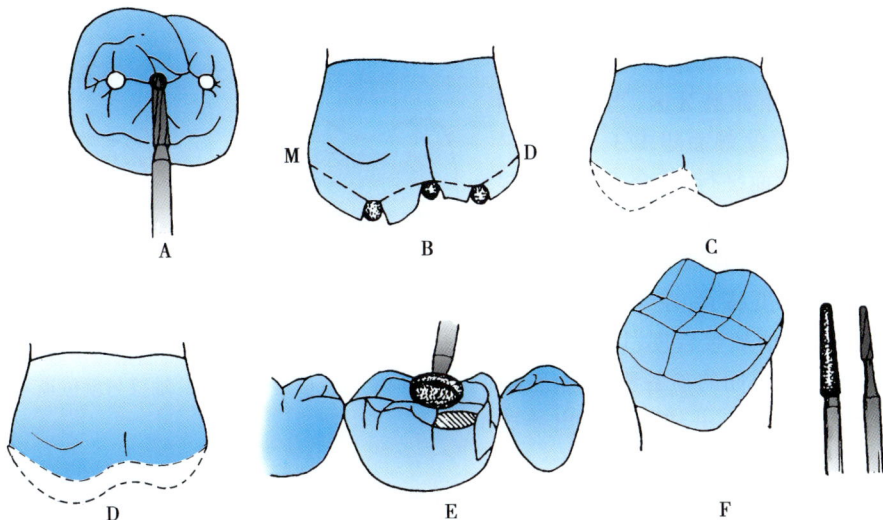

图 3-7-1　殆面预备过程及预备后保持殆面形态
A.制备定位孔　B.制备定位沟　C.预备近中面　D.预备远中面　E.预备殆面　F. 预备后殆面形态

殆面形态与应力有关,陡坡会增加牙冠的侧向力,影响冠的固位与稳定,因此应使牙尖斜面斜度与咬合力的方向尽量垂直。如殆面因缺损已有间隙,应按照铸造全冠殆面厚度,对不足部分再做适当预备。

大面积缺损影响到固位和抗力者,宜先充填或作桩固位充填后再行预备(图 3-7-3)。如冠缺损严重,应先作固位和抗力均较理想的金属桩核,然后再行预备。如临床牙冠过短而影响到固位者,可适当增加颊舌沟预备,或在殆面加钉、洞等辅助固位形等(图 3-7-4)。对残留的陡尖,大斜面应适当降低,以增加牙体的抗力形。

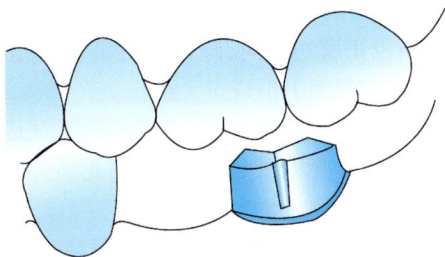

图 3-7-2　殆面预备出间隙

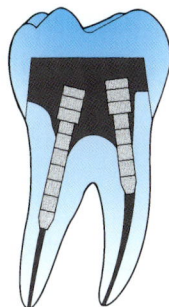

图 3-7-3　桩固位充填后做全冠修复

2. 颊舌面预备　目的是消除倒凹,将颊舌面最大周径线降到全冠的边缘处,并预备出金属全冠需要的厚度。

预备时分两阶段进行,即先用锥形或柱形金刚砂车针预备引导沟,消除全冠边缘处到颊舌面外形最高点之间的倒凹,使轴壁与就位道平行,并保证冠边缘处应有的修复间隙。然后从外形高

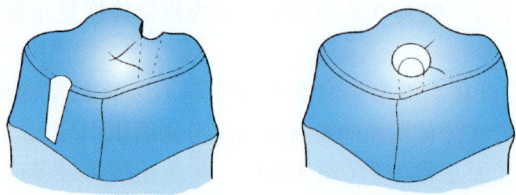

图 3-7-4 辅助固位形

点处到殆缘,顺着牙冠外形均匀预备出修复体足够的间隙,预备后的外形尽量与牙冠的外形基本相似(图 3-7-5)。注意预备出咬合运动所需的间隙,如上颌后牙舌尖的舌斜面与下颌后牙颊尖的颊斜面预备后,在牙尖交错殆及侧殆运动时均应使修复体有足够空隙。如果预备不足,可出现殆干扰,在颞下颌关系

紊乱病的病例中应特别注意。颊舌轴面的殆向聚合度一般为 2°~5°(图 3-7-6)。如聚合度过小或平行,虽有利于固位,但会使全冠就位困难,特别是临床牙冠较长者;如聚合度过大,可造成冠固位不良。在下颌磨牙区,当颊面的倾斜度较大时,只需要使颊面龈 1/3 与舌面平行,若整个颊面与舌面平行,将会造成颊面龈缘处形成过大的台阶或者磨除过多的组织(图 3-7-7)。临床上可随殆龈向高度略调整殆聚合度,即殆龈向高度越大,在保证基本固位力的前提下可适当增加聚合度,以降低戴入难度,反之亦然。颊舌面的预备要足够,否则会使冠外形比天然牙大,并注意预备出牙冠的颊沟、舌沟外形。

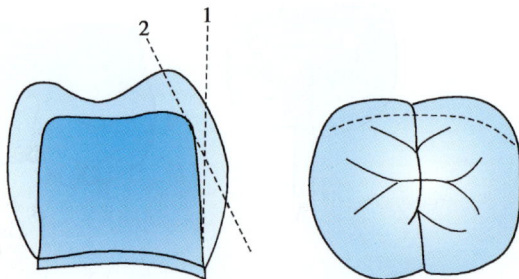

图 3-7-5 颊舌面轴壁预备步骤
1. 轴壁与就位道平行 2. 轴壁与就位道不平行

3. 邻面预备 目的是消除邻面的倒凹,形成预期的戴入道,并预备出全冠修复材料所要求的邻面空隙。

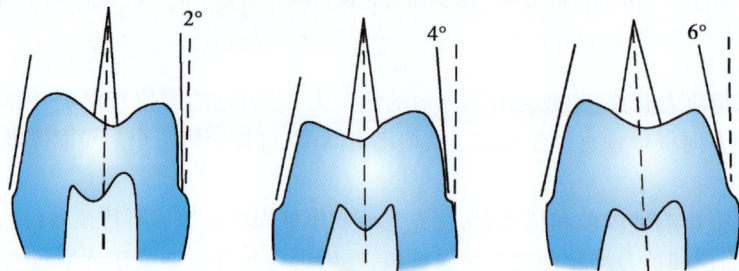

图 3-7-6 轴面殆向聚合度

先用柱形金刚砂车针将邻轴面角处预备出足够的间隙,然后以此间隙为标志再用细长的金刚砂车针沿患牙邻面颊舌向磨切,直至预备出足够的间隙,将冠边缘线降至龈缘,消除龈缘以上的倒凹(图 3-7-8)。磨切时应注意邻面方向与戴入道一致,殆向聚合度 2°~5° 为宜。采用间歇磨切手法,选择好支点,不断校正磨切方向,防止损伤邻牙,防止误切割造成殆向聚合度过大,或在邻面上形成过大台阶。

4. 颈部预备 颈部预备关系到冠的固位、美观、牙周和牙体组织的健康、冠边缘的封闭作用及其远期效果,因此颈部牙体预备应严格而细致。

以一定顺序按照设计的颈缘位置沿牙体颈缘线逐步进行预备。通常颈缘线的位置有:①平齐龈缘;②龈缘线以上 1.0mm;③龈缘线以下 0.5~1.0mm。在临床上,根据修复体固位、牙冠殆龈高度、缺损或充填物与牙龈的位置关系、美观等因素而定。铸造金属全冠牙体预备边缘形式最常见的为带浅凹形肩台,根据设计要求,选择不同的形式,做相应的预备。关于颈缘线的位置和形式,参见本章第二节。

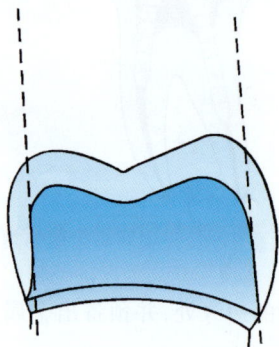

图 3-7-7 下颌磨牙颊面龈 1/3 与舌面平行

44

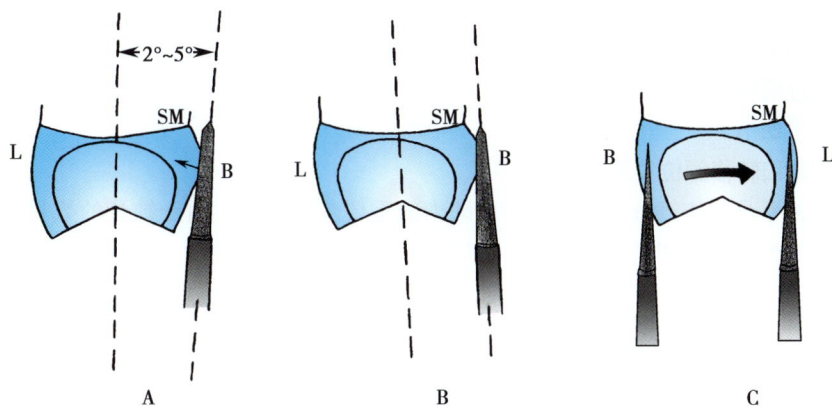

图 3-7-8　邻面预备的方法

A.殆向聚合度 2°~5°　B.殆向聚合度为 0　C.沿患牙邻面颊舌向磨切

非贵金属铸造全冠颈部肩台宽度通常为 0.5~0.8mm;贵金属冠的颈部肩台宽度通常为 0.3~0.5mm。边缘应连续一致、平滑而无肩台粗糙面和锐边。为使视野更清楚,保证颈部预备的质量,避免损伤牙龈组织,应在排龈后再进行牙体预备(图 3-7-9)。

5. **轴面角预备**　轴面角的预备直接关系到全冠外展隙的外形、食物的排溢和全冠的自洁作用,也与全冠铸件收缩的均匀性有关。在殆面、邻面、颊舌面分别预备后会留下明显的线角,轴面角预备就是消除所有线角,将各个面连成一个整体。

方法是用金刚砂车针切割消除四个轴面角,使轴面角处有足够的修复间隙;在颊舌面近根分叉处,也要磨切足够的修复间隙,以便使该处的全冠边缘与根分叉协调一致,并使牙各表面和谐自然(图 3-7-10)。

6. **精修完成**　对上述各个步骤进行检查和精修,以保证全冠的高质量。

检查的主要内容是:①殆面在三个不同殆位上的殆面间隙及基本外形;②轴壁有无倒凹;③邻面及颊舌面殆向聚合度;④颈部预备的宽度、均匀性,平滑度以及颈缘线的连续性;⑤各个轴面角、殆缘嵴是否圆滑等。精修是用粒度小的金刚砂抛光车针将轴面角、边缘嵴处的线角磨圆钝,抛磨各切割面,不得出现尖锐交界线和局部粗糙面;也可用细砂圆片或橡皮轮、橡皮尖在低速下将所有预备的牙面磨光滑,完成牙体预备(图 3-7-11)。除上述方法外,定深孔备牙技术通过测量患牙各个区域的预备量,可更加精准地进行牙体预备。

活髓牙牙体预备后,为减少对牙髓的各种刺激,在除湿干燥条件下,在牙体表面涂布一薄层牙本质脱敏剂。

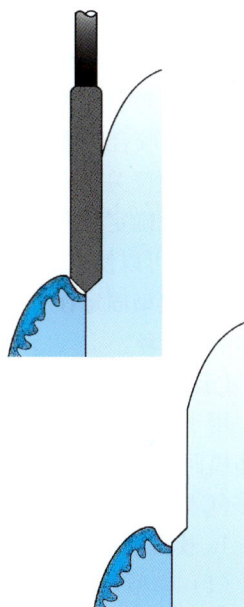

图 3-7-9　肩台的预备

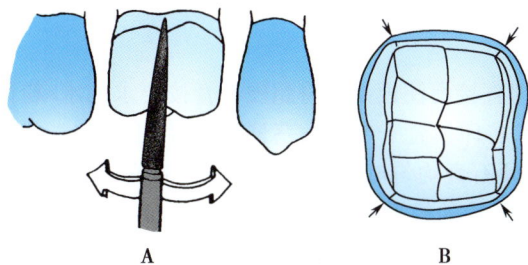

图 3-7-10　根分叉处及轴面角的预备

A.根分叉处的预备　B.轴面角的预备(箭头示消除四个轴面角)

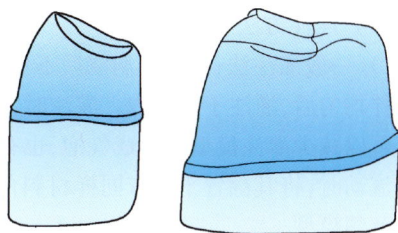

图 3-7-11　精修完成后的模型

（二）印模制取

参见本章第五节。

（三）临时冠制作

参见本章第四节。

（四）确定和转移颌位关系

确定颌位关系是制作铸造金属全冠不可缺少的重要步骤之一。由于缺牙的数目和位置不同，确定颌位关系的难易程度和操作方法也不一样，但必须在模型和𬌗架上准确地反映出上下颌牙的关系。确定正中咬合关系的方法有以下几种：

1. **在模型上利用余留牙确定上下颌牙的𬌗关系**　此法简单易行，适用于少数牙缺失，余留牙的上下颌𬌗关系正常者。只要将上下颌模型相对咬合，即能看清楚上下颌牙的正确位置关系，用有色铅笔在模型的相关位置划线，标出𬌗关系，即可作为制作全冠时校对𬌗关系的参考。

2. **利用蜡或硅橡胶记录确定上下颌关系**　在口内仍有可以保持上下颌垂直关系的后牙，但在模型上却难以准确确定𬌗关系者，可采用蜡或硅橡胶记录确定。将 1~2 层宽约 1cm 软蜡片或硅橡胶，置于患者口内下颌牙列咬合面，嘱其作牙尖交错位咬合，校正无误后待其变硬，从口内取出后放在模型上，对好上下颌模型，即可获得正确的颌位关系。

3. **利用𬌗堤记录上下颌关系**　单侧或双侧游离端缺失，每侧缺失 2 个牙以上，或者上下颌牙列所缺失的牙无对𬌗牙相对，余留牙有牙体缺损需修复，但无法直接取得稳定咬合关系时，可以在模型上制作暂基托𬌗堤，放入患者口中嘱其作正中关系位咬合，取出𬌗堤记录放到模型上，依照𬌗堤提供的咬合印迹，对准上下颌模型，即可取得正确的颌位关系。

确定颌位关系后，还需将所确定的颌位关系转移到𬌗架上。直接由余留牙或者利用蜡块、硅橡胶咬合记录确定的上下颌关系，上简单的铰链式𬌗架。利用𬌗堤记录上下颌关系或者要求𬌗面高度精确者，可以使用半可调𬌗架。上𬌗架是用水浸泡模型后，将上下颌模型和记录固定在一起，调拌石膏将模型固定在𬌗架上，先固定下颌，后固定上颌，中线对准切导针，平面对准下刻线，前后正对𬌗架的架环。

（五）工作模型

用于修复体制作的模型称为工作模型（master model or cast model），其通常由人造石或石膏灌注印模而成。目前，在修复体制作方法中除了在口内直接法修复、计算机辅助设计与计算机辅助制作（CAD/CAM）和预成的修复体以外，其他各类修复体都要通过在工作模型上制作完成。

1. **模型的基本要求**

（1）模型要能准确反映口腔组织解剖的精细结构，即要求尺寸稳定，精确度高，模型清晰，无表面缺陷，如气泡、石膏瘤等。

（2）模型要有一定的形状和厚度以保证修复体的制作，即模型的最薄厚度应在 10mm 以上，模型的基底面要磨改成与假想𬌗平面相平行，模型的边缘宽度以 3~5mm 为宜。

（3）模型表面应光滑，易脱模。表面硬度高，能经受修复体制作时的磨损。压缩强度大，不易破碎和破损。

2. **模型的灌注**　全冠制作时，一般采用超硬石膏（superhard stone）灌制模型，它具有硬度高，不易磨损，凝固时模型体积变化小，尺寸稳定的优点。

（1）灌注方法

1）一般灌注法：指印模制取后不做边缘处理直接灌注模型。将超硬石膏按要求的水/粉比混合调拌均匀后，灌注于印模内。灌注时，一般要求将印模置于专用振荡器上，并用手固定。使用振荡器可以减少灌注模型时形成气泡，也有助于超硬石膏均匀流入到印模的各个部位。待超硬石膏不再流动时，将其翻置于盛有同样材料的有特定形状的模型基座框上。待超硬石膏结固，即可获得规范的模型。

2）围模灌注法：首先在制取的印模周缘下约 2mm 处，用直径 5mm 的软性粘接蜡条将印模包绕，如果是下颌印模则需在下颌舌侧口底部用蜡片封闭空隙。然后用蜡片沿蜡条外缘围绕一周，并使蜡片高于印模最高点以上 10mm。用蜡封闭蜡片与软性蜡条间的间隙。然后置于振荡器上灌注模型。此方法灌注制成的模型厚度适宜、外观整齐、方便义齿制作。但操作较复杂。

（2）灌注模型的注意事项

1）调拌模型材料要严格按产品说明中水/粉比和调和时间进行操作,否则会使模型质量下降。在调和材料过程中,若发现水/粉比不合适,不应中途再加入粉或水继续搅拌,此时应停止操作,将已调拌的材料弃之,然后重新按产品说明的水粉比例进行调拌。因为中途再加入粉或水可在模型内形成不规则块状物,使凝固时间不同步,致使模型强度下降。调拌时间过长,会使模型材料结晶中心增多,凝固速度加快,导致材料膨胀率变大,强度下降。

2）灌注模型时应使模型材料从印模的高点处开始灌注,并逐渐从高处流向四周,这种方法可使模型灌注完全,减少气泡形成,使模型材料充满印模的每个细微部分。也可以采用从一侧向另一侧灌注的方法。

3）调拌时搅拌速度不能过快,搅拌快不但造成人为陷入气泡增多,还会引起结晶中心形成过多,降低模型材料强度。

4）最好采用真空搅拌机调拌超硬石膏,以减少石膏内部气泡的形成。

5）不同的模型材料灌注模型后所要求的模型分离时间是不同的。过早地从印模中分离模型可致模型的薄弱部分折断。一般而言,普通石膏应在灌模后 1 小时再分离模型;硬石膏和超硬石膏分离模型时间应更长一些,灌模 6 小时后再分离模型最好,因为此时石膏模型强度才能接近最大值。有时为了防止孤立牙折断,灌模时在印模中该牙的部位插入一小竹签或金属钉类物品,加强该石膏牙的强度。

灌制好的模型从印模中分离后,经过检查和模型修整,如果符合模型的要求,即可用于下一步的可卸代型模型的制作。

3. 可卸代型（removable die）模型的制作　制作全冠熔模之前,必须将工作模型做成可卸代型模型,目的是确保制作出的熔模冠边缘与工作模型预备牙（或患牙）的颈缘线完全吻合,与预备牙密合,无间隙,与邻牙有良好的邻接关系。制作可卸代型的方法有多种,常用的方法是工作模型直接加钉技术,其具有操作方便,不需更多附属器械的优点,下面以此技术为例,介绍可卸代型模型的制作步骤。

（1）工作模型的表面处理:脱模后直接在工作模型表面涂布石膏表面硬度增强剂,以提高工作模型的表面强度,使之不易被损坏,这有利于表面的光洁和便于患牙颈缘线的区分。

（2）工作模型的修整:先用模型修整机修整工作模型的四周及底部,使底部成为一个平整的平面,修整后的工作模型底部到患牙颈缘的厚度在 10mm 左右。然后用细磨石将底平面修磨,使之成为一个光滑的平面,与石膏底座之间既有紧密的接触关系,同时又便于分离。最后用舌侧修整机将工作模型内侧多余的部分磨除,形成一马蹄形。用锐利的蜡刀去除工作模型的石膏瘤。

（3）形成复位钉孔及固位钉孔:将工作模型置于打孔机的平台上,将需要制作成可卸部分的患牙𬌗面中心对准定位灯（或定位钉）,启动打孔机打孔。要求孔位于患牙近远中和颊舌径的中心点,孔壁与模型底面垂直。在需要固定（即不可卸）的部位打若干个固位钉孔,便于和模型底座石膏的连接。患牙的邻牙亦需要形成可卸形式,便于在工作模型上制作熔模时和铸造后调整全冠的邻接关系。

（4）粘固复位钉及固定装置:所有的孔打好后,用气枪吹净孔内的粉末,滴入瞬间黏合剂,将复位钉及固定装置粘固于孔内。复位钉的种类、型号较多,选用附有双钉的复位钉或附有外套管的单复位钉为好。若使用常规型复位钉时,则需在模型底部做十字形防转动沟。

（5）放置复位钉套管及设置标志物:待粘合剂完全结固后,套上复位钉套管,对需形成可卸部分的底部石膏表面涂敷油性分离剂以便分离。在复位钉末端部位黏附直径 2~3mm 的小蜡球,作为钉末端的标志,同时可防止石膏糊进入套管内。

（6）形成模型底座的坚固部分:调拌适量与工作模型颜色便于区别的超硬石膏,将其放于工作模型的底部,其高度达到埋没复位钉及固定装置的 1/2~2/3。形成坚固部分的目的是为了确保可卸代型与底座相接触部分不易被损坏,增加可卸代型的准确性。

（7）形成模型底座部分:待工作模型底座超硬石膏完全凝固后,调拌适量的硬石膏,在振荡器的振荡下注入模型底座成形器中,将工作模型压入模型底座成形器的石膏中,并使复位钉完全接触到最底部,用调拌刀刮除多余的石膏,将石膏表面抹平。

(8)分割模型:待底座的硬石膏完全凝固后,从模型底座成形器中脱出工作模型。用钨钢钻修整工作模型的四周,使三层石膏完全显露,便于切割分离。用U形分离锯(或切割机)从患牙近远中邻面的龈缘向下平行锯开,直至锯透工作模型为止。锯时注意不得损伤患牙的颈缘,锯开线的两边应相互平行,同法将相邻牙分段。

(9)分离代型:先用蜡刀去除模型底部复位钉末端上附着的蜡球,施压力于复位钉的末端,将分段部分连同复位钉一起从模型上分离下来。若需用𬴃架固定关系时,用柱状钨钢钻对工作模型底部进行修整,使复位钉末端从工作模型的侧面可看到,同时用硬纸板对其局部进行保护,防止上𬴃架时石膏进入。

(10)代型根部形态的修整:先用桃形钨钢钻沿颈缘下方约2mm处做初步形态的修整,去除多余的石膏。再用球钻在放大镜观察下沿着患牙长轴方向平行修整牙颈缘处细小多余的石膏,使患牙颈缘线完全显露出来。对于不便于使用球钻修整的细小部位,可在放大镜下用锐利的修整刀做细微的修整,保证颈缘线的整齐。

(11)标记颈缘线用直径0.5mm铅芯的铅笔在放大镜下标记颈缘(图3-7-17),此线是制作熔模、铸造冠研磨及最终检查冠质量的依据,因此需要用封闭剂将此线加以封闭保护,使之成为制作及检查的标志线。

(12)代型复位:先将进行了代型修整的工作模就位于模型底座上,然后清洁代型、模型和钉洞,将代型就位于模型上。

(13)上𬴃架:按照确定好的颌位关系上𬴃架。为了便于在熔模制作过程中将工作模从𬴃架上取下来操作,可使用𬴃架钉。

4. 代型技术 根据制作技术分为个别代型技术、钉代型技术、Di-Lok技术和特殊设备技术。

(1)个别代型技术:又称多次灌注技术,即先用第一次灌注的牙列模型制作代型,在代型上制作熔模,然后将熔模转移到第二次灌注的整个工作模型上修整形态,最后再转移到代型上修整熔模边缘。该法简易,不需要特殊的设备,不用修整预备体周围的软组织。但是,由于熔模的数次转移,容易导致熔模的变形或损坏,且对于某些复杂的或脆性的熔模,转移有一定的难度。

(2)钉代型技术:是目前应用较多的代型制作技术。该技术根据钉的数目可分为单钉代型技术和双钉代型技术(图3-7-12),由于前者的代型有一定旋转性,已逐渐被后者所代替。该技术的优点是通过多个相互制锁的钉固位来实现代型的稳定和准确复位,并且使用特制的代型打孔机可确保钉放置的准确性和各个钉洞间的共同就位道。但是,该技术在制作过程中有可能损伤预备体邻面的边缘和邻牙,因此在分割模型时要特别小心。

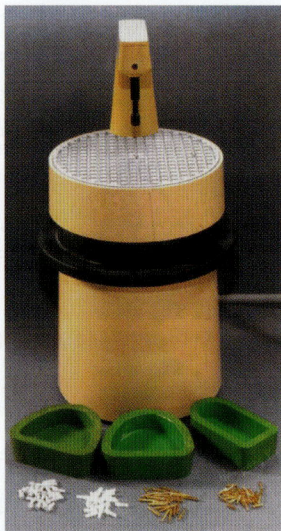

图3-7-12 双钉代型系统

(3)Di-Lok技术:该技术是利用代型锁盒进行代型分离和复位的技术。先将灌注好的工作模型修整成代型锁盒的形状,然后灌注模型的底座,待石膏固化后作切割修整代型。制作熔模时,可将代型从代型锁盒中取出和复位。

(4)特殊设备技术:该技术需使用精密打孔机以及特制的底板作代型的打孔,优点是可通过代型的切割间隙来补偿石膏的膨胀,缺点是所需设备要求高,不易普及。

(六)熔模制作

在制作熔模前,在工作模型的代型上均匀涂布一层薄薄的隙料,厚度约为20μm,注意在颈缘附近约1mm宽的区域不涂布,以保证颈缘的精度。隙料为粘固剂预留出间隙,隙料的厚度大约是粘固剂的厚度。

(七)包埋

包埋(investment)是指用包埋料包埋熔模形成铸型(casting mould),使其成为具有一定的外形,便于熔模料熔化外流、燃烧、挥发,熔化的液体合金注入的铸型腔。

（八）铸造

铸造(casting)是将金属加热熔化,浇铸入预先准备好的铸型内成为铸件(成品)的过程。铸造方法一般分为离心铸造、真空铸造、真空加压铸造、离心力/压力铸造法等。熔解合金时可采用大气下熔解、真空熔解法、惰性气体保护法等。

（九）修复体抛光完成

经认真仔细磨平后的全冠,可用金刚砂橡皮轮抛光,先使用中研磨橡皮轮(轴)进行抛光,再用细研磨用橡皮轮(轴)抛光。抛光的顺序仍然是先轴面,后秴面。轴面抛光时仍应采取轴面或由秴向颈的方向运动。为能使秴面达到高度抛光,必须要用与各种抛光用橡皮轮相对应的金刚砂修整石修整其形态,使之适宜秴面各部的抛光。秴面抛光时应在放大镜观察下进行,以使秴面的细小部位均可达到高度抛光。沟窝的抛光还可使用牙签上缠棉花进行抛光。对联冠的外展隙部位抛光时,用金刚砂修整石将橡皮轮修整成尖锐的薄边进行抛光。经高度抛光后,根据全冠所使用的合金选择相适宜的抛光膏,借助小毛刷(或毡轮)进行抛光,使之达到光亮如镜的效果。

（十）戴冠、粘固完成

参见本章第十一节。

（十一）修复体复查与维护

复查是患者定期或不定期返回医院进行专业检查、信息反馈、接受健康指导甚至治疗处理,以达到持续观察修复体使用情况及临床疗效等目的的过程。

定期复查能够及时发现问题,保证修复体正常使用寿命。如可摘义齿的及时重衬、种植义齿清洁保健、固定义齿出现问题被及时发现与处理,同时让患者有机会接受医师对其进行的预防性指导。

（于海洋）

三、烤瓷熔附金属全冠

烤瓷熔附金属(porcelain-fused-to-metal,PFM)全冠也称金属烤瓷冠或金瓷冠,是一种由低熔烤瓷真空条件下熔附到金属基底冠上的金-瓷复合结构的修复体。

由于是先用合金制成金属基底(metal coping)(又称金属帽状冠),再在其表面覆盖与天然牙相似的低熔瓷粉,在真空高温烤瓷炉中烧结熔附而成,因此,烤瓷熔附金属全冠兼有金属全冠的强度和烤瓷全冠的美观,其颜色、外观逼真,色泽稳定,表面光滑,耐磨性强,不易变形,抗折力强,具有一定的耐腐蚀性。然而,金属烤瓷修复技术的应用也存在一定的问题,如:①金属烤瓷修复体制作工艺较复杂,对技术、设备及材料要求高;②牙体切割量多;③因瓷层的脆性较大,修复体在使用过程中有发生瓷裂的可能,而且修理也较困难等。

（一）金属烤瓷冠加工制作

1. 石膏代型制作　制作过程参见本节金属全冠内容。

2. 基底冠制作　在代型上制作蜡型,经耐火包埋料包埋后,放于茂福炉内去蜡。选择合适金属铸造,打磨修形,完成金属基底冠制作。

3. 金属基底冠上瓷前处理　为提高金属和陶瓷结合强度,金属基底冠表面需要经过喷砂、排气、预氧化等预处理。

4. 上瓷　使用选定颜色的瓷粉与水调拌成瓷浆,分层堆积至金属基底冠上,形成牙冠形态,在烤瓷炉内按预定程序烧结。

5. 修形、上釉、完成　调磨烧结完成的烤瓷冠外形并在模型上就位,检查邻接、咬合关系及形态,全部合适后对烤瓷冠进行上釉处理,完成烤瓷冠制作。

（二）金属烤瓷冠的结构及烤瓷冠的制作材料

1. 金属烤瓷冠的结构　金属烤瓷冠是由低熔烤瓷粉在真空条件下烧结到铸造金属基底冠上形成的金-瓷复合结构。金属结构最常见的制作方法是铸造,但也有利用电沉积原理将纯金离子沉积在石膏代型上形成纯金基底,因成本昂贵使用不是很普遍,本教材不做详细介绍。瓷结构是将瓷粉与水

视频:ER3-7-1
烤瓷熔附金属全冠

或者其他液体混合形成瓷粉糊,然后致密堆积在金属基底上,吸干水分后将金属和瓷外层结构一起置于烤瓷炉内,真空下烧结完成。金属和瓷层结构的分布及厚度如图3-7-13所示。

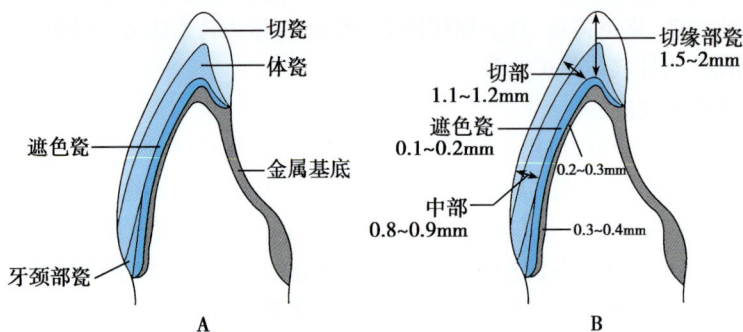

图 3-7-13 金属烤瓷冠结构

2. 烤瓷冠的制作材料 制作烤瓷冠的材料包括瓷材料和金属材料。

(1)瓷材料:瓷材料可分为遮色瓷、牙本质瓷和牙釉质瓷等。

1)遮色瓷:是直接与金属接触的瓷层,它既要将金属颜色遮住,又必须考虑到与牙体部瓷颜色的一致性。遮色瓷层是决定金-瓷结合的关键瓷层。

2)牙本质瓷:在遮色瓷表面覆盖的相当于天然牙本质部分的瓷,又称体瓷。它是金属烤瓷冠的基本颜色,是再现牙本质色泽的半透明瓷层。

3)牙釉质瓷:相当于天然牙牙釉质的瓷。在牙本质瓷完成后其表面涂上的能够再现牙釉质透明特点的,几乎没有什么颜色的瓷层。

其他如牙颈部瓷,切端瓷,模仿折裂纹、着色区瓷等均是为了达到逼真效果的瓷材料。

(2)烤瓷合金及其性质:大体上,可以将烤瓷用合金分为两大类,即贵金属合金和非贵金属合金。

各种烤瓷用合金的组成和物理性能

合金种类	贵金属合金					非贵金属合金		
	金-铂-钯	金-钯	金-钯-银	钯-银	钯-铜	镍-铬	钴-铬	钛合金
拉伸强度 (单位:MPa)	480~500	700~730	650~680	550~730	690~1 300	400~1 000	520~880	240~890
0.2%屈服强度 (单位:MPa)	400~420	550~575	475~525	400~525	550~1 100	255~730	460~640	170~830
弹性模量 (单位:GPa)	81~96	110~117	100~113	95~117	94~97	150~190	155~220	103~114
延伸率 (单位:%)	3~10	8~16	8~18	10~14	8~15	8~20	6~15	10~20
维氏硬度 (单位:GPa)	1.7~1.8	2.1~2.3	2.1~2.3	1.8~2.3	3.5~4.0	2.1~3.8	3.3~4.6	1.2~3.5
密度 (单位:g/cm³)	17.4~18.6	13.5~13.7	13.6~13.8	10.7~11.1	10.6~10.7	7.5~8.2	7.8~8.6	4.4~4.5
铸造温度 (单位:℃)	1 150	1 320~1 330	1 320~1 350	1 310~1 350	1 170~1 190	1 300~1 450	1 350~1 450	1 760~1 860

贵金属合金中,含金量88%以上的合金常被临床和实验研究采用,但黄金昂贵的价格是其主要缺点。钯-银系列合金与含金量88%以上的金合金相比,其机械强度更高。在与瓷烧结时其金属表面也能像金合金一样,可形成以 SnO_2、In_2O_3 为主要成分的金属氧化物,因此可获得较好的金瓷

结合。然而银钯系列合金(Ag-Pd)因银成分的存在,可引起瓷体变色。因此不含银的高钯合金正在研究开发中,并期待这种合金能够达到不使瓷体变黄的效果。

镍铬(Ni-Cr)系列的合金具有良好的机械性能,然而合金中的高含量的铬(Cr)使得合金极易发生氧化,并在合金表面形成一层氧化薄膜。与薄而致密的贵金属系列合金的氧化膜相比,Ni-Cr合金的氧化膜显得较厚,影响金瓷结合。有人提出 Ni-Cr 合金所作的前牙烤瓷修复冠崩瓷与这层过厚的氧化膜相关。因此,有评论认为 Ni-Cr 合金没有达到金属瓷结合的基本要求。

另外,不含 Ni 元素的钴铬(Co-Cr)合金逐渐被采用。特别是最近有关于 Co-Cr 合金对瓷有非常好的湿润性的报道,当合金中添加了钛元素成分可在金属表面形成致密可靠的氧化膜。纯钛作为烤瓷金属基底也在临床被采用。

3. 制作瓷熔附金属全冠修复体的材料要求 烤瓷熔附金属全冠兼有金属的强度和瓷的美观,但如果金属与瓷的界面结合不良或形态设计不合理,会造成瓷层破裂或脱落;色泽调配、修饰不良或牙颈部处理不当会引起烤瓷修复体美观问题等。临床上遇到的失败病例,往往涉及烤瓷材料的生物学匹配、金瓷匹配和色彩学匹配三个方面。其中金瓷匹配是影响修复体成功的关键因素之一。因此,对烤瓷合金和瓷粉应有以下要求:

(1)烤瓷合金与烤瓷粉应具有良好生物相容性,符合口腔生物医学材料的基本要求,属于有关权威部门认定的标准产品。

(2)两种材料应具有适当的机械强度和硬度,在正常力和功能情况下不致变形和磨损。烤瓷合金应具备较高的弹性模量,铸造性能好,收缩变形小,并具有良好润湿性,以便与瓷粉牢固结合。

(3)两者的化学成分应各含有一种以上的元素,在烤瓷炉熔融时发生化学变化,促使两种材料能紧密地结合成为一个整体,实现化学结合。

(4)烤瓷合金与烤瓷粉的热膨胀系数应在一定的范围内严格匹配。

(5)烤瓷合金的熔点应大于烤瓷粉的熔点。烤瓷合金熔点范围为 1 150~1 350℃。烤瓷粉采用低熔瓷粉,其熔点为 871~1 065℃。合金的熔点必须高于瓷粉的熔点 170~270℃,以防止在金属基底上熔瓷时金属基底熔融或变形。

(6)各类烤瓷粉的颜色应具有可调配性,且色泽长期稳定不变。

(三)金-瓷结合机制

认识金-瓷结合机制(mechanism of metal-porcelain bonding)和使用材料的要求是实现烤瓷修复的基础。

1. 金-瓷结合的理论

(1)金-瓷界面残余应力与界面破坏:金-瓷界面的残余应力(residual stress)是烤瓷合金与瓷在电炉内冷却到室温时永久保留在材料内部及界面上的应力。这种应力大到一定程度会引起瓷层破坏。有实验证明这种残余应力可达 2 800kg/cm^2(277.2MPa)。而引起金-瓷结合破坏的剪切力为 725kg/cm^2(71.8MPa)。可见残余应力大到一定程度时对金-瓷结合是有破坏作用的。而产生残余应力的实质又是因金属的热膨胀系数(Ma)$(10\sim20)\times10^{-6}/℃$ 远远大于瓷的热膨胀系数(Pa)$(4\sim5)\times10^{-6}/℃$,在金属烤瓷修复体制作过程中,金-瓷结合界面要经历炉温-室温间大温差的变化。因此,金属-瓷材料的热膨胀系数(coefficient of thermal expansion,CTE)的匹配性是十分重要的。

从理论上推测,瓷材料要承受破坏性压缩应力。为此,有人提出金-瓷匹配指数(compatibility index,CI)的概念。根据瓷承受压应力能力(80~150kg/mm^2)是承受张应力(4~9kg/mm^2)的 10 倍这一特性,CI 值为正值时,且在一定范围内,即界面上有一定量的压应力时,有利于金-瓷结合。为实现这一理论要求,通常烤瓷合金的热膨胀系数与瓷热膨胀系数之差控制在 $(0.9\sim1.5)\times10^{-6}/℃$ 为宜(图3-7-14)。

(2)金-瓷结合机制:烤瓷合金与瓷之间的结合力可高达 4.01~6.39kg/mm^2(397.0~632.7MPa)。其主要由三种结合力组成:即化学结合力、机械结合力、范德华力。

1)化学结合力:烤瓷合金在预氧化处理过程中表面会形成一层氧化膜,该氧化膜与瓷产生化学结合,是金-瓷结合力的主要组成部分(占 52.5%)。贵金属烤瓷合金中含有 Sn、In、Cu,非贵金属中含有的 Cr、Ni、Be 等元素在氧化过程中生成 SnO_2、In_2O_3、CuO_2、Cr_2O_3、$NiCr_2O_4$、BeO_2 等氧化物与

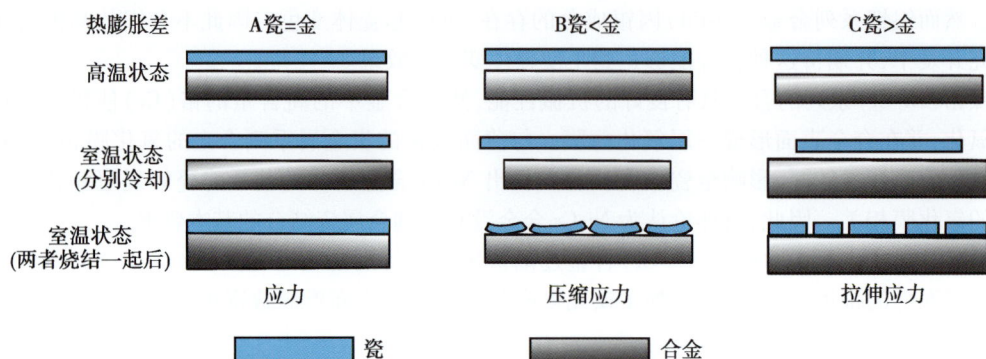

图 3-7-14 金-瓷界面应力与材料热膨胀系数的关系

瓷中的氧化物形成同种氧化物的过渡层(如聚硅酸锡等),实现很强的化学结合力(图 3-7-15)。

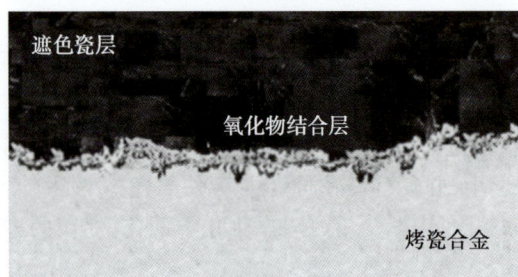

图 3-7-15 金-瓷结合机制

2)机械结合力:金-瓷结合面上经过氧化铝喷砂处理后,会产生一定程度的粗糙面,这既增加瓷粉对烤瓷合金的润湿性,又增大了接触面积,也大大提高了机械结合力(占金-瓷结合力的 22%)。瓷粉熔融后进入合金表面的凹陷内,还会产生压缩力(约占金瓷结合力的 25.5%)(图 3-7-15)。

3)范德华力:从理论上分析,金属与瓷之间熔融结合后,会产生紧密贴合后的分子间的引力,即范德华力,该力在两者结合中起多大作用有待进一步研究证实。

2. 金-瓷结合的重要影响因素

(1)界面润湿性的影响因素:金-瓷结合的润湿性,是瓷有效而牢固熔附到金属表面的重要前提。影响这一性质的可能因素有:①金属表面的污染,包括未除净的包埋料;金属表面因不适当地使用碳化硅磨头打磨残留金属表面的 SiC;其他不洁净物的污染,如手指、灰尘等;②合金质量差,基质内含有气泡;③铸造时因熔融温度过高铸件内混入气泡;④金-瓷结合面预氧化排气不正确等。

(2)金-瓷热膨胀系数的影响因素:金属和瓷粉的热力学匹配性即热膨胀系数,涉及界面残余应力的大小,是瓷裂和瓷层剥脱的重要原因。影响热膨胀系数的主要因素有:①合金和瓷材料本身的热膨胀系数值匹配不合理,或使用不匹配的产品;②产品自身质量不稳定;③瓷粉调和或筑瓷时污染;④烧结温度、升温速率和烧结次数变化,如增加烘烤次数,可提高瓷的热膨胀系数;⑤环境温度的影响,如修复体移出炉膛的时间,炉、室温温差大小、冷却速度等。如果适当增加冷却时间,可提高热膨胀系数的匹配性等。

(四)金属烤瓷冠基牙形态要求和预备方法

1. 金属烤瓷冠基牙形态及预备的基本要求 PFM 全冠牙体预备的基本要求与方法类似于铸造全冠。在达到一般牙体预备的基本要求基础上,还应根据不同设计进行牙体预备,基本要求和方法如下:

(1)前牙 PFM 全冠的牙体预备要求:前牙牙体预备一般正常情况下应达到以下标准(图 3-7-16):

1)切缘:切缘预备出 1.5~2.0mm 的间隙,上颌前牙切缘预备成与牙长轴呈 45°且向腭侧形成小斜面,下颌前牙切缘要求同上颌牙,但切缘斜面斜向舌侧。近远中方向与牙弓平行。

2)唇面:除颈缘外,从牙表面均匀磨除 1.2~1.5mm 的牙体组织,但牙冠切 1/4 向舌侧倾斜 10°~15°保证前伸不受干扰,并在牙冠唇面切 1/3 磨除少许以保证切缘瓷层厚度和透明度。

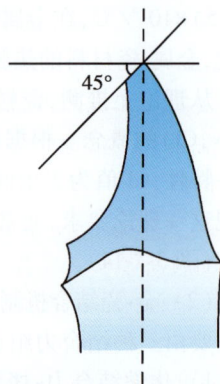

图 3-7-16 前牙切缘部牙体预备

3）邻面:除去邻面倒凹,预备出金瓷修复间隙保证颈部肩台预备外,还应保持邻面适当的切向聚合度2°~5°。一侧邻面切割量通常上颌前牙为1.8~2.0mm以上,下颌前牙为1.0~1.6mm。但有时牙冠的近远中径较小时,也可设计成邻面无瓷覆盖,在颈部预备出0.3~0.5mm肩台,并保持肩台以上无倒凹,切向聚合2°~5°。此种情况下邻面可相应减少切割量。

4）舌面:根据设计舌侧若不覆盖瓷,只预备出金属的修复间隙并保证颈部肩台及肩台以上无倒凹。若设计金瓷层覆盖则要求在保证金属厚度的基础上增加瓷层的空隙。通常舌侧预备均匀磨除0.8~1.5mm。但颈1/3部应保持2°~5°切向聚合的颈圈,以增加全冠的固位力。

5）唇面颈部肩台的外形要求:唇面及邻面的预备修复体的边缘一般放在龈下0.5~0.8mm的位置。金-瓷冠特别重视美观性,边缘形态要在考虑到会话、微笑时能见到的范围、龈缘的厚度和颜色及牙的部位等因素加以选择,常用的主要有肩台型、凹槽型等形式(图3-7-17)。

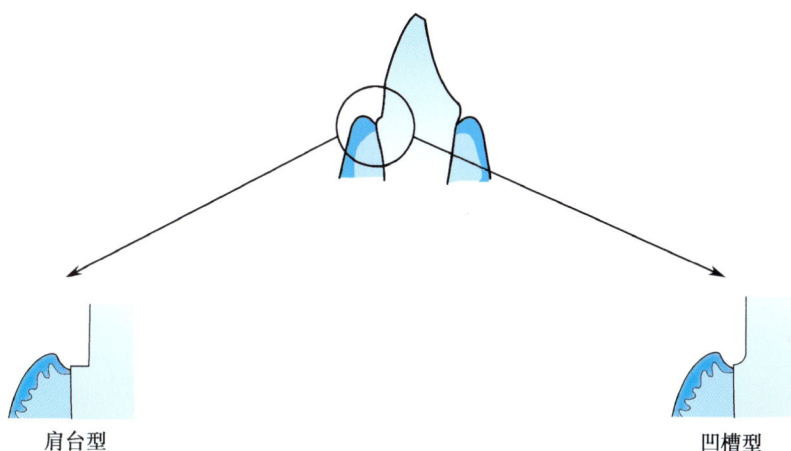

肩台型 　　　　　　　　　　　　凹槽型

图3-7-17　金属烤瓷冠常用的唇侧颈缘形态

（2）后牙预备的要求:后牙PFM全冠牙体预备的要求与铸造全冠及前牙烤瓷全冠相近。应按照设计满足固位、金瓷修复材料空隙和美观方面的要求。前磨牙面通常设计为瓷覆盖,故面降低厚度2.0mm,磨牙视患者要求或美观需要或为瓷覆盖或为部分瓷覆盖,少数情况下也可设计成瓷颊面,根据修复设计降低牙面的高度也不同。颊舌侧及邻面颈缘肩台0.8~1.0mm。牙面在牙尖交错位、前伸𬌗、侧方𬌗时各牙尖嵴和斜面,特别是功能尖应保证足够的修复间隙。

2. 金属烤瓷冠基牙预备的基本步骤　烤瓷冠修复基牙预备方法和步骤与金属全冠基本相似,但因为烤瓷冠的厚度比金属冠要厚,所以基牙预备量更大,肩台预备要求更高,在预备过程中要注意保护软硬组织的健康、美学效果以及修复后对牙周组织健康状况的影响。相关内容参见本章第二节。

（五）金属基底的设计

烤瓷熔附金属全冠𬌗面、邻面和瓷覆盖的设计(occlusal,proximal and coping design)是保证烤瓷修复质量和成败的关键步骤。良好的设计应根据患者口腔的具体条件,按照下述要求对金-瓷结构进行设计。

1. 金属基底的基本要求　金属基底的目的是帮助烤瓷冠承受咬合压力,防止在受力时发生瓷裂。但金属基底同时也带来了颈部美观性、金-瓷结合等多方面的问题。金属基底的设计必须要克服这些不足之处,从而发挥金-瓷修复的长处。

（1）金属表面不能有锐角、锐边,表面要形成光滑曲面,防止应力集中导致瓷裂(图3-7-18)。

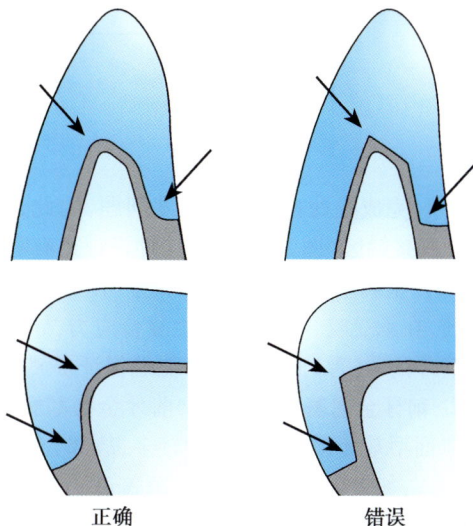

正确 　　　　　　　　　　错误

图3-7-18　金属基底表面避免有尖角、锐边存在

（2）要设计成瓷能将金属全部包绕的形态（图3-7-19），可增强金-瓷结合强度，防止切缘部瓷裂。

（3）要尽可能保证瓷层厚度一致（图3-7-20）。瓷层厚度过厚不仅瓷易发生裂纹，同时构筑也比较困难。

正确　　　　　　错误

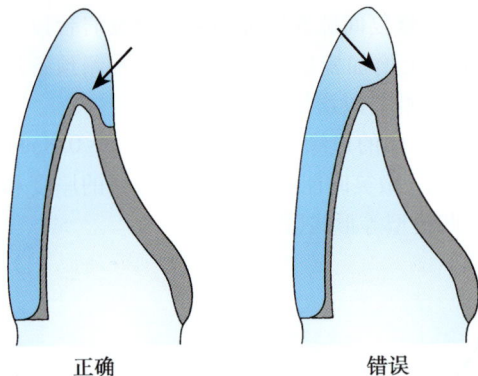

图 3-7-19　切缘最好用瓷包绕

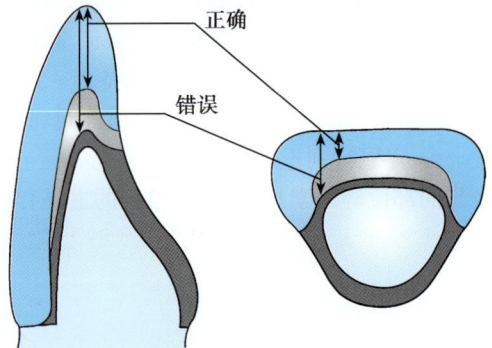

正确
错误

图 3-7-20　瓷层厚度应尽可能地一致，间隙大的地方用增加基底厚度来弥补

（4）完成线应保证金属支撑面积，使金-瓷呈对接形式（图3-7-21）。这种形式可保证完成线部的瓷强度，防止遮色瓷从此处暴露。

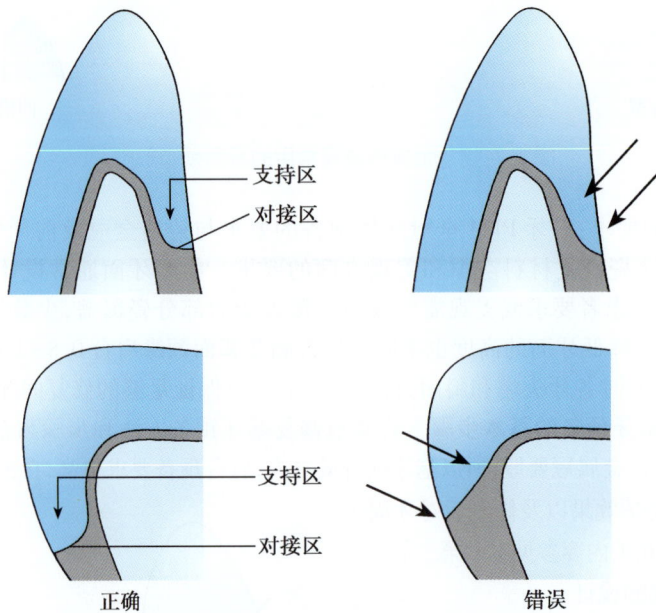

支持区
对接区

支持区
对接区

正确　　　　　　错误

图 3-7-21　完成线处瓷不能呈悬突状，与金属应呈对接状

（5）完成线处容易发生强度问题，因此，金-瓷结合部（porcelain-metal junction）应避免放在与对𬌗牙相接触区（图3-7-22）。这种设计还有利于防止对𬌗牙磨损。

（6）金属基底应尽可能厚一些（图3-7-23）。由于瓷承受拉伸、剪切的力量很弱，如果金属基底过薄，在承受咬合力时会产生复合应力，导致瓷产生裂纹或破折。因此，在瓷全罩面型前牙的舌侧及磨牙的𬌗（舌）面应该尽可能地保证金属基底的厚度。

2. 前牙金属基底的设计　前牙金属基底的基本形态可大致分为瓷全罩面和瓷部分罩面两型。瓷全罩面型基牙预备时磨切量较多，故部分罩面型使用较多，但两者之间的分界线并不十分清楚。一般而言，如果舌隆突以上被瓷覆盖可认为是瓷全罩面型。在前牙基底设计中重要的不是哪种罩面型，而是要以再现色彩和防止复合应力的发生为主要考虑内容。

金-瓷交界线在下颌前牙为了支撑受力，以放置在切1/3与中1/3交界处为好。上颌则根据上

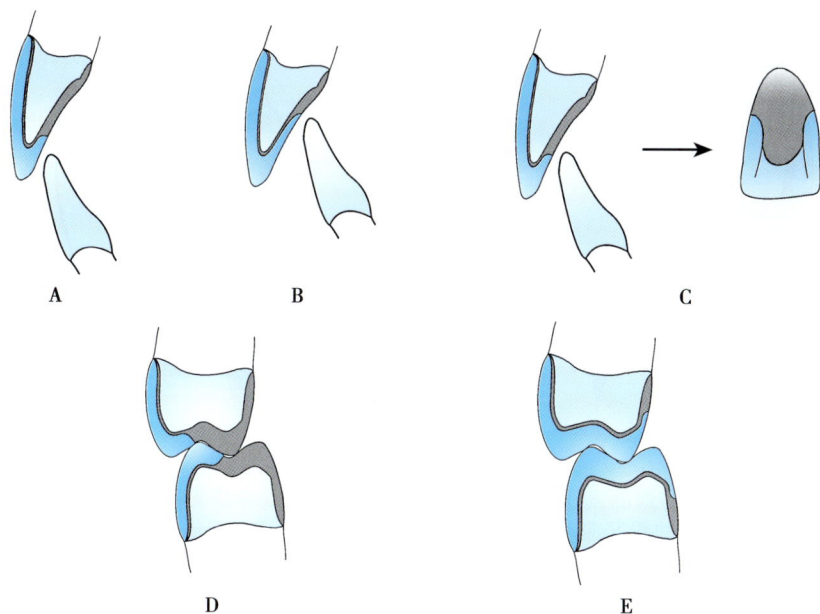

图3-7-22　金-瓷交界处避免放置在与对颌牙相接触的区域

A.正常覆𬌗　B.深覆𬌗　C.咬合间隙小舌面中央用金属恢复,边缘嵴处用瓷恢复
D.瓷部分罩面　E.瓷全罩面

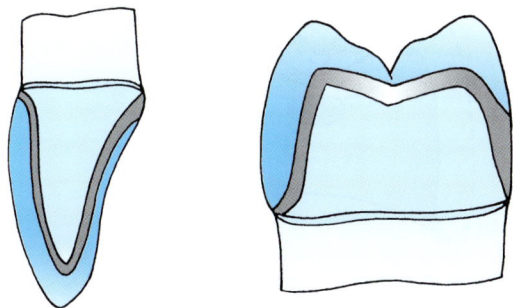

图3-7-23　瓷全罩面时前牙及磨牙舌面

下颌牙的咬合接触状况的不同而有所不同。

（1）上下颌在正中有一定的咬合间隙时可设计在咬合滑走区以上的部位（图3-7-22A）。

（2）上下颌呈紧咬接触关系时,根据前牙引导的情况可有多种设计。

3. 磨牙金属基底的设计　磨牙金属基底设计大体上也可分为瓷全罩面型和瓷部分罩面型两类（图3-7-22D,图3-7-22E）。两者之间并没有明确的分界线,如果瓷将颊、舌侧牙尖全部覆盖可认为是瓷全罩面型,其他的则可认为是瓷部分罩面型。与前牙不同的是磨牙要形成瓷包裹颊、舌侧牙尖的瓷全罩面型设计比较容易（图3-7-24）。

但是瓷全罩面设计时,𬌗面中央及舌侧边缘处易发生应力集中,因此,即使强度和美观性都很好的瓷全罩面型设计,如果𬌗面中央部瓷层厚度过厚或者舌侧边缘处没能形成金-瓷对接形,瓷就容易发生裂纹或破裂。而瓷部分罩面设计中,由于咬合面是金属,瓷内部发生应力折裂的机会就减少了,设计时应尽量使金属承受力,金-瓷交界线要避免放置在咬合接触区（图3-7-25）。瓷部分罩面设计中如果是前牙引导,因为侧𬌗运动是尖牙或前牙接触而磨牙无接触,因此,金-瓷交界线只要在牙尖交错位能避开咬合接触区即可;如果是组牙功能𬌗,侧𬌗时平衡侧无接触,只需要功能侧能避开咬合接触区即可。

另外,临床单冠制作时,如果对侧自然牙列在平衡时存在滑走,特别是下颌磨牙有滑走时,金-瓷交界线要放在中央沟附近（图3-7-26）。

由于实现颊侧功能尖全部被瓷包裹的效果,因此,图3-7-26中的设计实际上比图3-7-25用得多。邻接面一般用瓷来恢

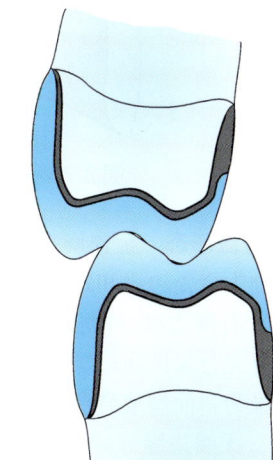

图3-7-24　磨牙区瓷全罩面的制作较前牙区易进行,金属厚度在0.3mm以上即可防止因外力引起的变形

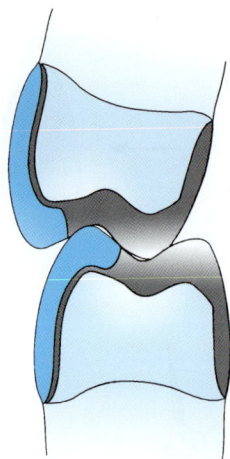

图 3-7-25　磨牙区瓷部分罩面设计时金-瓷的情形，金-瓷交界线的放置区应考虑咬合接触区

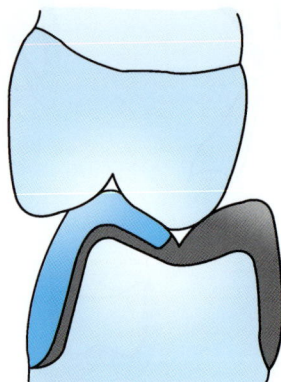

图 3-7-26　考虑到平衡侧的情况，将咬合接触区金-瓷交界线设计成这种形式，但更应使其远离咬合接触区

复，因此，邻面金-瓷交界线应避开邻接区而移行至𬌗面或舌面（图 3-7-27）。在瓷全罩面型设计中，边缘部承受咬力较大，邻面交界线应放在邻接区下 1.0mm 的位置上，形成对瓷有力的支持台阶，以提高强度（图 3-7-28）。

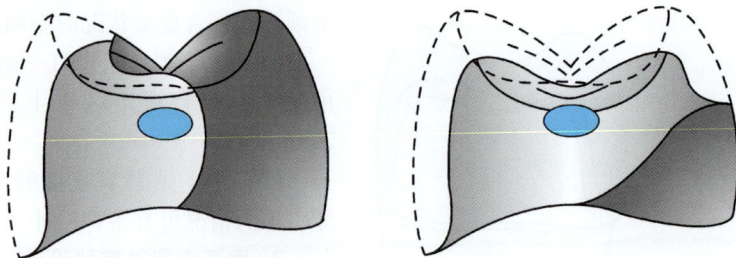

图 3-7-27　邻接区的交界线应移行至𬌗面或舌侧面，以瓷恢复邻接点

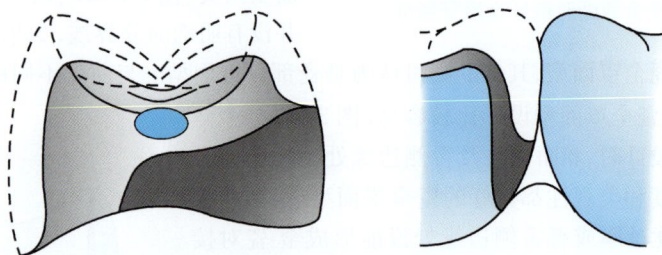

图 3-7-28　瓷全罩面设计中，应设计金属肩台以支撑瓷承受力

4. **边缘形态**　金瓷修复体根据边缘是否有金属颈圈而大致分为有圈边缘和无圈边缘。无圈边缘又分为金瓷边缘和颈瓷边缘。

（1）有圈边缘：唇侧或颊侧能见到金属基底形成的颈圈型设计称为有圈边缘（图 3-7-29）。这种设计可充分保证冠边缘的适合性，但因颈圈为金属，美观性较差，现应用较少。有圈边缘要求基牙的边缘为斜面型或肩台型。

（2）无圈边缘

1）金-瓷边缘：此种设计是使基底在边缘处形成很薄的边缘，至最外端处几乎不露出金属（图 3-7-30），形成所谓的三角形边缘。三角形边缘具备以下优点：

保证强度的需要；防止在边缘部分暴露遮色瓷；防止金属颜色透过瓷修复体。

首先，当金-瓷冠在口内就位时，冠会受到来自内部的压力，甚至发生变形。为了防止瓷折裂现

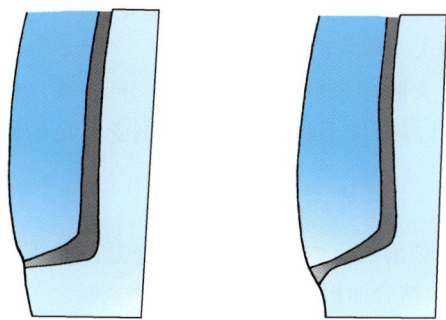

图 3-7-29　有圈型冠边缘设计

象的发生,就必须保证金属基底有一定的厚度,这是强度需要的原因。

其次,如果遮色瓷从边缘部位暴露出来,有可能对对殆牙、邻牙或者牙龈造成许多不良影响。为了防止此现象,那么这种金属基底边缘设计也是最合适的。

最后,由于三角形的角度所具有的特点,可以使边缘金属的颜色不暴露出来。在此处仅有一定厚度的遮色瓷存在,用以遮盖住金属颜色,同时又能取得足够的体瓷以改善颜色。

因此,可以认为金-瓷边缘三角形设计是针对金瓷修复体的缺点,防止出现体积过大的最基本设计,同时也是防止瓷折裂、剥离、遮色瓷暴露而引起色泽降低和对牙龈造成不良刺激的一个集中解决办法。

在构筑三角形的时候,用笔尖挑取遮色瓷或体瓷向着三角形的底边方向轻轻地上瓷是取得三角形边缘的重要方法。这样,金属、遮色瓷、体瓷三种不同的材料都在三角形的边缘交汇,这是三角形构造原理的集中表现。

2）颈瓷边缘型设计:这种设计是颈缘唇(颊)肩台处完全没有金属基底,而用专用肩台瓷来恢复,从而避免了在颈部暴露金属和遮色瓷颜色,显著提高其美观性(图 3-7-31)。此设计的唯一不足之处是形成瓷边缘时需要反复烧结、修改颈部边缘形态,制作麻烦。

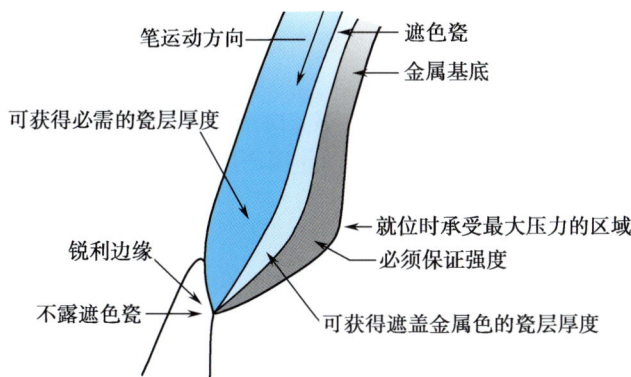

图 3-7-30　无圈型金-瓷混合边缘设计

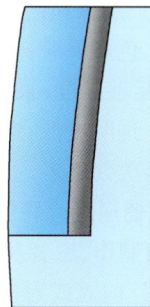

图 3-7-31　颈瓷边缘型设计

（六）烤瓷的烧成

烤瓷的过程大致是:合金表面的处理→遮色瓷的烧结→牙颈部瓷的烧结→牙体部、切端瓷、透明层瓷的烧结→形态修整→上釉。

1. **上遮色瓷及烧结**　遮色瓷是在合金基底冠表面刷的一层不让合金的颜色透出,和修复体颜色一致的不透明瓷层,这一层瓷是决定金瓷结合关键的一层瓷。

遮色瓷烧结过程是:取适量的遮色瓷粉末置于玻璃平板上,用专用液体调和,用尼龙刷在修复体表薄薄刷一层,吸去多余水分,干燥后在 $600 \sim 960℃$、$720 \sim 740mmHg$ 的真空条件下烧结。然后再将这层遮色瓷表面湿润,用尼龙刷均一地再涂上一层薄薄的瓷层,此次瓷粉的调和黏稠度的标准是,将调和物集中放于玻璃板上,调和物能慢慢向周围平铺开。两层涂布完成后,在金属表面形成了能够遮挡金属底色,显现烤瓷修复体基本色的 $0.1 \sim 0.2mm$ 厚的遮色瓷层。

通常,一次性遮色瓷的烧结法与二次烧结法相比较,对防止合金和瓷交接处的不密合现象以及烧瓷过程中气泡的产生均有较好的效果,可明显增加金瓷结合强度。此外,遮色瓷粉末有遮色瓷粉和膏剂遮色瓷粉两种,膏剂遮色瓷粉能够得到比较薄的瓷层。

2. **牙体部瓷成形与烧结**　选择合适颜色的牙颈部瓷,在牙颈部到邻接处到牙切端薄薄地刷上一层瓷,烧结。牙体部瓷依照所需要修复的牙形态堆积形成。注意吸掉多余的水分,并注意留出切缘瓷和透明瓷层的空间。从舌侧到唇侧切缘的近 1/3 处,斜切修形。其上方刷切端瓷,然后是刷透明瓷层。这时候完成的修复体体积比需要的修复体体积大 10%～15%。

将修复体从模型上取下并用透明瓷刷修正邻接处。去除多余的瓷粉并吸去水分,在烧结炉前干燥后在 600～940℃,真空中,以每分钟升 50℃ 的速度升温条件下烧结。然后对刷瓷不足的地方进行修正,第二次烧结就完成了修复体牙冠形态。

(七) 金属烤瓷冠的咬合调节

烤瓷全冠的试戴是指金属基底的试戴或烤瓷全冠上釉前的口内试合,是完成修复前的重要环节。试戴有三种情况:①对于固位不良、修复间隙小、金瓷结合面形态复杂、复杂缺损或咬合关系异常等疑难或特殊的极少数病例,筑瓷前安排患者试戴铸造基底;②对于修复体形态、色泽、咬合、邻接、龈边缘等指标要求高的少数病例,为进一步检查烤瓷冠的上述指标,在上釉前安排患者试戴,患者满意后再上釉瓷;③通常情况下,烤瓷冠在完成基底冠、筑瓷、上釉、抛光等所有技术工艺后才送到临床试合。口内试戴和调磨具体内容参见本章第十一节。

(八) 金属烤瓷冠常见问题的预防及处理

1. 色彩问题

(1) 比色出现的问题有色相、色度或明度的不匹配:其主要原因及常用预防措施为:

1) 比色环境未满足要求:包括工作室大环境和患者周围以及口腔周围小环境颜色的干扰。预防办法是严格按照比色要求净化比色环境,使用比色龈色片作为背景色等减少比色误差。

2) 比色时间、取光方向有误:应尽量选择规定时间和比色光线要求比色。

3) 比色者视觉误差:避免在色盲、色弱及视觉疲劳情况下比色。

4) 色标误差:选择与所使用瓷粉一致的比色色标。

5) 色彩再现有误:比色记录不准,比色结果传递失误,烤瓷修复体制作技术问题。

(2) 质感和透明度异常:其主要原因及常用措施为:

1) 色彩呆滞:金属基底过厚,未按照分区比色,分区筑瓷等。应严格控制金属基底厚度,保证瓷层的足够厚度;采取分层分区比色、选瓷、筑瓷,瓷粉烧结时防止因产生气泡而形成明度过高。

2) 透明度低:瓷层过薄,如牙体预备切割量不足,金属基底过厚,遮色瓷过厚,牙体唇舌径过薄,烧结次数过多,上釉时未有效矫正等。

2. 瓷崩裂 烤瓷熔附金属冠和全瓷冠都可发生瓷崩裂,致使瓷崩裂的原因很多,包括临床技术、义齿制作、患者及材料等方面的问题。

(1) 内冠或冠桥支架设计、制作不合理:金属基底冠表面形成尖锐棱角或粗糙面,造成应力集中点,导致瓷层裂纹传播;金属铸件过薄不足以支持瓷层;金瓷衔接部与对𬌗牙有咬合接触;瓷层过厚而无金属支持,如前牙桥体由于桥体的金属支架未正确恢复牙体形态,造成切端瓷层无金属支持等也会引起瓷的崩裂。

(2) 金属处理及烤瓷不当:由于汗渍、油污、磨料、粘接剂等造成金属基底冠或冠桥支架表面污染;预氧化处置不当造成氧化层过厚或过薄;由于修改烤瓷形态反复烧结引起金瓷的理化性能改变,并在金瓷界面产生残余应力;材料选择不妥,瓷粉与金属热膨胀系数不匹配;烤瓷烧结时,不当的冷却速度可使金瓷界面残余应力明显增大以及炉温不精确等均可使不透明瓷烧结不全而引起崩瓷。

(3) 咬合问题:切端、𬌗面瓷层有咬合早接触点,特别是前伸、侧𬌗时有早接触点;咬合紧、力大;夜磨牙症者;患者的不良咬合习惯。

(4) 临床因素:牙体预备时牙体的磨除量过少,或厚度不均可引起瓷层碎裂,牙体预备后牙体倒凹未除尽,导致修复体就位时引发瓷层裂纹;在试戴或粘固时用力过大也可能引起崩瓷。

3. 金瓷修复体瓷层崩裂的修补 金瓷修复体崩裂后,其金属基底很难从口腔中完整取下,而重新制作既费时费力,又给患者带来一定的痛苦。因此首选的方法是利用碎瓷片、瓷饰片或复合树脂直接口内进行修补。完整脱落瓷片复位后若可以与瓷层折断处完全吻合,可直接复位粘接修复;对难以符合直接粘固修理的要求者,可制作瓷饰片进行粘接修复,但制作工序复杂,精度要求高,需技工室配合才能完成,一般多用于桥体瓷折裂的修复。

可见光固化复合树脂有多种颜色可选择,操作简便、效果好,常被选为瓷裂的修补材料,尤其适用于脱落瓷面不光滑的小范围缺损。首先应彻底清洁瓷层断裂面并用喷砂法或砂石进行粗化处理,亦可在暴露的金属表面磨出沟、倒凹等固位形,其中喷砂效果最好。粗化后再用5%~10%氢氟酸或用1.23%氟化磷酸酸蚀断裂面40~60秒,用清水洗净后吹干。其次涂布偶联剂,使其表面硅烷化,增加树脂与金属或烤瓷的粘接作用。最后进行复合树脂粘接修复。

4. **龈染色问题**　龈染色是金属烤瓷冠修复后容易出现的并发症,表现为龈缘和/或黏膜组织呈青灰色或暗褐色。其直接原因是金属基底的氧化物渗透到龈组织中,包括金属基底氧化物未清除干净,或因各种原因引起的腐蚀产生氧化物,或因龈缘炎症诱发。龈染色的处理困难,应尽量采取措施防止其出现。预防办法是:①牙体预备保证龈缘肩台有合理厚度和外形;②保证金属基底外形和金属本体的制作质量;③粘固前清除冠内面的氧化物;④选用高质量粘固剂和确保粘固质量;⑤彻底清除多余的粘固料;⑥及时应用控制龈缘炎的药物,保证口腔清洁;⑦有条件时,鼓励使用贵金属烤瓷合金;⑧采用全瓷颈缘,或用瓷层有效遮盖金属基底等。

四、全瓷冠

全瓷冠(all ceramic crown)是以全陶瓷材料制成的覆盖整个牙冠表面的修复体。1889年,Charles H. Land首次制作了前牙全瓷冠,但最初的全瓷冠脆性大、易裂易断,临床应用受到限制。1965年,W. Mc Lean和T. H. Hughes将工业氧化铝陶瓷添加到长石质瓷中,发明了新型全瓷冠(内核氧化铝晶体含量达到40%~50%),将强度提高了2倍以上。20世纪80年代,采用失蜡铸造法加工的Dicor全瓷系统问世,虽然当时的全瓷系统还无法满足临床的要求,但对于全瓷系统的研究和更新一直在继续。之后,玻璃渗透陶瓷、热压铸瓷、高纯氧化铝陶瓷、氧化锆陶瓷等相继研制成功。目前,全瓷修复体的强度已可满足绝大多数临床修复的要求,适应证越来越广,并且其在理化、生物、美学上显示出比金瓷修复体更大的优势,因此在很多情况下逐步替代金瓷修复体成为临床上的首选(图3-7-32)。

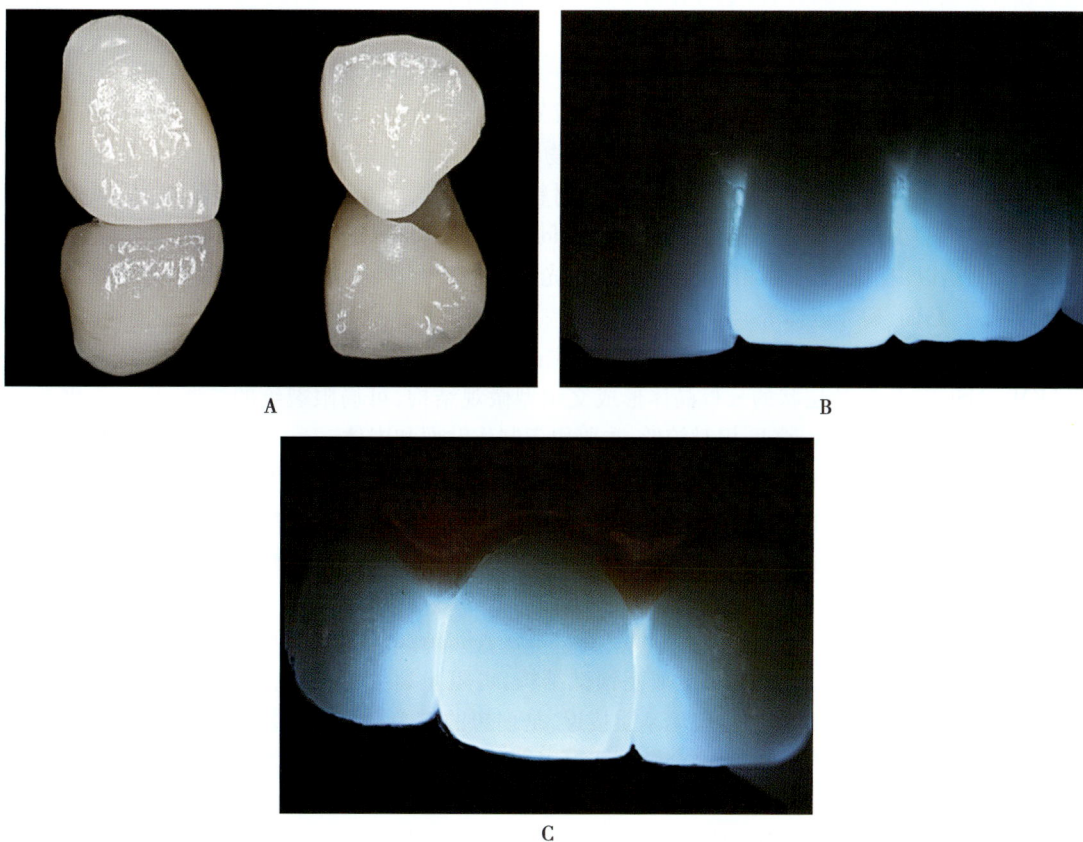

图 3-7-32　全瓷冠与金属烤瓷冠透光性能比较
A. 全瓷冠　B. 金属烤瓷冠透光性差　C. 全瓷冠透光性好
(北京大学口腔医学院供图)

（一）全瓷冠的特点

1. 优点

（1）优异的美学性能,半透明性佳、层次感强,具有与天然牙相似的美学效果;某些种类的全瓷冠即使是制作完成后仍可通过改变粘接剂的颜色来调节最终修复体的色彩效果。

（2）不存在金属结构,因此不会出现金属烤瓷冠的龈染、着色和某些金属可能造成的过敏问题。

（3）具有更好的生物相容性。

（4）陶瓷为电的绝缘体,化学性能稳定,在口腔环境中唾液、龈沟液、食物、药物、微生物及代谢产物等作用下不会产生腐蚀、溶解或变性。

（5）避免了金属结构对某些影像学检查(如磁共振成像)的影响。

2. 缺点

（1）由于陶瓷机械性能的限制,全瓷冠修复牙体预备要求高,预备量大于金属烤瓷冠,适应证相对严格。

（2）全瓷冠的远期修复效果与粘接性能(adhesive property)密切相关,粘接技术相对复杂,技术敏感性高。

（二）全瓷冠的分类

当前市场上可供选择的全瓷产品达百种以上,为临床医师的选择造成了困扰。要了解所有产品绝非易事,然而由于不同全瓷材料在机械强度、牙体预备、修复体制作、粘固等环节以及修复色彩效果上都有明显差异,因此,将全瓷材料归类并明确各种类之间的异同是十分必要的,这也是掌握全瓷冠修复技术的前提以及在临床上正确选择全瓷产品的基础。

一直以来,关于全瓷材料的分类尚未统一,本书将基于陶瓷组成成分、全瓷冠制作工艺及全瓷冠形态对全瓷冠加以分类,以便于对各类全瓷产品理化性能的认识及全瓷产品制作工艺的理解。

1. 基于陶瓷主要成分分类

（1）微晶玻璃全瓷材料(glass ceramics)

1）长石质陶瓷(feldspathic-porcelain):主要成分是钠长石 SiO_2-Al_2O_3-Na_2O-K_2O 或钾长石 $K_2O \cdot Al_2O_3 \cdot 6SiO_2$,或者同时还含有一定的金属氧化物着色剂以调整瓷材料的颜色。其在结构上接近玻璃,晶体成分少,通透性高,光学性能良好,但材料强度较低,主要用于饰面材料。

2）白榴石增强长石质玻璃陶瓷(leucite reinforced feldspathic glass ceramics):主要成分为 SiO_2-Al_2O_3-K_2O,是以白榴石为增强相的长石质瓷,透光性和半透性良好,抗折性和韧性较差。常用于制作前牙单冠、贴面、后牙嵌体等。

3）云母系玻璃陶瓷(mica glass-ceramics):主晶相为四硅氟云母($KMg_2 \cdot 5Si_4O_{10}F_2$)或氟金云母($KMg_3AlSi_3O_{10}F_2$),片层状的云母晶体形成交织型微观结构,可局限裂纹的扩展,提高强度。云母基玻璃陶瓷的脆性较大,强度相对较低,主要用于制作贴面和嵌体。

4）磷灰石基玻璃陶瓷(apatite glass-ceramic):主晶相为羟基磷灰石$[Ca_{10}(PO_4)_6 \cdot 2OH]$或氟磷灰石$[Ca_5(PO_4)3F]$,由于人工合成的羟基磷灰石陶瓷结构与人体牙骨组织的无机成分类似,因此它具有良好的生物相容性,也是目前与牙釉质晶相结构最接近的陶瓷材料,主要用作二硅酸锂玻璃陶瓷的表面饰瓷。

5）二硅酸锂增强玻璃陶瓷(lithium disilicate reinforced glass-ceramic):主晶相二硅酸锂($Li_2Si_2O_5$)均匀分布于玻璃基质中,形成互锁微结构,可阻止裂纹的扩展,力学性能明显提高。另外,二硅酸锂晶体的光折射系数与玻璃基质接近,是理想的口腔科美学修复材料,临床常用于制作贴面、嵌体、高嵌体、后牙不上饰瓷的全解剖式冠以及包括第二前磨牙在内的局部固定桥义齿。

（2）氧化铝基全瓷材料(Alumina-based ceramics):以氧化铝(Al_2O_3)为主晶相,主要包括玻璃渗透氧化铝瓷(Al_2O_3含量 70wt.% ~ 80wt.%)和致密压缩并烧结的高纯度氧化铝瓷(Al_2O_3含量 99wt.%),其透光性介于玻璃基类全瓷材料与氧化锆基全瓷材料之间,机械强度通常高于玻璃基类全瓷材料,但低于氧化锆基全瓷材料,适用于嵌体、单冠、三单位前牙桥的制作。

（3）氧化锆基全瓷材料(zirconia-based ceramics):氧化锆陶瓷主要包括两大类:一是主要成分

为氧化锆和能将四方相氧化锆晶体稳定于室温条件下的氧化钇稳定的四方相氧化锆;二是口腔陶瓷中添加一定的氧化锆组成的(包括渗透锆瓷、氧化锆增韧铸造玻璃陶瓷)复相陶瓷。氧化锆陶瓷因其特有的应力诱导相变增韧效应,其强度和韧性均优于传统的长石瓷和氧化铝陶瓷,临床多用于制作单冠和多单位固定桥,因透光性较差,故需烧结饰面瓷来恢复牙冠颜色。

2. 基于全瓷制作工艺的分类

(1) 烧结类全瓷材料(sintering ceramics):又称传统粉浆类全瓷材料。根据晶相又可分为以下四种主要类型:①氧化铝基核冠陶瓷;②白榴石增强长石质烤瓷;③氧化镁基核瓷;④氧化锆纤维增强的长石质烤瓷。

(2) 粉浆涂塑、玻璃渗透类全瓷材料(sqlip-casting and glass-infiltrated ceramics):为了与传统粉浆类全瓷材料相区别,也有学者称为滑铸造法玻璃渗透全瓷材料,是由高强度的氧化铝(aluminium)、氧化锆(zirconium)或尖晶石(spinel)等陶瓷底层材料辅以强度低但美观性好饰瓷构成的全瓷修复工艺技术。

(3) 铸造类全瓷材料(casting ceramics):又称失蜡铸造成形的全瓷冠制作工艺。根据晶相不同又可分为以下两种主要类型:①云母基铸造玻璃陶瓷:其晶化前玻璃体含 SiO_2、MgO 和 K_2O 较多,晶体化后生成物主晶相为四硅氟云母($K_2Mg_5Si_8O_{20}F_4$)的玻璃陶瓷;②磷酸钙结晶类铸造玻璃陶瓷:其晶化前玻璃含 CaO、P_2O_5 和 SiO_2 较多,晶化后生成物是磷灰石类(CaO-P_2O_5-MgO-SiO_2)结晶玻璃陶瓷。

(4) 热压铸全瓷材料(heat-pressed ceramics):又称铸瓷,采用将瓷块加热后压铸成形的方法制作,根据晶相又可分为以下三种主要类型:①白榴石基(leucite-based)玻璃陶瓷:透光性和半透性良好,抗折性和韧性较差,常用于制作贴面、嵌体和部分冠;②二硅酸锂基玻璃陶瓷:弹性差,强度高,透光性较好,一般仅用于制作核瓷底层,需要配合饰面瓷技术;③尖晶石注射成形核瓷(spinel injection-molded core material)。

(5) 计算机辅助设计与计算机辅助制作(computer aided design and computer aided manufacturing,CAD/CAM)材料:根据不同制作工艺可分为以下两类:①可切削或机械加工的玻璃基陶瓷,应用于嵌体、后牙修复;②可机械加工和致密烧结的陶瓷用于制作修复体的基底冠或内核,通常为氧化铝或氧化锆基陶瓷。以后者为例,由于其完全烧结后强度很高,难以加工,因此先采用干压法或预先部分烧结将陶瓷粉体制成初胚氧化锆陶瓷,此时的材料强度较低,便于加工,研磨或切削后再进行完全烧结转化为四方相氧化锆陶瓷。

(6) 电泳沉积全瓷材料(elecltrophoretic deposition ceramics):又称静电沉积陶瓷,工作原理为利用电磁感应将瓷材料沉积在工作代型上,形成全瓷基底冠。该技术操作简便、成本低、修复体密合度高,为全瓷修复体的制作工艺提供了一个新的发展方向。

3. 基于全瓷外形和结构的分类

(1) 由单层瓷材料构成:一些透明度较高的玻璃基全瓷材料,可通过常规烧结法、铸造法或CAD/CAM 方法一次形成全冠的最终外形。为了确保后牙区修复体有足够强度,某些美观要求不高的情况下,也可由单层锆瓷构成全冠(图 3-7-33)。

(2) 由基底冠和饰面瓷双层瓷材料构成:先通过热压铸、粉浆涂塑玻璃渗透或 CAD/CAM 等方法制作瓷基底冠,然后在其上常规涂塑烧结饰面瓷或压铸饰面瓷(图 3-7-34)。

(三) 全瓷冠的制作工艺简介

1. 常规粉浆涂塑工艺　制作工艺类似于金属烤瓷冠在金属基底冠上堆塑饰面瓷的过程。将瓷粉与蒸馏水按一定比例调拌成浆状,涂塑在铂箔基底或耐火代型上,经过高温烧结制成全瓷冠。尽管这种工艺制作的全瓷冠强度较低,技术敏感性高,但美学效果好,多用于美容性瓷贴面的制作。

2. 粉浆涂塑玻璃渗透工艺　为了与传统粉浆类全瓷材料

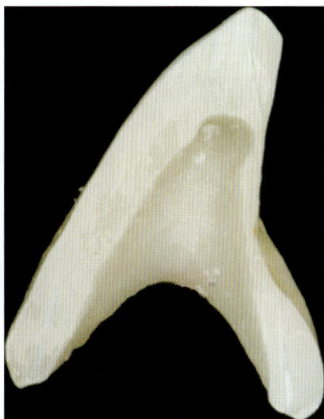

图 3-7-33　单层瓷结构冠剖面

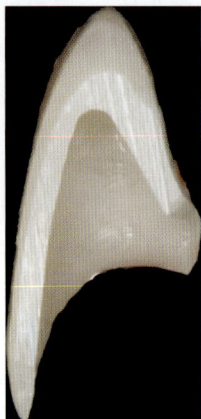

图 3-7-34　双层瓷结构冠剖面

相区别,也有学者称之为滑铸造法玻璃渗透全瓷材料。该技术是采用粉浆涂塑技术将精细的瓷粉与专用液混合形成粉浆,用小毛笔涂塑在特殊的石膏代型上,代型上的孔隙能够经毛细管作用虹吸了粉浆中的水分,使涂塑体致密,然后将其连同代型一起于高温下烧结,通过烧结使瓷粉颗粒表面初步熔接,形成一个稳定的立体多孔的陶瓷基底冠初胚。随后于高温下将熔融的镧系玻璃经毛细管作用渗入瓷粉颗粒之间的孔隙中,填补瓷粉颗粒的间隙,从而使机械性能获得大幅提高,透光性和颜色也得以改善,基底冠制作完成后再使用热膨胀系数与之匹配的饰面瓷材料涂塑、烧结完成全瓷冠的制作。

3. **铸造全瓷工艺**　首先在高温($1\,350 \sim 1\,400$℃)下将富含 SiO_2 和 K_2O 的玻璃熔化,通过失蜡技术铸造成形,制成全瓷冠最终外形或基底冠的胚体,此时的材料呈一种非结晶结构体的玻璃态,强度较差,因此需要在特定温度下进行结晶化热处理,随着玻璃中的成核及结晶生长,原有的玻璃态结构丧失,形成玻璃相与结晶相同时存在的玻璃陶瓷,强度大幅增加。随后,对直接形成最终外形的全冠进行着色和上釉处理,铸造玻璃陶瓷的美学性能良好,但修复体的制作费时、复杂,技术敏感性高,并且其强度欠佳,临床远期修复失败率高,因此应用已越来越少。

4. **热压铸瓷工艺**　又称注射成形全瓷材料(injection-molded ceramics)。该工艺某些方面类似于铸造玻璃陶瓷的加工,同样采用失蜡法技术,先用蜡制作并完成蜡型,然后用磷酸盐包埋料包埋,在电熔炉中除蜡,与瓷锭一同升温至850℃,然后将瓷锭放入型腔浇铸口,再放入铸瓷机中,升温至 $1\,075$℃或$1\,180$℃(前者为以后采用染色工艺者,后者为以后采用饰面瓷工艺者),在自动压力炉预热 20 分钟后,经过氧化铝瓷棒压铸(约 0.5MPa 压力)将软化(此处注意并非熔化,与铸造全瓷工艺相区别)的瓷锭注射或压铸到蜡型空腔中成形,迅速冷却切割铸道,打磨,再进行染色或烧结饰面瓷等技术操作后,完成修复体。热压铸瓷修复体是临床较为常用的一个全瓷种类,其美观性能在众多全瓷产品中尤为突出,目前被广泛应用于前牙的牙体缺损修复和美学修复。

5. **计算机辅助设计与计算机辅助制作技术**　是指将数学、光电子技术、计算机信息处理技术和自动控制机械加工技术相结合用于修复体制作的一种工艺。本节中 CAD 是指借助计算机硬件和软件进行各种修复体的设计(图 3-7-35);CAM 是指由计算机控制的数控加工设备,如数控车床、铣床以及 3D 打印机等自动加工制作修复体的技术(图 3-7-36)。CAD/CAM 技术目前已被广泛应用于全瓷修复体的设计制作,具有标准、高效、可集约化生产的诸多优点。具体内容参见第九章。

（四）全瓷冠修复临床注意事项

牙体缺损是否采用全瓷冠修复取决于制作全瓷修复体所使用的材料的组成、结构性能和价格、口内牙体解剖形态、牙体缺损情况、病变程度和类型、口内粭关系的情况、牙体牙根健康情况、患者的主观要求以及患者的经济情况等。临床医师在全瓷材料的选择和全瓷修复体的制作技术上应严格地选择和控制。

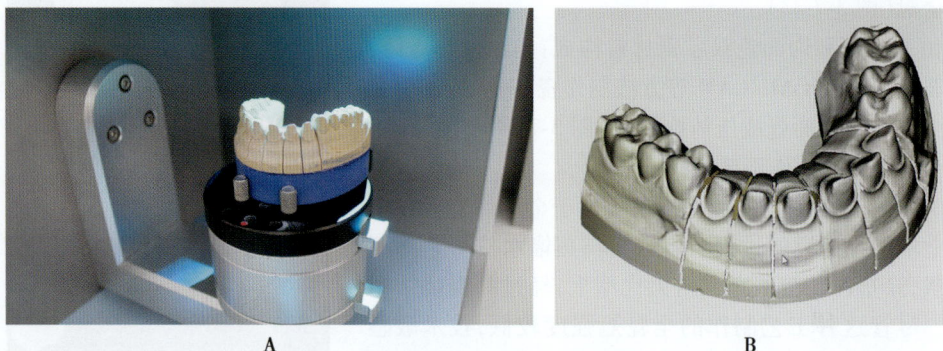

A　　　　　　　　　　　　　　　B

图 3-7-35　投影光栅测量法

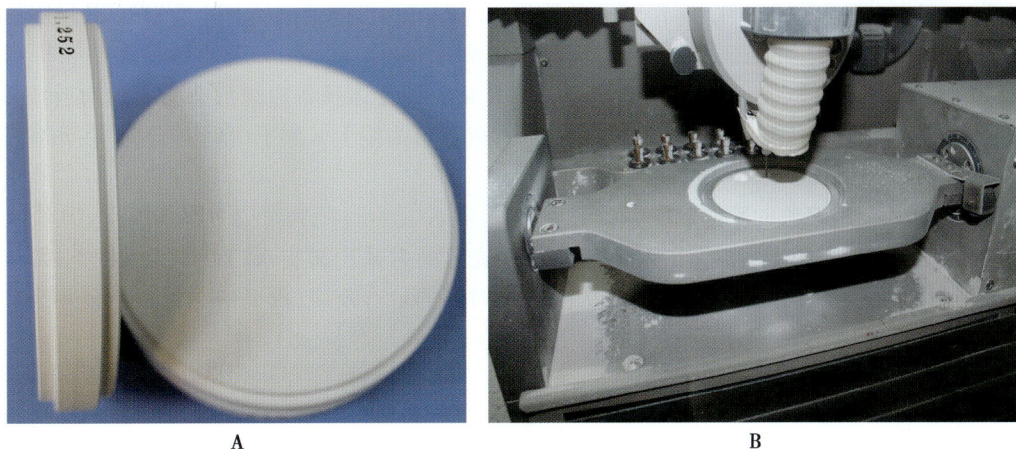

图 3-7-36 陶瓷初胚体切削
A. 圆饼状的陶瓷初胚体 B. 切削过程

由于陶瓷材料本身的特性,全瓷冠修复牙体预备量大于金属全冠和金属烤瓷冠,同时修复后的生物力学特性也有较大差别,因此,在临床修复治疗中应注意以下情况:

(1) 乳牙或年轻恒牙,髓角高易露髓者;

(2) 患牙临床冠过短或过细,无法获得足够的牙体预备量;

(3) 深覆𬌗、对刃𬌗、严重错𬌗畸形未矫正或夜磨牙症者;

(4) 牙髓病变或牙周病变未经治疗,不宜行固定修复者;

(5) 心理、生理或精神因素不能接受或不愿意磨切牙组织者;

(6) 透明度较高的全瓷系统不适用已进行金属桩核修复或变色严重的基牙;

(7) 透明度高但强度低的全瓷系统不能用于后牙单冠、固定桥等,强度高但透明度低全瓷材料,用于前牙冠修复时需要注意修复体的颜色。

(五) 全瓷冠的牙体预备特点

1. 全瓷冠牙体预备要求 全瓷冠牙体预备的基本要求与步骤类似于金属烤瓷冠,但由于全瓷材料机械性能的特点,在牙体预备量和预备形态上也有一些具体要求:

(1) 确保全瓷冠各个部位厚度均匀,牙体预备量切端为 1.5~2.0mm,唇舌面及邻面为 1.0mm。

(2) 修复体边缘的设计不仅影响修复体自身的边缘强度,同时还影响着𬌗力作用下边缘区的应力分布,肩台的形态和修复体的边缘厚度是其中两个重要的因素。全瓷冠牙体预备为有角肩台或浅凹型肩台,宽 1.0mm,内线角圆钝。玻璃基类全瓷冠受到强度限制,边缘应设计为直角型或凹槽型,氧化铝或氧化锆基全瓷冠可设计为肩台型或凹槽型。

(3) 咬合接触区应设计在远离冠边缘和有基牙牙体硬组织支持的部位。

(4) 预备后的基牙应在各颌位均有足够的修复体空间,避免修复后可能形成前伸和侧方𬌗干扰,尽量设计为多牙接触或形成组牙功能𬌗。

2. 牙体预备的具体步骤 其基本牙体预备步骤可参见本节铸造金属全冠的预备,以下方面应注意:

(1) 切端、𬌗面预备(incisal preparation):切缘或𬌗面的深度指示沟为 1.5mm,确保牙尖交错位以及前伸、侧方𬌗运动时与对𬌗牙有充足的修复空间(通常玻璃基全瓷冠切端为 2.0mm,氧化铝或氧化锆基全瓷冠为 1.5~2.0mm)。

(2) 唇(颊)面预备(labial preparation):唇(颊)面的指示沟深度为 1.0mm,唇(颊)面的磨除量为 1.0~1.5mm,颈部边缘线终止于龈上或平龈,并同时形成 0.8~1.0mm 宽的肩台。

(3) 邻面预备(proximal preparation):邻面的磨除量≥1.0mm,颈部边缘与唇(颊)面颈部边缘连续,位于龈上或平龈,宽度为 0.8~1.0mm。

(4) 舌面预备(lingual preparation):上颌前牙用火焰状或轮状金刚砂车针按正常舌面窝外形磨除 1.0~1.5mm(磨除量和所选择的材料以及结构设计相关),避免形成斜面外形。下颌前牙舌面窝不明显,根据其外形预备出 1.0~1.5mm 的均匀空间即可。舌侧轴壁的磨除量为 1.0mm,颈部边缘与邻面颈部边缘连续,位于龈上或平龈,宽度为 0.8~1.0mm。

(5) 颈缘预备(margin preparation):全瓷冠修复常见的牙体预备边缘形态为有角肩台或浅凹型肩台,根据材料不同,肩台宽度通常为 0.8~1mm,位置可为龈上或龈下(龈沟内),并在预备前进行排龈(gingival retraction)。

(六) 印模制取及临时冠的制作

参见本章第四、第五节,需要注意的是,由于全瓷冠通常采用树脂水门汀作为粘固剂,而丁香油酚分子中的羟基会抑制原子团的活性,从而影响树脂的聚合反应,因此应尽量避免使用含有丁香油的氧化锌水门汀作为临时冠的粘固剂。

(七) 全瓷冠的试戴与粘接

1. 全瓷冠的试戴 全瓷冠的试戴要点与金属烤瓷冠大致相同。这里仅列举几点特殊的注意事项:

(1) 全瓷冠的透明度高,最终的修复色彩效果不仅与修复体本身的颜色有关,还会受到树脂水门汀、基牙等颜色的影响,因此,试戴时需使用与树脂水门汀配套的试色糊剂(try-in paste)模拟粘固后的效果,如果发现色彩存在偏差,可在粘接环节通过选择恰当颜色的树脂水门汀对修复色彩予以调整。

(2) 玻璃基类全瓷冠强度较低,试戴时将修复体轻轻地戴入基牙上,切忌用力强行戴入,否则会造成修复体的折裂,同时,咬合调整也需要在粘固之后进行。将患者口内暂时性修复体取出后仔细彻底清除残留在基牙上的暂时粘固剂,尤其是已使用含有丁香油的氧化锌水门汀者应使用抛光轮或橡皮杯蘸不含油或氟化物的浮石粉(pumice)彻底清洁基牙。

2. 全瓷冠的粘接

(1) 全瓷冠粘接水门汀的选择:在各种口腔常用的修复体粘接材料中,树脂类水门汀机械强度高、水溶性低、可选色、透明性好,与牙体硬组织和陶瓷的粘接性能以及边缘封闭性好,可将陶瓷修复体与基牙形成紧密的复合结构,能使修复体所受的殆力直接、快速、均匀地传递至牙体组织。研究还发现,全瓷修复体的碎裂往往起始于组织面的裂纹,陶瓷修复体在制作过程和临床上粘接面处理操作中不可避免地会导致气孔、裂纹等缺陷的形成,这将削弱陶瓷自身强度。同时,口腔是一个复杂潮湿的化学环境,全瓷修复体在口腔中长期存在,一方面要经受唾液、龈沟液和食物中各种离子、酶、微生物及其代谢产物和其他化学成分的侵蚀,另一方面还必须承受反复殆力的作用和温度变化所造成的应力改变,不断进入陶瓷内表面微裂纹尖端的水分也会产生张应力而进一步降低陶瓷的强度造成损害。树脂类水门汀的使用为弥补陶瓷内部缺陷,增强陶瓷的机械性能带来了令人满意的结果。首先,陶瓷粘接面经过处理后,树脂可渗入其中的裂纹形成断裂面之间的"桥"结构,限制了裂纹的进一步扩展和延伸,树脂固化时的体积收缩亦可使断裂面呈现相互靠拢的趋势,使陶瓷得以强化。其次,修复体承载负荷后,粘接剂层相邻的两个界面会产生剪切应力,此时,应力值必须达到破坏树脂类粘接剂粘接作用的阈值后,组织面的裂纹才会继续延伸和扩展。树脂还能够封闭陶瓷表面的裂纹,形成屏障,防止水对陶瓷的应力侵蚀作用,增强陶瓷的抗疲劳性能。就目前的情况来看,树脂类水门汀已成为各类全瓷冠粘接的常规选择。

(2) 全瓷冠的粘接面处理

1) 表面清洁:清洁的陶瓷表面有利于去除污染物或水的干扰,降低表面张力,提高表面活性,是形成良好粘接的前提。目前采用的清洗方法为超声清洗(ultrasonic cleaning)或压力蒸汽(steam cleaning)清洗,可用于去掉松散的附着物和沉淀物;喷砂(sand blasting)虽不能去除唾液的污染,但对手套滑石粉的污染很有效;

2) 表面粗化:表面粗化提高粘接强度的主要原理在于扩大粘接面积,创造陶瓷表面

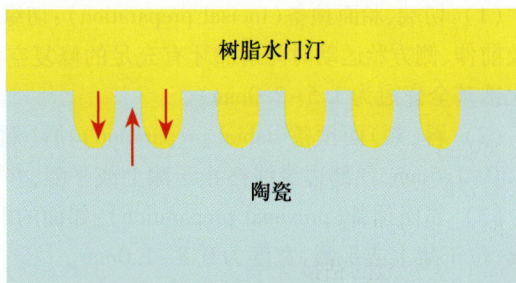

图 3-7-37 全瓷冠微机械嵌合力来源

微孔结构、提高表面自由能,增强润湿性等。目前常用的表面粗化方法包括机械打磨、喷砂、酸蚀和激光处理等(图 3-7-37)。

机械打磨处理(mechanical abrading)是指利用手工打磨或机械打磨的方式对光滑的陶瓷表面进行粗化。由于处理效率低下,打磨的深浅程度不易掌握,形成的微观形态并不理想,同时它加大了导致陶瓷内部微裂的形成和陶瓷裂纹扩展的危险,因此临床上不推荐使用。

再喷砂处理是指用氧化铝或玻璃珠在一定的喷射压力下冲击作用到陶瓷表面,形成凹凸不平的表面,增加了粘接表面积,从而增加陶瓷和树脂的粘接强度。

酸蚀处理(acid etching)是指用氢氟酸(hydrofluoric acid)选择性地溶解玻璃基陶瓷表面的氧化硅成分,从而使陶瓷表面产生多微孔的结构,这样可以直接提高了陶瓷与树脂粘接剂的机械固位,另外,酸蚀还可以减少微渗漏,也可以增加微孔的尺寸,这样使得陶瓷表面微裂间隙的底部变的圆钝,这样可以减少应力的集中。

激光处理(laser surface treatment) 运用激光进行表面处理,其原理是利用激光的瞬间高温或压强作用破坏局部陶瓷晶体及玻璃基质,从而使陶瓷表面局部溶解和气化,在起到清洁和干燥作用的同时获得表面均匀一致的的点状倒凹结构,使得表面粗糙度增大,表面积增加,粘接强度也随之增大,可以提供瓷与树脂的机械固位。

3)化学偶联处理(chemical coupling):对粗化的陶瓷表面使用硅烷偶联剂能够提供化学共价键和氢键的粘接作用。硅烷是一种双性功能键分子,它在与树脂的聚合过程中,硅烷与树脂基质中的甲基丙烯酸酯基团产生聚合反应,同时陶瓷表面的硅羟基基团 Si-OH 与硅烷偶联剂水解形成的 Si-OH 之间产生缩合反应,形成 Si-O-Si 键和副产物水。它可在陶瓷表面形成化学共价键和氢键的结合,这也是树脂和硅酸盐陶瓷粘接牢固的主要因素(图 3-7-38)。

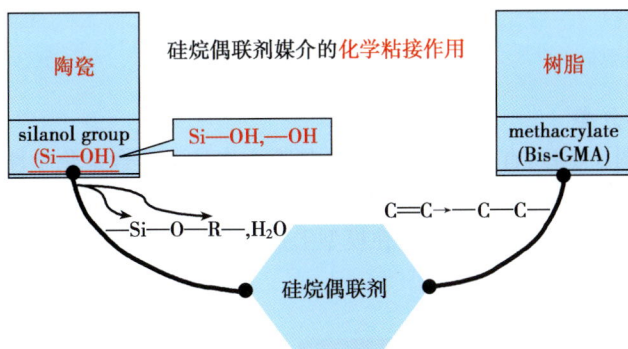

图 3-7-38 硅烷化原理

4)硅涂层处理(silica coating):氧化铝或氧化锆基陶瓷中不含或仅含微量的氧化硅成分,这意味着硅烷偶联剂无法直接与之形成化学键,因此,需要在此类陶瓷表面先制备结合牢固的硅涂层来大幅提高表面硅羟基的含量:当前的硅涂层技术包括摩擦化学法(tribochemistry)和热解法(pyrolytic technique)等(图 3-7-39):

综合来看,玻璃基陶瓷的粘接面处理步骤依次为喷砂、酸蚀、硅烷化处理;氧化铝和氧化锆基陶瓷的粘接面处理步骤依次为喷砂、硅涂层处理、硅烷化处理。

(3)全瓷冠的粘接操作步骤:参见本章第十一节。

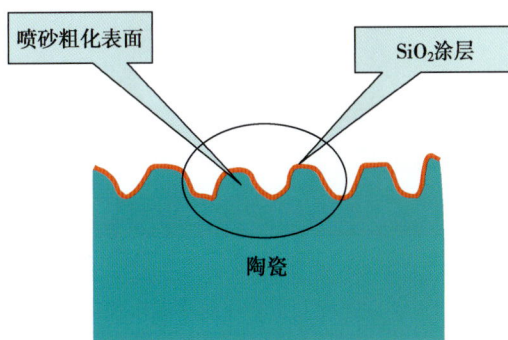

图 3-7-39 硅涂层

视频:ER3-7-2
摩擦化学法硅涂层

(陈吉华)

第八节　嵌体与部分冠

一、嵌体

嵌体(inlay)是一种嵌入牙体内部,用以恢复缺损牙形态和功能的修复体。其中部分嵌入牙冠内、部分高于牙面的修复体称为高嵌体(onlay)。与直接充填不同,嵌体是一种在模型上制作,用粘固剂固定在牙体缺损区的间接修复体。

(一)嵌体的种类

1. 根据嵌体覆盖牙面数目和位置分类

(1)单面嵌体(图3-8-1):如𬌗面嵌体、颊面嵌体、邻嵌体等。

(2)双面嵌体(图3-8-2):如近中𬌗嵌体(简称为 MO 嵌体),远中𬌗嵌体(OD 嵌体),颊𬌗嵌体(BO 嵌体),舌𬌗嵌体(LO 嵌体)。

(3)多面嵌体(图3-8-3)。如邻𬌗邻嵌体(简称 MOD 嵌体),颊𬌗舌嵌体(简称 BOL 嵌体)等。

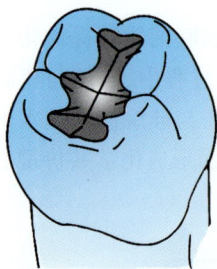

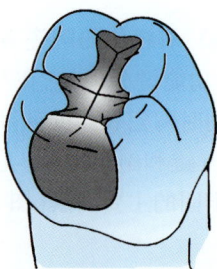

图3-8-1　单面嵌体　　　　　　图3-8-2　双面嵌体　　　　　　图3-8-3　多面嵌体

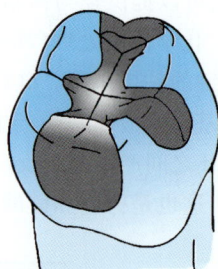

2. 根据嵌体材料分类

(1)金属嵌体(图3-8-4):有贵金属及非贵金属合金嵌体。金合金化学性能稳定,有良好的延展性能和机械性能,是制作后牙嵌体理想的传统修复材料。

(2)瓷嵌体(图3-8-5):采用陶瓷材料在模型上加工成形或 CAD/CAM 成形,瓷嵌体具有优良的美学性能,耐磨耗。

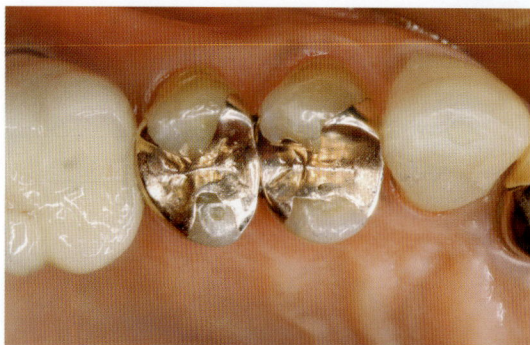

图3-8-4　上颌前磨牙 MOD 金属嵌体病例　　　图3-8-5　上颌第一磨牙 MO 瓷嵌体病例
　　(中山大学光华口腔医学院李彦医师供图)

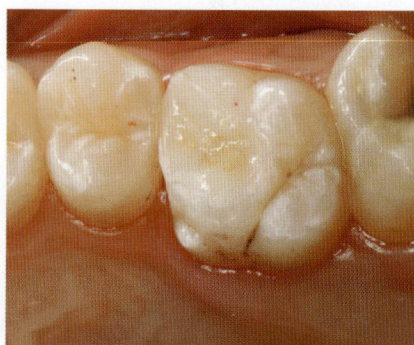

(3)树脂嵌体:采用高强度复合树脂材料在模型上加工成形或 CAD/CAM 成形,树脂嵌体易修补,对对颌牙磨耗小,美观性好。

(二)嵌体的适应证及临床注意事项

1. 适应证　牙体缺损,经牙体预备后,剩余牙体组织仍可耐受𬌗力而不致折裂,并能为嵌体提供足够固位时,则为嵌体修复的适应证(图3-8-6,图3-8-7)。否则应考虑其他的修复形式。一般来说能用充填修复的牙体缺损都是嵌体的适应证。

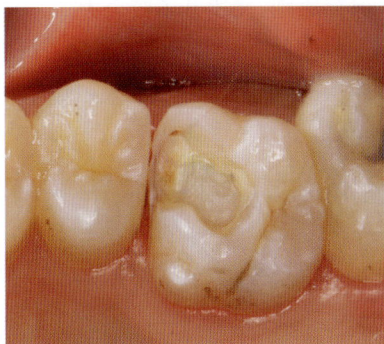

图 3-8-6　上颌第一磨牙邻𬌗面缺损病例

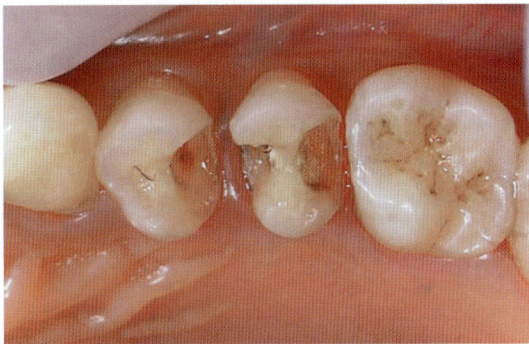

图 3-8-7　上颌前磨牙邻𬌗面缺损病例
（中山大学光华口腔医学院李彦医师供图）

2. 嵌体的特点

（1）优点：主要相较于充填体而言。由于充填体是直接在口内成形，受到材料、操作视野、患者张口时间及打磨抛光工具等限制，难以获得理想的修复效果。相比之下嵌体有以下优越性：

1）可更好地恢复𬌗面形态及咬合关系；嵌体在口外制作，操作时间长利于𬌗面成形。

2）可更好地恢复邻接关系，避免食物嵌塞；嵌体制作过程中可以通过制作活动代型，恢复良好的邻面外形和邻面接触关系。

3）可保证龈缘位置精确、边缘密合，避免悬突；特别是邻面颈缘在口内直接修复难以获得良好的形态及适合性。

4）具有更好的机械性能，特别是金合金嵌体具有突出的耐腐蚀性能，可长期维持边缘完整性。

5）瓷嵌体和树脂嵌体与牙体组织有良好的粘接性能，相比树脂、玻璃离子充填体，其美观性更佳，边缘收缩性更小，耐腐蚀性、抗压强度及耐磨性更佳等。

（2）缺点

1）嵌体牙体预备与充填相比磨除的牙体组织更多，这是由于嵌体洞形需要去除倒凹才能顺利戴入，而充填洞形需要制备倒凹。因此小范围缺损首选充填修复。

2）嵌体边缘线与全冠相比更长，因此发生龋坏的概率更大。对于龋坏率高、缺损大及口腔卫生差等的患牙，宜选用全冠修复。

3）嵌体固位力较差，因此𬌗力过大、有磨牙症者慎用。

3. 嵌体的临床注意事项

（1）根管治疗后的牙体组织抗折性能较差，一般不适宜选择嵌体，特别是弹性模量高的金属嵌体。如果缺损范围小可选择陶瓷或树脂嵌体，缺损范围大可考虑高嵌体、全冠或桩核冠修复。

（2）金属嵌体导热率高不适合深龋患牙的修复；由于金属有导电性，对𬌗牙存在异种金属修复体时可能产生微电流而导致电化学腐蚀或牙髓刺激症状，可考虑选择非金属嵌体。

（三）嵌体的牙体预备

修复前应明确患者要求，全面检查患牙的牙体缺损情况，邻牙、咬合情况，拍 X 线片判断缺损部位的大小、位置以及牙髓情况、髓角位置，选择合适的修复材料及嵌体设计，才可进行牙体预备。

1. 嵌体的牙体预备要求

（1）去尽腐质：与牙体牙髓病学治疗要求一致。彻底去除感染坏死的牙体组织；脱矿层抗力不足原则上也应去除，但如为避免露髓可适量保留。

（2）预备具有固位形和抗力形的洞形：与直接充填不同，嵌体洞形预备有以下要求：

1）去除倒凹：嵌体洞形无论多复杂，都只能有一个就位道，即轴壁之间应彼此平行，不能有倒凹，否则嵌体将无法就位。一般要求外展度不超过6°，以保持良好的固位力。

2）洞缘斜面（bevel）：金属嵌体需制备45°洞缘斜面（图3-8-8）。目的是：①去除无支持的牙釉质边缘以防止折裂，洞缘斜面最终将由嵌体金属边缘覆盖，由于金属合金强度较高，边缘虽薄但不会折裂；②可避免因合金的铸造收缩导致的边缘缝隙，减少微渗漏的发生；③可使边缘位置选择性地避开咬合接触点,用洞缘斜面将修复体边缘外移,既可遵循保存原则,又避开了咬合力。

非金属嵌体不要求制备洞缘斜面,因为树脂或陶瓷为脆性材料,抗折强度较差,边缘需要有一定厚度,否则易导致边缘折裂,一般预备为对接性边缘(图3-8-9)。

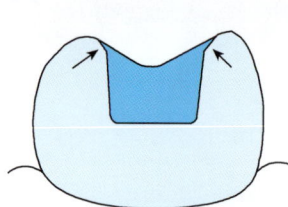
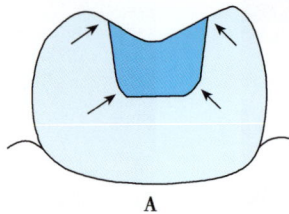
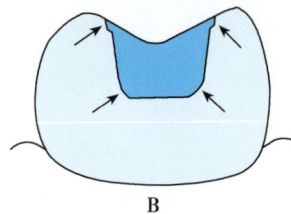

图3-8-8　金属嵌体牙体预备　　　　　图3-8-9　非金属嵌体线角更圆钝
𬌗面洞缘斜面　　　　　　　　　　　　A.𬌗面洞缘为对接形　B.𬌗面洞缘也可为凹槽形

3)辅助固位形:龈向就位的嵌体,需在功能状态下有抵抗水平向脱位的辅助固位形,如邻面片切面(图3-8-10)、𬌗面鸠尾(dovetail)及鸠尾峡(isthmus)(图3-8-11)、针形、沟形等辅助固位形,以辅助某些固位力不足的洞形,增加某一方向的固位力。

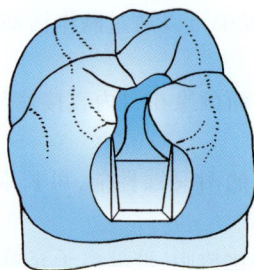
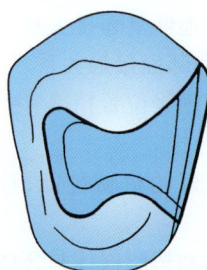

图3-8-10　OD嵌体邻面片切面　　　　　图3-8-11　𬌗面鸠尾及鸠尾峡

2. 金属邻𬌗面嵌体的牙体预备

(1)𬌗面洞形预备

1)定点定深:如果𬌗面有龋损则用球钻去净腐质,用裂钻从𬌗面缺损或龋坏最宽处形成2mm定深隧道。如果𬌗面无缺损则在窝沟区避开咬合接触点约1mm处用裂钻形成2mm定深隧道。

2)扩展成形:沿缺损范围扩展,去除悬釉,根据缺损深度与边缘位置形成𬌗面洞形。要求具备一定的抗力形、固位形、有共同就位道并尽量保守。如颊舌向扩展应保证颊舌壁的厚度至少2mm;髓壁最深处如近髓,则应垫平以避免牙髓刺激症状;各壁应保证平行或外展度为6°以获得良好的固位力及共同就位道;洞底处的点线角应圆钝,因为直角会造成应力集中从而导致牙壁折裂。

3)制备鸠尾:在𬌗面洞形向邻面箱形的连接处形成从𬌗面观类似鸠尾外形的固位形,相对于𬌗面部分稍窄,或𬌗面中央处稍做扩展达到鸠尾形效果(图3-8-12A)。

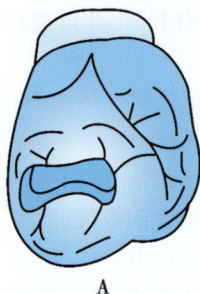
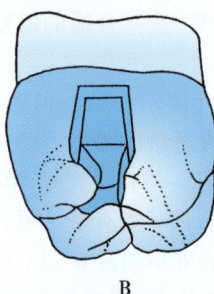
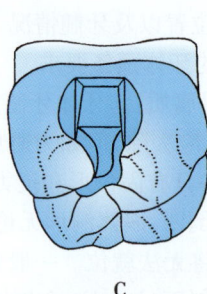

图3-8-12　邻𬌗嵌体的牙体预备
A.𬌗面洞形预备　B.邻面洞形预备　C.洞斜面及边缘线修整

（2）邻面洞形的预备：根据邻面缺损的宽度形成箱形。要求邻面预备不要伤及邻牙；龈壁和颊舌壁应在邻面接触区外；龈壁的宽度为1mm 等（图 3-8-12B）。

（3）边缘线修整：在所有的洞缘处做 45°、宽约 0.5～1mm 的短斜面，使最终的嵌体边缘外形连续准确而完整。邻面的洞缘斜面往往被包括在邻面的片切面内，可保证去除无基釉的同时边缘位于自洁区（图 3-8-12C）。OD 嵌体牙体预备后最终洞形结构见图 3-8-13。

3. 瓷嵌体的牙体预备　由于陶瓷为脆性材料，与金属相比，陶瓷无延展性、不导热导电、可与牙体组织形成化学粘接等，因此瓷嵌体与金属嵌体牙体预备的不同之处在于：①洞壁外展度应适当增大以利嵌体更容易就位；②洞底点线角更圆滑；③𬌗面鸠尾峡适当放宽以增加抗折性；④𬌗面洞不做洞缘斜面，邻面洞不做片切面，边缘线处应保证瓷嵌体有足够的厚度。

（四）高嵌体

覆盖𬌗面的嵌体称为高嵌体（onlay）。嵌体只能修复缺损部位的牙体组织，而不能保护剩余部分的牙体组织，当缺损范围大，牙壁有折裂的可能时，可设计高嵌体。高嵌体由于覆盖了𬌗面，牙壁的受力将由嵌体时的拉应力改为压应力，可大大降低牙折的风险（图 3-8-14）。高嵌体适用于后牙的多面嵌体，特别是前磨牙 MOD 嵌体往往牙折风险较大，更多采用 MOD 高嵌体（图 3-8-15）；以及𬌗面较大范围缺损（如牙尖缺损）需要恢复𬌗面外形及咬合接触，同时有完整的颊舌壁可保留者。

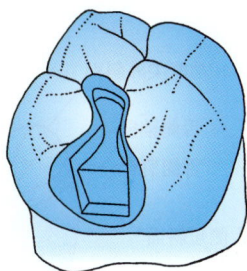

图 3-8-13　OD 嵌体牙体预备后最终洞形结构

画廊：ER3-8-2 上颌前磨牙瓷嵌体修复病例

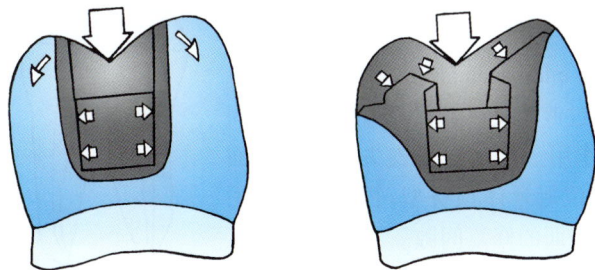

图 3-8-14　相同力作用下 MOD 高嵌体与传统 MOD 嵌体应力比较

1. 金属高嵌体的牙体预备

（1）去除腐质、原有修复体、残余充填体及继发龋。

（2）𬌗面空间预备：顺应牙冠固有𬌗面外形，预备出与对颌牙𬌗面均匀的间隙。功能尖磨除量1.5mm，非功能尖磨除量 1mm，同时预备出功能尖外斜面。

（3）功能尖外斜面肩台：功能尖内外斜面与对𬌗牙间的间隙应均匀，牙尖位置应位于原牙尖处。由于功能尖要被覆盖，因此在功能尖外斜面下沿就位道做一轴壁，其高度根据咬合关系确定，覆𬌗深则轴壁高，反之则低，轴壁下形成 1mm 宽肩台，以便受力时形成良好的支持（图 3-8-16）。

（4）𬌗面洞形：预备颊舌侧相对平行的轴壁，外展度不要超过6°，轴壁上不影响固位与抗力的小龋洞用水门汀填平，洞底预备平整。

（5）邻面或颊舌面箱形：与嵌体要求相同，注意颊舌壁线角不应超过轴线角，否则应作全冠。龈壁宽度不小于 1mm。

（6）边缘线修整：金属高嵌体所有边缘预备成连续光滑、宽约0.5～0.7mm 的短斜面（图 3-8-16）。

2. 瓷高嵌体的牙体预备　随着粘接技术的进步和根管治疗后牙体保存技术的发展，树脂和瓷高嵌体的应用越来越多，其固位主要靠粘接而不靠固位形，因而其牙体预备要求与金属高嵌体有所不同。

（1）𬌗面磨除量应满足材料的强度所要求的厚度，如二硅酸锂

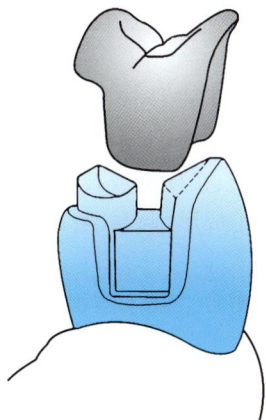

图 3-8-15　前磨牙 MOD 高嵌体

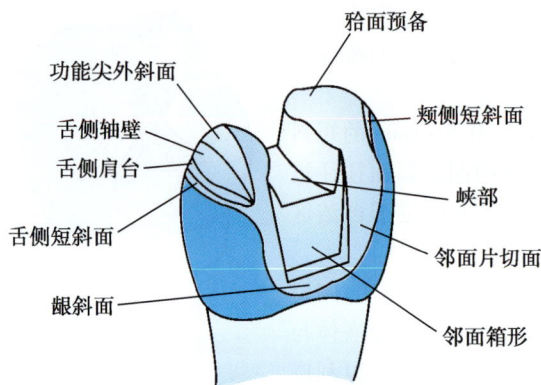

图 3-8-16　MOD 金属高嵌体修整后的形态

（五）暂时嵌体

暂时嵌体（temporary inlay or onlay）是用于牙体预备印模到修复完成之间的过渡修复体，起保护活髓、维持间隙、恢复功能与美观等作用。尤其对于丧失邻面及𬌗面形态的高嵌体或髓腔固位冠牙体预备型，暂时修复体主要作用在于维持邻面及𬌗面的修复间隙。

（六）嵌体的制作

牙体预备完成后，如果龈壁位于龈沟内，则印模前应常规排龈；采用精细印模技术（硅橡胶或聚醚橡胶印模）或数字化印模技术（CAD/CAM 数据采集）获取印模。根据需要做咬合记录，洞形采用暂封材料充填或暂时修复体过渡。

1. 瓷嵌体的制作　常用热压铸瓷技术或 CAD/CAM 切削技术完成。热压铸瓷嵌体是在模型与代型上制作熔模，包埋、用相应颜色的瓷块在高温铸瓷炉上热压铸成形，模型上试戴、染色、抛光或上釉完成。CAD/CAM 陶瓷或树脂嵌体或高嵌体的制作是在工作模型或口内采集光学数据印模，在椅旁或技工室对数字印模进行嵌体设计，再通过切削加工成形，调、染色、抛光或上釉完成。

2. 金属嵌体的制作　采用传统失蜡铸造技术或 CAD/CAM 技术完成。铸造技术：医师牙体预备完成后，在患者口内制取精细印模、灌制石膏模型送技工中心，技师在模型上制作蜡模、包埋铸造、打磨抛光完成。CAD/CAM 技术：在工作模型或口内采集光学数据印模、在椅旁或技工室对数字印模进行嵌体或高嵌体设计，采用 3D 激光金属打印技术或切削技术加工成形、调磨、抛光完成。

（七）嵌体的试戴与粘固

试戴前检查嵌体或高嵌体组织面有无金属瘤及附着物，模型上是否密合。嵌体体积小，试戴时不容易操作，尤其应注意避免患者误吞误吸。步骤如下：

1. 去除暂时嵌体或洞形内的暂封物，清洗窝洞。

2. 被动就位，不能用力按压或强行取下，否则会引起牙体折裂；可用牙线从邻面带下，或用粘蜡、粘棒从𬌗面粘下。

3. 观察有无翘动、固位如何、边缘是否密合等；用牙线检查邻接关系，用咬合纸检查正中和非

单层瓷高嵌体厚度不少于 1mm 等。

（2）各轴壁可外展至 15°～20°以方便就位；为保存牙体组织，轴壁局部的倒凹可用玻璃离子或树脂填平；线角应更圆钝以减小应力。

（3）修复体的边缘采用对接形式，不做洞缘斜面，避免洞缘处瓷层过薄而折裂。

（4）近髓处采用氢氧化钙垫底，暂封材料不能使用丁香油等酚类材料，以免影响树脂粘接效果。

3. 改良高嵌体　根管治疗后的缺损牙由于没有牙髓的滋养而脆性增加，随着粘接技术的进步及微创修复理念的建立，目前可采用髓腔固位冠（endocrown）修复。髓腔固位冠可看成是嵌入髓腔内的高嵌体，一般采用具备粘接性能的陶瓷材料制作，固位原理包括髓腔机械固位及树脂粘接固位。多用于缺损一个轴壁以内、临床牙冠短、髓腔有一定深度的根管治疗磨牙；不适用于缺损范围过大、剩余牙体轴壁过薄的磨牙，颈部缩窄的前磨牙和前牙。牙体预备要点：①𬌗面预备，磨除 1.5～2mm，平台式对接型边缘或包绕型肩台（图 3-8-17），近远中边缘避开邻接区；②髓腔预备，去除髓腔内充填物及根管口下 2mm 根充物，树脂封闭根管口；③髓壁成形，树脂填塞髓壁倒凹，使髓腔壁外展度约 15°～20°方便就位。

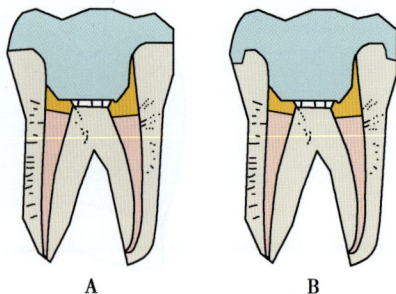

图 3-8-17　髓腔固位冠
A. 髓腔固位冠𬌗面对接型边缘　B. 髓腔固位冠轴面包绕型肩台

正中咬合接触。

4. 调殆,根据参照牙的咬合接触、咬合纸印迹和患者主观感觉判断咬合是否到位。

5. 粘固,金属嵌体用75%乙醇清洁,瓷嵌体用4%氢氟酸酸蚀,涂树脂粘接剂。洞形清洁消毒。根据牙髓情况选择合适的水门汀材料。金属嵌体采用玻璃离子或聚羧酸水门汀粘固,树脂和陶瓷嵌体采用树脂粘接剂及树脂水门汀粘固。用牙线,探针仔细去除多余的粘接材料。

二、部分冠

部分冠(partial crown)是覆盖于部分牙冠表面的固定修复体。比如前牙的部分冠不覆盖唇面,上颌后牙的部分冠暴露颊面的全部或一部分,下颌后牙的部分冠根据不同的情况,可暴露舌面或不覆盖远中面。在金属烤瓷修复体应用以前,部分冠曾被广泛用于修复牙体缺损及作为固定义齿的固位体。当不影响固位形与抗力形时,部分冠比全冠更符合牙体组织保存修复原则。

(一) 部分冠的分类

按牙面覆盖范围分类,部分冠可分为前牙 3/4 冠、后牙 3/4 冠等。

按材料分类,可分为金属部分冠和非金属部分冠。

(二) 部分冠的适应证及临床注意事项

1. 适应证

(1) 有牙体缺损需修复但又非嵌体的适应证时。

(2) 患牙有某一牙面是完整的(多为唇颊面),且保留该面不影响修复体的固位与抗力。

(3) 为尽量减少牙体预备量设计部分冠。

2. 临床注意事项

(1) 因部分冠边缘线较长,龋坏率高的患牙不宜使用。

(2) 因固位力较全冠差,当部分冠作为固定桥的固位体时,只适用于间隙较小的三单位桥。

(三) 部分冠的牙体预备

1. 前牙 3/4 冠的牙体预备(图 3-8-18) 前牙如果有金属边缘暴露则会严重影响美观,所以前牙 3/4 冠牙体预备时应以尽量避免暴露切缘与近远中的金属边缘为原则。牙体预备步骤如下:

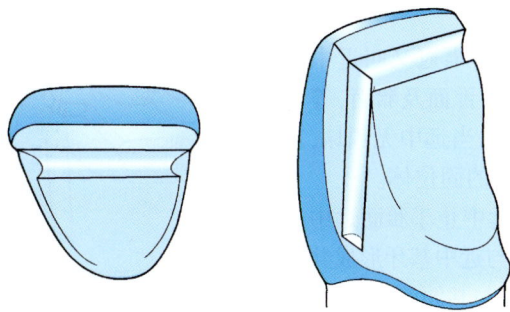

图 3-8-18 前牙 3/4 冠预备体

(1) 舌面预备:将舌面均匀磨除 0.7mm 的间隙,如为尖牙,则舌侧作出近远中两个面,注意检查前伸殆,ICP 位与前伸殆位时的间隙应均匀一致。

(2) 切缘预备:只预备切缘的舌侧部分,均匀磨除 0.7mm 成一小平面,尖牙做成近远中两个小平面。

(3) 舌轴壁预备:从舌隆突至龈缘消除倒凹,做成与唇面切 2/3 平行的轴壁。

(4) 邻面预备:从舌轴壁的邻舌线角处向唇面切割,去除倒凹,近远中两邻面彼此平行或内聚 6°,注意不要破坏邻接点的唇侧部分,靠近切缘处与切缘的预备面相连。

(5) 邻面轴沟预备:是 3/4 冠抵抗舌向脱落的固位型。在预备好的邻面内尽可能靠近唇侧,预备出两个互相平行的轴沟,深度约 1mm,与唇面切 2/3 及舌轴壁平行,龈端在边缘线 0.5mm 以上。

(6) 切端沟预备:位于切缘预备平面上,平行于切嵴的 0.5mm 深、1mm 宽的切嵴沟,沟的两端与邻轴沟的开口相连。

(7) 修整:将各轴壁表面抛光,圆钝过锐的线角,边缘预备短斜面以去除悬釉,轴沟的舌侧壁应完整清晰,颈部边缘为无角肩台,颈缘-两侧轴沟-切缘沟为连续等宽的边缘线,使 3/4 冠边缘成为增厚的金属增力环,具有功能状态下抵抗疲劳与形变的作用。

2. 前牙改良型 3/4 冠(图 3-8-19) 当经典的 3/4 冠牙体预备不能实现时,如某个邻面不能完全应用,某处不能设计轴沟时,可作相应的改良设计。只要可以抵抗舌侧脱位,并形成边缘增力环即可。例如，切端沟可以取消；一个长的邻面轴沟可由两个短的来代替；可以少预备一个邻面，将其边缘移至邻舌处或舌侧；相应的轴沟可由两个针道代替；针道长 2~3mm，粗 0.6mm。改良型 3/4 冠最好选用高强度合金制作。

3. 后牙 3/4 冠的牙体预备（图 3-8-20） 后牙尤其是上颌后牙 3/4 冠修复效果最好。

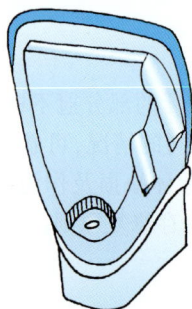

图 3-8-19 前牙改良型 3/4 冠预备体   图 3-8-20 后牙 3/4 冠预备体外形

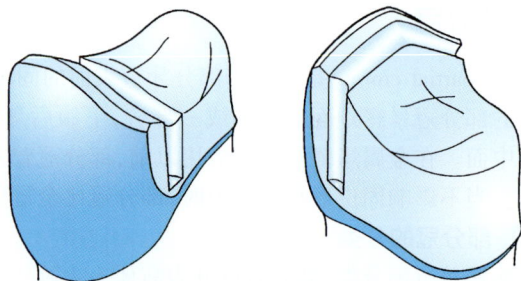

（1）𬌗面预备：按𬌗面原有外形磨出 1~1.5mm 的间隙，颊面涉及量不超过 0.5mm。注意功能尖斜面的磨除量。

（2）舌面预备：去除倒凹，形成与牙长轴一致的轴壁，边缘形成 0.5mm 宽的浅凹状肩台，并向邻面延伸。

（3）邻面预备：去除倒凹，在邻颊线角前停止，修整邻轴壁使三个轴壁形成共同就位道，并将邻面与舌侧的浅凹状肩台相连续。注意不损伤邻牙及龈乳头；

（4）邻面轴沟预备：在预备好的邻面近颊侧的位置，肩台以上 0.5mm，预备与舌侧壁平行，深度≥1mm、互相平行的 2 个轴沟，前磨牙 3/4 冠要求抵抗舌侧脱位的力量比前牙大，所以其轴沟内舌侧壁最好与邻轴壁成直角或略小于 90°，轴沟内颊侧壁可形成斜面直达边缘。

（5）𬌗面沟预备：在颊尖舌斜面上连接两侧轴沟形成一均匀深度的 V 形𬌗面沟，主要为了形成边缘的增力环。

（6）修整：将各轴面抛光，圆钝过锐的线角，边缘线连续、无悬釉、有短斜面并形成一定宽度的无角肩台。

4. 后牙近中半冠的牙体预备（图 3-8-21） 近中半冠又叫近中邻面半冠，是后牙 3/4 冠的变异形式，覆盖近中、颊面、舌面及𬌗面，等于将 3/4 冠旋转 90° 放置，多用于近中倾斜的下颌磨牙，当远中无龋坏，正畸治疗无望，又需要修复近中缺失牙时，作为固定桥的固位体。

牙体预备：𬌗面均匀预备出 1.5~2mm 的间隙，远中止于𬌗面远中边缘嵴近中；轴面预备近中、颊侧、舌侧三个轴壁，注意与近中基牙形成共同就位道；轴沟预备在颊、舌侧轴面的远中靠近边缘处，与共同就位道一致，形成明确的沟内近中壁，深度、长度、外形同 3/4 冠；在远中𬌗面上形成明确的𬌗面沟，以形成增力环。为增加抵抗近中向脱位的能力，有时在𬌗面沟中央的远中窝处还可预备出一圆形的洞形。如果原有 MO 充填体，则可去除旧充填体，略增大鸠尾，修整洞形，使鸠尾远中的扩大部分与两侧𬌗面沟相连。

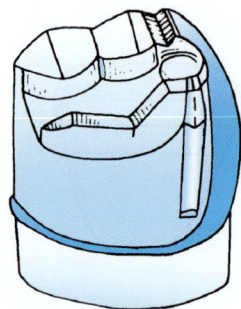

图 3-8-21 磨牙近中半冠预备体

（四）部分冠的试戴与粘固

部分冠的试戴与粘接过程要求同全冠。

第九节 桩 核 冠

一、桩核冠的组成

当剩余的可利用牙体组织高度不足，无法形成足够的全冠固位形时，通常需要桩核来为最终全冠修复体提供支持和固位,即桩核冠(post-and-core crown)。牙体缺损修复方法应根据缺损范围由小到大选择,选择顺序为:嵌体→冠→桩核冠。

牙体缺损的患牙经根管治疗后,根据对剩余牙体组织量及结构的评估,最终缺损范围包括原有缺损区域、开髓孔大小及全冠牙体预备量,以此来作为选择修复体的依据。原则上所剩余的可利用牙体组织轴壁厚度不少于1mm,龈高度不少于1.5mm,才能保证足够的抗力需要。

桩核冠的组成

桩冠(post crown)是利用桩插入根管内以获得固位的一种全冠修复体,传统桩冠的概念是桩和冠为一整体(图3-9-1)。随着根管治疗技术和水平不断成熟和提高,大量不同程度缺损的患牙得以保存,加之各类粘接材料、桩材料、核材料、冠材料及制作工艺的进步,使桩核冠的概念逐渐代替桩冠。桩核冠实际上包括桩、核和冠三个部分,可根据具体缺损范围和材料进行不同的组合,使牙体缺损修复更显多样性和个性化(图3-9-2)。

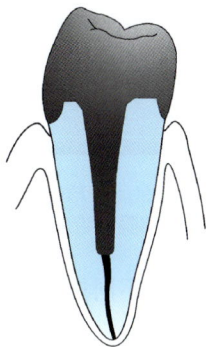

图 3-9-1　桩冠

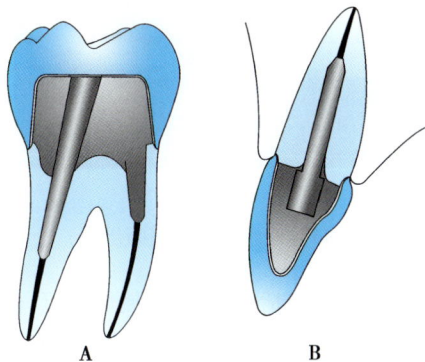

图 3-9-2　桩核冠
A.铸造桩核冠　B.成品桩核冠

1. **桩(post)**　是插入根管内的部分,利用摩擦力和粘固力、粘接力与根管内壁之间获得固位,进而为核以及最终的全冠提供固位。桩的主要功能是固位,其次是传递应力,改变牙根的应力分布。

根据材料不同分为纤维桩、金属桩和陶瓷桩。目前最常用者为纤维桩和金属铸造桩。

(1)纤维桩:分为碳纤维桩、石英纤维桩与玻璃纤维桩,目前常用石英纤维桩与玻璃纤维桩,主要为预成桩,多与树脂等核材料靠树脂粘接结合。美观性好,弹性模量与牙本质接近,树脂粘接后,牙根内应力分布均匀,不易发生根折。纤维桩强度不如金属和陶瓷桩,易发生桩本身的折断,但桩折断后可磨除再修复。

(2)金属桩:如金合金、钴铬合金、镍铬合金、钛合金等,按制作方法分为铸造金属桩(custom cast post)和预成桩(prefabricated post)。铸造金属桩采用失蜡铸造法个别制作,为桩核一体的金属核桩。预成桩为预成的半成品金属桩,表面带有螺纹、锯齿等结构,与核形成机械嵌合。金属桩的优点是具有良好的机械性能,高强度,不易折断,特别是铸造金属桩与金属核为一整体,其本身的机械强度具有明显的优越性。金属桩的缺点:①弹性模量远远高于牙本质,容易导致根折;②金属的传导性会干扰磁共振成像(MRI),造成图像扭曲变形,因此 MRI 检查前往往需要拆除口内金属修复体。

(3)陶瓷桩:主要是氧化锆桩,分为 CAD/CAM 整体切削瓷桩和预成氧化锆瓷桩,后者与核瓷材料靠高温烧结结合。美观性好,多用于前牙修复。但其硬度高,弹性模量与金属近似,容易导致根折。

2. **核(core)**　是与桩连接的、由金属或非金属及剩余牙体组织共同构成的预备型结构,为全冠的固位形。制作核的材料包括复合树脂、陶瓷、金属等,通过椅旁直接堆塑或模型上间接制作完成。

(1)复合树脂核(图3-9-3):可在椅旁直接堆塑完成。一般与预成金属桩或纤维桩,通过机械嵌合和树脂粘接联用。优点是美观,与剩余牙体可粘接固定,可用于全瓷冠修复。但因桩核存在不同材料界面,抗折强度较差,需要具备一定的剩余牙体组织量。

学习笔记

（2）全瓷核：包括氧化锆瓷核和硅酸铝锂热压铸瓷核。氧化锆瓷核是 CAD/CAM 整体切削的陶瓷桩核；热压铸瓷核是与预成氧化锆瓷桩热压铸成形。整体切削氧化锆瓷桩核美观性好，强度高；而热压铸瓷核可与剩余牙体组织粘接，透光性好，但与预成氧化锆瓷桩间存在弱界面层，强度不如整体切削者。

（3）铸造金属核（图 3-9-4）：一般与金属桩整体铸造，强度高，桩核间无界面，因此耐久性较好；但其金属颜色限制了在前牙区的使用。

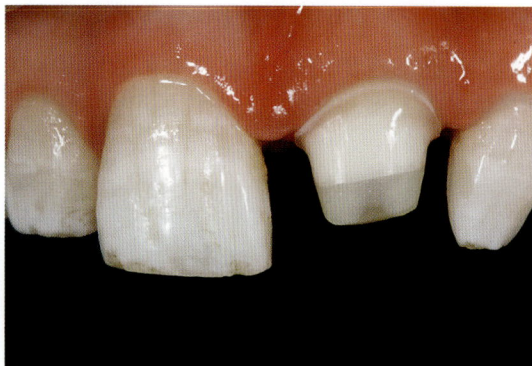

画廊：ER3-9-1
上颌前牙氧化锆桩核冠和纤维桩核冠修复病例

画廊：ER3-9-2
上颌前牙铸造金属桩核-全瓷冠修复病例

画廊：ER3-9-3
上颌前牙纤维桩-树脂核-全瓷冠修复病例

画廊：ER3-9-4
后牙分体铸造金属桩核-烤瓷冠修复病例

图 3-9-3　上颌中切牙纤维桩树脂核修复病例
（空军军医大学口腔医学院李芳医师供图）

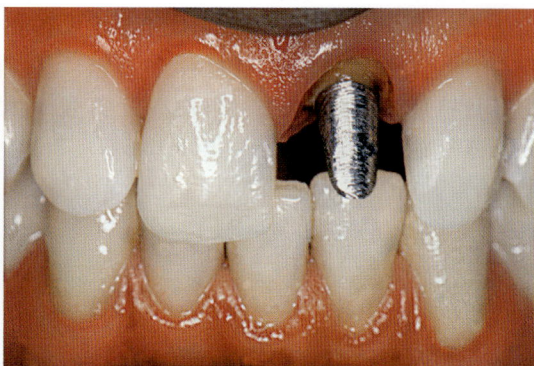

图 3-9-4　铸造金属桩核病例
（空军军医大学口腔医学院陈吉华医师供图）

3. 冠（crown）　包括全瓷冠、金属烤瓷冠、金属冠等，可根据不同牙位、不同桩核背景、不同修复目标选择不同材料的全冠。比如前牙区修复，选择牙色材料的树脂核或陶瓷核为背景者，首选具有半透明效果的全瓷冠，如热压铸全瓷冠、高透光性氧化锆或氧化铝全瓷冠等；而后牙功能区修复则多选择金属烤瓷冠、单层氧化锆全瓷冠等。各种材料全冠的牙体预备及制作特性详见固定修复的相关章节。

桩核冠设计可根据具体情况组合应用。如纤维桩-树脂核-铸瓷冠（图 3-9-5）、成品金属桩-树脂核氧化锆瓷冠（图 3-9-6）、氧化锆瓷桩核-全瓷冠（图 3-9-7）、铸造金属桩核-金属烤瓷冠（图 3-9-8）等。

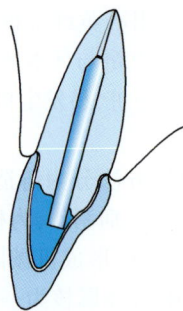

图 3-9-5　纤维桩-树脂核-全瓷冠

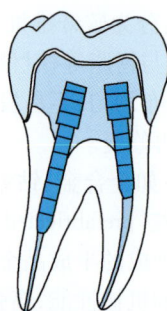

图 3-9-6　成品螺纹金属桩-树脂核-氧化锆冠

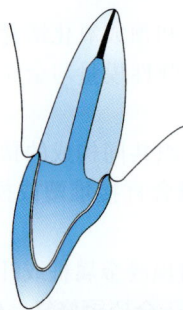

图 3-9-7　氧化锆瓷桩核-全瓷冠

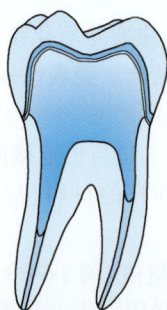

图 3-9-8　铸造金属桩核-金属烤瓷冠

二、桩核冠的适应证及临床注意事项

(一) 桩核冠的适应证

1. 临床牙冠中度以上缺损(2~4个壁缺损),剩余牙体无足够的固位条件,难以通过直接充填提供冠修复体固位力者。

2. 临床牙冠重度缺损,断面达龈下,但牙根有足够长度,经冠延长术或牵引术后可暴露出断面以下至少1.5mm的根面高度,磨牙未暴露根分叉者。

3. 错位、扭转牙而非正畸适应证者。

4. 畸形牙直接预备固位形不良者。

除此以外,患牙应具备完善的根管治疗,根管充填满意,根尖封闭良好,原有根尖周炎症得到控制等,方可行桩核冠修复。

(二) 桩核冠的临床注意事项

1. 缺损范围过大,如3~4个轴壁缺损或缺损深达龈下,不能用正畸或牙周冠延长手术获得足够的生物学宽度的患牙,如果选择桩核冠修复,应告知患者修复预后不良,让患者知情。

2. 牙根或根管解剖形态不良,如牙根短小或牙根吸收导致牙根过短或牙周萎缩致冠根比异常;牙根弯曲致根管桩道过短等,若采用桩核冠修复需谨慎。

3. 未行完善的根管治疗,如欠充填或充填密度不足致根尖封闭不良,或根尖阴影过大,瘘管未消者,宜在根管治疗效果肯定时再行修复。

4. 年轻恒牙根尖未完全成形者,原则上尽量保存活髓,诱导根尖成形,促使牙根继续发育和根尖孔封闭。而有些根尖孔虽已封闭的年轻恒牙,因髓腔及根管粗大、管壁薄、继发牙本质少,根管往往超过根径的1/3,根管治疗后丧失血供而变脆,置桩存在根折的风险。

三、桩核冠的设计

需要行桩核冠修复的患牙,冠部剩余牙体组织已不足以为修复体提供足够的固位形,因此桩核的设计有其独特的固位形与抗力形要求。

(一) 桩的长度

桩核冠固位力的获得,大部分是依靠桩与根管壁间的摩擦力及与水门汀、粘接剂的黏着力。因此桩的长度越长,摩擦力与粘固面积越大,固位力越强,但桩的实际长度与牙根总长度、临床牙冠高度及牙槽骨吸收程度等有关(图3-9-9),要求如下:

1. 需至少保留5mm的根充材料以保证根尖封闭,同时可避免将剩余的根充物推出根尖或带出根管,导致重新进行根管充填。

2. 保证桩的长度不短于临床牙冠高度。

3. 骨内桩长度大于骨内根长度的1/2,以保证桩进入有牙槽骨支持的牙根内达一定长度。

4. 有条件时尽量满足桩长达到根长的2/3~3/4。

当牙槽骨有一定程度吸收时,桩长度除参照临床牙冠长度外,还应同时参照位于牙槽骨内根长与桩长的比例,以避免因为牙槽骨以外的牙根缺少支持,桩的末端位于牙槽骨外或近牙槽嵴顶,产生应力集中而致根折。

(二) 桩的直径

桩的直径对桩的固位与抗力都有影响。一般要求桩的直径在1/4~1/3根径范围内。桩的直径大,桩与根管内壁的接触面积越大,固位及抗力性也就越好;但桩越粗根管壁越薄,易导致受力时牙根折断(图3-9-10);而桩过细,则受力时易产生桩

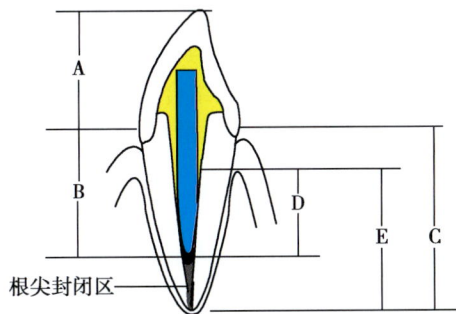

图 3-9-9 桩长度、根长度及牙槽骨的位置关系

1. 根尖区保留至少5mm的根充物 2. 桩的长度不短于临床牙冠的高度(B≥A) C.骨内桩长度不少于骨内根长度的1/2(D ≥1/2E)

学习笔记

的弯曲或折断(图3-9-11)。

（三）桩的形态与根管形态的关系

桩的形态取决于牙根的形态,牙根的三维形态制约着桩的长度、粗细以及水平截面的外形。

1. 牙根在𬌗龈-根尖向的形态　目前所使用的桩材料都不能弯曲,即桩不能弯曲就位,所以根的可利用长度,指从根管口开始向根尖方向的笔直长度(图3-9-12)。如果该长度可以大于等于临床冠的高度,并可以让桩在骨内的长度大于根在骨内高度的1/2,则可保证足够的固位和抗力,否则预后不良。

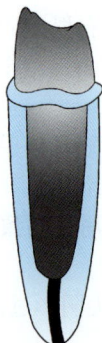

图3-9-10　根管壁过薄,桩过粗　　　图3-9-11　桩过细　　　图3-9-12　弯曲根管可利用的长度小

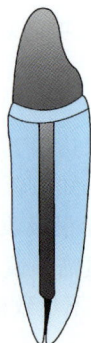

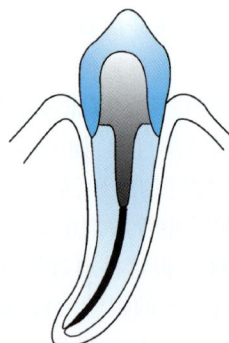

2. 根在各个横切面的形态　桩的直径达根径1/4～1/3指在横切面360°的各个位置均有足够的根管壁厚度。但由于根的形态很少能发育成圆形,即使在根管口呈圆形,在骨内的各个层面上也不一定是圆形,因此,选择桩道和预备之前应熟悉牙根及根管解剖形态,以便适当保守预备(图3-9-13)。由于根管与根外形相似,因此桩在各个横切面上形态可参照牙根外形。如根尖片作为二维重叠影像,可用于判断髓腔形态与数目,有特殊需要的可进行口腔科CT。

（四）桩的形状与表面结构

按桩的聚合度可分为平行桩(图3-9-14)与锥形桩(图3-9-15)两种。平行桩比锥形桩固位力强,适用于根长且粗大,继发牙本质较多者。但平行桩与牙根外形不吻合,不适宜细根、短根、继发牙本质少的患牙。锥形桩密合度好,容易就位,可保证良好的固位力。

按桩的表面结构可分为光滑桩、锯齿桩、螺纹桩等。铸造桩为光滑表面,预成桩可制成各种表面形态。一般认为光滑桩为被动就位,对根管壁不会产生应力,而螺纹桩就位时会对根管壁产生应力,建议拧到底后回拧一圈,可消除内应力。表面纹理与排溢沟相结合可方便水门汀排溢而使桩完全就位,而十分密合的光滑桩,水门汀排溢困难,液压力大,常不能完全就位。

（五）牙本质肩领

冠修复体边缘应覆盖缺损区边缘冠方部分健康牙本质,原则上核的边缘与冠边缘之间应留有至少1.5mm的牙本质,称为牙本质肩领,后者可以形成箍效应(ferrule effect)(图3-9-16)。以抵抗水平向𬌗力,防止冠横折。临床上常见无牙本质肩领设计的桩核冠修复体在使用过程中容易导致患牙的牙根折裂。因此当根面位于龈下时,需通过正畸方法行牙根牵引术或通过牙周手术行牙冠延长术来获得牙本质肩领。

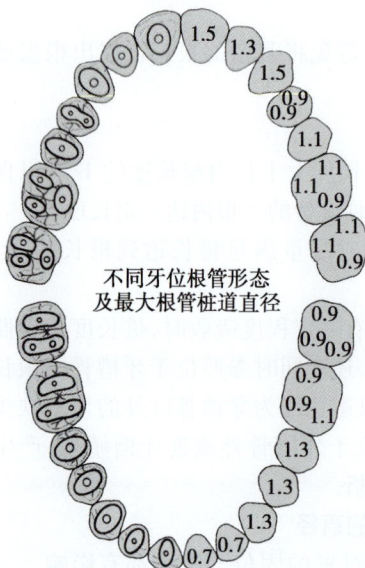

图3-9-13　不同牙位根管形态及最大桩道直径

右侧牙弓显示根管形态和桩道位置,左侧牙弓显示桩道直径

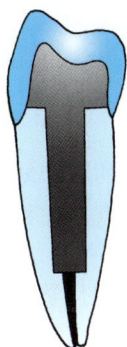

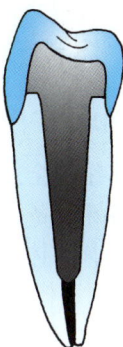

图 3-9-14　平行桩　　　　　　图 3-9-15　锥形桩　　　　　图 3-9-16　桩核冠牙本质肩领

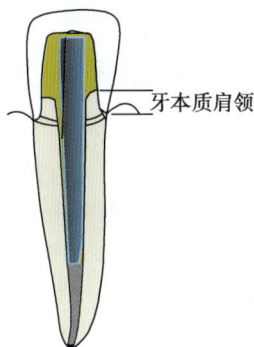

四、桩核冠修复的牙体预备

牙体预备前,对已确定为桩核冠适应证的患牙,再次检查口内情况并参照 X 线片,估计牙根的长度、方向、根管充填情况与根尖周情况,选择器械,调整体位。

(一)冠部剩余牙体预备

1. 全冠的初始预备　无论尚存留多少牙体组织,都应按全冠预备要求初步预备出全冠的空间(图 3-9-17)。

2. 去除原有充填物及龋坏组织　去净残冠上所有的旧充填体及龋坏组织,暴露牙体组织。

3. 磨除薄弱牙体组织　去除无支持的薄壁弱尖,平整根面剩余牙体组织,确定最终边缘线,保证牙本质肩领处牙体厚度不小于 1mm,高度不小于 1.5mm。

(二)根管桩道预备

按 X 线片量好长度,标记在扩孔钻上,根据牙冠高度切除量适当降低标记的工作长度。按根管方向,低速进钻、拉动、切碎根管充填物,根据牙根长度、外形、直径选择相应型号根管钻预备至所需桩道的工作长度(图 3-9-18)。

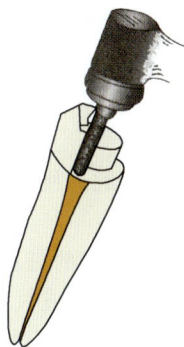

图 3-9-17　冠部剩余牙体预备　　　　　　　图 3-9-18　根管桩道预备
　　　　　　　　　　　　　　　　　　　　　以扩孔钻预备根管至工作长度

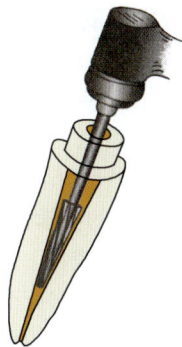

1. 预成桩的桩道预备　包括纤维桩、预成氧化锆陶瓷桩和预成金属桩,根据牙根长度和直径选择合适的型号,用相应型号的根管钻预备,同时试戴预成桩,以桩能被动就位且有一定固位力为宜。

2. 铸造金属桩的桩道预备　包括单桩道和多桩道预备。与预成桩不同的是铸造金属桩桩道形状可遵循根管外形制备,不用刻意扩大根管,较适合椭圆形或扁形根管者。

(1)单桩道预备:根据根管长度用最细的根管钻预备至所需深度,再沿着根管外形做适当扩大即可。一般上下颌前牙、上颌第二前磨牙、下颌前磨牙均为单桩道。磨牙如果缺损范围在两个轴壁以下可在近缺损区选择一个根管预备为单桩道。

(2)多桩道预备:大面积缺损磨牙需要利用方向不同的双根管或三根管来固位,根据牙体缺损范围选择预备 2~3 个桩道,其中与髓壁方向较一致的根管作预备主桩道,主桩与核一起整体铸造,其余根管可作为次桩道,用于放置插销。

五、桩核冠修复体的制作

（一）直接修复法

直接修复法即在椅旁直接完成桩核成形、修整作为全冠预备体,以行后期的冠修复。优点是可以减少临床操作步骤和患者就诊次数;不需要特殊设备,成本相对较低。缺点是桩和核为不同材料组合而成;操作易受口腔环境影响;机械强度不如整体铸造或切削加工者等。

1. **纤维桩-树脂核**　椅旁一次性完成纤维桩粘固和树脂核成形。纤维桩常用化学固化或双固化树脂水门汀或流动树脂粘固,有光导作用的纤维桩可保证根管内部的树脂水门汀充分固化。纤维桩冠部用复合树脂堆塑成核,也可用核树脂材料直接粘桩成核。

2. **预成金属桩-树脂核**　预成金属桩有镍铬合金桩、钛合金桩等;表面有螺纹、十字纹等结构,螺纹桩与根管壁之间有机械嵌合作用。用水门汀材料充填桩与管壁间间隙;上部可根据牙位、缺损范围、美观需要等选择复合树脂或核树脂堆塑核形。

（二）间接修复法

间接修复法需要制取桩道精细印模,在模型上完成桩核制作。优点是桩核为一整体,强度较高;缺点是依赖印模和模型的精确性,增加患者就诊次数等。

1. **金属铸造桩核**

（1）根管桩道印模制取:包括单桩道和多桩道印模。根管桩道内注入高流动性印模材料,如轻体硅橡胶、聚醚橡胶或琼脂印模材料等,插入印模桩,放入堆满印模材料的托盘;印模材料凝固后,顺根管方向取下、检查印模完整性,根管清洁、暂封。灌制模型,送技工室。技工在工作模型上制作桩核熔模、包埋铸造,调磨就位于工作模上送回临床试戴、调磨粘固。

（2）磨牙分体铸造桩核制作:由于磨牙为多根牙,多个根管桩道难以获得共同就位道,因此需要行分体桩核修复。分体铸造桩核主要有嵌合式和插销式两种类型,嵌合式桩核一般由2个可相互嵌合的核及与其相连的就位道方向不同的桩组成,插销式分体桩核为主桩核和1~2个插销桩构成。插销式分体桩核应用更广泛。

（3）铸造桩核的试戴与粘固:单桩道桩核为单一部件,分体桩核常存在2个甚至3个部件,试戴时要按照就位道要求分先后顺序就位。口内试戴时检查桩就位情况、边缘密合度、固位力,核的形态、倾斜方向、聚合度、咬合空间等需要符合全冠固位型要求。调试合适后用玻璃离子水门汀或树脂加强型玻璃离子水门汀等粘固。

2. **瓷桩核**　瓷桩核因其桩核背景为牙色,抗弯强度较纤维桩高,因此适用于前牙区残根残冠需要选择铸造金属桩核的美学修复病例。

3. **预成氧化锆桩-铸瓷核**　即成品氧化锆瓷桩与热压铸瓷核联合制作的桩核。方法:采用预成配套根管钻预备根管桩道,配套印模桩印模,在模型上选择相应直径的预成氧化锆桩堆塑核部熔模,连桩包埋,失蜡铸造,将铸瓷核与氧化锆桩高温压铸成为整体桩核,送临床试戴粘固。

4. **一体化氧化锆瓷桩核制作**　一体化氧化锆瓷桩核通过整体切削加工成形,较预成氧化锆桩-铸瓷核强度更高,兼具金属铸造桩核的强度和陶瓷的美观。由于桩道阴模难以扫描,一般需要扫描桩核蜡型,再按CAD/CAM流程设计制作完成。送临床试戴粘固。

（李　彦）

第十节　贴　面

贴面(veneer)修复是采用粘接技术,对牙体表面缺损、着色、变色和畸形等,在保存活髓、少磨牙或不磨牙的情况下,用全瓷或树脂等修复材料直接或间接粘接覆盖,以恢复牙体的正常形态和色泽的一种修复方法。随着粘接技术的普及和各种贴面修复材料的广泛应用,加之贴面修复在牙体预备过程中,能够很好地保存自然牙体组织,该技术逐步被广泛接受,已成为临床常用的修复技术(图3-10-1)。

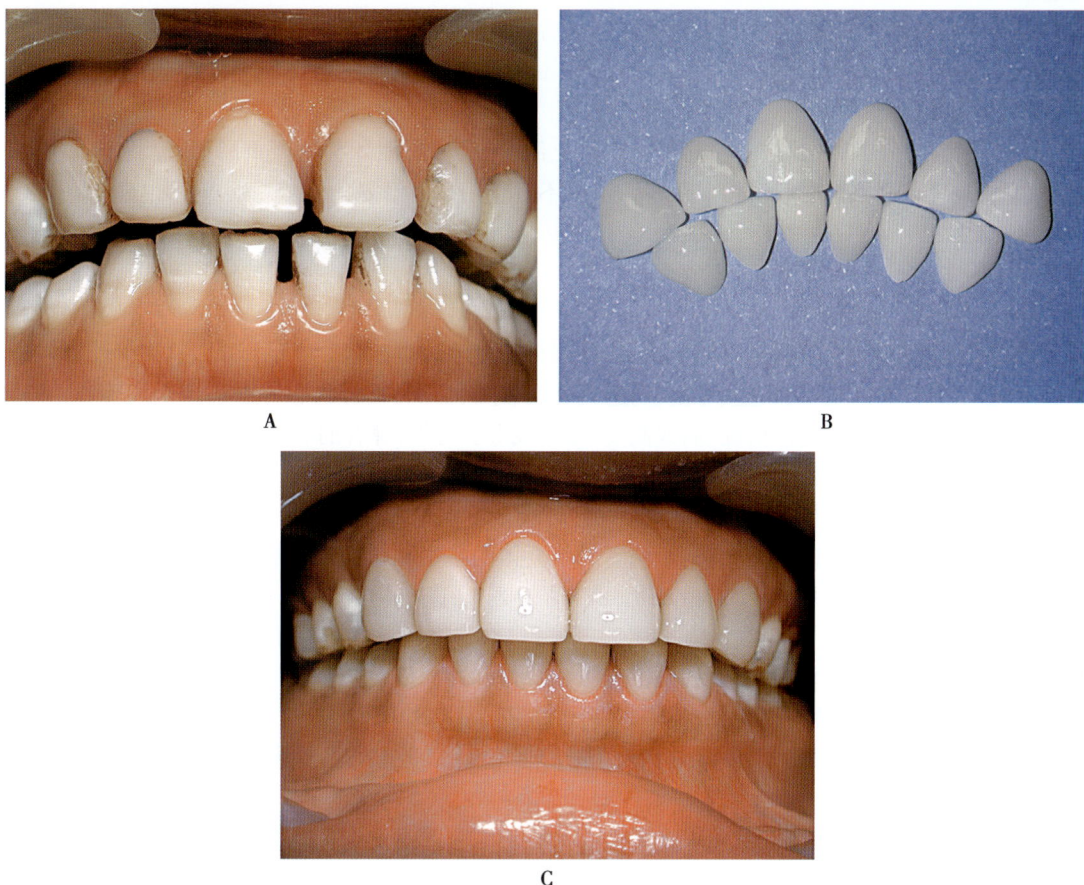

图 3-10-1　贴面修复
A.前牙间隙过大贴面修复　B.瓷贴面制作完成　C.瓷贴面粘接完成
（空军军医大学口腔医学院陈吉华医师供图）

一、贴面的种类和适应范围

（一）贴面的种类

贴面根据材料分为瓷贴面（ceramic veneer）和树脂贴面（composite resin veneer）。按照在口内或口外完成方式不同分为直接贴面和间接贴面。

直接贴面修复通常是指用光固化复合树脂口内直接修复完成,在牙齿上直接塑形,分层固化,打磨外形,抛光表面,完成牙体缺损的修复。直接贴面术简便,一次完成,多用于修复较小的牙体缺损和轻度变色牙。但是,受口内操作因素的影响,直接贴面在边缘密合性、表面光洁度和耐磨性等方面都有一定的局限性。

间接贴面修复首先要制取牙体预备的印模,灌制模型,在模型上完成贴面修复体,再粘接于牙体上,完成牙体缺损的修复。间接贴面种类较多,根据方法和材料的不同,可以分为烤瓷贴面、热压铸瓷贴面及树脂间接贴面等。另一种间接瓷贴面修复是椅旁 CAD/CAM 瓷贴面修复,完成贴面的牙体预备后,采集牙体表面图像数据,用计算机做修复体外形设计,并进行修复体的精密机械加工,上釉或抛光表面,粘接,完成修复体。间接贴面修复在预备牙模型上制作,操作方便,可以充分修磨,贴面的质量高。烤瓷贴面、热压铸瓷贴面和 CAD/CAM 瓷贴面是常用的间接贴面,而树脂间接贴面强度较瓷贴面低,目前已经很少使用。

（二）适应证

贴面主要用于:①牙体缺损:包括牙面小缺损、前牙切角缺损、大面积浅表缺损、颈部楔状缺损牙;②变色牙:包括四环素牙、氟牙症、牙釉质发育不良;③牙体形态异常牙:如畸形牙、过小牙等;④牙体排列异常:如轻度的舌侧错位牙、扭转牙。另外,如牙间隙增大、轻度的中线偏移等也是适应证。

因磨耗而变短的牙齿,当垂直距离重新恢复后,可以用贴面恢复牙冠的长度,但应该严格控制适应证。

(三) 临床注意事项

上颌牙齿严重的唇向错位、严重舌向错位、上颌前突、牙唇面牙釉质严重磨损、反𬌗、牙间间隙过大、中线过度偏移、牙列拥挤排列不齐等,一般不宜选用贴面修复。

二、贴面修复术前准备与牙体制备

(一) 检查、诊断

治疗开始前必须进行仔细的检查、诊断,并制订完整的治疗计划。

首先,了解患者的主诉、病史、年龄,对患龋状况、牙周情况、咬合状态等需进行全面检查,并检查记录患者的肤色、牙冠色泽情况、唇线高度、微笑线等。另外,患者的心理因素及对修复体的期望值等,与患者对最终修复效果的接受程度也是密切相关的,应引起注意。

口内术前照片,研究模型、诊断蜡型、诊断饰面(mock-up)等一般也是不可缺少的资料。照片可以帮助进行术前、术后的对比,有利于患者对修复体的接受和认可;研究模型在贴面制作过程中可以做形态修整时的参照;诊断蜡型或饰面有助于医患、医技沟通,并为最终的修复体提供形态参考。

检查、诊断结束后制订治疗计划,对治疗方法、治疗时间、修复范围、牙色、形态、费用等相关问题要向患者作详细的解释与说明,并征得患者同意。

治疗计划决定后,可进行必要的治疗前处理,包括口腔洁治,龋齿的治疗,牙髓、牙周治疗等。

(二) 颜色的选择

贴面的色调效果,原则上是由贴面材料自身决定的,粘接剂的颜色对最后效果也可起到一定的微调作用。颜色的选择对变色牙与非变色牙应有所不同。

1. 非变色牙贴面修复前的颜色选择　在龋齿、旋转牙、短小牙、牙折等非变色牙的情况下,可采用常规的比色方法,参照邻牙及对𬌗牙的颜色等信息选择色调。

2. 变色牙贴面修复前的颜色选择

(1) 对于变色仅限于个别牙时,例如失髓牙等情况,仍按常规方法根据邻牙及对𬌗牙的颜色来选择色调。

(2) 对于四环素牙等多个牙变色的情况,患者往往希望修复后的牙变得"又白又亮",即使贴面颜色与邻接牙逐渐过渡也很难满足患者的要求。但是,如果在不太明亮的牙列上完成的贴面颜色过亮、过白,会显得很不自然。因此,制订治疗计划时就必须要确定贴面的修复范围,同时,要根据患者的要求、年龄、皮肤颜色、着色程度等信息作出综合的判断。

这类变色牙修复时,基牙的颜色必须进行遮色。着色的部位和程度等应该正确地传达给技师,以便采用遮色材料进行修复。另外,这类基牙的变色多是由于牙本质变色引起,基牙预备后变色程度会随之而增加,因此,口内照片等最好能记录下基牙预备后的着色特点。

(三) 贴面修复的基牙制备

1. 牙的磨切量　为了使贴面能与牙形成牢固的粘接,也为了最大限度地防止继发龋、牙过敏等症状,牙体制备应尽可能止于牙釉质内,尽量少磨牙;但同时考虑到贴面的适合性、美观性和色调等因素,基牙的磨切量要能保证贴面一定的厚度。

畸形牙牙体预备时,要根据畸形牙牙冠情况,在确保贴面的边缘厚度,防止外形过突,明确边缘线等前提下进行。

2. 边缘位置设定　颈部边缘的位置要注意防止暴露颈部牙本质,要考虑到贴面修复后边缘与牙周组织的关系等因素,一般放置在平齐龈缘或在龈缘以上较为理想,但在基牙严重变色的情况下,为了更好地恢复牙颈部的美观,可将边缘放在龈缘的稍下方。

邻接面的边缘通常放在邻接点的稍前方,保存牙原有的邻接关系,要保证贴面与牙的交界线

学习笔记

从外面观察不到。但在严重变色牙、邻面龋坏、牙间隙过大、旋转牙及短小牙等情况下,要用贴面来恢复邻接关系,这时贴面应超过邻接点终止于舌侧,并注意防止形成倒凹(图 3-10-2)。

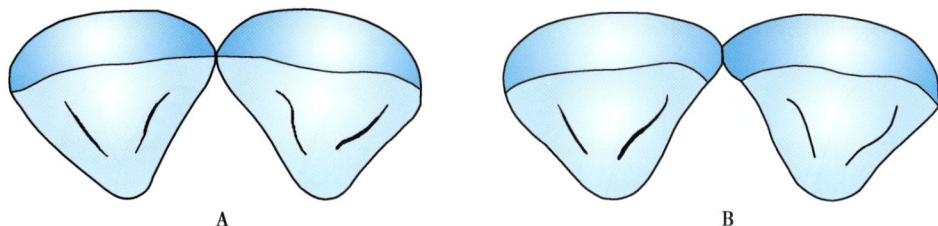

图 3-10-2 贴面邻接面的边缘位置
A.邻接面的边缘在邻接点的稍前方 B.邻接面的边缘超过邻接点终止于舌侧

3. 边缘的形态 边缘应形成光滑的浅凹形,刃状边缘位置不易确定,美观性和适合性难以保证,因而在间接贴面时很少采用。另外,尖锐的线角易形成应力集中,也应加以避免。

4. 切端形态 根据切端牙体预备方式的不同以及切端牙体组织与贴面的对接关系不同,牙体预备的设计大致可以分为三型:①开窗型(window type),预备范围限制在患牙唇侧(图 3-10-3A);②对接型(butt-to-butt type)在开窗型预备的基础上预备切端,瓷贴面修复时覆盖切端,贴面舌侧与牙体组织端端对接(图 3-10-3B);③包绕型(overlap type),在对接型预备的基础上,预备舌侧部分牙体组织并形成终止线,瓷贴面修复时覆盖切端并包绕到舌侧,终止于预备体的舌侧终止线(图 3-10-3C)。对接型和包绕型切端均有瓷覆盖,可以用来改善患牙切端的形态,而且,瓷覆盖切端还能为贴面提供垂直终止作用,有利于贴面的正确就位和粘接。但是,对接型和包绕型预备量较开窗型多。由于开窗型不包绕切端,有利于保存切端或舌侧牙体组织,这种预备方式对上颌牙非常有利,因为该类型不破坏原有的前伸切道,瓷牙交界也不受咬合的影响。因此,上颌牙可以优先考虑开窗型设计。

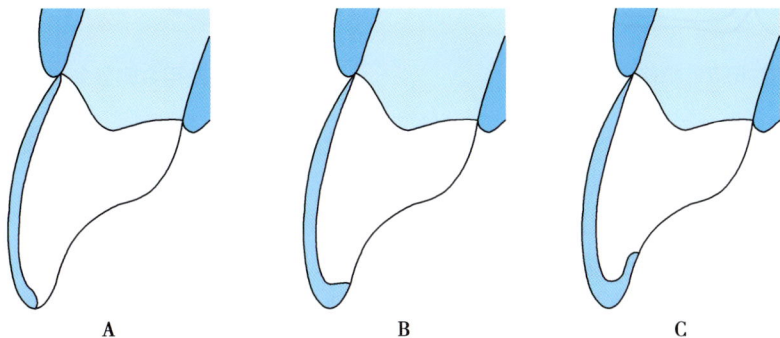

图 3-10-3 贴面牙体预备的设计
A.开窗型 B.对接型 C.包绕型

5. 贴面修复的基牙形成过程 贴面修复时基牙制备原则上是在牙釉质范围内进行,但若磨切量较大,或患者恐惧心强的情况下,应给予局部麻醉,但此时应防止过度磨切牙体。另外,如需将颈缘放在龈缘下时,基牙预备前应使用排龈线压排龈缘。

(1)引导沟的形成:用直径 0.3mm 或 0.5mm 的贴面专用深度指示沟车针,在牙釉质切端、中央、颈部分别磨出三条引导沟或称定深沟(图 3-10-4)。由于牙体预备时,会少量超过引导沟的范围,所以引导沟形成时可选用直径稍小的深度指示沟车针,这样在最终完成阶段就可以达到预期的基牙制备深度。

(2)肩台的形成:用车针圆形末端进行,邻面和颈部肩台

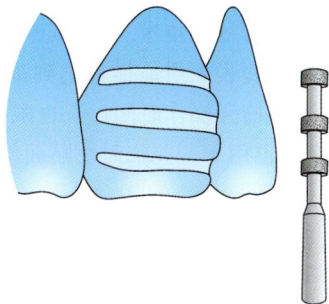

图 3-10-4 引导沟的形成

形成光滑的浅凹形外形(图3-10-5)。如果颈部肩台设在龈沟内,最好先压排牙龈后再完成颈部肩台的制备和修整。

(3)唇面的磨切:以引导沟为基准,从颈部到切端按照引导沟深度预备(图3-10-6)。要注意从颈部到切端贴面逐渐增厚的形态要求。

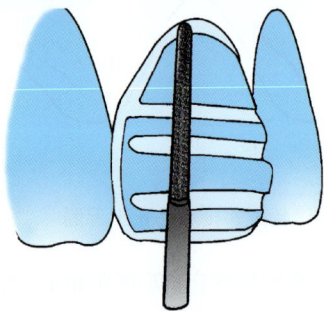

图 3-10-5　肩台的形成

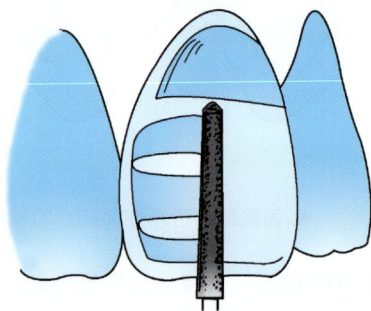

图 3-10-6　唇面的磨切

(4)完成:用粒度细的金刚砂车针修整牙的磨切面,研磨的同时去除一些薄、锐的部分,修整凹凸不平的部分(图3-10-7)。邻面修整时,为了避免损伤邻牙,可以使用金刚砂条修整(图3-10-8)。

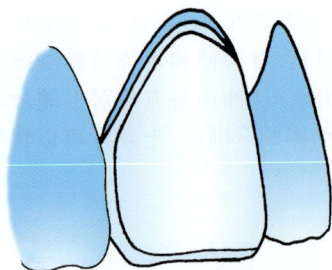

图 3-10-7　精修完成

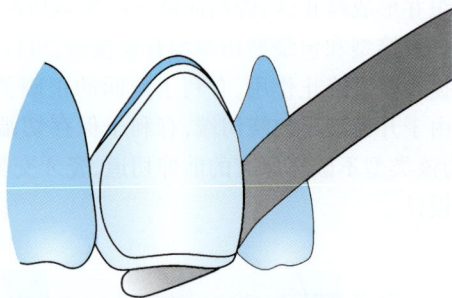

图 3-10-8　使用金刚砂条修整邻面

6.取模及记录咬合关系　取模之前,龈缘做排龈处理。最好能用个别托盘和硅橡胶印模材料取模。常规方法取牙列咬合关系记录。

7.暂时修复　贴面牙体制备通常仅限于牙釉质范围内,因此,一般情况下也可不做暂时性保护。但如果有部分牙本质暴露或有特别要求时,可采用在研究模上用白色自凝树脂制作暂时贴面,然后酸蚀唇面牙釉质的某几个点,并用充填用复合树脂粘接暂时贴面,也可用光固化树脂口内直接成形。制作暂时贴面可以起到保护预备体,维持咬合稳定等作用,但是占用椅旁时间较长。

三、直接贴面修复

直接贴面修复技术(direct veneer technique)是采用光固化复合树脂口内直接塑形、固化、抛光,完成牙体修复的技术。其优点是简便、灵活,一次完成,但由于口内操作受许多因素的影响,贴面的边缘外形和表面质地很难达到理想要求;口内直接固化树脂单体转化率一般较低而影响贴面质量;另外,椅旁操作时间过长也限制了其临床应用。因此,直接贴面现多用于小范围、个别牙的修复,有时也用于一些临时性贴面修复。直接贴面修复操作步骤包括:牙体处理、贴面成形及修形、抛光三个阶段。

(一)牙体处理

1.牙体预备　清洁、磨改牙釉质表面。原则上只做表面磨光或表浅磨切,厚度一般不超过 0.5mm。

2.酸蚀处理　常规酸蚀30秒左右,氟牙症可延长至1分钟,然后冲洗、吹干。

（二）贴面成形

1. 涂粘接剂或遮色剂 涂层要薄而均匀（可用气枪吹匀吹薄）。涂粘接剂可不进行光照固化或光照固化20秒，表面发粘层勿擦去。涂遮色剂者光照固化40～60秒，若变色牙仍明显，可再涂一层遮色剂，重新光固化。为使邻面隔开，可先用聚酯薄膜分离。

2. 覆盖复合树脂 前牙复合树脂有多种颜色，可根据需要选用。唇面应进行套色，覆盖时可用雕塑刀按需要取一小块较深色复合树脂，贴敷于牙颈部，用雕塑刀使复合树脂紧贴牙体组织，再修整外形，使复合树脂在冠颈缘自然光滑而不进入龈沟、不覆盖牙龈，向切端渐薄，形成斜面。再取颜色较浅的复合树脂，从切缘向颈部覆盖，向颈部渐薄，使色泽从浅至深自然过渡。表面可用细软小刷蘸口腔科粘接剂轻轻刷匀，然后进行光照固化。

（三）修形、抛光

如修复体形态不够理想或颈缘、邻间隙有多余的复合树脂，可用金刚砂车针修整，并认真检查咬合情况，进行牙尖交错𬌗、侧方咬合和前伸咬合检查，消除早接触点和𬌗干扰。

四、间接贴面修复

间接贴面修复技术（indirect veneer technique）主要采用陶瓷或复合树脂材料在模型上制作完成。间接贴面的制作不受椅旁操作时间限制，故可在口外进行充分地修形、调改和磨光，其修复效果常常优于直接贴面。

（一）瓷贴面的制作与完成

瓷贴面（ceramic veneer）可由热压铸造、粉浆涂塑及CAD/CAM等几种方式完成；前者在制作时需要有特殊的热压铸配套设备；椅旁CAD/CAM瓷贴面修复是在完成贴面的牙体预备后，用数字印模方法采集牙体表面图像数据，用计算机做修复体外形设计，并进行修复体的精密机械加工、抛光表面（必要时可进行特殊染色）、粘接，完成修复体。粉浆涂塑法采用在耐火模型上直接涂瓷烧结的方法制作而成，只需常规烤瓷设备即可。本书仅简要介绍粉浆涂塑制作瓷贴面的方法。

粉浆涂塑成形法制作瓷贴面方法如下：

1. 模型的准备

（1）常规取模、灌注石膏模型。

（2）用硅橡胶印模材料翻制耐火包埋料印模，然后用专用耐火包埋料灌注模型。

（3）耐火包埋料模型的预烧：耐火模型干燥后，要先置于烤瓷炉内预烧结，以排除模型中的杂质和可燃物，防止在贴面烧结过程中对贴面产生污染。一般预烧结温度要高于瓷烧结温度50～100℃，并根据材料要求保持足够的时间。

2. 瓷贴面的烧结成形 耐火模型预烧结完成后，可开始筑瓷成形。先将模型在蒸馏水中浸湿，然后用比色所选的瓷粉成形。

（1）遮色瓷的形成：根据变色牙的程度决定是否采用遮色层。烤瓷贴面的颜色处理，一般有两种方法，一是用遮色瓷，另一种是用带遮色剂的粘接树脂进行贴面粘接。如果使用遮色瓷，一般其厚度不超过0.1mm，然后置烤瓷炉内烧结。

（2）贴面的形成：按常规烤瓷制作方法分别成形颈瓷、体瓷和切瓷，并烧结成形。

3. 瓷贴面的处理 瓷贴面烧结完成后要进行修形、试戴、磨光和上釉。

（1）用笔式喷砂机去除贴面组织面上黏附的耐火包埋料。

（2）用碳化硅砂石轻轻打磨贴面外形，并在工作模上进行比试，检查外形和适合性。

（3）外形修改完成后细磨、抛光贴面表面并上釉，上釉时要防止釉料流入贴面的组织面而影响贴面的适合性。

（4）酸蚀贴面备用。用2.5%～10%的氢氟酸溶液酸蚀贴面组织面2.5分钟，彻底冲洗、吹干后置于有海绵垫的盒内，准备临床粘接使用。

4. 瓷贴面的粘接 患牙经酸蚀处理后，用粘接性树脂水门汀完成（牙体的酸蚀及粘接剂处理与直接贴面修复步骤相同）。不透明瓷贴面可采用化学固化或双重固化树脂水门汀进行粘接。粘

视频：ER3-10-3
间接贴面修复技术

学习笔记

接前要在贴面的组织面上涂含有硅烷类化学偶联剂的结合剂,然后逐个粘接;先将粘接性树脂水门汀置于贴面的组织面一薄层,放置在牙面上后轻轻加压紧贴牙体,用细软毛刷去除挤出的树脂水门汀。若用双重固化树脂水门汀或光固化树脂水门汀,应进行光照固化40~60秒。然后,再度检查咬合关系,并进行必要的调𬌗。最后仔细检查抛光贴面的颈缘,邻接及切缘等部位,不能形成悬突或不光滑的边缘。

（二）复合树脂类贴面的制作与完成

硬质树脂类贴面的制作较瓷贴面简便,不需翻制耐火模型,只需在工作模型上进行成形、固化、修形、抛光即可完成。这类贴面的固化方式以光固化为主。

但是硬质树脂类材料的硬度仍然显著低于瓷材料,而且存在易磨损、化学性能不稳定、易变色等缺点,目前在间接贴面修复中已经很少使用。

五、贴面修复的注意事项

1. 贴面修复前,凡有龈炎者应予治愈后修复,否则将影响贴面龈边缘的密合性,修复后易出现边缘微渗漏,龈炎亦不易愈合。复查中发现边缘着色者多因边缘微渗漏所致,轻微者可局部磨改后用复合树脂修补,严重者应予以重新制作。

2. 贴面修复牙间隙,应注意美观、协调,有的还可先行正畸后再进行修复。对于关闭间隙后显得太大的贴面,应增加其唇面突度并雕塑发育沟,对显得太小者则应减小唇面突度。

3. 除严格按照粘接各步骤的要求进行操作外,在完成贴面粘接后,还要注意咬合关系的检查和处理。检查牙尖交错𬌗有无早接触,检查侧方咬合和前伸咬合有无𬌗干扰,应尽量减轻𬌗力,消除早接触和𬌗干扰。

4. 出现个别修复体局部折裂者,应分析其原因;在消除折裂原因的基础上,可将局部及周围的修复材料磨除一薄层(暴露牙釉质者应进行酸蚀处理),涂口腔科粘接剂,用复合树脂修复,或者直接选择拆除贴面后重新修复。

（周永胜）

第十一节　牙体缺损修复体的粘固与完成

牙体缺损修复体在技工室制作完成后,最终由医师在患者口内进行修复体的戴入,这一过程还需以下5个步骤:①戴前处理(preliminary finishing);②试戴和调磨(try-in and adjustment);③表面处理(surface treatment);④粘固(cementation);⑤粘固后处理(finishing and polishing)。

一、戴前处理

应在患者就诊之前对牙体缺损修复体进行初步处理,从而使临床医师无需花太多时间调磨就可将修复体顺利地在患者口内就位、粘固而完成治疗,即节省了宝贵的椅旁操作时间,又可赢得患者的信任。

1. **初步检查**　仔细检查修复体是否完整,对于铸造金属修复体主要检查其有无缺损、砂眼或缩孔;对于全瓷修复体主要检查其边缘是否光滑连续。在明亮光源下用放大镜检查修复体组织面有无金属瘤、残存的包埋料、石膏渣、抛光膏等,如果发现有应选择大小合适的钻针磨除;要仔细检查烤瓷冠肩台的组织面是否有少量的瓷覆盖,如果有则用细金刚石钻针缓慢轻轻磨除,使金属重新暴露。

2. **代型检查**　将修复体就位于代型上检查,并用放大镜检查就位是否彻底,边缘是否合适。理想的就位状态是:修复体只在边缘部位与代型接触,其余内表面与代型表面留有一个大小在30~40μm的间隙,以容纳水门汀材料。

3. **邻接关系检查**　在模型上检查修复体邻接关系是否合适,如果邻接关系过松或者丧失,则应提前在技工室添加邻接;如果邻接关系过紧,则应提前在模型上调整邻接关系。首先使用较薄的咬合纸放置在修复体与邻牙之间,然后将修复体在代型上就位,随后取下修复体,观察邻接点印记的范围、轻重,用慢速磨头调整邻接关系。调整邻接关系时应反复少量、缓慢地研磨,直至修复体在代型上能够完全就位,同时修复体的近远中仍与邻牙接触。理想的邻接关系应当是当修复体复位在工作模型时,不造成相邻牙代型的移位,在拉动插入到邻接区内的咬合纸时既要感到有阻力,又可以完整地抽取出来。

4. 猞架上调猞 在调猞前应确认修复体已彻底就位,然后在猞架上用咬合纸检查咬合情况,用直径较小的柱状磨石先调牙尖交错猞早接触,然后调非牙尖交错猞早接触,直到咬合点均匀。

5. 初步抛光 在邻接关系和咬猞调磨完成后,金属修复体用钨钢磨头进行轴面磨平,猞面抛光时先用花蕾状抛光钻研磨猞面沟窝,使沟窝清晰,然后再用金刚砂或碳化硅磨石依照猞面外形将粗糙的表面磨平,之后用中等粒度的橡皮轮进行抛光,获得呈缎纹样表面(satin-like finish)即可。金属或者烤瓷修复体经过技工室充分的抛光和上釉,最后对修复体组织面进行喷砂处理,对于玻璃陶瓷修复体的组织面可提前进行氢氟酸的处理,然后用高压蒸汽清洗以备口内试戴。

二、口内试戴与调磨

1. 问诊 询问患者上次治疗后患牙有无异常感觉;使用临时冠咀嚼时有无咬合不适和咬合痛;患牙为活髓牙者有无冷热刺激痛及自发性疼痛。

2. 检查患牙 牙周检查包括牙齿松动度、叩痛、牙龈状况及牙周探诊深度的检查。活髓牙还应进行牙髓活力检查:去除临时冠,用热试或冷试法检查牙髓状态,必要时使用电活力测定仪测试牙髓活力。牙髓反应正常者继续治疗;若存在牙髓激惹(充血)则先对患牙进行安抚治疗,待牙髓状态恢复正常后完成试戴;若患牙已发展成牙髓炎则应行牙髓治疗及根管治疗,然后再进行修复体的试戴与粘固。未及时治疗牙髓疾病而匆忙粘固修复体,未来在进行牙髓治疗时需要破坏甚至拆除修复体导致修复失败,引起患者不必要的痛苦和经济损失,甚至引发医疗纠纷。

3. 清理基牙表面 先用超声洁治设备或手动器械去除黏着在基牙表面的临时水门汀,然后用气水枪冲洗患牙表面。对活髓牙应强调爱伤观念,应使用温水冲洗,避免长时间使用乙醇刺激,避免反复吹干牙齿表面,必要时应在麻醉下完成试戴和粘固。

4. 就位(seating) 将修复体戴入预备过的患牙上并达到正确的位置称为就位。金属修复体和烤瓷修复体在试戴时应用手指稍微加力按压修复体使之就位,不应采用敲击和患者咬合的方法使修复体就位,因为在敲击力和咬合力作用下就位的冠很难脱位,而且容易造成基牙损伤。铸瓷修复体(包括嵌体、冠及贴面)在试戴时应无压力就位,因为铸瓷修复体有可能在压力下破损。

(1)修复体完全就位的标志:①边缘密合,修复体边缘应与口内基牙设计与预备的边缘完全一致,用探针探查无明显间隙,基牙与修复体连接光滑连续;②咬合良好,咬合基本合适无明显高点;③修复体就位后稳定无翘动,如果出现颊舌向翘动,则可能在邻接区或者修复体边缘有支点,应予以调改。

(2)阻碍修复体就位的因素及处理方法

1)倒凹:牙体预备时可能残留未完全去除的倒凹,使得倒凹上部的牙体阻挡修复体龈向就位。倒凹小者可适量调磨修复体颈部相应区内缘,或调磨倒凹上部的牙体组织以使修复体就位。倒凹大者应重新预备患牙,重新制作修复体,否则大量调磨基牙及修复体将造成修复体与基牙的密合度降低,易引起修复体边缘继发龋或因固位不良导致修复体脱落。

2)过锐的点角和线角:基牙预备时形成过锐的点角和线角,包埋时包埋材料无法流入熔模中相应的狭小间隙,造成修复体就位时在点角和线角产生阻挡。可适当调磨基牙的锐利点角和线角,或使用尖锐车针调磨修复体组织面相应区域。

3)模型损伤:模型切缘或猞缘灌注不全;模型切缘或猞缘损伤未被发现,如技师在制作过程中不慎刮蹭模型。修复体完成后试戴时在相应的区域形成阻挡。可对照基牙与模型不一致的部分,确定模型损伤区,并使用尖锐车针调磨修复体组织面相应区域。

4)铸造缺陷:铸造过程中,在修复体组织面形成金属瘤、粗糙面。使用相应车针磨除这些突起部分。

5)邻接过紧:在试戴时表现为修复体被邻牙阻挡难以就位,按压颊舌侧缘修复体产生颊舌向

图片:ER3-11-4
初步抛光

图片:ER3-11-5
抛光呈缎纹样表面

图片:ER3-11-6
清洁基牙

画廊:ER3-11-7
检查修复体是否彻底就位

转动。用牙线(图3-11-1)检查邻接有无阻挡,如果牙线加力不能通过,说明邻接过紧;牙线不加力即可轻松通过,则说明邻接过松。还可以使用专用的邻面接触检查片(contact gauge)检查邻面接触的松紧度。邻面接触检查片一般有3个厚度:50μm、80μm和110μm。正常邻面用牙线检查邻接接触的松紧度应在50μm以上和110μm以下,即50μm的检查片可以顺利通过邻面接触区,但110μm的检查片不能通过。如50μm的检查片不能通过邻面接触区,则表明邻接过紧;如110μm的检查片可以轻松通过邻面接触区则表明邻接过松。邻接过紧可以使用薄层咬合纸检查高点,通过少量反复调磨修复体的邻面高点达到上述合适的松紧度,若邻接过松可以通过修复体邻面金属加焊或加瓷来修改,邻面接触区间隙太大则需返工重做。

6)软组织障碍:牙龈过长或者全冠边缘有悬突,试戴时游离龈缘易卷入肩台与冠边缘之间,影响修复体就位。可使用排龈方法暴露预备体边缘,或则用电刀、激光等去除过长牙龈,必要时应在麻醉下施行上述操作。

7)其他因素:印模、模型变形,熔模蠕变变形,铸造收缩,修复体边缘过长等。

(3)修复体组织面阻碍点排除的具体方法:可使用指示剂或指示材料检查阻碍部位。作为指示剂的材料有涂抹型和喷雾型指示剂,也可以使用专用高点检查硅橡胶或高流动型硅橡胶作为指示材料。操作时将上述指示材料均匀涂布或喷涂在修复体组织面,形成

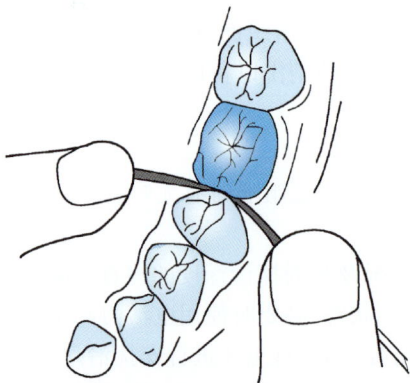

图3-11-1 用牙线检查邻接关系

一层薄膜,随后将修复体戴入患牙用手指轻轻按压,待指示材料凝固后取下观察,指示材料被挤走,组织面暴露的区域为阻碍点。选用大小、形状合适的钻针调磨阻碍点,然后戴入观察。反复操作直到修复体彻底就位。

5. 就位后的检查和调改 修复体完全就位后应按照以下顺序对修复体检查评价并修改:邻接,固位,边缘,咬合,外形及美观。

(1)邻接(proximal contact):修复体的邻接既不能太紧也不可太松。邻接太紧妨碍修复体就位,造成患者感觉不适,使患者不能用牙线清洁牙齿邻面。邻接太松则易造成食物嵌塞。对邻接关系的检查应在修复体彻底就位的基础上进行,否则易产生假象。如果未将修复体就位至正确的位置上,修复体可能抬起或倾斜而没有彻底就位,修复体的邻面没有和邻牙形成正常的邻接关系,这样即使原本修复体邻接过紧,牙线仍可从修复体与邻牙之间通过而造成邻接不紧的假象。修复体的邻接松紧度应和患者口内其他牙邻接的松紧度一致。如果邻接过紧用上文介绍的调磨方法进行调改,直到牙线可以在遇到一定阻力下通过修复体与邻牙之间,这一阻力与牙线在通过口内其他牙的邻接点时所遇到的相同。

(2)固位:设计合理的修复体在试戴时医师能够感觉到固位力的存在,完全就位的修复体用拇指和示指脱位时手指应感到明显的阻力,固位力较大的修复体往往需要用脱冠器使其脱位。如果修复体用拇指和示指脱位时手指没有任何受阻的感觉,或者上颌修复体就位后在不受任何外力的情况下自行脱落,说明修复体几乎没有固位力,应考虑重新设计重新制作,增加固位形,提高固位力。

(3)边缘适合性:良好的边缘适合性可以防止继发龋、牙龈炎症的发生。合适的冠边缘不应存在过长、过短、过厚以及与颈缘之间有间隙的情况(图3-11-2)。冠边缘与颈缘之间的间隙大于50μm的状态通常被认为是间隙过大,这样的间隙意味着探针的尖可以探入冠边缘与颈缘之间。位于龈下的冠边缘的适合度很难检查,而不适的龈下冠边缘对牙龈的健康最为有害。

理想状态下,修复体边缘应与预备体边缘一致,无悬突、台阶等。如果用指示剂或指示材料检查,修复体边缘应与基牙颈缘紧密接触,其余组织面应有一薄层指示材料,从而证实冠已彻底就位,同时显示将来水门汀的厚度。所有指示材料在粘固前应彻底清除,以免影响修复体的固位力。

(4)调𬌗(occlusal adjustment):只有当修复体完全就位后才能开始调𬌗,修复体在牙尖交错

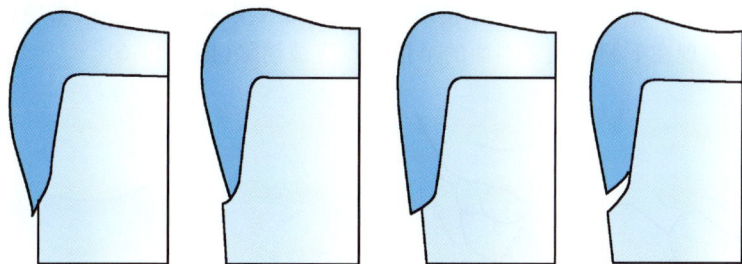

图 3-11-2 不合适的冠边缘

𬌗、前伸𬌗、侧方𬌗时不应该有咬合障碍点。应当注意的是铸瓷贴面、嵌体的咬合调改应在完成后进行,因为没有支撑的铸瓷修复体易在咬合时破损。

调改咬合前先检查不戴修复体时的咬合情况,让患者自然咬至牙尖交错位,观察牙齿的位置和上下颌牙面的接触情况,在患牙同侧接近患牙处选择一对牙,这对牙可以将 13μm 厚的薄塑胶条(plastic shim stock)或薄层咬合纸咬紧。这对牙的接触状态将作为修复体调𬌗的参考点(图 3-11-3)。

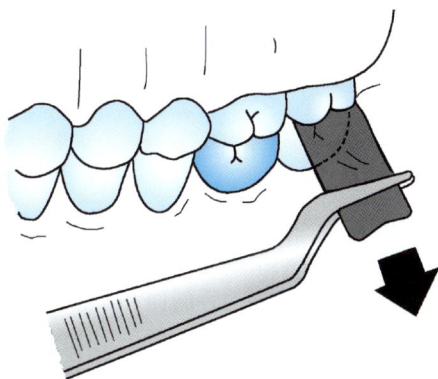

图 3-11-3 调𬌗

1)正中咬合调改:将修复体就位到患牙上,嘱患者自然咬合,观察患牙同侧的一对参考牙是否仍然能咬紧薄层咬合纸,如果不能咬紧说明在牙尖交错位时修复体有早接触点(图 3-11-4A)。要求患者双侧牙同时咬合并咬紧所有牙,这时如果下颌偏向戴修复体的一侧,则上颌舌尖的颊斜面或者下颌颊尖的舌斜面需要调𬌗。如果下颌偏向修复体的对侧,则上颌则可能应调改颊尖的舌斜面(图 3-11-4B),下颌则可能应调改颊尖的颊斜面;修复体在上颌也可能需要调改舌尖的舌斜面(图 3-11-4C),修复体在下颌可能需要调改舌尖的颊斜面。

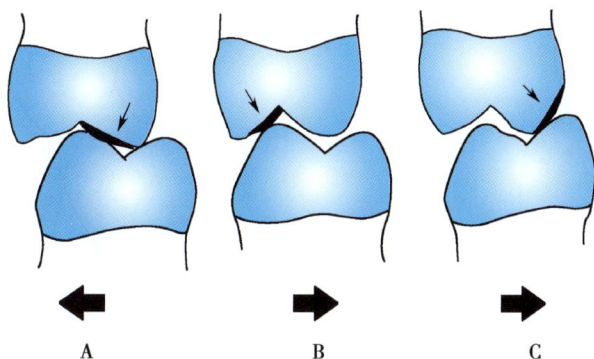

图 3-11-4 牙尖交错位时早接触的调改

在进行咬合调改时,只取一片与修复体等宽的薄咬合纸,将咬合纸置于修复体与对颌牙之间,嘱患者自然咬合,取出修复体只调改导致下颌偏移的接触点,不磨别的接触点。反复调改直到下颌不再偏移,患牙同侧的一对参考牙能将薄塑胶条咬紧。

注意𬌗面调改不要过度,否则会造成修复体低。临床上通常将薄塑胶条置于修复体与对𬌗牙之间,嘱患者自然咬紧后如果可以将薄塑胶条比较容易拽出,说明调改过度(图 3-11-5),可以通过𬌗面加焊或加瓷恢复咬合或重新制作修复体。

2)侧方咬合调改:非工作侧早接触的检查,将薄层咬合纸置于修复体和对颌牙之间,让患者咬紧,然后让患者将下颌滑向修复体对侧。在牙尖交错位时,薄层咬合纸应该能被咬紧,而一旦下颌滑向对侧,修复体成为非工作侧,薄层咬合纸则应很容易被拉出。如果这时薄层咬合纸不易被拉出，则说明修复体处于非工作侧时有早接触。在调节非工作侧早接触时，出现在上颌舌尖颊斜面的早接触点，或出现在下颌颊尖舌斜面的早接触点应被消除（图 3-11-6）。

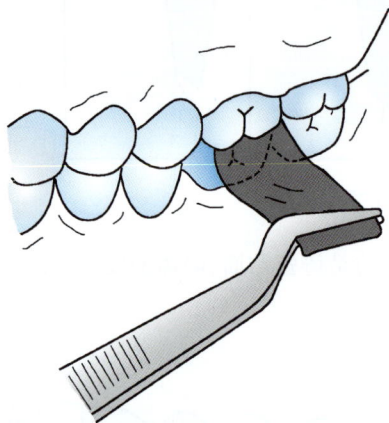

图 3-11-5　用塑胶胶条检查是否调𬌗过度　　　　图 3-11-6　非工作侧调改

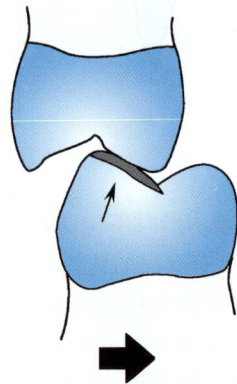

工作侧早接触𬌗干扰的调改，将咬合纸置于修复体与对颌牙之间让患者自然咬合，然后将下颌向修复体同侧滑动至该侧后牙同名颊尖相对的位置，即使修复体处于功能侧接触状态，功能侧早接触应调改上颌舌尖的舌斜面和下颌舌尖的颊斜面（图 3-11-7），应根据尖牙保护或组牙功能来决定上颌牙颊尖的舌斜面和下颌牙颊尖的颊斜面是否调磨。如果设计目的为尖牙保护，这些接触点应被磨除；如果设计目的为组牙功能，这些接触点则需保留，并调改至与尖牙之间的接触相一致的水平。

3）前伸𬌗的调改：将薄层咬合纸置于修复体和对颌牙之间，嘱患者自然咬至后退位，然后让患者将下颌向前滑动至前牙切缘相对，这时薄层咬合纸应很容易被拉出，如果在整个前伸过程中薄塑胶条一直很难拉出，则说明修复体存在前伸早接触。修复体在上颌则调其牙尖的远中斜面，修复体在下颌则调其牙尖的近中斜面（图 3-11-8）。

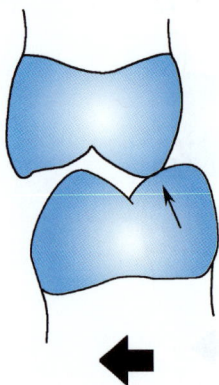

图 3-11-7　工作侧的调改　　　　　　　　图 3-11-8　前伸𬌗早接触的调改

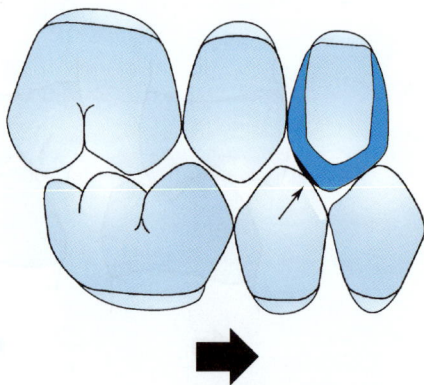

修复体在前牙时，牙尖交错𬌗时前牙应不接触，下颌牙前伸时前牙应有接触。修复体调改的标准是在牙尖交错𬌗上下颌牙之间应有 13μm 的间隙，置于上下颌牙之间的薄塑胶条用力可以被拉出。前伸𬌗时应由两组牙或更多组的牙同时保持接触，防止对某一组牙造成𬌗创伤。

（5）外形（contour）：修复体的外形应符合生理要求及解剖特点，其形态、大小尽量与对侧同名牙一致，与邻牙协调。恢复正常的各外展隙和邻间隙，以有利于食物的排溢和龈乳头的健康。在接近龈缘处冠突度太大容易促使菌斑聚集，所以冠龈 1/3 的外形应与天然牙一样。根分叉以上的轴面区域应保持与根分叉外形一致的凹面以有利于牙刷的清洁。

（6）美观（esthetics）：烤瓷冠戴入后，站在距患者 1m 左右处观察烤瓷冠的位置、形态、排列、色彩是否与邻牙及整个牙列协调一致。在粘固前，尽可能调改患者对外形不满意的地方，直到患者满意为止。瓷面色彩与邻牙不协调时可采用外染色的方法弥补;邻牙的特殊条纹和斑点必要时也可以采用外染色的方法在瓷面上模拟,以达到自然逼真的美观效果。

三、粘固前修复体外表面处理

口内试戴前金属修复体已完成初步磨光处理,在粘固前应先将试戴时调磨过的部位,如邻接、咬合和边缘等,依照初步磨光的顺序再次抛光,然后用湿砂布轮磨光,再用干抛光布轮加抛光剂高度抛光至镜面样。金合金用氧化铁抛光剂,其他金属用氧化铬抛光剂。注意抛光时冠必须就位在代型之上避免损伤边缘。

烤瓷冠应将调磨过的部位磨平然后上釉,如果不磨平直接上釉,瓷面可能有调磨时留下的划痕。

四、粘固

粘固是用水门汀将修复体固定在基牙上的过程。正确地选用水门汀材料,准确地操作,对增进修复体的固位有着十分重要的作用。

1. 粘接与粘固的基本原理　水门汀材料(luting cement)通过封闭牙体与修复体间隙达到固位效果,临床常用的水门汀材料有磷酸锌、聚羧酸锌、玻璃离子和复合树脂等;粘接剂(adhesive),又称为粘接系统,通过与牙体组织表面形成混合层结构直接与牙体组织结合形成粘接力,临床常用粘接系统可分为酸蚀-冲洗型粘接系统(也称全酸蚀系统)、自酸蚀粘接系统(图3-11-9)。

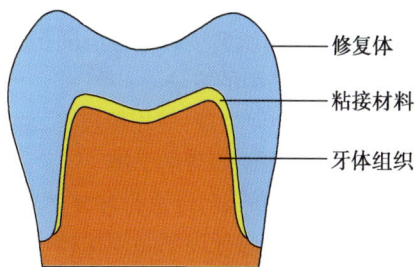

在临床实践中,正确理解水门汀和粘接剂的作用,有助于选择正确的材料和方法完成最终修复体的粘固。

修复体

粘接材料

牙体组织

图3-11-9　粘固的基本原理

学习笔记

粘接与粘固的比较

粘接	粘固
➢ 树脂与牙体组织粘接必须借助粘接系统	➢ 修复体与牙体组织之间的封闭
➢ 粘接系统又分为全酸蚀和自酸蚀两种	➢ 树脂水门汀是瓷修复体的主要粘固剂
➢ 全酸蚀需使用以磷酸为代表的强酸蚀剂,必须冲洗,强调湿粘接	➢ 树脂水门汀依靠粘接系统与牙体组织粘接
➢ 自粘接系统无单独的酸蚀步骤	➢ 一步法自粘接的树脂水门汀将粘接与粘固的特点结合在一起

2. 理想水门汀的要求

(1) 粘接力强;

(2) 粘接自身强度高;

(3) 不溶于唾液;

(4) 对牙髓无刺激;

(5) 流动性强;

(6) 操作简便;

(7) 多余水门汀容易去除。

3. 粘固材料的选择与使用　目前常用的粘固材料有:

(1) 磷酸锌水门汀(zinc phosphate cement):是最早被使用的粘固材料,具有较高的抗压强度。粘固时的pH为3.5,由于这一酸性状态,磷酸锌水门汀一般被认为对牙髓有刺激作用。活髓牙不宜使用。

(2) 聚羧酸锌水门汀(polycarboxylate cement):聚羧酸锌水门汀抗张强度高,但抗压强度很低。它的pH为4.8,但由于其成分之一的聚丙烯酸(polyacrylic acid)分子是大分子,不能渗透到牙本质小管,所以对牙髓没有刺激作用。牙体预备量大、有牙髓过敏史者可以使用。

（3）玻璃离子水门汀(glass ionomer cement)：是一种氟化铝硅钙玻璃(calcium fluoroaluminosilicate glass),强度与聚羧酸锌水门汀相当。它的优点是在结固过程中具有抑菌作用;在唾液中的溶解度低;可以释放出氟化物。修复体边缘易发生继发龋的患者应首选玻璃离子水门汀。

（4）树脂水门汀(resin luting cement)：粘接强度比传统水门汀高,颜色具有树脂的特性,美观性能好,不溶于水。根据固化条件可分为化学固化(或称自固化)、光固化、以及双重固化三种类型。根据修复体材料的不同,可选择不同的树脂水门汀,例如在瓷贴面的粘固时常选用光固化树脂水门汀,在全瓷嵌体、全冠粘固时常选用双固化树脂水门汀。

树脂水门汀在进行终修复体粘固时常需要对基牙表面进行处理,从而增加与牙体组织面的粘接力。目前常用的粘接系统按照使用方法分为两类:

1）酸蚀-冲洗型(etch-and-rinse)：有独立的磷酸酸蚀牙面的步骤,用磷酸35%～37%的磷酸凝胶处理牙面,去除基牙表面的玷污层(smear layer),然后涂布底胶(primer)和粘接树脂(adhesive resin),固化后形成与牙体组织之间的微机械扣锁,达到粘接牙面的目的。

2）自酸蚀型(self-etch)：没有单独的酸蚀处理步骤,自酸蚀粘接系统通常含有酸性单体,其酸蚀、底胶渗入和树脂粘接的过程可同步完成,临床应用更加简便。

4. 修复体粘固的方法

（1）基牙表面处理：应用橡皮杯、浮石粉或者椅旁喷砂系统清理基牙表面,然后仔细冲洗干燥牙面,保证基牙表面的清洁干燥。

如果选择树脂水门汀进行修复体粘固,还需要对基牙表面用粘接系统进行处理。在修复体戴入和粘固过程中,患牙周围必须保持干燥,一般用棉卷和吸唾器就可以达到要求。对于唾液量大或者修复体固位全靠粘接力的情况,建议用橡皮障进行隔湿。

（2）修复体组织面的处理：清洗修复体,用乙醇去除污染物,气枪彻底吹干。对于金属或者氧化锆修复体组织面可进行喷砂处理,对于玻璃陶瓷修复体组织面可进行氢氟酸处理并涂布硅烷偶联剂,从而达到粗化修复体表面,增加粘接力的目的。修复体外表面可涂抹凡士林以利于多余水门汀的去除。

（3）放置水门汀：用小毛刷或调拌刀将水门汀材料均匀涂布一薄层在冠的内壁。必要时可在基牙轴面预备溢出沟作为水门汀溢出道,避免水门汀过厚导致的就位不全(图3-11-10)。

（4）修复体戴入：以后牙全冠修复体为例,冠戴入后,让患者自然咬合,快速小幅度多次咬合后在患牙与对颌牙之间放置一块塑料垫(plastic wafer)或棉卷让患者用力咬紧(图3-11-11)。前牙冠就位后用手指垫着棉卷用力沿牙长轴按压直到材料结固,而不能让患者自然咬紧,因为对𬌗牙的水平向分力容易使牙冠倾斜。用探针检查冠边缘,确认牙冠已彻底就位,若没有完全就位,在水门汀尚未结固前迅速取下。若水门汀已结固,则应将冠拆除重做。在水门汀结固的过程中应始终保持冠周围的干燥,因为过早地接触水分容易导致水门汀溶解性增加。

（5）粘固后的处理：水门汀变成橡胶状或结固后去除冠外多余的水门汀。在材料未完全结固状态下去除多余的水门汀容易在冠边缘的粘固层中形成空腔。修复体边缘的水门汀应全部彻底地清除,邻面残留水门汀可使用牙线或金属成形片去除,残留的水门汀有损牙龈健康。最后可用

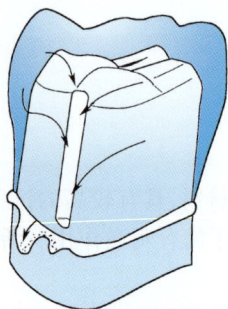

图 3-11-10　基牙轴面预备溢出

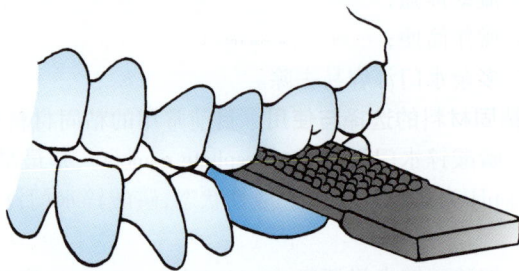

图 3-11-11　后牙冠戴入方法

橡胶抛光轮将修复体边缘进一步进行抛光。

（6）采用不同水门汀粘固时的注意事项

1）严格按照水门汀的产品说明，按照比例进行调拌，水门汀太稀则强度低，太稠将导致冠不能完全就位。

2）注意水门汀的工作时间，调拌过程应准确快速，在每种水门汀的工作时间内完成粘固。

3）水门汀的涂布要尽量均匀，用小毛刷或调拌刀将水门汀均匀涂布在冠的内壁，可以消除将水门汀大量放入冠中所造成的较高的静压力，更有利于全冠彻底就位。

5. 树脂水门汀的选择与使用 树脂水门汀粘接强度高于传统水门汀，不溶于水，结合了传统水门汀材料与复合树脂材料的优点。在临床实践中，根据修复体制作材质的不同选用不同的树脂水门汀。

（1）玻璃陶瓷修复体的粘固：对于透光率高的硅基陶瓷修复体（如铸瓷冠、嵌体和贴面），对基牙表面应用粘接系统进行处理；对于修复体组织面可以选择用氢氟酸进行酸蚀处理，再涂布硅烷偶联剂以增加树脂水门汀与瓷表面的粘接力；随后选择光固化或者双固化树脂水门汀进行粘固。需要注意的是，通常贴面较薄，对于瓷贴面的粘固，多选用光固化树脂水门汀。

（2）烤瓷、金属、氧化物复层陶瓷等不透光材料修复体的粘固：应使用双固化的树脂水门汀。由于双固化型水门汀中既有化学固化引发剂又有光固化引发剂，因此兼具光固化和化学固化的优势，可以粘固大多数修复体。

根据产品要求进行基牙表面和修复体粘接面的处理，有些水门汀提供专门针对金合金或氧化锆材料的表面处理剂以增加树脂水门汀与这些材料的粘接力。

双固化树脂水门汀含有化学固化体系，随着时间的推移可能会出现颜色改变，一般不用于瓷贴面的粘固，以避免修复后颜色的不稳定。

（3）基牙表面处理：根据基牙的状况，选择不同类型粘接系统进行处理。如果牙釉质为主，选择酸蚀-冲洗型粘接系统；酸蚀后的牙釉质可以吹干。如果牙本质为主，选择酸蚀-冲洗型粘接系统，则酸蚀时间应不超过20秒，并使用湿粘接技术，即不应过度吹干牙齿表面；也可以选择自酸蚀粘接系统。现有一步法自粘接树脂水门汀，它将自酸蚀粘接系统和树脂水门汀整合为一体，提高了临床使用的便利性，但不能用于单纯靠粘接力固位的修复形式，如贴面或粘接桥。

（4）如果修复体没有就位而水门汀已固化，应拆除修复体重新制作。重新制作时，粘接过的牙齿表面必须做适量的磨除，以消除伸入牙本质小管的树脂突起，否则会影响再次粘固。

五、粘固后处理

修复体粘固完成后，应根据患者口内的实际情况进行调整，并嘱患者戴牙后的注意事项以及定期复查。

1. 就位情况检查 如果粘固后发现修复体没有完全就位，咬合过高，这可能是水门汀过稠，冠就位太晚及患者未用力咬合造成的，应拆除重做。

2. 邻接关系检查 使用牙线检查修复体与邻牙的接触关系，以及邻面是否残留水门汀，若残留有水门汀应仔细去除，否则会损伤牙周组织。

3. 粘固后重新检查咬合接触情况 粘固前调改时由于冠有一定的活动度，可能造成一定的误差，所以在粘固后应再次检查患者的咬合接触情况。询问患者戴修复体后的主观感受，如果在正中咬合时患者有异样的感觉，前伸时在某个点有受阻挡的感觉，说明在牙尖交错𬌗、前伸𬌗修复体有早接触，用咬合纸检查早接触、进行调磨。

4. 整体抛光 用橡皮杯和浮石粉对修复体𬌗面和边缘做最后的抛光处理。

5. 口腔健康教育 告知患者戴牙后的注意事项，详细告知患者关于修复体使用及后期维护的方法，并定期接受口腔卫生检查和清洁治疗。

（黄 翠）

第十二节 牙体缺损修复体的临床应用选择

修复体的设计直接影响修复体的质量、使用寿命和预后。制订方案应根据修复治疗原则,结合患者的美观要求、主观愿望、经济条件、全身情况综合考虑,作出恰当的修复体设计。此外,在设计时还应特别注意下列情况:

1. 明确患者口颌系统的健康状况,详细检查牙体、牙列缺损情况,咬合、排列和牙周支持组织状态,确定诊断。凡有牙体、牙髓、牙周等疾病,应在完善治疗之后,再开始修复治疗。

2. 对于影响修复体美观、固位或功能的牙龈退缩和局部缺损,牙列排列不齐,牙松动等应积极治疗,改善修复前的口腔条件,以改善整体修复效果。

3. 必须建立整体观念,对牙列缺损情况、现有修复体情况有全面了解,将牙体缺损修复作为整体治疗设计中的一部分。

一、前牙

前牙的形态、颜色和排列对面部的美观和发音影响很大。牙体缺损后,根据缺损的严重情况,一般选择全瓷冠、烤瓷冠或瓷贴面的修复方式。前牙的美学修复至关重要,不仅要选择美学效果好的修复材料和修复体类型,在修复体设计和制作时也应对患者年龄、性别、性格、面型、肤色等自身条件以及患者的要求做整体考虑。

(一)缺损程度不同与修复体的设计

龋病和牙外伤是前牙牙体缺损的常见原因。不论是龋病还是牙折导致的牙体缺损,首先要确诊是否伤及牙髓,尽可能保存活髓。一般小范围的缺损多用充填治疗,当缺损严重影响到充填材料或剩余牙体的抗力、固位和美观时,可根据情况作下列修复设计:

1. **牙釉质裂纹** 短期内不会发生完全性的折断,没有牙髓症状时,一般可不处理。对美观要求较高的患者也可采用复合树脂贴面或瓷贴面修复,改善前牙唇面外观。

2. **切角、切缘缺损**

(1)切角、切缘缺损很小时,如果不影响美观和发音,可将锐利的线角调磨光滑后不再进一步处理。

(2)切角、切缘缺损如果影响到美观和发音,对于美观和功能要求低,或者要求简单修复的患者,可调磨锐利的线角后制备出粘接短斜面或固位形,以复合树脂修复。若有过敏症状,可在脱敏治疗后再采用复合树脂粘接修复,接近牙髓腔时,需预先以氢氧化钙制剂垫底。此方法较简便、有效,但牙体与复合树脂之间有交界线,美观及固位稍差,不能承受较大的咬合力。

(3)切角、切缘缺损在切1/3以内时,如果大部分牙釉质完好者,有少量牙本质暴露,可选择瓷贴面修复。

(4)切角、切缘缺损在切1/2以内者,活髓牙如有轻度敏感,可先行脱敏治疗;如敏感较重者,应以临时冠内衬具有牙髓安抚作用的氧化锌丁香油糊剂暂时粘固,待有足够的修复性牙本质形成后,在釉牙本质界的牙本质内置螺纹钉,做复合树脂核,然后行全冠修复(图3-12-1)。若死髓牙已作完善的根管治疗者,可采用桩核冠修复的方式。出于美观因素,桩的类型应尽量选择纤维桩,如必须以铸造金属桩核修复时,可在核的部分做适当的遮色处理。

(5)切角、切缘缺损达到1/2以上牙冠时,通常牙髓已经受波及,需进行完善的根管治疗后,根据剩余牙体抗力和固位形情况以全冠修复或采用桩核冠修复。

3. **其他部位的牙体缺损**

(1)唇、舌面的小范围或深度小的缺损视情况调磨抛光或充填治疗;邻面缺损小于1mm影响美观或造

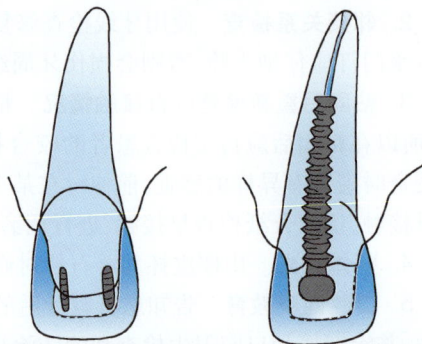

图3-12-1 冠桩加固复合树脂核行冠修复

成食物嵌塞者,剩余牙体有足够的牙釉质暴露,可选择瓷贴面修复。

（2）缺损范围稍大,但经牙体预备后能够获得足够的抗力形和固位形的牙体缺损可选择全冠修复。

4. 涉及牙根的牙体缺损

（1）少部分牙体缺损位于龈下,如果牙周组织生物学宽度未受影响且牙本质肩领相对完整,可进行完善的根管治疗后进行桩核冠修复。

（2）牙体缺损大部分位于龈下,可以考虑正畸牵引牙根向切向移动或冠延长术后,进行桩核冠修复。但需同时注意以下几点:

1）能够获得足够高度的牙本质肩领;

2）牵引后或冠延术后剩余牙根长度能够满足临床冠根比要求;

3）修复后桩在骨内的长度应能够满足相对于牙根在骨内长度的比例要求;

4）但凡无法满足以上要求的前牙牙体缺损均应拔除患牙改行其他种类的修复。

（二）牙发育异常

牙在发育和矿化过程中由于感染、全身性疾病、遗传等原因造成牙齿硬组织的结构、形态、颜色发育异常,影响牙正常功能,称为牙发育异常性疾病。如牙釉质发育不全、遗传性牙本质发育不全、畸形牙、四环素牙及氟牙症等。前牙根据牙体结构缺损及颜色异常的程度,设计瓷贴面、全瓷冠或烤瓷冠修复。

1. 过小牙、锥形牙的修复 凡位置正常,能满足基本固位要求者,可做全瓷冠、烤瓷冠;对于咬合紧、覆盖小、深覆𬌗患者,可做金属烤塑冠或设计咬合面为锆面的氧化锆全瓷冠。对于牙冠锥度大,固位形差者,必要时加用辅助固位形,如邻面沟、钉洞等固位形。若牙冠过于短小、锥形过大等无法获得良好固位形的基牙,可考虑先做根管治疗,然后做桩冠或桩核冠修复。

过小牙一般髓壁较薄,若颈部进行肩台预备可能损伤牙髓,所以多设计无肩台式。过小牙往往牙根短小,牙周支持力较差,进行咬合设计时,亦应注意适当减小𬌗力。

2. 牙釉质发育不全、氟牙症的修复 重度牙釉质发育不全、缺损严重者应先用全瓷冠、烤瓷冠等修复体。

年轻恒牙髓角位置高,尽量选择做光固化树脂贴面、瓷贴面修复。

轻微牙釉质发育不全,氟牙症仅牙釉质表浅损害者,可先试做表层打磨、漂白治疗或漂白后加一薄层光固化树脂覆盖。保守治疗效果不满意时再行贴面或全冠修复。

3. 四环素牙的修复治疗 这类患者一般牙体外形正常,仅是牙冠颜色异常,而且是牙本质、牙釉质全层染色,用漂白法不能从根本上解决颜色异常问题。轻症者可用光固化复合树脂贴面、瓷贴面修复。对于重症患者,应用遮色剂效果不理想者,特别是𬌗力大,牙排列呈对刃𬌗、反𬌗、深覆𬌗者,以烤瓷冠、氧化锆全瓷冠修复较为适当。

（三）牙间缝隙

牙间缝隙是指相邻两牙之间邻面不接触,余留少量的间隙。位于前牙区的牙间缝隙多影响美观和发音,患者通常有较强的修复意愿。

形成牙间缝隙的常见原因为恒牙牙列排列不齐和牙周病。最理想的治疗方法是正畸矫治关闭缝隙,如因过小牙导致的缝隙可经正畸矫治集中缝隙后再作修复。前牙牙间缝隙的修复设计时应注意以下事项:

1. 首先确定牙间缝隙形成的原因,并针对病因进行治疗。必要时应与正畸医师和牙周医师共同确定治疗、修复方案。

2. 注意检查有无牙体缺损、牙列缺损、牙周病变、牙齿排列与牙弓异常、咬合关系异常及不良咬合习惯等。在矫治牙周、咬合疾病的基础上,再进行修复。

3. 牙周病引起的缝隙,多见于成年人及老年人,表现为多个牙间缝隙。修复前应消除病因,消除或明显缓解炎症,调整咬合,然后做夹板式固定修复,或设计成联冠。

4. 对于多个过小牙引起的牙间缝隙,如缝隙不大,可在过小牙修复后恢复牙邻接关系,消除缝隙。适当加宽修复体宽度恢复邻接,用加大牙面突度的方式使光线反光分散,利用视觉差使修复体外观与邻牙协调。

5. 小的单个牙间缝隙,常见于中切牙之间,若间隙小于2mm,可以用瓷贴面或光固化复合树脂贴面加宽法消除。若中切牙牙冠宽度较大,侧切牙牙冠较小,可先关闭中切牙牙间缝隙,再用全冠修复侧切牙间隙。

6. 前牙不对称的牙间缝隙的修复,应争取两中切牙恢复正常邻接,保持中线不偏,间隙尽量集中于侧切牙近远中,通过修复侧切牙来消除小间隙。

(四) 冠延长术后的修复

前牙冠延长术常见于以下情况:

1. 前牙为改善临床牙冠的长宽比例,改善美观时应用。

2. 牙体折裂后,折裂线位于龈下过深,影响牙体预备、印模制取和修复体粘固,需暴露牙齿断面。

3. 牙体折裂或原有修复体破坏了生物学宽度,需暴露健康牙齿结构。

4. 桩核修复缺少足够的牙本质肩领。

5. 根管侧穿或牙根外吸收在根颈部1/3处,该牙尚有保留价值者。

冠延长术需达到的效果为降低龈缘位置、暴露健康牙齿结构,延长临床牙冠,利于修复和改善美观等。

因前牙区涉及美观,还需注意以下问题:

1. 上颌前牙唇侧冠延长后,全冠修复时应考虑患牙的龈线高度与邻牙是否协调,设计恢复龈缘线正常的位置和形态。若龈缘线明显高于邻牙,可运用牙龈瓷恢复缺失的牙龈外形。美观要求高者,如有正畸条件者可用牵引方法,将牙根牵引,牙槽骨、牙龈等牙周组织随之生长,当牙龈形态接近邻牙时,再行修复;如不适合正畸治疗可重新设计龈线位置,实施前牙多个牙位的冠延长术,确保龈线的对称和协调。

2. 舌侧冠延长术后,其龈缘形态不影响牙列美观,修复设计较唇侧术后容易。

3. 牙冠延长术后4~6周牙龈位置基本稳定,但6周至6个月内仍可有<1mm的变化,因此,为防止冠边缘相对位置变化影响美观,一般术后1~2周先戴用临时冠修复,待牙龈位置稳定后再选择生物相容性好的材料进行永久修复。

(五) 个别牙反𬌗

成人个别前牙反𬌗,多见于上颌侧切牙舌侧错位,正畸矫治往往较困难,或患者不愿意接受或没有条件做正畸治疗时。

反𬌗不严重者可考虑做牙髓失活,然后牙冠大量磨改后做全冠修复。但应注意冠边缘对龈组织的刺激,防止压迫牙龈,并应适当减小𬌗力。

反𬌗较严重时,应选择桩核-全冠方式。设计根内的桩与根外的核成适当的角度,核的长轴方向与设计的冠方向一致。应考虑前牙的覆𬌗覆盖关系。患者相应的下颌前牙,因未磨耗而较长,因此,需调磨相应的下颌前牙切缘,使全冠修复后在下颌作正中、前伸、侧方运动过程中,上下颌前牙没有早接触或𬌗干扰。

二、后牙

后牙牙体缺损的修复以恢复咀嚼功能为主。在咀嚼过程中,后牙承受𬌗力大,在固位、稳定、受力等方面有更高的要求,设计修复后牙牙体缺损时,需兼顾牙体和修复材料的抗力性、修复体的固位形等,使得磨牙量较少,使用效果最好。

(一) 根据缺损类型与情况进行设计

修复后牙牙体缺损,可以设计嵌体、高嵌体、部分冠和全冠等方式。

1. 当牙体缺损量较小,剩余牙体能为嵌体提供足够的支持、固位与抗力时,应用嵌体方式修复。嵌体在模型上制作精密,能够更好的恢复咬合接触关系,磨光面可以高度抛光,比口内充填体更具优势。嵌体的设计应考虑剩余牙体的抗力和做适当的预防性扩展,注意防止牙折及继发龋的发生。修复体边缘线尽可能避免承受大的殆力。设计含有鸠尾结构的嵌体时,应特别注意抗力形与固位形。

2. 牙体殆面缺损量较大,如果牙髓活力正常,可设计高嵌体或全冠以改善牙体剩余组织的受力,保护牙冠组织。如果为经过牙髓治疗的失活牙,应设计全冠以保护牙冠组织。

3. 牙体缺损范围较大,或有较大面积充填物的患牙如果剩余牙体能够满足固位和抗力要求,可设计固位力较强的全冠修复。

4. 对于易罹患龋病的患者应选择修复体外形线短,封闭性较好、对患牙保护作用强的全冠进行修复。

(二) 严重缺损的修复设计

对于严重的后牙牙体缺损(包括残根)在经过牙体牙髓治疗、牙周治疗之后,根长和根径能够满足支持和固位作用者,可进行修复治疗。

1. 充分利用各种固位形,减少轴壁的聚合度,殆龈距离低者,可利用髓室做箱状固位形。

2. 可以设计桩冠或桩核冠修复,桩核冠较为常见。后牙为多根牙,当牙体缺损时,可设计分体桩核(组合桩),利用就位道不一致的根管,分体桩之间的锁结制约作用,增加桩核的支持与固位,再以全冠修复。

(三) 咬合过紧的设计

当后牙牙体缺损,牙冠殆龈距短或对殆牙过长,余留的间隙小,咬合过紧时,可设计髓腔固位的嵌体或桩冠修复。

设计全冠修复做基牙预备时,尽量设计为龈下边缘,但需防止破坏牙周组织的生物学宽度;减小轴面的殆向聚合度,增强固位力;适当调磨对殆牙尖高度,如对殆牙伸长严重,干扰咬合时可进行完善的根管治疗后截冠,一并进行冠修复以恢复正常的殆曲线,并开辟殆间隙。

(四) 联冠设计

当相邻的牙均有牙体缺损,需要做修复体时,为了让每个牙保持各自正常的生理运动,通常每个牙只做单个形式的修复体修复,这样牙体切割较少,取得就位道也较容易。但在下列情况,可以采用联冠形式修复,以提高固位和支持:

1. 相邻的患牙固位形差,旋转脱位倾向大,做单个修复时容易脱落者。

2. 两患牙间有牙间缝隙,或存在食物嵌塞,特别是邻间隙过大的水平型食物嵌塞,以及上颌最后两个磨牙的冠修复,修复后易出现向远中移位,造成食物嵌塞者,修复设计时可考虑做联冠修复。

(五) 隐裂和纵裂牙的设计

隐裂和纵裂是后牙的多发病,常由于外伤或龋病损害,殆面磨损不均致使牙体组织抗力下降,在殆力作用下而出现的牙体折裂。隐裂是指牙体表面有细小而不易发现的裂纹,常与近远中沟重叠,用探针无法探知,用透照法才可能看到。患者可出现类似牙本质过敏症状,折线累及牙髓还可能有牙髓炎症状。纵裂是指折裂线通过牙冠长轴近远中向贯穿性折裂,又分为牙尖斜折型和纵折型(图3-12-2)。

(1) 牙尖斜折型:表现为1~2个牙尖折裂,深达髓角或髓室壁,但未累及髓室底。折裂线从殆面斜行向下至龈下,甚至牙槽嵴顶下2~3mm。折缝往往明显,且折断的部分有明显松动。患者有咀嚼痛、自发性痛和冷热痛。若牙折已久,还可能并发牙周疾患。

(2) 纵折型:此型最为常见。折裂线从殆面通过髓室至髓室底,或通过髓室延伸至根管,出现冠根联合折裂。纵折牙若为活髓,可出现牙髓炎症状,咀嚼疼痛、叩痛明显。折裂牙断片松动度往往不如斜折明显,常并发牙周疾患。X线片可见折裂线或髓室底暗影或局部牙周膜增宽。陈旧性纵折在折缝内有食物残渣滞留,牙冠外形异常。该型纵裂牙即使治疗也预后较差,通常建议拔除,以减少长期慢性炎症对牙槽骨的创伤。

临床调查结果表明,后牙纵裂的发病概率依次为第一磨牙>第二磨牙>前磨牙。牙纵裂与其解

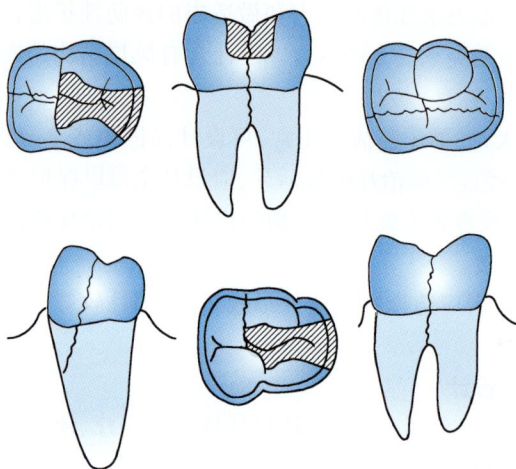

图 3-12-2 后牙纵折的分型

剖形态、生理功能、牙体缺损和治疗有关。第一磨牙龋坏率高,常由于高陡牙尖,且经过牙体牙髓治疗,牙体自身强度下降,加上承受殆力大,因而容易出现纵裂。

后牙牙体的隐裂和纵裂应根据牙体隐裂或折裂情况,牙髓活力以及牙周组织健康状况综合考虑,制订相应的修复方案。

(1) 单纯隐裂的牙体,无牙髓、牙周疾患者,或牙髓、牙周炎症可通过根管治疗、牙周治疗有效控制者,可设计高嵌体,包绕四周轴面的殆方 1mm 的部位或设计全冠修复;如果患牙已做过牙髓治疗,隐裂部分无松动,根尖周无异常,充填物无松动脱落等,也可不必重新做根管治疗而直接修复。若同时伴有牙体缺损存在,宜设计全冠修复方式。

(2) 纵折型或牙尖斜折型纵裂牙如折断的两片均松动,或有明显牙周感染、骨质吸收或合并根折、多发冠折等,应拔除患牙。

(3) 牙尖斜折型纵裂牙如一半明显松动,另一半较牢固,牙周膜正常,可将斜形折断的断片拔除,判断断面位置及牙髓状态后再确定治疗方案:

如断面位置不影响牙周组织生物学宽度,牙髓未暴露且活力正常,评估剩余牙体经预备后能够提供足够的抗力和固位力者,可进行牙体预备,必要的盖髓、护髓处理后直接全冠修复;如牙髓受波及则先行完善的根管治疗后再行冠修复。

如断面位置较深,较小范围的缺损可待伤口愈合后根据牙周组织健康情况确定是否先进行冠延长术后再修复;较大范围的缺损应评估经冠延长术后剩余牙体及根长是否满足桩核冠修复体的抗力和固位要求,满足条件者可依次进行根管治疗、冠延长术,择期进行桩核冠修复,否则应拔除患牙改行其他修复方式。

(六) 牙体半切除术和根分叉的切开修复

1. 牙体半切除术的修复 牙体半切术(semisection)是指将牙无法保留的牙根及部分牙冠切除,保留尚健康的牙根和部分牙冠。牙体半切术为保留更多的患牙提供了一种有效手段,也为修复创造了有利条件。

(1) 适应证

1) 下颌磨牙仅有一个根患严重的垂直性骨吸收;上颌磨牙的两个颊根或腭根有严重的骨质破坏者。

2) 根分叉处因龋病、创伤或器械的意外损伤造成严重破坏者。

3) 一个牙根有纵折或内吸收。

4) 某个牙根因根管钙化、弯曲、髓石、器械折断或根管壁侧穿等不能治疗,而其余牙根可治疗者。

(2) 临床注意事项:除了外科手术禁忌证之外,以下情况也不宜行牙半切术:

　　1）根管无法进行彻底治疗,逆向充填也不可能者。

　　2）根融合或两根靠得很紧,无法做分根切除术者。

　　3）牙体半切术后,无法利用剩余的牙体组织及邻牙做合适修复体者。

　　4）口腔卫生条件差,难以维持口腔清洁,有可能导致牙周病者。

　　（3）方法和步骤:牙体半切术前,应对计划保留的牙根做常规根管治疗,然后用磨切器械将根分叉以上患根一侧的牙冠做部分切除,拔除有病变的牙根,修复时机与常规牙拔除术后相同。

　　修复治疗时,剩余牙体被视为单根牙。修复前,根据剩余牙体组织缺损大小及抗力进行充填或桩核修复,注意充填物和桩核不得压迫龈组织,如原有根分叉处牙槽骨附着较高可视情况先行冠延长术。若剩余的牙根及牙冠有足够的支持力和固位形能够支持拔除牙体部分的殆力,可设计全冠修复;若支持力和固位不足,应设计成联冠或固定桥。

　　临床上按常规方法做牙体预备。构建修复体外形时应注意控制殆面解剖形态,减少切除侧承受的殆力,防止产生过大侧向力。

　　2. 根分叉的切开与修复　对于下颌磨牙根分叉处有严重骨质破坏或髓底穿通,近远中根周牙槽骨良好,牙周膜正常者,可尝试保留患牙,在根分叉处将牙冠切成近远中两段,并修改成两个前磨牙的形态,然后在切开的牙冠上制作联冠。注意连接体处应避免位置过低,外形应有利修复体的自洁和保护牙龈,并有利于食物排溢,减轻所受殆力。

第十三节　修复后可能出现的问题和处理

　　牙体缺损的修复在单个牙上进行,如果修复治疗严格遵循牙体缺损修复的各项原则,制作精细,操作得当,修复体一般能实现修复患牙的形态与功能之目的。与其他修复方式相比,牙体缺损修复的并发症是最低的。然而,牙体缺损修复的过程中要对患牙进行牙体预备,制作好的修复体粘固在被修复的牙体组织上,因此,一旦出现问题也较难处理,不仅可能需要拆除修复体重新制作,重者甚至可能因并发症无法治疗而需拔除患牙。因此,牙体缺损的修复要掌握好适应证,全面检查,合理设计,精心操作,确保质量。在粘固前认真核实确保修复体的质量,患者自我感觉无任何不适后再进行永久粘固。

一、疼痛

（一）过敏性疼痛

　　1. 修复体粘固后过敏性疼痛（hypersensitivity）　患牙若为活髓牙,在经过牙体磨切后,暴露的牙本质遇冷、热刺激会出现牙本质过敏现象。若牙体预备时损伤大,术后未采取保护措施,牙髓常充血处于激惹状态。粘固时,消毒药物刺激、戴冠时的机械刺激、冷刺激加上粘固剂选择不当致使其中的游离酸刺激,会引起患牙短时疼痛。以上原因导致的过敏性疼痛待粘固剂充分结固后,疼痛一般可在短时间内自行消失。由于粘固剂为热、电的不良导体,在口内对患牙起到保护作用,遇冷热不再出现疼痛。修复过程中应选择牙髓刺激性小的水门汀,细心操作,减小对牙髓的损害。

　　若粘固后,患牙较长时间内持续疼痛,并未自行缓解,说明牙髓受激惹严重,或可发展为牙髓炎,应随时观察,必要时应取下修复体进行保护牙髓安抚处理,若出现牙髓症状时则需要做牙髓治疗或根管治疗,往往需拆除修复体。因此,在粘固前,应对患牙牙髓状态有一个预估。

　　2. 修复体使用一段时间之后出现过敏性疼痛　这类疼痛的出现来自于继发龋或牙本质过敏。主要形成原因有:水门汀性能差或粘固操作不良,水门汀溶解、脱落、失去封闭作用导致修复体松动对牙本质的机械刺激或继发龋形成;修复体不密合导致继发龋形成;牙体预备时龋坏组织未去净,或未做预防性扩展;修复时牙龈有炎症、水肿或粘固后牙龈萎缩造成牙本质暴露;金属修复体对殆存在异种金属,接触时产生微电流对牙髓刺激等。

处理时,除边缘水门汀溶解,添加水门汀材料重新封闭修复体边缘外,一般要拆除修复体重做或改行其他类型的修复体。

(二)自发性疼痛

修复体粘固后出现自发性疼痛(spontaneous pain),常见原因为牙髓炎、根尖周炎或牙周炎。粘固后出现短期出现的自发性疼痛,多是由于牙体切割过多,粘固前未戴临时冠,未做牙髓安抚治疗,牙髓受刺激由牙髓充血发展为牙髓炎。

修复体戴用一段时间后出现的自发性疼痛,多见于继发龋引起的牙髓炎;修复前根尖周疾患未完全控制;咬合创伤引起的牙周组织破坏。桩核修复的患者还可见于根管壁侧穿未治疗;桩道预备过深影响牙胶的根尖封闭等情况。

牙髓炎引起的自发性疼痛因修复体覆盖不易定位,应仔细检查修复体有无松动、破损、缝隙及殆干扰等诱发因素,再做牙髓温度测试和活力试验,必要时可辅助X线检查。明确诊断后如需做牙髓治疗应拆除修复体后进行,如果需要原修复体维持美观和功能的可暂时在修复体上局部打孔,待完成牙髓治疗后再拆除重新制作修复体。

咬合创伤导致的自发痛应仔细调殆观察。对于牙周炎或根尖周炎,可通过X线片检查确诊后,根据病因做相应治疗。

桩核冠修复后出现的牙周或根尖周感染,要区别是由于牙体预备时根管侧穿引起的牙周炎还是根管治疗不完善或桩道预备破坏根尖封闭导致的根尖周炎,还要判断是否有牙根的折裂或裂纹可能。在作出明确诊断后,依具体情况处理,对可保留患牙做牙周治疗,或根据病情做根尖周刮治或根尖切除等手术治疗。

(三)咬合痛

修复体粘固后短期内出现咬合痛(occlusion pain),多是由创伤引起。患者有咀嚼痛伴有叩痛,发病病程不长,创伤性牙周炎不严重,通过调殆,症状就会很快消失。调殆时根据牙尖交错位及非牙尖交错位的早接触与殆干扰仔细调整,磨改不合理的陡坡和过锐尖嵴。如调殆在修复体上进行,应注意抛光。如咬合过高而调殆困难,预备空间不足导致调殆困难或调殆修复体过薄,或是粘固时修复体未完全就位者,应拆除修复体重做。

在修复体戴用一段时间之后出现咬合痛,应结合触诊、叩诊和X线片检查,确定是否有创伤性牙周炎、根尖周炎、根管侧穿、外伤性或病理性根折等,然后再做针对病因的治疗,如调殆、牙周治疗或拆除重做和拔牙等。

二、食物嵌塞

食物嵌塞(food impaction)是修复体修复后常见的问题之一,其产生原因、临床表现及治疗参见第八章第五节内容。

三、龈缘炎

修复体粘固后也可出现龈缘炎(gingivitis),表现为修复体龈边缘处的龈组织充血、水肿、易出血、疼痛等。其原因可能是:①修复体轴面外形不良,如短冠修复体轴面突度不足,食物冲击牙龈;轴面突度过大,食物向龈方排溢时无法与龈组织接触,使龈组织失去生理按摩作用,也可造成局部龈缘炎;②冠边缘过长,边缘抛光不良,修复体边缘有悬突或台阶;③试冠、戴冠时对牙龈损伤;④嵌塞食物压迫;⑤倾斜牙、异位牙修复体未能恢复正常排列和外形。

治疗时,可局部用消炎镇痛药消除炎症,调殆,尽可能消除或减少致病因素,保守治疗后若症状不缓解,应拆除修复体重做。

四、修复体松动、脱落

修复体松动、脱落是牙体缺损修复失败的主要表现之一,修复体永久粘固后,在不同的时间出现修复体对牙体的相对运动,对修复体殆面加压时边缘有液体溢出,或患者自觉口腔异味或可自行取下修复体等。其主要原因是：①修复体固位不足，如轴壁聚合度过大，𬌗龈距过短而未设计辅助固位形，修复体不密合，桩过短，固位形不良；②创伤，如𬌗力过大，不良咀嚼习惯，𬌗力集中，侧向力过大；③粘固失败，如粘固材料选用不当，粘固剂失效，粘接程序或操作不当，牙面及修复体粘固面未清洁干净，干燥不彻底，气枪喷气中含油、唾液、龈沟液或血液污染，粘固剂尚未完全结固时患者咀嚼破坏结固等。

修复体一旦松动，应尽早取下，仔细分析松动、脱落的原因。如为设计、制作的原因应重做。如因创伤所致，应磨改调𬌗抛光后重新粘固。如因粘固失败，可去除残留粘固剂，粘固面作常规处理，选用优质粘固材料重新粘固。如固位形不良或修复体与牙体不密合应重新设计固位形并进行牙体预备，或以桩核恢复固位形后再进行修复。

五、修复体破裂、折断、穿孔

修复体戴用过程中可能出现破裂、折断及磨损穿孔等现象。其原因是多方面的：①过大外力所致崩瓷或折断，如外伤、咬硬物后，以全瓷或金属烤瓷修复体多见；②材料抗力不足以支持正常𬌗力，玻璃陶瓷的脆性较大，树脂的强度较低，断裂部位多发生在修复体的薄弱处；③制作因素，如局部棱角锐边等形成应力集中，铸造修复体砂眼，瓷修复体裂纹、烤瓷修复体金瓷结合不良等，容易出现崩瓷或折断；④𬌗力过大，在深覆𬌗、咬合紧，存在创伤𬌗时，容易出现崩瓷或折断；⑤调𬌗磨改过多，由于牙体预备不足，或患牙预备后伸长，戴牙时𬌗面磨得过薄，易出现穿孔或折断；⑥磨耗过多，如长期咀嚼硬物，磨牙症等，易出现崩瓷和穿孔。

前牙全瓷冠或金属烤瓷冠局部破裂、折断，可用氢氟酸酸蚀断面1~2分钟，冲洗吹干后使用硅烷偶联剂，缺损处以光固化复合树脂恢复外形，也可在瓷层做小的固位洞形，增加树脂材料的固位。大范围破损和存在穿孔的修复体应将应拆除重做。

对于牙冠部分折断的桩冠，如桩固位良好、不易拆除且不存在根尖周疾病，可重塑核的外形，牙体预备后做冠修复。

六、修复体的拆除

修复体一旦出现松动或不可补救的破损，应拆除重做。拆除修复体的方法如下：

1. **使用去冠器去除**　适合于松动修复体的拆除。利用去冠器上的钩喙钩住修复体的边缘，沿就位道相反方向用去冠器柄上的滑动锤冲击末端，依靠冲击力将残留粘固剂震碎，破坏其密封，使修复体脱位。使用时应注意用力的大小及方向，观察患者的反应，切忌用力过猛，防止造成牙冠、根折裂或导致牙周组织损伤。修复体即将脱位时，应注意夹持修复体，防止冠飞落或患者误吞。

2. **冠的破除**　属破坏性拆冠方法，适合于固位较牢的冠的去除。可用裂钻沿修复体颊侧近中轴面角处切开。全冠可在颊舌侧切穿修复体，然后用小凿撬松冠边缘，用去冠器轻轻震松取下。

嵌体的拆除较困难，通常用磨切和撬松相结合的方法进行。先用刃状砂石或车针在𬌗缘处或嵌体峡部切断，以小凿分段取出，或用车针沿嵌体边缘磨除与牙齿接触的区域，再以小凿撬松取下。注意不要切割过多健康的牙体组织造成牙折。

3. **桩的取出**　桩核冠修复体如果评估后牙根条件较好，具有再修复的可能时，可以根据不同类型的桩仔细从根管内取出。

用特制取冠桩钳有一定优势，方法同前，先磨除残留树脂及桩周围一小部分粘固剂，将取冠桩钳的喙支在根面上，旋紧尾部螺丝夹紧冠桩的根外段，并徐徐转动螺丝，慢慢把冠桩拔出。

4. **机械去冠器和超声振荡取桩**　除了手动去冠器外，市场还有机械去冠器可以选用，其构造与手动去冠器类似，可以直接与口腔科治疗台上低速手机接口相连，通过机械振动来达到震松粘固剂的目的。机械式去冠器的优点在于振荡力量均匀，持续性好，对基牙刺激小。此外，还可以通过超声波振荡作用来帮助拆除全冠、桩核冠等修复体，其操作方法是将超声工作尖放在修复体的不同部位振荡,待修复体松动后,再用去冠器拆除修复体。

(章非敏)

参考文献

1. 赵铱民.口腔修复学.7 版.北京:人民卫生出版社,2012

2. 于海洋,岳莉.口腔固定修复工艺学.2 版.北京:人民卫生出版社,2014

3. 冯海兰,徐军.口腔修复学.2 版.北京:北京大学医学出版社,2007

4. 徐君伍.口腔修复学.4 版.北京:人民卫生出版社,2000

5. 马轩祥.口腔修复学.5 版.北京:人民卫生出版社,2003

6. 巢永烈.口腔修复学.北京:人民卫生出版社,2006

7. 陈治清.口腔材料学.3 版.北京:人民卫生出版社,2003

8. 周学东,岳松龄.实用牙体牙髓病治疗学.北京:人民卫生出版社,2004

9. 皮昕.口腔解剖生理学.3 版.北京:人民卫生出版社,1994

10. 王忠义.实用口腔科手册.北京:人民军医出版社,1996

11. WILLIAM F P M, DAVID L K, EDMUND C, et al. Tylman's Theory and Practice of Fixed Prosthodontics. 8th ed. St. Louis:Ishiyaku Euro-America,1994

12. SHILLINGBURG H T, HOBO S, WHITSETT L D, et al. Fundamentals of Fixed Prosthodontics. 3rd ed. Chicago:Quintessence Publishing Co.,1997

13. KELLY J R, BENETTI P. Ceramic materials in dentistry:historical evolution and current practice. Aust Dent J, 2011,56:84-96

14. DENRY I, HOLLOWAY J A. Ceramics for Dental Applications:A Review. Materials, 2010,3:351-368

15. BLATZ M B, SADAN A, KERN M. Resin-ceramic bonding:a review of the literature. J Prosthet Dent, 2003, 89:268-274

16. THOMPSON J Y, STONER B R, PIASCIK J R, et al. Adhesion/cementation to zirconia and other non-silicate ceramics:where are we now? Dent Mater,2011,27:71-82

17. KELLY J R, NISHIMURA I, CAMPBELl S D. Ceramics in dentistry:historical roots and current perspectives. J Prosthet Dent, 1996,75:18-32

18. CONRAD H J, SEONG W J, PESUN I J. Current ceramic materials and systems with clinical recommendations: a systematic review. J Prosthet Dent,2007,98:389-404

19. GRUNDY J K, JOHNS J. A Color Atlas of Clinical Operative:Dentistry Crowns and Bridges. 2nd ed. Torrington: Wolfe Publishing Ltd.,1992

20. ROSENSTIEL S F, LAND M F, FUJIMOTO J. Contemporary fixed prosthodontics. 3rd ed. St. Louis:the CV Mosby Company, 2002

21. RING M E. Dentistry-An illustrated history. St. Louis:Mosby,1985

22. CHICHE G J, PINAULT A. Esthetics of Anterior Fixed Prosthodontics. Singapore:Quintessence Publishing Co. Inc.,1994

23. WALL J G, REISBICK M H, JOHNSON W M. Incisal-edge strength of porcelain laminate veneers restoring mandibular incisors. Int J Prosthodont,1992,5:441-446

24. CHEN J H, MATSUMURA H, ATSUTA M. Effect of etchant, etching period, and silane priming on bond strength to porcelain of composite resin. Oper Dent, 1998,23:250-257

牙列缺损（dentition defect）是指在上颌或下颌的牙列内有数目不等的牙缺失，同时仍余留不同数目的天然牙（图4-0-1）。牙列缺损的常见病因包括：龋病、牙周病、根尖周病；此外还有颌骨和牙槽骨外伤、颌骨疾患、发育性疾病等。

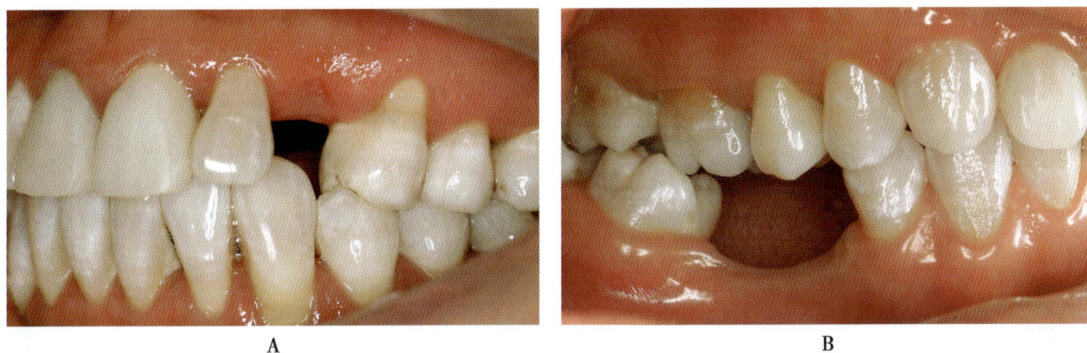

图 4-0-1　牙列缺损
A. |3 缺失　B.65| 缺失
（北京大学口腔医学院供图）

牙列缺损的影响：

1. **咀嚼功能**　咀嚼功能减退受缺牙的数量、部位和缺牙的持续时间的影响，前牙缺失影响切割食物的功能，多个后牙缺失影响研磨食物的功能。对于久未修复的个别牙缺失，最常见的是第一磨牙缺失，可能发生邻牙向缺隙侧倾斜移位，缺牙间隙缩小，对颌牙向缺隙伸长，导致局部咬合关系紊乱，功能接触面减少，主要表现为咀嚼功能降低（图4-0-2）。

2. **牙周组织**　缺牙后久未修复，邻牙向缺隙倾斜移位可能导致局部咬合关系紊乱，甚至出现邻牙牙间隙、继发龋、牙周袋及牙周创伤等症状。

3. **发音功能**　多个前牙的缺失对齿音、唇齿音、舌齿音的影响很大，主要影响发音的准确性，其次影响发音的清晰度。

4. **美观**　面部的外形依靠完整的牙列来维持。多数前牙的缺失，特别是上颌前牙缺失，使唇部软组织失去支持而内陷，加之缺隙的存在，美观影响极大；而多数后牙的缺失，如果造成后牙支持的丧失，面下 1/3 的垂直距离会变短，出现鼻唇沟加深，面部皱纹增加，面容苍老，对美观和心理影响均大。

5. **颞下颌关节**　长期、多数后牙缺失，且久未修复，有可能造成颞下颌关节病变。其主要原因是𬌗干扰引起的咬合关系紊乱；一侧咬合丧失后出现的咀嚼肌张力不平衡；双侧后牙咬合接触关系丧失后，垂直距离变短致髁突后上移位；盘突关系异常造成的关节症状等。

牙列缺损的修复方法有固定局部义齿、可摘局部义齿、固定-活动联合修复、种植义齿等方法。固定局部义齿（fixed partial denture）（图4-0-3）是修复牙列中一个或几个缺失牙的修复体。靠粘固剂、粘接剂或固定装置与缺牙两侧预备好的基牙或种植体连接在一起，从而恢复缺失牙的解剖形态与生理功能。从义齿分类上它属于局部义齿一类，由于这种修复体患者不能自由摘戴，故简称为固定义齿，又由于它的结构很像工程上的桥梁结构也称固定桥（fixed bridge）。

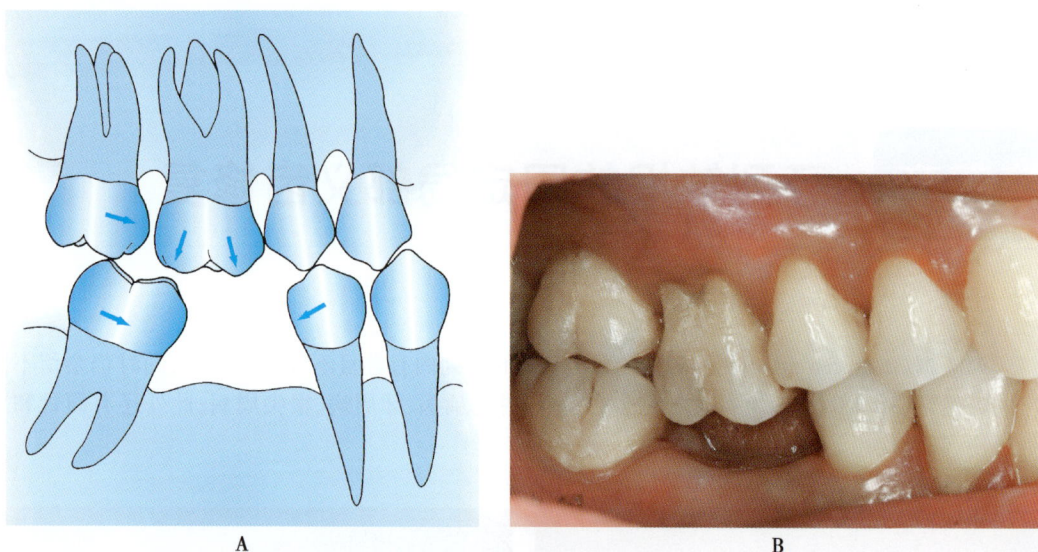

A

B

图 4-0-2　牙列缺损后的牙列变化
A.示意图　B. 6̄ 缺失后牙列变化
（北京大学口腔医学院供图）

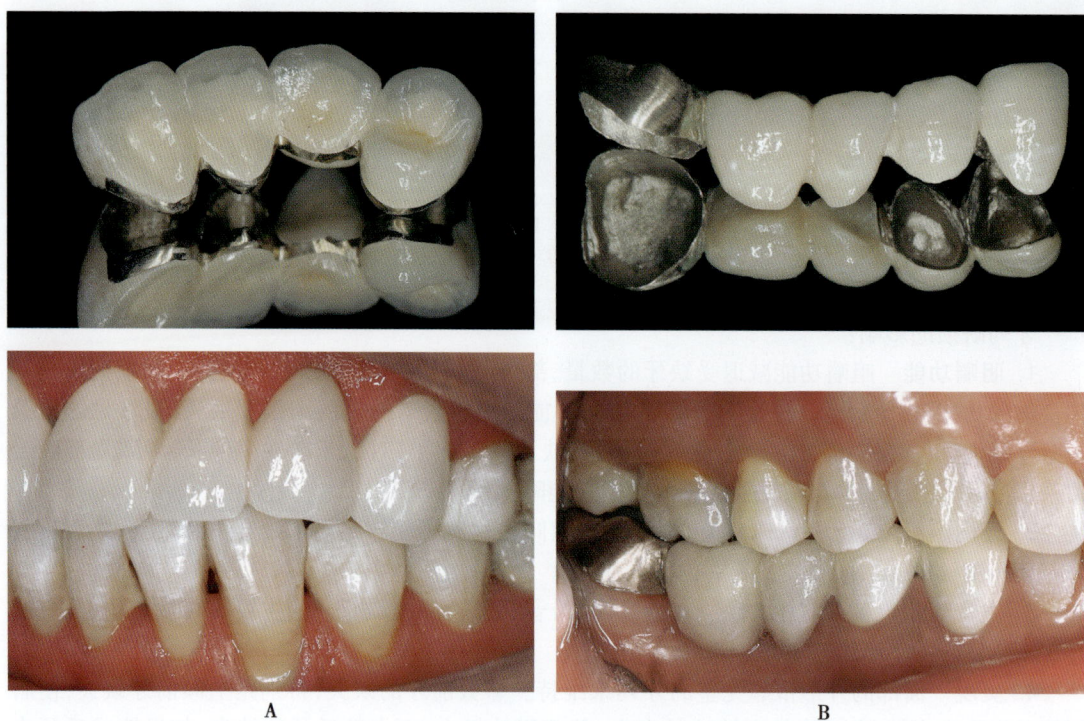

A

B

图 4-0-3　牙列缺损后的固定局部义齿修复
A.金属烤瓷桥 1234̄（3̄ 桥体）　B. 34567̄（56̄ 桥体）
（北京大学口腔医学院供图）

第一节　固定局部义齿的组成与类型

一、固定局部义齿的组成

固定局部义齿（固定桥）由固位体、桥体和连接体三部分组成（图 4-1-1）。

（一）固位体

固位体（retainer）是固定桥粘固或粘接于基牙上的构造。桩冠、嵌体、部分冠、全冠都可用作固定

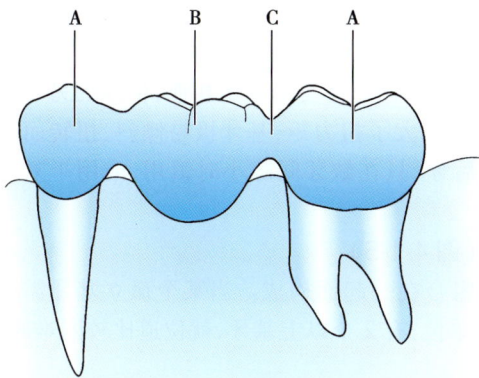

图 4-1-1　固定义齿的组成
A. 固位体　B. 桥体　C. 连接体

桥的固位体,临床常用的是全冠类固位体。随着粘接技术的进步,传统意义上的固位体也发生着变化,粘接义齿的固位体可以不同于以上的构造。

固定桥靠固位体与基牙连结在一起并将殆力通过固位体传给基牙,应有良好的固位力与抗力。

(二) 桥体

桥体(pontic)是固定桥的人工牙部分,制作固定桥的目的便是作出桥体,以恢复缺失牙的形态与功能。

桥体不是缺隙的三维填充,也非缺失牙简单的模仿,它是需要根据缺牙状态,综合生物学、机械学与美学原则,并在充分考虑如何清洁、保护桥体下方的牙龈组织的基础上,为恢复缺失牙的功能而特殊设计的修复体。

(三) 连接体

连接体(connector)是桥体与固位体的连接部分。按其连接方式不同,分为固定连接与非固定连接。

固定连接:将固位体与桥体连接成一个固定整体的连接方式。

非固定连接:固位体与桥体之间通过栓体、栓道等附着体结构相连的连接方式。

二、固定局部义齿的类型

固定局部义齿按其结构分为三种基本类型:双端固定桥、半固定桥、单端固定桥,也称为简单固定桥。以上任意两种或三种的组合又称为复合固定桥。用种植体作支持的又可称为种植固定桥(implant-supported fixed bridge)。用套筒冠作固位体的又可称为可摘固定桥。基牙非常规预备,依靠树脂粘接剂固位的称作粘接桥。

(一) 双端固定桥(rigid fixed bridge)(图 4-1-2)

此种固定桥又称完全固定桥,两端都有固位体,且固位体与桥体之间为固定连接,并借固位体固定在基牙上,基牙、固位体、桥体成为一个整体,殆力通过基牙传给牙周组织。双端固定桥与其他结构的固定桥相比,能承受的殆力最大、患者感觉舒适、预后最佳,所以在临床上广泛应用。

(二) 半固定桥(semi-rigid bridge)(图 4-1-3)

此种固定桥又称应力中断式固定桥(broken-stress fixed bridge),桥体两端都有固位体,其一端桥体与固位体之间为固定连接体,另一端为非固定相连,多用于牙间隔缺失作复合桥时中间基牙的远中部分;或当某基牙倾斜度较大、若采用双端固定桥修复,难以取得共同就位道时,这时可将两个基牙的就位道分别设计,在一个固位体上设计的栓道与另一个基牙预备体的就位道一致,从

学习笔记

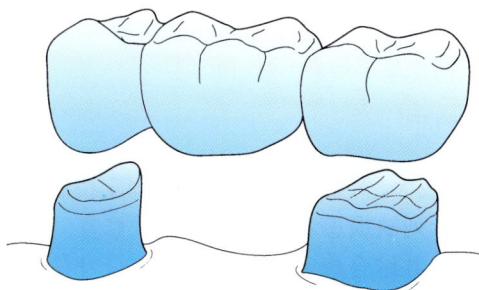

图 4-1-2　双端固定桥

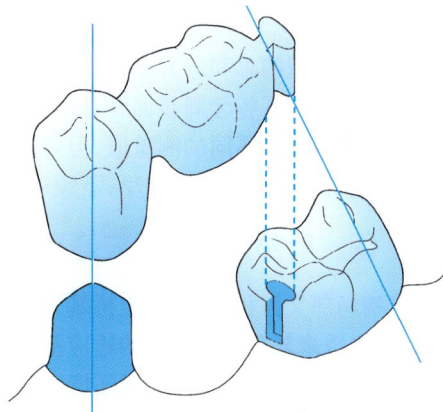

图 4-1-3　半固定桥

而可避免牙体组织切割过多而露髓。

（三）单端固定桥（cantilever fixed bridge）（图 4-1-4）

又称悬臂梁单端桥（cantilever bridge），桥体只有一端有固位体与其固定相连，桥体的另一端与邻牙接触。单端固定桥粘固在一端基牙上。这种设计，增大了扭力矩，基牙极易倾斜、扭转而引起牙周组织创伤，故一般不能单独使用，尤其不可用于后牙，只在缺牙间隙小时慎用，或用于复合固定桥的个别小间隙。

（四）复合固定桥（compound fixed bridge）（图 4-1-5）

此种固定桥是将两种或两种以上的简单固定桥组合在一起而构成。当某个孤立基牙需要作前后缺隙的共同基牙时尤为常用，一般多为 4 个以上单位，有 2 个以上基牙，就位道比较困难时，其中一部分可设计为半固定桥。

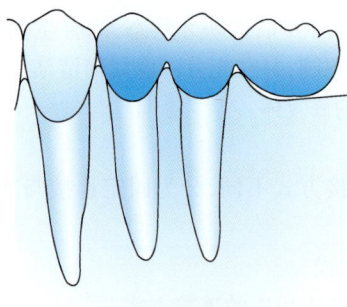

图 4-1-4　单端固定桥

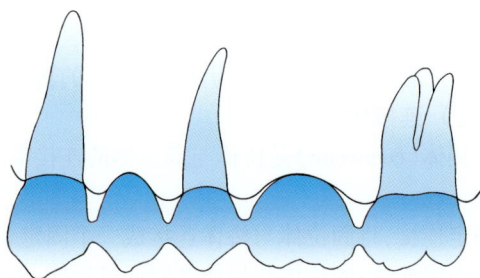

图 4-1-5　复合固定桥

第二节　固定局部义齿的生理基础及适应证

在咀嚼运动中，固定桥所承受的𬌗力几乎全部由基牙承担，即基牙要承担自身的𬌗力和分担桥体的𬌗力。基牙的这种承担额外𬌗力的能力是固定桥修复的生理基础，即牙周储备力。

一、牙周储备力与牙周膜面积

牙周储备力又被称为牙周潜力，牙周潜力是指在正常咀嚼运动中，咀嚼食物的𬌗力大约只为牙周组织所能支持的最大力量的一半，而在牙周组织中尚储存了另一半的支持能力。固定桥修复正是动用了基牙的部分甚至全部牙周潜力，以承担桥体的额外负担来补偿缺失牙的功能。根据文献报道，用𬌗力计对正常健康人的咀嚼力进行检测平均值是 22.4~68.3kg，而常规生活中的𬌗力为 10~23kg，仅使用了牙周潜力的一小半。

基牙的牙周潜力主要由基牙的牙周组织和颌骨的健康状况决定，牙周膜起着重要的作用。基牙牙周支持组织的健康决定了基牙的质量，临床上最常使用牙周膜面积大小评价基牙的支持力，选择基牙。1926 年，Ante IH 医生提出了后来被 Johnston 等人称作"Ante 法则"的论点：固定局部义齿基牙牙周膜面积的总和应大于或等于缺失牙牙周膜面积的总和。根据此思路，Tylman、Jepsen 和魏治统等相继测量了各牙周膜面积以供选择基牙时参考使用（参见 105 页表格）。这些测量尽管因样本的差异得出了不同的测量值，但规律是完全相同的，如第一磨牙牙周膜面积最大，第二磨牙次之，上颌侧切牙牙周膜面积较小，下颌中切牙牙周膜面积最小等。

二、固定局部义齿的适应证及临床注意事项

与可摘局部义齿相比较，固定桥基牙的牙体磨除量较大，少数患者难以接受；固定桥制作的难度较大；固定桥修复有更为严格的适应范围，并非所有牙列缺损患者都适合固定桥修复。修复前必须对牙列缺损患者的口腔局部环境进行周密的检查，并结合患者的个体特点和全身情况进行综合分析，确认能否达到固定桥修复的预期效果。因此，应严格控制其适应证，可从以下几方面考虑。

各牙的牙周膜面积

颌	牙位	Tylman	Boyd	Jepsen	魏治统
上颌	8	194mm^2	205mm^2		
	7	272mm^2	417mm^2	431mm^2	290mm^2
	6	335mm^2	455mm^2	433mm^2	360mm^2
	5	140mm^2	217mm^2	220mm^2	177mm^2
	4	149mm^2	220mm^2	234mm^2	178mm^2
	3	204mm^2	267mm^2	273mm^2	217mm^2
	2	112mm^2	177mm^2	179mm^2	140mm^2
	1	139mm^2	204mm^2	204mm^2	148mm^2
下颌	1	103mm^2	162mm^2	154mm^2	122mm^2
	2	124mm^2	175mm^2	168mm^2	131mm^2
	3	159mm^2	272mm^2	268mm^2	187mm^2
	4	130mm^2	196mm^2	180mm^2	148mm^2
	5	135mm^2	204mm^2	207mm^2	140mm^2
	6	352mm^2	450mm^2	431mm^2	346mm^2
	7	282mm^2	400mm^2	426mm^2	282mm^2
	8	190mm^2	373mm^2		

（一）缺牙的数目

固定桥最适合于牙弓内的少数牙缺失，或者少数牙的间隔缺失，即1个牙或2个牙缺失，由2个基牙支持。如为间隔的少数牙缺失，可增加中间基牙作支持。若前牙的咬合力不大，中切牙和侧切牙累加达到3~4个时，只要尖牙的条件好，也可以设计前牙固定桥。

（二）缺牙的部位

牙弓内任何缺牙的部位，只要符合少数牙缺失，或者少数牙的间隔缺失，且基牙的数目和条件均能满足支持、固位者，都可以考虑固定桥修复。修复末端游离缺失时情况特殊。如果第二、第三磨牙游离缺失的病例，要求单端固定桥修复第二磨牙（末端缺牙数为1），可以用第二前磨牙和第一磨牙同时做基牙，基牙支持力量足够，且桥体的颊舌径和𬌗面近远中径均应酌情减小。对于多个磨牙游离缺失的病例，牙槽骨条件允许种植者，可以借助种植技术修复牙列缺损。

（三）基牙的条件

固定桥基牙和桥体承受的𬌗力几乎全部由基牙来承担，故基牙的条件是患者能否接受固定桥修复治疗的关键性因素，也是适应证选择中最重要的条件。

1. **牙冠** 基牙的牙冠𬌗龈高度应适当，形态正常，牙体组织健康。如牙冠硬组织缺损或牙冠发育畸形者，只要不影响固位体固位形的预备，满足固位的要求，可以作为固定桥的基牙；如果牙冠缺损面积过大、牙冠形态不良、临床牙冠过短等，均必须采取增强固位力的措施，例如增加牙冠的𬌗龈向垂直高度、预备辅助固位形、使用根管内桩核固位，必要时增加基牙数目以满足固定桥的固位要求。

2. **牙根** 基牙牙根应粗壮且有足够的长度。如因增龄变化或牙周疾病等原因造成的牙槽骨吸收，不应超过根长的1/3。如必须选用牙槽骨吸收较多的牙做基牙时，应该增加基牙数。对于牙根短、小、细的病例，也应该增加基牙数。

3. **牙髓** 基牙最好是健康的活髓牙。如系牙髓有病变的牙，应进行完善的牙髓治疗，才可以选作基牙。经牙髓治疗后牙齿如牙体缺损大，应采取桩核等措施增加牙体强度。当牙髓治疗不彻底或治疗导致余留牙体组织大量减少时,不宜选做基牙。

4. 牙周组织　最为理想的情况是牙周无进行性炎症,根尖周无病变,牙槽骨及颌骨结构正常,牙槽骨无吸收。但是在临床上很难遇到理想的状况,较为常见的是牙周无不可治愈的炎症,无病理性动度,牙槽骨吸收最多不超过根长的1/3,个别特殊病例条件放宽,吸收不可以超过根长的1/2。牙周病患者经过综合治疗后,要求用固定桥修复少数缺失牙,条件可适当放宽,增加基牙的数目,设计类似牙周夹板的多基牙固定桥。

5. 基牙位置　通常要求基牙的位置基本正常,无过度的牙体扭转或倾斜移位,以便牙体预备时,易于获得基牙间的共同就位道和少磨除牙体组织。个别严重错位的牙,征得患者同意后,可以将牙髓失活后用桩核冠改变牙冠轴向并用做基牙,取得基牙之间的共同就位道。

（四）咬合关系

缺牙区的咬合关系要求基本正常,缺牙间隙有适当的殆龈高度,对颌牙无伸长,缺隙侧邻牙无倾斜移位。如果邻牙倾斜,对颌牙伸长等,只要能采取措施,调磨伸长牙,或调磨基牙倾斜面,或者改变固位体的设计,均可以制作固定桥。对于牙缺失导致咬合紊乱者,或伴有余留牙磨耗严重,垂直距离降低不能单独使用调殆的方法,应该在经过调殆,咬合板治疗后做咬合重建。

（五）缺牙区的牙槽嵴

缺牙区的牙槽嵴在拔牙或手术后3个月完全愈合,牙槽嵴的吸收趋于稳定,可以制作固定桥。对缺牙区剩余牙槽嵴要求是愈合良好,形态基本正常,无骨尖、残根、增生物及黏膜疾患。

（六）年龄

随着临床诊疗水平的提高,年龄对适应证的影响正在逐步减小,高龄不是禁忌证;年轻恒牙要考虑牙萌出高度、殆稳定性、髓角高度。

（七）口腔卫生情况

固定桥是患者不能自行摘戴的修复体,桥体龈端和邻间隙难于清洁。患者应认识保持口腔清洁卫生的重要性并密切配合,形成良好的口腔卫生习惯,才可以进行固定桥修复。

（八）余留牙情况

在决定选择固定桥设计时,不仅要考虑基牙的健康情况,而且要考虑口内其他余留牙的情况,特别是在同一牙弓内的余留牙。要求余留牙牙冠无伸长、过度倾斜,无重度松动,无不良修复体;牙冠无龋损或龋损已经治疗;无根尖周病或牙周病。对于无法保留的患者,拔牙应纳入患者的治疗计划内并在固定桥修复前进行;一旦在固定桥修复时出现患牙去留问题,应该全盘考虑,是否继续制作固定桥或改变设计为可摘局部义齿。

（九）患者的要求和口腔条件的一致性

口腔的局部条件是选择固定桥的关键因素,同时应该充分考虑患者的要求,患者在较充分知晓固定桥优缺点后,有制作固定桥的主观愿望,并能接受牙体预备的全过程,能够合作,有良好的依从性,这类患者应为首选。

适应证没有一个绝对的界限,可以有最佳适应证,可接受的适应证,有一定保留条件的适应证,非适应证或者禁忌证。在临床实践中,患者的个体差异较大,口内条件各不相同,医师对适应证的掌握尺度经常有差异。故适应证有一定的尺度,而这种尺度常受到医师的喜好和习惯影响。应该注意的是医师如过分放宽适应证,可能给患者带来一定损害。

以下是固定修复的临床注意事项:

1. 患者年龄小,临床牙冠短,髓腔较大,髓角高,根尖部未完全形成时;需要特别注意牙髓保护。

2. 缺牙区毗邻牙牙髓、牙周已有病变尚未经治疗时,需进行彻底治疗后才可用作基牙。如经牙周治疗后缺牙区毗邻牙的牙槽骨吸收超过根长1/3或松动度超过Ⅰ度时,不宜单独用作基牙。

3. 牙槽嵴吸收未稳定者,可先制作暂时性固定修复体,待吸收稳定后方可作永久性固定桥修复。

4. 基牙及缺牙间隙的殆龈高度过低,不宜设计固定桥。

5. 缺牙区毗邻牙倾斜移位,对颌牙伸长形成牙间锁结,需正畸等治疗调整咬合关系后再行修复。

6. 重度深覆殆的患者不应进行前牙固定桥修复,一是很难获得修复空间,二是前伸运动时,下颌前牙容易撞击上颌前牙造成创伤。

7. 缺牙较多;末端游离缺牙;患者不接受磨削等情况,应考虑种植修复或可摘义齿修复。

8. 患者的口腔卫生差,不愿进行口腔卫生维护者。

第三节　固定局部义齿的设计

修复设计具有系统性和完整性,进行修复前应提供完整的修复治疗方案,包括对余留牙的处理、对牙槽嵴的处理、对于牙龈组织的处理等,有可能涉及牙体牙髓、牙周、牙槽外科、口腔正畸等治疗。

固定义齿的设计应遵循基本的设计原则,严格把握适应证,根据每位患者的具体情况,利用义齿最大限度的恢复缺失牙的形态和功能,同时考虑对基牙及口腔组织的保护,使牙颌系统能够长期维持其健康状态。

一、固定局部义齿设计的基本原则

（一）恢复形态和功能的原则

固定义齿的修复应该最大限度的恢复缺失牙的形态和功能。固定桥作为一种修复体,应能恢复缺失牙的形态、咀嚼及发音等功能,恢复牙颌系统功能的完整性。尽可能恢复缺失牙的形态和功能,是设计的重要原则之一。对于前牙而言,美观和发音功能很重要,固定桥要恢复其良好的外观,从固位体的设计,到桥体的设计,以及修复材料的选择等方面都应把恢复美观功能放在重要的位置。例如,固位体的设计可视患者的条件采用美观的桩核冠或全冠设计,而少采用 3/4 冠设计,在材料方面尽可能使用具有良好美观效果的陶瓷修复材料。对于后牙而言,咀嚼功能是最为重要的,设计的固定桥要考虑能提供足够的咀嚼效能,无论是固位体还是桥体均应与对颌牙有良好的接触。为保证良好的咀嚼功能,固定桥的设计还要考虑有足够的强度。

（二）保护基牙及口腔组织健康的原则

固定义齿修复的设计必须遵循生物力学基本原则,能够长期保护基牙和口腔组织的健康。基牙是固定桥的基础,基牙的健康是固定桥存在及行使功能的重要前提,不合理的固定桥设计往往首先导致基牙及其牙周组织的损伤而使修复失败。因此,保护桥基牙并维持其长期健康是固定桥设计必须遵循的原则。

保护桥基牙应从基牙的牙体、牙髓和牙周组织三方面来考虑。在基牙上设计固位体时,要根据基牙的形态及修复体所要求的固位力和支持力选择固位体的种类,尽可能少磨除牙体组织。固位体的设计应尽可能减少继发龋的发生,以保持其牙体组织的长期健康。同样,固位体的设计也应尽可能保持正常的牙髓活力,尤其是年轻患者,牙齿的髓腔较大,在设计时更应注意对牙髓的保护。桥基牙的牙周组织健康对保证修复体长期存在并行使功能是非常重要的,应该按照生物力学的原则进行设计,以保证桥基牙在功能活动中不受损害,维护基牙的健康,预防疾病发生,延长固定桥的使用寿命。此外,修复体的外形应该有利于自洁,以促进基牙的牙周健康和缺牙区牙槽嵴黏膜的健康。固定桥的设计还必须在材料选择等方面认真考虑,选择具有良好生物安全性的材料,对口腔软硬组织不产生生物、机械和化学的不良刺激。

（三）维护患者身心健康的原则

首先,口腔咀嚼系统的健康对维护全身健康十分重要,口腔修复的重要目的之一是为了修复缺损,重建口腔咀嚼系统的完整功能,促进患者的营养摄入,有利于全身健康。此外,美观、舒适的固定义齿可以使患者心情愉悦,信心倍增,生活质量提升。口腔固定修复体一经安装,便长期固定在患者口中,这就要求义齿具有良好的生物安全性和长期稳定的理化性能,不能给患者的健康造成不良影响。这不仅仅是局部的简单修复,而是关系到患者的心理和生理整体健康的治疗。

（四）严格把握适应证

把握好固定桥修复的适应证，是关系到修复是否成功的首要前提。固定义齿修复的广泛应用，反映了口腔修复的发展和口腔修复水平的提高，但另一方面，要防止各种目的下的固定修复滥用和不良的固定修复。固定义齿修复需要付出磨除较多牙体组织的代价，固定修复的不当应用，带给患者的可能是无法弥补的伤害。在临床实践中，需要正确对待患者对固定修复的要求，既与患者充分沟通交流，同时要坚持原则，把握好适应证。

只有遵循了固定义齿设计的基本原则，才能作出合理的修复设计，最大限度避免不良设计和不良修复体带给患者的损害。

二、基牙的选择

在固定义齿修复设计中，确定和选择基牙是十分重要的一步。基牙是固定桥修复的基础。基牙的主要功能是支持固定桥，负担着基牙自身和桥体额外的力，故要求基牙要有足够的支持负重能力；同时，固定桥靠固位体固定在基牙的冠或根上才能行使功能，因此要求基牙应能满足固位体的固位形要求，牙冠部或根部提供良好的固位形，所以基牙应有良好的固位作用。由于固定桥将各基牙连接成一个整体，故要求各基牙间能够取得共同就位道。选择基牙时，应主要从支持与固位、共同就位道两方面进行考虑。

（一）基牙的支持与固位作用

临床上常根据牙周膜面积的大小来评价基牙的支持与固位，并以此选择基牙，正如 Ante 法则所述。Tylmen 据此法则并参考牙合力、牙位、牙体形态列出了选择基牙顺序表（参见本页表格）。Jepsen 等则将牙列中牙周膜面积最小的牙的数值作为基本单位，比较其他牙牙根面积与该数值的比值（图 4-3-1）。从而使法则运用起来更方便。

Tylman 选择基牙顺序表

上颌牙位	顺序	下颌牙位	顺序
1	7	1	8
2	8	2	7
3	4	3	6
4	3	4	4
5	5	5	5
6	1	6	1
7	2	7	2
8	6	8	3

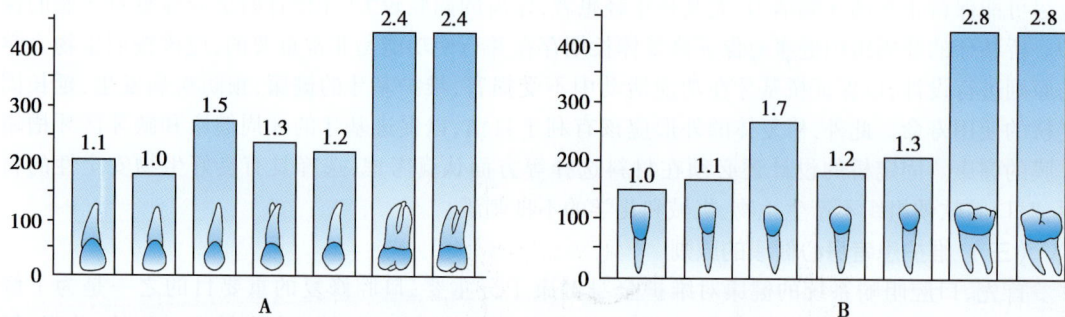

图 4-3-1 Jepsen 根面积比值

（将牙列中牙周膜面积最小的牙的数值作为基本单位，柱形上方数据为该牙牙根面积与该数值的比值）

1. **数目** 依据 Ante 法则选择基牙数目。
2. **冠根比** 理想的冠根比应为 2∶3～1∶2，最小 1∶1，才可保证良好的预后，但如果对颌为可摘局部义齿或总义齿,基牙冠根比略大于1:1,依然可做固定义齿,如果对殆牙为天然牙列,基牙牙周膜面积总和又等于而非大于缺失牙牙周膜面积总和,此时如果冠根比不良,则应考虑增加基牙。

3. 根的外形与结构 根的外形与结构与该牙的支持力大小有关,粗大的牙根比细小的牙根牙周膜面积大,抵抗各方向力的能力也大。根分歧发育良好、根间隔大的多根牙比根间隔小、融合根的牙支持力大许多。此时应注意,有的人第一磨牙会发育成锥形根,也有第三磨牙有良好的根分歧。所以,不一定第一磨牙总是牙周膜面积比第三磨牙大,这是法则需修正的一点,即根的外形与结构会影响牙周膜面积的大小,要参考X线片。

4. 骨高度降低程度 牙列缺损患者多为老年人居多,他们的牙齿多伴有一定程度的牙周组织萎缩及牙槽骨高度降低。所以,中老年人作固定修复时,Ante法则又一次要作修正。原四川医学院测量的牙槽骨吸收后余留牙周膜面积的百分比,较好地、定量地解决了这个问题(参见本页表格)。该结果表明,牙槽骨吸收1/4后,第一磨牙便丧失了将近30%的牙周膜面积,牙周潜力已不足以使基牙多承受50%的殆力。

牙槽骨吸收后余留牙周膜面积的百分比

吸收程度	上颌							下颌						
	7	6	5	4	3	2	1	1	2	3	4	5	6	7
总面积	100%	100%	100%	100%	100%	100%	100%	100%	100%	100%	100%	100%	100%	100%
吸收1/4	73.44%	74.1%	63.8%	64.9%	61.8%	62.2%	62.8%	64.2%	65.2%	63.6%	63.9%	61.9%	72.2%	69.50%
吸收1/2	33.10%	38.8%	35.5%	36.0%	33.4%	34.4%	35.1%	37.5%	36.8%	33.0%	36.9%	34.1%	39.4%	36.54%
吸收3/4	10.34%	13.8%	14.6%	16.2%	12.2%	13.7%	13.5%	14.6%	14.2%	11.4%	16.2%	13.4%	15.0%	12.76%

5. 中间基牙(pier abutment) 牙列间隔缺损时,形成了中间基牙。两个缺隙中间,孤立的余留牙成了不得不选择的基牙。如果同侧第一前磨牙和第一磨牙缺失,应选基牙为该侧尖牙、第二前磨牙和第二磨牙;如果侧切牙和第一前磨牙缺失,那么基牙应选该侧的切牙、尖牙和第二前磨牙,等于双端固定桥又多了一个中间基牙,这时的固定桥与以往的双端固定桥会有所不同,由于桥较长、跨度大、弧度大,基牙又有前牙又有后牙时问题就突出了。在生理状态下,牙齿有一定的生理动度,切牙唇舌向约为100μm,尖牙与后牙颊舌向约为60~70μm,牙齿邻面的磨耗面可清楚地表明该牙的生理动度方向。如果固位体与桥体间均为固定连接,便会产生一个现象,由于不同基牙生理动度方向不同,彼此之间存在一个角度,那么当该桥在功能状态下某区段受力时,非受力段的基牙会受到与原生理动度不同方向、不同大小的扭力,这样久而久之,牙周能耐受的,则固位体与基牙间的粘固界面上会因为力的作用引起松动;牙周不能耐受的则出现骨吸收。另外,中间基牙的支点作用,会使一端受力下沉时,在另一端产生殆向脱位力(图4-3-2)。这种现象尤其在咬块状食物时明显。为此,需要在中间基牙的远中设计应力中断连接体。

当然,牙周膜面积的大小并不是决定固定桥设计的唯一因素。根据牙周膜面积来决定桥基牙的数量,在临床上具有一定的参考价值,但并不能适用于所有情况。例如,3|3的牙周膜面积之和小于21|12之和,当21|12缺失,仅以3|3为桥基牙作固定桥修复,按照牙周膜面积的计算,这种修复是不恰当的,必须增加桥基牙。但临床实践证明,如果前牙牙弓较平直,扭力不大,患者的咬合力不大时,而3|3冠根正常,牙周组织健康,咬合关系正常时,可以用两颗尖牙作基牙支持321|123固定桥。在单端固定桥的修复中,也不能单纯根据牙周膜面积的公式计算来确定基牙。例如,|6的牙周膜面积大于|7,如果以|6为桥基牙作单端固定桥修复|7,虽然按照牙周膜面

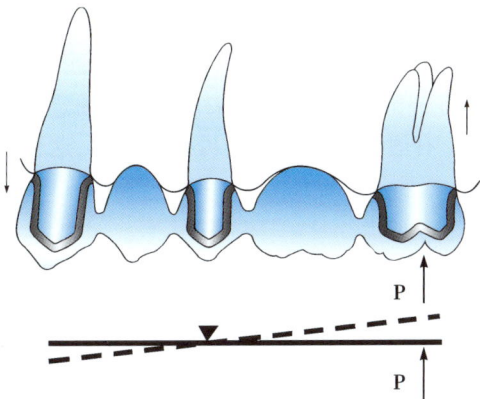

图4-3-2 中间基牙的支点作用

积的计算是可行的,但因为单端固定桥所受的较大的杠杆力作用,必然导致修复的失败。因此在设计时,要考虑尽量减小或避免对基牙牙周健康不利的杠杆力、侧向力。

(二) 基牙的共同就位道

因固定桥的各固位体与桥体连接成为一个整体,固定桥在桥基牙上就位时只能循一个方向戴入,所以各桥基牙间必须形成共同就位道(图4-3-3)。

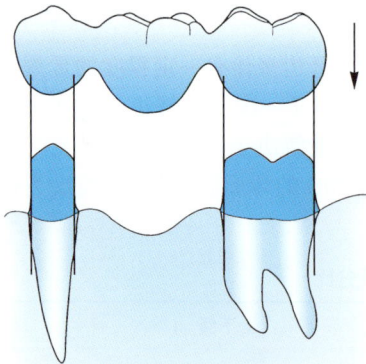

图 4-3-3　固定桥的共同就位道

在选择桥基牙时,应注意基牙的排列位置和方向,这与牙体预备时能否获得各桥基牙的共同就位道有密切关系。在一般情况下,只要牙排列位置正常,顺着各桥基牙的长轴方向做牙体预备,即可获得共同就位道。对有轻度倾斜移位的牙,可适当消除倒凹,或稍微改变就位道方向,便可获得共同就位道。对于严重倾斜移位的牙,为了求得共同就位道,必须磨除较多的牙体组织,这样容易造成牙髓损伤,而且严重倾斜的牙,𬌗力不易沿着牙长轴传导,牙周组织易受创伤。但近年来,经光弹性实验证明,桥基牙倾斜在30°以内者,在固定桥修复后,尚可改善倾斜桥基牙的应力状况。可见基牙倾斜度在一定范围内,仍然可以选作基牙。

对于倾斜移位的牙,如果患者年轻,在有条件时,最好先经正畸治疗改正牙位后,再选作桥基牙;或者选择适当的固位体设计,使牙体预备时既能取得共同就位道,又不至于损伤牙髓,并在另一端增加桥基牙以分散𬌗力。如向舌侧倾斜的下颌磨牙,固位体可设计为暴露舌面或部分暴露舌面的部分冠,既可求得共同就位道,又可尽量少磨牙体组织(图4-3-4)。对于错位严重的牙,如果已影响牙体预备,则不宜选作桥基牙。

当缺失牙的情况复杂时,如缺牙较多或有间隔缺牙需要选用多个桥基牙时,应先取研究模型,在导线观测仪上设计就位道。在考虑共同就位道的同时,必须注意尽量少磨切牙体组织,又要考虑排牙的美观效果,调整缺隙的大小。总而言之,在求得桥基牙的共同就位道时,不能为此而损伤基牙的牙髓和牙周组织,并以此作为取舍桥基牙的重要参考因素。

在以下几种情况中需要增加基牙,如邻近缺隙的基牙牙周膜面积总和小于缺失牙牙周膜面积总和;冠根比不良;根的外形与结构不良;牙有倾斜;牙槽骨高度有降低等许多情况下,需要增加基牙,增加的基牙即第二基牙的牙周膜面积应大于等于原基牙的牙周膜面积,并有良好的冠根比。如56缺失,4牙根短小,增加3作基牙,347修复56缺失,便符合如上原则。但如456缺失,欲在近中侧增加2作基牙,则违背了如上原则(图4-3-5)。

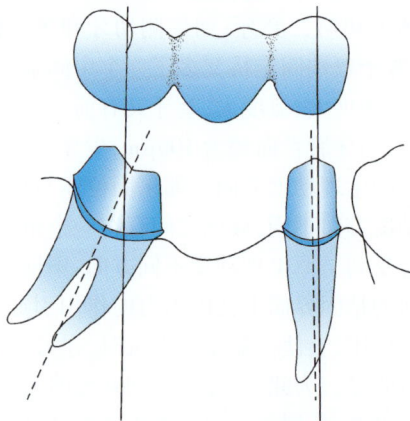

图 4-3-4　倾斜基牙的共同就位道

目前,随着修复技术的提高,固定义齿修复的适应证范围有所扩大,临床上有很多固定桥的设计是前面提到的三种基本类型的组合,即复合固定桥。有时固定桥的跨度可达全牙弓,这种分布对基牙的支持、固位及共同就位道都有所影响。

三、固位体设计

固位体是固定桥中将桥体连接于桥基牙上的部分,它借粘接剂固定在桥基牙上。粘固后,固位体能抵御各种外力,并将外力传递到桥基牙及其支持组织上,同时保持本身的固定,不至于因外力而松动脱落,这样才能很好地发挥固定桥的功能。因此,它是固定桥能否成功的重要因素之一。

(一) 固位体设计的一般原则

1. 有良好的固位形和抗力形,能够抵抗各种外力而不至于松动、脱落或破损。

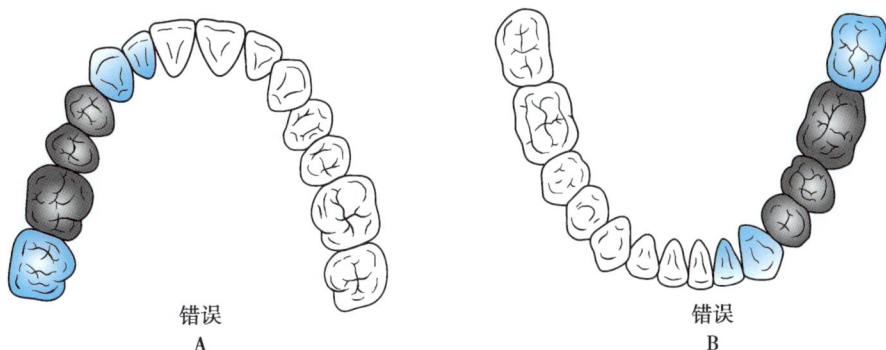

图 4-3-5 456 缺失，不能在近中侧增加 2 做基牙
A. 上颌　B. 下颌

2. 能够恢复桥基牙的解剖形态与生理功能，前牙还应美观。

3. 能够保护牙体、牙髓和牙周组织的健康，预防口腔病变的发生。

4. 能够取得固定桥所需的共同就位道。

5. 固位体材料的加工性能、机械强度、化学性能及生物相容性良好；经久耐用，不易腐蚀和变色，不刺激口腔组织，无毒性。

（二）固位体类型

固位体一般分为三种类型，即冠外固位体、冠内固位体与根内固位体。

1. 冠内固位体 冠内固位体即嵌体固位体，因其固位力差，外形线长，容易产生继发龋。对活髓牙来说，嵌体洞形的预备因需要一定的深度易伤及基牙的牙髓；对死髓牙而言，嵌体起不到应有的保护作用，因此目前临床上已很少采用嵌体作固位体。

2. 冠外固位体 包括部分冠与全冠，这是固定桥采用最多，也较理想的一种固位体。其固位力强，能较好的保护桥基牙牙体组织，适应范围广。

部分冠磨切牙体组织比全冠少，其固位力比嵌体强。前牙 3/4 冠暴露唇面，可选前牙固位体，但固位效果和美观效果有时难以兼顾，目前应用较少。金属 3/4 冠也可作后牙固位体，特别是前磨牙。对于某些倾斜基牙，部分冠更易取得共同就位道。

全冠固位体因为覆盖桥基牙的各个牙面，其固位力最强，对桥基牙短小，缺失牙多，桥体跨度长，承受𬌗力大者，全冠是最适合选用的固位体。全冠固位体对于无牙髓活力的桥基牙还有保护作用，并能同时修复基牙的缺损。铸造金属全冠因其金属的颜色对美观会有影响，所以主要用作后牙固位体；前牙与前磨牙应用较多的是金属烤瓷全冠固位体和全瓷全冠固位体，美观效果好。

3. 根内固位体 根内固位体即桩冠固位体。其固位作用良好，能够恢复牙冠外形，符合美观要求。根内固位体主要用于经过完善根管治疗的死髓牙。对于某些牙位异常，且没有条件做正畸治疗的患者，可通过根内固位体改变牙的轴向，以此增进美观。目前，根内固位体一般与全冠固位体联合使用，即将根内固位体作成桩核，再在桩核上制作全冠固位体，这样，可更容易获得共同就位道。

（三）固位体的固位力

固位体与单个牙修复体不同，它要承担比单个牙修复体更大的力，且受力的反应也与单个牙不同，故要求更大的固位力。固位体固位力的大小，取决于桥基牙的条件、固位体的类型及牙体预备和固位体制作的质量。

1. 基牙形态对固位力的影响 由于通常采用冠外固位体，只要基牙的牙冠长大、牙体组织健康、咬合关系正常者，能够获得较大的固位力。反之，牙冠短小、畸形、牙体组织不健康或牙体组织缺损，都可以影响其固位力。在此情况下，应选择固位力较大的固位体，如全冠固位体。对于根内固位体，牙根粗长、牙体组织质地坚实的基牙，能够获得较大的固位力。

2. 固位体的类型对固位力的影响 固位体的类型对固位力的影响很大，一般情况下，全冠的固位力大于部分冠，部分冠的固位力大于嵌体。在选用部分冠作固位体时常需要加辅助固位形，以增强固位力，如切沟、邻轴沟、针道等。嵌体的固位效果最差，在需要时，也应考虑增加辅助固位形,或采用嵌体冠,以满足固位和抗力的需要。根内固位体由于桩核的种类较多,其固位力的大小也不同,通常铸造金属桩核的固位力较成品桩核的固位力更大。

3. 固位型的预备对固位力的影响　全冠固位体的固位力与基牙轴面的𬌗向聚合度有关,基牙牙体预备时,如果𬌗向聚合度过大,固定桥容易发生𬌗向脱位。为保证固位体有足够的固位力,又有利于固定桥的戴入,在所有基牙具有共同就位道的前提下,要求𬌗向聚合度不超过6°。铸造3/4冠的固位力比全冠小,可增加邻面轴沟以加强固位,邻面轴沟应有一定的长度和深度,沟壁清晰。嵌体固位体的固位力较差,要求洞形有一定的深度,点角和线角清晰,洞轴壁的龈向聚合度宜小,必要时增加辅助固位形,或采用高嵌体固位体的形式。

4. 双端固定桥两端的固位力应基本相当　双端固定桥两端桥基牙固位体的固位力应基本相等,若两端固位力相差悬殊,则固位力弱的一端固位体易松动。当一端固位体松动,而固位力强的另一端固位体依然稳固时,患者不易察觉,其后果往往是松动端桥基牙产生继发龋,甚至损及牙髓,而稳固端基牙的牙周组织往往也受到损害。因此,固定桥两端的固位力应基本相等,若一端固位体的固位力不足时,首先应设法提高固位力,必要时增加桥基牙,以达到与另一端固位体的固位力相均衡。

单端固定桥的固定端承担了全部𬌗力,且由于较大的杠杆力作用,对固位体的固位力要求很高,应特别重视。

5. 固位体的固位力大小应适合固定桥的需要　固位体固位力大小设计应与力的大小、桥体的跨度及桥体的弧度相适应,桥体跨度越长、弧度越大、𬌗力越大者,要求固位体的固位力越大,必要时可增加基牙以增加固位力。此外,固定桥的刚度越小,变形性越大,对固位体的固位力要求越高。

（四）固位体的就位道

在选择固位体时,必须考虑各固位体之间应有共同就位道。一般而言,获得共同就位道的难度以全冠固位体最大,部分冠次之,嵌体最小。在使用根内固位体时,如果直接用桩冠作固位体,因其易受根管方向的限制,很难通过桩道预备的方式与其他基牙求得共同就位道,此时可先做桩核,当其固定在根管内以后,再于核上设计制作全冠固位体,更容易取得共同就位道。当一端基牙颊舌向倾斜,全冠固位体不易求得共同就位道时,可将倾斜端的固位体设计为部分冠,将牙冠倒凹大的一面作适当的暴露。

（五）固位体的边缘设计

对于全冠固位体而言,边缘即颈缘,其伸展的范围视桥基牙的条件和修复体对固位力要求的大小而定。对于牙冠短小的基牙,固位体的边缘应尽可能向根方延伸,增加固位力,但不能损伤牙周组织。对于牙颈部明显缩小,或牙周萎缩的基牙,全冠固位体边缘的延伸意味着要磨除较多的牙体组织,如果牙冠比较长,则宜设计成龈上边缘。对于前牙来说,烤瓷固位体的唇面一般要延伸至龈缘下,以保证美观的效果。部分冠的边缘线在前牙不能伸展到唇面,以免影响美观。冠内固位体的边缘应延伸到自洁区。

（六）固位体对基牙的修复和保护

1. 若桥基牙有缺损或畸形,在设计固位体时应一并修复,若牙冠已有充填物,固位体应尽量将其覆盖。

2. 固位体的设计应保护基牙,冠内固位体则应该注意在𬌗面的扩展,对于薄壁弱尖,适当降低牙尖高度,并将其覆盖,从而避免发生牙尖折裂。此外,全冠固位体虽能有效地保护基牙的牙体组织,但在某些情况下,需要与根内固位体联合应用,例如没有牙髓的前牙及前磨牙,在全冠修复的牙体预备后,其颈部牙体组织很脆弱,尤其是有楔状缺损的牙,修复体及基牙易从牙颈部发生折断。因此,全冠固位体修复前在髓腔用桩加强是很重要的。应用断面较低的残根作基牙时,固位体在颈部应预备牙本质肩领,对残根有紧箍的保护作用,以防止残根的纵折。

（七）固位体的美观要求

前牙的固定桥修复,美观是很重要的,因此对固位体及整个修复体的材料和设计都有一定的要求。目前,多以金属烤瓷或全瓷固定桥修复前牙缺失,多采用全冠固位体,固位效果好,美观,坚固耐用,不仅可以较好的修复缺失牙,对桥基牙的颜色、外形、排列等都可加以改善。

（八）特殊桥基牙的固位体设计

1. 基牙牙冠严重缺损的固位体设计　此类牙多为死髓牙或残根，只要缺损未深达龈下，牙根稳固，应尽量保留。首先进行彻底的根管治疗，用桩核恢复缺损的牙冠，再在其上制作全冠固位体（图 4-3-6）。

2. 基牙牙冠严重磨耗的固位体设计　在临床上常见患者的磨牙因磨耗变短，如果做常规的全冠牙体预备，𬌗面磨除后则会使牙冠变得更短，固位力下降。对于这类牙的处理有两种方法，如果是活髓牙，可只预备各轴面，设计制作不覆盖𬌗面的开面冠，但这类固位体要求有性能良好、不易溶解的粘接剂。如果基牙是死髓牙，经过根管治疗后，可从𬌗面利用髓腔预备箱状洞形，设计成嵌体冠固位体，利用箱状洞形增加固位力（图 4-3-7）。

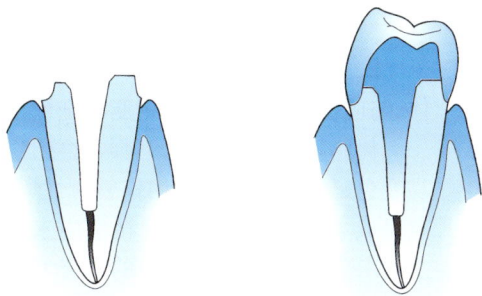

图 4-3-6　根内固位体和冠外固位体联合应用　　　　图 4-3-7　嵌体冠固位体

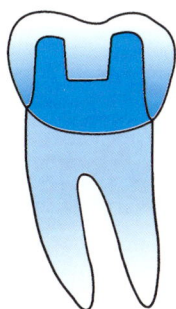

3. 倾斜基牙的固位体设计　对于无条件先用正畸治疗复位的倾斜基牙，可以改变固位体的设计，以少磨除牙体组织为原则来寻求共同就位道。如临床上常见下颌第一磨牙缺失后久未修复，造成第二磨牙近中倾斜移位。当倾斜不很严重时，在牙体预备前仔细检查设计，使倾斜牙与其他桥基牙一同按最适合的共同就位道进行预备，其原则是不损伤牙髓，尽可能少磨除牙体组织。如做全冠固位体牙体预备时，因为牙的倾斜，其近、远中的垂直轴面都较短，即使在远中面向龈方延伸，固位作用仍有限，而且易在龈端形成台阶。此时可作成不覆盖远中面的改良 3/4 冠固位体，在颊、舌侧轴面预备出平行轴沟，以增强固位。

如果磨牙倾斜比较严重，还可设计为套筒冠固位体。其方法是，先按倾斜牙自身的长轴方向进行牙体预备，制作内层冠，将内层冠的外表面做成与其他桥基牙有共同就位道的形态，最后按常规完成固定桥。先粘固内层冠，再粘固固定桥。固位体（即外层冠）的边缘不必伸至龈缘，因内层冠已将牙齿完全覆盖。当然，有时出于美观需要，也要求外层冠覆盖到龈缘。

近年来，由于粘接技术的迅速发展，对于严重倾斜的桥基牙已有采用少磨牙体组织的粘接固定桥予以修复，即采用金属翼板固位体（图 4-3-8），由颊舌方向分别就位，并与桥

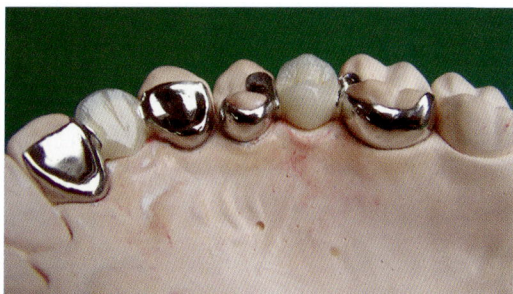

图 4-3-8　金属翼板桥舌面观
（北京大学口腔医学院供图）

体𬌗面部分组合而成。但这类粘接桥需拓宽足够的邻间隙，才有利于自洁作用。

四、桥体设计

桥体是固定桥恢复缺失牙形态和功能的重要部分。桥体的设计是否恰当，不仅关系到修复后的功能恢复，还会影响到牙颌系统的健康。

（一）桥体设计的基本要求

1. 能够恢复缺失牙的形态和功能，维护牙弓的完整性。

2. 具有良好的自洁作用，有易于清洁的外形和良好的光洁度，符合口腔卫生要求。

ER4-3-3

文档：ER4-3-3
粘接固定桥及
其设计要点

3. 具有足够的机械强度,材料化学性能稳定,经久耐用,有良好的生物安全性。

4. 形态色泽美观,舒适。

5. 桥体殆面大小和形态应与基牙的支持和固位力相适应。

6. 桥体龈面大小适宜,接触式桥体应与黏膜密合而不压迫黏膜;悬空式桥体要便于清洁。

（二）桥体的类型及选择

根据桥体所用材料不同可分为:

1. **金属桥体**　桥体用金属铸造而成,与固位体一并制成金属固定桥(图4-3-9)。这种金属固定桥机械强度高,桥基牙磨除的牙体组织相对较少,经高度抛光后表面光洁,感觉舒适。其缺点是不美观,故只能适用于比较隐蔽的后牙固定桥,特别适宜于后牙区失牙间隙窄小或殆龈距离小的情况,也适用于基牙牙冠较短的病例。虽然其适用范围小,但在某些情况下仍不失为一种较好的选择。

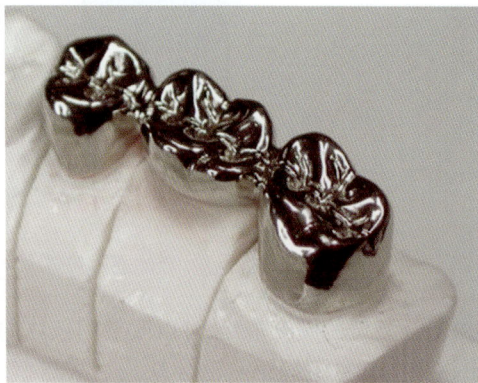

图4-3-9　全金属固定桥
（北京大学口腔医学院供图）

2. **非金属桥体**　主要有全树脂和全瓷桥体,与固位体一并制成全树脂或全瓷桥。

树脂材料硬度低,易磨损,化学性能不稳定,易变色,易老化,一般只用作暂时性固定桥,其优点是成本低,制作方便,可在戴用永久性修复体之前一定程度恢复缺失牙的形态和功能。目前已有一些新型树脂材料投入临床应用,可以制作半年左右相对较长期的固定桥修复体。

全瓷固定桥硬度大,化学性能稳定,生物相容性良好,美观,舒适。随着口腔材料研究的进展,陶瓷材料的强度,特别是韧性得到很大程度的提高,无论是前牙还是后牙,全瓷固定桥已较广泛地用于临床。

3. **金属与非金属联合桥体**　以金属-烤瓷桥为主,是目前应用最广泛的一种桥体形式。金属部分可增加桥体的机械强度,并加强桥体与固位体之间的连接。桥体的非金属部分能恢复与天然牙相协调的形态和色泽,满足美观的要求。由于这种桥体兼有金属与非金属的优点,故为临床上广为采用。

（1）金属-烤瓷联合桥体:对前、后牙的固定桥修复都适用,由于制作方法的不同,金属-烤瓷联合桥体分为两种。目前应用最广的是烤瓷熔附金属桥体,方法是先铸造桥体的金属基桥架和固位体,再于其表面熔附烤瓷。另一种方法是,成品瓷牙面与金属联合桥体,即先制成前牙桥体的金属舌背板或后牙桥体的殆面,并与固位体连接,再用成品的桥体瓷牙面(包括唇、颊面,或附带桥体龈底部)以其固位装置与金属舌背板或殆面相衔接而成,但这种方法目前已较少采用。

（2）金属与树脂联合桥体:既可用于前牙桥,也可用于后牙桥,但在烤瓷固定桥广泛应用的今天,金属-树脂联合桥体的使用正逐渐减少。其制作方法是,先制作桥体的金属基底桥架,并与固位体相连接。再用树脂恢复桥体的唇、颊面及其余部分。由于树脂材料有前述的缺点,虽然联合桥体的金属殆面与金属舌面可增加强度,使其在行使功能时不至于严重磨耗,但唇颊面和树脂的其他暴露部分,仍可被磨损,而不能长期保持美观,树脂自身的使用寿命短,也限制了固定桥的使用寿命。现在的硬质树脂,其性能都较以前的丙烯酸酯树脂有很大改进,光固化树脂及成品硬树脂牙都可应用,但较金属-烤瓷修复体仍有明显不足。

（三）桥体形态设计

1. **桥体的龈面设计**　桥体的龈面可设计为接触式和悬空式两种,但以接触式为主,悬空式较少采用。

（1）接触式桥体:接触式桥体的龈面与牙槽嵴黏膜接触,在缺牙区牙槽嵴高度正常时一般都采用这种桥体形式。其优点是美观、舒适,有利于发音及龈组织的健康。接触式桥体因其桥体龈面的形态及其与牙槽嵴顶的接触部位而分为下面几种形式(图4-3-10)。

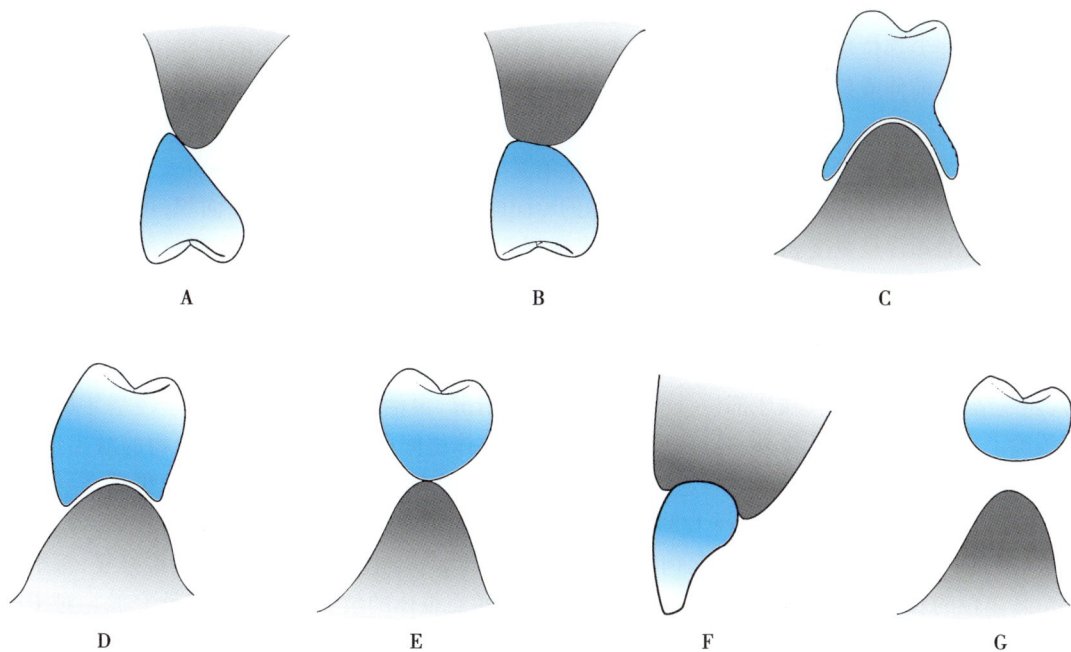

图 4-3-10　桥体的形态

1）盖嵴式桥体：盖嵴式桥体又称偏侧型桥体，其龈端与唇颊黏膜的一小部分呈线性接触，舌侧呈三角形开放（图 4-3-10A）。其特点是接触面积小，食物虽会在舌侧间隙停滞，但设计良好仍可使其自洁作用好。主要用于上颌前牙牙槽嵴吸收较多者。

2）改良盖嵴式桥体：改良盖嵴式桥体又称为牙槽嵴顶型桥体或者改良偏侧型桥体，将唇（颊）侧的接触区扩大至牙槽嵴顶，即前牙的舌隆突或后牙的舌、腭面延长与牙槽嵴顶接触（图 4-3-10B）。其特点是可以防止食物进入龈端，自洁作用好，患者感觉舒适，上、下颌固定桥都可以使用该设计。

3）鞍式桥体和改良鞍式桥体：鞍式桥体的龈面呈马鞍状骑跨在牙槽嵴顶上，与黏膜接触范围较大，多用于下颌后牙缺牙区牙槽嵴顶狭窄时（图 4-3-10C）。改良鞍式桥体：由于鞍式接触式桥体自洁作用差，在不影响美观的前提下，为了有利于义齿保持清洁卫生，应尽可能减小桥体龈面与牙槽嵴黏膜的接触面积，使接触面积小于原天然牙颈部的横截面积。改良鞍式桥体的唇（颊）侧龈端与牙槽嵴顶接触，使颈缘线的位置与邻牙协调一致，符合美观要求。桥体龈面向舌侧延伸时逐渐聚合，尽量扩大舌侧邻间隙，使食物残渣容易溢出（图 4-3-10D）。此种改良鞍式桥体接近天然牙冠外形，美观、舒适、自洁作用好，是一种理想的桥体形式，也是临床采用较多的一种桥体形式。

4）船底式桥体：桥体的龈端与牙槽嵴的接触面呈船底形（图 4-3-10E）。特点是容易清洁，但船底式桥体颊侧和舌侧的三角形空隙容易滞留食物，用于下颌牙槽嵴狭窄的病例。

5）卵圆形桥体（图 4-3-10F）：随着人们对美学要求的提高，卵圆形桥体应用的更为广泛。卵圆形桥体的组织面呈卵圆形，唇（颊）面龈端同牙槽黏膜的曲度保持一致，顶端正对牙槽嵴顶，表面光洁，舌感比较好，也有利于清洁。在拔牙创的愈合阶段，卵圆形桥体有助于引导拔牙窝周围的软组织塑形，维持邻面龈乳头的高度。

（2）悬空式桥体（图 4-3-10G）：此种桥体的龈面与牙槽嵴顶的黏膜不接触，且留出至少 3mm以上的间隙，便于食物通过而不聚集，理论上自洁作用良好，又称为卫生桥。尽管如此，其龈面仍可有牙垢和菌斑附着，自洁作用并不理想。此外，它与天然牙的形态差异大，美观性差，舌感不舒服，主要用于失牙区牙槽嵴缺损较大的后牙缺失修复。

2. 桥体的𬌗面设计　桥体的𬌗面是桥体的咬合功能面，即上颌前牙的切嵴和舌面，以及下颌前牙的切嵴和后牙的𬌗面，𬌗面形态恢复是否合理，直接关系到固定桥的咀嚼功能及其对基牙支持力的影响。𬌗面的恢复应从以下几方面考虑：

（1）𬌗面的形态：桥体𬌗面的形态应根据缺失牙的解剖形态及与对颌牙的咬合关系来恢复。

𬌗面的尖、窝、沟、嵴都应与对颌牙相适应,在恢复咬合关系时,咬合接触点应均匀分布,并使接触点的位置在功能尖部位尽量靠近桥基牙𬌗面中心点连线。适当降低非功能尖的高度,以减小固定桥的扭力。切忌前伸或侧向的早接触。有研究表明,正常牙齿牙周膜对垂直力与侧向力的耐力比值为3.49:1。

（2）𬌗面的大小:咬合面的大小与咀嚼效能有关,也与基牙承担的𬌗力大小有关。为了减小𬌗力,减轻基牙的负担,保持基牙健康,要求桥体的𬌗面面积小于原缺失牙的𬌗面面积,可通过适当缩小桥体𬌗面的颊舌径宽度和扩大舌侧外展隙来达到此目的。桥体𬌗面颊舌径宽度一般为缺失牙的2/3;基牙条件差时,可减至缺失牙宽度的1/2。一般来说,若两端基牙条件良好,桥体仅修复一个缺失牙,可恢复该牙原𬌗面面积的90%左右;修复两个缺失牙时,可恢复原缺失牙𬌗面面积的75%;修复三个相连的缺失牙时,可恢复此三牙原𬌗面面积的50%左右。在临床设计时,这些数值仅作参考,还需结合患者的年龄、缺牙部位、咬合关系等具体情况,灵活应用。减小𬌗力,减轻基牙负担的措施除了减小桥体的颊舌径外,还可以加大桥体与固位体之间的舌外展隙,增加食物的溢出道,减小𬌗面的牙尖斜度等。对于单端固定桥,由于其杠杆力的作用,𬌗面减径以减小𬌗力更是必要的措施,可在近远中向和颊舌向各减径1/3~1/2。

（3）固定义齿的𬌗重建:无论是何种义齿的修复都会涉及𬌗重建的问题。固定桥修复,特别是多个牙单位的长桥修复,𬌗重建是十分重要的,是通过𬌗面整体的位置和形态的设计完成。对于前牙而言,可以通过固定桥修复,建立新的𬌗关系,以增进和改善美观等功能。对于后牙而言,可以通过固定桥修复,建立新的𬌗曲线和有利的咬合关系。

3. 桥体的轴面设计　桥体的轴面包括桥体的唇面、颊面、舌面、腭面及近远中轴面,桥体轴面应能恢复缺失牙的解剖形态和生理突度。桥体的轴面的设计要求是:

（1）唇颊面和舌腭面的外形和凸度:在恢复缺失牙唇颊面外形时,应参照天然牙的解剖形态特点和缺牙区的具体情况,且符合美观要求。同时,正确恢复唇颊面凸度,在咀嚼运动中,食物的排溢流动对牙龈组织产生生理性按摩作用。如果轴面凸度恢复过小或无凸度,牙龈组织会过多地受到食物的撞击;而凸度过大,会失去生理性按摩作用,食物滞留,不利于自洁。桥体舌腭面虽然对美观的要求不高,但也需要适当的凸度,加大舌外展隙,有利于清洁。单端固定桥体有毗邻牙接触关系时,应与邻牙保持良好的接触;桥体的游离端按常规恢复其邻面外形,保持光洁。

（2）唇颊面的排列位置:桥体的排列位置通常和缺失牙间隙一致,排列出的桥体形态与同名牙相似,与邻牙协调,达到美观的要求。如果缺牙区间隙过宽或过窄,可以采取相应的措施。当缺牙区间隙略大于同名牙时,可通过扩大唇面近远中邻间隙,加大桥体唇面突度,制作轴向发育沟纹等措施,利用视角误差达到改善美观的目的。如果缺牙间隙明显大于同名牙,可酌情添加一较小的人工牙。如果上颌第二磨牙缺失而缺牙间隙较大,可将桥体颊面的颊嵴向近中移动,使近中面至颊嵴的宽度 A' 与第一前磨牙的相对应的宽度 A 相等（图4-3-11）。当缺牙间隙小于同名牙时,可适当多磨除缺牙区两端基牙的近缺隙面,加宽间隙（图4-3-12）;也可将桥体适当扭转或与邻牙重叠;或是减小桥体唇向突度,制作近远中向横沟纹,使桥体的大小和形态接近同名牙。如果第二前磨牙的缺隙小于同名牙,可将颊面颊嵴偏向远中,使颊嵴近中颊面的宽度与第一前磨牙相等,改善美观（图4-3-13）。

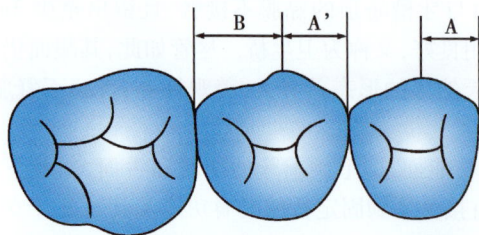

图 4-3-11　第二前磨牙桥体间隙过大的调整

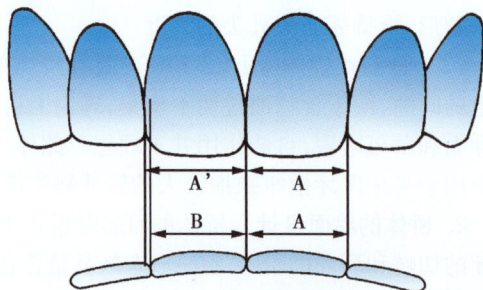

图 4-3-12　上颌切牙间隙过小的调整

（3）唇颊面的颈缘线：桥体唇颊面颈缘线的位置应与邻牙相协调，才能达到良好的美观效果。如果缺牙区牙槽嵴吸收较多，将桥体按原天然牙的位置排列，让其颈缘与牙槽嵴黏膜接触，桥体牙会显得过长。为了使颈缘线与邻牙协调，可将桥体颈 1/3 适当内收，加大唇面龈 1/3 至中 1/3 的突度，达到对桥体牙形态和美观的要求（图 4-3-14）。

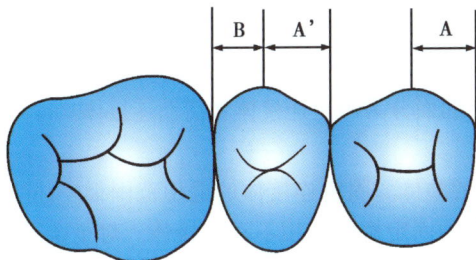

图 4-3-13　第二前磨牙桥体间隙过小的调整　　图 4-3-14　前牙桥体龈缘位置的调整

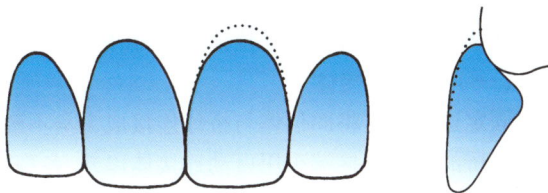

（4）邻间隙的形态：邻间隙的形态影响桥体轴面外形。为了不影响美观，前牙唇侧邻间隙的形态尽可能与同名牙一致。后牙舌、腭侧的邻间隙应扩大，以便食物溢出和清洁；后牙颊侧的邻间隙对美观影响不大，也可适当扩大。

（四）桥体的色泽

桥体的颜色、光泽、透明度应该尽量与邻牙和同名牙相接近。对于前牙长桥修复，如 321|123 的固定桥修复，应该根据患者的性别、年龄、肤色及其他余留牙等确定色泽。应注意在基牙预备之前比色。桥体的色泽受制作材料性能的影响，全瓷桥体、金属烤瓷桥体和金属树脂桥体通过临床比色、分层塑形后，可以满足患者的要求。在患者对美观要求不高，缺牙间隙空间小时，金属桥体可用于后牙缺失病例。

（五）桥体的强度

桥体的强度主要是指桥体的抗弯强度。在咀嚼活动中，桥体在𬌗力作用下发生弯曲变形，桥基牙会产生屈矩反应，当屈矩反应大于固位体的固位力时，会使固位体松离桥基牙。当固位体的固位力强大时，过大的屈矩会损伤桥基牙的健康或造成固定桥的破坏。对于烤瓷固定桥来说，桥体及整个固定桥的支架部分的强度如有不足，受力时发生的变形，可导致崩瓷的发生。因此，需要分析影响桥体强度的因素，采取相应的措施。

1. 影响桥体弯曲变形的有关因素

（1）桥体的厚度与长度：桥体的厚度与长度，尤其是桥体的金属𬌗面和金属桥架的厚度与长度，与桥体的抗弯强度密切相关。在相同条件下，桥体的弯曲变形量与桥体厚度的立方成反比；与桥体长度的立方成正比。也可以说，桥体的厚度越大，桥体的抗弯性越大；桥体的长度越长，桥体的抗弯性越差。

（2）固定桥支架材料的机械强度：材料的机械强度以材料本身具有的应力极限值来衡量。若材料的应力极限值高，表明该材料的机械强度大，桥体不易发生弯曲变形。

（3）桥体的结构形态：桥体的结构形态对抗弯强度有较大的影响。若桥体截面形态为平面形，比截面为工字形、拱形者更易发生弯曲变形。

（4）𬌗力的大小：桥体的弯曲变形是在𬌗力的作用下发生的，𬌗力是导致弯曲变形的主要原因。没有𬌗力的作用，桥体是不会发生弯曲变形的。

2. 增加桥体抗弯曲变形的措施

（1）采用具有足够机械强度的材料制作桥体。

（2）对于金属-烤瓷桥体，在不影响美观的情况下，适当增加金属𬌗面或金属桥架的厚度。必要时，后牙可采取全金属桥体。这种情况多见于后牙的失牙区近远中径大或𬌗龈间隙过小的患者。

（3）桥体的金属桥架或金属基底尽可能设计为具有抗弯曲能力的形态，各桥体牙之间、桥体牙与固位体之间的连接部分应具有一定的厚度，并使相连部分形成圆弧形，减小应力集中，以增强抗弯曲能力。

（4）适当减轻殆力:殆力是引起修复体弯曲变形的重要原因之一,过大的殆力,不仅损害基牙的健康,还会引起桥体弯曲变形,甚至破坏固定桥。减轻殆力的方法主要是减小殆面的接触面积,可采取减小殆面颊舌径宽度,扩大舌外展隙,加深殆面颊舌沟等措施,以达到减轻殆力的目的。

五、连接体设计

连接体是连接桥体与固位体的部分,因连接方式不同而分为固定连接体和活动连接体。

（一）固定连接体

固定连接体是将固位体与桥体连接成完全不活动的整体。固定连接体的适用范围很广,除了半固定桥的可动连接端采用可动连接体以外,各种类型的固定桥都采用不动连接体。对于金属修复体,包括金属烤瓷修复体的金属支架,不动连接体的制作方式有整体铸造法与焊接法两种。整体铸造法是在制作桥体和固位体熔模时就将两者连接为一体,经整体铸造而成。以前整体铸造法多用于铸造收缩变形小的短固定桥,随着铸造技术的提高和材料性能的改进,整体铸造法现已可用于较长的修复体制作。焊接法是当固位体与桥体金属部分分别制成后,用焊接的方法连接为整体,适用于铸造的多单位长桥。为保证铸造精度,宜将固定桥分段铸造后,再把各段焊接在一起。焊接法也适用于锤造法制作的固定桥。

目前应用日益广泛的全瓷固定桥,无论是铸造陶瓷,还是 CAD/CAM 加工的全瓷固定桥,都是采用一次成形的固定连接体。

固定连接体位于基牙邻近缺牙区的邻面,相当于天然牙的邻面接触区,其截面积为 $4\sim10mm^2$,前牙固定桥的连接体面积小,位于邻面的中 1/3 偏舌侧;磨牙固定桥的连接体面积较大,位于邻面的中 1/3 偏殆方;前磨牙固定桥的连接体面积介于磨牙与前牙之间,亦位于中 1/3 偏殆方。连接体的四周外形应圆钝和高度光洁,形成正常的唇颊、舌腭外展隙和邻间隙,切忌将连接体占据整个邻间隙甚至压迫牙龈,妨碍自洁作用。焊接连接体的焊料应流布整个被焊区域,焊区应高度抛光。

（二）活动连接体

将固位体与桥体通过活动关节相连接者为活动连接体。活动关节通常是由栓体和栓道组合而成。在半固定桥和可摘式固定桥中,栓道通常位于固位体上,呈凹槽形,栓体则位于该端桥体上,呈凸形。当栓体嵌合于栓道内即形成活动关节,亦称为栓道式附着体。半固定桥可用于倾斜基牙难以求得共同就位道的病例。而在固定-活动联合修复中,附着体连接方式应用普遍。另外,当固定桥的跨度太长时,可将其分段,用附着体连接为整体。

六、不同类型牙列缺损的固定桥设计

牙列缺损患者口腔局部条件的差异较大,根据固定桥的适应证范围,结合患者的具体情况,如缺牙数目、缺牙部位、基牙条件、余留牙情况、缺牙区牙槽嵴的情况等,进行综合分析,首先确定是选择固定桥修复,还是可摘局部义齿修复。对某些牙列缺损的患者而言,选择固定或可摘修复形式并没有绝对的界限,患者可以拥有一定的选择余地。

对于已经确定做固定桥修复的患者,必须确定最适当的固定桥设计。在固定桥类型中,双端固定桥支持的殆力较大,两端基牙承受殆力较均匀,对牙周健康有利,如果无特殊情况,应尽量采用双端固定桥。由于固定桥共同就位道的获得存在不同的难度,能够采用短固定桥时,尽量不设计复杂的长固定桥。单端固定桥受力时,基牙受到较大的扭力,不利于基牙牙周的健康,故应严格掌握适应证,慎重选用单端固定桥设计。种植修复的应用,使不少牙列游离缺失患者获得了较为理想的固定修复。随着附着体在临床的应用增多,对某些牙列缺损,固定-可摘联合修复为另一种可采用的设计。

固定桥的设计应按固定桥修复的一般原则,结合患者口内的具体情况综合考虑而定。下面以金属烤瓷固定桥为例,进行部分病例的设计讨论,以供参考。

（一）单个牙缺失

1. 上颌牙缺失

（1）1 缺失：如果 2 的支持、固位条件好，可设计以 2|1 为基牙的双端固定桥。如果 1 的缺牙间隙较大，而 2 的支持力较差，需在 2 端增加基牙，即设计以 32|1 为基牙的固定桥。此时，磨除的牙体组织较多，两端的支持条件仍有一些差异。

（2）2 缺失：可设计以 31| 为基牙的双端固定桥。如果 2 的缺牙间隙小，患者的𬌗力较小，3 的冠根长大，可设计以 3| 为基牙的单端固定桥，但应注意调整咬合。

（3）3 缺失：3 位于牙弓转弯处，承受的力大，而 2 的支持能力有限，故一般不主张选用 42| 做基牙的双端固定桥；只有在 2 的支持条件很好，3 的缺牙间隙较小，覆𬌗较小时才用 42| 做基牙。如果用 421| 做基牙，磨除的牙体组织过多。

（4）4 或 5| 缺失：可以分别设计以 53| 或者 64| 为基牙的双端固定桥。其中，4 和 6| 支持力与固位力有一定的差异，必须注意 4 的固位体设计。

（5）6| 缺失：以 75| 为基牙的双端固定桥是常规设计，但是 75| 的支持力和固位力有一定的差异，应注意 5| 固位体的设计。

（6）7| 缺失：如果 8 存在且牙冠正常，可设计 86| 为基牙的双端固定桥。如果 8| 亦缺失且无对𬌗牙，可设计以 65| 为基牙的单端双基牙固定桥，必须减小桥体 7| 的颊舌径和近远中径，恢复部分咀嚼功能。此时，对颌若为可摘局部义齿对固定桥更为安全。

2. 下颌牙缺失

（1）1̄ 缺失：可设计以 2̄|1̄ 为基牙的双端固定桥。

（2）2̄ 缺失：可设计以 3̄1̄| 作基牙的双端固定桥，如果 1̄ 的条件差，可在该侧增加基牙，即 3̄1̄|1̄ 为基牙。

（3）3̄ 缺失：一般设计以 4̄2̄1̄| 为基牙的双端固定桥。

（4）4̄ 或 5̄| 缺失：分别设计以 5̄3̄| 或 6̄4̄| 为基牙的双端固定桥，4̄ 因牙体形态原因，应注意固位形的设计。

（5）6̄| 缺失：设计以 7̄5̄| 为基牙的双端固定桥。如果 7̄| 近中倾斜移位，可设计半固定桥。

（6）7̄| 缺失：如果 8̄ 的牙冠体积尚可，可设计以 8̄6̄| 为基牙的双端固定桥；如果不需要恢复 8̄|，可设计以 6̄5̄| 为双基牙的单端固定桥，并需要对桥体减少颊舌径及近远中径。条件具备时，7̄| 的种植修复应该是较为理想的设计。

（二）两个牙的连续缺失

1. 上颌牙缺失

（1）1|1 缺失：只有在缺牙间隙小，前牙咬合不紧，2|2 的牙冠、牙根、牙周条件好时，可设计以 2|2 为基牙的双端固定桥。如果 2|2 条件差，只有增加 3|3 为基牙，但磨除的牙体组织偏多。

（2）21| 缺失：通常可设计以 3|1 为基牙的双端固定桥。

（3）32| 缺失：通常可设计以 41|1 或 541|1 为基牙的双端固定桥。

（4）43| 缺失：可设计以 521| 为基牙的双端固定桥。

（5）54| 缺失：如果 3 的牙冠条件好，可设计以 63| 为基牙的双端固定桥。

（6）65| 缺失：通常可设计以 743| 为基牙的双端固定桥。

（7）76| 缺失：如果 8| 的条件差或缺失，均不宜设计固定桥修复。即使 8| 能够作基牙，458| 为基牙修复 67| 的固定桥在支持和固位方面仍达不到要求，不宜采用。

2. 下颌牙缺失

（1）1̄|1̄ 缺失：可设计以 2̄|2̄ 为基牙的双端固定桥。

（2）2̄1̄| 缺失：可设计以 3̄|1̄ 为基牙的双端固定桥。

（3）3̄2̄| 缺失：可设计为 4̄1̄|1̄ 为基牙的双端固定桥。

（4）4̄3̄| 缺失：可设计为 5̄2̄1̄| 为基牙的双端固定桥。

（5）5̄4̄| 缺失：可设计为 6̄3̄2̄| 为基牙的双端固定桥。

（6）$\overline{65}$ 缺失：可设计为 $\overline{743}$ 为基牙的双端固定桥。

（7）$\overline{76}$ 缺失：与上颌牙情况相似，不宜设计固定桥修复。

（三）两个牙的间隔缺失

1. 上颌牙缺失

（1）$\underline{42}$ 缺失：可设计以 $\underline{53}$ 为基牙的复合固定桥，或设计以 $\underline{531}$ 为基牙的复合固定桥。

（2）$\underline{52}$ 缺失：最好设计以 $\underline{64}$ 为基牙和以 $\underline{31}$ 为基牙的两个双端固定桥。

（3）$\underline{53}$ 缺失：可设计为以 $\underline{642}$ 为基牙的复合固定桥，如果 $\underline{2}$ 的条件差，再追加 $\underline{1}$ 为基牙，但这种设计需要的基牙多，损伤较大。

2. 下颌牙缺失

（1）$\overline{42}$ 缺失：可设计以 $\overline{531}$ 为基牙的复合固定桥。

（2）$\overline{63}$ 缺失：可设计以 $\overline{754}$ 为基牙的复合固定桥。

（四）三个牙或多个牙缺失

（1）牙弓后段的三个牙连续缺失：一般情况下不考虑设计固定桥修复。

（2）2111 缺失：可设计以 3123 为基牙的双端固定桥。

（3）2112 缺失：可设计以 3113 为基牙的双端固定桥。

（4）21112 缺失：咬合关系正常，缺隙间隙不大，313 的固位、支持条件好，可设计以 313 为基牙的双端固定桥；如果𬌗力大，313 的条件差，应设计以 43134 为基牙的双端固定桥。

（5）21112 缺失，如缺隙不大，313 的固位、支持条件好，可设计以 313 为基牙的双端固定桥。

（6）211124 缺失，通常可设计以 3135 为基牙的复合固定桥。

（马楚凡）

第四节　固定局部义齿的固位和稳定

固定义齿的固位是指在口腔行使各种功能运动时，固位体能够牢固地固定在基牙上，抵抗外力，充分发挥使义齿固定的功能作用，不致松动或脱落。良好的固位是固定桥必须具备的重要条件。固定义齿的稳定是指能抵御各种功能运动时义齿受到的各个方向外力，使其在受力时能够保持固定桥的平衡稳定而不会出现翘动。固定桥的稳定性与固位有密切的关系。固定义齿的支持是指在行使咀嚼功能时，基牙及支持组织能够承受𬌗力，而不发生下沉、松动、移位等，这就要求基牙有良好的负重能力，这也是固定义齿修复的重要条件。

一、固位原理和影响固位的因素

（一）固位原理

固定桥的固位原理与嵌体和冠修复体的固位原理一样，其固位力主要依靠摩擦力、粘接力和约束力（参见第三章第三节）。

固定桥的固位依靠摩擦力、粘接力和约束力的协同作用。固位体粘固于经过预备的基牙上，与基牙连接成一个整体，固位力大小与基牙冠部形态和结构有关，与固位体的选择和设计有关。基牙的表面粗糙度，以及水门汀的种类、厚度也对固位力有一定的影响。此外，固定桥基牙除承担自身的力外，还要分担桥体的额外力，以及对抗固定桥在功能运动中因应力变形带来的扭力。故固定桥固位体要求的固位力远比单个牙体缺损修复体的固位力大。

（二）影响固定桥固位的因素

1. 基牙受力的运动方式　在正常情况下，牙列中的每一个牙都是被牙周膜悬吊在牙槽窝内，具有一定的可动性，当受到较大的颊舌方向、近远中方向和垂直向外力时，可以显示这三个方向的生理运动。固定桥的多个基牙成为一个整体，使固定桥的基牙运动与单个牙的修复完全不同。固定桥的任何部位所受的任何方向、任何大小的力量，都会传递到各个基牙上，一个基牙的运动必然受到其他基牙的牵制，相互影响。固定桥在牙列上的位置不同、桥的跨度不同、各基牙的条件不同，加之力的大小、方向、着力点不同，均会使基牙受到极其复杂的外力作用，不利于固位。下面以双端固定桥受力为例分析基牙的运动方式。

（1）颊舌向运动：当双端固定桥基牙稳固，固位体固位良好时，接受均衡的颊向或舌向力，则两基牙将沿同一轴按第一类杠杆作用，表现为舌向或颊向的旋转运动趋势，其支点线位于两基牙根尖 1/3 与根中 1/3 交界的连线上（图 4-4-1）。此时，由于两基牙的运动方向基本一致，基牙条件好，能够对抗该旋转力，固定桥的固位良好。

如果一端的基牙受舌向𬌗力时，系不均衡的外力，该牙不会产生第一类杠杆作用，表现为冠部向颊侧移动，根部略向舌侧移动，其支点线位于该牙根尖 1/3 与根中 1/3 交界处。此时固定桥发生整体旋转移动，并影响到另一端基牙，迫使其向舌侧移动（图 4-4-2）。这种不均衡外力在咀嚼运动中时有发生，产生旋转运动的后果是在固位体和预备体之间出现剪切应力，使水门汀层破坏。如果两端基牙和固位体条件均好，对固定桥的固位影响小；如果某一端基牙条件差或者固位体条件差，将会出现该端固位体随基牙运动或者该端固位体脱落。可见，用松动牙作基牙，而固位体固位又差时，对固定桥的固位影响很大。

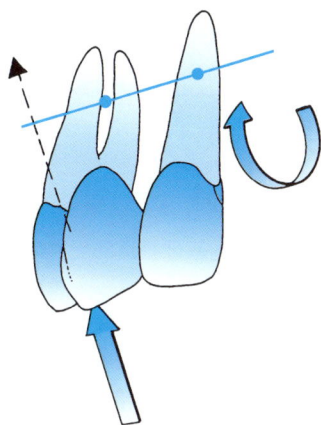

图 4-4-1　固定桥颊舌向均衡受力后的旋转运动

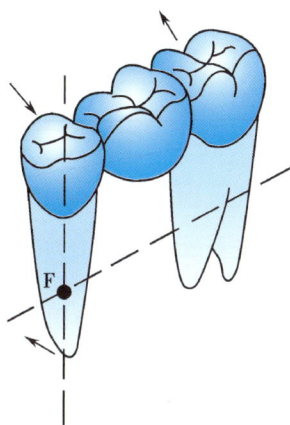

图 4-4-2　固定桥单端颊舌向受力后的移动

（2）近远中向运动：当桥体受近中方向的倾斜𬌗力时，两基牙以支点 F 为中心向近中倾斜移动（图 4-4-3）。如果两基牙同时向近中倾斜移位，桥体所接受的𬌗力将全部支持在基牙牙冠𬌗面的远中边缘嵴上，假若固位体的洞形太浅或轴壁过分向集中，特别是使用邻𬌗嵌体作为固位体时，固位体可能因为基牙的倾斜移动而松动甚至从牙体预备面脱落。基牙向近中移位时，通常会受到邻牙和其牙槽突的限制，位移量很小，不足以对固定桥的固位造成明显的影响。基牙近远中向移位与固位体的固位力、桥体的跨度、受力是否平衡、基牙的稳固性有关。如果基牙已有松动或者牙周情况较差，而固位力尚好，则产生以基牙为中心的扭力，迫使基牙向近中移位，造成牙周损伤；如果固位体的固位力较差，而基牙又较稳固时，则导致固位体的松动脱落。基牙与邻牙有良好的毗邻关系时，可传导少量的𬌗力，有助于固位。

（3）垂直向运动：基牙对垂直向𬌗力的承受能力最好。当固定桥接受垂直向均衡的𬌗力时，力基本上沿基牙的长轴方向传导，两端基牙同时被压向牙槽窝，多数牙周膜纤维受到牵拉力，只要力度适当，有利于基牙的健康和固定桥的固位。

当固定桥接受垂直向不均衡的𬌗力时，如图 4-4-4 所示，𬌗力 P 垂直向加载于后基牙上，前基牙将受到影响。结果是后基牙以 aF 为半径，沿 aa' 弧形移动，使整个固定桥旋转运动，后基牙的冠部向远中倾斜，根部向近中移动，致使固位体移动。后基牙上若为固位力较小的固位设计，有

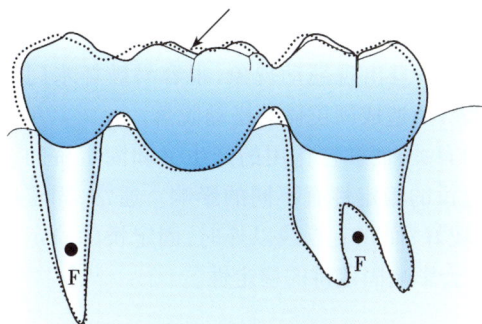

图 4-4-3　双端固定桥近远中斜向受力后的移动

121

可能发生松动脱落;若后基牙上的固位体固位良好,殆力过大时,可能伤及牙周组织。前基牙在力值 P 的作用下,因力臂长,更受影响。如果前基牙固位良好,将会顺着支点 F,以 FD 为半径,沿 ED 弧向近中移位,使根尖近中和颈部远中的牙周组织受到损害,且桥体跨度越大,损害越大。如果前基牙松动,这种旋转移动将给前基牙带来极其严重的后果。

对于复合固定桥的中间基牙,由于位置原因,接受垂直向殆力时,有较特别的反应。如图 4-4-5 所示,当中间基牙上的固位体没有覆盖牙尖时,P 力施加于中间基牙的牙尖上,中间基牙就会向牙槽窝内下沉,固定桥因刚性的原因不易弯曲变形,致使固位体与基牙预备面脱离而松动。因此,要求中间基牙的固位体必须有足够大的固位力,尽可能地采用全冠固位形设计。

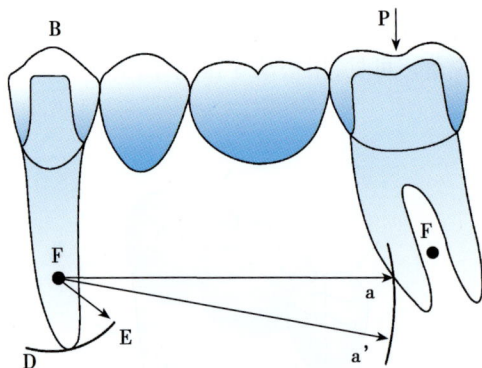

图 4-4-4　固定桥单端垂直向受力后的旋转移动　　　图 4-4-5　中间基牙垂直向受力后的下沉

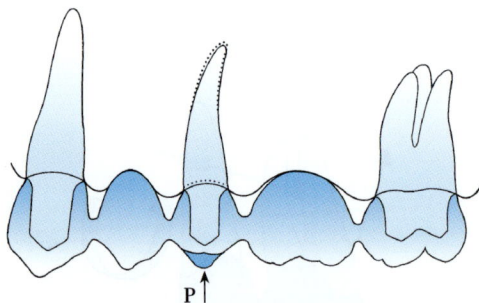

2. **上下颌牙的排列关系与固位**　在正常的咬合情况下,上颌牙列呈弓形覆盖于下颌牙列的唇颊侧,形成正常的覆殆、覆盖关系。在前牙切割食物时,下颌向下、前方伸出后再向上,下颌前牙切缘与上颌前牙切缘接触,沿上颌前牙舌面滑行施力切断食物,再回到牙尖交错位后牙磨碎食物时,下颌向下侧方移动,下颌后牙颊尖颊斜面沿上颌颊尖舌斜面滑行施力磨碎食物,再回到牙尖交错位,周而复始形成殆运循环。上颌牙列承受着较大的唇、颊向的非轴向力,有可能使上颌牙,特别是单根的上颌前牙向唇侧移位而失去牙间紧密的邻面接触关系,这对固定桥的固位是不利的。当前牙固定桥的一端基牙受到这种非轴向力的作用,将产生杠杆作用的扭力,迫使远端基牙舌向移位,如果远端基牙的固位体为固位不良的 3/4 冠,则可能发生舌向脱位;这种力的作用对前牙的金属翼板粘接固定桥的固位也是一个很大的考验。上颌磨牙是多根牙,腭根长而粗大,且根分叉的距离较大,增强了对抗颊向移位的能力。后牙固定桥研磨食物时需要较大的力,也要承受一定的非轴向殆力,但是上颌后牙的覆殆、覆盖较小,只要固位体设计恰当,可以将这种非轴向力对固位的影响减至最小。

下颌牙列位于上颌牙列的舌侧,下颌牙的排列轴向比较垂直。咀嚼时,下颌牙主要承受舌向力,该力促使牙弓内收,使下颌牙间的近远中邻面接触更紧密,有利于承受殆力并阻止下颌牙舌向移位;此外,下颌牙的牙轴较直,能够承受较大的轴向殆力,故对固定桥的固位影响较小。

二、固定桥的稳定性及影响因素

固定桥的稳定性与固位有密切的关系,因为固定桥一旦出现翘动现象,很容易破坏水门汀的封闭作用和锁结作用,破坏固位体在基牙预备面上的固位,造成固位体的松动脱落。

固定桥的稳定性与固定桥受力时产生的杠杆作用有关,而杠杆作用的产生又和固定桥的结构形式密切相关,不同类型的固定桥在力作用下,对固定桥的稳定性有不同的影响。通常,固定桥的桥体位于基牙固位体的支点线上时,固定桥的稳定性较好;而在支点线以外时,固定桥的稳定性较差。此外,牙尖斜度、覆殆程度以及制作材料的强度也会影响固定桥的稳定性。

(一)双端固定桥

双端固定桥的两端基牙中点的连线即为支点线。当后牙双端固定桥的支点线通过桥体正中,桥体面接受垂直向殆力时,不易产生杠杆作用,稳定性好(图 4-4-6)。前牙双端固定桥的桥体不在支点线上时,如果在桥体前方中份处加载 P,则会发生以两个基牙的支点(F)连线为轴的旋转,支点线以下的根尖 1/3 部向舌侧旋转,而支点线以上的根中上 2/3 部向颊侧旋转(图 4-4-7)。前牙固定桥缺失牙较多和牙弓突度较大时,桥体上的力点距支点线越远,即弦高越大,杠杆作用力则大,不但会影响固定桥的稳定,还可能对基牙的牙周造成损害。此时,应考虑对抗杠杆作用力,可在支点线的远中侧增加基牙,将直线形支点线改为平面形支点线,以增强固定桥的稳定性,同时也增加了固位力(图 4-4-8)。

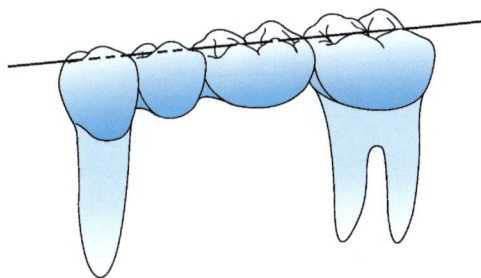

图 4-4-6　双端固定桥桥体位于支点线上

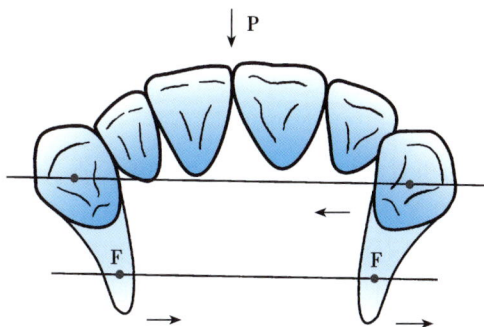

图 4-4-7　双端固定桥桥体不在支点线上

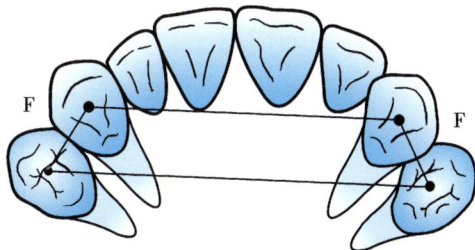

图 4-4-8　增加基牙后直线形支点线改为平面形支点线

（二）单端固定桥

单端固定桥的桥体只有一端与基牙连接,一端游离无支持,当桥体承受垂直向力时,即可产生杠杆作用力而使基牙产生近远中倾斜或移位,从而破坏固定桥的稳定性;当受到较大侧向力时,桥体可发生以基牙长轴为轴的颊舌向旋转,导致基牙的损伤。为了减小杠杆作用力和避免基牙旋转,可以增加非游离侧的基牙数,通过连接体将其连接起来,牙根数量的增加,即增大抗力臂以对抗杠杆力(图 4-4-9)。另外,在口内条件允许时,应适当减小桥体的近远中径和颊舌径以减小力臂的长度。

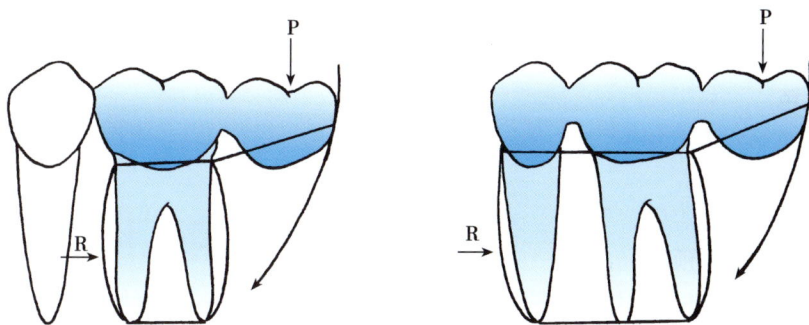

图 4-4-9　增加基牙对抗杠杆作用
R.反作用力

（三）复合固定桥

对于单端和双端组合而成的两基牙复合固定桥,虽然是两个基牙,当桥体接受殆力时,两基牙的牙根之间有一定的间距,增加了抗力臂的长度以对抗杠杆力的作用,固定桥的稳定性得到加强。对于前牙或后牙的多基牙固定桥,各基牙间的支点线构成了三角形或四边形的支持面,当任何一处桥体受力时,将会受到其他基牙的制约,不易产生杠杆作用,有利于保持固定桥的稳定性(图 4-4-10)。

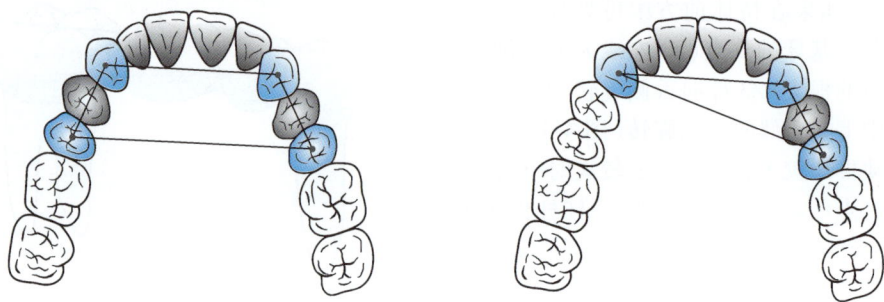

图 4-4-10　多基牙固定桥的稳定性良好

第五节　固定局部义齿的临床操作步骤

一、修复前的检查

在进行固定桥修复前,除做常规临床检查外,还应对患者的口腔局部情况做详细检查,包括缺失牙的部位和数目以及缺牙区牙槽嵴的情况;应重点检查余留牙的情况,包括余留牙的部位、数目、排列、咬合关系、磨耗或磨损、牙体或牙周病变等,特别是对可能被选作桥基的牙更需要认真仔细的检查,牙体、牙髓、牙周、根尖周的情况都需要非常明确,拍 X 线片是必须的。经过仔细检查及认真的术前处理完成后才能开始进行固定桥的修复(详见第二章)。

二、修复前的医患交流及修复方案的制订

完善的修复治疗计划和方案是获得良好修复效果的前提。在进行认真仔细检查的基础上,必须与患者进行充分的交流与沟通,了解患者的主观愿望,并对患者的口腔条件及修复效果进行恰当的评估,告知患者,让患者能够全面了解并配合整个治疗过程。制订治疗计划的过程需要医患双方共同参与,并达成共识。修复前的医患交流是整个诊疗工作中必不可少的重要环节。

治疗方案应包括上述修复前的所有必要处理及完整的修复设计。完整的治疗计划常涉及牙体、牙髓、牙周治疗,牙槽外科治疗,正畸治疗等各个方面,治疗计划应对必要的处理进行合理安排。值得注意的是,理想的修复效果往往需要多学科医师的协同工作。

三、椅旁操作

（一）清洁口腔
（二）比色
参见第三章第六节。
（三）排龈
参见第三章第五节。
（四）基牙的牙体预备
1. **基牙预备的原则**　基牙的牙体预备原则和要求与全冠、部分冠及嵌体等的牙体预备基本相同。需要注意的是:①作为固定桥的固位体,各基牙预备体之间必须有共同就位道;②不同的固位体设计需要不同的基牙牙体磨除量,以及不同的牙体龈边缘预备形式;③固位体和桥体由连接体连接,因而在固位体预备时必须留有连接体的空间。

2. **牙体预备前的选择性处理**

（1）预防性牙髓治疗:对于位置异常的活髓牙又必须选作基牙时,如果牙体预备有可能穿髓者,征得患者同意后,应先做去髓及根管治疗,再做牙体预备。但原则上应该尽最大努力保护牙髓活力。

（2）牙质脆弱的无髓牙:可加钉或桩以加强基牙抗力,特别是前牙和前磨牙,经牙体预备后髓壁较薄弱,抗折能力大大下降,桩核的加强作用更显重要。基牙牙冠大部分缺损,经过完善的根管

治疗,根尖周围组织和牙周组织无病变者,根据牙体缺损范围,可先完成桩核修复,再按共同就位道的设计进行基牙的牙体预备。

3. 基牙预备的方法和步骤　冠固位体的基牙预备方法基本上与单冠修复相同,但也有一些需要特别注意之处。

（1）切缘及𬌗面预备:与单冠修复的牙体预备不同,因邻牙的缺失,基牙预备时往往缺乏参照。因此在切缘和𬌗面预备时,更强调引导沟的预备。

（2）轴面预备:要使固定桥顺利就位,各基牙的轴向预备面必须相互平行或向𬌗方稍有聚合,并与就位道的方向一致,形成共同就位道。固定桥固位体的固位力要求比单冠修复体高,尤其是基牙牙冠较短时,更应该避免因方便就位而加大基牙的轴面聚合度,从而导致固位力的下降。

基牙轴面预备时,可采用各基牙的同向面同期预备的方法。例如同时预备双端固定桥近、中基牙的颊面,待颊面预备完后再以相同方法预备其他轴面。这种方法对于初学者掌握共同就位道的预备相对更容易。

如系多基牙固定桥,有时取得共同就位道比较困难,需要先制取研究模型,并置于观测仪上进行分析,确定戴入方向及各个基牙磨除量,然后在模型上进行牙体预备,确认设计的共同就位道后再付诸临床操作。

（3）颈缘预备:与单个牙的全冠修复相同,全冠固位体的基牙颈缘预备通常在牙颈部龈缘下。但在某些情况下,为求得共同就位道,颈缘的位置可做调整。例如,下颌后牙的双端固定桥修复,远端基牙向舌侧倾斜是比较常见的,如果双端基牙都要求预备到牙颈部,甚至是龈下,为求得共同就位道,势必要磨除较多的牙体组织,有时甚至会伤及牙髓。在这种情况下,舌向倾斜基牙端的固位体舌面颈缘可设计在龈上远离龈缘之处,甚至可以将其设计为暴露舌面的部分冠,以不影响固位为原则(图4-5-1)。

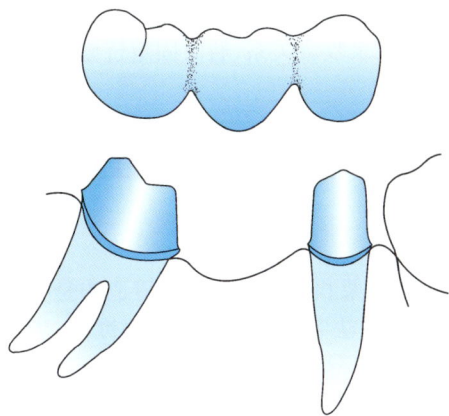

图4-5-1　下颌远端基牙倾斜的固位体设计及基牙预备

（五）印模制取

印模制取的具体方法参见第三章第五节。

（六）记录及确定颌位关系

固定义齿修复通常在3个牙单位之上,是一组牙的修复,可以采用利用余留牙,或蜡𬌗记录等方式记录并确定颌位关系,为上𬌗架及修复体的制作提供方便,并恢复良好的咬合功能。

（七）牙体预备后的基牙保护及暂时修复体

与单冠修复相比,固定桥修复中的基牙更多是活髓牙,因此对基牙的保护十分重要。在固定桥修复的临床操作过程中,基牙的保护体现在两个阶段:一是在牙体预备的过程中,采用正确的操作方法,应尽可能减小对牙髓的刺激,避免误伤牙髓;在颈缘肩台预备过程中,要尽可能减小对牙周组织的损伤。二是牙体预备后的保护措施,常规在制取印模后采用暂时固定桥对基牙进行保护。

暂时固定桥修复的作用:①使活髓基牙的磨切面不出现过敏现象,免受口腔功能运动中的各种刺激,同时避免磨切面的污染;②防止基牙因意外出现折裂;③患者依靠暂时固定桥恢复口腔的主要功能,包括后牙的咀嚼和前牙的语音功能;④暂时固定桥能够维护前牙的美观,避免暂时缺牙的尴尬;⑤暂时固定桥维持了缺牙间隙的位置,保护了牙弓的稳定性;⑥暂时固定桥让患者适应固定桥修复后的形态和功能,从而容易接受最终的固定桥修复体。

暂时固定桥通常由速凝树脂类材料制作,制作的方法因所使用的材料而有所不同。在完成制取印模的工作后,将制作好的暂时固定桥采用对牙髓有安抚作用的暂时水门汀进行粘固。

固定桥修复的印模和模型要求与冠修复相同,具体参见第三章第五、第七节。

（八）试戴与粘固

固定桥粘固前首先进行试戴,仔细检查基牙与邻牙的接触点位置及接触的紧密程度;检查固位体颈缘是否到位密合；检查固定桥船面与对船牙是否有良好的接触，如有咬合高点，可进行必要的调磨；桥体组织面与黏膜的接触情况也应进行仔细检查，既不能有缝隙，也不能压迫牙龈黏膜，牙龈受压可表现为黏膜的明显发白，此时需要进行适当调改。制作精良的修复体一般不会有大的修改。试戴中如有调磨，试戴合适后需要做上釉或抛光处理。试戴中还可观察修复体的色泽是否满意，少数患者需要进行特殊染色，以达到理想的美观和逼真的效果。粘固时需要注意，对活髓基牙选择牙髓刺激小的水门汀。

完成修复后，需要进一步与患者沟通，让患者了解戴牙后可能出现的反应及应对方法，了解如何正确使用义齿和维护义齿及口腔组织的卫生和健康。建议患者定期复查。

第六节　固定局部义齿的制作

目前，临床应用最多的固定桥修复是金属烤瓷固定桥修复，虽然其中的金属材料有所不同，但制作过程基本是相同的，本节主要以全冠为固位体的金属烤瓷固定桥为例，介绍固定桥的制作过程。

一、金属烤瓷固定桥

金属烤瓷固定桥是烤瓷熔附金属固定桥（PFM fixed bridge）的简称，是用金属或合金制作固定桥的基底桥架，再用低熔瓷熔附于桥架上以恢复缺失牙的形态和生理功能。它与金属固定桥相比，具有美观、硬度高、耐磨损、化学性质稳定、不易变色和染色、生物兼容性良好、不刺激口腔软组织等优点。目前，金属烤瓷固定桥的制作工艺已较成熟，加上专业口腔技工所的发展，专业技师技术娴熟，制作烤瓷固定桥已不再困难。其基本制作过程如下（详细操作参见有关章节及修复工艺学）。

（一）椅旁操作过程

初诊时在椅旁需要完成的工作包括比色、备牙、取印模、记录咬合关系、暂时固定桥修复等。参见本章第五节。

（二）模型、制作可卸代型和上船架

灌注人造石工作模型并制作可卸代型。固定桥的制作必须在船架上进行，按临床取得的咬合记录上船架。

（三）制作金属桥架

1. 整体铸造法　金属桥架包括固位体的金属基底、桥体支架和连接体。整体铸造法是将固位体金属基底和桥体支架的熔模连接成整体进行铸造。整体铸造法制成的金属桥架强度高，为目前所普遍采用。

（1）制作金属桥架熔模：为补偿金属的收缩，在制作蜡型前，通常要在基牙代型上涂布间隙剂。桥体因瓷覆盖的范围不同，与金属烤瓷全冠一样亦有两种设计形式：即全瓷层覆盖桥体与部分瓷覆盖桥体。全瓷层覆盖桥体牙的表面，除舌侧颈环和邻面接触区为金属，或仅邻面接触区为金属外，其余部分都用瓷层覆盖（图4-6-1）。部分瓷覆盖桥体牙的表面，除前牙桥体舌面龈端的大部分和后牙桥体船面、舌面以及前、后牙邻面接触区用金属恢复外，其余部分用瓷层覆盖（图4-6-2）。部分瓷覆盖多用于前牙桥唇舌径小或后牙桥船龈间隙较小的病例。

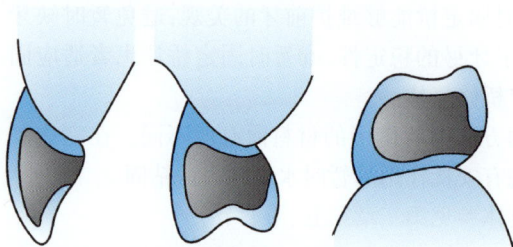

图4-6-1　瓷全包裹覆盖桥体截面　　　　图4-6-2　瓷部分包裹覆盖桥体截面

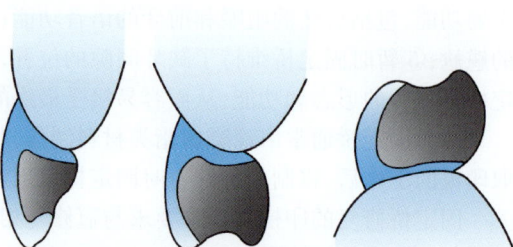

在模型上制作桥体金属桥架熔模时,应当注意:

1)在不影响桥体强度的前提下,桥体支架应尽可能缩小,并为瓷层留出足够而均匀的空间,为 1~1.5mm。桥体支架过大过厚,容易导致铸造缺陷。对后牙桥体过大过厚者,也可做成中空支架(图4-6-3)。

2)桥体与黏膜接触部位应覆盖瓷层,桥体金属龈端与牙槽嵴黏膜之间至少有 1mm 的间隙供瓷附着。金瓷衔接区设置于远离牙槽嵴黏膜的区域(图4-6-4)。

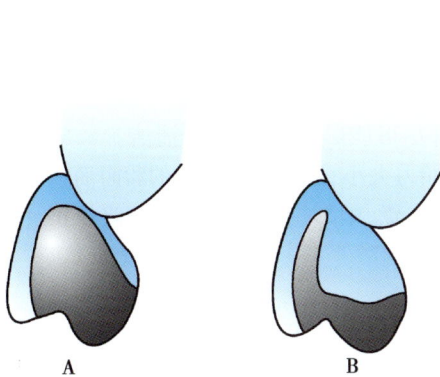

图4-6-3　桥体金属支架设计
A.传统桥体　B.中空桥体

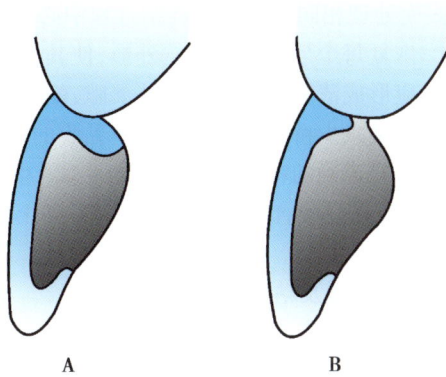

图4-6-4　桥体与黏膜的接触情况
A.正确　B.错误

3)磨牙桥体若为全层瓷覆盖设计,应将桥体支架设计成能对抗和承受𬌗力的形式,对于容易造成瓷折裂部位的瓷层下应有相应的金属基底支持。

4)采用部分瓷覆盖桥体设计时,金瓷衔接区应避开咬合功能区,避开邻面接触区。

5)连接体位于天然牙的邻面接触区部位,其设计应综合考虑固定桥的强度、美观、自洁和易清洁性。对强度的要求是:前牙截面形态呈三角形,后牙截面形态呈圆长方形,有利于抗力。为保证强度,在不影响美观的前提下,增加连接体的切龈向和𬌗龈向厚度,前牙可延伸至接近切缘,后牙至𬌗面附近。连接体四周应呈平缓的曲面,不能形成锐角或窄缝,以免应力集中(图4-6-5)。对美观的要求是:在不影响咬合情况下,前牙连接体应尽可能向舌侧龈方增厚,以保证瓷层空间。同时,为增加立体感在唇侧牙间间隙处切入较深时,应避免暴露连接体金属。外展隙有一定的宽度和深度,形成边缘嵴。对自洁和易清洁性的要求是:连接体龈方的邻间隙应留足空间位置,应易于清洁和能够自洁。且连接体下部呈圆缓的 U 形凹面,而不应呈 V 形狭缝(图4-6-6)。

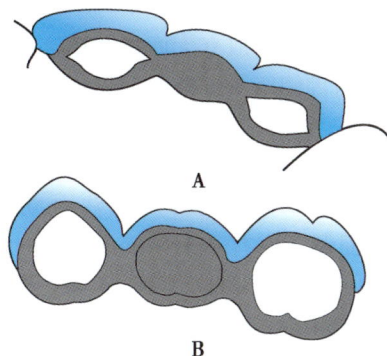

图4-6-5　前、后牙固定桥的连接体呈平缓曲面
A.前牙桥　B.后牙桥

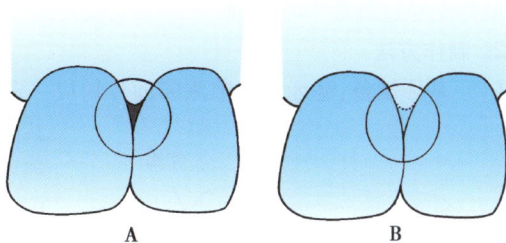

图4-6-6　连接体龈端呈圆缓面
A.V 形面,错误　B.U 形面,正确

(2)铸造及完成金属桥架:烤瓷固定桥的金属桥架熔模完成后,按常规法包埋和铸造。对于共同就位道较为困难的多基牙复合固定桥桥架,可以在口内试戴,做进一步检查和修改。

2. 分段焊接法　多用于长跨度的固定桥修复体制作。即将固定桥完成的固位体、桥体、支架熔模,切割成若干段分别包埋、铸造,再通过焊接使各段连接成一个整体金属桥架。如焊接准确,可避免长桥架的收缩变形,获得适合性良好的金属烤瓷固定桥。

随着烤瓷修复材料和包埋材料等性能的提高,加工精度的提高,分段焊接法在固定桥修复中的应用也逐渐减少。

目前激光焊接法逐渐普及。此法不需要焊媒和焊料,更加精准快捷。但要求焊接面的缝隙小和密合度好,对焊接的深度也有一定的限制。

(四)金属桥架表面处理、堆瓷烧结

金属桥架的表面处理包括表面喷砂粗化、清洁、除气和预氧化,堆瓷烧结与金属烤瓷冠的金属基底表面处理相同。堆瓷与烧结过程中必须注意:

1. 恢复每个牙单位的自然外形,使其与同名牙对称、与邻牙协调。牙冠轴面应有正常突度。

2. 应形成清晰的邻间隙和外展隙,使桥体具有合理的解剖外形,美观自然。

3. 尽量减少桥体龈端与牙槽嵴黏膜的接触面积,并尽可能形成凸面,便于清洁。

4. 恢复正确的𬌗面形态和咬合关系。根据患者的𬌗力大小,适当缩小磨牙的𬌗面面积,以减轻基牙负担。恢复咬合关系应在可调节𬌗架上进行,以便堆瓷、塑形、加瓷、烧结后磨改校正,使其达到正确的咬合关系。

(五)试戴及粘固

金属烤瓷固定桥初步完成后,确认达到制作质量标准,修复体无缺陷,边缘适合性良好。试戴及粘固的具体步骤可参见本章第五节。

二、全瓷固定桥

全瓷固定桥(all ceramic fixed bridge)是以特制瓷工艺(如铸瓷、切削瓷、渗透瓷等)全部用瓷材料制作的固定桥。其特点是美观、生物相容性好。目前,随着全瓷修复材料的性能改进,特别是机械性能的提高,全瓷固定桥已可用于前牙和后牙的缺失修复。

全瓷固定桥修复的基牙预备按全瓷冠的牙体预备要求进行,其余的临床步骤基本与金属烤瓷固定桥相同。其制作的不同,主要是基底桥架的制作。

全瓷基底桥架的制作包括固位体的全瓷基底、全瓷桥体支架和连接体的整体制作。然后在桥架上堆筑饰面瓷,制作全瓷固定桥。临床试戴和粘接的程序及要求同金属烤瓷固定桥。

全瓷桥架按制作方法的不同分为多种形式,有粉浆涂塑渗透烧结、热压铸陶瓷铸造成型和机械加工切削成形等方法。其中机械加工切削成形法的应用日益广泛。这种方法首先对石膏模型或印模进行扫描,转换成数字模型,之后进行数字化设计与制作。

三、粘接固定桥

(一)前牙金属翼板粘接固定桥的制作

1. 前牙粘接固定桥的设计 前牙粘接固定义齿固位体的设计要争取有大面积的粘接面和适当的沟固位形,邻沟的位置要求如图4-6-7,基牙近缺隙侧邻沟的舌侧壁与远缺隙侧邻沟的舌侧壁连线最好能经过基牙中心长轴。

2. 制作方法

(1)基牙制备:基牙近缺隙侧邻面片切成一定的斜角或浅沟,基牙各邻面均制备浅沟,并取得共同就位道;舌面制备应有0.3~0.5mm间隙,并可利用龋洞或失活牙髓室;降低舌面隆突高度至龈上1~2mm,保留舌面切端1~2mm不磨切。牙体磨切一般不超过牙釉质层。

(2)在模型上制作整体支架熔模:取印模,灌注硬石膏模型,基牙固位体熔模的切端离开切缘1~2mm,颈缘离开龈缘1mm。如果基牙为开𬌗,固位体及桥体切端可超过基牙切缘,但应考虑其对美观的影响,如采用全瓷粘接桥可达到较好的效果。

(3)金属支架试戴:达到设计标准,不下沉,不

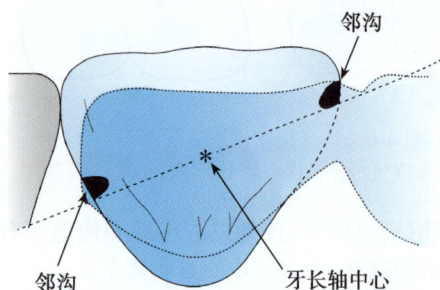

图4-6-7 前牙粘接固定义齿固位体的设计

（图中标注：邻沟、邻沟、牙长轴中心）

摆动,不脱位,基牙切端不透露金属色,龈边缘位于龈上,无早接触。

（4）桥体唇面的制作:桥体唇面目前多选用烤瓷,常规上瓷处理。

（5）金属翼板粘接面的处理:舌面经磨光后用胶布覆盖光洁面。粘接面经喷砂处理和超声波清洗,然后再根据需要进一步处理粘接面。

（6）粘接固定:基牙经酸蚀处理,采用光-化学固化复合树脂或化学固化复合树脂将修复体粘固。

3. 注意事项　在制作过程中应注意以下问题:

（1）基牙应有较大面积的牙釉质粘接面。

（2）各基牙应有固位形,应根据各基牙情况充分利用邻、舌面的沟、洞以及失活牙的髓室等,活髓基牙牙体组织磨切原则上不超过牙釉质层,各基牙应取得共同的就位道。

（二）后牙粘接固定桥的制作

1. 后牙粘接固定义齿固位体的设计　后牙粘接固定义齿的固位体设计（图4-6-8）,在基牙近缺隙侧颊侧的线角和远中线角连线的颊侧进行邻沟的制备。缺隙邻面的高度在𬌗边缘嵴下应不低于3mm,否则应磨切邻面牙体组织,以保证邻面连接体的强度。固位体在𬌗面应该有一定的覆盖,以提供必要的支持力。

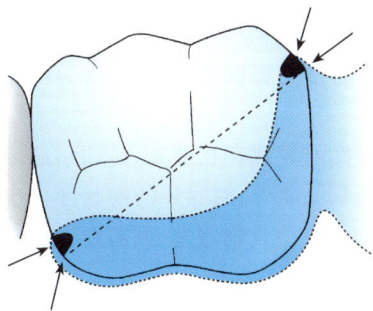

图4-6-8　后牙粘接固定义齿固位体的设计

2. 制作方法

（1）基牙预备:将近缺隙侧邻面、舌面和邻颊轴面角处突度降至龈上1~2mm,粘接面𬌗龈高度最低不少于3mm,两基牙邻面近缺隙侧制备𬌗支托窝,并充分利用𬌗面非咬合区。基牙𬌗龈方向应取得共同就位道。

（2）金属支架的制作:取印模,灌注硬石膏模型,制作整体支架熔模,包埋,铸造。金属支架应具有良好抗力和固位,桥体多采用金属烤瓷。

（3）试戴:固位体应与基牙密合,桥体龈面密贴牙龈,受多方向压力不移动、不翘动和不脱位,无早接触点。

（4）粘接:基牙粘接面酸蚀处理,用粘接性复合树脂粘接完成。

第七节　固定局部义齿修复后可能出现的问题及处理

固定桥的修复效果受到多方面因素的影响,对患者的检查诊断是否正确,适应证的选择是否恰当,固定桥的设计是否合理,制作中的各个环节是否准确无误,材料性能是否良好,患者戴牙后能否正确使用与维护等,都直接关系到修复的近远期效果。一般来说,只要合乎上述要求,固定桥的寿命是较长的。

由于固定桥是以天然牙为支持的一种人工修复体,随着患者的年龄增长,局部或全身健康的变化,基牙的代偿功能会有所降低,若超出代偿的生理限度将导致牙周组织发生病变,影响固定桥的使用。固定桥一旦出现问题,轻者可在口内做适当处理,严重者往往需拆除固定桥重做,甚至拔除基牙。

正确诊断和及时处理固定义齿修复后出现的问题,是十分重要的。固定义齿粘固后建议定期复诊,有助于修复后问题的早期发现。

一、基牙可能出现的问题

（一）基牙疼痛

1. 过敏性疼痛

（1）固定桥在戴入和粘固过程中出现疼痛:活髓牙切磨后牙本质暴露,固定桥就位时的机械摩擦、粘固时消毒药物刺激、冷热刺激、水门汀中游离酸刺激等都会引起过敏性疼痛。待水门汀凝固后,疼痛一般可自行消失。备牙后给予一定的脱敏处理,可以减轻牙本质过敏的症状。

（2）固定桥粘固后近期内遇冷热刺激疼痛：多系牙体组织切割过多已接近牙髓，或因基牙预备后未戴用暂时桥所致。可先使用对牙髓具有安抚作用的暂时性水门汀进行粘固，观察一段时间，待症状消失后，再做永久性粘固。如果症状没有缓解，发展到牙髓炎，则需进行牙髓治疗，其后再作修复。

（3）固定桥使用一段时期后出现遇冷热刺激疼痛：可能由于：①基牙产生继发龋；②牙周创伤或牙龈退缩，牙颈部暴露；③固位体适合性差，固位不良，桥松动；④水门汀质量差或水门汀溶解等原因。除因粘固的问题，可在无损固定桥的情况下摘除重新粘固外，一般需要拆除固定桥，治疗患牙后重新制作修复体。

2. 自发性疼痛

固定桥粘固后若出现自发性疼痛，应根据疼痛特征，进行口腔检查，结合 X 线片，确诊其引起自发痛的原因。

（1）牙髓炎：可发生在修复后的近期或远期，初期可为冷、热、酸、甜刺激性疼痛，逐步发展为自发痛，根据其牙髓炎的特殊症状不难作出诊断。一旦牙髓炎发生，应该在确定患牙后从固位体的舌面（前牙）或𬌗面（后牙）立即开髓，缓解症状。在根管治疗期间可以保留修复体，以维护美观和功能，根管治疗后可根据情况将开髓孔充填，或重新制作固定桥修复体。

（2）根尖周炎：可表现为自发痛、叩痛或咬合痛，一旦确诊，通常需要做根管治疗，部分已做过根管治疗的患牙，可采用做根尖切除和倒充填术。

（3）嵌塞性疼痛：首先明确食物嵌塞的原因，接触点接触不良可导致食物嵌塞，进而引起牙龈牙周组织的炎症，需要拆除修复体重新制作，恢复良好的邻接关系。此外，对𬌗牙的楔状牙尖也可导致食物嵌塞，可通过调磨对𬌗牙缓解症状。对于接触点良好的水平型食物嵌塞，则需要考虑其他的方法来解决食物嵌塞的问题。

此外，偶尔可见由于异种金属修复体之间产生的微电流引起自发痛，需要改用相同的金属材料修复，或用非金属材料修复。

3. 咬合痛

（1）固定桥粘固后短期内出现咬合痛：多为早接触点引起的牙周创伤，经过调𬌗处理后，疼痛会很快消失。若未及时调𬌗疼痛加剧时，则需在局麻下拆除固定桥，待痊愈后重做。

（2）固定桥使用一段时期后出现咬合痛：检查叩痛和牙松动度，并用 X 线片参考，确定是否有牙周创伤或根尖周炎、根折等。对于根尖周炎的基牙，可在固位体上钻孔或拆除固定桥做根管治疗。当基牙根折，或严重的根尖周炎合并牙周炎时，可能需拔除患牙，重新设计，修复缺失牙。

（二）基牙松动

固定桥基牙松动可能有局部和全身的原因。

1. 基牙本身的条件差，或桥体跨度过大，设计的基牙数量不足。

2. 桥体𬌗面恢复过宽或牙尖过陡，恢复的𬌗力过大。

3. 咬合不良，使基牙遭受𬌗创伤。

4. 局部或全身健康下降，机体的代偿功能失调，基牙牙周组织的耐受力降低。

对松动的基牙可先采取保守治疗，可调𬌗以减轻负担。如果牙周组织损伤严重，且经常引起炎症而产生疼痛，一般应拆除固定桥，治疗患牙，重新修复缺失牙。

二、牙周支持组织可能出现的问题

（一）龈缘炎、口腔局部黏膜炎

固定桥戴用后出现龈缘炎或桥体下牙槽嵴黏膜炎症的情况较为多见，可能由于：

1. 龈缘下溢出的多余水门汀未去除干净。

2. 固位体边缘过长或边缘不密合，有悬突、食物残渣和牙菌斑聚集。

3. 固位体和桥体的轴面外形恢复不良，不利于自洁和对牙龈的按摩作用。

4. 与邻牙的接触点恢复不良，食物嵌塞压迫刺激牙龈。

5. 桥体龈端与牙槽嵴黏膜间存在间隙，或因压迫牙槽嵴过紧，加速牙槽嵴吸收而出现间隙，以及龈端抛光不足,食物残渣停滞和牙菌斑附着。桥体龈面或此处残留的水门汀对牙槽嵴黏膜的压迫,可导致黏膜发炎,出现红肿、疼痛等症状。

6. 口腔卫生习惯较差。

治疗时应去净多余的水门汀,局部用药消除炎症,通过调磨修改,尽可能消除或减少致病原因。若效果不佳者,应拆除固定桥重做。

(二) 基牙牙周健康的维护

出于美观和固位等原因,固位体边缘常位于龈沟内 0.5mm 处,固位体唇颊侧边缘进入龈沟内后,可能会改变龈沟内的菌群,影响牙周的微生态环境,一般说来,机体有一定的调整适应能力,不会引起病理性改变。然而某些机体在此环境条件下,则可能引发牙周问题。在临床上,因修复原因造成的牙周问题时有发生,值得高度重视。固位体边缘进入龈沟对牙龈组织是有刺激的,故应检查固位体边缘与基牙是否密合,固位体边缘是否粗糙,有无悬突;牙体预备前,有深的龈袋或牙周袋,应作相应的牙周治疗;牙体预备过程中,应进行正确排龈,既要避免因未排龈和车针选择不当造成备牙时的牙龈损伤,也要避免强行过度排龈伤及上皮附着,使龈沟底受到创伤破坏;固位体唇颊侧边缘应伸展适当,过度向龈沟内延伸,可能损伤上皮附着,造成不可逆的病变。

患者口腔卫生习惯及戴牙后的牙周健康维护对修复治疗预后也有很大影响,应对患者进行指导。修复后的定期随访也是十分必要的。总之,应避免固位体设计和制作中任何的医源性影响,保持龈沟底上皮附着的完整性和生物性封闭的功能,并调动患者的积极性,维护好基牙牙周组织的健康。

三、修复体可能出现的问题

(一) 固定桥松动、脱落

固定桥松动、脱落的原因涉及设计、制作、材料、口腔卫生情况及多个技术操作的环节。

1. 基牙牙冠形态提供的固位条件不足。

2. 两端固位体的固位力相差悬殊,受到两端基牙运动的相互影响。

3. 基牙牙体预备不当,使其固位体固位力不足。如轴面聚合度过大,𬌗龈距太短,或 3/4 冠固位体的邻面轴沟的长度、深度不足等。

4. 各种原因导致的固位体和基牙不密合,降低了固位体的固位力。

5. 金属材料机械强度不足,耐磨性差,固位体穿孔,使得水门汀溶解,或桥架设计不当,引起桥体弯曲变形。

6. 基牙产生了继发龋。

7. 水门汀质量差或粘固操作不当等。

固定桥出现松动、脱落,在仔细检查并找出原因后,针对原因做相应处理。若系桥基预备体固位力不足或两端固位力相差大,应重新预备牙体。若因金属桥架制作中的缺陷或材料问题,应重做或更换材料重做。若基牙产生继发龋,应拆除固定桥,治疗充填患牙后重新设计制作。若因水门汀质量差或粘固操作有误,需选用合格材料并按照标准操作重新粘固。

(二) 固定桥破损

固定桥戴用一段时间后,可能出现破损的现象有:

1. **金属固位体磨损穿孔**　可能由于牙体𬌗面预备的空间不足,材料的耐磨性差或易腐蚀所导致。

2. **桥体弯曲下沉**　多因金属桥架材料机械强度差,或桥架设计不当,如桥体跨度长,𬌗力大,未采用增强桥架强度的措施所引起。

3. **连接体脱焊或折断**　脱焊多因焊接技术或焊料有问题。若为整铸桥架,多因连接体的设计不当,如厚度不足或连接处形成峡缝等引起。

4. **金属-树脂固定桥的破损**　树脂磨损、变色、脱落。目前仍有采用金属与硬质复合树脂光固化或热压固化法联合制作固定桥,树脂易磨损,时久会失去咬合接触;前牙切缘若舌侧无金属背板支持,易折断;树脂易变色和体积的不稳定性,边缘常出现微渗漏,色素沉着影响美观;金属桥架的固位形不良或表面处理欠佳,而使金属树脂间结合力下降,出现树脂牙面从金属基底剥脱等不良后果。

5. 瓷折裂与剥脱 瓷的最大缺点是脆性较大,缺陷最易引发瓷裂或瓷剥脱。

(1)金属桥架设计制作不当,使其强度不足而引起桥架变形;或桥架表面存在锐角、尖嵴或连接体处呈现 V 形峡缝;或金瓷交界处位于应力集中部位;或承受最大殆力处无金属基底支持等。

(2)瓷层过厚,气孔率增高或瓷层过薄,都会降低瓷的强度。

(3)金属桥架表面处理不当(包括打磨、粗化、清洁、除气和预氧化等过程中的处理不当),降低了金瓷结合强度。

(4)堆瓷或烧结中的问题,如瓷浆瓷粒缩聚不够,入炉或出炉过快,或反复烧结等。

(5)咬合不平衡,有殆干扰,导致应力集中。此外,受创伤或咬硬物时殆力过大都有可能引起瓷裂、瓷剥脱。

固定桥破损后,应分析原因,一般都需拆除后重做。如涉及咬合问题,更要认真寻找病因,谨慎对待。对于树脂变色、磨损或烤瓷局部折裂等,在完整摘除固定桥有一定难度时,可在口内用光固化复合树脂直接修补或更换桥体树脂牙面。对于瓷折断而未暴露金属基底,可采用瓷修补的专用光固化复合树脂材料直接在口内修补;若瓷折片小而完整者,可用树脂粘接材料,直接将瓷片粘固复位;若瓷折脱而暴露金属者,还要在口内粗化金属表面,涂遮色树脂后,用光固化复合树脂修补。用树脂修补瓷缺损的使用寿命有限,若涉及咬合功能面时,效果更差。因此,对于瓷裂、瓷剥脱的问题,重在预防其发生。

(郑东翔)

参考文献

1. 巢永烈. 口腔修复学. 北京:人民卫生出版社,2006
2. 徐君伍. 口腔修复理论与临床. 北京:人民卫生出版社,1999
3. 王翰章. 中华口腔科学. 北京:人民卫生出版社,2001
4. 蔺海荣. 材料力学. 北京:国防工业出版社,2001
5. 赵铱民. 口腔修复学. 7 版. 北京:人民卫生出版社,2012
6. STEPHEN F R,MARTIN F L,JUNHEI F. Contemporary fixed prosthodontics. 5th ed. St. Louis:Mosby,2015

第五章

牙列缺损的可摘局部义齿修复

第一节 概 述

可摘局部义齿(removable partial dentures,RPD)是利用天然牙、基托下黏膜和骨组织作支持,依靠义齿的固位体和基托来固位,用人工牙恢复缺失牙的形态和功能,用基托材料恢复缺损的牙槽嵴、颌骨及其周围的软组织形态,患者能够自行摘戴的一种修复体。目前可摘局部义齿仍然是我国牙列缺损患者常用的修复方法。

一、可摘局部义齿的适应证和优缺点

(一)适应证

可摘局部义齿的适用范围极其广泛,从个别牙缺失到上颌或下颌仅余留单个牙的大范围缺损,甚至同时伴有软硬组织缺损时均可采用。其适应证如下:

1. 各种牙列缺损,尤其是游离端缺牙者。
2. 牙缺失伴有牙槽骨、颌骨或软组织缺损者。
3. 拔牙创愈合过程中需制作过渡性义齿者,或青少年缺牙需维持缺牙间隙者。
4. 牙周病需活动夹板固定松动牙者。
5. 𬌗面重度磨损或多个牙缺失等原因造成咬合垂直距离过低,需恢复垂直距离者。
6. 拔牙后需要戴用即刻义齿或因其他特殊需要的化妆义齿者。

可摘局部义齿的适用范围虽广,但也有临床注意事项,如:

1. 因精神疾病生活不能自理者如痴呆症、癫痫、精神病等患者,对可摘局部义齿不便摘戴、保管、清洁,甚至有误吞义齿危险的患者,不宜采用。
2. 对义齿材料过敏或对义齿异物感明显又无法克服者,不宜采用。
3. 严重的牙体、牙周或黏膜病变未得到有效治疗控制者,不宜采用。

(二)优缺点

可摘局部义齿是牙列缺损修复中最普遍采用的方法之一,具有适用范围广,磨除牙体组织少,患者能自行摘戴,便于洗刷清洁,制作较简便,费用相对较低,便于修理等优点。

但是,可摘局部义齿的体积大、部件多,初戴时患者常有异物感,有时会影响发音,引起恶心,其稳定性和咀嚼效能均不如固定义齿,若存在义齿设计不合理,制作质量差或患者口腔卫生习惯差等情况,还可能对患者带来基牙损伤、黏膜溃疡、龋病、牙周炎、牙槽嵴加速吸收和颞下颌关节病等不良后果。

二、可摘局部义齿的类型及支持方式

(一)按义齿对所承受𬌗力的支持方式分类(图 5-1-1)

1. **牙支持式义齿(tooth-supported dentures)** 牙支持式指缺隙两端均有余留天然牙,两端基牙均设置支托,义齿所承受的𬌗力主要由天然牙承担。适用于缺牙少、基牙稳固的病例,其修复效果较好。

2. **黏膜支持式义齿(mucosa-supported dentures)** 黏膜支持式指义齿所承受的𬌗力主要由黏膜及其下的牙槽骨负担。缺隙的一端或两端有余留天然牙存在,但因余留牙松动或咬合过紧而不设置支托。常用于缺牙多、余留基牙条件差,或咬合关系差的病例。

3. **混合支持式义齿(tooth and mucosa-supported dentures)** 混合支持式指义齿承受的𬌗力由天然牙、黏膜和牙槽嵴共同负担,基牙上设支托,基托适当伸展,其修复效果介于前两者之间。此

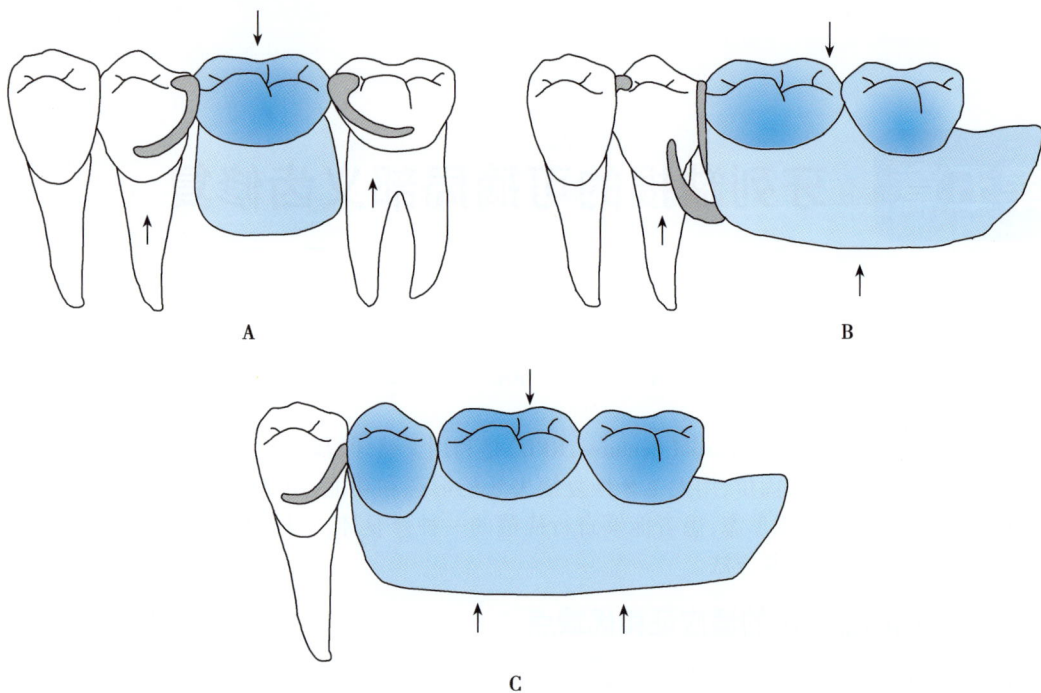

图 5-1-1　可摘局部义齿的支持方式

A.牙支持式　B.混合支持式　C.黏膜支持式

为临床上较常用的形式,适用于基牙牙周条件好的游离端缺牙病例。

（二）按义齿制作方法和材料分类

1. 胶连式可摘局部义齿(all-acrylic removable partial dentures)　义齿主要由甲基丙烯酸类树脂制作,以弯制钢丝卡环固位。制作工艺相对简单,价格低廉,修改方便,但体积较大,异物感强。适用于各种支持方式可摘局部义齿,多用作暂时性、过渡性义齿。

2. 金属铸造支架式可摘局部义齿(removable partial dentures with a cast metal framework)　一般由金属整体铸造支架和少量树脂(唇、颊侧及缺隙处基托)构成,在后牙缺牙间隙小,𬌗龈距过低时也可用金属将基托、人工牙、固位体全部整体铸造而成。因支架式可摘局部义齿用金属连接体取代了部分树脂基托,不但使义齿坚固耐用,而且体积明显减小,增加了患者的舒适感。但铸造支架式可摘局部义齿需采用精密铸造工艺,费用较高,制作复杂,修改困难,其适应证也相对较严格,余留牙健康条件差或软、硬组织倒凹较大者等不宜选用。

三、可摘局部义齿与固定义齿修复的特点比较

修复牙列缺损的方法,按照固位方式的不同,常规有固定义齿和可摘局部义齿两类。另外,在合适的条件下,两者可以结合设计,称固定-可摘联合义齿修复。随着种植技术的发展,种植义齿已成为另一种新的修复牙列缺损的方法,有关内容参见第七章。就常规固定义齿和可摘局部义齿修复来说,临床进行修复设计时,应根据缺牙部位、缺牙数目、基牙条件、患者局部与全身健康情况以及主观要求和客观经济条件等选择不同的义齿修复方法。固定义齿和可摘局部义齿修复的主要区别见表5-1-1。

表 5-1-1　固定义齿和可摘局部义齿的主要区别

	固定义齿	可摘局部义齿
支持方式	牙	牙和/或黏膜或牙槽骨
固位方式	冠+粘固剂	卡环+基托
适应范围	适应证严格,缺牙数目少,无软、硬组织缺损	适应范围广,缺牙数及组织缺损量不受限制
基牙条件	要求高,需牙周健康、牙齿位置和牙体形态正常	可根据基牙条件采用不同支持形式和义齿设计

续表

	固定义齿	可摘局部义齿
舒适度	异物感小	异物感明显
发音	一般不影响	初期有影响
咀嚼效能	高	稍差
牙体预备	量多	量少
制作工艺	复杂	胶连式简单,铸造支架式较复杂
摘戴和清洁方式	不能自行摘戴,口内清洁	能自行摘戴,口外清洁
修理方式	瓷和金属修复体一般需拆除重做	易于修理
使用寿命	较长	相对短,基托树脂易老化

第二节　牙列缺损及可摘局部义齿的分类

由于牙列缺损的部位及缺牙数目不同,设计出的可摘局部义齿也就各不相同,为了便于研究和讨论,进行修复设计和制作,使之条理化、规律化、简单化,同时方便临床病历记录和收费、统计等,有必要对其进行归纳、总结和分类。

许多学者从不同的角度提出了多种分类方法。Kennedy(1925 年)根据牙列缺损在牙弓上的位置,主要是末端游离缺损与否,提出了 Kennedy 分类法。Cummer(1942 年)按照固位体在牙弓上的位置,更确切地说,按照支点线(支托间连线)和牙弓的关系提出了 Cummer 分类法。这些分类方法各有特点,也有不足。本节仅就目前国内临床上常用的分类法,重点介绍 Kennedy 和 Cummer 分类法。

一、Kennedy 牙列缺损分类

Kennedy 分类是根据牙列缺损的情况,即根据缺牙所在部位及其与存留天然牙的关系,将牙列缺损分为以下四类(图 5-2-1):

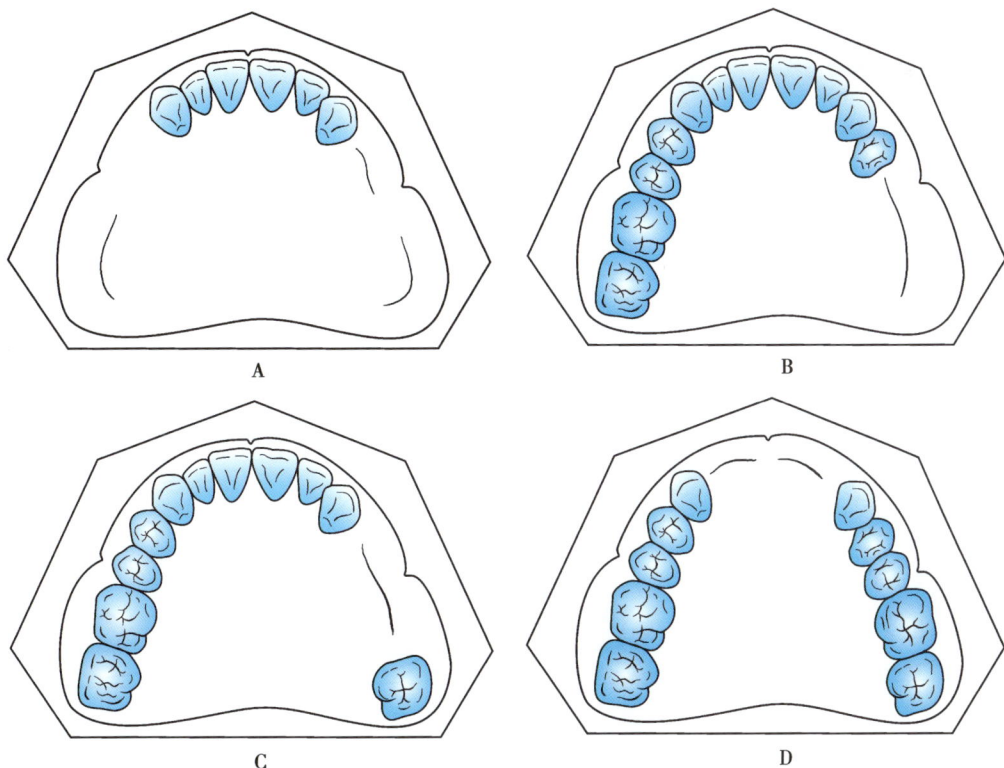

图 5-2-1　Kennedy 分类法
A. Kennedy 第一类　B. Kennedy 第二类　C. Kennedy 第三类　D. Kennedy 第四类

第一类：牙弓两侧后部牙缺失，远中无天然牙存在。

第二类：牙弓一侧后部牙缺失，远中无天然牙存在。

第三类：牙弓的一侧牙缺失，且缺隙两端均有天然牙存在。

第四类：牙弓前部牙连续缺失并跨过中线，天然牙在缺隙的远中。

Applegate 对 Kennedy 分类提出 8 条具体应用法则，归纳解释如下：

第四类为单缺隙、无亚类，其余三类均按照除主要缺隙外的缺牙间隙数目作为亚类（图 5-2-2）。即除主要缺隙外，如还有一个缺隙则为第一亚类，有两个缺隙则为第二亚类，依次类推。若前后都有缺牙，则以最后的缺牙间隙决定分类。若牙弓两侧后牙都有缺失，且一侧为远中游离端缺牙，另一侧为非游离端缺牙者，则以远中游离端缺牙间隙为基准，纳入第二类，另外缺隙数以亚类区别。若牙弓的最远端牙（如第三磨牙或第二磨牙）缺失但不修复，则不在分类之列；反之，这些缺失需考虑在分类之内。拔牙前不考虑分类，拔牙后才能进行分类。

Kennedy 分类法表达了缺牙间隙所在的部位，体现了可摘局部义齿鞍基与基牙的关系，方法简单，容易掌握。然而，Kennedy 分类法存在一定局限性。首先该分类法只能表明缺牙部位、缺牙间

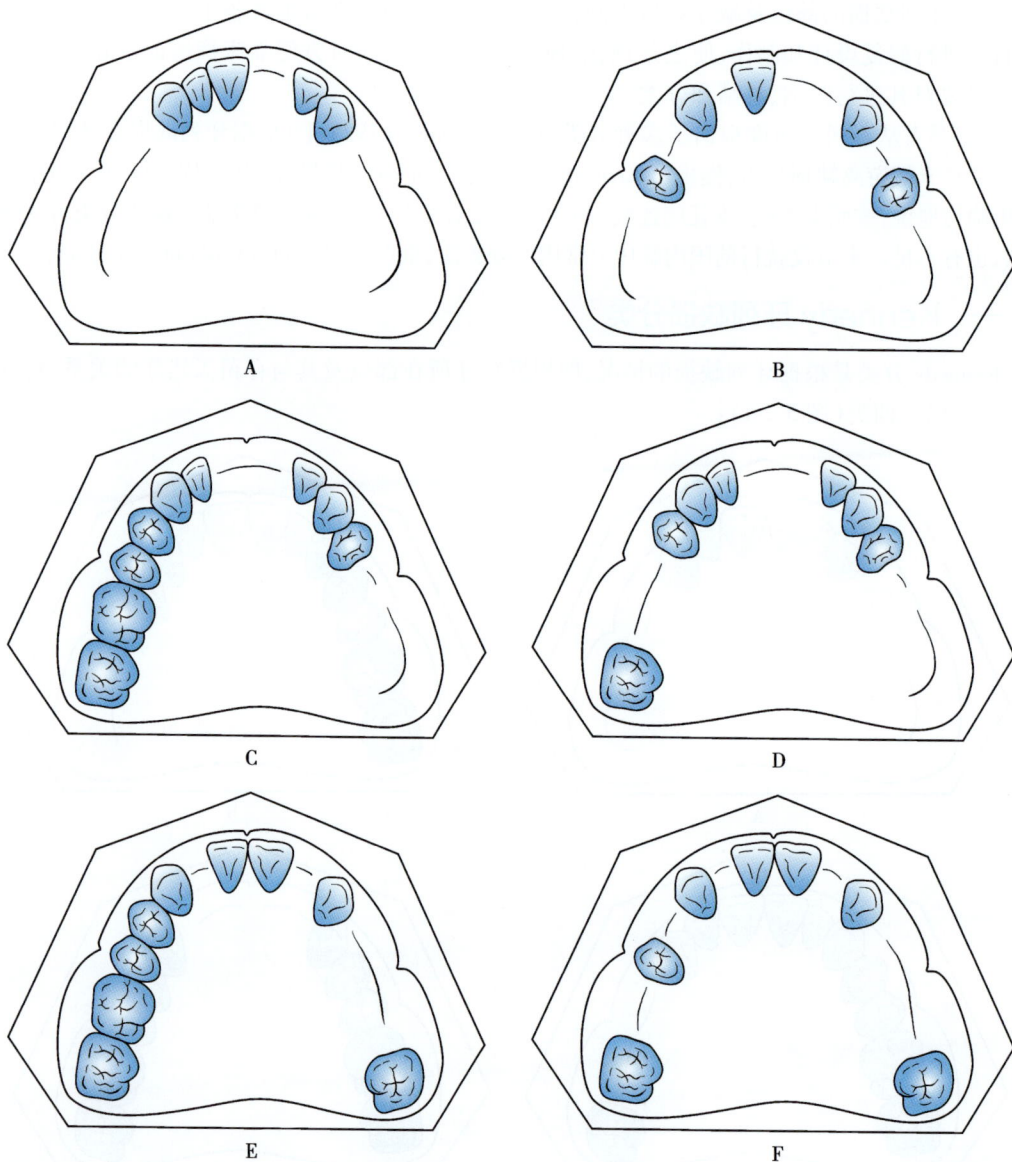

图 5-2-2　Kennedy 分类的亚类

A. Kennedy 第一类第一亚类　B. Kennedy 第一类第四亚类　C. Kennedy 第二类第一亚类　D. Kennedy 第二类第二亚类　E. Kennedy 第三类第二亚类　F. Kennedy 第三类第四亚类

隙的数目,不能反映缺牙数目及前牙复杂的缺失情况。其次,亚类无法表明部位,因而不能反映缺牙对不同口腔生理、患者心理、功能的影响。另外,该分类法不能反映义齿的支持、固位、大体结构等。尽管存在上述缺憾,此分类法仍是目前国内外应用最普遍的一种分类方法。

二、可摘局部义齿的 Cummer 分类

Cummer 分类是根据可摘局部义齿直接固位体(主要是起支点作用的支托)的连线与牙弓的位置关系,分为四类(图5-2-3)。支点线(fulcrum line)是𬌗支托之间的假想的连线,在咀嚼力的作用下,可摘局部义齿容易沿着支点线转动。某些学者认为支点线仅仅是通过两侧末端固位体的𬌗支托的连线,也把它称为转动轴(axis of rotation,AR)。

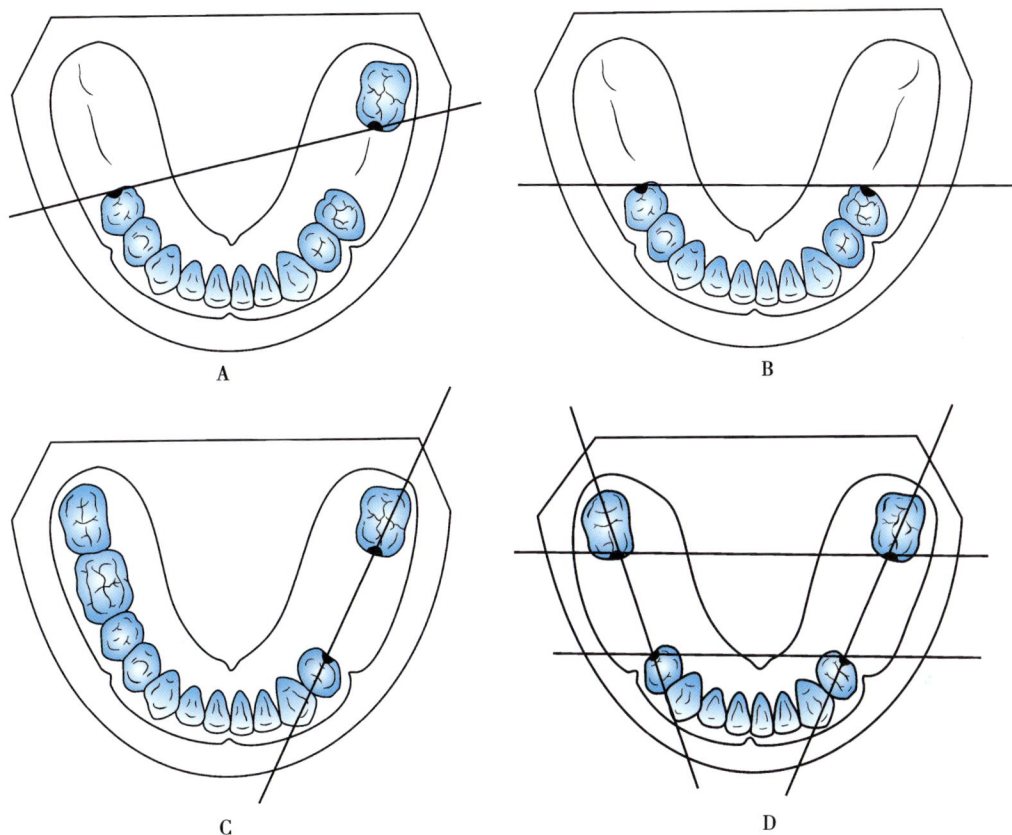

图 5-2-3 Cummer 分类法
A.第一类斜线式 B.第二类横线式 C.第三类纵线式 D.第四类平面式

第一类:支点线斜割牙弓,即斜线式。
第二类:支点线横割牙弓,即横线式。
第三类:支点线位于牙弓的一侧而呈前后方向者,即纵线式。
第四类:支点线构成多边形,即平面式。
Cummer 分类的特点是按支点线或转动轴划分,简单明了,便于指导可摘局部义齿的固位稳定设计和固位体的设置,但该分类没有亚类,不能反映多缺隙牙列缺损的情况。

第三节 可摘局部义齿的模型观测

模型观测仪(surveyor)本质上就是一个平行观测仪,用于观测基牙牙面或模型其他区域的相互平行情况。牙列缺损患者口腔内既有天然牙,又有缺牙间隙(牙槽嵴)。牙槽嵴有时会有骨突或倒凹。在可摘局部义齿设计时,必须考虑基牙牙冠的外形与其余牙冠形态协调,同时也应考虑邻近软组织质地和牙槽嵴形态。最有效、最精确的方法就是采用模型观测仪来完成模型设计。

一、模型观测仪的结构和用途

Fortunati(1918 年)首先使用机械仪器来观测牙面的相互平行状况。Ney 模型观测仪和 Jelenko 模型观测仪是两种最常用的模型观测仪。

(一) 模型观测仪的主要结构

模型观测仪主要部件(图 5-3-1)如下:

1. **基座** 观测平台位于其上。

2. **观测平台** 位于基台上,用于固定模型,通过球槽结构与基座连接,观测平台可以获得任意倾斜角度。

3. **垂直臂** 支撑和连接水平臂。

4. **水平臂** 连接垂直臂悬挂分析工具。

5. **分析工具** 可以是分析杆(柱状金属杆),碳标记杆、倒凹测量尺、蜡刀和 6°或 8°锥度规(图 5-3-2)。分析杆接触牙冠的最突点作水平移动,记录牙齿的外形的最突点。

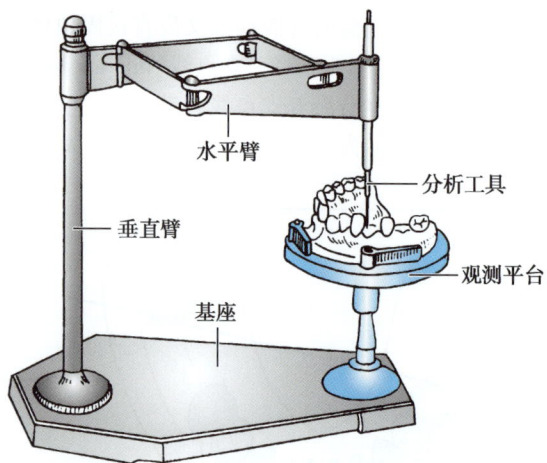

图 5-3-1 模型观测仪

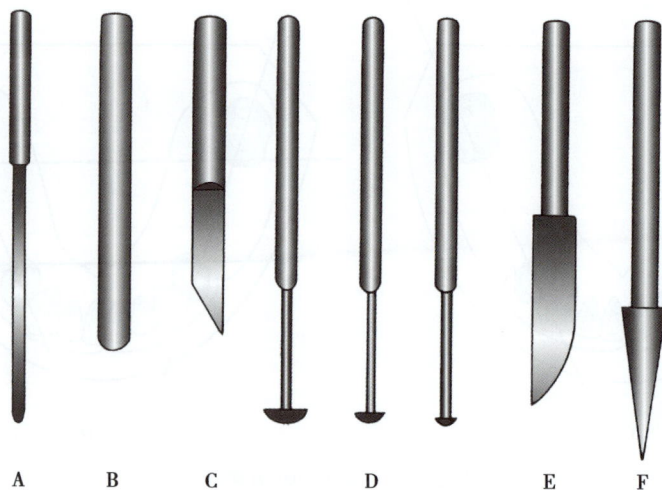

图 5-3-2 分析工具
A. 金属分析杆 B. 碳标记杆 C. 成形刀 D. 倒凹测量尺(0.75mm、0.50mm、0.25mm) E. 蜡刀 F. 锥度规

(二) 模型观测仪的作用

从美观和机械固位来考虑,卡环固位臂通常位于牙冠的颈 1/3 处。必须记住:技术人员没有办法通过改变牙齿外形的坡度和切除牙槽嵴上的骨突来扩大基托面积。模型观测仪可观测基牙的相互平行状况和倒凹深度,为修改基牙外形提供依据,也可修改全冠蜡型或烤瓷全冠外形使卡环放置在理想位置上,并制备有利于固位的导平面等。

(三) 模型观测的目的

模型观测的目的是观察基牙、余留牙齿和缺牙间隙的相互平行状况,测量基牙的水平倒凹深度,并观察牙槽嵴的倒凹情况,为可摘局部义齿的固位体(卡环)、连接体、基托、就位道方向的设计提供依据以及指导基牙预备。

二、模型观测相关概念

（一）模型的三点标记（tripoding）

诊断模型、工作模型和复制模型的最终倾斜位置必须可以精确地重复放置。把诊断模型上的设计转移到工作模型上，或把工作模型上的设计转移到复制模型上时，必须保持模型相同的倾斜角度。最精确、最有效的方法就是三点标记法，即分别在诊断模型、工作模型和/或复制模型上选择容易辨认的、尽量分散的三个十字交叉点。如果垂直分析杆的高度被固定后，垂直分析杆水平移动时能与这三点相接触（图5-3-3），这三点就处于同一水平，也就是模型处于同一水平，就能精确地把模型倾斜位置从一个模型转移到另一个模型。

（二）基牙（abutment）

为义齿提供固位和/或支持作用的天然牙或牙根。

（三）观测线与倒凹

观测线（surveying line）又称导线（guide line），是在特定观测方向下分析杆与基牙颊面或舌面接触点的连线。观测线殆方是非倒凹区（non-undercut area），观测线龈方是倒凹区（undercut area）（图5-3-4）。观测线并不等同于基牙的外形高点线，观测线的位置随观测方向的改变而改变，只有当牙长轴垂直于观测仪水平面时，两者才完全重叠。

ER5-3-3

视频：ER5-3-3
模型的三点标记

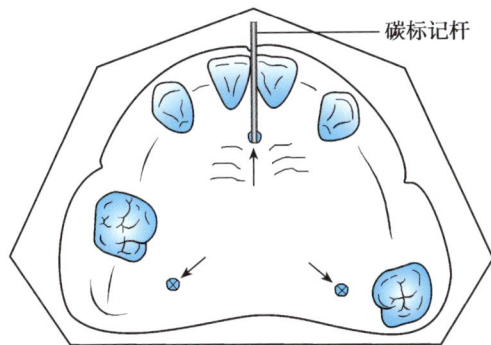

图5-3-3　模型的三点标记

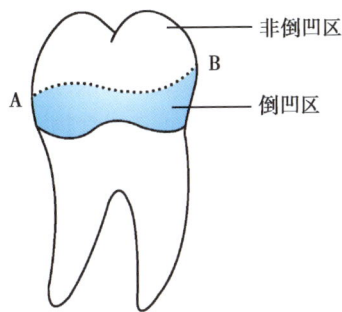

图5-3-4　基牙的倒凹区与非倒凹区
AB为观测线

观测线的类型：由于义齿就位道方向设计以及各个基牙倾斜的方向和程度不同，所画出的观测线也不同，一般可有以下三种类型：

Ⅰ型观测线：为基牙向缺隙相反方向倾斜时所画出的导线，基牙上主要倒凹区在远离缺隙侧。

Ⅱ型观测线：为基牙向缺隙方向倾斜时所画出的导线，基牙上主要倒凹区在近缺隙侧。

Ⅲ型观测线：基牙的近、远缺隙侧均有明显倒凹或基牙向颊、舌侧倾斜时所形成的导线，导线位置靠近殆面，倒凹普遍且显著。

（四）倒凹深度

基牙倒凹内牙面某一点至分析杆的垂直距离称为该点倒凹深度。常用水平倒凹深度约0.25mm、0.50mm和0.75mm的三种倒凹测量尺来标定基牙轴面的固位倒凹区。通常0.3mm倒凹深度适合钴铬合金等非贵金属合金的铸造卡环，0.5mm倒凹深度适合贵金属合金的卡环，0.75mm倒凹深度适合冷弯不锈钢钢丝卡环。

可摘局部义齿设计时优先选择倒凹适当、牙周健康的牙作基牙。如果倒凹过大，基牙需要进行适当的轴面外形修整以获得理想的固位倒凹和导平面；如果倒凹过小或无固位倒凹，可在基牙颊侧颈1/3处（相对于卡环臂尖位置）用超细金刚砂车针直接制备出约0.3mm深、0.5mm宽的浅倒凹，或通过全冠、部分冠或嵌体修复形成一定深度和坡度的固位倒凹。若软硬组织倒凹过大影响义齿就位，需外科修整软硬组织。

学习笔记

三、工作模型的观测

（一）模型观察记录的转移

利用三点标记方法可精确重复诊断模型、工作模型和复制模型在模型观测仪上的最终位置，并把模型倾斜位置从一个模型精确地转移到另一个模型，从而在同一患者的不同模型上画出一致的观测线。

（二）就位道的确定

可摘局部义齿一般均有 2 个或 2 个以上的基牙，各个基牙上的固位体必须沿同一个方向戴入，义齿才能就位，这个戴入的方向即就位道（path of insertion）。各个基牙的位置、形态、倾斜方向、倾斜度的大小、倒凹大小、缺牙部位以及组织倒凹都会影响义齿就位，因此必须借助观测仪观测基牙和组织倒凹大小，在基牙上画出观测线，以确定义齿各部件的共同就位道。

1. 就位道选择原则

（1）可摘局部义齿应便于患者摘戴。

（2）有利于义齿的固位。

（3）选择的就位道不应导致义齿与邻牙间出现过大的空隙，以免影响美观。

（4）必要时应根据所设计就位道，对基牙外形进行修整，以保证义齿就位后既达到固位要求又能满足稳定的需要。

2. 影响就位道的因素

（1）倒凹过大或过小

1）基牙邻面倒凹：如果缺牙时间长，基牙通常向缺隙侧倾斜，造成基牙近缺隙侧邻面倒凹过大，妨碍义齿就位，还可造成食物滞留于该间隙。必要时，可以适当修整邻面倒凹。

2）基牙固位倒凹（retentive undercuts）：在可摘局部义齿摘戴过程中，卡环固位臂通过基牙的观测线发生弹性变形进入倒凹从而获得固位力，这种为卡环提供直接固位力的倒凹即为固位倒凹。如果模型处于水平位置时，基牙有固位倒凹，可通过倾斜模型来改变固位倒凹的大小。要注意改变一个基牙的固位倒凹的大小会影响其余基牙的固位倒凹。如果模型处于水平位置时，基牙没有固位倒凹，即观测线位于基牙颈缘，不能通过模型倾斜获得有效的固位倒凹，而必须通过全冠、部分冠、基牙外形修整等方法来获得固位倒凹。

（2）软硬组织干扰：口腔的某些区域如牙、软组织和骨突，经常会干扰义齿就位。这些区域必须通过改变模型倾斜程度或外科手术来去除这些干扰。

1）上颌干扰：上颌隆突较大时，需要手术切除。上颌隆突稍大时，可摘局部义齿的腭杆尽量避开上颌隆突，而腭板要进行适当缓冲。上颌后牙容易颊向倾斜，前牙容易发生唇向倾斜，因而，上颌基牙会出现颊侧或唇侧倒凹过大。尽量不选择倒凹过大的牙作为基牙，也可对这些基牙的釉质进行适当的修整，或采用全冠修复改变基牙牙冠外形。

2）下颌干扰：下颌隆突较大时需要手术切除，下颌隆突稍大时不宜采用舌杆。下颌后牙容易发生舌侧倾斜。在这些情况下，为了义齿就位，大连接体或基托需离开基牙的舌侧黏膜。这会侵犯舌的活动空间，使患者感觉不适。

（3）美观因素：选择适当就位道，尽量避免暴露金属卡环和基托部分。

3. 确定就位道方法　主要有均凹法和调凹法。

1）均凹法（垂直戴入）：将观测台上的模型作一定的倾斜，或者在倾斜时再加上适量的旋转来平均分布基牙的倒凹深度，即均凹法。多用于缺牙间隙多、基牙倒凹大的病例。此时将模型方向调节在各基牙的近远中向和颊舌向倒凹比较平均的位置，然后画出基牙的观测线。根据此观测线设计制作的义齿，其共同就位道方向即为两端基牙长轴交角的平分线方向（图 5-3-5A）。

2）调凹法（旋转与斜向戴入）：使倒凹适当地集中在某些基牙或基牙的某个侧面上的方法，即调凹法。义齿采用斜向就位，可利用制锁作用，增强义齿固位，并可缩小前牙缺牙区与邻牙间的间隙以利美观。一般多个前牙缺失多采取由前向后斜向就位道，后牙游离端缺牙一般采用由后向前斜向就位道（图 5-3-5B，图 5-3-5C）。

学习笔记

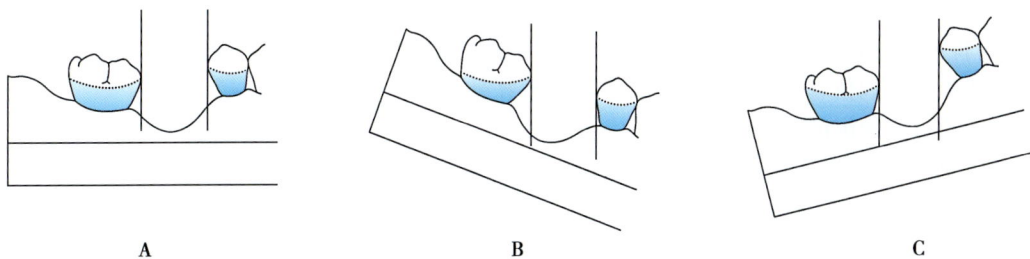

图 5-3-5　就位道的方向
A.垂直戴入　B.由后向前戴入　C.由前向后戴入

4. 共同就位道与模型倾斜方向的关系　模型向后倾斜时,共同就位道由前向后;模型向前倾斜时,共同就位道由后向前;模型向左倾斜时,共同就位道由右向左;模型向右倾斜时,共同就位道由左向右。模型平放时,在上颌者,共同就位道由下向上;在下颌者,共同就位道由上向下。

5. 就位道设计举例

（1）若前牙缺失,牙槽嵴丰满,唇侧有较大的倒凹时,应将模型向后倾斜,以减少牙槽嵴的唇侧倒凹。义齿则由前向后斜向就位,使余留前牙与人工牙之间的间隙减小,以利于美观。若唇侧组织倒凹不大,不影响义齿就位,模型的倾斜取决于基牙及余留牙倒凹区的大小,一般是将模型向前倾斜,使倒凹集中在基牙的近中侧,义齿固位较好,由后向前倾斜就位（图5-3-6）。

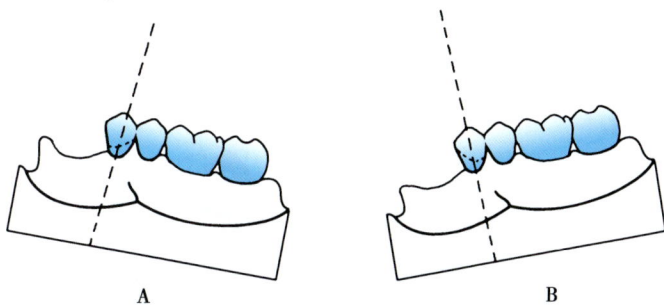

图 5-3-6　前牙缺失时模型向后或向前倾斜情况
A.前牙区牙槽嵴丰满,倒凹大,宜将模型向后倾斜　B.前牙区牙槽嵴无倒凹,模型宜向前倾斜

（2）若后牙缺失,缺隙前后都有基牙时,应根据基牙健康程度来决定模型向前或向后倾斜。如缺隙后端基牙牙体和牙周情况良好,则模型向后倾斜,将固位、稳定和支持作用好的Ⅰ型和Ⅲ型卡环放在缺隙后端的基牙上,义齿就位道是由前向后。若缺隙后端基牙健康状况不佳,应将模型向前倾斜,义齿就位道由后向前（图5-3-7）。如缺隙前后基牙倒凹不大,可采用平均倒凹法,使义齿与基牙之间尽量减小缝隙。

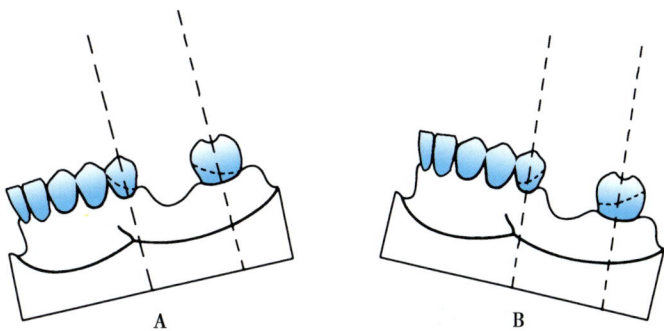

图 5-3-7　后牙缺失时模型向前或向后倾斜情况
A.基牙7̲健康情况不良,模型可向近中倾斜　B.基牙7̲稳固、健康,模型可向远中倾斜

（3）若后牙为末端游离缺失，不论单侧或双侧末端游离，也可将模型向后倾斜，增加基牙的远中倒凹，利用Ⅱ型卡环或T型卡环固位，以减轻基牙负担，并防止基托翘动。义齿就位道方向为由前向后（图5-3-8）。

（4）若前后牙均有缺失，将模型向后倾斜，使前牙倒凹减小，天然牙与人工牙间的缝隙减小，义齿就位道是由前向后。如前牙倒凹较小，则将模型平放，义齿就位道方向与𬌗力方向一致。如果前后牙都有缺失，但前牙全部缺失，应根据倒凹情况和基牙在牙列上的位置而定。一般是模型向易脱位的一方倾斜，例如后部基托容易脱位，则将模型向后倾斜，利用Ⅱ型卡环固位。

（5）若牙列一侧牙缺失，而另一侧余留牙舌侧倒凹过大，则将模型向有牙侧倾斜，以减小过大的舌侧倒凹，义齿则从缺牙侧向有牙侧就位。

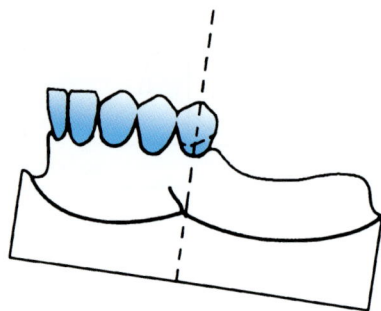

图5-3-8　后牙游离缺失模型向后倾斜在基牙上选用Ⅱ型卡环

（傅柏平）

第四节　可摘局部义齿的组成及其作用

可摘局部义齿一般由支托、固位体、连接体、基托、人工牙等部件组成（图5-4-1）。按各部件所起的作用，可归纳为修复缺损部分、固位稳定部分与连接传力部分。

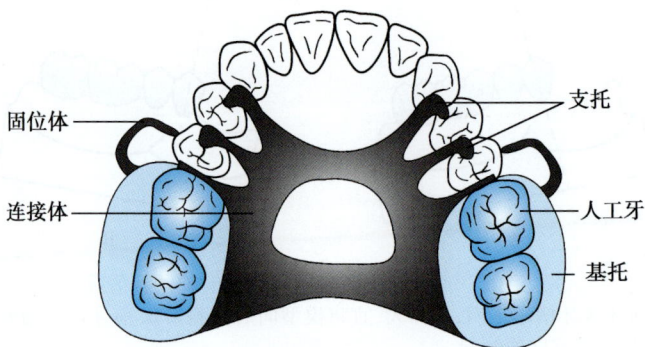

图5-4-1　可摘局部义齿的组成

一、支托

可摘局部义齿的支托（rest）是可摘局部义齿的重要部件，由金属制作，放置于天然牙上，用以支持义齿、防止义齿龈向移位及传递𬌗力。若支托放置于天然牙𬌗面，则称为𬌗支托（occlusal rest），放置于前牙舌面称为舌支托（lingual rest）或舌隆突支托（cingulum rest），放置于前牙切缘则称为切支托（incisal rest）。其中𬌗支托为最常用的一种，也常被用作支托的总称。

（一）支托的作用

1. **支承、传递𬌗力**　支托可将义齿承受的咀嚼压力传递到天然牙上，而基牙对义齿的支持力（反作用力），也通过支托而起作用，使义齿受力时不会向龈方下沉。

2. **稳定义齿**　与卡环整铸连用时可保持卡环在基牙上的位置。除防止义齿下沉外，还可阻止义齿游离端翘起或摆动，起到稳定义齿的作用。

3. **防止食物嵌塞和恢复𬌗关系**　若余留牙之间有间隙，放置支托可防止食物嵌塞。若基牙因倾斜或低位等原因，与对颌牙无咬合接触或接触不良者，还可以加大支托，以恢复𬌗关系。

𬌗支托的材料应具有足够的刚性，支持和传力性能良好，不易变形或折断，一般采用口腔科铸造合金制作。

学习笔记

（二）后牙𬌗支托的要求

1. **𬌗支托的形态**　铸造金属𬌗支托呈圆三角形或匙形,边缘嵴处较宽,向𬌗面中心变窄。其宽度和厚度应满足材料的强度要求,通常宽度为磨牙颊舌径的1/3或前磨牙的1/2,厚度为1~1.5mm左右(图5-4-2)。𬌗支托的长度一般为磨牙的1/4或前磨牙的1/3近远中径,长度超过基牙近远中径1/2的𬌗支托称为延伸支托,贯穿整个基牙近远中面的𬌗支托称为跨𬌗支托。𬌗支托底面应与支托凹相密合,呈球凹接触关系,轴线角圆钝。

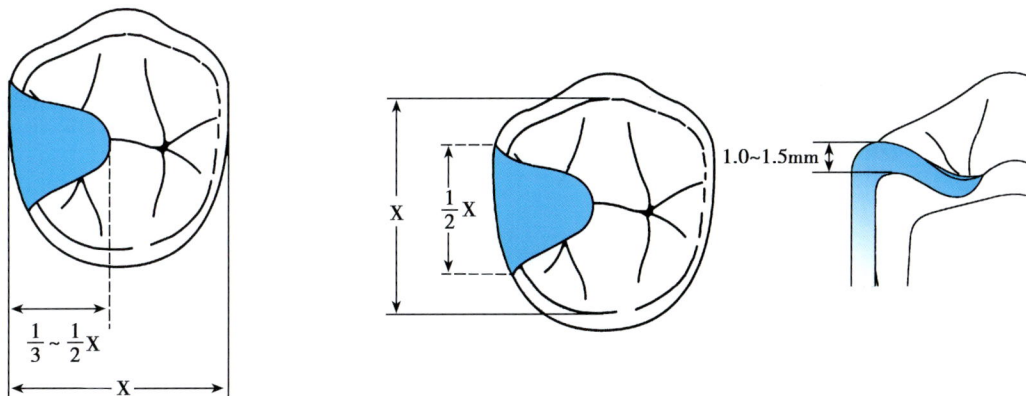

图 5-4-2　𬌗支托的形态

2. **𬌗支托的位置**　𬌗支托一般位于天然牙的𬌗面,尤其是近缺牙区基牙𬌗面近远中边缘嵴处,如果因咬合过紧而不易获得支托间隙时,可放在磨牙的颊(舌)沟处;𬌗支托连接体不应进入基牙倒凹区,以免影响义齿就位,且与牙龈保持一定距离,以免压迫牙龈,便于清洁。

3. **𬌗支托与基牙关系**　𬌗支托所传递至基牙的作用力应与牙长轴方向一致或接近。McCracken,Kratochvil,平沼谦二等许多学者认为,𬌗支托或支托凹底面应与基牙的长轴线形成稍小于90°的夹角,使得𬌗力能够沿着基牙长轴方向传递(图5-4-3)。

（三）前牙舌隆突支托和切支托的要求

1. **舌隆突支托**　又称舌支托,设置于前牙舌隆突上,多用于上下颌尖牙,偶用于上颌切牙。其形态有圆环形、钩形等。可在基牙上直接预备成形,即以舌隆突高点为中心,在周边磨出环形支托凹,凹底为钝V形(图5-4-4)。完成的尖牙支托呈环状或钩状套在舌隆突上,保证义齿在受力后始终与基牙形成一个整体,不会推基牙向前。如基牙需做修复时,也可在制作冠、嵌体等修复体时预留出支托凹,深度约为1.5mm、宽度为1.5~2mm。支托凹尽可能和牙长轴接近垂直。由于舌隆突支托较切支托美观、坚固、舒适,因而较切支托应用更多。

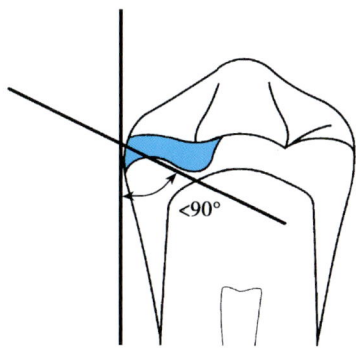

图 5-4-3　支托与基牙长轴方向夹角≤90°

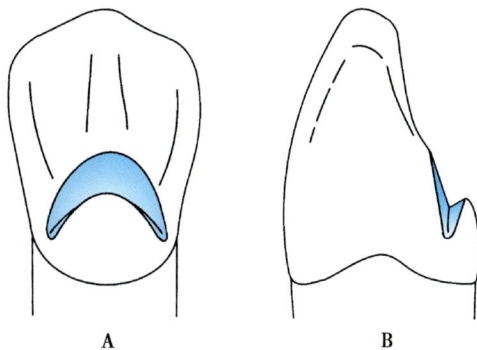

图 5-4-4　舌隆突支托
A.舌面观　B.侧面观

2. **切支托**　放置于尖牙或切牙的切缘上(图5-4-5)。切支托外露金属不美观,且容易干扰对颌牙的咬合运动,一般不用于上颌前牙,常用于下颌前牙。偶有采用多个下颌前牙切端支托设计,

画廊:ER5-4-2
后牙𬌗支托的要求

画廊:ER5-4-3
前牙舌隆突支托和切支托的要求

除发挥支持、传力和固位、稳定作用外,还可修复切端磨耗或缺损,提供和恢复切导。前牙的切支托放置于切角和切缘上,铸造切支托凹宽约 2.5mm,深约 1~1.5mm,线角圆钝。

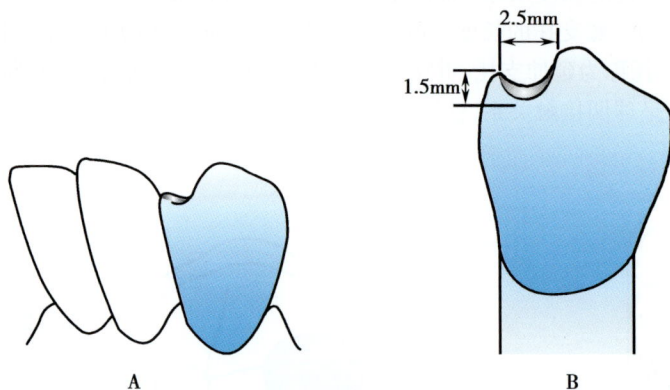

图 5-4-5　切支托
A. 切支托凹的位置　B. 切支托凹的深度与宽度

二、固位体

固位体(retainer)是可摘局部义齿用以抵抗脱位力作用,获得固位、支持与稳定的重要部件。

(一) 固位体的功能

固位体主要具有固位、稳定、支持三种作用。

(二) 固位体的要求

1. 有一定固位力,保证义齿在正常的咀嚼功能状态时不致脱位。

2. 非功能状态时,对基牙不应产生静压力(移位力)。

3. 摘戴义齿时,对基牙应无侧方压力,不损伤基牙。

4. 符合美观要求,尽量少显露金属,尤其前牙区。

5. 与基牙密合,外形圆钝光滑,不应刺激或损伤口内的软硬组织,不易存积食物,以免菌斑堆积,造成牙龋坏和牙周病变。

6. 制作固位体的材料应具有良好的生物学性能,对口腔组织无致敏、致癌作用并尽量避免在口内使用不同种类的金属,以免产生电流刺激,影响健康。

(三) 固位体的种类

按其作用不同可分为直接固位体(direct retainer)和间接固位体(indirect retainer)两大类(图 5-4-6)。

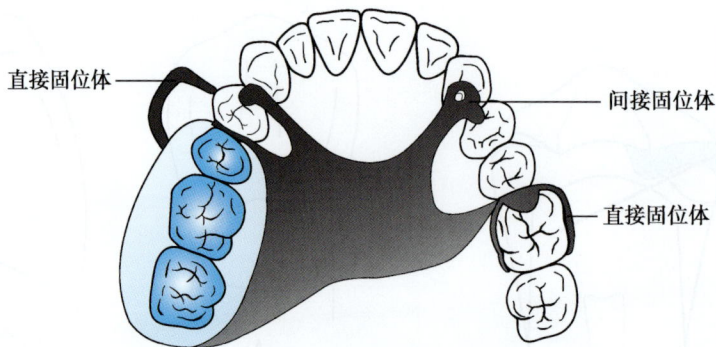

图 5-4-6　可摘局部义齿的固位体

1. **直接固位体**　直接固位体是防止义齿𬌗向脱位,起主要固位作用的固位部件。按固位形式不同,又可分为冠内固位体(intracoronal retainer)如栓体-栓道式冠内附着体(intracoronal attachment),和冠外固位体(extracoronal retainer)如卡环型固位体(clasp retainer)、套筒冠固位体(tele-

scopic crown retainer)、冠外附着体(extracoronal attachment)等,本节主要介绍临床上应用最广泛的可摘局部义齿传统固位方式——卡环型固位体,其他类型的固位体参见第八章。

2. 间接固位体　是用以辅助直接固位体固位的部件,主要起增强义齿的稳定,防止义齿发生翘起、摆动、旋转及下沉的作用,常用于游离端义齿。

(1) 间接固位体的具体作用

1) 主要是防止游离端义齿粭向脱位(翘起),减少因义齿转动而造成对基牙的损伤。

2) 对抗侧向力,防止义齿旋转和摆动。

3) 分散粭力,减轻基牙及基托下组织承受的力。

(2) 间接固位体的种类:常用的有支托、连续卡环(连续杆)。金属舌/腭板、附加卡环、邻间钩、延伸基托等,除发挥本身特有作用外,根据设计需要,也可起到间接固位作用。

(3) 间接固位体的设计:间接固位体作用力大小与其放置的位置有关。而它的设计位置又与支点线(主要指起支点作用的支托连线)密切相关。

一般来说,远中游离端义齿的间接固位体多放置于第一前磨牙的近中粭面窝、尖牙的舌隆突或近中切端,间接固位体距支点线的距离愈远,则平衡矩愈大,对抗转动的力愈强。一般从间接固位体到支点线的垂直距离越远越好,以平衡人造牙列远端到支点线的粭力矩(图5-4-7)。因为,力×力臂=力矩,力臂愈长则很小的间接固位力就能起到抗衡作用。

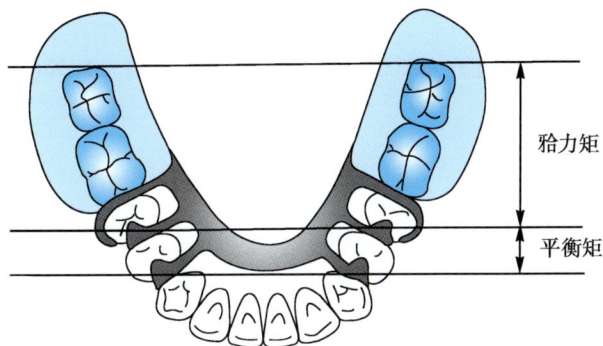

图 5-4-7　间接固位体与支点线间关系

(四) 卡环型直接固位体的组成、作用和要求

传统可摘局部义齿的直接固位体主要是卡环,它是直接卡抱在基牙上的金属部分。其主要作用为防止义齿粭向脱位,亦能防止义齿下沉、旋转和移位,也起一定支承和稳定的作用。卡环的连接体还有加强基托的作用。

1. 卡环的结构、作用和要求　以典型铸造三臂卡环(圆环型卡环)为例,由卡环臂、卡环体、支托和连接体组成(图5-4-8)。

(1) 卡环臂(clasp arm):为卡环的游离部,富有弹性。卡环臂尖位于倒凹区,是卡环产生固位作用的主要部分。卡环臂起始部分较坚硬,放置在非倒凹区,起稳定作用,防止义齿侧向移位。卡

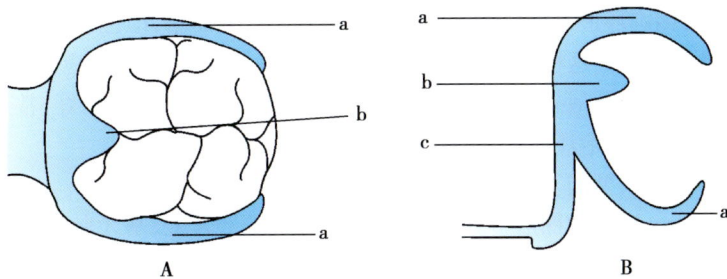

图 5-4-8　典型圆环形卡环的结构及其在基牙上的位置
A.粭面观　B.颊/舌面观
a.卡环臂　b.粭支托　c.连接体

环臂的形态依所用材料和制作方法不同,常用的有圆形、半圆形和扁平形三种。

（2）卡环体又称卡环肩(clasp shoulder):为连接卡环臂、支托和小连接体的坚硬部分,环抱于基牙的非倒凹区,从邻面包过颊舌轴面角,可阻止义齿龈向和侧向移动,起稳定和支持义齿的作用,同时支撑卡环臂,因而要求卡环体要有较高的强度,不易变形,位于非倒凹区,且不影响咬合。

（3）小连接体(minor connector):为卡环、支托等与大连接体或基托相连的部分,主要起连接作用。连接体不能进入基牙或软组织倒凹区,以免影响就位。

（4）𬌗支托:常与卡环铸造成一个整体。所谓三臂卡环,是把𬌗支托亦当作臂的笼统称呼。𬌗支托的作用及要求已在前面详述。

2. 卡环的种类　卡环的种类繁多,通常根据制作方法、卡环臂数目、卡环形态以及卡环与导线的关系进行分类。

（1）根据制作方法不同分类:可分为铸造卡环(casting clasp)和弯制卡环(wrought wire clasp)。

1）铸造卡环:一般临床常用钴铬或镍铬合金以及纯钛、钛合金、金合金等通过制作熔模、包埋、失蜡铸造而成,其优点是可根据基牙条件及基牙上观测线的位置,充分利用基牙上的有利倒凹,设计制造成各种所需形式的卡环臂(包括卡环臂的形状、宽窄和走向等),精度高,其固位、支持、卡抱作用都较好。但精密铸造需专用器械、材料和设备,以及相关的工艺水平。

2）锻丝弯制卡环:是用圆形不锈钢丝弯制而成。磨牙卡环用直径 0.9~1.0mm(19#~20#)卡环丝,前磨牙卡环用直径 0.8~0.9mm(20#~21#)卡环丝弯制。弯制卡环弹性较大,可调改,制作设备简单,操作简便,经济。

（2）根据卡环臂数目分类:可分为单臂卡环、双臂卡环和三臂卡环等(图 5-4-9)。

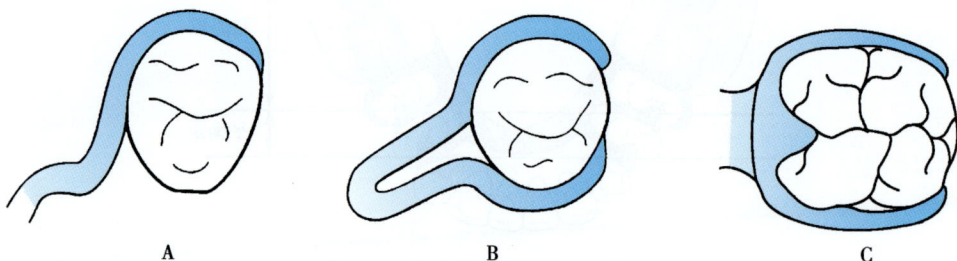

图 5-4-9　单臂、双臂及三臂卡环
A. 单臂卡环　B. 双臂卡环　C. 三臂卡环

1）单臂卡环(one arm clasp):只有一个弹性卡环臂,位于基牙颊侧,其舌侧则用高基托起对抗臂的作用,可铸造或弯制而成,多为利用连接体作跨越外展隙的间隙卡环。

2）双臂卡环(two arms clasp):有颊、舌两臂。颊侧为固位臂,舌侧为对抗臂或两侧交互作用臂,可铸造或弯制而成,无支托。

3）三臂卡环(three arms clasp):由颊、舌两臂及支托组成。

（3）根据卡环的形态结构分类:可分为圆环形卡环(circumferential clasp)和杆形卡环(bar clasp)。

1）圆环形卡环:因圆环形卡环包绕基牙的 3 个面和 4 个轴面角,即包绕基牙牙冠的 3/4 以上,形似圆环,故名圆环形卡环。这种卡环中的三臂卡环为 Aker(1936 年)首先应用,故又称 Aker 卡环(图 5-4-8)。此卡环适用于牙冠外形正常、健康的基牙,因其固位、稳定作用好,常用于牙支持式可摘局部义齿。常见的圆环形卡环的种类有:

简单圆环形卡环:即典型的 Aker 卡环。

环形卡环(ring clasp):亦称圈形卡环,多用于最后孤立的磨牙上,基牙向近中舌侧(多为下颌)或近中颊侧(多为上颌)倾斜。卡环游离臂端设在颊或舌面主要倒凹区,经过基牙远中延伸至舌面或颊面非倒凹区。铸造圈形卡环的近、远中分别或同时放置支托,并可以加宽非倒凹对抗臂或设计并行双臂,以提高其强度;对锻造者,非倒凹区用高基托,起对抗臂作用,临床应用较多(图 5-4-10)。

对半卡环(half and half clasp):由颊、舌侧两个相对的卡环臂和近、远中两个𬌗支托所组成,

学习笔记

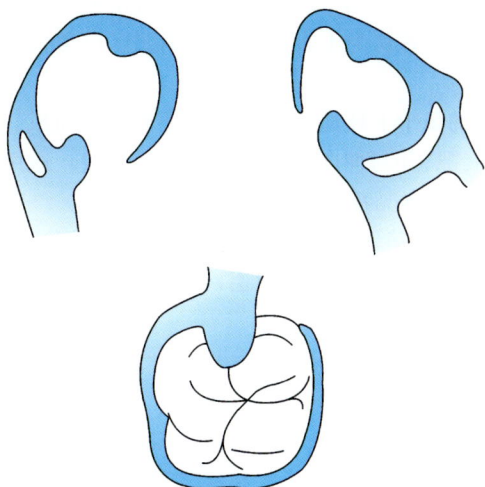

图 5-4-10　环形卡环

以各自的小连接体分别连接于树脂基托中或铸造支架上。注意应将其中一个卡环臂设计为对抗臂,不宜将两个卡环臂都设计为固位臂。主要用于前后有缺隙、孤立的前磨牙或磨牙(图 5-4-11)。

长臂卡环(long arm clasp):又称延伸卡环(extension clasp)。用于近缺隙基牙松动或外形无倒凹无法获得足够固位力者。它是将卡环臂延伸至近缺隙基牙的相邻牙齿的倒凹区以获得固位,并对松动基牙有夹板固定的保护作用。该卡环任何部件不应进入近缺隙松动基牙的倒凹区(图 5-4-12)。

连续卡环(continuous clasp):多用于牙周夹板,放置在 2 个以上牙上。锻造连续卡环常可包括整个前牙区或后牙区,卡环臂很长,两端固定

埋入基托,仅其中间部分弹性较大处可进入基牙倒凹区,其余部分与导线平齐(图 5-4-13A)。此类卡环无游离臂端,连接体越过外展隙至舌侧,埋入基托内。铸造连续卡环位于两个或两个以上相

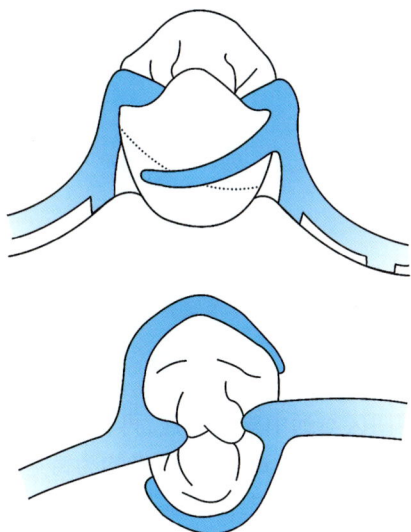

图 5-4-11　对半卡环

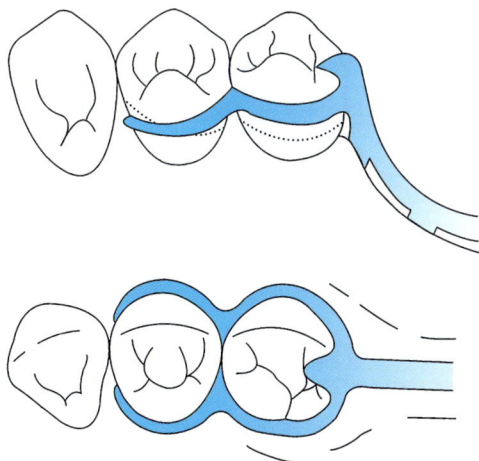

图 5-4-12　长臂卡环

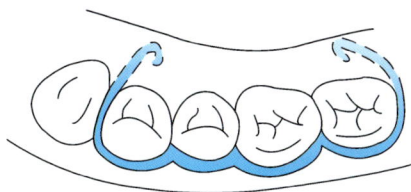

A

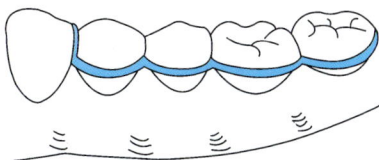

B

图 5-4-13　连续卡环
A. 弯制连续卡环　B. 铸造连续卡环

学习笔记

147

邻基牙上,具有独立不相连的颊侧固位臂和各自独立的小连接体,而舌侧固位臂则在末端相连并与舌侧导线平齐(图5-4-13B),由于该类卡环弹性小,有学者认为不宜过多进入倒凹区以免损伤基牙,只发挥摩擦固位和固定作用。

联合卡环(combined clasp):由位于相邻两基牙上的2个卡环通过共同的卡环体相连而成。此卡环需用铸造法制作。卡环体位于相邻两基牙的外展隙,并与伸向𬌗面的𬌗支托相连接。适用于基牙牙冠短而稳固,相邻两牙之间有间隙或有食物嵌塞等情况者(图5-4-14)。

回力卡环(back-action clasp):常用于后牙游离端缺失,基牙为前磨牙或尖牙,牙冠较短或呈锥形。卡环臂尖位于基牙唇(颊)面的倒凹区,绕过基牙的远中面与支托相连,再转向基牙舌面的非倒凹区,在基牙近中舌侧通过连接体与基托或连接杆相连(图5-4-15)。

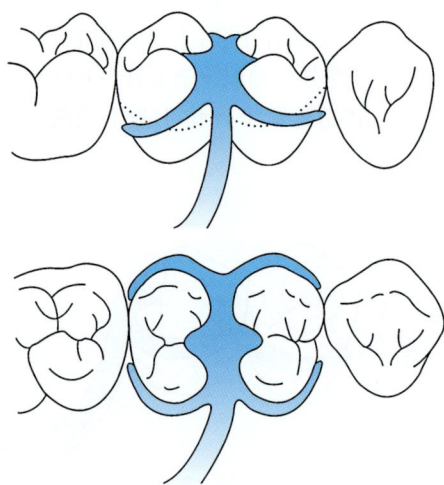

图 5-4-14　联合卡环

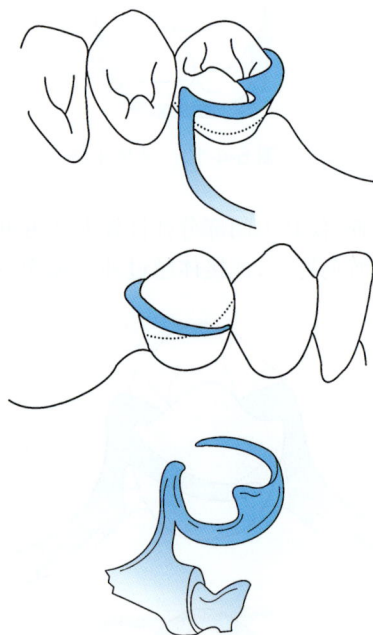

图 5-4-15　回力卡环

或者,卡环臂尖端位于基牙舌面倒凹区,经过基牙非倒凹区与远中支托相连,再转向近中颊侧非倒凹区,通过连接体与基托相连者称反回力卡环(reverse back action clalp)。两者均为铸造卡环。由于远中支托不与基托或连接杆直接相连,力则通过人工牙和基托首先传至基托下组织上,可减轻基牙承受的力,起到应力中断的作用。

倒钩卡环(reverse hook clasp):用于倒凹区在支托的同侧下方的基牙,又称下返卡环。当有软组织倒凹区无法使用杆形卡环时选用(图5-4-16)。

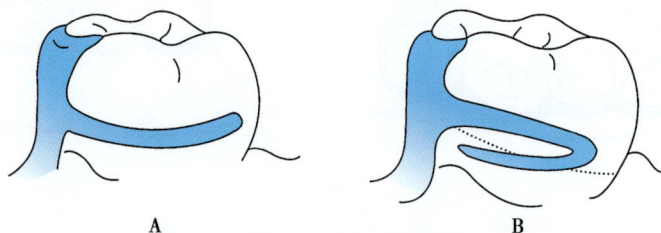

图 5-4-16　倒钩卡环
A.对抗臂　B.固位臂

尖牙卡环:专门用于尖牙上。设近中切支托,卡环由切支托顺舌面近中切缘嵴向下,至舌隆突,方向上转,沿舌面远中边缘嵴至远中切角,反折至唇面,卡环臂在唇面进入近中倒凹区。此卡环的支持、固位作用较好(图5-4-17)。

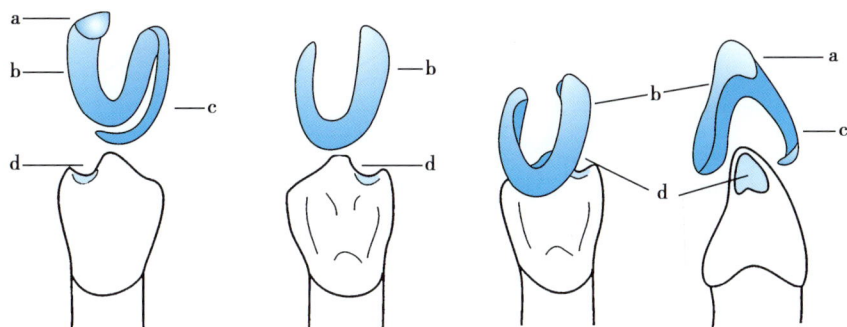

图 5-4-17　尖牙卡环
a.切支托　b.舌臂　c.唇臂　d.切支托凹

2）杆形卡环：是 Roach(1934 年)提出的,故又名 Roach 卡环。此类卡环是从缺牙区唇侧义齿基托中伸出,沿龈缘下方 3mm 的位置平行向前延伸至基牙根端下方适当位置,然后以直角转向殆方,其卡环臂(引伸臂)越过基牙牙龈,臂端进入基牙颊侧龈 1/3 区的倒凹区,深度约 0.25mm,臂尖末端 2mm(称足部)与基牙表面接触。杆式卡环均为金属铸造,其固位作用是由下向上呈推型固位,故又称推型卡环(push type clasp),尤其适合后牙游离端缺失的末端基牙。

杆式卡环可根据基牙的外形、倒凹位置和大小,设计成不同形状(图 5-4-18),例如 I 型、T 型、L 型、U 型及 C 型等。杆式卡环的优点主要是金属外露少,美观;基牙外形磨改量少,推型固位作用强;降低游离端义齿加到末端基牙上的扭力。杆式卡环的主要缺点是:口腔前庭浅、软组织倒凹大、系带附着高等情况下不宜使用;卡抱和稳定作用不如圆环形卡环,因此常与一些相应设计的义齿部件组合应用。

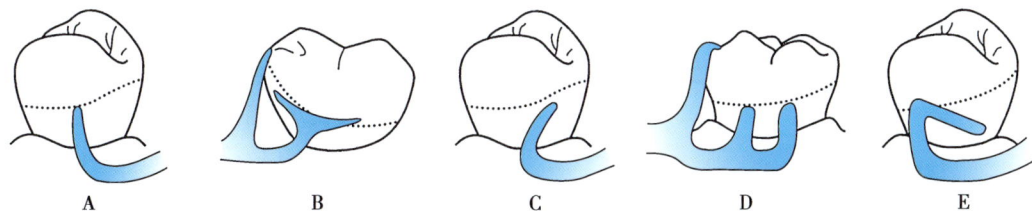

图 5-4-18　杆形卡环及其变体
A.I 型　B.T 型　C.L 型　D.U 型　E.C 型

RPI(restguiding plate I bar)卡环组:由近中殆支托、远中邻面板、颊侧 I 型杆式卡环三部分组成(图 5-4-19),常用于远中游离端义齿。

Kratochvil(1963 年)根据远中游离端义齿的特点,提出了在邻缺隙侧基牙上放置近中殆支托,远中邻面导板及颊侧 I 型卡环,Krol(1973 年)进一步作了说明,并将此卡环组称为 RPI 卡环,指出了其优缺点、适应证,强调近中支托的合理性,有利于基牙和基托下组织健康。

近中殆支托指远中游离端义齿在邻缺隙基牙的殆面近中边缘嵴放置的支托。支托的小连接体位于两邻牙的舌外展隙处,可与基牙形成小的导平面接触。远中游离端义齿的近缺隙基牙若采用远中殆支托,当咬合力垂直作用于义齿时,基牙受力向远中倾斜,而采用近中殆支托则基牙向近中倾斜,但由于近中有邻牙支持,使基牙受力减少或被抵消。由于近中殆支托将支点从远中移至近中,位置前移,使基牙上的卡环臂与游离端位于支点同侧,殆力作用下,卡环臂与基托同时下沉、卡环与基牙脱离接触、对基牙无扭力作用(图 5-4-20A)。同时,由于支点前移,加大了转动半径,因而使基托下组织的受力方向接近垂直,且较均匀(图 5-4-20B)。需要注意的是,支点前移会使游离距延长,在相同殆力作用下,基牙受力减少,但基托下黏膜和牙槽骨组织受力增加。

邻面板是卡环组中与基牙邻面紧密贴合的金属板,相接触的基牙邻面称导平面,其与义齿就位道方向平行,通过基牙预备形成。邻面板与导平面相接触的主要作用是控制义齿就位道方向、防止义齿脱位。其次,可向舌侧伸展至远中舌轴角,对颊侧卡环臂起对抗作用,确保卡环的稳定和

画廊:ER5-4-10
杆形卡环

学习笔记

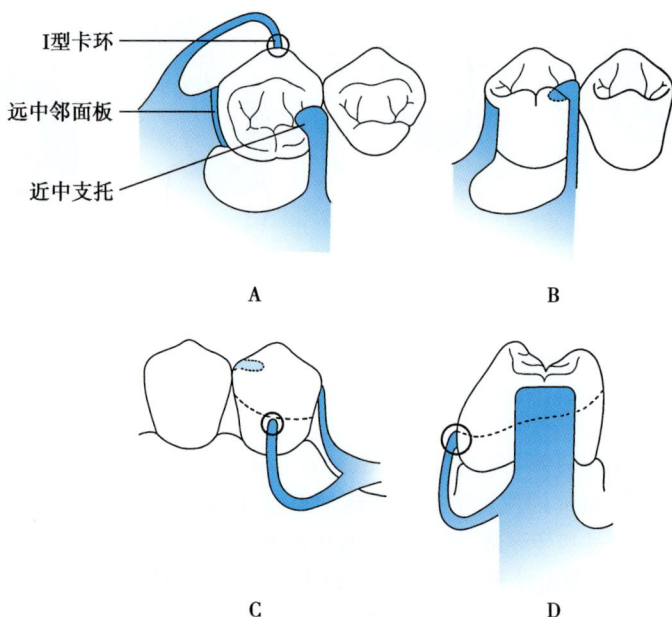

图 5-4-19　RPI 卡环组
A. 𬌗面　B. 舌面　C. 颊面　D. 远中面

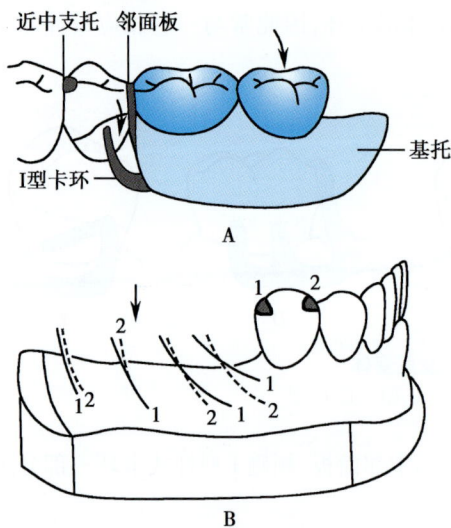

图 5-4-20　游离端义齿应用近中支托的优点
A. 支托前移,基牙上不形成杠杆式扭力　B. 支托由远中 1 移至近中 2,由于加大转动半径,使基托下组织受力均匀

卡抱作用。另外,预备导平面可减小基牙邻面倒凹,防止食物滞留,也利于美观。需要注意的是,邻面板在𬌗面方向不能越过基牙远中邻面的外形高点,咬合运动时远中游离鞍基下沉,邻面板对基牙导平面不产生压力,以免损伤基牙。

I 型杆放置于基牙颊面倒凹区,与基牙接触面积小,对基牙的损伤小,固位作用好,美观。

RPI 卡环组的优点是:①在𬌗力作用下,游离端邻缺隙基牙受力小,且作用力方向接近牙长轴;②I 型杆卡与基牙接触面小,美观且龋患率小;③邻面导板可防止义齿与基牙间食物嵌塞,同时起舌侧对抗卡环臂作用;④近中𬌗支托小连接体同样能起舌侧对抗卡环臂作用并可防止游离端义齿向远中移位;⑤游离端基托下组织受力虽增加,但作用力较垂直于牙槽嵴,且较均匀。

RPI 卡环组用于游离端义齿时,由于其在保护近缺隙基牙的同时,有可能会增加缺牙区牙槽嵴的负担,因而在具体应用时,可采取人工牙减数或减小近远中径、增大基托面积、增设支托、在支点线同侧保留残根等措施,来降低牙槽嵴受力。

在 RPI 卡环组基础上,根据基牙颊侧所设置的固位卡类型不同,亦可形成和命名其他类型的组合卡环。如:设置圆环形 Aker 卡环固位臂则为 RPA 卡环,设置 T 型卡环则为 RPT 卡环,设计 L 型卡环则称 RPL 卡环等。可根据基牙颊侧观测线情况、固位的需要选择不同类型杆式卡。

RPA 卡环组是临床常用的替代 RPI 的卡环组类型,由近中𬌗支托、远中邻面板、颊侧 Aker 圆环形卡环组成。适用于远中游离缺失的可摘局部义齿的末端基牙,当患者口腔前庭的深度不足或基牙龈方存在软硬组织倒凹,而无法使用杆形卡环时。RPA 卡环组使用时要求末端基牙无明显倾斜,观测线位于牙冠中部,可获得颊面近、远中两个倒凹,卡环臂的大部分应恰好位于观测线,仅卡环臂尖端位于倒凹区,避免功能运动时施加扭力于基牙上(图 5-4-21)。

(4) 根据卡环与导线的关系分类(图 5-4-22)

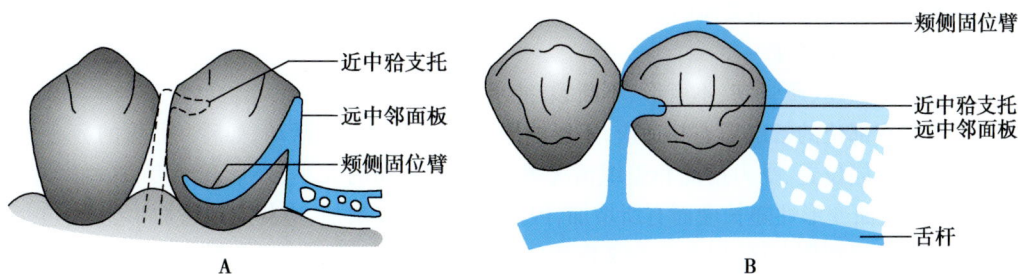

图 5-4-21　RPA 卡环组
A. 颊面观　B. 𬌗面观

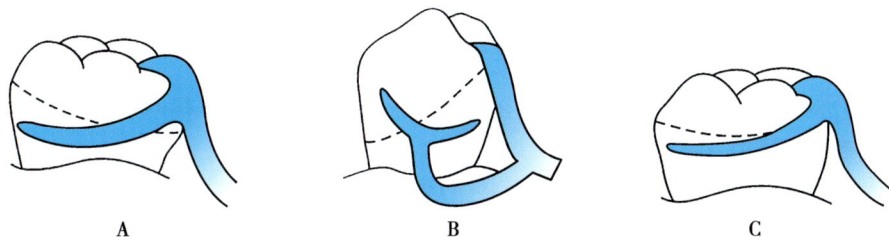

图 5-4-22　三类导线与相应的三类卡环（𬌗支托侧为近缺牙区）
A. 第一类导线与第 Ⅰ 类卡环　B. 第二类导线与第 Ⅱ 类卡环　C. 第三类导线与第 Ⅲ 类卡环

1）Ⅰ型导线卡环：一般为圆环形卡环，卡环臂在倒凹区，卡环体在非倒凹区，此类卡环的固位作用及卡抱稳定作用良好。

2）Ⅱ型导线卡环：多为铸造杆形卡环，杆形卡环的近缺牙区臂端在倒凹区，卡环臂其余部分在非倒凹区，起对抗平衡作用。此类卡环有一定的固位作用，但因无卡环体，故稳定作用较差。

3）Ⅲ型导线卡环：为靠近𬌗缘的高臂卡环，卡环臂端在倒凹区。此类卡环有一定的卡抱和稳定固位作用，但不如 Ⅰ 型导线卡环理想。要求卡环臂富有弹性，能通过基牙较高的突点进入倒凹。但必须注意卡环体既不能太低进入倒凹区影响就位，亦不能太高影响咬合。卡环臂端不能进入倒凹区过深，否则在取戴通过突点时，超过金属的弹性限度，卡环臂则产生永久性变形。

三、连接体

连接体（connector）是可摘局部义齿的重要组成部分，分大连接体（major connector）和小连接体（minor connector）两类，将义齿各部分连接在一起，同时还有传递和分散𬌗力的作用（图 5-4-23）。

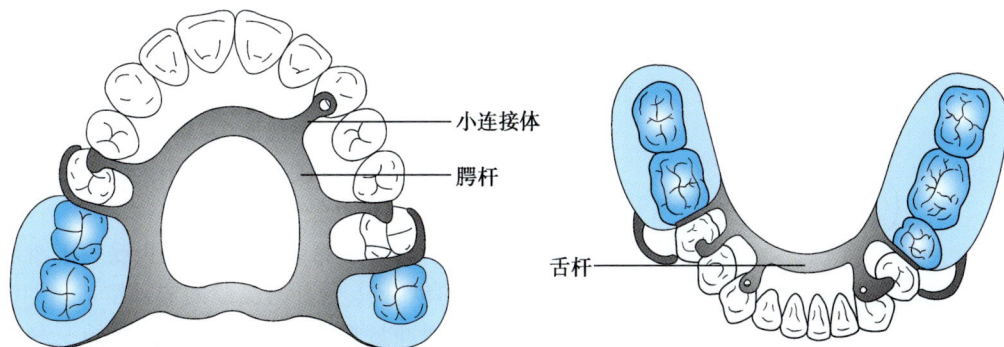

图 5-4-23　连接体的类型及其结构

（一）连接体设计的目的和要求

1. **连接体设计的目的**　通过各类连接体将义齿的多个部件连成一个整体，有利于义齿的固位、稳定，并将𬌗力传递、分布于基牙和相邻的支持组织，使义齿所受的力能较合理的分布。此外，通过连接体设计还可以增加义齿的强度,缩小义齿的面积,有利于患者的发音和减少不适感。

2. 连接体设计的要求

(1) 有一定强度、质坚韧、不变形、不断裂,能承担及传递𬌗力。

(2) 与所在部位的解剖形态相适应,不影响周围组织的功能性活动,如唇、颊、舌的运动。

(3) 根据不同位置、受力情况和组织情况等,可制成不同的大小、外形和厚度,杆的边缘应圆钝。连接杆的挠曲变形性随长度而有所增加,因此若杆的长度增加,应相应地增加厚度、宽度。

(4) 不进入组织倒凹区,以免影响义齿就位及压伤软组织。组织面应缓冲不压迫硬区(如腭隆突、下颌舌隆突及其他骨性突起),应远离龈乳突区和游离龈,以免因刺激而引起炎症。

(5) 缺牙较少、基牙健康情况好的义齿应采用刚性连接;缺牙多、基牙健康情况差、尤其是游离端缺牙,可采用具有一定弹性的连接或应力中断式连接。

(6) 应尽量小巧以减小义齿异物感和对发音的影响。

(二) 大连接体

大连接体亦称主连接体或连接杆,依所在位置而命名为:腭杆、舌杆、唇/颊杆等。

1. 大连接体的作用

(1) 连接牙弓两侧义齿各部件成一个整体,以便修复缺牙和行使功能。

(2) 传递和分散𬌗力至其他基牙及邻近的支持组织。

(3) 与大基托连接相比,可缩小义齿的体积、增加义齿的强度、提高舒适和美观程度。

2. 大连接体的类型与要求

(1) 腭杆(palatal bar):位于上颌腭部,因所在位置不同,又分前腭杆、后腭杆及侧腭杆三种,三者常常联合使用,如前、后腭杆联用或前、后、侧腭杆联用,也可单独使用。

1) 前腭杆(anterior palatal bar):位于腭隆突之前部,腭皱襞之后部,大约位于双侧第一前磨牙之间的位置。薄而宽,厚约1mm,宽约6~8mm,离开龈缘至少4~6mm。与黏膜组织密合但无压力。为了减少对发音的影响,有时可将其位置适当后移至第二前磨牙的位置,又称中腭杆。

2) 后腭杆(posterior palatal bar):位于腭隆突之后,颤动线之前,两端微弯向第一、第二磨牙之间,过后易引起恶心,对敏感者其位置可适当向前调整。因与舌体不接触,可比前腭杆厚而窄。厚度为1.5~2.0mm,中间较两端稍厚,宽度约3.5mm,游离端义齿适当加宽。腭中缝区组织面缓冲,两端密合。基牙支持差或牙槽黏膜松软致义齿容易下沉者,也可适当缓冲。

3) 侧腭杆(lateral palatal bar):位于腭隆突的两侧,离开龈缘4~6mm,与牙弓并行,厚1~1.5mm,宽3~3.5mm。设在一侧或两侧(双杆)均可,用于连接前、后腭杆。注意当联合使用前、后、侧腭杆作为大连接体时,称为前-后杆联合连接体,前腭杆后缘和后腭杆前缘间的距离应不少于15mm。

(2) 腭板(palatal plate):由前腭杆向前伸展至前牙舌隆突之上而形成前腭板;若向左右两侧延伸则形成马蹄形状(U型)腭板;如再与后腭杆连接,则呈开"天窗"式腭板;如果覆盖全腭区,则成全腭板(图5-4-24)。与余留牙牙龈接触部分应做缓冲处理,防止压迫牙龈。

(3) 舌杆(lingual bar):

1) 位置:位于下颌舌侧龈缘与舌系带、黏膜皱褶之间,距龈缘3~4mm。

2) 厚、宽度:一般厚2~3mm、宽4mm,边缘较薄而圆钝,前部应较厚,后部薄而宽,以利于使其具有足够强度并较舒适。

3) 与黏膜关系:为防止义齿受力下沉后舌杆压迫软组织,舌杆与黏膜间应预留适当的缓冲间隙,缓冲量根据下颌舌侧牙槽骨的三种形态(图5-4-25)有所不同。垂直型者舌杆与黏膜平行接触,缓冲量最小;斜坡型者舌杆与黏膜略微分离,缓冲量一般为0.3~0.5mm;倒凹型者舌杆在倒凹之上或在倒凹区留出空隙,并在骨突区充分缓冲。

ER5-4-11
画廊:ER5-4-11 腭杆

ER5-4-12
画廊:ER5-4-12 腭板

ER5-4-13
画廊:ER5-4-13 舌杆和双舌杆

学习笔记

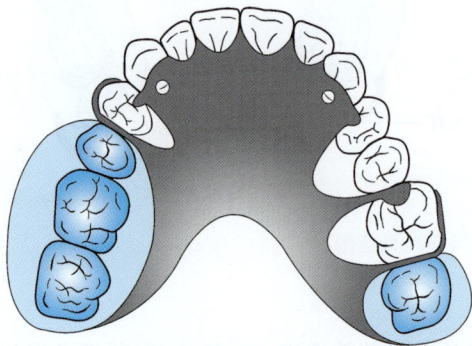

图5-4-24　腭板

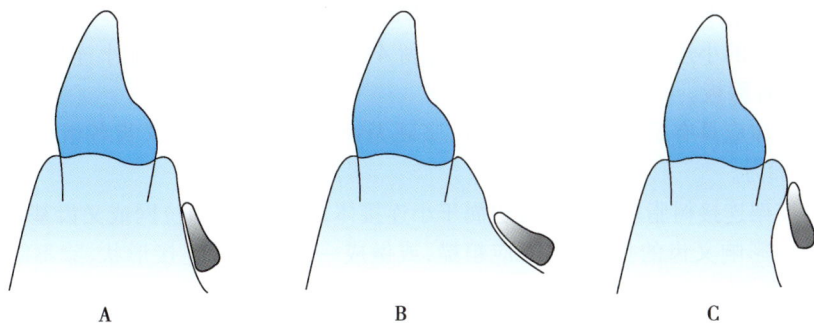

图 5-4-25　下颌前牙舌侧牙槽骨的形态与舌杆的关系
A.垂直型　B.斜坡型　C.倒凹型

（4）舌板：是金属铸造而成的舌侧高基托，覆盖在下颌前牙的舌隆突区之上，进入牙间舌外展隙，上缘呈扇形波浪状。舌板常用于口底浅、舌侧软组织附着高、舌隆突明显者，尤其适用于前牙松动需夹板固定者，舌系带附着过高不能容纳舌杆者，以及舌侧倒凹过大不宜用舌杆者（图5-4-26）。

舌杆也可与下颌前牙连续舌支托（亦称连续舌杆或舌隆突杆）联合应用，即双舌杆连接体设计（图5-4-27），以增加间接固位作用并使多个前牙共同分担𬌗力。

ER5-4-14

画廊：ER5-4-14
舌板

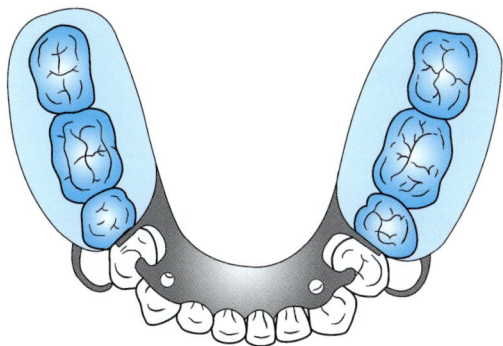

图 5-4-26　舌板

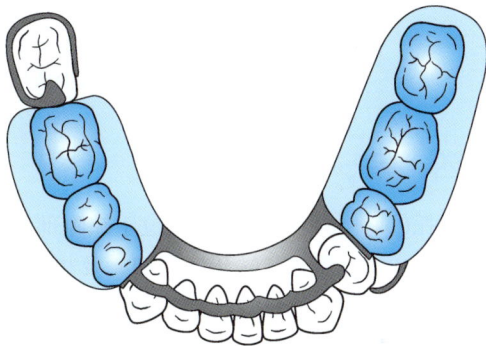

图 5-4-27　双舌杆

（5）唇、颊杆：前牙或前磨牙区过于舌向或腭向位，组织倒凹大，影响义齿就位或因舌系带附着接近龈缘，不宜安放舌基托或舌杆者，可选用唇、颊连接杆。其宽、厚度与舌杆相似，位于唇、颊侧龈缘与唇、颊、系带、黏膜皱襞之间，应不妨碍唇、颊软组织的活动，杆应离开龈缘 3~4mm（图 5-4-28）。牙槽嵴过于丰满或唇颊肌张力过大者，不宜选用。唇杆不美观，除外伤等一些特殊情况外，临床上已较少应用。

ER5-4-15

画廊：ER5-4-15
唇、颊杆

（三）小连接体

1. 小连接体的作用　小连接体是把义齿金属支架上的各部件，如卡环、𬌗支托、间接固位体、义齿基托等与大连接体相连接。人工牙所受到的𬌗力可通过小连接体和大连接体传导到基牙、黏膜和骨组织上，起到传递与分散𬌗力的作用。

2. 小连接体的要求

（1）小连接体与大连接体应呈类似圆钝直角相连，离开牙龈少许，防止压迫牙龈，尽量少覆盖牙龈组织，表面应光滑圆钝。

（2）接触基牙轴面的小连接体不应置于凸起的牙面上，而应位于外展隙内，以免增加舌的异物感。位于牙齿邻间隙内的小连接体不能进入倒凹区，以免影响义齿就位。容纳小连接体的邻间隙非

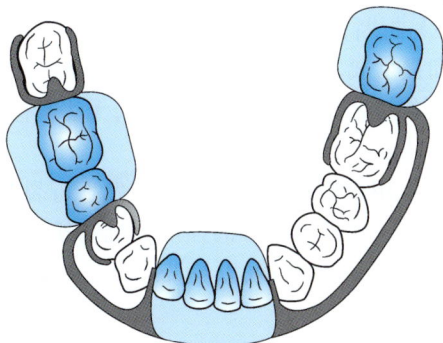

图 5-4-28　唇、颊杆

倒凹区需要在临床牙体预备时制备,以保证有足够的空间。

(3) 相邻垂直的小连接体之间,应尽可能保留 4~5mm 的间隙,以保证小连接体的自洁,否则应设计为舌板或者腭板。

(4) 小连接体应具有足够的强度和刚度,坚硬无弹性,与可摘局部义齿各组成部分形成刚性连接,以便分散𬌗力。

(5) 义齿支架连接树脂基托的部分也属于小连接体,称为金属固位网或义齿基托固位网。这种小连接体应不影响义齿的排牙,表面应粗糙,或做成一定的机械连接形状,除不能进入倒凹之外,还应预留空隙,以利于基托树脂的包绕连接(图 5-4-29)。

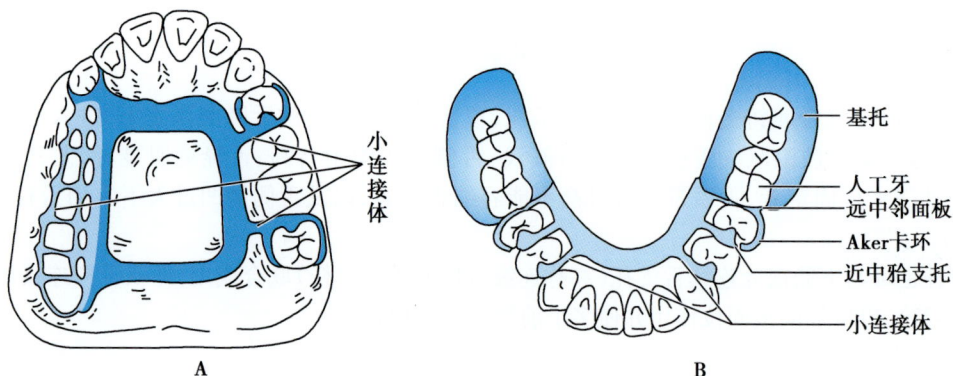

图 5-4-29　小连接体
A.上颌小连接体　B.下颌小连接体

四、基托

基托(base plate)又称基板,位于缺隙部分的基托又称为鞍基(saddle),是可摘局部义齿主要组成部分之一。它覆盖在缺牙区牙槽嵴及相关的牙槽嵴唇颊舌侧及硬腭区上,其主要作用是供人工牙排列附着、传导和分散咬合力到其下的支持组织,并能把义齿各部分连成一个整体。

(一) 基托的功能

(1) 连接作用:排列人工牙,连接义齿各部件成一个整体。

(2) 修复缺损:修复牙槽骨、颌骨和软组织的缺损。

(3) 传递𬌗力:承担、传递与分散人工牙的咬合力。

(4) 固位及稳定作用:主要是借助基托与黏膜间的吸附力、表面张力和大气压力,以及基托与基牙及相关牙之间的摩擦和制锁作用,以增加义齿的固位及稳定,防止义齿旋转和翘动。

(二) 基托的类型

按材料不同可分为以下三种:

1. 树脂基托　色泽近似黏膜,较美观,制作设备简单,操作简便,经济,便于义齿修理和重衬。但其强度相对较低、需有一定厚度,材料易老化和磨损,是非良导体、温度传导作用差,不易自洁。

2. 金属基托　由金属铸造而成,精度高,强度大,不易折断,可将基托做得较薄、小巧,自洁及温度传导作用好,患者感觉舒适,适用于有一定的舒适和强度要求、经济条件尚可者,或修复间隙空间受限、树脂基托修复强度不足的患者。但金属基托制作工艺相对复杂,修理困难,无法重衬,对口腔条件差的患者应慎用。

3. 金属网加强树脂基托　结合金属、树脂基托的优点,用金属网对树脂基托易发生折裂的应力集中区和几何薄弱区进行加强,但网状加强设计要合理,既要提供足够的强度抵抗基托的折裂和变形,又不能体积太大太厚,影响人工牙的排列和义齿其他部件的连接,以及义齿的舒适度。

(三) 制作基托的要求

1. 基托的伸展范围　根据缺牙部位、数目、基牙健康状况、牙槽嵴吸收程度和邻近软组织缺损情况、𬌗力的大小等决定。牙支持义齿应尽量减小基托范围,采用铸造金属支架,使患者感到轻巧、舒适、美观。混合支持的游离端义齿,在不影响唇、颊、舌软组织活动的原则下,基托范围应尽量伸展以分散牙合力、争取尽可能大范围的基托下黏膜组织支持。上颌游离端义齿基托应盖过上颌结节、伸展至翼上颌切迹。下颌游离端义齿的后缘应覆盖磨牙后垫的前 $1/2 \sim 2/3$ 并在颊棚区充分伸展。

2. **基托厚度**　应有一定厚度保持其抗挠曲强度,过薄易折裂,过厚不舒适。树脂基托厚 2mm,上腭基托的前 1/3 区应尽可能做得薄一些,以免影响发音,也可仿腭皱襞的形态使基托表面呈腭皱形,既利于基托强度又能辅助发音。金属基托厚度 0.5mm,边缘可稍厚至 1mm 左右,并且圆钝。

3. **基托与基牙及相关牙齿的关系**　缺牙区基托不应进入基牙邻面倒凹区,腭(舌)侧基托边缘应与基牙及相关牙非倒凹区接触,位于导线处,边缘与牙密合但无压力,基托龈缘区组织面应做缓冲,以避免损伤基牙、邻牙及游离龈,且有利于摘戴义齿(图 5-4-30)。

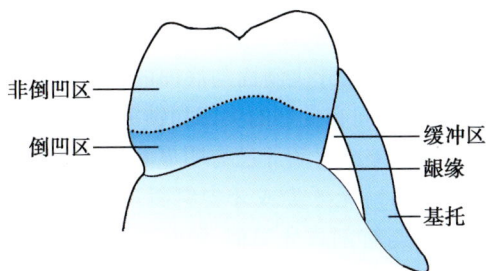

图 5-4-30　基托与余留牙的位置关系

4. **基托与黏膜的关系**　基托与黏膜应密合而无压力。上颌结节颊侧、上颌硬区、下颌隆突、内斜嵴、骨尖等部位的基托,其组织面应做适当的缓冲,以免基托压迫组织产生疼痛。

5. **基托的形态和美学要求**　基托组织面应与其下组织外形一致,密合无压痛,无小瘤、毛刺等缺陷,并且除局部缓冲区外,一般不打磨或抛光。基托磨光面需高度磨光,边缘曲线匀整、圆钝;在颊、舌(腭)侧形成凹型磨光面以利于固位;在牙冠颈缘下显出根部形态,使得立体感强,自然逼真;在腭面形成腭隆凸、龈乳头及腭皱形态。对于牙槽嵴丰满的前牙区可不放基托,因前牙区牙槽骨缺损、唇裂术后等原因致上唇塌陷者可适当加厚上颌唇侧基托,以利于美观。

五、人工牙

人工牙(artificial tooth)是义齿结构上用以代替缺失的天然牙,以恢复牙冠形态和咀嚼功能的部分。

（一）作用

1. 替代缺失的天然牙以恢复牙弓的完整性。

2. 建立正常咬合、排列和邻接关系以恢复咀嚼功能。

3. 辅助发音。

4. 恢复牙列外形和面型。

5. 通过对缺牙的修复,可起到防止口内余留牙伸长、倾斜、移位及咬合关系发生紊乱的作用。

（二）选择人工牙的原则

人工牙一般为成品供临床选用,也可个别制作。成品人工牙包括颜色、形状、大小和种类等选项,具有耐磨性好,对组织无刺激、无毒,有一定的可调磨、抛光等加工性能。

1. **人工前牙的选择原则**

（1）尽量满足美观和发音方面的要求,并有一定的切割功能。

（2）形态、大小和色泽应与同名牙对称,和相邻牙协调,并与面型、性别等相适应。

（3）多个前牙缺失,人工牙颜色应与患者的肤色、年龄相称,达到自然、逼真的美观效果。

（4）所选前牙应在与患者充分沟通的基础上,取得患者的同意和认可。

2. **人工后牙的选择原则**

（1）后牙的功能以咀嚼为主,即以压碎、捣细、研磨食物为主,因而尽量选用硬度较大、耐磨性能好的硬质树脂牙,或与牙釉质硬度、磨耗性能相近的瓷牙及铸造金属牙。

（2）外形、颜色及大小应与同名牙和邻牙协调,与对颌牙有适当的覆牙合覆盖及咬合接触关系。

（3）游离端缺牙排牙时可适当减少牙数以缩短游离距,并减小人工牙的颊舌径、增加食物排溢沟以减小基牙及支持组织的负荷。

（三）人工牙的种类

1. 按制作材料 可分为树脂牙（resin tooth）、瓷牙（porcelain tooth）和金属牙（metal tooth），包括金属𬌗/舌面牙及全金属牙。

（1）树脂牙：多选用成品硬质树脂牙，也可个别制作，与基托化学性连接。不易脱落，有韧性，不易折断，可任意磨改以适应不同缺牙间隙和咬合情况。但与瓷牙相比，硬度较差，易磨损、老化、变色，咀嚼效能较低。

（2）瓷牙：借盖嵴面上的钉或孔与基托相连，为机械固位。瓷牙硬度大，质地致密，不易磨损，咀嚼效率高，光泽好，不易污染变色。但脆性较大，易折裂，磨改需谨慎，咬合冲击力也较树脂牙大。

（3）金属牙：人工牙的𬌗（舌）面或整个牙为金属制成，利用一定的固位装置与树脂牙或基托机械连接。其硬度大、强度高，适用于缺牙间隙过窄小、𬌗龈距离过低者，防止人工牙折断、便于义齿各铸造部件的连接。

2. 按人工牙𬌗面形态不同 可分为三种类型，即解剖式牙、半解剖式牙和非解剖式牙。

（1）解剖式牙（anatomic teeth，anatomical teeth）：亦称有尖牙，牙尖斜面与底面的交角即牙尖斜度为33°，与初萌出的天然牙面相似。牙尖交错𬌗时，上下颌牙间有良好的尖凹扣锁关系，咀嚼功能较好，形态自然，但咀嚼运动时，侧向力大，不适用于义齿固位差或对颌牙已有明显磨损的患者。

（2）非解剖式牙（non-anatomic teeth，non-anatomical teeth）：无牙尖或牙尖斜面，也即牙尖斜度为零度，故又称无尖牙、平尖牙或零度牙。其颊舌轴面形态与解剖式牙类似，𬌗面具有溢出沟。牙尖交错𬌗时，上下颌牙齿𬌗面不发生尖凹扣锁关系，咀嚼运动时，侧向力小，对牙槽骨的损害小。适用于义齿固位差、对颌天然牙已显著磨损或为人工牙者。

（3）半解剖式牙（semi-anatomic teeth，semi-anatomical teeth）：牙尖斜度为20°，上下颌牙齿间有一定尖凹扣锁关系，咀嚼效能较好，比解剖式牙的侧向力小，临床应用较广。

3. 按制作方法 可分为成品牙与个别制作牙。对牙形、牙色正常的前牙，以及缺牙间隙较大的后牙，应尽量选用成品牙。牙形或颜色特殊、缺隙过窄、颌位关系异常或𬌗龈距过低无法排列成品牙者，可进行牙齿的个别制作。

4. 按人工牙与基托的连接方式 可分为化学连接（树脂牙）、机械连接（钉、孔，瓷牙）及混合连接（金属𬌗/舌面牙）等方式。

以上介绍了可摘局部义齿的主要组成结构，各个部分都有其主要作用和次要作用，各部分间又可起协同作用，按其作用归也可纳为以下三部分：

（1）修复缺损和恢复功能部分：人工牙、基托、支托。

（2）固位及稳定部分：各种直接固位体、间接固位体、基托、支托。

（3）连接传力部分：基托、连接体、连接杆、支托。

第五节　可摘局部义齿的设计

一副可摘局部义齿，要取得好的修复效果，既要有美观的外形，又要能发挥良好的功能；既坚固耐用，又不会对患者造成不良后果。要达到这些要求，除选择用材和制作工艺外，义齿的设计至关重要。合理的义齿设计必须遵循一定的设计原理、原则和要求。

一、可摘局部义齿设计的基本要求

（一）保护基牙及其他口腔组织的健康

在义齿的设计和制作中，应避免过多磨切牙体组织，尽量利用天然间隙放置支托、间隙卡环等。义齿基托、卡环等的设置，也应尽量减少对天然牙的覆盖，各部件须与口腔组织密合，减少食物嵌塞、滞留，以防龋坏和龈炎的发生。应正确恢复上、下颌位置关系和𬌗关系以及缺牙牙弓及相邻组织的外形。义齿的形态、范围不应妨碍周围组织、器官的正常功能活动。义齿的制作材料应对人体无毒、无害、无致敏和致癌作用。义齿各部件（如卡环等）应防止使基牙受力过大，避免扭力、侧向力等损伤性外力对其牙周组织的损害。

（二）适当地恢复咀嚼功能

恢复缺牙咀嚼功能是义齿修复的主要目的。可摘局部义齿所受𬌗力由基牙、基托下黏膜和牙槽骨共同来承担。其负荷在组织的耐受阈以内，是一种生理功能性刺激，有利于保持牙周支持组织的健康、减缓牙槽嵴的吸收。如𬌗力超过组织的耐受阈，则会造成牙周创伤、加速牙槽嵴的吸收。在选择和排列人工牙时，适当地减少排牙数目，或缩小人工牙颊舌径、近远中径，增加溢出沟，以增加机械便利，从而使𬌗力减少，以及降低人工牙牙尖高度以减小侧向分力等。

（三）义齿应有良好的固位和稳定作用

义齿的固位和稳定状况，是能否发挥良好功能的前提。如果义齿的固位和稳定性能差，不但不能达到修复形态和恢复功能的目的，还可导致基牙及基托下支持组织的损伤和其他口腔疾患。

（四）舒适

可摘局部义齿在缺牙多、多缺隙修复时，基托面积大，常引起初戴义齿者的异物感，不舒适，发音不清，甚至恶心。义齿除材料应具有较高的强度，结构设计合理之外，还应做到小而不弱，薄而不断，尽可能做得小巧。义齿的部件与周围组织应尽量平滑衔接、和谐自然。人工牙排列要尽量避免出现过大的覆𬌗、覆盖或过于向舌侧排列，妨碍舌体的活动。

（五）美观

人工牙的大小、形态、颜色及排列应与相邻天然牙、上下唇的空间关系相谐调，表现自然；基托颜色应尽量与牙龈、黏膜的色泽一致，长短合适，厚薄均匀，必要时利用基托恢复邻近缺损软硬组织的自然形态。卡环等金属部件应尽量不显露或少显露。当发生功能恢复和美观相矛盾的情况，应首先考虑功能，而后兼顾美观。一般在前牙区偏重于美观和发音，后牙区偏重于咀嚼功能的恢复。

（六）坚固耐用

义齿应能承受力的作用而不变形、不折断。可摘局部义齿的折断好发部位，主要发生在小间隙孤立人工牙的舌腭侧基板相连处、缺牙区与非缺牙区交界处、前牙区应力集中处、因气泡等制作缺陷致基板薄弱处等。因此，树脂胶连式可摘局部义齿除选择强度优良的基托材料外，还必须做到结构合理，对应力集中区或几何形态薄弱区予以加强设计，如：通过基牙预备开辟足够间隙，采用金属加强网、金属𬌗/舌面或金属整铸牙等设计，以防止义齿折断。设计良好的整铸支架式可摘局部义齿可兼顾舒适美观，又可达到坚固、耐用的效果。

（七）容易摘戴

若义齿设计、制作不当，造成摘戴义齿要用很大力量，不仅使者感到不便，还可造成对基牙的损伤；如果难以摘戴，甚至不能摘下，则不能保持义齿和口腔的清洁卫生，从而导致基牙、余留牙的龋坏及牙龈炎症。所以，要求制作的义齿既要有足够的固位力，又方便患者的摘戴。

以上七条为可摘局部义齿设计的基本要求。可摘局部义齿设计的精髓是"因人而异"、"具体情况具体分析"。由于每个患者的缺牙情况、余留牙情况、牙周情况、黏膜情况、骨质情况、耐受性等各不相同，因而即使是同一牙位的牙齿缺失，不同的人也有不同的情况，所设计的义齿也不一样。应在掌握技术要求、设计原理和各种义齿部件特点的基础上，针对各种不同的情况作出对患者本人最适合的可摘局部义齿设计，避免不顾个体差异和不同实际情况，机械套用模式，最终产生对患者不利的结果。

二、可摘局部义齿的固位与稳定

可摘局部义齿必须有良好的固位（retention）和稳定（stability），才能发挥其应有作用。

（一）固位与固位力

可摘局部义齿的固位是指义齿在口内就位后，不因唇颊舌肌生理运动、食物黏着及重力作用而向𬌗向或就位道相反方向脱位。抵抗脱位的力称固位力，主要由直接固位体提供。

1. 固位力的组成

（1）摩擦力：义齿部件（主要指卡环等固位体及部分基托、邻面板）与天然牙间形成的力。

（2）吸附力：包括基托与唾液、唾液与黏膜间的附着力，以及唾液分子间的内聚力。

（3）表面张力：基托与黏膜间的唾液薄膜层的表面张力。

（4）大气压力：当基托与黏膜紧密贴合、边缘封闭时，在大气压力作用下，两者间可形成功能性负压腔，使义齿获得固位。

在四种固位力中，对可摘局部义齿来说，通常最主要的是摩擦力。

2. 固位力及其影响因素

（1）摩擦力：义齿的各部件和天然牙摩擦而产生的力称为摩擦力，主要表现为卡环臂弹性卡抱状态下产生的弹性卡抱力，基牙导平面与义齿导平面板、小连接体、基托等部件相互接触产生的摩擦力，以及义齿部件与基牙间制锁状态产生的力。

1）弹性卡抱力及其影响因素：进入基牙倒凹区的卡环臂，受脱位力作用而向脱位方向移动或有移动趋势时，脱位力 F 可分解为沿牙面切线方向的脱位作用力 F_1 和垂直压向牙面的作用力 F_2。作用于基牙的正压力 F_2，其反作用力使弹性卡环臂撑开（图 5-5-1）。根据摩擦力＝正压力×摩擦系数的公式可知，当卡环臂给基牙产生正压力 F_2 时，所产生的摩擦力 f 就会抵抗沿牙面切线方向的脱位力 F_1，只有脱位力超过卡环臂与牙面间产生的最大静摩擦力时，义齿才会向脱位方向移动。此种摩擦力的大小与下列因素有关：

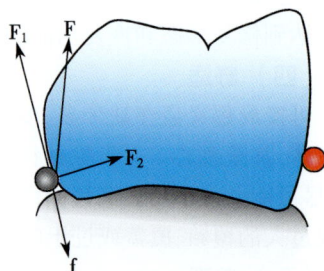

图 5-5-1　受脱位力作用时，卡环臂对基牙的作用

F. 脱位力　F_1. 脱位力在切线方向分力　F_2. 脱位力在垂直方向正压力　f. 正压力产生的摩擦力

①卡环系统的稳定平衡设计：义齿戴入口内就位后卡环臂对基牙并无作用力，而当义齿在外力作用下具有弹性的卡环固位臂经基牙就位道方向外形高点进出倒凹区的过程中，相应设计的卡环对抗臂、小连接体或导平面板等应同时与基牙牙体的导平面接触，从而抵消掉卡环固位臂对基牙产生的水平分力、避免侧向力对基牙的损伤，同时产生弹性卡抱作用、阻止义齿在殆向脱位力作用下脱位（图 5-5-2）。为此，卡环固位系统应环绕基牙超过 180° 或包绕基牙至少三个面，并与基牙至少有 3 点以上接触，以保证良好的稳定平衡作用（图 5-5-3）。

②脱位力的大小和方向：义齿脱位力（displacement force）指使义齿从就位道相反方向脱出的力，如食物的粘脱力等。在脱位力相等的条件下，脱位力的方向与牙面间构成的角度 α 越大，对牙面的正压力越大，所能获得的起固位作用的摩擦力也越大（图 5-5-4）。

③基牙倒凹的深度与坡度：基牙倒凹（undercut）的深度是指导线观测器的分析杆至基牙倒凹区牙面间的垂直距离（图 5-5-5A）。在卡环臂的弹性限度内，倒凹深度越大，则产生的正压力越大，固位力也越大。倒凹坡度指倒凹区牙面与观测器的分析杆间构成的角度（图 5-5-5B）。该角度越大，坡度则越大。在倒凹深度相同情况下，坡度越大，固位力越大。基牙倒凹的具体设计深度依卡环材料的不同而定。

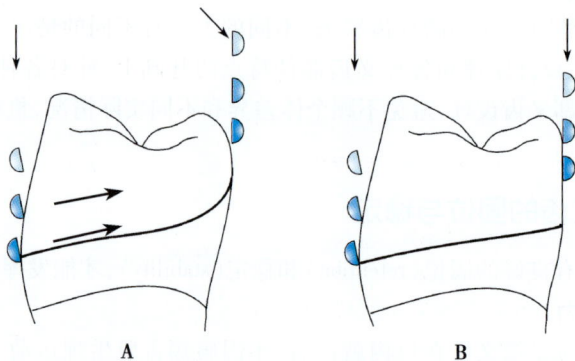

图 5-5-2　卡环与其对抗结构间的平衡稳定作用

A. 就位过程中对抗臂未起平衡稳定作用　B. 就位过程中对抗臂有平衡稳定作用

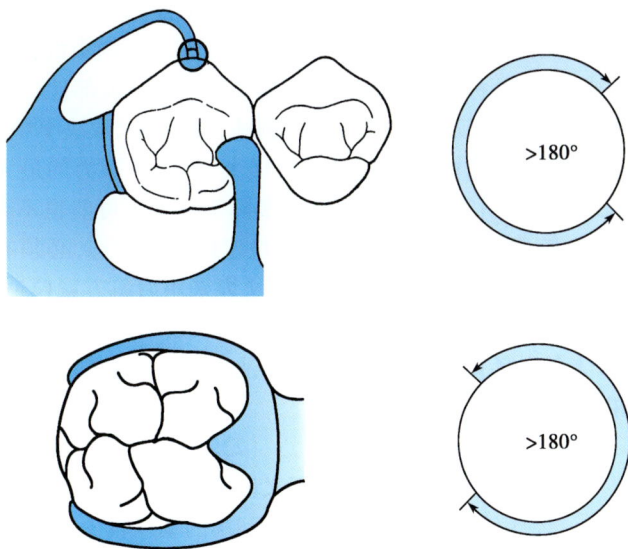

图 5-5-3　卡环系统环绕基牙超过 180°

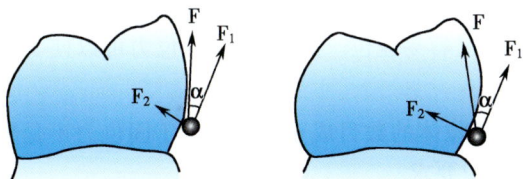

图 5-5-4　脱位力方向对固位力的影响

F. 脱位力　F_1. 脱位力在切线方向分力　F_2. 脱位力在垂直方向正压力

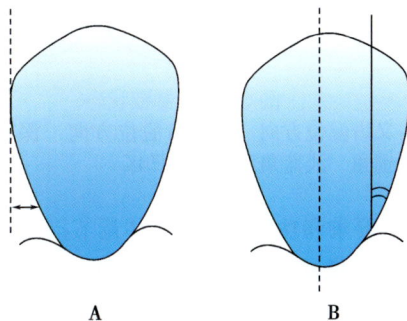

图 5-5-5　倒凹深度与斜度对固位力的影响
---就位道方向

④卡环的弹性（elasticity of clasp）：在臂端位移距离相同的情况下，卡环的弹性越大，受脱位力作用时对基牙牙面的正压力就越小，所能获得的摩擦固位力也就越小。一般而言，卡环臂越长弹性越大，固位力下降；不同类型卡环的固位力不同，如Ⅱ型卡的卡环臂游离距离长、弹性大，其固位力比游离距较短的Ⅰ型卡的卡环臂小；卡环臂越粗弹性越小，可达到的正压力就越大，固位力也越大。

⑤卡环材料的刚度和弹性限度：卡环材料的刚度（指使材料位移的力与位移程度之比）越大，在相同位移下所产生的正压力越大，所能获得的固位力也越大。就目前临床所使用的卡环材料来看，铸造钴铬合金刚性最大，用于 0.25mm 深的倒凹；钢丝弯制卡环弹性最大，用于 0.75mm 深的倒凹；金合金介于上述两者之间，用于 0.5mm 深的倒凹。需要注意的是，一般情况下卡环臂在任何方向上强迫位移超过 1mm 时，则可能会超过材料的弹性限度而发生永久变形。

2）导平面摩擦力及其影响因素：导平面摩擦力是由基牙导平面与义齿导平面板、小连接体、基托等部件的相应面接触所产生的摩擦力（图 5-5-6），多个导平面及其对应的义齿接触面决定了义齿的就位道方向，并在义齿脱位过程中产生摩擦固位作用，其固位作用的大小主要由导平面的数量、面积、相互间的平行程度等因素决定。

3）制锁状态所产生的摩擦力及其影响因素：制锁状

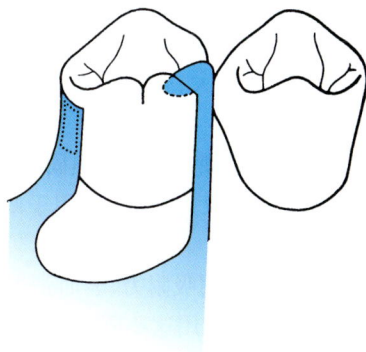

图 5-5-6　导平面与导平面板

态是指义齿由于设计的就位道与功能状态中义齿实际的脱位方向不一致而造成的约束状态。利用义齿就位方向和脱位方向不一致而获得制锁作用，义齿受相邻牙约束的部分称制锁区。就位道与脱位道方向之间所形成的角度，称为制锁角。进入制锁角内的义齿部件（通常为基托）及与阻止其脱位的牙体之间产生摩擦力称制锁力（图5-5-7）。制锁力的大小，取决于脱位力的大小及牙体或进入制锁角内的义齿部件的强度，极端来讲若脱位力极大，则此摩擦力的最大值等于牙体或义齿部件任何一方显著变形或被折断所需的力，这在临床实际工作中不可能也不允许发生的；同时，制锁角越大，越能维持制锁状态，固位力越大，而要维持稳定的制锁状态，必须有良好的卡环固位相配合；通过选择和调整义齿就位道方向，如后牙游离端义齿采用后斜方就位道、前牙缺失义齿采用前斜方就位道，能够获得一定的制锁状态；当脱位力方向与义齿共同就位道的反方向不一致、存在一定的夹角时，不同基牙上的卡环臂、各个导平面板以及小连接体和部分舌侧基托与天然牙之间存在着制锁作用或说相互制约作用。

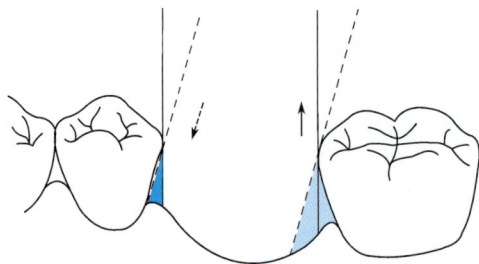

图5-5-7　制锁状态
---义齿就位方向　—义齿脱位方向　深蓝角为制锁角　浅蓝角为需填倒凹区

（2）吸附力、表面张力与大气压力：可摘局部义齿修复较多缺牙，尤其是游离端缺牙时，往往可利用的基牙较少，甚至只有个别牙。此时与全口义齿类似，必须充分利用基托、黏膜和唾液间的吸附力、表面张力、大气压力来增强固位作用，这就要求基托有足够的伸展范围，与黏膜组织密合，边缘有良好的封闭作用。详细内容可参见第六章第三节"全口义齿的固位和稳定"。

3. 调节固位力的具体措施　义齿的固位力过大，容易损伤基牙，摘戴困难。固位力过小，义齿又容易脱位。因此，调节固位力可以使义齿符合生理要求和功能需要。具体调节措施有：

（1）增减直接固位体的数目：固位力的大小与固位体的数目成正比。但由于固位力不是越大越好，故在正常情况下，2~4个固位体即足以达到固位要求。

（2）选择和修整基牙的固位形：基牙牙冠应有一定倒凹，以利于卡环固位臂的进入和形成弹性卡抱固位作用。但若基牙的倒凹深度过深或过浅、倒凹的坡度过小或过大，都不利于义齿的固位，遇此情况可以通过调节就位道方向或磨改基牙使之达到要求。

（3）调整基牙间的分散程度：基牙越分散，各固位体间的相互制约作用越强，所以合理选择基牙位置，使各固位体合理的分散，也可达到增大固位作用的目的。

（4）调整就位道：改变义齿就位道的方向，从而改变基牙倒凹的深度、坡度与制锁角的大小，即可达到增减义齿固位作用的目的。当基牙或义齿固位体超过2个时，应该在导线观测仪上描记出义齿各部件戴入时的共同就位道，既满足义齿稳定和固位的需要，又避免义齿与邻牙间出现过大的空隙。

（5）调节卡环臂进入倒凹区的深度和部位：当基牙倒凹深度太大而又不能通过磨改等方法减小时，可将卡环臂设置在倒凹深度适宜的位置上，不一定进入最深部位。

（6）合理选用固位体的材料和制作方法：刚度和弹性限度越大的材料，固位体的固位作用越强；但是也不宜过大，否则将损伤基牙。根据基牙条件和固位设计的需要，选用铸造卡环或锻丝卡环。

（7）利用制锁作用来增强固位效果：当脱位道方向与就位道方向不一致时，通过制锁作用可以得到很大的固位力，尤其适用于缺牙少、基牙颊侧倒凹小或因美观要求不愿设置唇侧卡环的病例。

（8）充分利用吸附力、表面张力和大气压力来协同固位：当缺牙多、基托面积较大时，可摘局部义齿更应重视利用这些固位力以增强固位。

4. 义齿固位的基础——基牙的选择原则　传统可摘局部义齿的固位主要由直接固位体（卡环）来提供，而设置有直接固位体的天然牙称基牙。因此，基牙的选择对可摘局部义齿的固位、支

持与稳定有重要作用。在设计义齿时,应根据生物学原则和固位与稳定的需要来选择基牙。基牙选择有以下要求:

(1) 选择健康牙作基牙:牙冠长短合适、有一定倒凹、牙体牙周组织健康、牙周膜面积大、支持力较强的牙为首选基牙。临床上一般多选用后牙,也可选用尖牙,但美观要求高者应慎用。除仅留切牙外的牙列缺损病例,一般不选切牙作基牙,因其支持力不足,同时也因设置固位体而影响美观。

(2) 患牙经治疗后作基牙:在缺牙多、余留牙健康条件差情况下,对有牙体、牙髓病但可保留的牙必须经牙体、牙髓治疗后选用。轻度牙周病、经治疗炎症得到控制的天然牙,可选作基牙。支持力不足的牙,如松动Ⅱ度或牙槽骨吸收Ⅱ度的牙不宜单独选作基牙,应用联冠、牙周夹板或采用连续卡环等形式进行固定后再选作基牙。

(3) 选择固位形好的牙作基牙:基牙应具有适宜的固位形态,其倒凹深度不超过1mm,坡度应大于20°;锥形牙、过小牙等牙冠固位形态差的牙一般不宜选作基牙。

(4) 基牙数目恰当:基牙数目不宜过多,一般情况下以2~4个为宜。选择基牙过多,不但要磨切更多天然牙的牙体组织,也不利于就位道的调节,造成义齿摘戴时的困难。缺牙间隙较多时,可适当减少基牙数目。

(5) 基牙位置合适:选择位置合适的牙作基牙,首选近缺牙间隙两端的天然牙作基牙。缺牙间隙的一端选用2个牙作基牙时,2个基牙之间愈远愈好。选用多个基牙时,彼此愈分散愈好,使在基牙上的义齿固位体呈面支承状态。基牙位置除有利于义齿固位、稳定的需要外,还要结合患者的主观要求,从美观、舒适、摘戴方便等方面进行综合考虑和选择。

(二) 可摘局部义齿的稳定

可摘局部义齿的固位与稳定是义齿发挥良好功能的两个重要因素。两者既有区别,又有密切的联系。固位是针对义齿在行使功能过程中是否向𬌗向或就位道反方向脱位而言;而稳定是针对义齿在行使功能过程中有无翘起、摆动及旋转而言。也即义齿稳定是指其在行使功能中,始终保持平衡而无局部脱位,不存在义齿明显地围绕某一支点或转动轴发生旋转等不稳定现象。固位良好的可摘局部义齿不一定稳定也良好,而良好的稳定作用有利于义齿的固位和咀嚼功能的发挥。义齿若不稳定,不但影响义齿的功能,还可能造成基牙和基托下组织的损伤。

1. 义齿不稳定的原因　可摘局部义齿是建立在基牙、牙周膜和牙槽黏膜的基础上,这些组织具有不同的可让性,加上义齿本身的某些部件在天然牙或基托下组织上形成支点或转动轴,在咬合力或食物黏着力作用下,义齿就会出现不稳定现象。

(1) 支持组织的可让性:如游离端可摘局部义齿,由于黏膜的可让性使义齿末端发生向黏膜方向的移位,此种不稳定现象称为下沉。

(2) 支持组织之间可让性的差异:基牙与牙槽嵴黏膜间可让性不同,腭部硬区与非硬区之间、以及牙槽嵴不同部位之间黏膜组织的可让性存在差异,造成义齿以放置于基牙上的部件(卡环、支托)或硬区等为支点产生翘动。

(3) 可摘局部义齿结构上形成转动中心或转动轴:如 Cummer 分类除平面式以外的其他三类义齿,其支托连线形成转动轴,在力不平衡的情况下易使义齿形成绕转动轴的转动。

(4) 作用力与平衡力之间的不协调:如后牙缺失多、余留牙少的游离端可摘局部义齿,若其食物粘脱力与义齿平衡力力矩之间不平衡,则会使义齿发生翘起等现象。

2. 义齿不稳定的临床表现　义齿不稳定在临床上有翘起、摆动、旋转、下沉等现象

(1) 翘起:游离端义齿受食物黏着力、上颌义齿重力等作用,游离端基托向𬌗向转动脱位。

(2) 摆动:义齿游离端受侧向力作用而造成颊、舌向水平的摆动。

(3) 旋转:义齿绕支承线轴转动。如横线式和斜线式支点线形成前后(近远中)向旋转,纵线式支点线形成颊舌向旋转。

(4) 下沉:义齿受𬌗力作用时基托压向其下的黏膜组织。黏膜支持式义齿及某些混合支持式义齿易出现此现象。

3. 义齿不稳定的消减方法　从力矩平衡和消除支点两方面着手。

（1）设置平衡力：是在义齿的支点或支点线对侧设置间接固位体来增加平衡力，由于平衡力与𬌗力位于支点线的两侧，当可获得的平衡矩（间接固位体平衡力×平衡距）不小于𬌗力矩（𬌗力×游离距）时，义齿保持平衡、不会发生不稳定现象。因此临床上常常通过加大平衡力矩以增加平衡力，如在设计游离端义齿时，除选用近缺牙间隙的天然牙为基牙外，还应增加选择离支点或支点线较远的天然牙作平衡基牙、设置间接固位体如尖牙舌隆突支托，以增强抵抗义齿粘脱力的平衡力量（见图5-4-7）。

（2）增加支持力：是在义齿的支点或支点线同侧增加支持力，如增加义齿游离端基托面积以获得更大的牙槽嵴黏膜支撑力，以及利用覆盖基牙、种植体等来增加支持力。

（3）减少不稳定作用力：通过适当减少游离端人工牙的数目如不排第二磨牙以减小游离距，降低人工牙的牙尖高度以减小侧向力等，达到减少造成义齿不稳定的作用力。

（4）消除或减弱支点作用：可摘局部义齿可能存在的支点有两种：一种是支托、卡环等在余留牙上形成的支点，另一种是基托与基托下组织形成的支点，通常由人工牙排列在牙槽嵴上的位置和咬合关系不当、黏膜厚薄不均、牙槽嵴呈凹凸不平状等造成。临床常采用取功能印模，并对硬区部位的义齿基托组织面进行缓冲，对黏膜可让性差异加以补偿，使义齿均匀下沉。也可采用全消除支点法（不设支托）将混合支持形式变为单一黏膜支持形式，或半消除支点法（设计近中支托）减小游离端义齿不同支持组织间可让性差异。

4. 义齿不稳定现象的临床处理　义齿不稳定现象多出现于游离端义齿，主要靠间接固位体的设置来处理。

（1）翘起：在支点的另一端设置间接固位体并尽量加大其与支点线的距离以增加平衡力矩，同时可利用靠近缺牙区基牙的远中倒凹固位与远中邻面的制锁作用来制止义齿末端的翘起。

（2）摆动：在牙弓的对侧加设直接固位体或间接固位体增加平衡力矩。单侧游离端义齿可在游离端相对的对侧牙弓的天然牙上设置直接固位体，控制义齿游离端的颊舌向摆动。双侧游离端义齿可利用两侧缺牙区舌侧基托或铸造支架的对抗臂等的相互对抗作用来控制义齿游离端的摆动。另外，通过选择牙尖斜度小的人工牙以减小侧向力，通过调整咬合减小在咀嚼过程中的侧向力，以减少义齿的摆动（图5-5-8）。

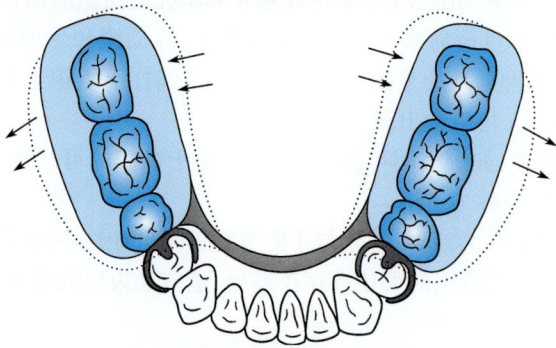

图5-5-8　义齿摆动

（3）旋转：个别后牙缺失的肯氏三类牙列缺损修复后易发生沿纵线轴旋转现象；直线型支承轴的义齿，在行使功能时易发生沿横线或斜线轴旋转现象。防止发生旋转的措施有以下几种：减小人工牙𬌗面的颊舌径，加宽支托，使𬌗面功能尖到支托连线的距离缩短，即缩小了𬌗力力矩。利用卡环体部环抱稳定作用或义齿一端邻面基托的制锁作用减少义齿的旋转。此外采用分臂卡环可增加义齿的抗旋转能力。

（4）下沉：义齿发生下沉是游离端义齿修复中的常见问题，可造成牙槽黏膜的压痛和基牙损伤，处理过程中要特别注意保护基牙免受伤害。其处理措施主要有：游离端缺牙区取功能印模；尽量伸展义齿游离端区的基托范围，充分利用牙槽嵴区的对抗作用；游离端缺牙区保留牙根或植入种植体作覆盖基牙以增加对义齿的支持力；人工牙排列时在近远中方向减径减数以减小游离端的𬌗力。

三、可摘局部义齿的分类设计

（一）义齿临床设计要点

Kennedy 第一、第二、第四类游离端牙列缺损，与 Kennedy 第三类非游离端牙列缺损相比，其可摘局部义齿的设计更为复杂，也是可摘局部义齿设计的难点和重点。因为游离端的存在以及缺牙区黏膜、基牙的可让性不同，义齿行使咀嚼功能时，设计不当极易造成基牙过载、遭受有害的侧向力、杠杆扭力和拔出力作用，及出现义齿翘起、摆动、旋转、下沉等不稳定现象。

1. 支持设计　可摘局部义齿有牙支持、黏膜支持和牙与黏膜混合支持三种支持方式，其中最有效、最重要、也是义齿设计中应尽量争取的是天然牙的支持。义齿在咀嚼过程中所承受的咬合力主要是通过支托传递到天然牙。此外，在混合支持和黏膜支持的义齿（主要是游离端义齿），部分咬合力也可以通过基托传递到其下的黏膜上。

（1）支托类型：支托依其位置不同，可分为放置于后牙上的𬌗支托，放置于前牙舌隆突上的舌隆突支托，以及放置于前牙切端的切支托。支托要有一定的厚度和强度，其相应的基牙上要预备足够的支托窝间隙以容纳支托。无论何种支托，均应让𬌗力尽量沿牙长轴方向传递。

（2）支托设置：非游离端义齿一般选择缺牙间隙两端的天然牙设置近缺隙支托，支托可设计成常规支托或延伸支托等。当近缺隙基牙牙周支持力稍差时，如缺牙间隙较大或基牙松动Ⅰ度以内、牙槽骨吸收不超过根长 1/2 等情况下，可通过增加支托数目如设置联合支托、尖牙舌隆突支托等来增加义齿的基牙支持力。

游离端义齿一般在游离端缺隙的近缺隙基牙常规设置近中（远缺隙侧）𬌗支托或联合支托以避免或减少基牙所受到的侧向力，并在旋转轴的游离端缺牙区的对侧设置间接固位体如尖牙（前牙）舌隆突支托、切支托、前磨牙近中𬌗支托等，以防止义齿的翘起，并增加牙支持作用。

（3）黏膜支持：对于需要利用黏膜支持的游离端义齿，应在可能的情况下尽量伸展基托，如使基托游离端在上颌包绕过上颌结节、下颌达到磨牙后垫的前 1/3 或 1/2 并在颊棚区适当扩展。同时，要制取功能印模，以便获得良好的黏膜支持作用。

2. 固位设计　传统可摘局部义齿的固位主要是靠各类卡环的弹性卡抱作用，在某些缺牙较多的大基托义齿，其基托-唾液-黏膜间的吸附力和表面张力也提供一定的固位作用。

（1）卡环设计：卡环由卡环臂、卡环体和连接体组成，其中卡环臂为卡环的游离部分、富有弹性，卡环臂尖可以进入基牙的倒凹区，是卡环产生弹性卡抱固位作用的主要部分。卡环臂尖进入基牙倒凹的深度须与卡环的形态和材料相适应，不能过深，卡环的其余部分不应进入倒凹区。

卡环的类型选择应根据基牙导线的类型来确定，通常一类导线选择三臂卡环，二类导线选择杆形卡环，三类导线选择高臂卡环等。

卡环固位系统应环绕基牙超过 180°或包绕基牙至少三个面，并且在义齿取戴过程中与基牙至少有 3 点以上接触，以防止其在外力作用下由某些方向脱离与基牙的接触、丧失了固位和稳定的作用。

（2）卡环设置：非游离端义齿常选择在近缺隙基牙上设计固位良好的三臂卡环，其他情况如基牙倒凹特殊或前牙、前磨牙有美观要求等，可根据基牙导线类型设置相应形式的卡环。卡环数目一般为 2 个（单侧义齿）或 3~4 个（双侧义齿或跨弓义齿），可根据缺隙数目适当增减，但超过 4 个既不便于摘戴和清洁，又容易损伤基牙。

游离端义齿的固位卡环一般设置在游离端缺隙的近缺隙基牙上，多采用 I 型杆卡，并与近中𬌗支托、远中邻面板联合应用，即 RPI 卡环组，以减少对基牙不利的扭力和侧向力，也可根据基牙倒凹和口腔条件等具体情况设置相应形式的卡环（组）。

游离端义齿的固位卡环总数原则上不应超过 2 个，因为第三个固位卡环必然位于旋转轴的对侧，当游离端义齿不断受到咀嚼力作用且黏膜具有一定的可让性而发生下沉时，进入了倒凹区的该卡环臂端将对其基牙产生极为不利的拔出作用（图 5-5-9）。义齿若设置第三个卡环，则其卡环臂不应进入基牙的倒凹区，仅起防止侧向移动或摆动的作用。

3. 稳定设计　可摘局部义齿的稳定设计，是用来预防和消除义齿在行使咀嚼功能过程中出现

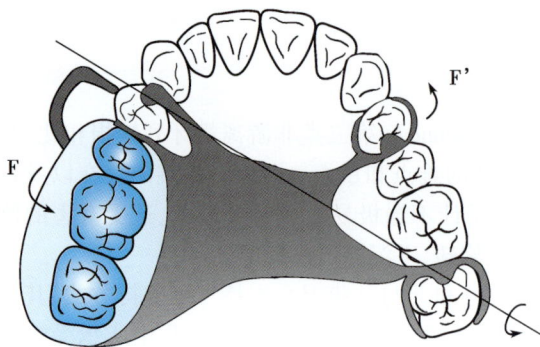

图 5-5-9　卡环对基牙的拔出力作用

板称为导平面板，它们对义齿的就位道方向有重要作用。通过在基牙就位道方向上设计和打磨出导平面，借助它们与相对应的邻面板、卡环臂、小连接体、舌侧基板等部件的紧密接触，限制义齿非就位道方向的运动，增进义齿的稳定。

（3）双侧联合设计：通过大连接体或基托将义齿延伸或连接到对侧，从而防止义齿的旋转和摆动。

（4）制取功能印模：通过功能印模的制取，减少因黏膜可让性差异造成的义齿不稳定现象，并尽量增大基托的面积，增进义齿稳定。

（5）恰当的选排人造牙：游离端义齿可适当减少排牙数目（如不排第二磨牙）或减小人工牙的近远中径（如将磨牙换成前磨牙），以减小游离端的𬌗力、减少不稳定力矩，同时还可以降低牙尖高度以减小侧向力作用。

4. 连接体和基托设计　可摘局部义齿的连接设计通常是选用刚性良好的金属支架，以保证𬌗力被充分传递到基牙上。非游离端义齿由于其所承受的𬌗力主要靠基牙来支持，因此义齿支架或基托可以设计的尽量小巧，以减少义齿覆盖面积、便于清洁、减少基牙龋患率、增加舒适感。

游离端义齿的连接体和基托可适当扩大，并在游离端缺牙区制取功能印模，以争取尽可能多的黏膜支持，减少基托下沉，降低基牙所受侧向力和拔出力的危害。也有学者提出可根据口腔具体情况采用应力中断式设计（如分裂式大连接体、反回力卡环）或采用高弹性的金属支架来调整和减轻基牙受力。

总之，可摘局部义齿的临床设计始终应遵循保护基牙及其他口腔组织健康的原则，然后对支持、固位、稳定、连接进行具体设计。设计中要尽量利用天然牙的支持作用，选择刚性金属支架连接体，合理布局卡环及其对抗平衡结构，恰当设置导平面及导平面板，注重游离端义齿的设计特点，如采用 RPI 卡环组、设置舌隆突支托等间接固位体、制取功能印模等。

（二）Kennedy 第一类牙列缺损的义齿设计

Kennedy 第一类牙列缺损为牙弓双侧后牙游离端缺失，义齿设计举例见图 5-5-10～图 5-5-15。

1. 支持设计　义齿由天然牙与黏膜混合支持，多为 Cummer 分类的横线式或斜线式。某些特

的翘起、摆动、旋转、下沉等现象，主要从增设平衡力和消除支点两方面着手。

（1）设置间接固位体：通常在与缺牙区相对的旋转轴另一侧设置支托、切钩等间接固位体，如前牙的舌隆突支托、前磨牙的近中支托、前牙的切钩和连续舌面板等来阻止义齿后牙游离端在进食过黏食物时的翘起。

（2）设计导平面和导平面板：导平面是指基牙上两个或多个垂直平行的牙面，而与导平面相互对应接触的义齿金属垂直

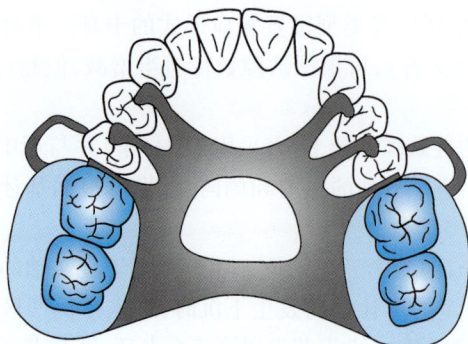

图 5-5-10　上颌 Kennedy 第一类牙列缺损的义齿设计

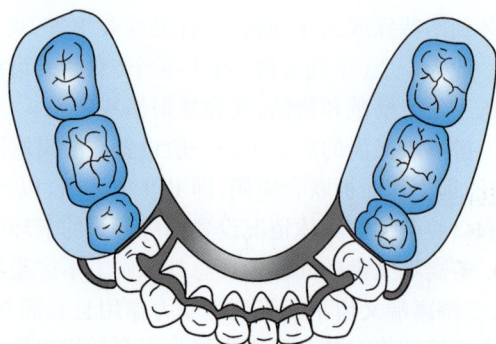

图 5-5-11　下颌 Kennedy 第一类牙列缺损的义齿设计

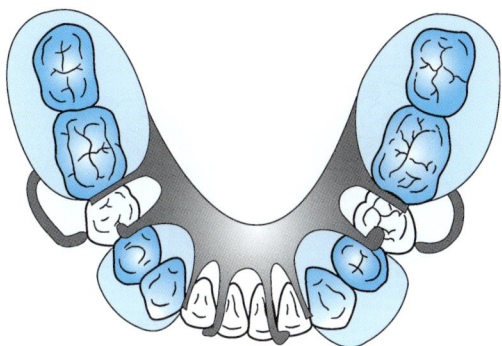

图 5-5-12 下颌 Kennedy 第一类牙列缺损
的义齿设计

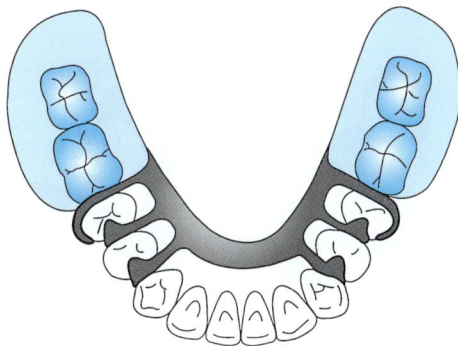

图 5-5-13 下颌 Kennedy 第一类牙列缺损
的义齿设计

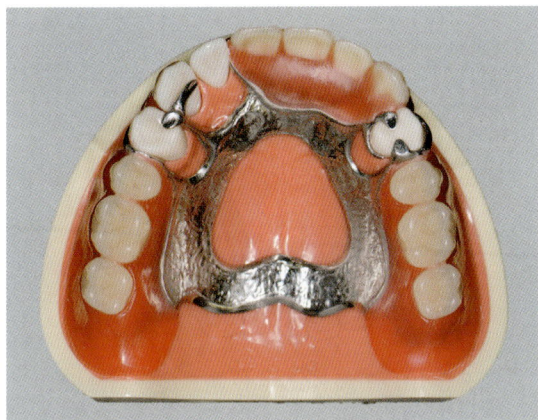

图 5-5-14 上颌 Kennedy 第一类牙列缺损
的义齿设计

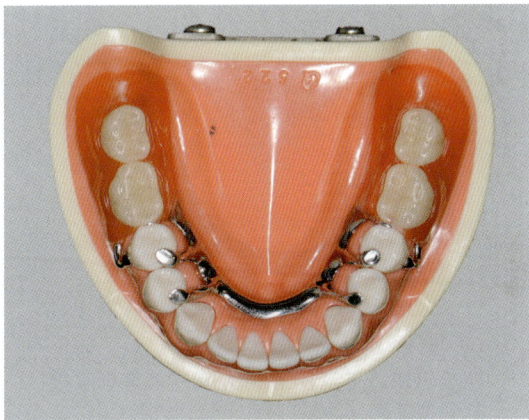

图 5-5-15 下颌 Kennedy 第一类牙列缺损
的义齿设计

殊情况下,Kennedy 第一类牙列缺损也可采用黏膜支持式义齿,如多数牙缺失,个别前牙存留或余留牙健康较差时,不设𬌗支托。

2. **固位设计** 常规采用双侧近缺隙基牙的 RPI(近中𬌗支托、远中邻面板、I 型杆卡)设计,也可根据具体情况用 A 型、T 型或其他类型卡环替换 I 型卡环,以及使用联合𬌗支托等设计。

3. **稳定设计** 在支点线的对侧设置间接固位体,如第一前磨牙近中支托、尖牙舌隆突支托、前牙切支托等,以防止游离端义齿翘起等不稳定现象发生。制取功能印模,基托范围尽量伸展,人工牙减径减数,如必要时不排第二磨牙。

4. **连接体设计** 一般用腭杆(上颌)、舌杆(下颌)或基托将两侧义齿部件相连,双侧后牙游离缺失较多或兼有前部缺牙间隙者,可采用前后腭杆、腭板、双舌杆或舌板等连接。牙弓两侧的个别牙缺损也可以不用大连接体连接到一起,各自独立修复缺牙,如上颌双侧第二磨牙缺失,患者不愿或不能接受跨牙弓连接体。可以根据𬌗力大小,选择近中𬌗支托或远中𬌗支托。也可以根据是否有天然间隙,选择在义齿最前端的间隙卡环处增加𬌗支托。

(三)Kennedy 第二类牙列缺损的义齿设计

Kennedy 第二类牙列缺损为牙弓单侧后牙游离端缺失,义齿设计举例见图 5-5-16~图 5-5-21。

1. **支持设计** 义齿由天然牙与黏膜混合支持,多个后牙缺失的修复常设计成 Cummer 分类的斜线式,单个后牙缺失修复则多为纵线式。

2. **固位设计** 常规采用后牙游离端的近缺隙基牙 RPI 或 RPA 型固位卡环组设计。多个后牙缺失的义齿修复,另一个固位卡环一般设置在牙弓对面的后牙上、以大连接体或基托连接;单个后牙缺失的义齿修复,另一个固位卡环则多设置成近缺隙基牙牙弓同侧前部牙齿如第一前磨牙的近中间隙卡环。

3. **稳定设计** 跨牙弓的义齿要在支点线的对侧设置间接固位体,如第一前磨牙近中𬌗支托、

ER5-5-2

画廊:ER5-5-2
肯氏第二类牙
列缺损的义齿
设计

165

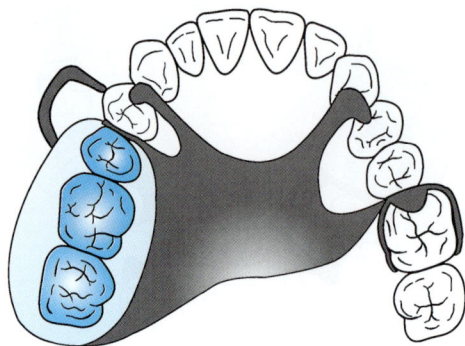

图 5-5-16　上颌 Kennedy 第二类牙列缺损的义齿设计

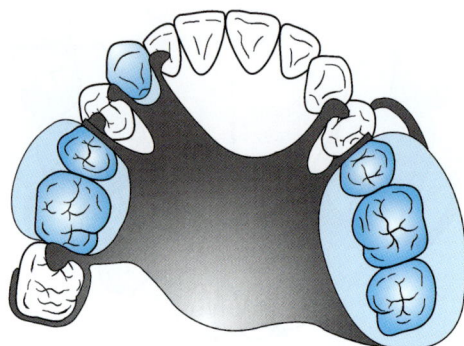

图 5-5-17　上颌 Kennedy 第二类牙列缺损的义齿设计

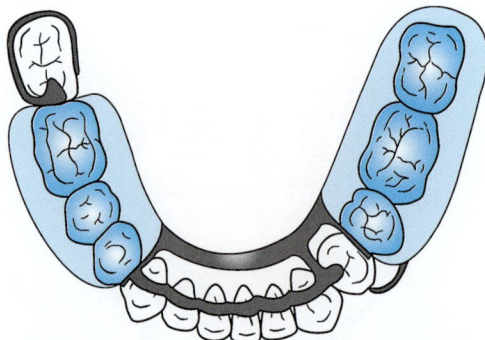

图 5-5-18　下颌 Kennedy 第二类牙列缺损的义齿设计

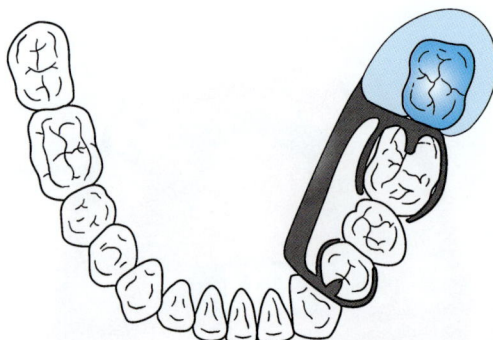

图 5-5-19　下颌 Kennedy 第二类牙列缺损的义齿设计

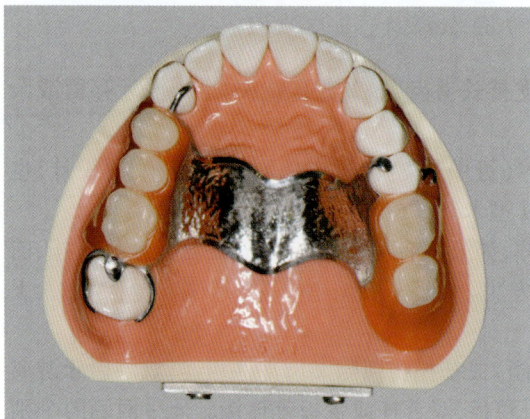

图 5-5-20　上颌 Kennedy 第二类牙列缺损的义齿设计

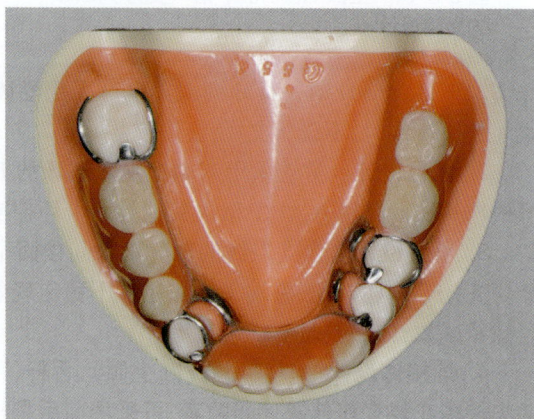

图 5-5-21　下颌 Kennedy 第二类牙列缺损的义齿设计

尖牙舌隆突支托等,以防止游离端义齿翘起等不稳定现象发生。制取功能印模,基托范围尽量伸展,人工牙减径减数,必要时不排第二磨牙。不跨牙弓的义齿可以通过设计舌腭侧高基板,或调整就位道方向如采用后斜方就位道,来获得基板与基牙间的制锁状态,减少游离端义齿翘起、摆动、旋转等不稳定现象的发生。

4. **连接体设计**　一般用腭杆(上颌)、舌杆(下颌)或基托将两侧义齿部件相连,后牙游离缺失较多或兼有前部缺牙间隙者,可采用腭板、双舌杆或舌板等连接。

（四）Kennedy 第三类牙列缺损的义齿设计

Kennedy 第三类牙列缺损为牙弓一侧后牙缺失,缺牙间隙两端均有天然牙存在,义齿设计举例见图 5-5-22～图 5-5-27。

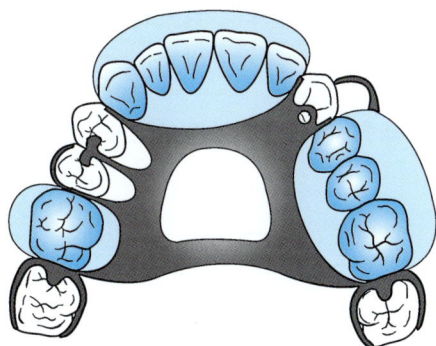

图 5-5-22　上颌 Kennedy 第三类牙列缺损
的义齿设计

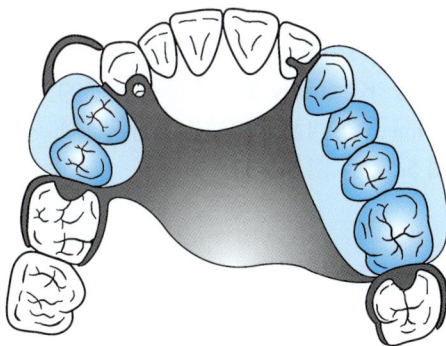

图 5-5-23　上颌 Kennedy 第三类牙列缺损
的义齿设计

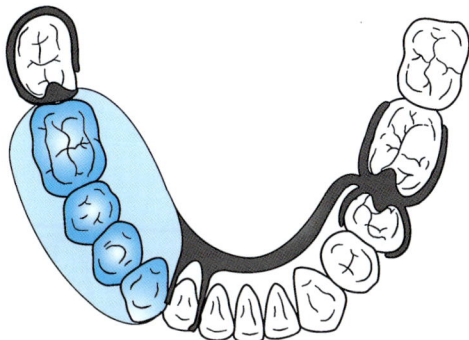

图 5-5-24　下颌 Kennedy 第三类牙列缺损
的义齿设计

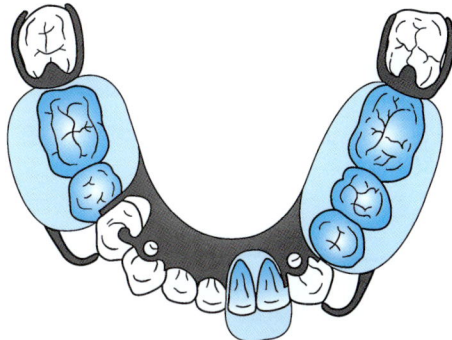

图 5-5-25　下颌 Kennedy 第三类牙列缺损
的义齿设计

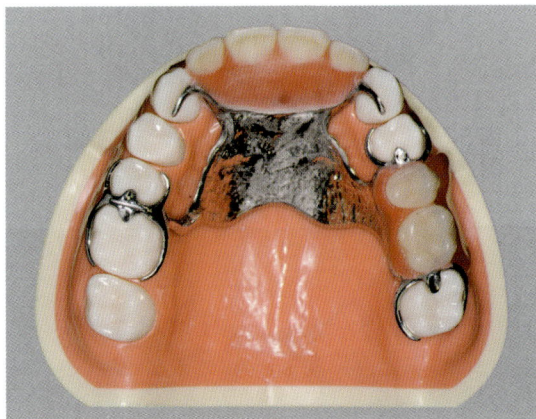

图 5-5-26　上颌 Kennedy 第三类牙列缺损
的义齿设计

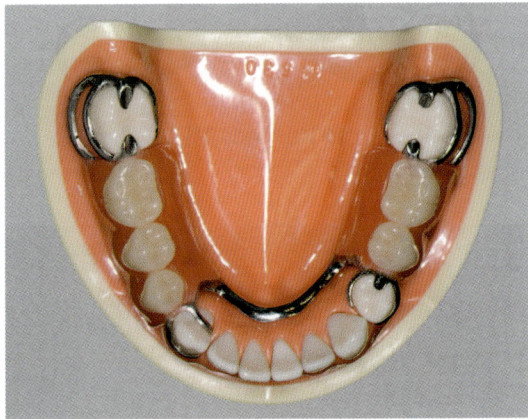

图 5-5-27　下颌 Kennedy 第三类牙列缺损
的义齿设计

1. **支持设计**　义齿主要为牙支持式。缺牙少、义齿不跨牙弓者采用线支承型,缺牙多、义齿跨牙弓者采用面支承型。

2. **固位设计**　常规选用双侧近缺隙基牙设置固位卡环,卡环的类型可根据导线的类型来确定,通常采用圆环形卡环。当牙弓双侧后牙非游离端缺损由大连接体义齿连接修复时,直接固位体数目不宜超过 4 个,以免摘戴困难、损伤基牙、不利清洁。

3. **稳定设计**　牙弓一侧多个牙缺失时,义齿要在牙弓的对侧设置间接固位体,多为具有间接固位作用的间隙卡环,以防止旋转等不稳定现象的发生。缺牙少、不跨牙弓的纵线式义齿,可以通过设计舌腭侧高基板或调整就位道方向来获得基板与基牙间的制锁状态,防止旋转等不稳定现象的发生。

4. 连接体设计　由于是牙支持式，义齿的基托和大连接体在保证强度、良好传力的前提下，可以设计得适当小巧，以增加舒适度和美观性等。

（五）Kennedy 第四类牙列缺损的义齿设计

Kennedy 第四类牙列缺损为牙弓前部牙齿跨中线连续缺失，天然牙在缺隙的远中，义齿设计举例见图 5-5-28~图 5-5-33。

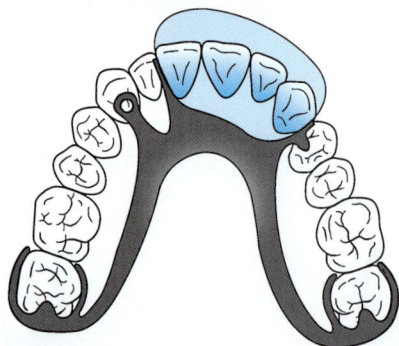

图 5-5-28　上颌 Kennedy 第四类牙列缺损的义齿设计

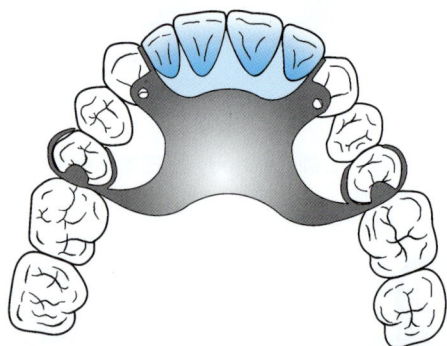

图 5-5-29　上颌 Kennedy 第四类牙列缺损的义齿设计

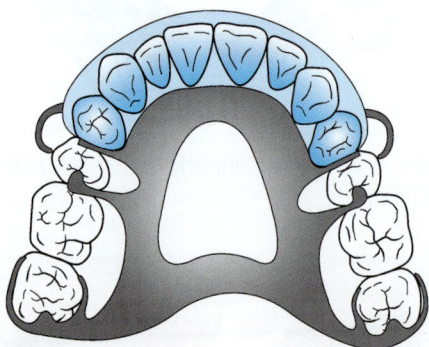

图 5-5-30　上颌 Kennedy 第四类牙列缺损的义齿设计

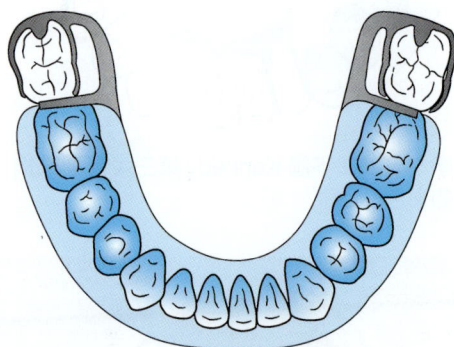

图 5-5-31　下颌 Kennedy 第四类牙列缺损的义齿设计

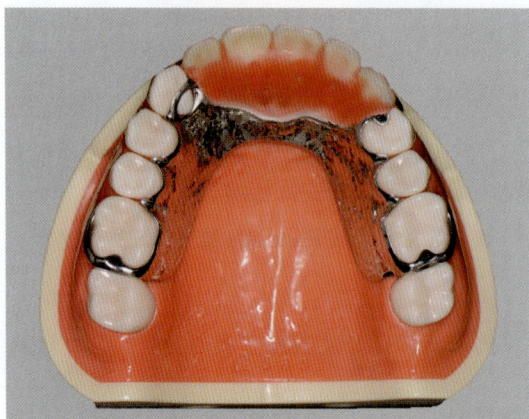

图 5-5-32　上颌 Kennedy 第四类牙列缺损的义齿设计

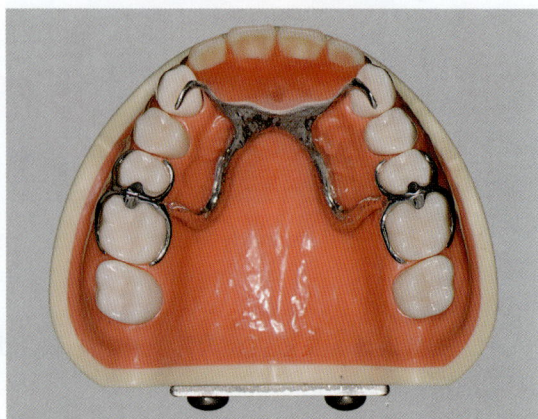

图 5-5-33　上颌 Kennedy 第四类牙列缺损的义齿设计

1. 支持设计　义齿多为牙与黏膜共同支持形式（线支承型），某些特殊情况下也可设计成无支托、无间隙卡环的黏膜支持式义齿。

2. 固位设计　常选择双侧前磨牙设置间隙卡环固位，卡环可以是弯制的，也可以是铸造的。特殊情况下如缺牙少、美观要求高者，可不设卡环，利用基托与余留牙腭舌面的制锁作用或借助弹性树脂基板的弹性卡抱作用来固位。

3. 稳定设计　前部牙齿缺失较多时,除前磨牙设置的直接固位体外,可在磨牙上增设具有间接固位作用的卡环及𬌗支托,通过大基板或前基板后腭杆连接起来。

4. 连接体设计　多采用基托将前部人工牙及卡环连接在一起。基托可覆盖余留前牙的舌隆突以增加牙支持作用;也可延伸至第二前磨牙的远中,利用基托与天然牙舌腭侧的制锁作用增强义齿的固位和稳定。当设计磨牙间接固位体时,可用大基板或前基板后腭杆连接。

（蒋欣泉）

第六节　可摘局部义齿的治疗序列

一、口腔检查和治疗计划

（一）口腔检查

牙列缺损可摘局部义齿修复前,要了解患者的全身健康情况,再对口腔局部情况做详细检查,根据患者的主诉和要求,结合患者的口腔条件,作出治疗计划。一般是先取研究模型,然后在模型上观察分析,制订余留牙治疗、软硬组织修整计划以及修复体的初步设计方案。

1. 口内检查

（1）缺牙区检查:了解缺牙的部位和数目,缺牙间隙的大小和高度,牙列是间隔缺损还是连续缺损;是末端游离缺失还是非末端游离缺失;缺牙区伤口愈合情况,剩余牙槽嵴高低、形态和丰满度,牙槽嵴有无骨尖、骨嵴、倒凹等;此外还应检查软组织的形态、色泽、弹性、厚度等,以及设计中的义齿边缘与软组织的关系等。

（2）余留牙检查:了解余留牙数目和位置,有无牙体缺损和龋坏、牙齿松动、牙周病变、根尖周病变、牙齿畸形或位置异常等情况,这些牙若对修复有利,应尽量保留。对拟作基牙者要特别注意其牙冠形态和牙周支持组织的健康状况。必要时需进行进一步检查,如牙髓活力测试,X线片检查。根据尽量保留天然牙的原则,有利于义齿固位与稳定的天然牙,若有病变而不能保留牙冠,可保留牙根,加以利用。检查过程中,必须充分考虑上下颌余留牙咬合关系,有无开𬌗、深覆𬌗、深覆盖、对刃𬌗、反𬌗和锁𬌗等存在,余留牙是否有早接触和𬌗创伤;余留牙排列是否正常,或是否存在伸长、倾斜、稀疏、错位等现象。同时要注意颌位关系情况,有无不能维持正常垂直距离和正中关系的现象。

2. 旧义齿检查　口腔内已有修复体者应检查其形态、功能和适应性是否良好,结构是否合理,有无折裂破损,对邻近软、硬组织有无不良刺激和损伤,以及义齿需要重新制作的主要原因。

3. 颌面部检查　主要包括颜面部发育是否正常,颜面对称比例关系,患者的闭口型和开口型是否异常,以及颞下颌关节是否异常。口唇的形态和位置。对于缺牙而造成垂直距离改变,出现下颌运动异常者,如关节弹响、张口受限、肌肉疼痛、头晕、耳鸣等,需做进一步的专科检查。根据需要也可在修复治疗时先采用临时修复体或𬌗垫治疗,待症状解除后再做永久修复体。

4. X线检查　根据患者不同临床症状和主诉,其检查目的主要包括确定感染及其他病变部位,检查缺牙区是否有残根或异物存在,余留牙有无根折,龋齿以及龋坏部位与牙髓的关系。检查已做充填或冠修复的牙有无继发龋和龈缘悬突,显示根管内充填情况,基牙牙根长度、形态和牙槽骨支持情况,帮助评价余留牙牙周情况,以便作出是否需要牙周治疗的诊断。

5. 诊断性研究模型　诊断模型能够克服口内观察受限的问题,帮助医师更好的了解患者的口腔特点,包括牙齿的位置、外形,牙槽嵴形态、大小和黏膜的连续性,上下颌牙齿的咬合关系以及修复体延伸到的口腔解剖标志。通过模型观测仪对诊断模型的观测分析,可以对义齿卡环、支托、连接体等部件进行初步设计,对余留牙的磨改修整及导平面的设置进行规划,以指导随后的基牙预备。同时,诊断模型还可用于制作取模用的个别托盘。

（二）修复前口腔处理

经过临床检查,了解患者具体口腔情况之后,作出诊断和治疗计划,为了提高修复效果,在牙体预备前,应进行必要的口腔处理,为可摘局部义齿设计和制作创造有利条件。

1. 余留牙的准备

(1)余留牙中额外牙、严重错位牙、畸形牙、Ⅲ度松动牙、牙体严重损坏无法恢复者,以及其他对修复不利的牙均应拔除。

(2)有保留价值的残冠、残根以及形态异常的牙,进行牙髓治疗后,可行桩核冠或冠修复,或用作覆盖基牙以利于义齿的支持固位和稳定。

(3)松动牙可视患者具体情况对其进行牙周治疗,调𬌗去除创伤因素,调整冠根比例,或用夹板固定等措施加以保护利用。

(4)确定保留的余留牙若有牙体、牙髓、牙周病变者应先治疗,去除牙石,控制牙周炎症,行牙体牙髓治疗。不宜做充填者,可做嵌体或全冠修复,然后再行可摘局部义齿修复。

(5)若因缺失牙久未修复而发生余留牙倾斜移位,邻间隙增大,对颌牙伸长等造成咬合异常,可在修复前采用正畸方法关闭牙间隙,矫正倾斜牙,压低伸长牙,以保证修复后牙弓的稳定性,使𬌗力更接近牙长轴的方向。对过度伸长牙还可以采用根管治疗后截冠术,再行人造冠修复,使其恢复正常牙冠高度。对其他余留应磨除过高、过锐的牙尖,高低不平的边缘嵴。对轻度伸长牙亦应进行调磨,以改善𬌗平面,消除干扰,避免早接触。

(6)拆除口内不良修复体,并根据牙和口腔软组织情况进行适当处理。

(7)基牙的全冠和嵌体的准备:牙列缺损患者的基牙由于龋损等原因需要做全冠、嵌体等修复体时应该告知技师,在制作修复体的过程中,需注意全冠的外形、支托窝的位置以及冠内附着体的放置等。

1)全冠蜡型的外形形成:如果基牙需要制作铸造全冠,在制作全冠蜡型时,就应考虑将来可摘局部义齿的卡环的固位臂、对抗臂以及导平面的位置。

2)全冠的外形观测和修整:铸造全冠在抛光前,烤瓷或全瓷全冠在上釉前,可将修复体和模型一起重新放置到模型观测仪上,把直机夹在垂直杆上(或直接使用研磨仪)用柱状车针或砂轮修整修复体外形使颊舌侧外形适合于卡环固位臂和对抗臂的放置,导平面与可摘局部义齿就位道平行。

3)附着体的放置和支托窝的准备:借助于观测仪将附着体精确放置在嵌体或全冠的蜡型上,附着体就位道必须与可摘局部义齿就位道平行。借助于观测仪和钻头在蜡型中形成冠内支托窝。

2. 缺牙间隙准备

(1)缺牙区无保留价值的残根、骨尖、游离骨片等,应手术去除。

(2)缺隙两侧的牙向缺隙倾斜移位者,应减小其倒凹以利于义齿就位,避免因人工牙和天然牙之间出现间隙而造成食物嵌塞和影响外观等问题。

(3)系带附着接近牙槽嵴顶,影响基托伸展和排牙者,应手术矫正。

3. 颌骨准备　牙槽嵴有骨尖、骨突且指压疼痛明显者,骨突及上颌结节较大形成倒凹者,上颌结节下坠及前牙区牙槽嵴过于丰满不利排牙者,下颌隆突形成明显倒凹者,均应做牙槽骨修整术。如牙槽嵴呈刀刃状或牙槽嵴严重吸收低平者,可行牙槽嵴增高术。

4. 软组织处理　口腔有炎症、溃疡、增生物、肿瘤及其他黏膜病变者,应经过治疗后再行义齿修复。

二、牙体预备

牙体预备

1. 基牙和余留牙的调磨

(1)调磨伸长或下垂的牙,以及尖锐牙尖,使之恢复正常的𬌗平面和𬌗曲线。对颌牙则应用全冠修复恢复牙冠高度。

(2)基牙的轴向外形往往不一定适合直接放置义齿的固位体或其他结构,若基牙倾斜影响可摘局部义齿就位者,牙冠的轴面需做一定的修整,如调改基牙倒凹的深度和坡度或磨改牙轴面过大的倒凹。

ER5-6-2

视频:ER5-6-2
全冠蜡型导平面的修整

ER5-6-3

视频:ER5-6-3
全冠的外形修整

ER5-6-4

视频:ER5-6-4
按既定就位道在蜡型上放置附着体

（3）适当调改基牙的邻颊或邻舌轴角，以避免卡环肩部的位置过高影响咬合。

（4）前牙缺失伴深覆𬌗者，没有足够放置基托的间隙，可调改下颌前牙切缘，以留出间隙放置基托。一般树脂基托至少要有1mm以上的厚度，金属基托至少需要0.5mm以上的厚度。

2. 支托凹的预备　为使支托不妨碍上下颌牙的咬合，一般需要在基牙𬌗面的相应部位做必要的牙体磨除，形成安置支托的支托凹。

（1）预备原则

1）支托凹一般预备在缺隙两侧基牙𬌗面的近、远中边缘嵴处、尖牙的舌隆突以及切牙的切端处。

2）若上下颌牙咬合过紧，或对颌牙伸长，或牙面因磨损而导致牙本质暴露出现牙本质过敏者，则不应勉强磨出支托凹，可以改变支托常规位置，放置在不妨碍咬合接触的𬌗面如上颌牙的颊沟区，下颌牙的舌沟区等。

3）支托凹的位置尽量利用上下颌牙咬合状态时的天然间隙，以达到尽量少磨牙的目的。

4）必要时可磨改对颌牙，以保证支托凹有足够间隙。但不应磨除过多牙体组织。

5）基牙预备推荐使用一定形态的钨钢车针和超细颗粒（黄标）金刚砂车针。

（2）后牙𬌗支托凹预备：用球形或杵状等形状的车针在基牙牙釉质上按本章第四节中𬌗支托的要求磨出支托凹的外形和深度，在预备过程中，可用口镜和镊子随时观察和探测，还可用咬合蜡片的方法检查支托凹的外形和深度是否达到要求。支托凹底面的轴线角应磨圆钝，以防支托在此处折断。最后可将所磨牙面用橡皮轮抛光，并进行脱敏处理。

（3）前牙支托凹的预备：前牙支托分为尖牙支托和切牙支托。尖牙支托凹预备以舌隆突最高点为中心，用倒锥或梨状等形态的钻头在舌隆突高点的唇侧预备V形支托凹；或以舌隆突为中心，预备成圆环形，深度1.5mm、宽度为1.5~2mm。支托凹尽可能和牙长轴接近垂直；前牙的切支托放置于切角和切缘上，铸造切支托凹宽约2.5mm，深约1~1.5mm，线角圆钝（图5-6-1）。

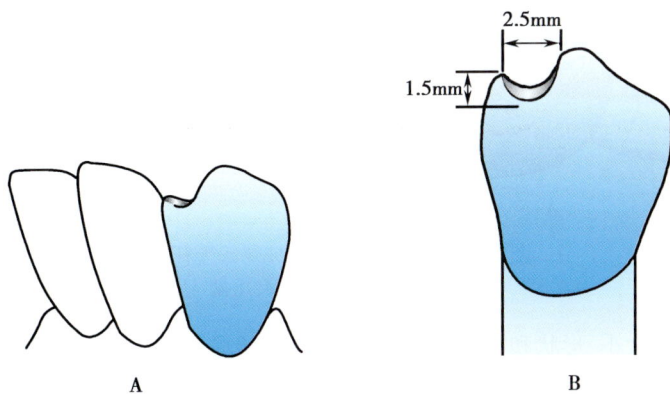

图5-6-1　预备切支托沟
A.切支托沟的位置　B.切支托沟的深度与宽度

（4）隙卡沟的预备：隙卡沟位于基牙及其邻牙的外展隙区，预备方法是用锥形或细柱状车针沿相邻两牙颊、舌方向和近远中方向移动磨切两牙的牙釉质，注意不要破坏接触点，然后用刃状橡皮轮或砂纸片磨光隙卡沟和对颌牙尖。预备后使该区加深加宽，并圆钝，保证隙卡通过外展隙时不妨碍咬合接触。沟的深度和宽度应依据牙的大小和选用卡环材料铸造、锻造的粗细形状而定。铸造卡环的间隙一般不少于1.5mm；弯制卡环的间隙一般为1mm，要注意侧方𬌗时，隙卡沟是否足够。沟底要与卡环丝的圆形一致而不是楔形，以免使相邻两牙遭受侧向挤压力而移位，颊舌外展隙的转角处应圆钝，以利卡环的弯制。应尽量利用天然牙间隙以少磨牙体组织，必要时可磨对颌牙牙尖以便获得足够的间隙（图5-6-2）。

3. 导平面（guide plane）预备　用超细颗粒金刚砂车针去除基牙的远中或近中邻面的过大倒凹，同时在基牙邻面上预备出一个与就位道一致的小平面，即导平面，可引导义齿顺利就位和脱位。导平面在𬌗龈向位于𬌗1/3与中1/3处，颊舌（腭）向位于中1/3处。导平面可以起到自制作

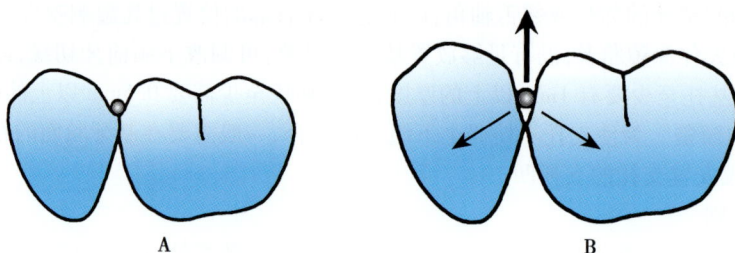

图 5-6-2 预备隙卡沟
A. 正确 B. 错误

用,同时也可以减少基牙近远中邻面与义齿之间的间隙,从而减少食物嵌塞。与导平面相接触的铸造金属板,称为邻面板(proximal plate),其与小连接体或可摘局部义齿的坚固部分相连接。

三、印模和模型

可摘局部义齿必须在口外模型上制作,因此必须先取得反映口腔内软、硬组织情况的印模,翻制成与口腔形态完全一致的模型,才能保证制作出准确的高质量的义齿。

(一)托盘的选择

托盘是承载印模材料在口内取得印模的一种工具。

1. 成品托盘 有不锈钢托盘、铝制托盘和一次性树脂托盘,通常为方底有孔或无孔托盘。铝制托盘的优点是可根据牙弓大小调改,缺点是材质软,处理不当易变形。要制取高质量的印模,选取适合患者口腔情况的托盘非常重要。取印模前要按患者的牙弓大小、形状,缺牙区牙槽骨高低和印模材料的不同选择相应的托盘(图 5-6-3)。

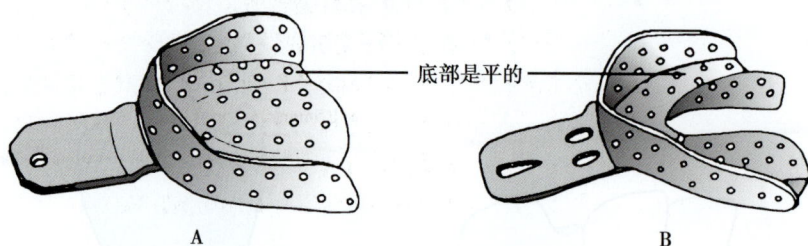

底部是平的

图 5-6-3 牙列缺损用的成品印模托盘
A. 上颌托盘 B. 下颌托盘

成品托盘有各种大小、形状和深浅,选择时要尽量与牙弓协调一致。托盘要略大于牙弓,其内面与牙弓内外侧约有 3~4mm 间隙以容纳印模材料,托盘的翼缘不能过长,不宜超过黏膜皱襞,一般止于距黏膜皱襞 2mm 处,不能妨碍唇、颊、舌及口底软组织的功能活动,在其唇、颊系带部位亦应有相应切迹进行避让。上颌托盘后缘应盖过上颌结节和颤动线,下颌托盘后缘应盖过最后一个磨牙或磨牙后垫区。如果成品托盘某部分与口腔情况不太适合,可以用技工钳调改,或用蜡、印模膏添加托盘边缘长度及高度。

2. 个别托盘(custom tray) 指为了获得更加精确的印模,在研究模型上制作特定大小和范围的,仅用于患者本人的托盘。通常在研究模型填倒凹后,铺 1~2 层红蜡片(通常有牙区域铺 2 层红蜡片,缺牙区域铺 1 层红蜡片),用自凝树脂或光敏树脂制作个别托盘,托盘柄可与托盘成 45°角,或高于托盘约 8~10mm 后,再呈水平(图 5-6-4)。基托边缘短于唇颊沟和舌颌沟约

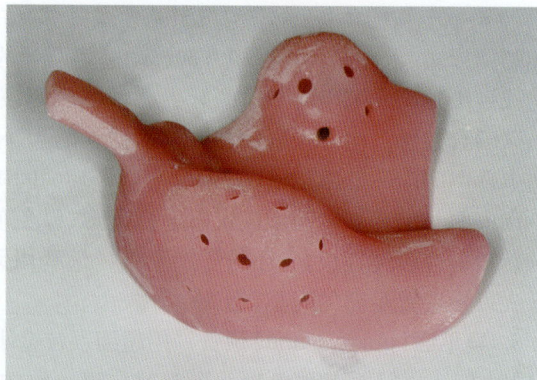

图 5-6-4 个别托盘

2mm。托盘可打孔,尤其在有牙区域,孔径约1~2mm,孔间距4~5mm。如果托盘没有孔洞,则需涂布托盘粘接剂。在缺牙区域,边缘整塑参照第六章全口义齿相关内容。如果采用中等流动度的弹性印模材料制取印模,个别托盘缺牙区域不需要打洞。如果采用硅橡胶重体+轻体制取印模,个别托盘缺牙区域有无孔洞均可。

（二）印模材料的选择

用于可摘局部义齿取模的印模材料有藻酸盐、硅橡胶、聚醚等印模材料。目前临床上最常用的材料是藻酸盐印模材料,为粉剂,内含胶凝剂,只需加水调和即可使用。藻酸盐印模材料的优点是操作简便,富有弹性,从倒凹中取出时不易变形,但其缺点是印模形态稳定性和准确性只能维持较短一段时间,如果暴露于空气中时间过长,它会快速失去水分而导致收缩,如果浸泡在水中,会过多吸收水分发生膨胀而使印模变形。因此在印模从口中取出后,应及时灌注模型。如果要将印模存放一小段时间,最好将它们保持在有一定湿度的环境中。最简单的方法是将印模包在湿毛巾中或者塑料袋中。硅橡胶、聚醚等印模材料制取的印模清晰精确,尺寸稳定性较佳,永久变形率小,是可摘局部义齿制作中理想的印模材料。另外,硅橡胶、聚醚等印模材料结固后弹性低、较硬,不适用于余留牙松动、牙周条件差、牙间隙大、牙齿倾斜或倒凹大等情况,以免印模不易从口中取出或损伤余留牙。

（三）印模种类

1. **解剖式印模**　此种印模是在承托义齿的软硬组织处于非功能状态下取得的印模,为无压力印模,通常用流动性较好的印模材料制取。它可以准确地印记牙和牙槽嵴的解剖形态,据此所做的义齿对牙和所接触的其他组织皆不产生压力,对牙支持式和黏膜支持式义齿都可以采取这种印模。牙支持式义齿的𬌗力主要由基牙承担,基托可减小,故印模边缘可以短些。黏膜支持式义齿的𬌗力主要由黏膜和牙槽骨承担,故基托伸展较多,但以不妨碍附近组织正常的生理活动为原则。因此在为制作黏膜支持式义齿取印模时,必须作肌功能修整。肌功能修整是在取印模过程中,在印模材料尚未硬固前,模仿周围软组织的正常生理活动对印模进行整塑,使印模既能伸展到黏膜皱襞区,又不致延伸过长而有碍肌功能活动。肌功能修整有主动修整和被动修整。主动修整要求患者面部放松,主动做一些活动,如大张口、鼓腮,轻轻活动上、下唇,伸舌向前,并左右摆动,下颌作左、右侧移动。被动修整是医师帮助患者软组织做功能活动,如用手指轻轻牵拉患者的唇颊部,在上颌应向前向下拉动,而在下颌向前向上拉动。有时亦可采取主动修整和被动修整同步进行。

2. **选择性压力印模(selective pressure impression)**　指远中游离端缺牙区域承受一定压力,而余留天然牙在轻压或无压力状态下取得的印模。适用于基牙和黏膜混合支持式义齿,特别是牙列缺失类型为Kennedy第一类和第二类的义齿修复,这种义齿在功能状态时,鞍基远端下沉的程度较基牙端多,这种不同程度的鞍基下沉也使基牙受到向远中牵拉的扭力。因此,对于缺牙区牙槽嵴有明显吸收,黏膜和黏膜下组织松软且动度较大的游离端缺失的病例,最好能采用选择性压力印模的技术,以弥补鞍基远端下沉过多的问题。

（四）取印模方法

1. **调整体位**　取印模前先要调整患者体位和头位。让患者坐在手术椅上,然后调整头靠的位置,使患者自我感觉处于最放松舒适的位置。取上颌印模时,医师在患者右后方,患者上颌与医师的肘部相平或者稍高,张口时上颌牙弓的𬌗平面约与地平面平行,应特别注意避免印模材料向后流动刺激软腭而引起患者恶心。取下颌印模时,医师在患者右前方,患者的下颌与医师上臂中份大致相平,张口时下颌牙弓的𬌗平面与地平面平行。

2. **制取解剖式印模**　将调好的印模材料放入选好的托盘内。取上颌印模时,用左手持口镜牵拉患者左侧口角,可先在有倒凹和较高的颊间隙区,上颌结节区,高穹窿的硬腭上用手指迅速放置适量的印模材料(在下颌则放在舌间隙区),然后右手持托盘较快地从左侧口角斜向旋转放入口内,使托盘的后部先就位,前部后就位,这样可使过多印模材料由前部排出,托盘柄要对准面部中线。同时要确保唇部自然地覆盖在托盘上,也可以将托盘由前向后轻轻加压,使印模材料由后部软腭处排出,为防止刺激软腭引起恶心感,可用镊子将多余的印模材料夹取出口外。取印模时压

ER5-6-8

画廊:ER5-6-8
取模步骤

力不宜过大,以保持印模材料切端与托盘底部之间有一定的厚度。在印模材料尚未硬固前,应在保持托盘固定不动的情况下,分双侧后颊区、双侧前颊区和唇区 5 个区域进行肌功能修整。肌功能修整完毕,保持托盘静置不动数分钟,印模材料硬固后取出托盘。如遇托盘吸附紧密,难以取下,可以用气枪吹少许空气入托盘边缘,托盘即容易取下。制取下颌印模做法相同,但在主动修整时切勿过分用力抬高舌尖甚至伸出口外。

3. 制取选择性压力印模 选择性压力印模技术的目的是为可摘局部义齿基托提供最大的支持力。它使人工牙与对颌天然牙都能维持接触,同时,保持基托移位最小,避免对基牙产生杠杆力。对于双侧或单侧末端游离缺失的可摘局部义齿修复,需通过为义齿基托提供尽可能大的支持来减少这种移动,临床上通常采用两次法制取选择性压力印模。

4. 印模膏+藻酸盐印模材料技术 该印模技术技术敏感性低、经济实用,国内常用。

（五）灌注模型

1. 一般灌模法 首先用流水冲去印模内的唾液和渗血,再进行印模消毒,用清水冲洗,吸干多余水分后,用人造石等模型材料灌注模型。

按水粉比例将硬石膏调拌均匀后,将少量硬石膏放于印模腭侧或舌侧的软组织上,手持托盘放在模型振荡器上使石膏沿牙齿逐渐流入每个牙冠部位,同时使气泡逸出。当印模所有牙冠部分完全被灌注之后,继续不断添加硬石膏,灌满整个印模,不能加压。模型基底厚度应在 10mm 左右,石膏完全凝固后即可脱模。用石膏修整机修整模型周边和后缘的多余石膏,用雕刻刀小心去除石膏牙面上的石膏小瘤。

游离端缺失的病例,灌注时应该保证模型后缘或磨牙后垫区的完整性,在模型修整时应保护这些部位。上下颌模型应能够准确对合。然后画出标记线。

2. 围模灌模法 为了获得更精确的石膏模型,可以采用油泥或蜡条围绕印模边缘外侧约 2~3mm,并高于印模 3~5mm,再进行灌模。

四、确定颌位关系和上𬌗架

确定颌位关系是制作可摘局部义齿不可缺少的重要步骤之一。由于缺牙的数目和位置不同,确定颌位关系的难易程度和操作方法也不一样,但必须在模型和𬌗架上准确地反映出上下颌牙的𬌗关系。确定牙尖交错位和正中关系位的方法有以下几种:

（一）在模型上利用余留牙确定上下颌牙的𬌗关系

此法简单易行,适用于缺牙不多,余留牙的上下颌𬌗关系正常者。只要将上下颌模型相对咬合,即能看清楚上下颌牙的正确位置关系,用有色铅笔在模型的相关位置划线,标出𬌗关系,即可作为制作义齿时校对𬌗关系的参考。

（二）利用𬌗记录确定上下颌关系

在口内仍有可以保持上下颌垂直关系的后牙,但在模型上却难以准确确定𬌗关系者,可采用蜡𬌗记录确定。将蜡片烤软叠 1~2 层宽约 1cm 宽的蜡条,置于患者口内下颌牙列的𬌗面上,或者,采用咬合记录硅橡胶直接注射在牙齿的咬合面,嘱患者作牙尖交错位咬合,确认达到牙尖交错位后待其变硬,从口内取出𬌗记录后放在模型上,对好上下颌模型,即可获得正确的颌位关系。

（三）利用𬌗堤记录上下颌关系

单侧或双侧游离端缺失,每侧缺失 2 个牙以上,或者上下颌牙列所缺失的牙无对颌牙,但仍有余留牙维持上下颌的垂直距离和牙尖交错位时,可以在模型上制作暂基托和𬌗堤,放入患者口中嘱其作牙尖交错位咬合,取出𬌗堤记录放回到模型上,依照𬌗堤提供的咬合印迹,对准上下颌模型,即可取得正确的颌位关系。如果患者口腔内无余留牙齿的接触,或者患者垂直距离过低时,必须在口内重新确定垂直距离和正中关系后,才能用𬌗堤记录法确定正中关系位（详见第六章第五节"二、颌位关系记录与转移"）。

确定颌位关系后,便可以准备上𬌗架。如果采用铰链式𬌗架,具体操作如下:用水浸泡模型后,将上下颌模型和𬌗记录固定在一起,调拌石膏将模型固定在𬌗架上,先固定下颌,后固定上颌,中线对准切导针,𬌗平面对准下刻线,前后正对𬌗架的架环。如果采用面弓转移和可调节式𬌗架,详见

第六章第五节"二、颌位关系记录与转移"。

（傅柏平）

第七节　可摘局部义齿的制作工艺

可摘局部义齿的制作工艺包括支架制作、排牙、树脂热处理等过程，其中支架制作有铸造法、弯制法、CAD/CAM切削法和3D打印法等，后两者属于数字化义齿制作技术，内容详见数字化技术在口腔修复中的应用章节。

一、铸造支架的制作

可摘局部义齿的支架（framework）包括卡环、间接固位体、连接体、网状结构等。铸造支架需先按照设计制作支架熔模，再经包埋、去蜡、熔铸金属、打磨抛光等工艺流程最终完成。支架通常采用整体铸造法，亦可以采用先分段铸造，再用高熔合金焊接连成一整体。利用熔模精密铸造法制作修复体的方法有带模铸造法、脱模铸造法两种。本章节主要介绍常用的带模铸造法。

（一）工作模型的处理

在已完成模型设计的石膏模型上，检查缺牙区牙槽嵴表面衬垫蜡片情况，蜡片厚薄是否适宜，有无松动。必要时可重新熔化蜡边缘，用湿棉纱球压贴，以确保蜡边缘的密封性；石膏模型不能有倒凹。然后将石膏模型放入水中浸泡5~10分钟后从水中取出，用吸水纸吸去多余水分，备用。

（二）复制磷酸盐耐火材料模型

复制耐火材料模型的目的是能在其上制作熔模，并且能在高温下带模铸造，由于磷酸盐材料有较大的温度膨胀和一定的凝固膨胀性，可以补偿钴铬合金的凝固收缩，保证临床所需要的支架铸造精度。

1. 翻制琼脂阴模　将琼脂切碎，放入水浴锅内间接加热熔化，搅拌使其均匀，温度控制在57℃左右。若为成批制作琼脂阴模，可使用专用的电热琼脂搅拌器，琼脂的灌注最好使用专用于复制琼脂阴模的成形器，也可用上、下层间很密合的型盒作成形器。翻制阴模也可用硅橡胶材料。

2. 灌注磷酸盐耐火材料模型　将磷酸盐耐火材料按粉液比例调拌均匀，灌满阴模。然后，待磷酸盐耐火材料完全凝固，用小刀轻轻切开琼脂阴模，分离出磷酸盐耐火材料模型，修整模型边缘。

3. 磷酸盐耐火材料模型的表面处理　模型表面处理的目的是提高模型的强度和光滑度，以便熔模制作和防止模型表面发生损伤。表面处理的方法是将耐火材料放入干燥箱内烤干，然后放入约120℃蜂蜡中泡约30秒，使蜡渗入模型。也可将模型取出后立即涂布专用强化剂。

（三）带模铸造的支架熔模制作

1. 在耐火模型上设计　将石膏工作模型放回到观测仪的观测台上，将石膏工作模型上的设计转移到耐火材料模型上，在耐火材料模型上用不同颜色的铅笔将固位体、连接体、连接杆、加强网等支架各部件的位置和形态描绘出来。

2. 支架熔模的制作　可采用成品蜡件组合法或滴蜡成形法。成品蜡件组合法是将各种半成品的金属基托蜡片，网状支架，卡环蜡，连接杆蜡条等软化后按设计要求，贴附在模型相应位置上，并用湿棉球或湿纱布轻压蜡片，使之与模型贴合，组成一整体。滴蜡法是用蜡刀将熔化的铸造专用蜡按设计线滴在模型上，经修整后形成需要的支架形状，该法常用于制作支托，形态较特殊的连接杆，蜡模边缘和需要加厚之处。在做蜡支架时应考虑金属和树脂连接处为直角肩台，以保证树脂边缘有足够的厚度。各种小连接体以及各部件连接处均应将蜡烫熔连接，最后做整体修整，并用微火吹光表面。

（四）设置铸道

带模铸造的铸道设置有正插铸道、反插铸道、螺旋单铸道和垂直铸道等方式（图5-7-1）。前两种铸道安置最常用。

铸道设置时应注意的是，选择铸道位置应便于熔金流入铸模腔，铸件体积大者，铸道应加粗且数量增加，除主铸道外，可以设分铸道。各分铸道的长短要大致相等，以便熔化的合金能同时流至

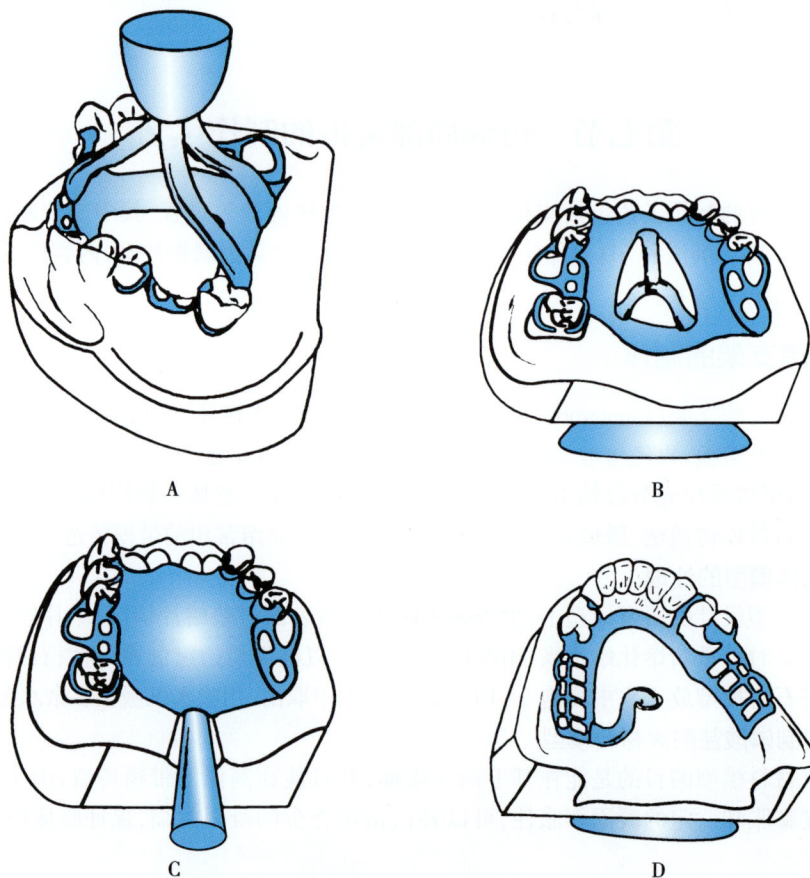

图 5-7-1　各类铸道设计
A. 正插铸道　B. 反插铸道　C. 垂直铸道　D. 螺旋单铸道

ER5-7-6
画廊:ER5-7-6
设置铸道

铸件的各部分;主铸道直径可达 6~8mm,而分铸道的直径约为 1~1.5mm。蜡铸道体积增加是根据铸件熔模大小而异,主要是补偿铸金收缩,保证铸件完整。铸道熔模与蜡铸件连接应牢固,圆滑而无弯角,以保证熔金能顺利进入铸模腔,避免铸道被扭曲或压缩变形。必要时可以在熔模四周或边缘再附加几个直径为 0.5mm 的细小蜡条,以形成排逸空气的通道。目的在于防止铸件的细微末端处滞留空气造成铸造不全。

（五）包埋熔模

熔模包埋前需做脱脂和清洁处理,可用毛笔蘸肥皂水或者 75% 乙醇轻轻涂刷熔模表面,然后用室温清水缓慢冲净。熔模处理后能够改善熔模表面的可湿性,使内包埋材料易于附着,并可避免包埋时在熔模表面残留气泡。熔模包埋后失蜡而成铸型腔,便于熔金铸造成形。

铸造是在高温下进行,故对包埋材料的要求较高。包埋材料必须有较大的温度膨胀率和适度的凝固膨胀率,才能够补偿铸金凝固的体积收缩。包埋材料有足够的高温强度,能够承受离心铸造的冲击力。包埋材料不应与铸金发生化学反应,失蜡后铸腔内表面光滑,以保证铸件表面的光洁度。常用的包埋材料有硅酸乙酯结合剂包埋材料和磷酸盐结合剂包埋材料,其相应性能详见《口腔材料学》教材。

ER5-7-7
画廊:ER5-7-7
一次包埋法

（六）熔烧

熔烧前先进行低温烘烤去蜡,以免熔蜡损坏高温电炉。方法是将已去除型孔座(铸座)的铸圈,铸道口向下放入低温电炉中,如果铸道内有金属丝,短暂烘烤使熔模变软后,即可拔出金属丝。铸道口向下有利于熔模熔化后流出铸圈外挥发,缓慢升温到 300℃后,改为将铸圈道口向上放置,可使少量残余蜡继续挥发,在 1 小时内温度升到 370~420℃,可结束烘烤去蜡,准备熔烧。在去蜡过程中,应启动抽风排烟功能,以免蜡烟污染环境。

焙烧在高温电炉中进行,将铸圈放入炉中,缓慢升温至 900℃。维持 15~20 分钟,即可铸造。

（七）铸造

1. 热源　高熔合金的熔点多在 1 300℃以上,可采用高频感应加热(可达 1 400℃)、直流电流加热(可达 4 000℃)、乙炔吹管加热(可达 3 750℃)三种热源。

2. 铸造方法和特点　铸造方法有离心铸造、吸引铸造和加压铸造三种。真空吸引铸造和真空加压铸造均在真空条件下熔化合金,减少了合金的氧化,铸造成功率高,铸件致密机械性能好,且安插铸造时不受其方向的影响。

（八）喷砂、打磨

喷砂是利用压缩空气的压力使金刚砂从喷枪的喷嘴中高速喷射到铸件表面,清除铸件表面的包埋材料,黏附物和氧化膜。喷砂过程中要不断转动铸件,改变方向,才能均匀冲刷铸件的各个表面,同时避免某处因冲刷过多而变薄。喷砂磨光既能提高功效和质量,又能节约时间。喷砂完成后再切除铸道,并修整外形,然后进行打磨。

打磨是利用磨平器械消除铸件的不平整表面的过程,使表面逐步光滑。打磨抛光中须注意的事项有:磨头从粗到细,循序渐进;打磨压力的选择应适当,以防止精细部件变形;打磨时应注意保护卡环臂等突出部分,打磨头的旋转方向应与卡环、支托走向一致,避免发生折裂;打磨工具应为专用,避免相互影响;打磨环境需要有亮度充足的光源、吸尘装置和个人防护设备等。

（九）电解抛光

电解抛光的原理是在电解液中对金属进行阳极电化学切削,即金属表面在电化学作用下造成凹处的钝化和凸处的电化学溶解。具体反应过程是通电后铸件的表面被电解溶化,溶解的金属和电解液形成一层高阻抗的黏性薄膜,覆盖在铸件高低不平的表面上,凸起部分薄膜电阻小,而凹陷部分薄膜较厚,电阻大,电流小溶解慢,从而达到切削细微的粗糙面,获得表面平整光滑的效果。

（十）铸造支架铸金收缩的补偿

钴铬合金的线收缩率高达 2%以上,整铸支架修复体是不规则的几何形态,收缩不均匀。影响整铸支架精度的因素较多,一些因素比较容易控制,例如模型材料,熔模材料和包埋材料的选择,铸圈的焙烧温度,铸造温度,铸造方式等。在排除一些可控制的因素后,可以把补偿收缩的原理简化为收缩量和膨胀量相等。由于熔模总的体积较小,硬化点和熔化点之间的温差小,铸造蜡的热膨胀率小,即熔模的收缩量和膨胀量均小,所以补偿收缩的主要方法是铸模的凝固膨胀、吸湿膨胀和温度膨胀,保证了铸件的一定精度,达到临床对支架的精度要求。

1. 凝固膨胀

（1）模型材料的凝固膨胀:在模型材料中加入硅溶胶等高膨胀物质,可以使耐火材料模型获得一定的膨胀。

（2）包埋材料的凝固膨胀:磷酸盐结合系包埋材料具有较大的凝固膨胀率,约为 0.6%;硅结合系包埋材料的凝固膨胀率较小,约为 0.1%~0.2%。

2. 吸湿膨胀　在包埋材料凝固的过程中加入额外的水分,通过毛细管作用,水分被吸收,解除表面张力对包埋材料晶体增长的限制,这种增长一直持续到液相的周缘和表面张力限制为止,这就是铸模的吸湿膨胀。获得吸湿膨胀的方法有:将初凝的铸模置于水浴;在铸模顶部有控制地加水;铸圈内使用湿衬层;用温热水浸泡铸模等。磷酸盐结合系包埋材料的吸湿膨胀率较大,而硅结合包埋材料的吸湿膨胀率很小。

3. 温度膨胀　温度膨胀又称为热膨胀,是具有决定性的膨胀因素。其膨胀量较大的原因是:包埋材料内的 β-石英常温下体积稳定,高温下发生晶相变化,转变成 α-石英,继而转变成磷石英,密度减小,体积膨胀。另外,很多包埋材料内部都含有少量的高膨胀物 α-方石英,使膨胀率进一步提高。磷酸盐结合系包埋材料的温度膨胀率是 0.8%~1.0%,而硅结合系包埋材料的温度膨胀率可达到 1.6%。

总之,应该合理地利用膨胀量来补偿铸金收缩,膨胀量不足或过度膨胀,均会造成支架变形。

（十一）整铸支架的铸造缺陷及对策

1. 支架铸造不全常发生于支架的远端和薄弱处　可能的原因和避免措施如下:

（1）铸造压力不足:提高铸造压力,可保证足够大的离心铸造初速度,但采用高频离心铸造时,应注意离心力大小的调整。离心力过大可能导致合金的偏析。

（2）铸造的方向、直径、长度和铸道口的锥度设计不合理：需合理的铸道设计和铸道安置，保证铸道方向与离心力的方向一致。

（3）熔化金属的温度偏低，流动性差：合金熔化时应密切加以观察，不要过早浇注，或加入助熔剂对抗氧化，提高液态合金的流动性。

（4）铸圈焙烧温度不足：应适当调整铸圈的焙烧温度，温度过低会引起铸造不全，过高则会导致铸件粘砂。

（5）包埋材料透气性差：应选择合适的包埋材料，增加包埋材料的透气性。

（6）支架熔模过度薄弱：做支架熔模时其远端或过薄处应适当地加厚，也可以设置逸气道，以提高铸造成功率。

（7）支架熔模位于铸圈的热中心区内，最后凝固时得不到液态合金的补充：设置铸道时，应该让铸件离开热中心区，而让铸道有足够的体积处于热中心区，储金球起到补偿铸件收缩的作用。

（8）铸造合金量不足：铸造时应放置足够量的铸造合金，同时校正铸道口位置，防止液态合金抛出圈外。

2. 支架变形　造成支架变形原因及预防措施如下：

（1）支架熔模变形：是铸造支架变形的主要原因，在整个铸件制作过程中应注意支架熔模的保护，避免用微火反复吹光熔模或在模型上多次摘戴熔模支架，防止在制作和包埋过程中损伤熔模。

（2）合金的线收缩率过大，支架形态不规则所产生的不均一变形：可选择线收缩率略小的合金。

（3）包埋材料的热膨胀率不足，补偿不足或者补偿方法不当：选用热膨胀率适当的包埋料。在包埋料调拌时应严格按照商品的使用水（液）粉比例。

（4）打磨加工时引起的机械性变形：注意打磨方法，间隙散热，防止机械性损伤引起支架变形。

3. 铸件的表面缺陷　铸件表面缺陷中最常见的是表面粗糙、粘砂、缩孔、砂眼等。

（1）整铸支架表面粗糙可能是因为粘砂：铸模表面光洁度差；内包埋材料过细；内包埋材料的粒度过小，粉粒过于粗糙；内包埋材料的耐火度不足；铸型腔内脱砂；铸圈焙烧温度不足；浇铸时液态合金温度过高；包埋材料中的氧化镁与合金中的氧化铬发生反应等。针对上述可能导致表面粗糙的原因，应采取相应的措施来预防。如防止化学性粘砂和热力粘砂，对支架熔模进行脱脂处理，减少表面张力，增加可湿性；选择粗糙度和耐火度适当的包埋材料；控制好调拌稠度；控制铸圈焙烧温度和熔金温度。

（2）粘砂：是指一些石英砂与整铸支架表面牢固结合在一起的现象。原因是高温条件下，石英砂中可能含有的氧化钙和氧化镁与合金中的氧化铁、氧化铬等反应结合发生化学性粘砂；也可能因为包埋材料的耐火度低，或者含有低熔点杂质，被烧结在铸件表面发生热力性粘砂。防止粘砂的措施是切勿高熔而使合金发生氧化；提高包埋材料的耐火度和化学纯度；铸件之间尽量分离开，以免影响热量散发。

（3）缩孔：是指合金凝固后，由于体积收缩在支架表面或内部留下孔穴的现象，多见于支架的最厚处、转角处、铸件和铸道的连接处。原因多系合金收缩未得到充分的补偿。预防措施是缩小铸件各处的厚薄差异；增大铸道直径；设置储金球；提高铸造压力；避免铸造合金过熔；铸件避开铸圈的热中心区；给予足够用量的合金提供补偿。

（4）砂眼：是由砂粒在铸件表面和内部造成的孔穴。最常见的原因是铸型腔脱砂，其次可能是异物进入铸型腔。预防措施是改进包埋材料和粘接剂，提高材料的机械强度和韧性，避免铸型腔内形成尖锐内角，防止从铸道口落入砂粒或异物。

二、弯制卡环和胶连义齿的连接杆

弯制法制作卡环和连接杆是指根据义齿支架设计的要求，利用各种手工器械对成品不锈钢丝和金属材料进行冷加工，形成各种卡环、支托、连接杆的制作方法。

（一）不锈钢丝卡环和连接体的弯制

1. 器械准备

（1）常用器械：常用的技工钳有弯丝钳、日月钳、平头钳、杆钳、大弯钳等，根据义齿各部件要求选择使用。

（2）常用材料:主要有各种规格或直径的不锈钢丝以及不同型号的连接杆。

2. 弯制卡环的要求

（1）按设计要求弯制不同的卡环,卡环的固位臂进入倒凹区,而卡环体坚硬部分应放在基牙的非倒凹区,并与模型贴合,以免影响就位,且不能损坏模型。

（2）切勿反复弯折扭转钢丝的同一部分,以免造成卡环丝折断。

（3）卡环臂尖端应圆钝,防止义齿摘戴时损伤口腔软组织;同时,卡环尖端不应顶靠前邻牙,避免就位时出现障碍。

（4）隙卡的卡环体位于外展隙,与基牙上预备的隙卡沟密合,卡环体和卡环臂交界的部分位于颊外展隙,不致影响咬合。

（5）小连接体的水平部分离开牙槽嵴顶 0.5~1.0mm,以便能被树脂完全包裹。

3. 弯制卡环的方法　采用何种粗细的不锈钢丝应根据基牙牙冠大小,以及基牙稳固的情况进行选择,一般磨牙及前磨牙卡环常用直径为 0.9mm(20#)的钢丝,前牙多选用直径为 0.8mm(21#)的钢丝。若基牙有松动可选用直径小一号的钢丝。弯制方法如下:

（1）首先根据设计要求,在模型上划出设计线,然后按照设计线逐段弯制。

（2）一手拿不锈钢丝,一手握技工钳,一般从右侧开始逐段弯向左侧,或从颊侧开始依次弯向舌侧。

（3）弯制不锈钢丝都应呈圆弧形或圆转的钝角,切忌弯制成尖形直角或锐角,否则无法与模型贴合,而且容易折断。

（4）卡环体部要低于平面至少1mm,以免影响咬合关系。

（5）当前一段钢丝弯好后,再弯下面一段时,应尽量保持前面一段的正确性,否则后面弯好后,前一段已翘动,离开设计线较远,又得重新改动,既浪费时间,钢丝也易折断。

（6）卡环弯好后,按所需长度将钢丝扎断。再放回模型上检查有无不适之处,并作适当修改调整。

（7）位于舌侧或腭侧的连接体可适当磨扁,以增加树脂基托厚度和强度,防止基托折断。

（8）有时为了防止基托纵折,可将颊舌侧卡环的连接体在牙槽嵴顶上作交叉形式。

（9）由于圈形卡环臂较长,易于变形,故最好采用较粗的19#钢丝(1mm)。

（二）支托的弯制

在无铸造条件时,可用直径1.2mm(18#)钢丝压扁制成宽约1.5mm的钢片,弯制成支托。支托尖端部分要圆钝,支托各个折角不小于90°。小连接体不能进入邻面倒凹区,其水平段应离开牙槽嵴 0.5~1.0mm。

（三）成品连接杆的弯制

成品连接杆有腭杆、舌杆两种,一般分为大、中、小三个型号。

1. 成品腭杆的弯制　选择长短宽窄合适的成品腭杆一根,一般先从腭部中间开始弯制,然后再弯制两侧。将腭杆正放在模型上,其位置相当于第一和第二磨牙之间或第二磨牙的近中部分,要求腭杆中部与模型贴合,然后弯一侧的腭杆使与模型贴合。如缺牙区在第一磨牙,腭杆连接部分尚应弯向前,并离开黏膜1mm以便包埋在缺牙区基托内。如后牙末端游离缺失,估计局部义齿有下沉者,腭杆应离开模型0.5mm左右,但间隙应均匀一致,弯好后在连接体部分用蜡固定好位置以防移动。

2. 成品舌杆弯制　弯制的方法基本上与腭杆相同。舌杆一般位于龈缘与口底之间,不影响舌的运动,不可放在舌侧倒凹区内。先用技工钳将舌杆中部与模型贴合,然后分别弯制两侧与模型贴合,连接树脂部分则离开模型1mm,并靠近牙槽嵴顶舌侧,不可太低,否则容易暴露在基托边缘,而且也使基托易折裂。

三、隐形义齿的制作

除了铸造支架、弯制支架外,尚有隐形义齿。

隐形义齿采用弹性树脂卡环,利用软硬组织倒凹固位,位于天然牙龈缘,特点是强度高、有适宜的弹性、较好的柔韧性和半透明性,其色泽接近天然牙龈组织,具有良好的仿生效果和隐蔽性。但其不易高度抛光,损坏后不易修理,不能重衬。一般用作过渡性义齿。

四、排牙

可摘局部义齿排牙的特点是口腔内有余留牙存在,一方面给排牙提供了一定的依据,另一方面由于邻牙、对颌牙的存在,限制、妨碍了人工牙的排列,因此需根据前、后牙缺失的部位及余留邻牙、对颌牙的关系进行排牙。

（一）选牙

人工牙有各种大小、形态和颜色,应根据缺隙的大小、宽窄、邻牙外形和颜色以及面型、殆力大小和对颌牙情况等进行选择,并参考患者的意见。目前选用最多的是成品树脂牙,若成品树脂牙不合适,则需雕刻蜡牙冠。

1. 缺牙部位和数目　根据缺牙部位和数目选择相应大小的人工牙,如前牙缺隙较大,覆殆正常,可选树脂牙或瓷牙;如后牙缺失,最好选用树脂牙,便于调磨面,使其与对颌自然牙相吻合;若殆龈距小,且殆力大者,可用金属面牙;若对颌牙排列不齐,无法排列瓷牙或树脂牙时,可雕塑蜡牙,充填牙冠塑胶后换成树脂牙。

2. 人工牙的颜色　当单颌前牙缺失或个别牙缺失时,所选择的人工牙颜色要与邻牙或对颌牙协调,否则会影响美观。

3. 人工牙的外形　人工牙在形态上应与邻牙或对颌牙外形协调,若上下颌前牙均缺失,选牙时则应尽量使人工牙外形与面型、颌弓形协调一致。

4. 人工牙的大小　人工牙的大小、宽窄取决于缺牙间隙的宽窄,后牙一般选用殆面比天然牙稍小的人工牙,人工牙的长度应与天然牙长度协调。如前牙全部缺失,可按全口义齿选牙原则选牙。

（二）排列前牙

前牙的主要功能为切割,辅助发音,恢复面容美观。

1. 个别前牙缺失,可参照邻牙或对侧同名牙及对颌牙来排列人工牙的唇舌向,近远中向倾斜度及与殆平面的关系,以求协调和对称。

2. 若前牙缺失较多,或上下颌前牙全部缺失,排牙时要注意中切牙之间的接触点应与面部中线一致,特别是上颌中切牙间的近中接触点,更应居中不偏,以免影响美观。

3. 前牙的覆盖和覆殆都不宜过大,若覆殆过大,则有碍前伸;若覆盖过大,则有碍美观和发音,或会影响前牙的切割功能。

4. 若缺隙过窄,人工牙不能按正常位置和数目排列在缺隙中,可将人工牙作不同程度的扭转、倾斜或与邻牙重叠,或将人工牙减径、减数排列。

5. 若缺隙过宽,此种情况多是原天然牙间有间隙所致。这时人工牙可稍大于对侧天然牙,或加大人工牙的近远中向倾斜度,或仍保留牙间原来的小间隙。

6. 若前牙为反殆关系,为了美观,可将上颌人工牙稍向唇侧排列,尽可能排成浅覆殆或对刃关系。若为重度反殆,无条件改善者,则仍排成反殆关系。

7. 上颌前牙缺失,下颌牙为后缩位时,若是个别牙缺失,上颌前牙的排列应与邻牙和对侧牙协调;若为深覆殆关系,则应适当磨除下颌前牙切缘或采用金属基托;若上颌前牙多数或全部缺失,可将上颌前牙适当向腭侧排列,以减小覆盖而又不致过多影响面容。

（三）排列后牙

可摘局部义齿的后牙排列以恢复咀嚼功能为原则。

1. 个别后牙缺失,如缺隙正常,殆龈距离较大者,宜排成品树脂牙。个别后牙人工牙的颊舌向和近远中向倾斜程度,可根据对颌天然牙的位置,倾斜度以及面磨损等情况,对人工牙的殆面适当磨改或对天然牙调磨,使相对上下颌牙咬合接触更吻合。

2. 多个后牙缺失,应注意排好第二前磨牙和第一、第二磨牙,使上下颌牙的尖凹关系相对,使在牙尖交错位时有最大面积的接触,以发挥良好的咀嚼功能。

3. 后牙游离缺失,单侧或双侧多数牙游离缺失,后牙应排在牙槽嵴顶上。若上颌牙槽骨吸收较多,嵴顶腭向移位时,应排成反𬌗关系,否则,在牙槽嵴上过偏颊侧排列,会加速牙槽骨吸收,并影响义齿固位,且易造成基托折裂。

4. 上下颌双侧后牙缺失,应按全口义齿排牙原则进行排牙,𬌗平面应平分颌间距离,要求有适当的 Spee 曲线、横𬌗曲线,并与前牙协调,以达到前伸𬌗和侧方𬌗平衡。

5. 若前后牙都有缺失,余留牙少,且𬌗关系不正常,可先在架上排好人工牙,再在患者口内试戴,并做必要的修改。以达到美观、功能的要求。

另外后牙排列时,可根据牙槽嵴吸收程度,适当减少人工牙的数目或减小后牙的颊舌径,也可减小后牙牙尖斜度,以减轻牙槽骨的负荷。若后牙缺失,近远中及龈距小者,可先雕塑蜡牙,再充胶换成树脂牙。也可用铸造金属面代替树脂牙。

五、完成可摘局部义齿

（一）完成基托蜡型

人工牙排好后,经口内试戴修改合适,再将蜡型戴回模型上。根据模型设计确定基托伸展范围,完成蜡型。

1. 基托蜡型范围应根据缺牙情况和义齿支持类型而定。缺牙数目多或远中游离缺失时,义齿主要采用混合支持或黏膜支持,基托应适当加大;若缺牙数目少,义齿由基牙支持,基托可尽量小些。颊侧基托近远中的伸展,以缺牙间隙近远中天然牙为界,舌侧基板则可拓展至 1~2 个天然牙;若远中游离端缺失,上颌基托的伸展范围应包括上颌结节的颊侧并延伸至翼上颌切迹,下颌基托则应伸展覆盖磨牙后垫的 1/2~2/3。边缘伸展应不妨碍唇颊组织及舌的活动,并有良好的边缘封闭,且不造成食物嵌塞和滞留。

2. 基托蜡型的厚度要适当,一般为 2mm。除人工牙颈部及需要缓冲的部位稍厚外,其他部位尽可能厚薄均匀。若基托太厚,则相应缩小了固有口腔和前庭的空间,致舌运动受限,发言不清晰,患者不易适应;若基托太薄,埋在基托内的支架易暴露,造成基托强度不够,基托容易折断。唇颊侧基托过薄或过厚,还可影响患者的面容美观。一般应能恢复面部的丰满度,不妨碍唇颊部肌肉和黏膜的运动。若唇侧牙槽嵴丰满,可以不要唇侧基托。舌侧基托的厚度,应保证义齿的坚固和戴用舒适。在上、下颌隆突和下颌内斜嵴区,基托应稍厚,以利于该区有组织压痛时,有缓冲的余地。唇(颊)舌侧边缘应有一定厚度,腭侧边缘可稍薄,以保证义齿的边缘封闭作用。舌侧基托与天然牙接触的边缘应止于非倒凹区,接触龈缘的部分应做缓冲,以免压伤牙龈组织。

3. 基托蜡型的外形在唇颊舌腭面应呈凹面,以利于唇颊及舌的功能活动,并有利于辅助义齿的固位和稳定。唇颊面应形成似现非现的牙根突度,使形态更为逼真。

4. 人工牙颈缘应有清楚的颈曲线,并与相邻天然牙的颈曲线相协调。

5. 基托边缘应用蜡封牢,以免在装盒时石膏进入基托蜡型与模型之间,影响基托边缘的形态和密合度。

6. 蜡型雕刻完成后,用喷灯火焰或用小棉球蘸少许汽油轻擦蜡型表面使蜡型光滑。

7. 在制作蜡型过程中,不能移动金属支架及人工牙的位置。

（二）装盒

装盒(flasking)的目的是在型盒内形成蜡型的阴模,以便填塞树脂,经热处理后用树脂代替蜡型。

可摘局部义齿的装盒方法根据义齿的设计来确定,为了保证卡环支架不移位,多采用混装法:

1）包埋固定:先将调拌好的石膏倒一部分在下半盒内(不要倒满),再将义齿蜡型按设计确定的位置和方向压入石膏中。趁石膏流动性较好时,将模型、支架、前牙及义齿蜡型的唇、颊、舌、腭侧的基托边缘迅速包埋固定。包埋一定要实在,卡环和基托附近不应有空隙。过高的牙尖在装盒前用石膏剪刀剪去,以免堆放的石膏过高;前牙的舌面无需石膏包埋,予以暴露可较好地全基托牙颈部的原有形态。

文本:ER5-7-8 装盒的其他方法

2）适当暴露：当包埋固定已初步具有轮廓时，立即将后牙颊、舌两侧及前牙舌、腭侧基托蜡型尽可能暴露，以利于冲蜡和填塞树脂。

3）抹光表面：装下半盒时应力求迅速，当石膏尚未完全固化时，置型盒于水龙头下，以水徐徐冲洗，用手指轻轻摩擦石膏表面，使之光滑。将黏附在蜡型上的石膏用毛笔刷去。

4）灌注上半盒：下半盒装好后，将上半盒罩上，进行检查，务必使上、下两半盒的周边直接接触。待下半盒石膏凝固30分钟后方可灌注上半盒。灌注前将下半盒放入冷水中浸透，或在下半盒表面涂肥皂水作分离剂，灌注上半盒的石膏勿太稠，灌注时振动型盒，排除气泡，石膏灌满后加盖，放在液压机或压榨机上压紧。在装盒中必须避免倒凹形成。

（三）去蜡、填塞树脂和热处理

（1）去蜡：将型盒浸泡于热水（80℃以上）中数分钟，使蜡型受热变软。用小刀在上下层型盒间轻轻翘动，使之分开。取出已软化的蜡，并用沸水冲净型盒中的余蜡，修去石膏腔的尖锐边缘。烫盒和冲蜡时间不宜过长，以免烫熔的蜡浸入石膏，而影响分离剂的附着。当型盒冷却干燥后，石膏表面涂布藻酸钠分离剂，以防石膏吸收树脂单体，保证义齿组织面光滑，并易与石膏分离。但分离剂不应涂得过多，且支架和人工牙上不能涂分离剂，以免影响支架、人工牙与树脂的结合或连接。

（2）填塞树脂：洗净双手，取适量的面团期的树脂，用手捏揉均匀，压入型盒中的石膏腔内。填塞的量应较实际需要量稍多一些，填塞完毕，在上下型盒之间衬一层湿玻璃纸，置型盒于压榨机上逐渐加压，使树脂在压力下填紧，填满。打开型盒，去除玻璃纸，检查树脂用量是否足够，卡环有无移位，人工牙位置是否改变等。然后去除周围溢出的多余树脂，若有不足之处，可再添加少许树脂，必要时应滴入少许单体。再盖上玻璃纸，关盒加压，直至上下型盒边缘完全密合。试压后，切记要将玻璃纸取出，并注意不要遗失卡环或人工牙等义齿部件，不要将石膏碎屑掉入树脂中。最后将型盒放在弹簧夹内夹紧，进行热处理。后牙不能用成品牙时，可先调白色树脂，达到面团期后填入型腔的牙冠凹中，注意要将牙颈线修剪清晰完整，然后再按上述方法填塞基托树脂，避免基托树脂进入牙冠表面，影响美观。

（3）热处理：热处理的目的是使树脂在一定的压力和温度下逐渐完成聚合作用。将固定好的型盒放入盛有冷水或温水（50℃）的锅中，慢慢加热。要求在65~75℃水中，恒温0.5~1.0小时，然后加热至100℃，再保持0.5小时。型盒经热处理后浸泡在热水中，待其自然冷却后开盒。不同的树脂热处理程序可能会有差别，故应参照材料生产厂商的建议进行。

（4）填塞树脂中常见的问题及原因

1）气泡：①树脂填塞不足或填塞过早，会产生散在性的小气泡；②热处理速度太快，在基托腭侧最厚处，常见有较大气泡；③单体用量过多或调拌不匀，当单体聚合后因其体积收缩，会在基托表面产生气泡，其特点是气泡形状不规则；④树脂粉质量差，"含泡聚合体"或催化剂等的含量过多，也易出现气泡。

2）卡环、连接杆等变位：①由于包埋所用的石膏强度不够所致；②未将卡环、支架等包埋牢固；③开盒时石膏折断；④填塞时树脂量过多或树脂过硬。

3）咬合增高：①填塞树脂过硬、过多；②型盒未压紧；③型盒内石膏的强度不够。

4）基托颜色不一致：①树脂调拌不均匀；②树脂过硬；③单体挥发；④操作者的手不洁净；⑤反复多次添加树脂。

5）人工牙与基托结合不牢固：①填塞人工牙和基托时，两者先后相隔时间太长，单体挥发；②填塞时未压紧；③关盒时在人工牙及基托间未滴单体；④分离剂涂在人工牙上未去除干净。

（四）开盒和磨光

1. 开盒　待型盒完全冷却后，用小刀轻轻撬开型盒。用小锤敲打型盒底周围，使石膏和型盒脱离，用石膏剪剪掉石膏，将义齿从石膏中分离出来，剪石膏时要先剪义齿外围包埋的石膏，后剪模型石膏。剪石膏时注意剪切力的分力方向，防止基托折断或支架变形。特别是对于下颌义齿，注意不能从舌侧中间剪切，要尽量使剪刀在颊侧与牙槽嵴方向垂直，否则易使义齿树脂基托折断。

2. 去除石膏　义齿脱出石膏后，常有残余的石膏黏附在义齿上，可先用蜡刀刮除，并用流水冲刷。若仍有石膏去除不尽，将义齿置于30%枸橼酸钠溶液内浸泡数小时至24小时，义齿上黏附的石膏被枸橼酸钠溶液溶解,极易洗刷干净。

3. 磨光义齿　义齿需要仔细磨光,使其磨光面平滑,光亮,并有合理的形态,其边缘要圆钝,组织面无黏附的石膏和树脂小瘤。

打磨用的器械和磨光剂都是由粗到细进行。先用大砂轮磨去义齿周缘多余的树脂,再用桃形或柱形砂石磨去妨碍义齿就位的倒凹;用裂钻或小柱形砂石磨除靠近卡环体和人工牙颈部的多余石膏和树脂,但不能伤及卡环体和人工牙之间的龈乳突部分。用各种轮形砂石初磨基托的磨光面,使基托的大小、厚薄合适。用砂布卷磨光基托表面,去尽表面纹理,直至光滑。用黑毛刷或布轮蘸浮石粉(或石英砂)细磨,最后用白毛刷抛光。磨光时要不断加浮石粉和水,使毛刷和布轮保持湿润,有利于降温,以减小摩擦热。打磨过程中,还应随时转换义齿位置和部位,使表面受力均匀。用布轮打磨靠近卡环部位时,要尽量使布轮旋转的方向与卡环臂的弯曲方向一致,用手保护卡环等金属支架,以防止卡环被快速旋转的布轮挂住,使卡环变形,甚至将义齿甩出,致使基托折断。

(五)注塑法制作可摘局部义齿

近年来注塑法制作可摘局部义齿的方法得到广泛应用。其原理是利用树脂的热可塑性,利用专用树脂注塑机,经过加热、压缩、混合和输送等程序使树脂塑化,然后借助于螺杆向融化了的树脂施加压力,则高温熔体可通过料筒前面的喷嘴和型盒的浇注道注入预先闭合好的低温型盒模腔内,经过冷却定型后开启型盒,即完成义齿的制作。具有过程简便、精确度高等优点。

注塑需由注塑机完成,注塑机由注塑型盒、固定器及送料器及压力器组成。

1. 注塑型盒　由上下两层型盒组成,上层型盒有一直径约30mm的圆孔,注塑型盒两端有2个观察孔,以观察树脂是否充满。

2. 固定器及送料器　固定板厚约15mm,边长约180mm×180mm,板四角有4条固定螺丝,上层固定板中心有约6mm的送料孔,孔周焊一固定圈,内径约30mm,内有螺丝。送料器外径约30mm,高约90mm,送料块厚约10mm,直径略小于固定圈内径。

3. 压力器　有液压式、手动式两种。

注塑过程:常规去蜡,涂分离剂,上固定器及送料器后,在树脂面团初期进行注塑,注塑时要用快速、平稳的力量,观察孔内有树脂溢出时,表示树脂已充满,撤除送料器,安装上加压螺丝,加热(加热过程同填塞加压法),开盒打磨即可。

第八节　初　　戴

可摘局部义齿制作完成后,要求能在口内顺利戴入和取出,且固位良好,基托伸展适度,咬合正常,患者能较快适应并恢复功能。在义齿按要求进行初步调改和调𬌗,同时患者获得应有的义齿指导之后,患者即可戴用义齿。

一、义齿初戴时注意事项

戴义齿时应按义齿设计的就位道方向试戴,轻轻施以压力,观察其能否顺利就位。如有阻力,应分析原因予以修改,不能强行戴入。在试戴过程中,应注意观察患者的表情与反应,如有疼痛应立即停止就位,以免损伤口腔组织。义齿就位后应达到的要求:①基托与牙槽嵴黏膜贴合无空隙(除缓冲区外);②卡环臂位于基牙倒凹区并与基牙密合,且具有适当固位力;③𬌗支托应位于𬌗支托凹内并与基牙完全密合,且有一定的厚度,但又不影响咬合关系;④卡环体应位于基牙观测线上,不能影响咬合关系,与基牙密合,卡环体部无磨损现象;⑤修复体在口内应保持平稳,无前后翘动或左右摆动,具有足够的固位力且摘戴方便。

二、义齿就位困难的原因及处理方法

1. 卡环过紧　卡环体区域有多余突出的基托树脂阻挡,可将多余的基托树脂磨除。倒凹填补不够,制作支架时磨损模型,以致卡环体部进入倒凹区,轻者可以磨改基牙卡环体部处的牙体组织,重者则需要重做卡环。

画廊:ER5-8-1
义齿初戴

2. 支托移位 支托因模型磨损或装盒、充填时移位，可使义齿不能就位。此时需去除支托修理，或取模重做。

3. 基托、人工牙进入软、硬组织倒凹区 此时义齿无法顺利就位，可用红蓝咬合纸进行检查，确定出阻碍就位的具体部位，取出义齿，用不锈钢钻或小轮状石磨除代表阻碍处的着色点，即磨除进入倒凹区的基托树脂，如此反复戴入和调改，直到完全就位。但每次磨改量不宜过多，以免使义齿与基牙间形成间隙而造成食物嵌塞。

4. 义齿变形 常见原因为印模、模型不准，或出盒、磨光时支架、基托变形。轻度变形可以通过修改支架、基托加衬等措施来纠正，明显变形者应取模重新制作。

5. 支架变形

（1）在翻制模型过程中阴模收缩变形。

（2）高温包埋材料的热膨胀系数不够，不能补偿铸造后金属的收缩，而使支架变形。

（3）脱模铸造过程中，未能很好地控制熔模的变形因素所致。

（4）铸道设计不合理，铸件未避开热中心区，造成支架各部分不均匀收缩。

（5）模型缺损，特别是支托凹，牙冠轴面外形高点等部位缺损，或在铸造过程中支托、卡环体部有粘砂、瘤块，都会影响义齿就位，或形成支点造成义齿翘动。

（6）开盒去除包埋石膏时，用力过大或方向不当，造成支架变形。

（7）打磨过程中支架被磨损，甚至被抛出，都可能造成支架变形。

6. 设计不当 模型设计时，共同就位道的选择不当；不利倒凹填补错误；缓冲区未做处理，致使卡环体部连接体进入倒凹区，造成义齿就位困难。

若义齿变形，使之不能完全就位时，可根据造成变形原因和变形程度做不同的处理，整铸支架变形，原则上则需取印模重新制作。

三、义齿初戴的检查及处理

（一）卡环和𬌗支托

卡环与牙面密合，卡环臂端在倒凹区内，卡环体在非倒凹区，𬌗支托与支托凹应密合，𬌗支托、卡环体不影响咬合。若卡环在基牙上的位置不合适，可用技工钳加以调整；𬌗支托过高时，可磨改早接触点，但不能磨改过多，以免造成支托折断，必要时还可少量磨改对颌牙。

（二）基托

其边缘不能妨碍唇、颊、舌的功能性活动，基托边缘过长者应予以磨除；基托组织面应与黏膜贴合、平稳、无翘动。若有翘动现象，应查出支点予以消除；基托组织面有压痛者应采用义齿压力指示剂检查。将指示剂均匀涂在基托的组织面。戴上义齿，嘱患者作正中、前伸及侧向咬合动作后，取下义齿。观察基托组织面，有指示剂被粘掉的部分即基托的早接触部分，需进行磨改。上颌结节、腭隆突、下颌舌隆突和内外斜嵴区，应做缓冲。

（三）连接杆

连接杆与黏膜接触应适当，若接触过紧，则会压迫黏膜产生疼痛；若两者之间有较大间隙，可能造成食物嵌塞、唾液滞留而引起不适，并影响舌的运动和正常的发音。

（四）颌位及咬合

缺牙过多，上下颌牙无正常𬌗接触，需要确定颌位关系的可摘局部义齿，检查其垂直距离是否过高或过低，正中关系是否正常。若颌位正常亦应检查人工牙有无高𬌗、低𬌗，对早接触者需调𬌗，使人工牙和天然牙都有均匀接触，若个别牙无𬌗接触或低𬌗，可用自凝树脂加高恢复咬合关系。

四、戴牙须知

1. 初戴义齿时，口内可能暂时会有异物感、恶心或呕吐等不良反应，有时发音亦可能受到影响，同时也会感到咀嚼不便。一般经耐心戴用1~2周后即可改善。

2. 摘戴义齿不熟练，需要耐心练习。摘义齿时最好推拉基托，而不是推拉卡环。不要用力过大，戴义齿时不要用牙咬合就位，以防止卡环变形或义齿折断。

3. 初戴义齿,一般不宜吃硬食。若是前牙义齿,也不宜咬切食物,暂用后牙咀嚼食物,最好先吃软的小块食物。

4. 初戴义齿后,有时可能有黏膜压痛,可暂时取下义齿泡在冷水中,复诊前2~3小时戴上义齿,以便能准确地找到压痛点,以利于对义齿进行修改。

5. 饭后和睡前应取下义齿刷洗干净,用清水蘸牙膏刷洗即可。

6. 为减轻支持组织负荷,使之有一定时间休息,最好夜间不戴义齿,取下义齿浸泡在冷水中或义齿清洁液中,但切忌放在开水或乙醇溶液中。

7. 如感觉戴义齿有不适的地方,应及时复诊,不要自己动手修改,以免影响修复体质量。

8. 若义齿发生损坏或折断时,应及时修理,并同时将折断的部分带来复诊。

9. 除了给患者正确的维护义齿指导外,还必须建议患者今后对口腔进行维护,以确保余留牙及牙槽骨的健康持久。义齿戴多长时间应该再次复查,取决于患者的口腔和身体状况。易患龋齿者,牙周病患者及牙槽嵴萎缩患者检查频率应更高。如果条件正常,最好每半年至一年复诊1次。

第九节　义齿戴入后可能出现的问题及处理

一、疼痛

(一) 基牙疼痛

基牙疼痛一般有两个主要原因:牙本质敏感和创伤性根尖周炎。

1. 若基牙正常,可能是卡环与基牙过敏区产生摩擦而引起的。这种情况可采用牙颈部脱敏治疗,并调节卡环臂位置,使其避开过敏区。有时由于𬌗面磨耗或𬌗支托预备过深,也可引起基牙酸痛,一般可采用脱敏治疗。

2. 卡环体或基托过紧,对基牙产生持续性的推力,亦可引起基牙的胀痛,此时可将过紧部分稍加磨松,如卡环系铸造形成也可少量磨改。但如果是不锈钢丝卡环体部过紧时,原则上不磨改卡环体部以免折断,可适当磨去少量基牙釉质,但不应过多,否则必须取模重做。

3. 由于咬合过高,特别是咬到过高的金属支架,例如𬌗支托,卡环体或金属基托等,可作调𬌗处理,必要时也可将对颌牙尖或切缘稍加磨改。

(二) 软组织疼痛

基托边缘过长、过锐,压迫唇、颊舌沟或进入倒凹区擦伤黏膜,应适当磨短基托边缘,并使其圆钝光滑。当石膏表面有小气泡时,基托组织面可出现粒状突起,可造成黏膜充血红肿,甚至造成黏膜溃疡,可用小磨石加以修改,去除粒状突起。在硬区、骨性隆突、龈缘、系带等处缓冲不够而造成的局部疼痛、溃疡,应查清疼痛部位,在基托相应处进行缓冲处理。采用义齿压力指示剂的方法检查义齿的早接触点,解决压痛问题是非常有效的方法。

可摘局部义齿支持作用差或咀嚼压力较大,使基托过度压迫黏膜组织。例如缺牙较多、𬌗支托少等;人工牙面过宽或排在牙槽嵴顶颊侧;基托面积过小,压力较集中;义齿平稳性差,有较大翘动或摆动;牙槽嵴较窄,黏膜较薄,耐受力低,都可引起较大面积黏膜压痛及黏膜红肿。针对上述原因应做适当修改,可扩大基托支持面积,增加间接固位体或𬌗支托数目。

二、固位不良

(一) 弹跳

卡环臂端未进入基牙的倒凹区,而是抵住了邻牙,咬合时基托与黏膜贴合,开口时卡环的弹力使基托又离开黏膜,只要修改卡环臂即可纠正。

(二) 翘动、摆动、上下动

原因是卡环体与基牙不贴合,间接固位体放置的部位不当,𬌗支托,卡环在牙面形成支点,卡环无固位力。处理方法为修改卡环与𬌗支托,或需重新制作卡环。

(三) 基托与组织不密合,边缘封闭不好

常发生于修复缺牙数目较多的义齿以及游离端缺失的义齿,没有充分利用基托的吸附力和大

气压力的作用而影响义齿的固位、稳定。可进行基托重衬处理。

（四）基牙牙冠小，或呈锥形致固位形差

基牙小或呈锥形无法放置三臂卡环时可增加基牙或改变卡环类型，也可将过小牙或锥形牙做固定全冠以改变牙冠外形。

（五）人工牙排列的位置不当

如前牙排列覆𬌗过大，在前伸时上颌义齿前后翘动；后牙若排在牙槽嵴顶颊侧，咬合时以牙槽嵴顶为支点发生翘动；若排在牙槽嵴顶舌侧，影响舌的运动。可以按选磨调𬌗的原则进行磨改，如无法改善，应重新排列人工牙。

（六）基托边缘伸展过长

影响唇、颊、舌系带及周围肌的活动，也可导致义齿固位不好。可将基托边缘磨短，并使基托避让开各系带处。

三、义齿咀嚼功能差

可能由于咬合关系不正确，人工牙𬌗面过低过小与对颌牙接触不良，𬌗面平坦，无适当的牙尖斜度或沟凹不明显，或义齿恢复的垂直距离过低，都可能降低咀嚼效能。可升高咬合，加大𬌗面，改变𬌗面形态，在𬌗面增加食物排溢道，增加牙尖斜度。如系基牙和牙槽嵴支持不够造成的，可增加基牙和加大基托面积，以提高基牙及牙槽嵴的支持力。

四、义齿摘戴困难

卡环过紧，基托紧贴牙面，倒凹区基托缓冲不够，患者没有掌握义齿摘戴方向和方法，都可造成义齿摘戴困难。需调改卡环，磨改基托，教会患者如何摘戴义齿。

五、食物嵌塞

义齿初戴后出现食物嵌塞和滞留，主要是由于基托与组织不密合，卡环与基牙不贴合，基托与天然牙之间有间隙等原因所造成。改善方法是当基牙和牙槽嵴存在不利倒凹时，选择适当的义齿就位道，尽量减小不利倒凹，同时需要患者加强口腔卫生和义齿的清洗，防止天然牙发生龋病和牙周病。另外，如倒凹填补过多造成不应有的空隙，应用自凝树脂局部衬垫解决。

六、发音不清晰

可摘局部义齿的连接装置如舌、腭杆，基托等都对正常的发音产生不同程度的影响。其产生发音障碍的频率，根据缺损部位、程度而异。特别是腭部前后腭杆及侧腭杆或舌杆的设置部位，与发音功能有极大关系。

口腔腭部的所有部位，都与发音运动有关，在选择腭杆位置时，尽可能避开易发生障碍的位置，腭中央区为发音动作时舌接触最少的区域，也是较少发生发音障碍的区域之一，在该区设置腭杆影响较小，特别是第二前磨牙与第一磨牙之间的范围最合适。

设置舌杆的区域相对来说发生语音障碍的机会比腭杆要少，但在充分考虑下颌前牙区舌侧牙槽嵴的形态，避开倒凹区的同时，也要注意设置的位置不宜过低，否则会妨碍舌系带及舌底部运动，影响发音。

上颌前磨牙舌侧的卡环臂常作为固位体的对抗臂，放置在基牙舌侧的最大隆起部，成为一个异物而影响舌的发音功能。建议卡环臂的厚度要适中，或在基牙置卡环对抗臂的区域做相应的选磨，使卡环放入后能再现基牙的良好外形。

牙位与发音有密切关系，后牙缺失引起舌体变大，前牙缺失使唇缺少足够的支持，这样起重要作用的发音器官——舌、唇、牙都发生了改变。因此在排牙时除了考虑咀嚼功能外，发音、美观都要加以重视。另外基托厚度、戴义齿的时间、义齿修复史等都会不同程度影响发音的清晰度，一般经过一段时间的练习，多数患者可逐渐习惯恢复到正常发音水平。基托过厚则可将其磨薄、磨小以改善发音。

七、咬颊黏膜、咬舌

由于上下颌后牙的覆盖过小，或由于缺牙后，颊部软组织向内凹陷，天然牙的牙尖锐利都会造成咬颊黏膜。应加大后牙覆盖，调磨过锐的牙尖，加厚基托推开颊肌。

咬舌多因下颌后牙排列偏向舌侧或因𬌗面过低造成。可适当升高下颌𬌗平面，磨改下颌人工牙的舌面或重排后牙。

八、恶心和唾液增多

戴入上颌可摘局部义齿后，由于基托后缘伸展过多、过厚，或基托后缘与黏膜不贴合，两者之间有唾液刺激而引起恶心。应磨改基托或重衬解决。

如唾液分泌多，口内味觉降低。只要坚持戴用义齿，逐渐习惯后，这些现象即可消失。

九、咀嚼肌和颞下颌关节不适

由于垂直距离恢复得过低或过高，改变了咀嚼肌张力和颞下颌关节正常状态，患者常感到肌疲劳、酸痛和张口受限等颞下颌关节症状。可通过加高或降低垂直距离和调𬌗来解决。

十、戴义齿后的美观问题

人工前牙的选择不恰当，如形态不协调、牙冠太长或太短、颜色差别较大；人工牙的排列不当，过于偏向唇侧、颊侧或舌侧，唇部外形太突或凹陷，可根据情况酌情进行修改。对患者提出的合理意见应认真听取并尽量修改，必要时重新制作。

第十节　可摘局部义齿的修理

可摘局部义齿在戴用一段时间后，由于牙周组织和牙槽嵴情况的变化，金属的疲劳或患者使用不当，或修复体设计制作缺陷等原因，使可摘局部义齿发生折断、损坏、基托不密合和咬合不良等，需修理后才能继续使用。因邻近牙过度松动而拔除，需增加人工牙，改变卡环位置。如修理后尚能符合修复治疗要求的，可进行修理，否则应取模重新制作。此外尚应仔细检查分析产生修复体折断损坏的原因，以便在修理时加以改进，防止再次损坏或折断。

一、基托折裂的修理

基托折裂主要是由于基托强度不够，例如基托过薄，过窄，又无金属加固设计，基托树脂热处理不当产生气泡，连接体位置不合适，使基托产生薄弱环节。也可由于患者使用不当被咬断、压断、或跌断等原因造成。

修理方法是：如基托折断处的断面较大且清晰，可以正确拼对者，可用蜡粘固在正确位置上，然后在组织面灌注石膏，翻制石膏模型，以便固定基托。此时应注意断裂面不能有任何移位。待石膏凝固后，在基托折断处两侧各磨成约 5mm 的斜坡，深达石膏面，但不得损坏石膏模型。滴少许室温固化型树脂单体在折断处基托表面，使其表面溶胀，调拌室温固化型基托树脂，充填折断处。待树脂固化后取下义齿，磨平抛光即可。如果基托折断面不清楚，无法正确拼对者，可将折断义齿戴入口中，连印模取下灌模、脱模，再在石膏模型上修理。如基托仅为裂缝，可直接在组织面灌注石膏进行修理。如基托过薄者应在修理时适当加厚，或弯制加强丝横跨裂缝，以增加强度。若基托与黏膜不密合或咬合不平衡，应进行重衬和调𬌗。

二、卡环折断修理

卡环过细或粗细不均匀造成弱点，不锈钢丝弯制时弯曲次数过多，用力过猛使金属渐生疲劳，初戴时卡环体磨改过多，金属表面存在裂痕、钳印，铸造不当金属内部形成缩孔、砂眼、杂质等都可降低金属强度。

修理时,首先将残余卡环磨除,将义齿戴入口内取模,印模取出后,确认义齿位于印模内正确的位置上,连同义齿一起灌注石膏模型。在模型上重新弯制不锈钢丝卡环,用自凝树脂或热凝树脂固定。

三、人工牙折断、脱落或增添的处理

充填基托树脂时人工牙未得到充分溶胀,分离剂涂在人工牙上或溶蜡未去除干净,人工牙排列不当等因素均可造成其折断、脱落。

修理折断或脱落的人工牙,可磨除义齿上的残留牙冠及舌侧基托,但注意保存基托唇侧龈缘,以保持原有基托颜色的一致。选择颜色、大小、形态合适的人工牙,或仍利用脱落的原人工牙,磨改其盖嵴部使之粗糙,或预备出固位倒凹。在人工牙盖嵴部及舌侧和相应的基托部分滴单体,使树脂充分溶胀,按咬合关系,用自凝树脂固定。

四、义齿𬌗面磨耗或咬合过低的处理

义齿在使用过程中,由于树脂牙𬌗面磨耗以致与对颌牙无接触关系,或由于义齿支持作用不足,牙槽嵴吸收萎缩而造成义齿下沉,致使咀嚼效率降低。可磨除人工牙,记录咬合关系,重新排牙,充胶,完成。

五、重衬

义齿戴用一段时间后,由于牙槽嵴的吸收,使基托组织面与黏膜组织不密合,嵌塞食物,基托翘动,咬合不平衡,甚至造成基托折断。此外,对游离端缺失的义齿,为使基托组织面与其下方的口腔组织更贴合,亦采用重衬(relining)处理。

(一)直接法重衬

将义齿刷洗干净,擦干。在基托组织面均匀磨除一层,使之粗糙。用小棉球蘸单体涂在基托组织面上,调拌自凝树脂,达粘丝早期时涂布于基托组织面上,用棉球蘸石蜡油或藻酸钠分离剂涂于患者需做重衬区的黏膜上。将义齿戴入口内,使义齿就位,嘱患者自然咬合。同时检查卡环及𬌗支托,是否与隙卡沟和𬌗支托凹密合。让患者作功能性整塑,多余的基托树脂从基托边缘挤出,形成良好的边缘封闭。在基托树脂尚未凝固之前,从口内取出义齿,置于温水中浸泡,加速完成聚合作用,待树脂完全硬固后,去除倒凹区基托树脂,磨光即可。注意,必须在基托树脂未硬固之前,将义齿从口内取出,否则基托树脂进入倒凹区的部分变硬后,义齿无法从口内取出。另外在凝固之前取出也避免了基托树脂在完全硬固之前释放热量而灼伤黏膜。

(二)间接法重衬

适用于义齿需要重衬的范围较大时。此法是在基托组织面放印模材料,在口内取咬合印模,取出后灌模,采用反装法装盒,即仅模型在下层型盒,基托、人工牙等翻置到上型盒,充填树脂在上型盒完成的装盒方法。随后按常规工艺进行热处理,打磨和抛光,在口外完成基托组织面的加衬。

六、余留牙拔除后增添人工牙、卡环

义齿修复后,又拔除个别余留牙,可直接用自凝树脂在口内修理;如除填补人工牙外,还需增加卡环、基托,则需要将义齿戴入口内,取印模灌注模型后在口外修理。若余留牙拔除较多,应重新制作义齿。

(程　辉)

参考文献

1. 徐君伍. 口腔修复理论与临床. 北京:人民卫生出版社,1999
2. 徐君伍. 口腔修复学. 4版. 北京:人民卫生出版社,2000
3. 张富强. 口腔修复基础与临床. 上海:上海科学技术文献出版社,2004
4. 樊森. 口腔矫形技术工艺学. 上海:上海科学技术出版社,1993
5. CARR A B,MCGIVNEY G P,BROWN D T. McCracken's removable partial prosthodontics. 11th ed. St. Louis:

学习笔记

ER5-10-1

画廊:ER5-10-1
增添卡环和人工牙

Elsevier Mosby,2005

6. ALAN B C,DAVID T B. McCracken 可摘局部义齿修复学. 罗云,王敏,楼北雁,主译. 12 版. 北京:人民军医出版社,2013

7. KRATOCHVIL F J. Partial removable prosthodontics. Philadelphia:W. B. Saunders Company,1988

8. 王现军,闫红芹. 普通齿科树脂基托注塑成型机的研制及应用. 口腔材料器械杂志,2001,4:225

9. 刘建华,薛淼,张建中,等. 齿科树脂基托热压注塑成型机的研制及应用. 口腔材料器械杂志,2000,3:163-165

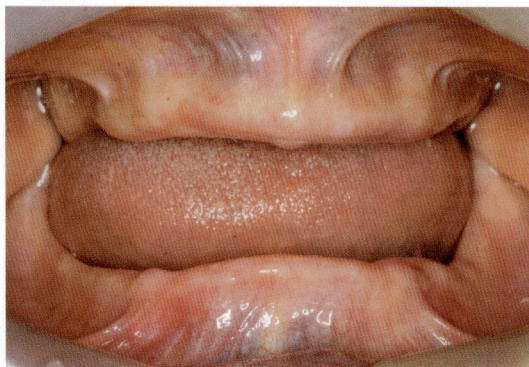

第六章　牙列缺失的全口义齿修复

第一节　概　　述

牙列缺失是指整个牙列所有天然牙（包括牙根）全部缺失（complete edentulism）。牙列缺失患者的颌骨称为无牙颌（edentulous jaw）（图6-1-1）。牙列缺失可以是单颌的（上颌或下颌），也可以是全口的（上颌和下颌）。牙列缺失会导致患者咀嚼、发音、美观等功能障碍和相关组织的退行性改变。牙列缺失的修复方式包括常规的黏膜支持式全口义齿（complete denture）（图6-1-2，图6-1-3）、种植体支持的全口覆盖义齿（implant supported complete overdenture）和种植固定义齿。本章讲授常规全口义齿修复，种植修复详见相关章节。

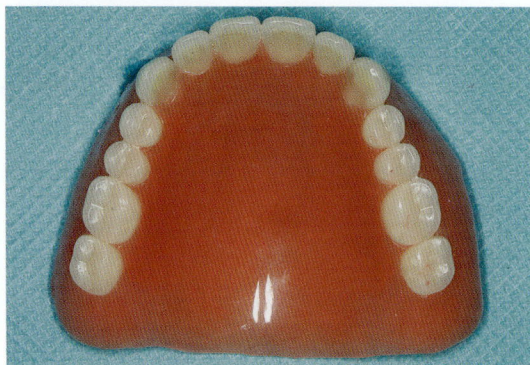

图 6-1-1　无牙颌
（北京大学口腔医学院杨亚东医师供图）

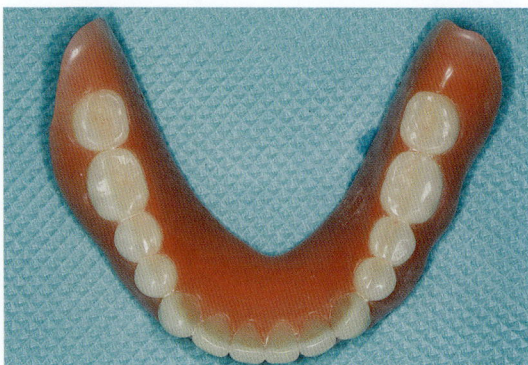

图 6-1-2　全口义齿
（北京大学口腔医学院杨亚东医师供图）

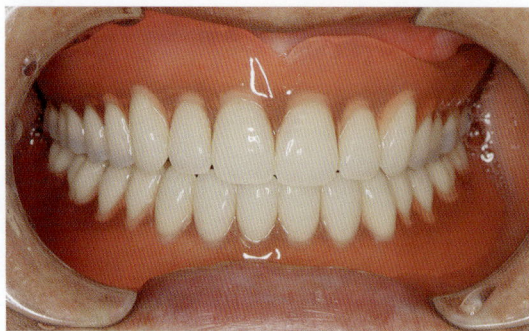

图 6-1-3　全口义齿戴入
（北京大学口腔医学院杨亚东医师供图）

一、牙列缺失的病因及患病率

牙列缺失是天然牙列的病变未能得到有效治疗和控制的最终结果，是一种临床常见病、多发病，多见于老年人。导致牙列缺失的直接原因中，最主要的是龋病和牙周病，其他还有遗传性疾病、外伤、不良修复体等。但是，在直接原因的背后，则是很多复杂多样的间接、潜在因素。不同国家和地区的无牙颌患病率与性别、教育程度、文化背景、生活环境、生活水平、医疗水平、医疗保险政策、人口构成、平均寿命等诸多因素有关。根据世界卫生组织 2006 年调查结果,65～74 岁年龄组牙列缺失患病率全世界平均为 25%,中等偏高收入国家平均高达 35%,低收入国家小于 10%。

根据 2017 年第四次全国口腔健康流行病学调查结果,65～74 岁年龄组的无牙颌患病率为 4.5%。而第三次(2007 年)和第二次(1998 年)的调查结果分别是 6.8% 和 10.5%。由此可见,无牙颌的患病率处于下降趋势。但是,无牙颌患病率的下降并不等于无牙颌患者总体数量的减少。根据 2013 年联合国世界人口增龄预测报告,从 2010 年到 2040 年,中国 60 岁以上人口比例将从 12.4% 增加至 28.1%。随着人均寿命的延长及生活状况的改善,无牙颌患者的求医数量仍会不断提高。

二、牙列缺失后的组织改变及影响

牙列是口腔器官的重要组成部分,牙列缺失后不仅导致相应的咀嚼、发音、美观功能的障碍,而且作为一个病理状态,会继发相应软硬组织的退行性改变。加之老年患者增龄改变和常见的系统疾病对口颌系统的影响,会使咀嚼等功能障碍进一步逐渐加重,并可能严重影响患者的心理和社交。

(一)剩余牙槽嵴的吸收

剩余牙槽嵴(residual alveolar ridge)是指牙缺失后残留的成嵴状的牙槽骨及其上覆盖的黏骨膜组织。

1. 剩余牙槽嵴的形成　拔牙后,牙槽窝内凝固的血块逐渐机化成肉芽组织,周围牙龈黏膜的上皮细胞逐渐爬入、覆盖创口,肉芽组织内逐渐形成新的骨组织。拔牙创愈合的同时,牙槽突发生骨吸收,高度降低,形成中间高、向唇颊侧和向舌腭侧逐渐降低的嵴状,牙槽骨的唇/颊舌向宽度变窄。牙槽突吸收不均匀时,会形成尖锐的骨尖。

2. 无牙颌剩余牙槽嵴吸收的特点　无牙颌剩余牙槽嵴从形成之日起一直处于骨改建的过程中。其特点主要是持续性的骨吸收,表现为剩余牙槽嵴骨量的进行性减少,高度和宽度逐渐降低。剩余牙槽嵴吸收的过程可以分为两个阶段。第一阶段为拔牙后半年内,尤其是在拔牙后的前 3 个月,是剩余牙槽嵴的形成阶段。此阶段骨吸收速度最快,形态变化最显著。之后牙槽嵴吸收速度逐渐减慢至较低水平,进入牙槽嵴吸收的第二阶段。一般来说,无牙颌时间越长,牙槽嵴丰满度相对越差,但也有牙槽嵴吸收不明显的情况。

受多种因素影响,不同无牙颌患者个体,同一个体的不同阶段,以及同一个体的不同部位,牙槽嵴吸收的速度和程度不同。一般来讲,下颌牙槽嵴吸收速度更快,约为上颌牙槽嵴的 4 倍,前部牙槽嵴的吸收速度快于后部牙槽嵴。

不同部位骨质致密程度不同,上颌牙槽嵴唇颊侧骨板较腭侧骨板薄且疏松,所以吸收较快,使上颌牙槽嵴呈向上向内吸收,上无牙颌弓逐渐变小,牙槽嵴顶位置越来越偏向腭侧,颌弓前部牙槽嵴顶逐渐靠近切牙乳头,后部宽度越来越窄。腭穹窿逐渐变浅,甚至与牙槽嵴顶平齐。而下颌牙槽嵴舌侧骨板较唇颊侧骨板薄且疏松,其吸收方向是向下向外,与上颌相反,下无牙颌弓逐渐变大,牙槽嵴顶位置越来越偏向唇颊侧。严重的牙槽嵴吸收导致上下无牙颌弓宽度及水平位置关系不协调(图 6-1-4)。下无牙颌骨吸收严重者可达基骨(下颌骨本体),后部可低于外斜嵴,前部可低于棘突,颏孔可位于牙槽嵴顶。而上颌切牙乳突、腭中缝两侧的硬腭水平部分,以及下颌磨牙后垫的位置和形态改变最少。

3. 剩余牙槽嵴吸收的影响因素

(1)局部因素:包括导致牙齿缺失的原因,缺失牙的时间,牙槽嵴固有骨量和密度,局部解剖结构,负荷大小等。

由牙周病导致的牙列缺失往往在初期牙槽嵴吸收已很明显。所以,因严重牙周病发展至无牙颌的患者,其剩余牙槽嵴骨缺失较多。由龋病、根尖周病导致的拔牙,常根据病程持续时间的长短、病变的程度和拔牙的创伤程度的不同,缺牙局部牙槽嵴吸收的程度也不同。

牙槽嵴局部骨组织解剖结构的差异,会导致不同部位骨吸收速度和程度的差异。如上颌牙槽

ER6-1-1
图片:ER6-1-1
低收入、中等收入、高收入国家老年人无牙颌患病率比

ER6-1-2
画廊:ER6-1-2
老年人口统计与预测

ER6-1-3
图片:ER6-1-3
拔牙后牙槽骨吸收速度

学习笔记

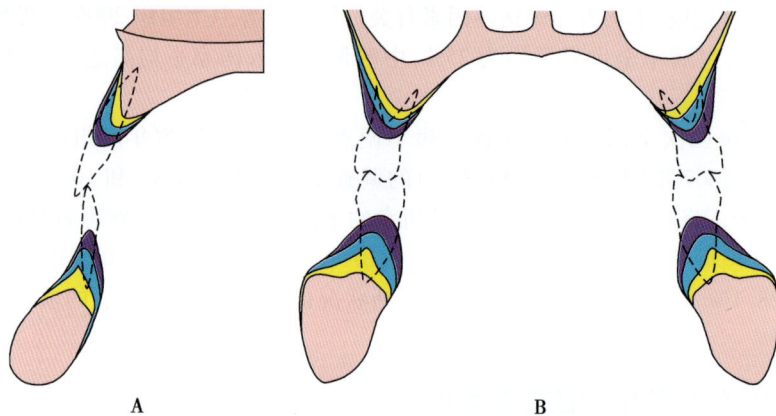

图 6-1-4　无牙颌剩余牙槽嵴吸收导致上下颌牙槽嵴位置关系变化
A. 前部牙槽嵴正中矢状面　B. 后部牙槽嵴额状面

嵴唇颊侧和下颌牙槽嵴舌侧的骨质较为疏松,吸收速度快。

下颌牙槽嵴吸收速度明显快于上颌牙槽嵴的原因包括:①上颌总义齿承托区面积是下颌总义齿的 2 倍(上颌平均为 22.96cm²,下颌平均为 12.25cm²),下颌牙槽嵴单位面积的受力接近上颌牙槽嵴的 2 倍;②上颌牙槽嵴和硬腭的黏膜及黏膜下组织的特性更有利于咀嚼压力的缓冲;③上颌骨的解剖结构比下颌骨更有利于咬合力的传导和分散;④咀嚼运动时下颌义齿稳定性差于上颌,使下颌牙槽嵴更容易受到不利的作用力。

(2) 全身因素:剩余牙槽嵴是全身骨骼的一部分,局部的变化与全身骨代谢变化密切相关,受基因、内分泌、全身健康、运动和营养等因素的影响。

(二) 软组织的改变

1. 黏膜的改变　覆盖牙槽嵴和硬腭部分的黏膜是咀嚼黏膜(masticatory mucosa)。咀嚼黏膜的上皮有角化层,黏膜下层致密,有弹性,与骨膜结合紧密,不活动。咀嚼黏膜有良好的韧性和黏弹性,承受咬合压力能力强。随着牙槽嵴的不断吸收,咀嚼黏膜的面积越来越少,逐渐转化为被覆黏膜(lining mucosa)。被覆黏膜上皮薄,无角化层,黏膜下层疏松、活动,承受咬合压力的能力较差,容易发生压痛和创伤。

2. 舌体的改变　牙列缺失后,如果久不作全口义齿修复,舌体失去牙的限制,活动空间变大,加之在咀嚼功能中的代偿作用,舌体会增大,充满整个口腔,与颊部内陷的软组织接触。也可能形成舌后缩的习惯,占据口腔后部空间,舌尖内陷,口腔前部空间(包括口底前部)空虚。无论是舌体肥大,还是舌后缩,都会影响全口义齿的修复效果。

3. 面部形态的改变　由于牙列缺失和牙槽嵴的持续吸收,不能维持面下 1/3 高度和唇颊组织丰满度,导致面下 1/3 高度降低,下颌向前上旋转和前伸,颏部前突,颏唇角丧失,面部表情肌肌张力降低,唇颊软组织塌陷,鼻唇沟加深,口唇垂直向皱纹加深,口唇过度闭合,唇红变薄,口角下垂。患者面部形态呈现衰老的面容。

三、老年患者咀嚼器官的生理特点

无牙颌患者多数为老年人,随年龄增长,身体的组织结构会逐渐发生退行性改变,机体的代谢、功能,神经反应和精神状况,适应能力等各方面都会逐渐衰退。其口腔组织的生理特点对义齿修复有影响。而修复治疗又会对口腔组织有潜在的负面作用。老年人全身健康状况,也会对口颌系统有影响。全身疾病可能有口腔表现,会影响义齿修复效果。

(一) 口腔黏膜

1. 增龄和戴用义齿的影响　与皮肤相似,黏膜的增龄性变化也表现为黏膜变薄,结缔组织的胶原纤维减少,失去弹性,愈合能力减弱。黏膜变得脆弱、敏感,容易发生义齿压痛和创伤。黏膜是防止微生物、抗原、病毒等入侵的重要防御屏障。戴用义齿使口腔环境产生较大的改变,容易发生义齿性口炎。

2. 黏膜对适应义齿的作用 全口义齿修复的成功很大程度上取决于患者能否调整并最终适应戴用。首先,患者必须先习惯义齿的感觉,这是一个适应过程。其次,患者要学习控制义齿,才能发挥义齿的作用。在此过程中,黏膜的敏感程度起着重要作用。

义齿戴入口内后,口腔黏膜的机械感受器受到刺激。这种刺激传递到大脑感觉皮层,使患者感觉到义齿的存在(恶心、唾液增多等异物感)。适应是传入神经刺激导致的中枢抑制。持续或重复的感觉神经刺激逐步减弱,患者逐渐不再感觉到异物感。对口腔的过于注意和触觉过于敏感使适应过程受限。对新义齿的适应能力有随年龄增长而降低的趋势,因为老年人中枢神经系统神经元的进行性丧失,致使形成反射弧的能力降低。

(二)唾液

口内充足的唾液量对于保持口腔的健康和舒适都是非常必要的。唾液对于戴用全口义齿的人来说尤其重要,可以保护口腔黏膜少受机械刺激和感染,并且增加全口义齿的固位力。口干是一种因为唾液分泌减少导致的临床症状,称为口干症(dry mouth,xerostomia),表现为口内唾液分泌量少、黏稠。唾液分泌过少时,口腔黏膜变得干燥、潮红、敏感。正常非应激状态下的唾液流率是 $0.38\pm0.21mL/min$。如果少于 $0.12mL/min$,则可能有唾液分泌受损或者口干。正常的应激唾液流率是 $4.3\pm2.1mL/min$,如果小于 $0.60mL/min$,则可能有口干。组织学研究显示,随着年龄增长,唾液腺实质逐渐地被脂肪结缔组织所代替,唾液流率相应减少。

1. 唾液分泌减少的原因

(1)脱水:在老年人中,脱水经常与水摄入不足有关,肾失水与糖尿病或蛋白质-能量营养不良有关。唾液流量减少可能是水摄入不足和营养不良的一个结果。口干会对口腔舒适性和咀嚼功能有消极的影响,进一步加剧蛋白质-能量营养不良。

(2)唾液腺萎缩:一些自身免疫性疾病,如舍格伦综合征、系统性红斑狼疮、风湿性关节炎、结缔组织病、硬皮病等,会导致唾液腺的萎缩。因为唾液腺组织对辐射非常敏感,头颈部恶性肿瘤患者接受放射治疗后,容易导致唾液腺的萎缩。

(3)药物副作用:更多老年人唾液分泌减少的原因是服用药物的副作用。可导致唾液分泌减少的药物包括三环类抗抑郁药、利尿剂、降压药、抗组胺药、支气管扩张剂,以及某些化疗和免疫治疗药物等。甚至阿莫西林和甲硝唑都有可能导致口干。一般来说,当停药后,唾液流率可以恢复正常。

2. 唾液分泌机能减退的后果 唾液对于口腔的舒适性、健康和功能有重要作用。口干症患者容易发生猖獗龋、念珠菌病、吞咽困难、黏膜不适。唾液对于全口义齿的固位起着重要作用。义齿与黏膜之间完整的唾液膜可以使两者之间产生吸附力和界面张力,并有助于边缘封闭。口干患者义齿的固位只能依靠患者运用肌肉控制来维持,且常主诉有烧灼感、口腔黏膜不适和咀嚼困难。

(三)神经肌肉系统

中年以后,肌肉的大小、强度和伸张速度都会随年龄的增加而逐渐减弱。研究发现,咬肌和翼内肌的横截面积随增龄而减小,无牙颌患者尤其明显。从 20~90 岁,咬肌和翼内肌的质量和密度大约丧失 40%。肌肉量的减少反映了这些肌肉中功能性运动单位数量的减少,结果是咀嚼能力的下降。

增龄还会导致神经感觉的灵敏性下降,学习能力、记忆力减退。脑皮质神经元和神经突触逐渐减少,神经中枢的处理能力减弱,对感官刺激的反应减弱,反应时间变慢。感觉系统的嗅觉、味觉、听力减弱。运动系统的平衡能力下降,常见体位性震颤,显示大脑皮层功能和锥体外系的退化。随着年龄增长,对肌肉收缩(如咬肌)的精确控制减弱,需要更多的时间和努力去适应对新义齿的自如控制。

第二节 无牙颌解剖标志及其临床意义

牙列缺失患者的上下颌称为无牙颌。制作全口义齿与无牙颌的解剖标志(图6-2-1)有密切关系。

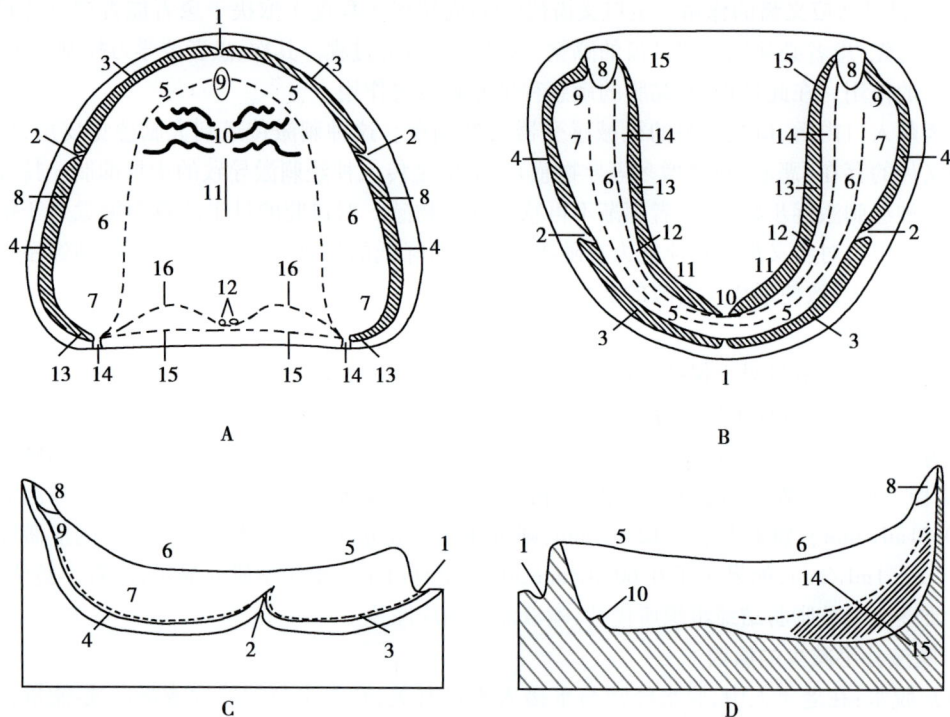

图 6-2-1　无牙颌解剖标志

A.上颌𬌗面观:1.上唇系带　2.上颊系带　3.上颌唇侧前庭沟　4.上颌颊侧前庭沟　5.上颌前部牙槽嵴　6.上颌后部牙槽嵴　7.上颌结节　8.颧突　9.切牙乳突　10.腭皱　11.上颌硬区　12.腭小凹　13.翼上颌切迹　14.翼下颌韧带　15.后颤动线　16.前颤动线

B.下颌𬌗面观:1.下唇系带　2.下颊系带　3.下颌唇侧前庭沟　4.下颌颊侧前庭沟　5.下颌前部牙槽嵴　6.下颌后部牙槽嵴　7.颊棚　8.磨牙后垫　9.远中颊角区　10.舌系带　11.舌下腺　12.下颌隆突　13.口底黏膜反折　14.下颌舌骨嵴　15.下颌舌骨后窝

C.下颌颊面观　D.下颌舌面观

一、无牙颌解剖标志

（一）牙槽嵴

牙槽嵴(alveolar ridge)是牙列缺失后牙槽突逐渐吸收改建形成。其上部覆盖咀嚼黏膜,表层为高度角化的复层鳞状上皮,黏膜下层与骨膜紧密相连,能承担较大的咀嚼压力。近前庭沟和口底的牙槽嵴下部覆盖的是被覆黏膜,上皮无角化层,黏膜下层松软,活动,不能承受大的压力。上下颌牙槽嵴将整个口腔分为内外两部分,即口腔前庭与口腔本部。

（二）口腔前庭

口腔前庭(oral vestibule)位于牙槽嵴与唇、颊侧黏膜之间,为一潜在的间隙。黏膜下为疏松的结缔组织,全口义齿的唇、颊侧基托在此区内,口腔前庭软组织对义齿基托的包裹,有助于义齿的固位。此区内从前向后有以下解剖标志:

1. **唇系带(labial frenum)** 位于口腔前庭内相当于原中切牙近中交界线的延长线上,为一扇形或线形黏膜皱襞,是口轮匝肌在颌骨上的附着部。上唇系带与下唇系带遥遥相对,但下唇系带不如上唇系带明显。唇系带随唇肌的运动有较大的活动范围,活动方向主要是上下,左右侧向活动幅度较小。全口义齿的唇侧基托边缘在此区应形成相应的切迹,以免妨碍系带的运动而影响义齿固位。

2. **颊系带(buccal frenum)** 牙槽嵴的颊侧前磨牙牙根部的黏膜皱襞,是提口角肌的附着处。呈扇形,较唇系带宽而扁,方向为斜向后外,多为1~2条。上下颌左、右两侧均有颊系带。全口义齿的颊侧基托边缘在此部位也应形成相应的切迹。颊系带将口腔前庭分为前后两部分。唇、颊系带之间为前弓区,颊系带以后为后弓区。

3. **颧突(zygomatic process)** 是位于上颌两侧后弓区内,相当于第一磨牙根方的骨突,为上

学习笔记

ER6-2-1

画廊:ER6-2-1
口腔前庭解剖
标志

颌骨颧突的根部,有颊肌附着,表面覆盖黏膜薄。与之相应的基托应做缓冲处理,否则会出现黏膜压痛。

4. **上颌结节(maxillary tuberosity)**　是上颌牙槽嵴两侧远端的圆形骨突,深层有颊肌附着,表面黏膜覆盖,其远中为翼上颌切迹。上颌结节与颊黏膜之间形成颊间隙(buccal space)。上颌义齿的颊侧翼缘应充满在此间隙内。颊侧骨突常形成明显倒凹,妨碍基托伸展者需手术去除过凸部分。上颌结节颊侧对应的颊黏膜下方有下颌骨喙突,确定此处全口义齿基托的厚度时,需要考虑上颌结节和喙突之间的距离,不能妨碍下颌的侧方运动。

5. **颊棚(buccal shelf)**　位于下颌后弓区,前缘是颊系带,后缘是磨牙后垫和远中颊角区,外界是颊侧前庭沟,内侧是后部牙槽嵴。此区域骨质致密。当牙槽嵴吸收多而低平时,此区较为宽阔、水平,义齿基托在此区内可有较大范围的伸展,能承受较大的𬌗力,可作为下颌义齿的主承托区。

6. **远中颊角区(distobuccal angles area)**　位于磨牙后垫与颊侧前庭沟的结合部,又称咬肌沟(masseter groove)。远中颊角区黏膜下方是咬肌前缘。因受咬肌前缘活动的限制,义齿基托边缘不能较多伸展,否则会引起疼痛,咬肌活动时会使义齿上升松动。

(三)口腔本部

口腔本部在上下颌牙槽嵴之舌侧,上为腭穹窿,下为口底。口腔本部是食物进入食管的必经之路,也是舌运动的主要空间。本区内上颌的解剖标志有切牙乳突、腭皱、上颌硬区、上颌隆突、腭小凹、颤动线、腭穹窿、翼上颌切迹、翼下颌韧带;下颌的解剖标志有舌系带、舌下腺、下颌舌骨嵴、下颌舌骨后窝、磨牙后垫。

1. **切牙乳突(incisive papilla)**　位于上颌腭中缝的前端,上颌中切牙腭侧的卵圆形的软组织突起。下方为切牙孔,有鼻腭神经和血管通过。覆盖该区的义齿基托组织面需适当缓冲,以免压迫切牙乳突产生疼痛。

切牙乳突与上颌中切牙之间有较稳定的位置关系,中切牙唇面位于切牙乳突中点前8~10mm,上颌两侧尖牙牙尖顶的连线通过切牙乳突中点(图6-2-2)。切牙乳突位置稳定,是全口义齿排列上颌前牙的重要参考标志。随着上颌前部牙槽嵴吸收,牙槽嵴顶位置逐渐靠近切牙乳突。牙槽嵴吸收严重者,切牙乳突可位于牙槽嵴顶。此时,义齿中切牙唇面与切牙乳突的距离应适当缩小,两侧尖牙牙尖连线可位于切牙乳突后缘。

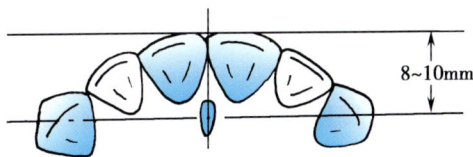

图6-2-2　切牙乳突与上颌尖牙牙尖顶连线的关系

2. **腭皱(palatal rugae)**　位于上颌腭侧前部腭中缝的两侧,为不规则的波浪形软组织横嵴,有辅助发音的作用。年轻者突起明显,随着年龄增大,突起渐平缓。

3. **上颌硬区(hard area)**　为硬腭中部腭中缝处的骨组织呈嵴状隆起,又称上颌隆突(torus palatinus)。表面覆盖的黏膜甚薄,故受压后易产生疼痛。覆盖该区的基托组织面应适当缓冲,以防产生压痛,并可防止由此而产生的义齿左右翘动或折裂。多数腭隆突较平坦,个别腭隆突过大甚至呈结节状,可能影响义齿基托的伸展,需在修复前进行外科手术切除。

4. **腭小凹(palatine fovea)**　位于软硬腭连接处稍后方的中线两侧,左右各1个,是黏液腺导管的开口。可作为确定上颌义齿基托后缘的参考标志——腭小凹后2mm。

5. **颤动线(vibrating line)**　位于软腭与硬腭交界的部位,也称"啊"线。当患者发"啊"音时,软腭发生颤动部分与不动部分的结合处即为颤动线,约在翼上颌切迹与腭小凹的连线上,大致位于软腭腱膜和软腭肌的连接区。此颤动线又称为后颤动线。在后颤动线前方一定宽度的区域内,用钝性器械按压可发现黏膜有较大弹性。此弹性较大的区域与弹性小的硬腭黏膜交界处,称为前颤动线,在中线两侧呈前突的弓形,位于硬腭与软腭腱膜结合处(图6-2-3)。利用此区域黏膜的弹性,上颌全口义齿腭侧基托边缘组织面在此处形成后堤(post dam)与黏膜紧密贴合,起到后缘封闭的作用。后堤区可分为三种类型(图6-2-4):第一类,腭穹窿较高,软腭向下弯曲明显,后堤区较窄,不利于固位;第三类,腭穹窿较平坦,后堤区较宽,有利于义齿固位;第二类,腭部形态介于第一和第

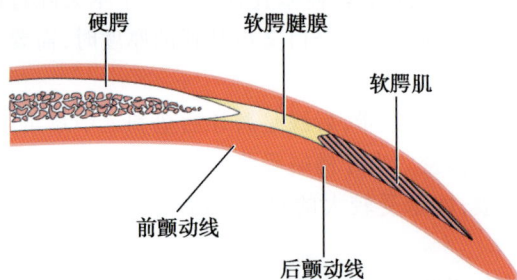

图 6-2-3　前、后颤动线

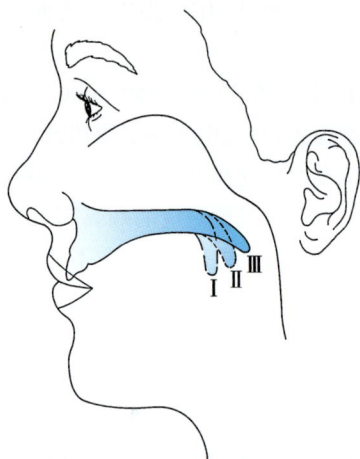

图 6-2-4　腭部形态与后堤区的关系
Ⅰ.第一类　Ⅱ.第二类　Ⅲ.第三类

三之间,亦有利于义齿固位。

6. **腭穹窿(palatal vault)**　呈拱形,由硬腭和软腭组成,硬腭在前部。在硬腭前 1/3 覆盖着高度角化的复层鳞状上皮,其下有紧密的黏膜下层附着,可以承受咀嚼压力。硬腭后 2/3 含有较多的脂肪和腺体,腭中缝区为上颌隆突。腭穹窿的形态可分为高拱形、中等形及平坦形三种。

7. **翼上颌切迹(pterygomaxillary,hamular notch)**　在上颌结节之后,为蝶骨翼突与上颌结节后缘之间的骨间隙。表面有黏膜覆盖,形成软组织凹陷,为上颌全口义齿两侧后缘的界限。翼上颌切迹也是上颌后部口腔前庭与口腔本部的交界处。

8. **翼下颌韧带(pterygomandibular ligament,raphe)**　为一咽颊筋膜束,上端附着于蝶骨翼突(翼上颌切迹内侧),下缘附着于磨牙后垫上缘(下颌舌骨嵴远端),内侧连接咽上缩肌,外侧连接颊肌。大张口时韧带拉紧、膨起。

9. **舌系带(lingual frenum)**　位于口底的中线部,是连接口底与舌腹的黏膜皱襞,呈扇形,动度较大。全口义齿舌侧基托在此部位应形成切迹,以免影响舌的活动。

10. **舌下腺(sublingual glands)**　位于舌系带的两侧,左右各一,在下颌骨舌面的舌下腺凹内。舌下腺区可随下颌舌骨肌的运动上升或下降。故与此区相应的义齿舌侧基托边缘不应过长,否则舌运动时易将下颌全口义齿推起。而舌下腺区域软组织对义齿舌侧前部基托的包裹,有助于义齿的固位和稳定。

11. **下颌隆突(torus mandibularis)**　位于下颌牙槽嵴两侧前磨牙区舌侧的骨性隆起。个体差异显著,隆起程度不同,形状、大小也不等。表面覆盖黏膜较薄。义齿基托组织面相应处应适当缓冲。过分突出的下颌隆突,其下方形成显著的倒凹,妨碍义齿基托伸展,需在修复前手术切除。

12. **下颌舌骨嵴(mylohyoid ridge)**　位于下颌骨后部的舌面,从第三磨牙舌侧斜向前下至前磨牙区,由宽变窄的骨嵴。表面的黏膜较薄,覆盖此区的义齿基托组织面应适当缓冲,以免产生压痛。

13. **下颌舌骨后窝(retromylohyoid fossa)**　位于下颌舌骨嵴后下方的凹陷区域,又称下颌舌骨后间隙(retromylohyoid space)。其后外侧为咽上缩肌和翼内肌,后内侧为腭舌骨肌和舌的侧面,下方为下颌舌骨肌的后缘、咽上缩肌及下颌下腺。下颌义齿舌侧后部基托应向下越过下颌舌骨嵴,向外侧弯曲,伸展至下颌舌骨后窝。进入下颌舌骨后窝的基托部分可抵抗义齿向前、向上脱位。下颌舌骨后窝的深度因人而异,越深者下颌义齿的固位效果越好。为使义齿顺利就位,应从后上向前下方向戴入。

14. **磨牙后垫(retromolar pad)**　位于下颌牙槽嵴远端的黏膜软垫,呈卵圆形,由疏松结缔组织构成,含有黏液腺。下颌全口义齿后缘应盖过磨牙后垫 1/2～2/3,以利于义齿的边缘封闭,同时要避免压迫。磨牙后垫位置稳定,是排列人工牙时确定后牙殆平面和颊舌向位置的参考标志(图6-2-5)。

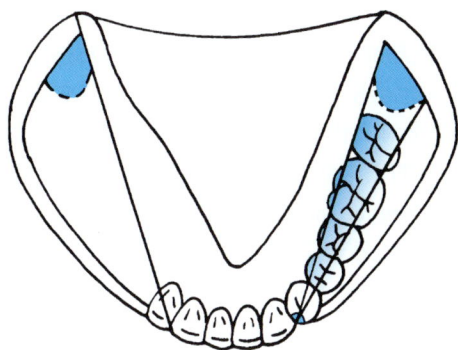

图 6-2-5　磨牙后垫作为排列人工牙的标志

二、无牙颌组织结构的特点与全口义齿修复的关系

无牙颌各部分的组织结构是不同的,在全口义齿修复时所起作用不同。要充分利用各部位的解剖生理特点,保证全口义齿获得足够的固位、稳定和支持,恢复功能,同时尽可能保护剩余组织的健康。

(一) 无牙颌的功能分区

根据无牙颌的组织结构特点和全口义齿修复的关系,无牙颌可分成四个区域,即主承托区、副承托区、边缘封闭区和缓冲区(图 6-2-6)。

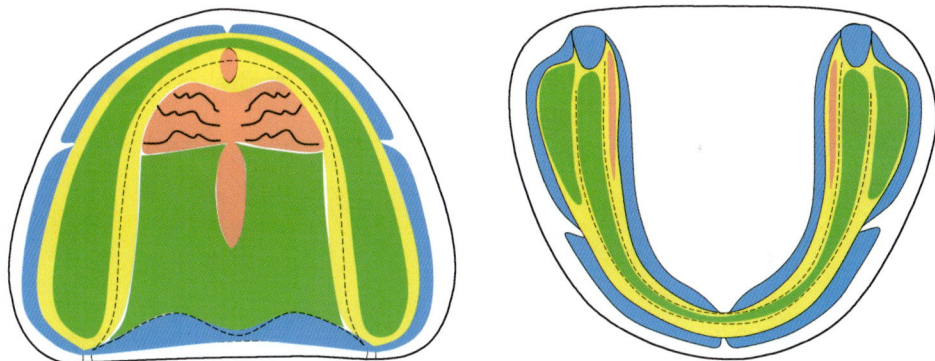

图 6-2-6　上下无牙颌的功能分区
绿色:主承托区　黄色:副承托区　红色:缓冲区　蓝色:边缘封闭区

1. **主承托区(primary stress-bearing area)**　指垂直于𬌗力方向的区域。包括牙槽嵴顶、腭穹窿的水平区、颊棚区等。此区的骨组织上覆盖的是咀嚼黏膜,有高度角化的复层鳞状上皮,其下有致密的黏膜下层所附着,能承担咀嚼压力,抵抗义齿基托的碰撞而不致造成组织的创伤。因此,全口义齿人工牙(尤其是后牙)应尽量不要偏离牙槽嵴顶,使咬合力垂直向作用于牙槽嵴顶主承托区。当牙槽嵴过度吸收成刃状或低平时,应减轻咬合力,并充分利用颊棚区和腭穹窿水平部分,增强组织的支持作用。

2. **副承托区(secondary stress-bearing area)**　指与𬌗力方向成角度的区域。包括上下颌牙槽嵴的唇、颊和舌腭侧斜面(不包括硬区),与主承托区之间无明显界限。此区骨面有黏膜、黏膜下层、脂肪和腺体组织,下颌还有肌附着点和疏松的黏膜下组织。副承托区支持力较差,而且此区域与垂直向咬合力成一定角度,组织承受的压力不是垂直于黏膜表面,因此不能承受较大的压力。义齿基托与副承托区黏膜也应紧密贴合,只能协助主承托区承担部分咀嚼压力。副承托区受力过大时,如人工牙排列位置偏离牙槽嵴顶,容易导致黏膜压痛和牙槽骨吸收。

3. **边缘封闭区(border seal area)**　是义齿边缘接触的软组织部分,如黏膜皱襞、系带附着部和下颌磨牙后垫。此区有大量疏松结缔组织,不能承受咀嚼压力。但是这些组织可以紧密地与义齿边缘贴合和包裹,防止空气进入基托与组织之间,产生良好的边缘封闭作用,从而形成负压和二者之间的吸附力,保证义齿固位。上颌软硬腭交界处不能形成软组织对义齿基托边缘的包裹,但可借组织的可让性,制作基托后堤,对组织稍加压力,形成完整的边缘封闭。

4. **缓冲区(relief area)**　指需要缓冲咀嚼压力的区域。包括上颌隆突、颧突、上颌结节的颊侧、切牙乳突、下颌隆突、下颌舌骨嵴以及牙槽嵴上的骨尖、骨棱等部位。该部位上面覆盖很薄的黏膜,不能承受咀嚼压力。义齿修复时应在相应部位做缓冲处理,以减轻局部义齿基托对黏膜组织的压力,以免戴义齿后组织受压疼痛。

（二）义齿间隙和义齿结构

1. **义齿间隙（denture space）**　是在无牙颌患者牙列缺失和牙槽嵴吸收后形成的间隙,是容纳全口义齿的潜在空间(图6-2-7)。义齿间隙的大小在同一个体也会随缺牙时间的长短不同而变化。通过调整人工牙排列位置,调整义齿基托厚度和伸展范围,使全口义齿充满在这个间隙,恢复义齿缺失和组织缺损造成的面容改变,同时又不妨碍唇、颊、舌侧肌肉的正常活动。义齿应位于唇颊肌肉的舌向作用力与舌肌的唇颊向作用力相平衡的区域,即中性区(neutral zone)(图6-2-8)。过于偏向唇颊侧,或过于偏向舌腭侧,会因为唇颊向和舌向肌肉力量的不平衡,导致义齿的不稳定,影响义齿的功能恢复和支持组织的健康。人工牙排列近牙槽嵴顶时通常即处于水平力量平衡的中性区内。也可采用特殊印模方法,确定中性区的准确位置来指导排牙,并可确定义齿基托的磨光面形态。

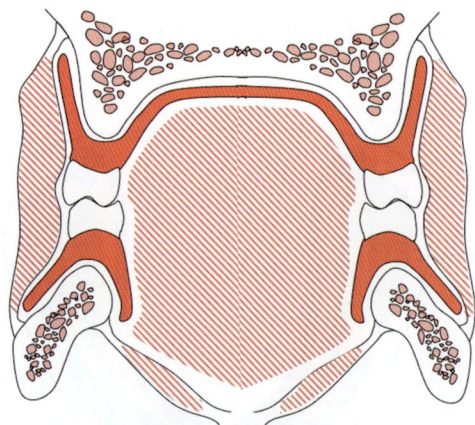

图6-2-7　义齿间隙

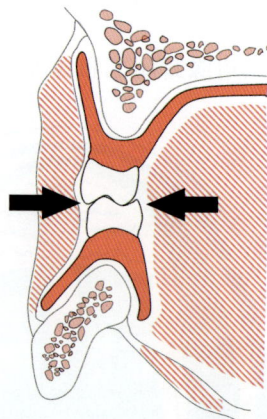

图6-2-8　人工牙位于唇颊肌与舌肌力量相平衡的中性区

2. **全口义齿的结构**　全口义齿由人工牙和基托两部分组成。人工牙附着在基托上,用于恢复缺失牙的形态和咬合。基托吸附在支持组织之上,使义齿获得固位和稳定,并将人工牙咬合产生的咬合力传导至支持组织,同时还有恢复缺损牙槽嵴组织形态的作用。

全口义齿有三个表面,对义齿的固位、稳定和舒适有很大的影响(图6-2-9)。

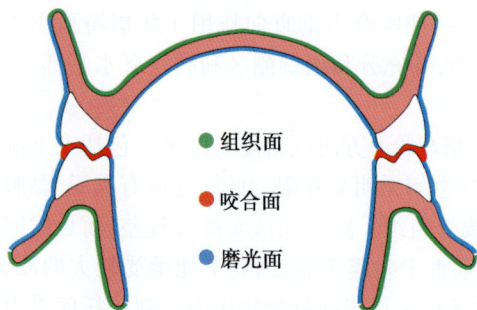

- 组织面
- 咬合面
- 磨光面

图6-2-9　全口义齿的三个面

（1）组织面(tissue surface)：是义齿基托与义齿承托区黏膜组织接触的面,必须与黏膜组织密合,与黏膜之间产生吸附力和边缘封闭,使全口义齿在口腔中获得固位,并传导咬合力,获得组织支持,而在缓冲区应避免压迫。

（2）咬合面(occlusion surface)：是上下颌牙咬合接触的面。咬合时,咀嚼肌所产生的咬合力通过人工牙咬合面传递到基托组织面所接触的支持组织。为使支持组织受力均匀分散,同时使义齿保持稳定,减少有害的水平向作用力,上下颌人工牙应接触均匀、咬合平衡。

（3）磨光面(polish surface)：是指义齿与唇、颊和舌接触的部分。磨光面形态、基托边缘厚度和人工牙的颊舌位置正常时,唇颊和舌侧组织有帮助义齿稳定和抵抗脱位的作用。过突的磨光面外形,在周围组织功能活动时容易产生脱位力。义齿磨光面是使义齿保持稳定的表面,唇颊向和舌腭向的肌肉作用力都会作用在磨光面上,唇颊舌肌力量处于平衡状态(见图6-2-8)。

第三节　全口义齿的固位和稳定

要获得良好的修复效果,全口义齿必须要有良好的固位和稳定。固位(retention)是指义齿抵抗从口内脱位的能力。固位差的全口义齿,患者张口时即容易脱位。稳定(stability)是指义齿对抗水平和转动的力量,防止义齿水平移动或翘动。义齿不稳定者,在说话和吃饭时义齿会松动,不仅容易脱位,还会对牙槽嵴产生创伤性力量。

一、全口义齿的固位原理

全口义齿能附着在上下颌牙槽嵴上是由于存在吸附力、表面张力和大气压力等物理作用。

1. 吸附力(adsorption)　是物体分子之间相互的吸引力,包括附着力(adhesion)和内聚力(cohesion)。附着力是指两种分子之间的吸引力。内聚力是指同种分子之间的相互吸引力。全口义齿的基托组织面和黏膜紧密贴合,其间有一薄层的唾液。基托组织面与唾液之间,唾液与黏膜之间产生附着力,唾液本身分子之间产生内聚力(黏着力),而使全口义齿获得固位。

吸附力的大小与基托和黏膜之间的接触面积和密合程度有关。接触面积越大、越密合,其吸附力也就越大。吸附力的大小和唾液的质和量有关。唾液黏稠、流动性小,附着力和内聚力大,可增强义齿的固位。相反,唾液黏稠度低、流动性大,则可减低固位作用。但如果唾液过于黏稠时,唾液不易压缩成一薄膜反而也不好。唾液分泌量少,患者口腔干燥时,基托组织面与黏膜之间不能形成完整的唾液膜,吸附力过小,义齿固位困难。

2. 表面张力　要使全口义齿脱位,必须将基托和黏膜之间的唾液分成两层,使空气进入基托和黏膜之间。为防止空气进入基托与黏膜表面之间,要靠唾液内部分子之间的相互吸引力,使外层分子受到内部分子的吸引力,产生向液体内部的趋势,表面形成半月形液面,产生表面张力。当两个物体表面之间的间隙愈小,所形成的半月形液体表面愈完全,表面张力也就越大。当物体表面的间隙变宽,半月形液体表面被牵引,当表面张力不能维持两个表面接触或半月形液体表面破裂时,空气就会进入到基托的组织面和黏膜之间。Stefan(1874年)用以下公式表达分开两个中间夹有液体膜的圆形盘所需要的力:

$$f = \frac{2\pi r^2 c}{4h^2 t} + \frac{2\gamma}{h}$$

其中,f:力;r:盘子的半径;h:作用时间;t:两盘间距离;γ:表面张力;c:黏度。

这样,两圆盘之间的固位力与盘的面积、液体黏度和液体膜的表面张力成正比,与盘间距离的平方成反比。同理,全口义齿的固位力中吸附力和表面张力的发挥与义齿基托的覆盖面积、基托与黏膜的密合程度及唾液的黏稠度有直接关系。

3. 大气压力　根据物理学原理,当两个物体之间产生负压,而周围空气不能进入时,外界的大气压力将两个物体紧压在一起,只有在使用一定的力量破坏了负压之后,才能将两个物体分开。同理,当全口义齿受到脱位力时,基托边缘与周围的软组织始终保持紧密的接触,形成良好的边缘封闭,使空气不能进入基托与黏膜之间,就会在基托和黏膜之间形成负压。在大气压力作用下,基托和黏膜组织密贴而不脱位。良好的边缘封闭是义齿获得大气压力固位的前提。任何使全口义齿脱位的力,都首先要破坏边缘封闭,使空气进入基托与黏膜之间,才能使义齿脱位。

二、影响全口义齿固位的有关因素

(一)颌骨的解剖形态

1. 颌骨解剖形态影响基托面积　根据固位原理,吸附力、大气压力等固位作用的大小与基托面积大小成正比。颌弓宽大,牙槽嵴高而宽,腭穹窿高而深,系带附着距离牙槽嵴顶较远,则基托面积大,固位作用好。反之,颌弓窄小,牙槽嵴低窄,腭穹窿平坦,系带附着距离牙槽嵴顶近,则义齿基托面积小,固位作用差。Atwood和Cawood,将无牙颌剩余牙槽嵴分为四类:高圆形牙槽嵴——剩余牙槽嵴高度和宽度足够;低圆形牙槽嵴——剩余牙槽嵴高度和宽度均中度吸收;刃状牙槽嵴——剩余牙槽嵴高度中重度吸收而宽度重度吸收;低平状或凹形牙槽嵴——剩余牙槽嵴高度和宽度均重度吸收达基骨及基骨以下。严重的剩余牙槽嵴骨吸收(residual ridge resorption,RRR),使全口义齿修复难度增加。

2. 口腔黏膜的性质与义齿固位　如黏膜的厚度适宜,有一定的弹性和韧性,则基托组织面与黏膜易于密合,边缘也易于获得良好封闭,有利于义齿固位。如黏膜过薄没有弹性,且易活动,则基托组织面不易贴合,边缘封闭差,义齿固位不佳,并容易产生压痛。覆盖在硬腭和牙槽嵴顶的咀嚼黏膜,有利于对义齿的支持。随着牙槽嵴吸收,咀嚼黏膜减少,转化为易活动的被覆黏膜,不利于义齿的固位。近前庭沟和口底的被覆黏膜,含有疏松的黏膜下层组织,容易包裹义齿边缘,获得良好的边缘封闭,而有利于义齿的固位。

（二）基托的边缘伸展

基托边缘伸展范围、厚薄和形状,对于义齿的固位非常重要。在不妨碍周围组织正常活动的情况下,基托边缘应尽量伸展,以获得尽量大的基托面积,并获得良好的封闭作用,以增强义齿的固位。基托边缘伸展不足者,即不能获得足够吸附面积和吸附力,也不能获得良好的边缘封闭。基托边缘过度伸展者,虽然可获得大的基托吸附面积和吸附力,但由于妨碍周围组织功能活动,破坏边缘封闭,脱位力增大,也会造成边缘处黏膜损伤。

下颌义齿舌侧基托后部应伸展至下颌舌骨后窝。认为下颌舌骨后窝是倒凹,基托不能进入的观点是错误的。适当改变下颌总义齿就位方向(从后上向前下),义齿即可顺利就位。充分的印模功能整塑可保证进入下颌舌骨后窝的义齿基托不会妨碍口底和舌的功能活动,可有效提高下颌义齿的固位,抵抗向前、上的脱位力。

（三）唾液的质和量

唾液的黏稠度高,流动性小,可加强义齿的固位。唾液的黏稠度低、流动性大,则减低义齿的固位。唾液分泌量也不宜过多或过少。唾液分泌过多时,不易获得良好的吸附力和表面张力。帕金森病患者,由于共济失调,吞咽动作缓慢,往往口底积存大量唾液,影响下颌全口义齿固位。口干症者,唾液分泌量极少,义齿固位也有困难。

三、影响全口义齿稳定的有关因素

任何加在义齿磨光面和咬合面上的不利因素,均会使义齿受到水平或侧向力,发生移位或翘动,从而破坏边缘封闭使义齿脱位。理想的义齿稳定要求周围组织提供抵抗水平脱位的力量。

（一）牙槽嵴的高度

牙槽嵴的丰满度不仅影响全口义齿的固位,也影响义齿的稳定。丰满、有一定高度的牙槽嵴能够有效抵抗义齿受到的水平向作用力,使义齿保持稳定。牙槽嵴越低平,抵抗水平向作用的能力越差,义齿越容易翘动或水平向移动。牙槽嵴吸收严重的患者,全口义齿的固位、稳定和支持均差,修复效果不佳。需控制和改善其他影响固位和稳定的因素,尽可能改善修复效果。

（二）咬合关系

全口义齿应在正中关系位建立人工牙的正中咬合,使上下颌的位置关系稳定、可重复,上下颌牙均匀广泛的接触。人工牙的排列应形成合适的补偿曲线和横𬌗曲线。上下颌做正中咬合时,𬌗面应均匀广泛地接触,前伸、侧方运动时应达到𬌗平衡。正中咬合无早接触,前伸、侧方运动无𬌗干扰。颌位关系错误或不稳定,咬合接触不平衡,都会增加义齿受到的水平向作用力,导致义齿不稳定。全口义齿的𬌗平面应大致平行于牙槽嵴,𬌗平面如果存在前后或左右偏斜时,容易增加义齿的水平向作用力,导致义齿发生移位(图 6-3-1)。

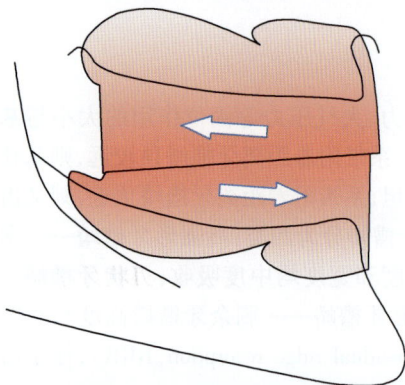

图 6-3-1　𬌗平面对义齿稳定的影响

（三）人工牙的排列位置

人工牙的排列位置应位于牙槽嵴顶,使牙槽嵴受到垂直向作用力。还要注意平分颌间距离,位于唇颊和舌向肌肉力量平衡的中性区。人工牙距离牙槽嵴顶越远,垂直向和水平向的作用力会使义齿以牙槽嵴顶为支点,发生翘动和旋转,破坏义齿的稳定。

舌体肥大者,人工后牙要稍偏颊侧,以免增大颊向作用力。上下颌弓宽度不协调时应采用舌向集中𬌗、平面𬌗型,或排反𬌗,以免人工牙位置过多偏离牙槽嵴顶。

（四）基托磨光面形态

咀嚼、说话、吞咽等动作时,唇、颊、舌肌及口底组织

学习笔记

都参与活动。各肌肉收缩的力量大小和方向多不相同。为争取获得有利于义齿稳定的肌力和尽量减少不利的力量,义齿基托磨光面呈适度的凹面,唇、颊、舌肌作用在基托上时能对义齿形成挟持力,使义齿更加稳定。如果磨光面过凸,唇、颊、舌肌运动时,将对义齿造成脱位力,影响义齿固位。

四、全口义齿固位与稳定的关系

全口义齿的固位和稳定相互依存。固位是稳定的前提,没有固位,稳定就无从谈起。功能时不稳定的义齿也无法保持固位。固位和稳定作用在临床上常常难以区分,两者缺一不可。一些有利的解剖结构也同时发挥着固位与稳定的双重作用,如牙槽嵴高而宽大、腭盖高拱,不仅能因为吸附面积大而固位力大,而且也能更好地抵抗侧向力,发挥稳定义齿的作用。

分析与理解固位与稳定的不同作用,可以帮助我们通过良好的义齿设计与制作,加强与弥补某一方面的欠缺。如固位力强可以弥补稳定的不足,而牙槽嵴萎缩等解剖因素造成的固位和稳定不佳,又可通过改进磨光面、咬合面形态而弥补。良好的固位和稳定是全口义齿修复成功的基本要素。

第四节 全口义齿修复前的准备

一、与患者的交流

与患者面对面的采集病史,有助于医师了解患者的个性特点和社会经济情况,这是治疗之前必不可少的。全口义齿修复的成功在很大程度上有赖于患者的合作。患者应被看作是参与者,而不仅仅是治疗对象。通过了解患者情况,分析为患者制作全口义齿的有利和不利条件,确定修复设计,将义齿修复后可能发生的问题向患者说明,使患者思想上有正确的认识,便于积极配合。通过交流与沟通,也便于建立良好的医患关系。一般在与患者交流时应主要了解以下情况:

1. **主观要求** 患者希望义齿所能达到的效果,患者对义齿修复的过程、价格、效果的理解程度。

2. **既往口腔科治疗情况** 缺牙原因、缺牙时间的长短、是否修复过,既往义齿修复经历,使用效果及存在问题。

3. **年龄和全身健康情况** 患者的年龄愈大,骨的愈合就愈慢,组织愈敏感,牙槽骨萎缩愈多,耐受力差,不易适应新的情况,调节能力也差。

老年患者常患有慢性系统性疾病,可能影响全口义齿修复效果。有糖尿病的无牙颌患者,常因牙周病导致缺牙,牙槽嵴吸收严重,且可能有唾液分泌减少而导致口干。

舍格伦综合征、系统性红斑狼疮、风湿性关节炎、结缔组织病等自身免疫性疾病,头颈部放射治疗后,会导致唾液腺的萎缩和口干。某些治疗全身性疾病的药物也会使唾液分泌减少。口干患者的全口义齿固位差,且容易导致软组织损伤和疼痛。

更年期的患者,由于内分泌失调,易发生骨质疏松,牙槽嵴吸收速度快,易出现口干、黏膜烧灼感和疼痛,情绪波动较大,耐受力和适应能力较差。

脑血管病后遗症患者,无自主活动能力,也无维持口腔卫生能力,需有家属协助处理的保证。

4. **性格和精神心理情况** 临床观察及全口义齿满意度与心理因素的关系研究结果表明,积极乐观、富有耐心、持之以恒的人对全口义齿能主动适应,对全口义齿易于满意。而性格急躁、世故性高、敏感的人,则多易于将不适归咎于义齿本身的问题,对克服困难态度消极,对全口义齿满意度低。了解患者的性格和精神心理情况,医师可有足够的心理准备,有助于正确引导患者,提高全口义齿的满意度。

二、口腔检查

牙列缺失后,咀嚼等功能障碍,并引起颌面部、口腔发生一系列的形态和功能变化。其改变的程度与患者的年龄、全身健康状况、缺牙的原因和时间有关。在进行全口义齿修复前,应对患者进行全面、系统的检查,根据每个患者的具体情况,设计符合其个体需要的修复形式。

（一）颌面部

患者的颌面部左右是否对称,唇的丰满度、上唇的长短、面部比例是否协调。正、侧面面型特征。有无习惯性下颌前伸,下颌运动有无异常。颞下颌关节有无疼痛、弹响等症状。

（二）牙槽嵴

检查牙槽嵴的丰满度和平整度,拔牙创是否完全愈合,有无尖锐的骨尖,倒凹过大的骨突,有无残留的牙根等。一般在拔牙后 3 个月,牙槽嵴形态基本稳定,可开始义齿修复。从临床现象观察,高而宽的牙槽嵴对义齿的固位、稳定和支持作用好。低平或刃状的牙槽嵴,对义齿的支持和固位作用差,易出现黏膜压痛,故在选牙时应选择颊舌径窄的、牙尖斜度小的人工牙,或采用改良𬌗型,以减小牙槽嵴的负荷。

（三）颌弓的形状和大小

无牙颌弓可分为方圆形、卵圆形和尖圆形三种形状,常与正面面型一致。检查时,应注意上下颌弓的形状和大小是否协调,上下颌吸收情况是否一致。如上下颌弓形状和大小相差较多时,会给排列人工牙造成困难。

（四）上下颌弓的位置关系

1. 水平关系　指上、下颌颌弓的前后左右关系,可分为以下三种情况（图6-4-1）:

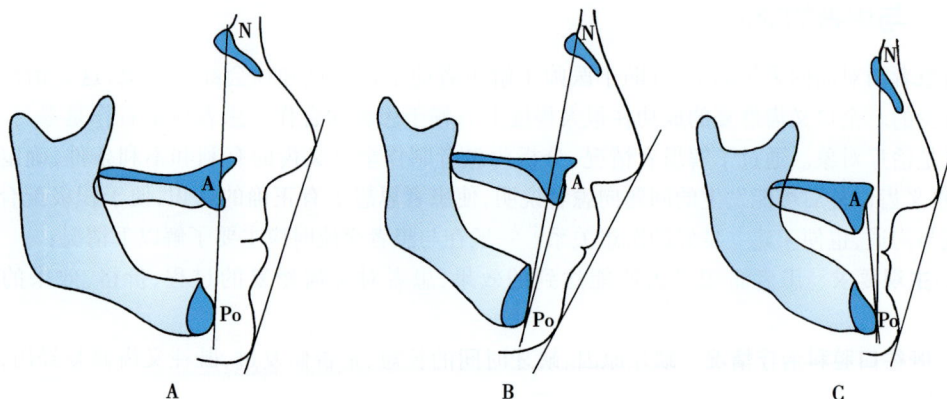

图 6-4-1　上、下颌颌弓的位置关系
A.上下颌弓关系正常　B.上颌前突　C.下颌前突

（1）Ⅰ类颌关系:上下颌弓前部唇舌向突度基本一致,或上颌弓位于下颌弓的稍前方。上、下颌牙槽嵴顶位置基本相对,上下颌弓形状和大小大致相同。

（2）Ⅱ类(远中)颌关系:上颌前突或下颌后缩。上颌弓大,下颌弓小。上颌弓位于下颌弓的前方和侧方。

（3）Ⅲ类(近中)颌关系:下颌前突或上颌后缩。上颌弓小,下颌弓大。下颌弓位于上颌弓的前方和侧方。

Ⅰ类颌关系有利于人工牙的排列,而Ⅱ类和Ⅲ类颌关系不利于人工牙的排列。

2. 垂直关系　指上、下颌牙槽嵴顶之间的距离,即颌间距离(interarch distance)。与牙的长度和拔牙后牙槽嵴吸收的程度有关。

（1）颌间距离大者,多数是由于牙槽嵴严重吸收所致。方便排列人工牙,但因人工牙离牙槽嵴顶较远,容易产生不利的杠杆作用,在咀嚼时宜引起翘动。

（2）颌间距离中等者,牙槽嵴有一定高度和宽度,有利于排列人工牙及义齿的支持、固位和稳定。

（3）颌间距离过小者,上下颌牙槽嵴丰满,虽有利于义齿的支持、固位和稳定,但排牙困难。常需磨除人工牙的盖嵴部,否则无法排入。

（五）系带和肌肉的附着位置

检查上下唇颊舌系带的形状和位置。唇系带是否与面部中线一致。系带和肌肉的附着点距离牙槽嵴顶的距离,是随牙槽嵴吸收的程度而产生相对改变的。牙槽嵴因吸收过多而变低平,则肌肉和系带的附着点距离牙槽嵴顶较近或与之平齐,当肌肉活动时,容易造成义齿脱位。当肌肉的张力过大时,也影响义齿的固位。较丰满的牙槽嵴,肌肉和系带的附着点则相应地离牙槽嵴较远,可扩大义齿基托的伸展,因此义齿固位作用好。

(六) 腭穹窿的形状

腭穹窿的形状与上颌全口义齿的固位和支持作用有很大的关系。腭穹窿的形状详见无牙颌解剖标志。

(七) 舌的大小、位置和运动

检查有无舌体肥大和舌后缩;有无不自主的舌运动;有无舌运动迟缓。舌体肥大使义齿间隙减小,全口义齿修复时要避免过多占用舌活动空间,以免影响义齿的稳定。修复后,舌体需要经过一段时间适应和恢复。在正常情况下,舌的前部边缘约停在下颌前牙的切缘或牙槽嵴顶处,使口底组织与义齿舌侧边缘之间形成良好的边缘封闭。舌的位置不正常,如舌后缩,接触下颌后牙,使下颌义齿不易固位。舌的活动度强,也对义齿固位不利。舌后缩和舌运动迟缓容易造成口底前部大量唾液聚集,影响义齿固位。

(八) 口腔黏膜检查

检查口腔黏膜健康状况,厚度、角化及动度;有无敏感、易痛;有无黏膜充血、红肿、溃疡;有无黏膜增生,如松软牙槽嵴和缝龈瘤。口角有无炎症。

松软牙槽嵴(flabby ridge)最常见于上颌前部牙槽嵴,也可发生在下颌前部牙槽嵴,原因是局部长期受到过大咬合压力的反复不良刺激,牙槽骨大量吸收,有大量的纤维结缔组织增生,黏膜肥厚、松软、可移动,无支持能力。

缝龈瘤(epulis fissuratum)是黏膜对慢性机械性刺激的炎症反应所导致的纤维结缔组织良性增生性病变,也称为炎性纤维增生。主要原因是过度伸展或不密合的义齿基托边缘,对黏膜的摩擦刺激。缝龈瘤没有明显的症状,松软的增生组织在前庭沟内形成多余的黏膜褶皱。褶皱底部与义齿基托边缘对应,局部可有红肿或溃疡。上下颌均可发生,常见于前部牙槽嵴的唇颊侧前庭沟,或者舌侧黏膜反折处。病变的大小与刺激部位的范围和刺激时间的长短相关。缝龈瘤很容易诊断,与恶性病变容易区别。

(九) 唾液分泌情况

检查唾液分泌质和量是否正常。唾液分泌过少者的口腔黏膜干燥、潮红,唾液黏稠,有粘口镜的现象。

(十) 对旧义齿的检查

检查旧义齿的固位、稳定,义齿基托与组织密合情况,基托边缘伸展情况,垂直距离和正中关系是否正确,人工牙的𬌗型、排列位置、材料和磨耗程度,义齿损坏情况和材料老化程度等。检查分析旧义齿的缺点,待重新修复时尽可能给予改正。

(十一) X线片检查

必要时可增加 X 线片检查。如拔牙创长时间未愈合,怀疑残留牙根。下颌运动异常,需检查颞下颌关节等。

根据检查情况,结合患者对义齿修复的要求,需与患者进一步沟通,确定修复前准备治疗和义齿修复治疗的方案,做到知情同意。

三、修复前的外科处理

对于尖锐的骨尖、明显的骨突形成过大的组织倒凹,增生的软组织,松软的牙槽嵴等,均应进行外科修整。外科手术时需根据拔牙的时间,剩余牙槽骨的质和量,患者的年龄,全身健康状况,义齿的就位和固位情况进行考虑。牙槽骨的外科修整要慎重考虑,但又不能被忽视。要考虑到外科修整可给患者带来创伤和痛苦,手术去除了部分牙槽骨,加之骨质的继续吸收,会导致义齿承托区面积减小。

(一) 去除尖锐的骨尖、骨突和骨嵴

牙槽嵴上尖锐的骨尖、骨突,或形成较大的倒凹,可采用牙槽骨修整术。手术时应尽量保存骨

皮质,手术必须基于对义齿的稳定、固位和功能有所帮助,义齿戴用后舒适和保存骨组织为原则。

（二）修整上颌结节

上颌结节颊侧有骨突,形成明显的组织倒凹,会影响上颌义齿的就位和基托伸展。两侧上颌结节颊侧倒凹均较明显时,如果选择倒凹较大的一侧做外科修整,然后通过改变就位方向,能够解决两侧上颌结节颊侧的基托伸展和义齿就位问题,则不需要两侧都做手术。如果只做一侧不能解决问题,则需要双侧做手术。上颌结节下垂者,后部颌间距离可能过小,义齿修复空间不足,需手术去除部分下垂的上颌结节,获得适当的颌间距离。

（三）修整下颌隆突

下颌隆突过大,其下面形成较大倒凹,不能用缓冲基托组织面的方法解决者,在修复前应做外科修整。下颌舌骨嵴过于锐利,倒凹大且有明显触痛时,也应做外科修整。

（四）唇、颊沟加深

若唇颊沟过浅,影响义齿基托边缘伸展,义齿常因唇颊肌活动而造成脱位,可做唇颊沟加深术,相对地加高牙槽嵴,以增加义齿固位。

（五）唇、颊系带成形

当牙槽嵴吸收低平者,系带附着点接近牙槽嵴顶,甚至与牙槽嵴顶平齐,空气易自基托 V 形切迹处进入基托和组织之间,破坏了边缘封闭而造成义齿脱位,并常使此处的基托过窄而易折断,最好在修复之前做系带成形术。

（六）增生的黏膜组织切除术

影响义齿修复的大量增生黏膜组织,如缝龈瘤,应手术切除。同时修改刺激黏膜增生的义齿基托边缘和咬合关系,待组织恢复正常后,再重新修复。范围广、移动度大的松软牙槽嵴,影响义齿修复者,也应手术切除。

四、修复前的非外科处理

无牙颌患者常由于旧义齿存在问题,导致软组织的创伤和炎症。常见创伤性溃疡和义齿性口炎。在开始重新修复前,必须使黏膜组织恢复正常,否则影响新义齿修复的效果。让患者停戴旧义齿,直至黏膜恢复正常的做法,会造成患者进食困难和生活不便。更好的做法是检查分析旧义齿存在的问题,尽可能通过调整、修改旧义齿,去除导致组织损伤的问题,改善义齿功能。达到既可以帮助黏膜恢复正常,又不影响旧义齿使用的目的。甚至还可以起到诊断性、适应性治疗的作用。

有黏膜创伤者,可以调磨旧义齿基托相应的组织面或边缘。基托不贴合、固位差者,可进行重衬处理。组织调整剂(tissue conditioner)是一种短期使用的义齿基托组织面软衬材料。其作用是:①改善旧义齿的功能:恢复基托密合性,增强固位;缓冲和分散咬合力,减轻黏膜负担;②帮助黏膜恢复健康状态:促进黏膜炎症的恢复;使状态不佳的黏膜组织得到功能性锻炼。对于因旧义齿导致黏膜受损的无牙颌患者,在义齿修复前准备阶段,用组织调整剂重衬是非常有效的办法,应常规采用。组织调整剂还可以作为全口义齿印模的终印模材使用。

旧义齿垂直距离过低者,可用自凝树脂加高人工牙,恢复适宜的垂直距离。有正中关系异常者,也可用自凝树脂恢复正确的正中关系。既可使因颌位关系异常所致的组织损伤得到恢复,也有助于医师确定正确的颌位关系,帮助患者适应正确的咬合关系,纠正不良咬合习惯。

对于义齿性口炎的治疗详见本章第七节。

五、传统全口义齿与种植全口义齿的选择

在为无牙患者修复前,需帮助患者作出是制作传统全口义齿还是种植全口义齿的选择。

本章所讲述的是传统全口义齿修复(traditional/conventional complete dentures)。在种植义齿问世之前,这是无牙颌修复的唯一方法。近年,种植义齿技术的日趋完善,已成为临床常规应用的成熟方法。无牙颌种植修复逐渐增多,有种植固定全口义齿和种植体覆盖全口义齿两种方式(详见第七章)。种植全口义齿的固位和支持方式完全不同于传统全口义齿,修复效果显著优于传统全口义齿。因此,对需要修复的无牙颌患者应优先给予介绍。

在帮助患者进行选择时,主要考虑以下问题:

1. 患者的要求 由于种植义齿修复费用高,制作过程复杂,戴用义齿后的随访要求也高。因此,需要在患者充分知情的情况下选择种植义齿修复,这是保证患者有良好合作,最终修复效果满意的基本条件。

2. 患者的口腔条件 对下颌牙槽嵴低平、用普通全口义齿难以满足患者对咀嚼食物的要求者,口腔黏膜对义齿基托材料过敏者,应优先推荐选择种植义齿。患者牙槽嵴的骨量和骨密度等条件需符合种植修复的要求。

3. 患者的全身情况 患者的年龄及全身健康状况能否经受种植手术及多次就诊的需要。

(杨亚东)

第五节 全口义齿制作

一、印模及模型

无牙颌患者的上、下颌模型制取是全口义齿制作的基础,印模与模型的准确性会影响全口义齿的质量。全口义齿印模是用可塑性印模材料取得的无牙上、下颌牙槽嵴和周围软硬组织形态的阴模。准确的印模(impression),要反映口腔解剖形态和周围组织生理功能活动范围。模型(model or cast)是灌注模型材料石膏或人造石于印模内形成的物体原型。精确的印模与模型可使全口义齿基托与口腔黏膜高度密合,伸展合适,获得较好的边缘封闭,且不受周围软组织功能运动的影响,从而取得全口义齿良好的固位。

全口义齿的印模应采用二次印模法。二次印模法又称联合印模法(combined impression),由初印模(preliminary or primary impression)、初模型(preliminary cast)和终印模(final impression)、工作模型(master cast)组成。先用海藻酸印模材料制取初印模,用石膏灌注形成初模型,在其上制作适合具体患者的个别托盘(custom impression tray),进行托盘边缘整塑,然后再用终印模材料(流动性好的印模材,如氧化锌丁香油糊剂、硅橡胶等)取得精确度高的终印模,用硬石膏灌注形成工作模型。此种方法虽然流程较多,但操作难度不大,容易掌握,所取的印模与模型比较准确,在临床上应用普遍。

(一)全口义齿印模的分类

1. 根据取印模时对黏膜造成的压力 分为:①解剖式印模(anatomic impression)又称为静态印模(static impression);②功能性印模(functional impression)又称压力印模(pressure impression)。为了使终印模能很好地记录义齿承托区域形态和边缘在功能下的形态,有两种不同的观点和操作技术。解剖式印模是印模在没有软组织形态变化的状况下制取印模,因此取印模时采用流动性好的印模材和有孔托盘,对黏膜压力很小或没有压力。而功能性印模是在软组织受到功能性压力变形状态下的印模,对印模范围内的不同区域采取不同的压力,适当减小缓冲区的压力。故又称为选择性压力印模(selective pressure impression)。

2. 根据取印模时患者张口或闭口 分为开口式印模和闭口式印模。终印模形成时,患者是在半张口情况下取得的,称为开口式印模,是最常用的形式。闭口式印模是先取初印模,灌制模型,在模型上制作暂基托并形成𬌗堤,用𬌗堤记录颌位关系后,或者在人工牙排好后,将氧化锌丁香油印模材料或硅橡胶印模材料涂布于暂基托的组织面,引入口中,轻咬在正中关系位,借咬合力使印模材料均匀分布,不会让压力集中于某区域;让患者做闭口鼓气、噘嘴唇、舌尖舔上腭和左右摆动的动作,以主动方式完成印模边缘的整塑。闭口式印模更符合无牙颌功能状态下的组织形态。

(二)全口义齿印模的要求

1. 精确的组织解剖形态 印模应获得精确的义齿承托部位的组织解剖形态,以保证义齿基托与支持组织密合,有良好的固位力。由于不同患者口腔的各部分组织各有其不同的解剖特点,缺牙时间不一致,且牙槽嵴各部位吸收不均匀而高低不平。在制取印模时,要使用正确的材料和方法,并应注意压力要均匀,否则影响印模的准确性。在有骨突、骨嵴、血管、神经的部位,应缓冲压力。对组织活动性较大的部位,如上颌前部松软牙槽嵴,应避免其受到压力,防止变形。

2. 适度的伸展范围　印模范围的大小,决定全口义齿基托大小,印模边缘适度伸展有利于义齿基托的边缘封闭。在不妨碍黏膜皱襞、系带以及软腭等功能活动的条件下,应充分伸展印模边缘,以便充分扩大基托的接触面积。义齿的固位力与基托的接触面积成正比,即接触面积越大,固位力也越大。此外,无牙颌单位面积上所承受的咀嚼压力与接触面积成反比,即接触面积越大,无牙颌单位面积上所承受的咀嚼压力越小。

无牙颌印模的边缘要与运动时的唇、颊和舌侧黏膜皱襞相贴合,不妨碍唇、颊和舌系带的功能运动。印模边缘应圆钝,有一定的厚度,一般约为 2~3mm。上颌颊侧后部要盖过上颌结节远中到翼上颌切迹,后缘超过腭小凹 4mm。下颌后缘盖过磨牙后垫,舌侧远中边缘越过下颌舌骨嵴,进入下颌舌骨后窝,不应妨碍口底和舌运动。

3. 反映周围组织的功能形态　取印模时,在印模材可塑期内进行肌肉功能整塑,塑造出印模的唇、颊、舌侧边缘。这样所形成的义齿基托边缘与运动时黏膜皱襞和系带相吻合,达到良好边缘封闭。

（三）全口义齿模型的要求

1. 形态清晰准确　与义齿制作有关的解剖标志应清晰准确,上颌的主要解剖标志有:翼上颌切迹、腭小凹、上颌结节、切牙乳头、唇系带、颊系带等,下颌的主要解剖标志有:磨牙后垫、颊侧翼缘区、下颌舌骨嵴、唇系带、舌系带等。边缘形态应清晰显示出肌功能修整后的精细形态和宽度。

2. 具有一定的强度　用人造石灌注模型,模型边缘厚度以 3~5mm 为宜,模型最薄处不能少于10mm。模型后缘应延伸至腭小凹后 4mm,下颌模型后部包括整个磨牙后垫。

（四）印模与模型制取的方法

1. 初印模及初模型　制取初印模、灌制初模型的目的是在此模型上制作个别托盘。要求初模型很好地显示与全口义齿制作有关的解剖标志、边缘形态。以此模型为依据制作的个别托盘伸展适度,有助于进行下一步的边缘整塑和制取终印模。

（1）初印模

1）患者和医师的体位:患者的椅位应保持直立的状态,使下颌牙槽嵴与地面平行。头部足够支撑,使患者感到舒适和放松。制取上颌印模时医师位于患者右后方,制取下颌印模时医师应位于患者右前方。

2）无牙颌托盘的选择:制取初印模可选择成品无牙颌托盘。在口内试戴托盘,检查托盘是否合适,是否有足够的伸展。通常托盘应比牙槽嵴宽 2~3mm,周围边缘高度应离开黏膜皱襞约 2mm。选择下颌托盘时,托盘后缘必须要盖过磨牙后垫。在延伸不足的地方用蜡重新塑形边缘,通常远中舌侧的区域需要延伸边缘;过度延伸的托盘边缘可通过磨改修短边缘。选择上颌托盘时,嘱咐患者发"啊"音,观察颤动线的位置,用记号笔沿着颤动线连接两侧翼上颌切迹,这是义齿后部延伸的边界。无牙颌托盘,后部可以延伸至颤动线后 2mm。

3）制取下颌初印模:取模时站在患者的右前方,使用右手拇指、示指和中指拿稳托盘,用左手示指或者口镜牵拉左侧的口角和邻近的嘴唇,从牵拉开的左侧口角处旋转托盘放入口内。用左手或者口镜牵拉开下唇,确保下颌托盘放置在正中的位置,覆盖牙槽嵴。轻轻下压托盘,嘱患者抬舌,在前部托盘就位时将舌轻触前部托盘顶部,然后就位后部托盘。使用口镜或者示指将颊侧软组织牵拉出,以防在颊棚区和托盘之间形成肥厚的软组织垫。让患者像平常一样进行闭口运动,越自然越好。医师在脸颊部(托盘边缘稍高的位置)和唇部做肌功能修整。然后用双手示指压住托盘前磨牙位置,大拇指放在下颌骨下缘。印模凝固的整个过程都需要用手扶住并且保持稳定。藻酸盐印模材料完全凝固后,用手指轻轻撬动边缘,小心地将印模取下。

4）制取上颌初印模:站在患者的右后方,左手绕过患者头部,用拇指、示指和中指或者口镜牵拉上唇和左侧口角。用椅位的头枕部支撑患者头部,防止过度向后仰。用右手拇指、示指和中指抓紧托盘旋转就位,托盘后缘、翼上颌切迹的位置先就位,然后就位托盘前部。牵开嘴唇,让藻酸盐印模材料流入唇侧前庭沟,防止产生气泡。托盘的手柄应该和鼻子在一条直线上。牵开左侧颊部,确认藻酸盐印模材料包裹了全部托盘边缘,同样的方式检查右侧。嘱咐患者在不接触下颌牙槽嵴的情况下尽可能的做闭口运动。医师应在唇部、颊部区域的托盘边缘下方做肌功能修整,让患者轻轻左右移动下颌。检查藻酸盐印模材凝固后,用手指从前牙区到颊侧轻轻撬动托盘边缘,平稳地取出印模。

5）检查印模:检查印模的完整性,有没有压力过大的点和边缘不完整处。如果可以在印模组织面看到托盘,说明用了过大的压力。印模没有取到的地方通常是托盘边缘过短,用蜡片局部延伸后再重新制取;或是空气没有有效排出,这需要在舌侧、颊部、唇部和牙槽嵴的地方先用手指抹部分藻酸盐,然后再将托盘放入口内。

（2）初模型

1）初印模的处理:用流动水冲洗掉印模上的唾液和黏蛋白,喷涂杀菌剂。用锋利的小刀小心修整多余的印模材料,注意保护边缘部分。用湿毛巾包裹后放到塑料袋内,送到模型灌注室。

2）模型灌注:模型灌注前用清水冲洗,然后用气枪轻轻吹去印模上的水珠,调拌石膏,印模托盘置于振荡器上将石膏缓缓倒入印模中,注入的石膏要稍微多一些,等待石膏初步结固。把充满石膏的印模反转、放入已经堆好的石膏底座上并且轻轻摇动,排除气泡。确保印模的底面与工作台面平行,使石膏在翻置的托盘周围形成宽约3mm的包绕,这样能给边缘部的模型提供足够的保护。特别需要注意的是下颌印模的后部、磨牙后垫的位置应该有足够的石膏支持,印模舌侧的区域应该平坦,石膏不能包裹托盘以防其不易分离。

当石膏初步结固后,用湿毛巾包裹或者将模型放入蒸汽饱和室内,防止藻酸盐干燥。在石膏固化放热反应产生的热度消散后,再静置45分钟。确保石膏完全结固,再分离印模。

3）初模型修整:用模型修整器修整模型,模型边缘有宽度为3mm的石膏围堤,前庭沟、口底黏膜反折的深度均为2mm。模型组织面修整包括填倒凹和缓冲处理。用基托蜡或填倒凹蜡填去初模型唇、颊、舌侧的倒凹区。以下区域需要衬垫一层薄蜡进行局部缓冲,以便在制取终印模时减少组织的移位变形,包括:下颌磨牙后垫;上颌切牙唇侧和腭皱的区域;移动性较大的软组织部位;尖锐的、突出的骨性部位,例如狭窄牙槽嵴顶、突出的下颌舌骨嵴或颊侧的骨性突起。

4）模型划线:在模型上先画出基托最大伸展边缘线,然后再画出个别托盘的范围,通常比基托最大伸展范围缩小2~3mm,但上颌后缘需向后延长2~3mm（图6-5-1,图6-5-2）。

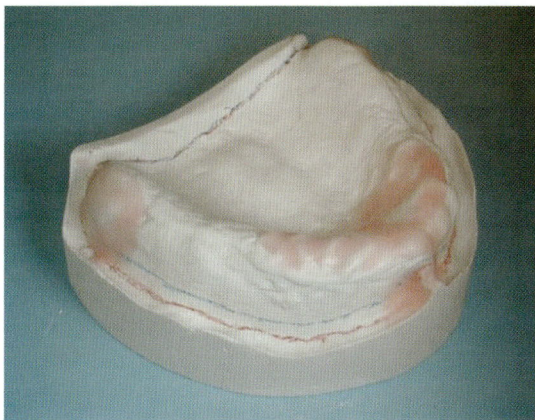

图6-5-1　上颌初模型及画线　　　图6-5-2　下颌初模型及画线

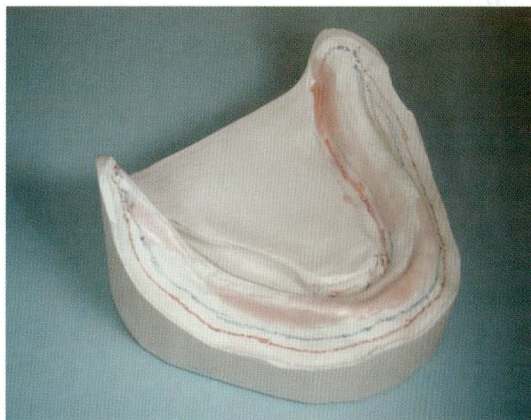

2. 终印模及工作模型　制取终印模与工作模型是采用个别托盘进行边缘整塑,用终印模材料制取精确的无牙颌组织的功能形态,形成精确的工作模型,为全口义齿的制作提供精确的解剖结构与范围。

（1）制作自凝树脂个别托盘:在修整过的初模型上均匀涂一层石膏分离剂。在杯内调拌自凝树脂,待面团期进行操作。个别托盘也可采用光固化树脂材料制作。

1）上颌个别托盘（图6-5-3）:在戴手套的手指上涂抹少许凡士林,将自凝树脂捏成大致上颌模型的形状,或者做一个球形的树脂,将其放在上腭的正中央,然后向周围铺展,盖过牙槽嵴伸展至外周边缘。将多余的树脂捏成手柄状，用单体湿润托盘前牙区部分，然后把手柄垂直放置在湿润过的部位，在保证强度和操作方便的情况下，手柄的尺寸、位置和方向应该和上颌中切牙相似，以防止制取印模时推挤唇部，妨碍边缘整塑。

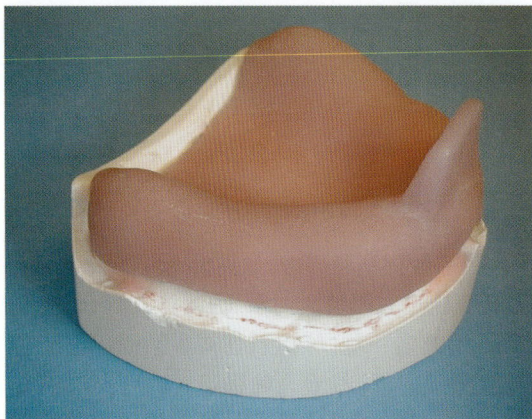

图 6-5-3　上颌个别托盘　　　　　　　　　图 6-5-4　下颌个别托盘

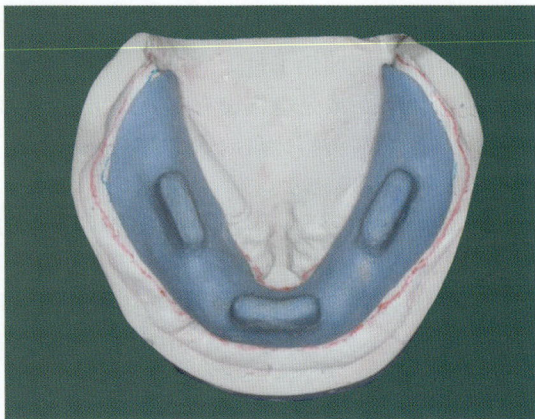

2）下颌个别托盘（图 6-5-4）：将自凝树脂捏成类似于下颌牙槽嵴的 U 形，盖过牙槽嵴伸展至外周边缘。手柄应该朝上放置在下颌前牙的位置上，高约 15mm。狭长的指支托放置在下颌第一磨牙处，制取印模时要用双手示指按在指支托上防止颊部和边缘变形。

待树脂完全结固后，将托盘小心取下，修整托盘边缘。唇、颊系带的部位磨出较多的空隙。制作完成的托盘应干净、光滑。

（2）个别托盘的边缘整塑：个别托盘边缘整塑的目的是利用边缘整塑材料在结固前具有很好成形性的特点，对个别托盘的边缘形态、伸展范围进行比较准确地成形，为终印模制取无牙颌唇、颊、舌侧边缘的功能形态提供合适的托盘。

在口内检查个别托盘的边缘伸展和外形，托盘边缘应比唇、颊前庭沟底深度短 2~3mm，唇、颊系带的部分要留有 2mm 的空间，上颌托盘后部必须延伸至腭小凹后 4mm。按照图 6-5-5 和图 6-5-6 所示的分区进行边缘整塑。添加边缘整塑材料后，将托盘就位，用手指轻推相应的面颊部。下颌舌侧边缘整塑时嘱咐患者用舌体轻推放在前牙区的手柄或者手指，并作吞咽动作。上颌后部边缘整塑时在托盘后部内侧添加厚度 2~3mm 的边缘整塑材料，就位托盘，嘱咐患者做吞咽动作。整塑完成后将托盘从口内取出，冷却（图 6-5-7，图 6-5-8）。

（3）制取终印模：个别托盘的准备：将边缘整塑材料在宽度和高度上均匀回切 1mm，为印模材留出空间；在上颌中央腭皱区磨出圆形溢出孔。如果下颌牙槽嵴顶有活动性较大的软组织，也要在这个部位制备溢出孔。较厚的、活动性较大的软组织相对的托盘内部均应该磨改留出间隙，对于前牙区牙槽骨吸收较多，明显呈松软牙槽嵴的患者，需要在托盘相应位置开窗，防止取印模时软

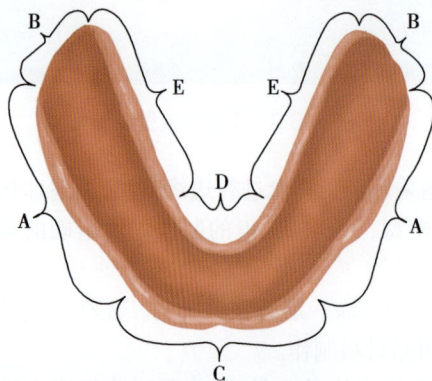

图 6-5-5　下颌边缘整塑分区　　　　　　　　图 6-5-6　上颌边缘整塑分区

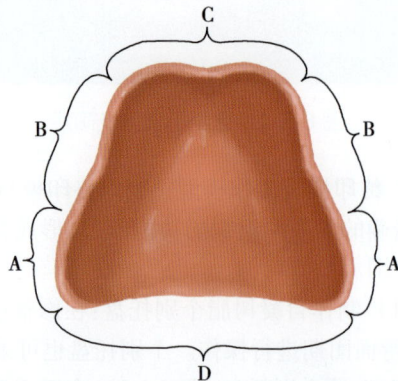

学习笔记

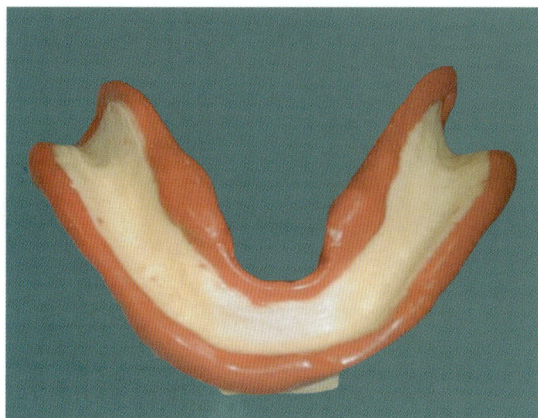

图 6-5-7　下颌边缘整塑完成

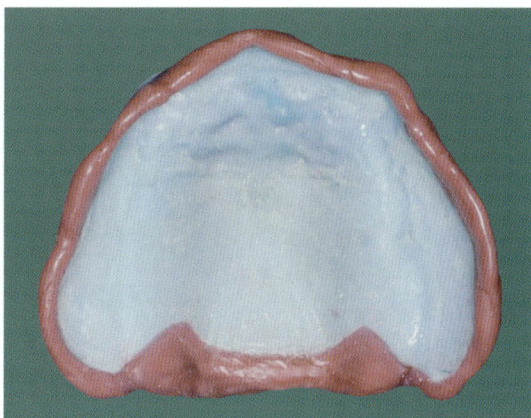

图 6-5-8　上颌边缘整塑完成

组织移位、变形。

选取终印模材料：通常选择有弹性的、流动性好的终印模材料，如聚硫轻体印模材或高流动性硅橡胶印模材。

1）制取上颌终印模：用纱布快速的擦去牙槽嵴和上腭的唾液。旋转放入托盘，向上、向后完全就位托盘后部，牵拉起嘴唇和颊部使前庭沟的空气排出，准确就位。中指按压在上腭中央的位置保持托盘的稳定。用另外一只手向下牵拉患者嘴唇，轻轻按压面部帮助边缘成型。嘱咐患者做噘嘴和左右移动下颌的动作，重复做几次。保持托盘稳定、不移动直至从口内取出。冲洗、消毒，检查印模（图 6-5-9）。

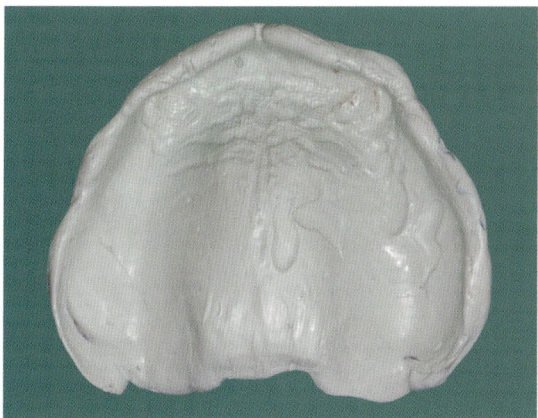

图 6-5-9　上颌终印模

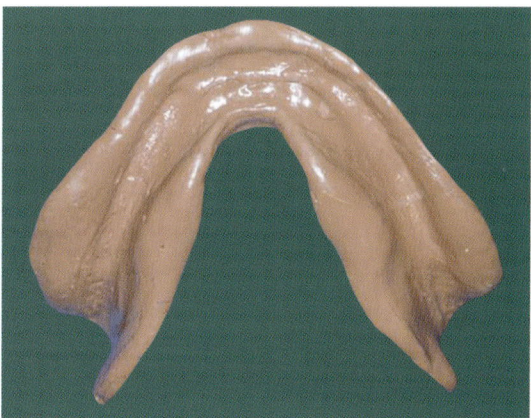

图 6-5-10　下颌终印模

2）制取下颌终印模：旋转放入托盘，让患者轻轻的抬起舌头，使全部托盘就位，让患者放松舌体。牵拉起唇部、颊部，排出前庭沟处的气体。进行肌功能修整：①轻轻按压颊部和嘴唇，②让患者用舌头轻压前牙区手柄，③让患者围绕医师手指做噘嘴、吮吸的动作。在制取印模的过程中，反复多次的重复这些动作。用双手示指放在后牙区指支托上稳定托盘，制取的整个过程不移动托盘。取出结固的印模，冲洗、消毒，检查（图 6-5-10）。

（4）灌注工作模型：工作模型的灌注采用围模灌注方法，其目的是将终印模精细的边缘形态反映在模型上，以便指导义齿基托边缘厚度及形态的制作（图 6-5-11，图 6-5-12）。

（5）修整工作模型：用模型修整器平整底座，使其和牙槽嵴平面平行，模型最薄处至少 10mm厚。用工作刀修整模型边缘的围堤，围堤边缘修成小斜面，尽量消除倒凹。用锋利的工作刀在工作模型底面修出三个 V 形刻槽，涂抹凡士林使之润滑。

模型后堤区的处理：为了弥补丙烯酸树脂聚合时的收缩，需在上颌模型进行后堤区修整。后堤区（图 6-5-13）通常呈弓形，后堤区外端为覆盖翼上颌切迹的黏膜凹陷，其后界中部约位于腭小凹

文档：ER6-5-4
围模灌注操作
方法

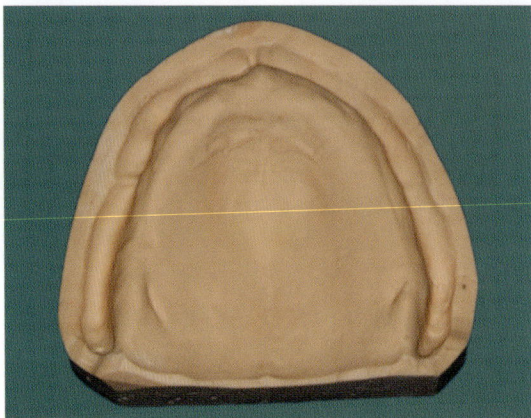

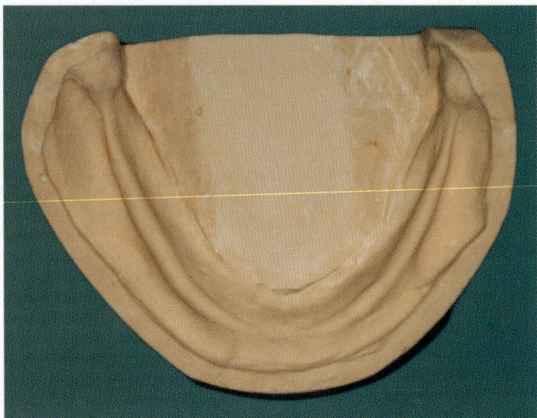

图 6-5-11　上颌工作模型　　　　　　　图 6-5-12　下颌工作模型

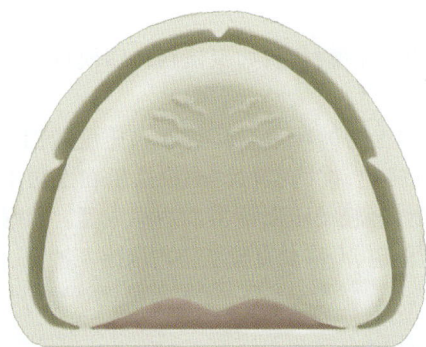

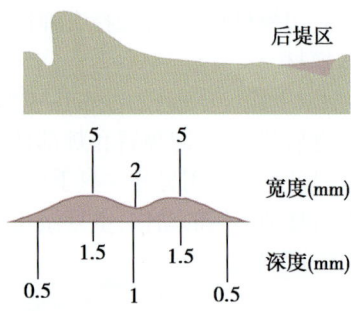

图 6-5-13　后堤区的形式和刮除法形成后堤区
A. 后堤区呈弓形　B. 模型上后堤区的处理

处,此区黏膜与黏膜下组织松软,但其黏膜厚度不一致。临床上医师常用口镜柄或 T 形充填器按压患者后堤区,以确定后堤区的范围和深度。应该在边缘整塑过程中进行后堤区成形,如果没做后堤区成形也可以采取模型刮除的方法。在石膏模型上,用雕刻刀在颤动线处切一深度 1～1.5mm 的切迹,沿此切迹向前约 5mm 的范围内,将石膏模型轻轻刮去一层,愈向前刮除得愈少,使与上腭的黏膜面移行。

二、颌位关系记录与转移

颌位关系(maxillomandibular relationship)泛指上下颌间的位置关系。颌位关系记录与转移包括确定和记录上、下颌在垂直和水平向的位置关系,采用面弓记录上颌与颞下颌关节的关系,并将记录的上、下颌及颞下颌关节的三者位置关系转移并固定到𬌗架上。

(一)颌位关系记录

颌位关系记录是指用𬌗托来确定并记录在患者面部下 1/3 的适宜高度和两侧髁突在下颌关节凹生理后位时的上下颌位置关系,以便在这个上下颌骨的位置关系上,用全口义齿来重建无牙颌患者的𬌗关系。

当自然牙列存在时,上下颌骨的位置关系是由紧密接触的上下颌牙列来保持的。有两个稳定的参考位,当上下颌牙列接触在一起,前牙呈正常覆𬌗、覆盖,后牙𬌗面间呈尖窝交错的接触关系,此时的上下颌关系为牙尖交错位。当下颌髁突位于关节窝的最前、最上位,并通过关节盘抵关节结节后斜面,在此位置上髁突可以做单纯转动运动,处于无强迫感的生理状态,称正中关系位。有自然牙列的正常𬌗者,牙尖交错位位于正中关系位的前约 1mm 的范围内或二位一致。当自然牙列缺失后,随之丧失了牙尖交错位,下颌没有牙列的支持和牙尖的锁结,下颌会向各种位置移动,常见下颌前伸和面部下 1/3 距离变短。对无牙颌患者来说,上下颌关系的唯一稳定参考位是正中关系位。因此要确定并记录在适宜面下 1/3 高度情况下的正中关系位。

1. 𬌗托的制作 𬌗托是由基托和𬌗堤两部分组成的。上下颌𬌗托用于上、下颌的垂直和水平关系的记录与转移,上颌𬌗托还用于记录和转移上颌与颞下颌关节的位置关系,𬌗托也用于记录面部丰满度、𬌗平面、中线等内容,用以指导人工牙的选择和排列。𬌗托应与无牙颌紧密贴合,有一定的固位力,并且在颌位关系记录时不产生形变。

(1)上颌𬌗托的制作

1)暂基托的制作:此处介绍蜡基托和树脂基托的作法。

①蜡基托的作法:将两层蜡片烤软黏合在一起,轻按蜡片于模型上使蜡基托与模型表面紧密贴合,增力丝埋入舌、腭侧基托中,形状与牙槽嵴的舌、腭侧组织面大体一致。

②室温固化树脂暂基托的作法:首先将工作模型的唇、颊、舌侧的倒凹区以烤软的蜡填塞,目的为消除组织倒凹,以便基托取下和戴上时不刮损模型。将调拌至胶黏期(或黏丝期)的室温固化树脂按于模型上形成基托,厚度约 2mm。固化后,自模型上取下暂基托,磨圆边缘,备用。

③光固化树脂暂基托的作法:先在工作模型上用蜡适当填倒凹,将预成的光固化树脂基托板放在模型上,按压成形,用蜡刀切去多余的,然后用光照固化,硬固后取下磨光边缘备用。

蜡基托制作方便,但是强度不足,树脂暂基托在口内不易变形,更能满足临床需要。

2)上颌𬌗堤的制作:参考解剖标志,蜡𬌗堤尽量位于原天然牙存在的位置。将蜡片烤软卷成约 8~10mm 直径的蜡条,按牙槽嵴形状黏着于基托上,引入口中,趁蜡堤还软时,以𬌗平面板(occlusal plane guide)(图 6-5-14)按压其表面,形成𬌗平面。也可事先预制上𬌗堤,再放入口内调改𬌗平面。模型上制作的𬌗托前部高度(基托边缘至蜡堤𬌗平面)为 20~22mm,向后逐渐降低,上颌结节部位高度为 16~18mm。𬌗托带入口内后要求上颌𬌗托𬌗平面的前部在上唇下缘以下露出约 2mm,且与瞳孔连线平行,𬌗平面的后部,从侧面观要与鼻翼耳屏线平行(图 6-5-15)。用烫蜡板修整唇颊面形态,使蜡𬌗堤颊面至基托边缘为一个平滑的表面。前部蜡堤唇面应位于切牙乳突中点前方 8~10mm,蜡堤的唇面要充分衬托出上唇,使上唇丰满而自然。然后修整𬌗平面宽度,前牙区约为 6mm,后牙区约 8~10mm,蜡堤后端修整成斜坡状(图 6-5-16)。在𬌗堤上相当于后牙处,左右侧分别削出前后两条不平行的沟,沟深约 3mm,以便用作上下颌𬌗堤咬合时的标记。最后可在上颌𬌗托后缘的中央处黏着一个直径约 5mm 的蜡球。

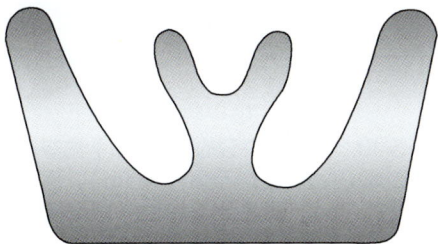

画廊:ER6-5-6
𬌗平面板口内形成𬌗平面

图 6-5-14 𬌗平面板

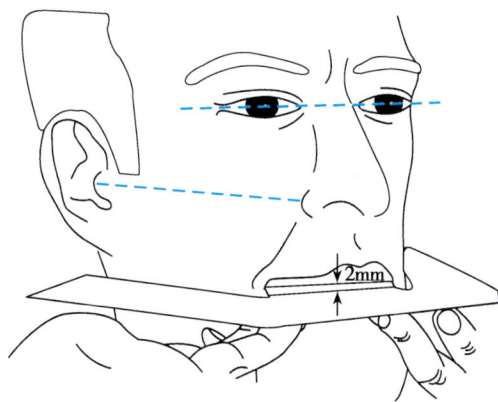

图 6-5-15 𬌗平面板放入口内后𬌗平面与瞳孔连线、鼻翼耳屏线的关系

(2)下颌𬌗托的制作:下颌暂基托及𬌗堤的基本制作方法同上颌。参考解剖标志尽量将下颌𬌗堤位于原天然牙所在的位置,在磨牙区位于颊舌向承托区的中心,前牙区与上颌𬌗堤协调。𬌗堤的高度与磨牙后垫中部的高度平齐(图 6-5-17)。放入口内时下𬌗堤的上缘应与下唇上缘平齐。检查上下颌𬌗堤的关系时可将下颌𬌗堤表面用热的蜡刀烫软,放入口内,让患者慢慢咬"牙",同时用右手拇指和示指扶住颏部并引导下颌后退,同时用另一只手拇指和示指固定下颌𬌗堤,咬合接触后,检查上下颌𬌗堤的协调性,是否均匀接触。最后根据垂直距离记录来确定下𬌗堤的高度。

2. 垂直距离的记录 确定垂直颌位关系即确定垂直距离。垂直距离(vertical dimension)为自

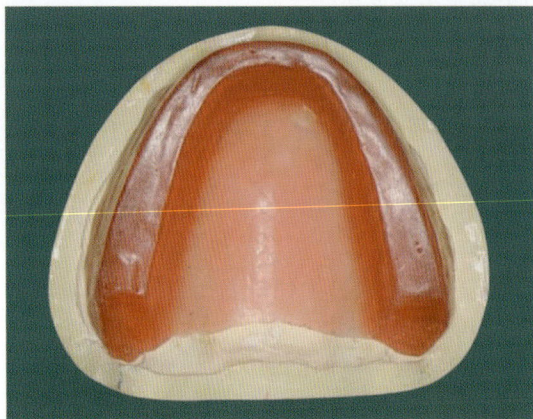

图 6-5-16　完成的上颌殆托

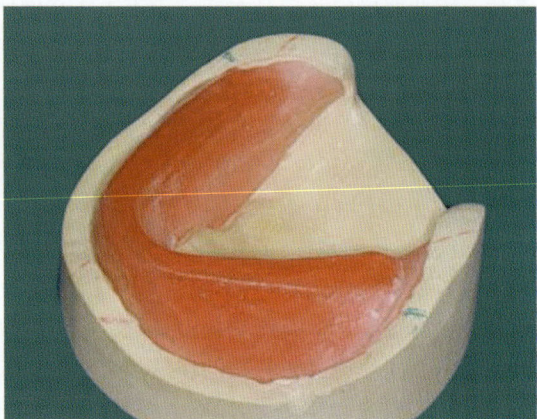

图 6-5-17　完成的下颌殆托

然牙列呈牙尖交错殆时,鼻底至颏底的距离,也就是面部下 1/3 的距离。牙列缺失后,上下无牙颌牙槽嵴顶之间的距离为颌间距离。

(1) 确定垂直距离的方法

1) 息止颌位法:在自然牙列存在时,当口腔不咀嚼、不吞咽、不说话时,下颌处于休息的静止状态,上下颌牙列自然分开,无殆接触,称为息止颌位(rest jaw position),此时上下颌牙列间存在的间隙称为息止殆间隙(rest occlusal space,freeway space)。一般息止殆间隙在前磨牙区平均值为 2~3mm。患者牙列缺失后,息止殆间隙不发生改变,在义齿殆面也应存在这一间隙。因此,测量息止颌位时鼻底至颏底的距离减去 2~3mm,作为确定垂直距离的数据(图 6-5-18)。

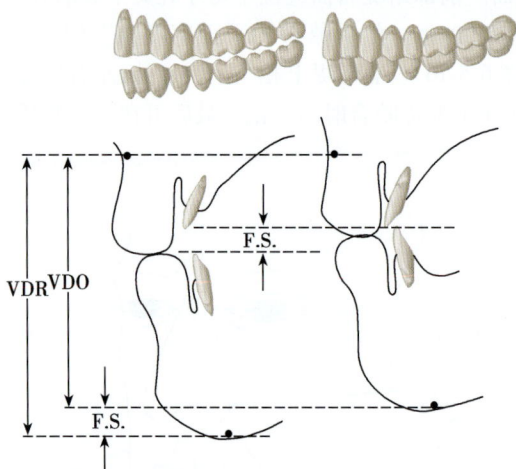

图 6-5-18　息止颌位垂直距离(VDR)与咬合位垂直距离(VDO)以及息止殆间隙(FS)

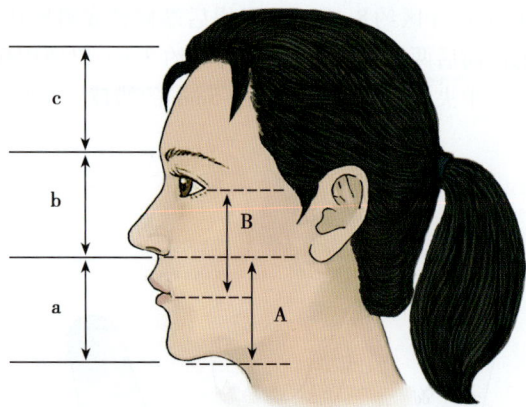

图 6-5-19　瞳孔至口裂的距离(B)约等于垂直距离(A);发际至眉间点(c),眉间点至鼻底(b),鼻底至颏底(a)距离相等

2) 面部比例等分法:研究表明,人的面部存在大致的比例关系,其中垂直向比例关系有二等分法和三等分法(图 6-5-19)。二等分法是指鼻底至颏底的距离(垂直距离)约等于眼外眦至口角的距离,临床上可让患者两眼平视,将测量的瞳孔至口裂的距离作为确定垂直距离的数据。三等分法是指额上发际至眉间点,眉间点至鼻底,鼻底至颏底三段距离大致相等。

3) 面部外形观察法:一般自然牙列存在并且咬在牙尖交错位时,上下唇呈自然接触闭合,口裂约呈平直状,口角不下垂,鼻唇沟和颏唇沟的深度适宜,面部下 1/3 与面部的比例是协调的,这种面部外形可用作确定垂直距离的参考。

4) 发音法:是一个相对简单客观的方法,连续发舌齿音"si"音时可获得最小发音间隙(closest speaking space,CSS),此时上下颌牙列间约有 1~2mm 的空隙,通过该位置可推算出合适的垂直距离。上下颌殆托戴入患者口内,上下颌殆堤平面保持均匀接触,嘱患者上身直立坐位,放松,头部没有支持,数数41~49。若患者自觉因后牙阻挡,前牙无法发音"si",说明垂直距离过高,应逐渐烫蜡降低下颌殆堤高度,并且使上下颌殆堤平面均匀接触,直至发"si"音清晰时,此时上下颌殆堤间有1~2mm的距离。

临床常用息止颌位法,同时参照其他几种方法互相验证,因为确定面部垂直距离与测量某一物体的实际长度不同。在皮肤标记点上测量两者之间距离是难以十分精确的,况且息止殆间隙大小因人而异,瞳孔至口裂距离也并不是每人都与鼻底至颏底距离相等。重要的是要结合测量法,详细观察患者的面部外形,是否协调对称,需要医师的工作经验及一定的审美观。如果患者有拔牙前咬合位垂直距离的记录,则可作为无牙颌修复时确定垂直距离的较好的参考。

(2) 垂直距离恢复不正确的临床表现

1) 垂直距离恢复得过高:表现为面部下1/3距离增大,上下唇张开、勉强闭合上下唇时,颏唇沟变浅,肌肉张力增加,黏膜疼痛,咀嚼费力,容易出现肌肉疲劳感。如过大的垂直距离的殆托制成全口义齿,则义齿的高度偏大,肌肉张力增大可使牙槽嵴经常处于受压状态,久之可使牙槽嵴因受压而加速吸收。由于息止殆间隙过小,在说话和进食时可出现义齿撞击音,常需张大口来进食,义齿容易出现脱位,而且咀嚼效能有所下降。

2) 垂直距离恢复得过低:表现为面部下1/3的距离减小,唇红部显窄,口角下垂,颏唇沟变深,颏部前突。用垂直距离过小的殆托制成的全口义齿戴入口中,看上去患者像没戴义齿似的,息止殆间隙偏大,咀嚼肌的紧张度减低,咀嚼无力,咀嚼效能较低。

3. 水平颌位关系的记录　确定水平颌位关系即确定正中关系位,在此位置上髁突可以做单纯转动运动,处于无强迫感的生理状态。只有在这个位置,患者才觉得颞下颌关节不紧张、舒适、咀嚼肌力大,咀嚼效能也高。

为无牙颌患者确定正中关系位的方法很多,一般归纳为以下两类:

(1) 哥特式弓(Gothic arch)描记法:Gysi(1908年)介绍了哥特式弓口外描记法,即确定颌位关系时于上下颌殆托前方各装一约2mm长的柄,上颌的柄端有一与之垂直的描记针,下颌柄上有一与针相对的盘。下颌从生理后位作前伸、侧向运动时,固定在上颌的描记针在下颌的盘上描绘出近似"∧"形的图形,也就是当描记针指向该图形顶点时下颌恰好处于正中关系位。这个图形与当时流行于欧洲的哥特式建筑的尖顶类似,因此取名为哥特式弓。

Mc Gvane(1944年)介绍了哥特式弓的口内描记法,即将描记针和描记板分别安装在上颌殆托的腭中部和下颌殆托两侧殆堤的中间(图6-5-20)。哥特式弓描记法是唯一在确定关系时可客观观察下颌后退程度的方法,使用了近1个世纪。口外描记法因装置安装在殆托前端,如殆托不稳易影响描记结果。口内描记法装置稳定,然而对舌体增大者、老人、残疾人会感到不适而影响结果。

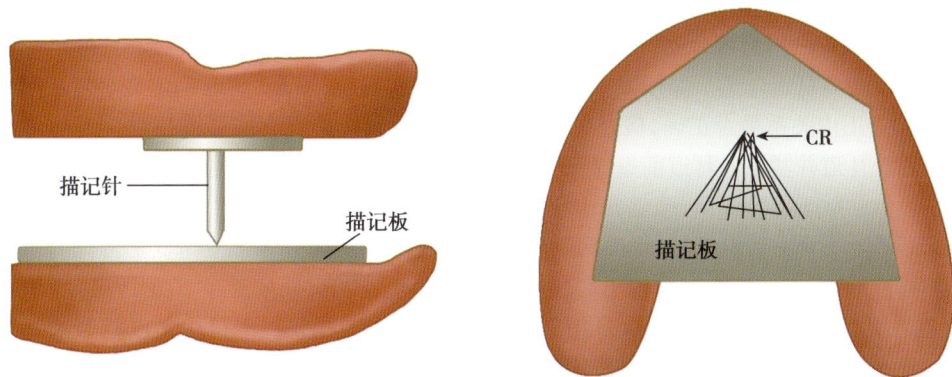

图6-5-20　哥特式弓口内描记法

如用口内哥特式弓描记法确定正中关系,可在确定了下颌殆托的高度后,安放描记针和板。在上颌腭部要放描记针,使针的顶端与殆平面等高。将上颌殆堤削去约3mm,以免描记时上下颌殆堤之间有障碍。将描记板固定于下颌殆堤表面并与其平行。将上下颌殆托放入口内,嘱患者从后退位作前后左右的下颌运动,取出并观察描记板上留下的印迹,以哥特式弓顶点为正中关系位,再放回口内,咬在正中关系位。然后拉开口角,从颊侧将𬌗间记录材料如印模石膏注入描记针和板之间,用于稳定正中关系位记录。

(2)直接咬合法:直接咬合法是指利用𬌗堤及𬌗间记录材料,嘱患者下颌后退并直接咬合在一起的方法。无牙颌患者下颌有习惯性前伸,需要采取下述方法帮助患者下颌退回至正中关系位。

1)卷舌后舔法:临床上常在上颌𬌗托后缘中部粘固一约5mm直径的小蜡球,嘱患者将口张小些,舌尖卷向后上舔抵蜡球,然后慢慢咬合至合适的垂直距离。当舌卷向后上方舔抵蜡球时,舌向后上方牵拉舌骨,舌骨连带舌骨肌牵拉下颌后退,这样就使髁突处于其生理后位。

2)吞咽咬合法:嘱患者吞咽唾液的同时咬合至合适的垂直距离,也可以在吞咽过程中,医师以手轻推患者颏部向后,帮助下颌退回生理后位。在吞咽过程中,下颌升肌有固定下颌于正中关系位的作用。因此采用吞咽咬合结合使下颌受推力回退,较容易达到下颌的生理后位。

3)后牙咬合法:将上颌𬌗托就位,置两示指于下颌牙槽嵴的第二前磨牙和第一磨牙处,嘱患者轻咬几下,直到患者觉得咬合时能用上力量时,将粘有烤软蜡卷的下颌𬌗托就位于口中,仍旧先试咬医师示指,示指滑向𬌗堤的颊侧,上下颌𬌗托就接触于下颌处于其生理后位。咬合时,颞肌、咬肌、翼内肌同时收缩,牵引下颌向后上方移动,可使髁突回到正中关系位。而且𬌗力在第二前磨牙和第一磨牙处发挥最大时,下颌需处于其生理后位。

4)诱导法:在确定正中关系时应使患者处于自然、放松的状态,避免因精神紧张而导致肌肉僵硬和动作变形。可采用暗示的方法如嘱患者"上颌前伸"或"鼻子向前",可反射性的使其下颌后退。也可结合吞咽咬合法或后牙咬合法,同时医师用右手的拇指和示指夹住患者的颏部,左手的拇指和示指分别置于下颌𬌗托后部颊侧,右手轻轻向后用力,逐渐引导下颌后退。

5)肌肉疲劳法:在确定正中关系前,嘱患者反复做下颌前伸的动作,直至前伸肌肉疲劳,此时再咬合时下颌通常可自然后退。

直接咬合法操作简单,适用于有经验的医师,但蜡堤需调整到合适的高度,避免对某区口腔黏膜负荷加大,而导致下颌偏斜;同时由医师参与推动下颌后退时,力量不当会有不自然的后果;应尽量引导患者自己体验区别下颌后退和前伸时肌肉关节的不同感觉,让患者在避免下颌前伸的情况下自然放松地进行直接咬合。

由于有自然牙列的正常咬合者,其牙尖交错位位于正中关系位的前1mm的范围内或二位一致,因此全口义齿的正中咬合可以建立在患者的正中关系位,或以正中关系位为参照,建立在正中关系位稍前方。为了保证正中关系、正中咬合相协调,也可使全口义齿人工牙在正中咬合附近的一定范围内(前后向1mm)有稳定的咬合接触,即建立自由正中(freedom in centric)或长正中(long centric)。

4. 颌位关系记录的核对

(1)检查垂直距离是否合适,用前述确定垂直距离的各种方法进一步核对。也可用发音法进一步验证垂直距离是否合适。如用发"m"音确定下颌息止颌位,用发"s"音确定最小发音间隙。

(2)检查正中关系是否正确,检查患者在反复咬合时𬌗托是否有前移或扭动。医师可将两小指插入患者外耳道并紧贴外耳道前壁,感觉并比较咬合时两侧髁突向后撞击的力是否等量。还可将两手掌大鱼际贴于患者颞部,感觉并比较咬合时两侧颞肌收缩是否有力,力度是否左右对称。

(3)检查𬌗平面是否合适,𬌗平面两侧应等高,后牙区𬌗平面应等于或略低于舌背的粗糙面和舌侧缘的移行部,远中延长线应约等于磨牙后垫1/2高度。

5. 在𬌗堤唇面画标志线　上下颌𬌗托形成后,将上下颌𬌗托就位于口中。以蜡刀刻画一些标志线于𬌗托唇面(图6-5-21)。标志线可用来选择人工牙的长度、宽度和指示人工牙排列的位置。

(1)中线:参照整个面型确定中线,并划在𬌗堤前部唇面,代表面部正中矢状面所在的位置,作为两个上颌中切牙交界的标志线。

(2)口角线:当上下唇轻轻闭拢时,划出口角在𬌗托上的位置,口角线也是垂直于𬌗平面的直线。

(3)唇高线和唇低线:上下颌𬌗托在口中就位,嘱患者微笑,以蜡刀在上下颌𬌗堤唇面划出微

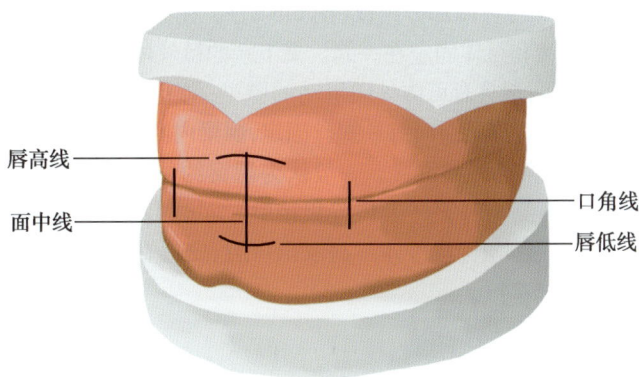

图 6-5-21　殆堤唇面画标志线

笑时上唇下缘和下唇上缘的位置线,称为唇高线和唇低线。

(二) 颌位关系转移

颌位关系的转移,又称上殆架(mounting articulator),是将带有上下颌殆托的上下颌模型用石膏固定在殆架上,以便保持上下颌模型间的高度和颌位关系。殆架(articulator)是一种固定上下颌殆托和模型的仪器,它具备与人体咀嚼器官相当的部件和关节,能在一定程度模拟下颌的运动。上殆架需借助于面弓(face-bow)将患者上颌对颞下颌关节的固有的位置关系,通过上殆托转移至殆架上。这样,上颌模型固定在殆架的位置就与患者上颌对颞下颌关节的固有的位置关系相当,殆架就可在口外模拟患者的口内情况,以便排牙及作排牙后的调殆,使在殆架上完成的全口义齿戴入口中,能符合或接近患者的实际情况。根据殆架模拟下颌运动的程度不同,可将殆架分为:不可调殆架、半可调殆架及全可调殆架。本节以 Hanau H2 型殆架为代表,介绍半可调节殆架在全口义齿制作中的应用。

1. Hanau H2 型殆架　Hanau H2 型殆架是国际通用的用于全口义齿制作的半可调殆架(图 6-5-22),在国内也较常用。因此作重点介绍。它的结构由上、下颌体和侧柱三部分组成。

(1) 上颌体:上颌体相当于人体的上颌,呈 T 字形。其前部有上下方向的穿孔,切导针穿过此穿孔。其中部有螺丝穿过穿孔固定附于上颌体下面的架环。其后部的横行部的两外侧端连接有髁杆,髁杆外套髁球,借髁球与侧柱的髁导盘相关联。

(2) 下颌体:相当于人体的下颌,也呈 T 字形。前部连有切导盘,切导盘上附有调节切导盘位置的螺丝。下颌体中部有固定架环。下颌体的后外侧部连接侧柱下端。内侧可见侧方髁导指标刻度(0°~20°)。在相当于下颌体的切导盘圆凹和侧柱凹的下面有三个柱脚。

(3) 侧柱:侧柱上端具有一圆形的髁导盘,其外侧面可见前伸髁导指标刻度(-40°~+80°)。髁导盘中部有一髁槽,槽内容纳一髁球,髁球中心为髁杆穿过。当髁槽处于水平位置时,刻线指向前伸髁导指标的 0°,就表示前伸髁导斜度为 0°。髁导盘的后上方附有一螺丝可改变髁槽的方向。即松开螺丝,前后向搬动螺丝可改变髁槽的方向。当髁槽呈后高前低位时,前伸髁导斜度为正度。髁槽与水平面平行则为 0°;髁槽呈前高后低,则为负度数。髁导盘外面有一正中锁,固定髁球的位置。当正中锁的锁条抵住髁杆的后面扭紧螺丝,可使髁球挨着髁槽前壁固定不动,据此将正中关系位固定。

2. 面弓转移上颌与颞下颌关节的位置关系　面弓是一种工具,用于将患者上颌对颞下颌关节的位置关系转移至殆架上,从而使上颌模型固定在殆架的适当位置,这个位置与人体情况是一致的,否则在殆架上无法准确地模拟患者的功能运动。

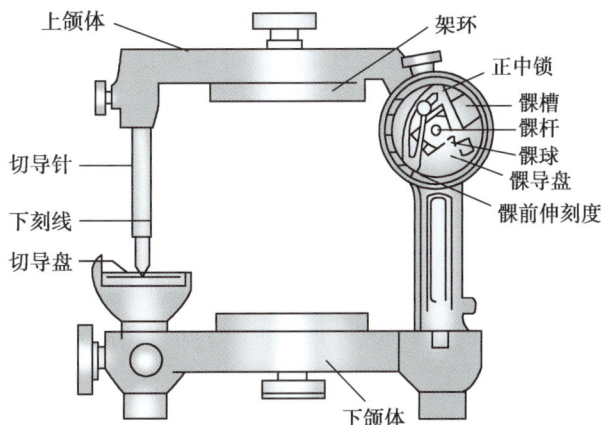

图 6-5-22　Hanau H2 型可调节殆架

画廊:ER6-5-7
面弓

面弓是由𬌗叉(bite-fork)和弓体两部分组成(图6-5-23)。在弓体上有一个滑动的定𬌗夹,夹内一孔容纳𬌗叉柄,通过螺丝将𬌗叉和弓体固定在一起。夹下端的螺丝可调节固定在𬌗叉上的上颌𬌗托𬌗平面的位置。弓体呈U形,其两端具有可内外向滑动的髁梁;梁上面有表示滑动距离的刻线,梁内端为凹槽(与髁杆的外侧端嵌合)。髁梁前面有一螺丝固定,髁梁内侧与确定的髁突体表位置相接触。

面弓转移时,用经验方法确定髁突位置。一般认为髁突约位于外眼角至耳屏中点连线上距耳屏前缘约13mm处。将髁梁内侧与髁突体表位置相接触。同时由于𬌗叉是插入上颌𬌗托的𬌗堤内的,所以当𬌗叉被紧紧固定在弓体上,与弓体一起取出口腔,安放在𬌗架上,就可将上颌𬌗托与髁突位置关系转移到𬌗架上(图6-5-24)。

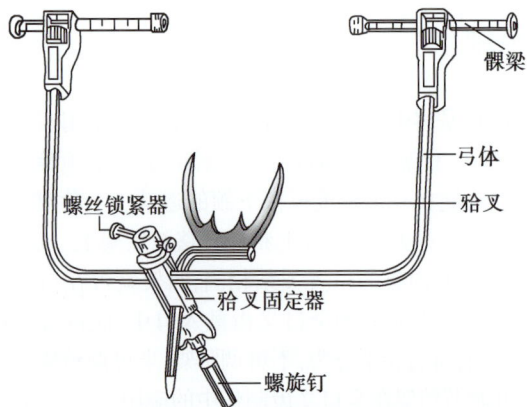

图6-5-23 面弓

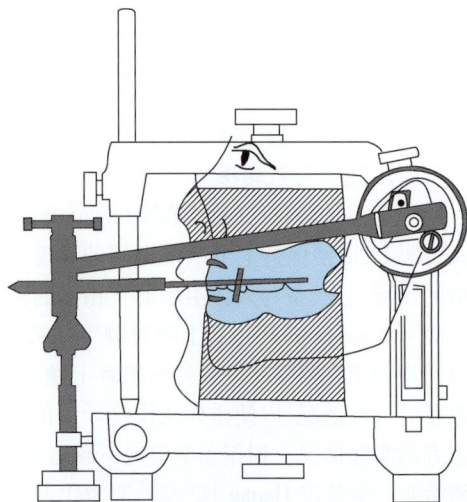

图6-5-24 用面弓借助上颌𬌗托将上颌对颞下颌关节的位置关系转移到𬌗架上并固定,再根据𬌗托与正中关系位记录固定下颌模型

3. 髁导斜度确定 髁道是指下颌在咀嚼运动过程中,髁突在关节凹内运动的道路。下颌在作前伸运动时,髁突在关节凹内向前下方运动的道路称前伸髁道。髁道与眶耳平面的夹角称髁道斜度(inclination of condylar path)。人体上的前伸髁道斜度转移到𬌗架上,称前伸髁导斜度(inclination of protrusive condylar guidance)。转移髁道斜度时要借助前伸𬌗关系记录。

前伸𬌗髁道斜度的测定法是由Christensen发现的。上下颌𬌗托戴入口内后,嘱患者下颌向前伸约6mm,当下颌𬌗托向上颌𬌗托闭合时,𬌗托前缘接触,而后部离开,形成楔形间隙;此间隙出现于髁道斜度呈正度数时,正度数越大,楔状间隙也越大。此现象称为克里斯坦森现象(Christensen phenomenon)。

根据克里斯坦森现象,将烤软的叠成三层的蜡片,形成马掌形,置于下颌𬌗托𬌗平面上,嘱患者前伸下颌约6mm时,轻轻咬住𬌗托,冲以冷水使蜡记录变硬。取出上下颌𬌗托及蜡记录,从后面将上颌𬌗托撬离蜡记录(图6-5-25)。上下颌𬌗托分别就位于𬌗架上,注意先松开正中锁和固定髁槽的螺丝。将上颌𬌗托对在蜡记录上面。前后搬动固定髁槽的螺丝,当上颌𬌗托𬌗平面与蜡记录完全接触时,此时前伸髁导斜度就是患者的髁道斜度。扭紧螺丝固定髁槽,取下蜡记录,将髁球固定在紧贴髁槽前壁的位置,这样就完成了前伸髁导斜度的确定工作。为了减少误差,通常要作3次前伸𬌗关系记录,将3次中比较接近的2次的均数作为前伸髁导斜度。

4. 侧方髁导斜度确定 侧方髁道斜度指下颌作侧方运动时,非工作侧髁突向前内方运动,与正中矢状面形成的夹角,将其转移到𬌗架上,则是调节侧柱与正中矢状面的夹角为侧方髁导斜度(inclination of lateral condylar guidance)。可以用侧方𬌗蜡记录的方法测得,也可以用Hanau公式计算得出,公式如下:

$$侧方髁导斜度(L)=前伸髁导斜度(H)/8+12$$

例如:前伸髁导斜度为24°,代入公式计算,则侧方髁导斜度为15°。

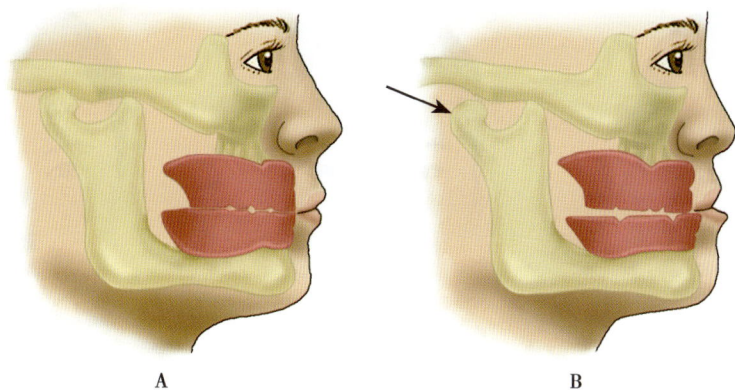

图 6-5-25　取前伸殆关系记录
A.上下颌殆托处于正中殆位　B.利用克里斯坦森现象记录前伸殆关系

5. 切导斜度确定　下颌从正中咬合作前伸运动时,下颌前牙切缘沿上颌前牙舌面向前下方运动的道路称切道,切道与眶耳平面的夹角称切道斜度(inclination of incisal path)。切导斜度(inclination of incisal guidance)是切导盘与水平面的夹角。当上下颌前牙排好,形成较小的切道斜度后,松开固定切导盘的螺丝,推切导针使上颌体后退至上下颌前牙切缘接触位,调节切导盘使切导针前后移动时,切导盘一直与切导针下端保持接触关系。扭紧螺丝,固定切导盘,此切导盘表面斜度就是要求得到的度数。也可以先将切导盘固定在10°,当切导针顺切导盘面向后上方滑动时,使排列的前牙达到切缘接触。

三、排牙

排列人工牙(arrange artificial teeth)是全口义齿恢复功能和美观的重要部分。对于全口义齿的制作来说,排牙要达到的基本目的是:恢复患者有个体特征的尽可能自然的外观,保存剩余组织结构,达到咀嚼和发音的功能要求。

（一）选牙

选牙要考虑质地、形态、色泽、大小及价格等各方面因素,一般要在临床完成,需征得患者的同意。

1. 质地　人工牙有树脂牙和瓷牙两类。树脂牙多以甲基丙烯酸甲酯树脂为主要原料。树脂牙与瓷牙相比有质轻、韧性好的优点,但耐磨性较差。树脂牙与基托为同种树脂制成,连接牢固。而瓷牙与树脂基托连接靠机械式结合,因此,前牙瓷牙舌面有固位钉,后牙瓷牙底面和邻面有固位孔,排牙时有一定困难。瓷牙性脆易崩损,但颜色好、耐磨,能较长时间维持稳定的垂直距离。目前国内临床上较为多用的是树脂牙。

2. 形态、色泽和大小　人工牙的形态、色泽和大小是选牙时要考虑的主要内容。

（1）选择前牙:前牙关系到患者的面部形态和外观,要特别注意前牙与面部形态的协调一致。

1）选择大小:两侧口角线之间殆堤唇面弧度为上颌前牙 3＋3 的总宽度。参照唇高线至殆平面的距离为上颌中切牙切 2/3 的高度,由此推算出上颌前牙的高度和宽度。根据下唇线至殆平面的距离确定下颌中切牙的切 1/2 的长度。

2）选择形态:牙形要与患者面部形态协调一致。通常根据患者面型来选择牙形。面型的构成主要根据两侧颊线的位置关系。颊线为面部两侧颧突到下颌角外侧面的连线,两线的距离大致可构成三种主要面型(图 6-5-26)。

方形面:两条颊线接近平行。此型的额部较宽,颏部方圆。方形面的上颌中切牙牙颈较宽,唇面切 1/3 和切 1/2 处的近中、远中边缘几乎平行,唇面平坦,切角近于直角。

尖形面:两条颊线自上而下明显内聚,面型约呈清瘦的三角形。尖形面的上颌中切牙牙颈呈中等宽度,近中、远中面几乎成直线,但不平行,唇面平坦,唇面宽度自切缘到颈部逐渐变窄,近中线角较锐。

卵圆形面:两侧颊线自颧骨起呈向外凸形,面型圆胖,颏部略尖,下颌下缘呈圆曲线式。卵圆形

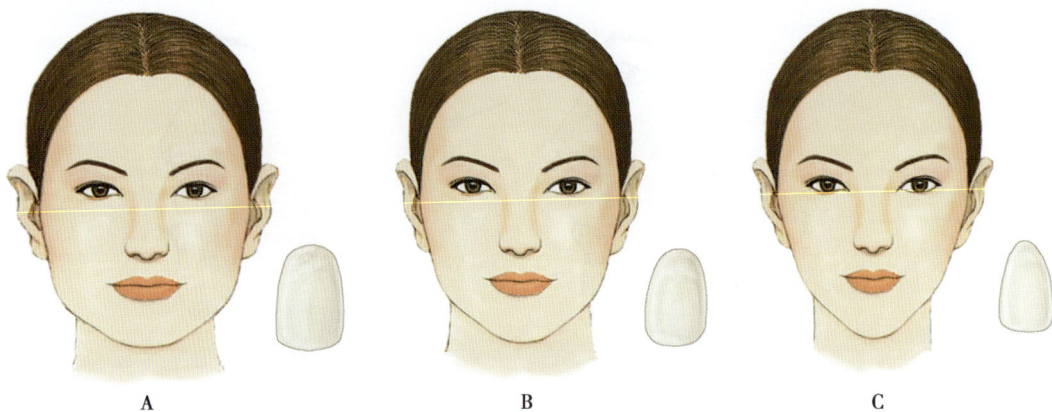

图 6-5-26　牙形与患者面部形态
A.方形面　B.卵圆形面　C.尖形面

面的上颌中切牙牙颈部略宽,近中面微凸,远中面的切 1/2 较凸,唇面较圆凸,两切角较圆。

3）选择颜色:牙色的选择要参考患者的皮肤颜色,性别和年龄。中年面白的妇女要选择较白的牙,而年老面色黑黄的男性,宜选择较黄、色暗的牙,并征求患者对牙色的选择意见。

（2）选择后牙:后牙主要作用在于完成咀嚼功能,还要重视义齿承托组织的保健。重要的是选择与牙槽嵴状况相适应的后牙𬌗面形态。

1）选择后牙的近远中宽度:将下颌尖牙远中面到磨牙后垫前缘作为下颌人工牙 7—4|4—7 近远中径的总宽度。上颌 7—4|4—7 的近远中宽度与下颌 7—4|4—7 相匹配。

2）选择牙色:后牙牙色与前牙牙色协调一致或略深。

3）选择后牙𬌗面形态:全口义齿的𬌗面形态的主要区别是解剖式𬌗面形态还是非解剖式𬌗面形态,其选择不仅要考虑义齿的功能,而且要考虑支持组织的健康。

解剖式牙（anatomic teeth,anatomical teeth）:𬌗面形态与正常牙相似,牙尖斜度约 30°。也有的人工牙模拟老年人的𬌗面磨耗,牙尖斜度略低,约 20°。解剖式牙的特点是:在正中咬合有尖窝交错的广泛接触关系,在非正中咬合可以实现平衡咬合。

非解剖式牙（non-anatomic teeth,non-anatomical teeth）:𬌗面形态与天然牙有别,比较典型的为无尖牙（0°牙）,无尖牙无高出𬌗面的牙尖,上下颌后牙𬌗面间是平面接触,𬌗面仅有排溢沟（图 6-5-27）。

舌向集中𬌗（lingualized occlusion）:特点是上颌后牙舌尖大,而颊尖小;下颌后牙的中央窝宽阔（图 6-5-28）,使上颌舌尖与下颌牙的𬌗面接触滑动自如,易于实现平衡𬌗。是一种保持了非解剖牙的自由运动的同时,又保持了解剖牙美观及食物穿透力强等特点的牙。

平面𬌗（monoplane occlusion）:其特点是上下颌后牙单颌为平面牙,对颌为颊尖刃状牙（图 6-5-29）,减小了侧向力。

解剖式牙咀嚼效能和美观效果好,至今仍是多数医师和患者的选择。非解剖式牙的全口义齿在正中咬合时,有较宽的自由度,适用于牙槽嵴条件差,颌骨关系为 2、3 类时或者患者不易闭合在一个稳定的正中关系位时。其优点是可减小侧向力,使𬌗力主要以垂直方向向牙槽嵴传导,可减少由侧向力造成的义齿不稳定,另外排牙时操作较简单,没有需达到平衡𬌗的要求,可以通过平衡斜坡来实现平衡𬌗,但非解剖式牙咀嚼效能和美观不如解剖式牙。一般根据牙槽嵴宽窄和高低来选择后牙的牙尖高低和颊舌径宽窄。牙槽嵴窄且低平者,选择牙尖低的解剖式牙（约 20°牙尖斜度）或非解剖式牙,并要减小颊

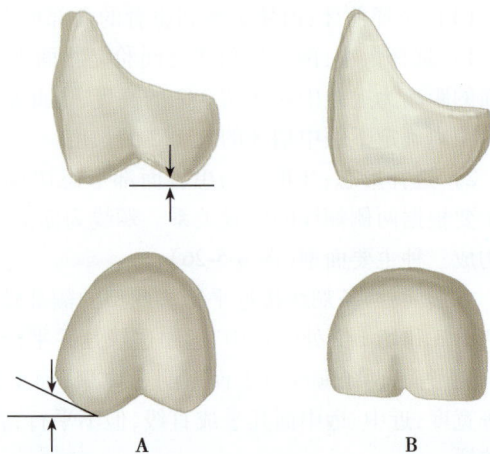

图 6-5-27　有尖牙（A）与无尖牙（B）的侧面外形

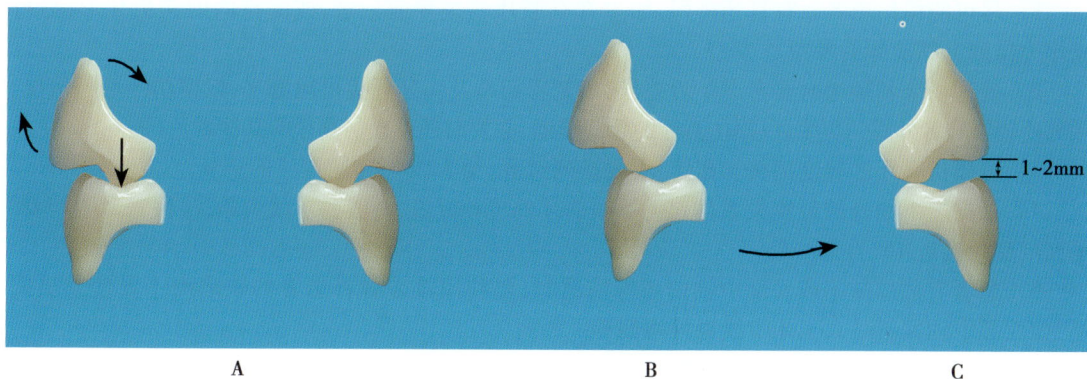

图 6-5-28　舌向集中𬌗
A. 正中咬合　B. 平衡侧　C. 工作侧

舌径。牙槽嵴高而宽者,可选择解剖式牙尖(约
30°牙尖斜度)的后牙。

(二)排牙原则

全口义齿人工牙的排列要考虑美观、功能和
组织保健这三个方面。

1. 美观原则　全口义齿能恢复患者面部下
1/3 的生理形态,达到面下 1/3 与整个面部比例和
谐,使人显得年轻,给人以美感,是参加社交活动
必不可少的。全口义齿的美观主要体现在上颌前
牙的排列上。要达到美观,需注意以下问题:

(1)牙列弧度要与颌弓形一致。通常情况
颌弓形与面型一样也有方圆形、尖圆形和卵圆形
三种。牙弓形要与颌弓形协调一致。

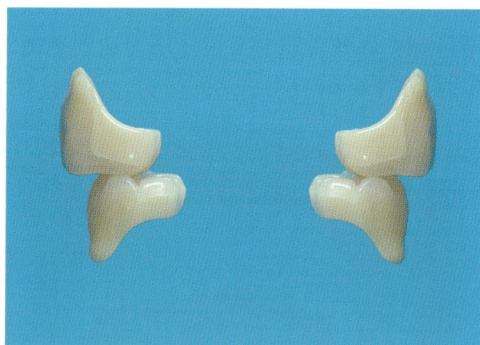

图 6-5-29　平面𬌗

(2)上颌前牙的位置要衬托出上唇丰满度,要达到此要求有以下几点作参考(图 6-5-30):

1)上颌前牙唇面至切牙乳突中点一般约 8~10mm。

2)年轻人,上颌尖牙顶连线通过切牙乳突中点,而老年人上颌尖牙顶连线与切牙乳突后缘平齐。

3)上颌尖牙的唇面通常与腭皱的侧面相距约 10.5mm。

4)上颌前牙切缘在唇下露出 2mm,年老者露的较少。

5)患者上颌骨萎缩严重时,可利用基托的丰满度来改善义齿对唇部的支持。

(3)牙排列要体现患者的个性,除前述选牙时要根据患者面型、年龄、肤色和颌弓大小选牙
外,在排牙时要注意:

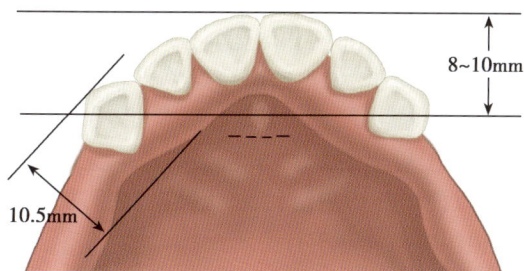

图 6-5-30　排列上颌前牙的位置标志

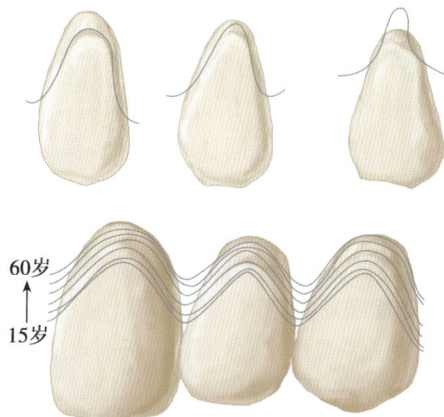

图 6-5-31　颈缘随年龄变化而变化

1）尽可能模仿患者原有真牙排列，如患者有照片或拔牙前记录，或满意的旧义齿牙形，尽可能作为排列上颌前牙的参考。

2）处理切缘和颈缘时要考虑年龄差异，年老者切端及尖牙牙尖可略磨平，以模仿牙磨耗情况，颈部要较年轻者外露的更多，以模仿真牙的牙龈萎缩，必要时还可模仿真牙的某些着色（图6-5-31）。

3）可模仿真牙的轻度拥挤和扭转，不要排列过齐，给人以"义齿面容"的感觉。

4）根据上下颌骨的位置关系排列上下颌前牙的覆𬌗覆盖，一般要求浅覆𬌗，浅覆盖，切导与𬌗平面的交角接近15°为宜。

5）患者有面部缺陷或面部中轴偏斜等情况时，要利用排牙弥补患者的缺陷而不要使其更明显，如面部中轴偏斜时人工牙中线也可略偏等。

（4）上颌前牙的排列要参考患者的意见，一般情况下，上颌前牙排列要在患者参与下完成。

2. 组织保健原则　义齿在功能状态下的稳定，是组织保健的重要方面，而人工牙的排列与义齿在功能状态下的稳定有很大关系。

（1）人工牙的排列要不妨碍舌、唇、颊肌的活动，处于肌力平衡位置。天然牙存在时，唇颊舌肌作用在牙齿上的力量相互平衡，当天然牙缺失后此间隙依然存在称为中性区。当人工牙排列位于中性区时，唇颊舌肌对义齿作用力达到平衡，义齿稳定性较好。当全口义齿排牙脱离中性区后，唇颊舌肌水平向的力无法达到平衡，会破坏义齿稳定性（图6-5-32）。

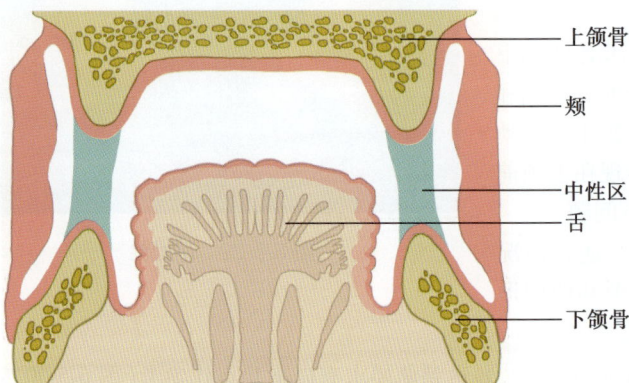

图6-5-32　中性区

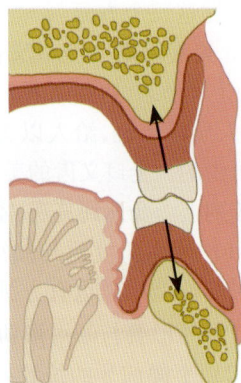

图6-5-33　𬌗力沿垂直方向传至牙槽嵴

（2）𬌗平面与鼻翼耳屏线平行，其高度位于舌侧外缘最突出处，便于舌头将食物送至后牙𬌗面，利于义齿在功能状态下的稳定。

（3）后牙功能尖要尽量排在牙槽嵴顶上，使𬌗力沿垂直方向传至牙槽嵴（图6-5-33）。

（4）如果牙槽嵴吸收较多，要根据牙槽嵴斜坡倾斜方向调整后牙倾斜度，使𬌗力尽可能以垂直方向传至牙槽嵴，如果牙槽嵴严重吸收，则要注意将𬌗力最大处放在牙槽嵴最低处，减少义齿在功能状态下的翘动。

（5）前牙要排列成浅覆𬌗、浅覆盖，正中咬合时前牙不接触，易于达到前伸平衡𬌗。并在前伸及侧方运动时至少在1mm的范围内，下颌牙沿上颌牙斜面自由滑动。

（6）在上下颌牙间自由滑动时，要有平衡𬌗接触，即前牙对刃接触时，后牙每侧至少一点接触，后牙一侧咬合时，工作侧为组牙接触（尖牙保护𬌗不适于全口义齿），非工作侧至少有一点接触。

（7）减少功能状态下的不稳定因素，非功能尖要适当降低，如上颌磨牙颊尖和下颌磨牙舌尖要适当降低，减少研磨食物时义齿的摆动。

3. 咀嚼功能原则　有效的咀嚼和满意的咬合是人工后牙的主要功能，要有最广泛的牙尖接触，尖窝关系要稳定，尽量选择解剖式或半解剖式牙，以便增加切割便利，扩大接触面积，提高咀嚼效能。无尖牙尽管有广泛的平衡接触，减少侧向力，但咀嚼效能差于有尖牙。

（三）排牙的具体方法

以解剖式牙的排列方法为例。在排牙前要将中线、口角线的延长线画在模型唇面，并将后牙区牙槽嵴顶连线的两端延长线转移在模型上,同时在模型旁侧面画出牙槽嵴顶连线在矢状面的水平线及牙槽嵴顶最低点的位置,以便排牙时参考。

1. 前牙的排列

（1）前牙的常规排列（图 6-5-34）

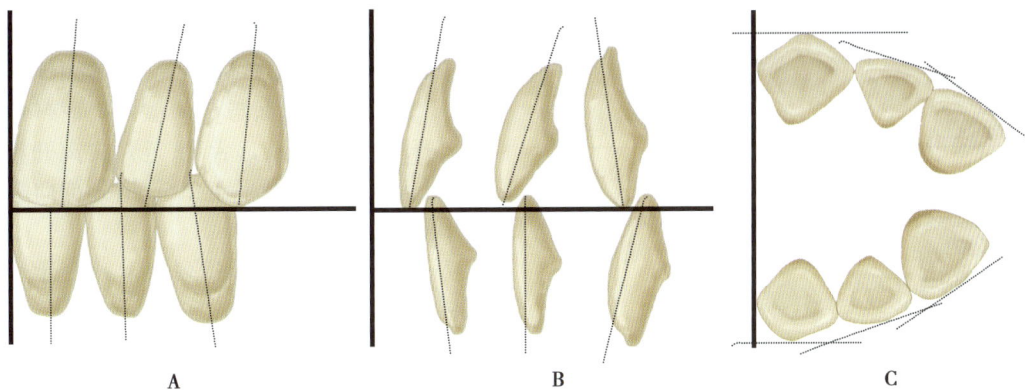

图片:ER6-5-8
模型画线

图 6-5-34　前牙位置的常规排列要求
A.唇面观　B.远中面观　C.切端观

1）1|1:其接触点与殆堤中线一致,1|1 位于中线的两侧,切缘落在殆平面上,唇面与殆堤唇面弧度和坡度一致（唇舌向接近直立或颈部微向舌侧倾斜）,颈部微向远中倾斜,冠的旋转度与殆堤一致。

2）2|2:其近中面接触 1|1 的远中面,切缘高于殆平面约 1mm,唇面与殆堤弧度一致,颈部的舌向和远中向倾斜皆大于 1|1,冠的旋转度与殆堤唇面弧度一致。

3）3|3:其近中面接触 2|2 的远中面,牙尖顶接触殆平面,颈部微突向唇侧且略向远中倾斜,倾斜度介于 1|1 和 2|2 之间,冠的旋转度与殆堤唇面弧度一致。

4）1|1:其近中面接触点与殆堤中线一致,切缘高出殆平面约 1mm,与 1|1 建立正常的覆殆关系,冠部的近远中向近于直立,颈部微向舌侧倾斜,冠的旋转度与殆堤唇面弧度一致。

5）2|2:其近中面与 1|1 的远中面接触,切缘高出殆平面约 1mm,与 21|12 建立正常覆殆关系,冠部的唇舌向近于直立,颈部微向远中倾斜,冠的旋转度与殆堤唇面弧度一致。

6）3|3:其近中面与 2|2 的远中面接触,牙尖顶高出殆平面约 1mm,与 32|23 建立正常覆殆,颈部向远中和唇侧倾斜,冠的旋转度与殆堤唇面弧度一致。

（2）排列前牙的注意事项

1）上颌前牙的排列要在患者口内调整合适,经患者同意认可后方进行后牙的排列,要根据患者面部情况特征,体现患者牙排列的特征。

2）对上颌前突、下颌后缩的患者,要适当加大覆盖,给患者留出足够的说话及咀嚼时下颌前后向运动的空间。在不妨碍下颌唇肌活动的情况下,可略加大下颌前牙向唇侧的倾斜度。

3）对下颌前突、上颌后缩的患者,从美观角度考虑,要尽可能排成正常殆或对刃殆。

4）切导斜度以 15° 为宜。

5）下颌前牙的排列可在排好上颌前牙后进行,也可在排好上颌前牙及所有后牙后进行。

2. 后牙的排列

（1）后牙的排列顺序:后牙的排列顺序有各种方法,如 Swenson 排牙法是先排好上颌后牙,然后再排下颌后牙;Snow 排牙法是先排好一侧牙,再排另一侧牙;协调对称排牙法是先排一侧上颌第一前磨牙,然后排同侧下颌第一前磨牙,再排上颌第二前磨牙,接着排下颌第二前磨牙,以此类推。操作者可根据自己的习惯,按顺序排列。

（2）解剖式后牙排列的基本要求（图 6-5-35）

1）4|4:近中邻面与 3|3 远中邻面接触,舌尖对向下颌后牙牙槽嵴顶连线,离开殆平面 1mm,颊尖与殆平面接触,颈部微向远中和颊侧倾斜。

学习笔记

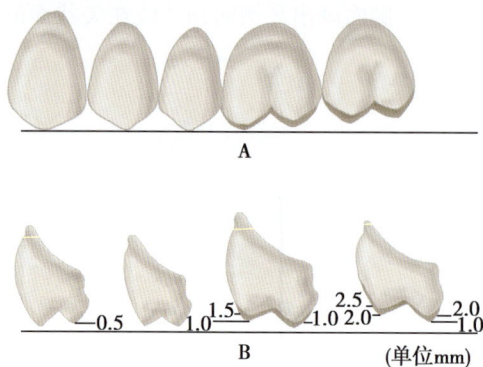

图 6-5-35　解剖式后牙常规排列的基本要求
A. 后牙与殆平面的位置关系　B. 后牙颊舌尖与殆平面的位置关系

2）5|5：近中邻面与4|4远中邻面接触，舌尖对向下颌后牙牙槽嵴顶连线，舌尖、颊尖均接触殆平面，牙长轴垂直。

3）6|6：近中邻面与5|5远中邻面接触，两个舌尖均对向下颌后牙牙槽嵴顶连线，近舌尖接触殆平面，远舌尖、近颊尖离开殆平面1mm，远颊尖离开殆平面1.5mm，颈部微向腭侧和近中倾斜。

4）7|7：近中邻面与6|6远中邻面接触，近舌尖离开殆平面1mm，远舌尖、近颊尖离开殆平面2mm，远颊尖离开殆平面2.5mm，颈部向腭侧和近中倾斜。

7—4|4—7下颌后牙排列与上颌后牙呈最广泛接触的殆关系。

（3）后牙排列的注意事项

1）后牙的功能尖为下颌牙的颊尖以及上颌牙的舌尖，其中下颌第一前磨牙的颊尖，上颌第二前磨牙的舌尖以及上颌磨牙的近中舌尖需排在牙槽嵴顶连线上，并与对颌牙具有良好的尖窝接触关系。

2）在任何方向水平运动时，所有非功能尖不能有咬合干扰，个别牙之间及双侧牙弓之间均要有咬合平衡。

3）当牙槽嵴条件良好，且上下颌关系正常时，后牙的排列无论在矢状面还是冠状面观均应互相平行对称。

4）从后牙区颊舌断面观，如上下颌牙槽嵴的连线与殆平面成的角大于80°（图6-5-36），则认为上下颌骨关系正常，可以排列正常的尖窝接触关系。当上下颌牙槽嵴的连线与殆平面的交角是80°或略小，仍可排成正常殆，但要减小后牙覆盖。上颌后牙仍可排在正常位置，功能尖排在牙槽嵴顶连线上，下颌后牙可略向颊侧排列，并将舌窝向舌侧拓宽。上颌牙轻轻向颊侧倾斜，上颌颊尖可略降低，以便既不妨碍舌活动的空间，也能使殆力尽可能向牙槽嵴方向传导。

当上下颌牙槽嵴的连线与殆平面的交角明显小于80°，即下颌牙弓宽于上颌牙弓，则后牙需排反殆关系，第一前磨牙位置仍可在正常位置，第二前磨牙呈过渡关系，即上颌第二前磨牙颊舌尖均为支持尖，将下颌第二前磨牙舌窝向远中扩展，容纳2个支持尖，上颌磨牙颊尖和下颌磨牙舌尖为支持尖，呈反殆关系。

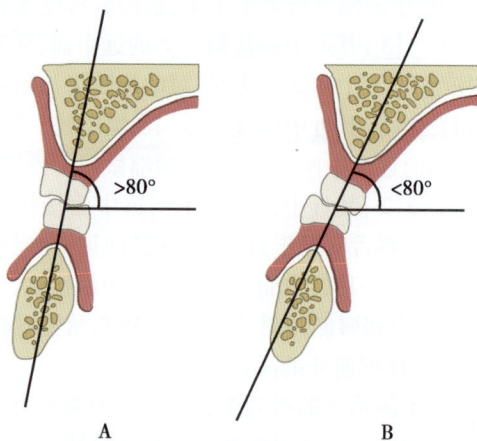

图 6-5-36　上下颌牙槽嵴的连线与殆平面成的角
A. 大于80°　B. 明显小于80°

5）如下颌牙弓较短，可减数排牙，减去一个前磨牙或第二磨牙。

6）如牙槽嵴严重萎缩，可减数排牙，并确认"咀嚼中心"，将牙槽嵴最低点确立为"咀嚼中心"。排列相对最大的磨牙在"咀嚼中心"，以避免功能状态下义齿的翘动。

四、全口义齿的平衡殆

（一）全口义齿的殆型

殆型（occlusal scheme, occlusal pattern）是指牙齿的殆面形态特点，以及由此确定的上下颌牙相对的咬合和滑动接触关系。全口义齿的殆型及咬合关系应能够使义齿在行使咀嚼等功能时保持稳定，尽量使人工牙所承受的殆力经义齿基托沿垂直向均衡地传递至支持组织，减小侧向作用力。在尽可能地恢复咀嚼功能、美观和发音功能的同时，尽量避免对支持组织的损伤。

全口义齿的𬌗型可以分为解剖式𬌗（anatomical occlusion）和非解剖式𬌗（non-anatomical occlusion）两类。解剖式𬌗型是指采用解剖式人工牙或半解剖式人工牙的𬌗型，其中较为特殊者为舌向集中𬌗（lingualized occlusion）。非解剖式𬌗型是指采用非解剖式人工牙的𬌗型，又包括平面𬌗（monoplane occlusion）和线性𬌗（linear occlusion）等。平面𬌗为无尖牙，由于上下颌人工牙为平面接触，义齿𬌗平面也为平面式，无𬌗曲线。线性𬌗者，虽然上颌后牙𬌗面和义齿𬌗平面均为平面，但下颌后牙𬌗面成嵴状，上下颌后牙为平面与线的接触关系。

（二）平衡𬌗

全口义齿的平衡𬌗（balanced occlusion）是指在正中咬合及下颌作前伸、侧方等非正中咬合运动时，上下颌相关的牙都能同时接触。

自然牙依靠牙周膜固位在牙槽骨中，每颗牙都有各自的生理动度；牙周膜将咀嚼压力转化为对骨组织的拉力，能够有效缓冲侧向力的作用；更重要的是牙周膜中丰富的本体感受器与神经中枢和咀嚼肌共同形成精细的咀嚼压力反馈环路，能够避免咬合力过大对组织造成损伤。牙列缺失导致患者局部解剖结构的改变尤其是牙周膜的丧失，由此造成自然牙与全口义齿在固位、稳定与支持方面都有较大差别，压力反馈不再精确；由于人工牙是借助于基托成为一个整体固位在口腔中的，主要依靠大气压力和吸附力来获得固位，因此任何一个牙的早接触或咬合干扰都会影响整个义齿的稳定，会使义齿翘动乃至脱位，早接触或咬合干扰也会对无牙颌组织产生压痛，长期戴用会造成局部牙槽嵴不正常吸收。为了恢复功能和美观，并保存余留组织的健康，全口义齿咬合设计应符合生物机械力学的原则，平衡𬌗是全口义齿咬合形式与自然牙列咬合形式的主要区别。

全口义齿平衡𬌗的作用主要表现在当上下颌义齿在咬合接触状态下作前伸、侧方等非正中咬合滑动运动时，在食物于前牙区或一侧后牙区被咬切后进一步咀嚼研磨时，上下颌义齿𬌗面间有三点或多点接触，义齿稳定不翘动。

1. 解剖式平衡𬌗的特点

（1）正中平衡𬌗（centric balanced occlusion）：下颌在正中关系位（最广泛接触位或牙尖交错位）时，上下颌人工牙间具有尖窝交错的最大面积的广泛均匀接触，称为正中平衡𬌗。

目前大多数医师都同意不论是哪种𬌗型，正中咬合时前牙都不接触。由于后牙的表面磨耗而丧失垂直距离可能导致前牙受力过大，因此前牙区牙槽嵴受力过大。如果义齿制作时就将前牙排成接触状态，牙槽嵴的受力过大会更加明显。而无牙颌患者牙槽嵴前部的骨组织通常不是能够承担较强𬌗力的骨密质。因此要尽最大努力减少前部牙槽嵴所受的垂直和水平向力，就需要在正中关系位时前牙不接触。

（2）非正中平衡𬌗（eccentric balanced occlusion）：主要指前伸平衡𬌗和侧方平衡𬌗。

1）前伸平衡𬌗（protrusive balanced occlusion）：当下颌前伸至上下颌前牙相对，再滑回正中关系位过程中前后牙都有接触，按后牙的接触情况，可分三点接触的、多点接触的和完全接触的前伸平衡𬌗。三点接触平衡𬌗即前伸下颌、上下颌前牙接触算作一点，如两侧最后磨牙间各有一牙尖接触算作二点，合起来名为三点接触的前伸平衡𬌗。如前牙接触，后牙除最后磨牙接触二点外，至少还有一牙尖接触，但没达到后牙尖全部接触的，名为多点接触的前伸平衡𬌗。前牙接触，后牙相对的牙尖都接触名为完全接触的前伸平衡𬌗（图6-5-37）。前牙作切割功能的过程中，如果食物未被切断时，无论哪种前伸平衡𬌗，其后牙都不接触，一旦切断食物，前牙切缘接触，后牙也有接触。从

ER6-5-9

图片：ER6-5-9
前伸平衡𬌗

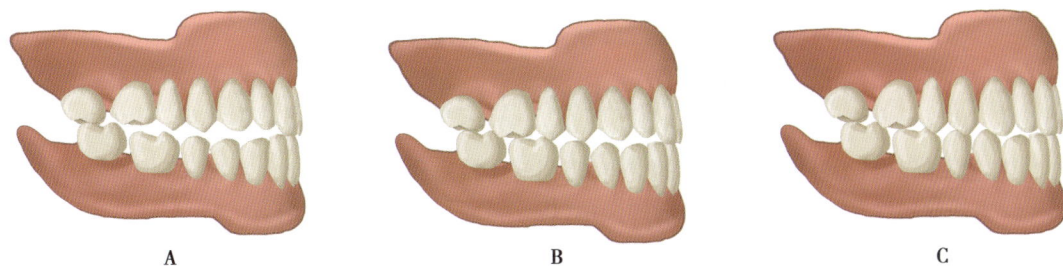

图 6-5-37　前伸平衡𬌗
A. 三点接触的前伸平衡𬌗　B. 多点接触的前伸平衡𬌗　C. 完全接触的前伸平衡𬌗

后牙接触所起的作用来看,前牙切割食物受力,将使义齿后部翘动,后牙尖的接触具有防止义齿后部翘动的作用,这种作用是一种平衡作用。

2)侧方平衡𬌗(lateral balanced occlusion):当下颌向一侧作咬合接触滑动运动时,两侧后牙均有接触为侧方𬌗平衡。例如,下颌向左侧运动时,右侧髁突作向前内下方向的滑动,左侧髁突作近似原地旋转。与此同时,两侧后牙先脱离正中咬合,然后下颌向左运动,左侧上下颌后牙呈同名尖相对咬住食物,在向正中咬合返回的过程中加压嚼碎食物,左侧后牙名为工作侧,左侧髁突名为工作侧髁突。同时,当左侧后牙呈同名尖相对时,右侧后牙则呈异名尖相对,即右侧上颌舌尖与下颌颊尖相对,此侧不产生嚼碎功能,而此侧后牙接触有利于义齿的稳定,所以名为平衡侧。

2. 平衡𬌗的理论　Gysi 于 1908 年提出同心圆关系学说,他认为髁道、切道和牙尖工作斜面均为同心圆上的一段截弧,称为平衡𬌗,并依此理论设计了𬌗架。根据此理论,具有平衡𬌗的义齿,下颌在前伸及侧方的滑动过程中髁突与关节斜面、上颌切牙与下颌切牙切缘、上下颌后牙𬌗面均同时保持均衡接触。髁导、切导和牙尖工作斜面的法线相交于一点,髁突、前牙切缘和下颌后牙牙尖接触斜面均以此点为同一圆心运动,此点称为转动中心或𬌗运中心(图 6-5-38)。有平衡𬌗的义齿,有利于咀嚼功能的完成和无牙颌的保健。有关平衡𬌗的学说如今仍在排牙和选磨时有参考意义。

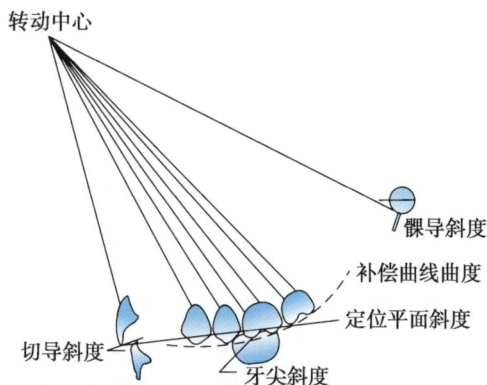

图 6-5-38　转动中心

影响平衡𬌗的五因素:包括髁导斜度、切导斜度、牙尖斜度、补偿曲线曲度和定位平面斜度(图 6-5-39)。

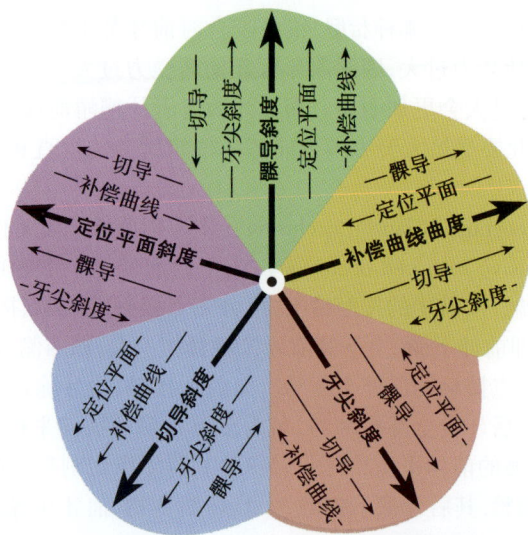

图 6-5-39　Hanau Quint——显示平衡𬌗五因素相互对应关系
(箭头向外为数值增大,向中心为数值减小)

(1)髁导斜度:为髁槽与水平面的交角,是用前伸𬌗关系记录将髁道斜度转移到𬌗架上的。

(2)切导斜度:为切导盘与水平面的交角,切导斜度与切道斜度相当。

(3)补偿曲线曲度(prominence of compensating curve):全口义齿修复中所指的补偿曲线多限于上颌 7—3|3—7 颊尖顶相连,形成凸向下的曲线。补偿曲线与眶耳平面所相交的角度称为补偿曲线曲度。

（4）牙尖斜度或牙尖高度（inclination of cusp or height of cusp）：当下颌作前伸运动时，下颌后牙颊尖的近中斜面和上颌后牙颊尖的远中斜面相互接触，此牙尖斜面（又称牙尖工作斜面或平衡斜面）与各自牙尖底的交角称为牙尖斜度。从牙尖顶向牙尖底所做的垂线为该牙尖的高度。牙尖斜度越大，牙尖高度也越大。

（5）定位平面斜度（inclination of plane of orientation）：从上颌中切牙近中切角至 7|7 的颊尖顶相连而成的三角平面称为定位平面。定位平面与眶耳平面所相交的角度称为定位平面斜度。

根据同心圆学说，可知五因素间的关系：髁导斜度和切导斜度间为反变关系，补偿曲线曲度、牙尖斜度和定位平面斜度间互为反变关系，而髁导斜度或切导斜度与其余任何一因素都是正变关系。

$$平衡\overline{殆} = \frac{髁导斜度 \times 切导斜度}{牙尖斜度 \times 补偿曲线曲度 \times 定位平面斜度}$$

侧方平衡殆与前伸平衡殆类似，其有关因素有平衡侧髁导斜度、工作侧和平衡侧牙尖斜度、切导侧斜度及横殆曲线曲度。

补偿曲线曲度、牙尖斜度、定位平面斜度在实际应用中可归结为一个因素：牙尖平衡斜面斜度或有效牙尖斜度。对于三点接触的前伸平衡殆，具体是指上颌 7|7 近中颊尖的远中斜面和下颌 7|7 远中颊尖的近中斜面与基准平面的交角。孙廉教授将影响平衡殆的五因素简化为三因素，在实际操作中，患者的髁道斜度是无法改变的，根据具体情况可以对切道斜度和牙尖平衡斜面斜度进行调整或选磨，以实现平衡殆的目标。

3. 平衡殆的理论用于指导排牙与选磨　有时前伸咬合检查时出现上下颌两侧第二磨牙均不接触，或一侧上下颌第二磨牙不接触；有时出现后牙接触前牙不接触。为了达到前伸平衡殆，根据出现在试排牙或义齿选磨的不同阶段，需要采取不同的处理手段。

前牙接触，上下颌两侧第二磨牙不接触。原因：切道斜度偏大，或牙尖平衡斜面斜度偏小。试排牙时的处理：①增加上下颌两侧第二磨牙平衡斜面斜度（加大上下颌两侧第二磨牙长轴近远中向的倾斜程度），将上颌 7|7 长轴颈部向前倾斜，下颌 7|7 长轴殆端前倾，重新与上颌 7|7 呈最广泛接触殆；②如增加平衡斜面斜度后，后牙还不接触时，可适当减小切道斜度，即增大前牙的覆盖和/或减小覆殆，来取得三点接触的前伸平衡咬合。义齿选磨时的处理：只有将接触的切道斜度减小，可调磨下颌前牙的唇斜面或上颌前牙的舌斜面。

前牙不接触，上下颌两侧第二磨牙接触。原因：切道斜度偏小，或牙尖平衡斜面斜度偏大。试排牙时的处理：减小牙尖平衡斜面斜度（减小上下颌两侧第二磨牙牙长轴近远中向的倾斜程度），能达到三点接触的前伸平衡殆。如减小牙尖平衡斜面斜度后未能达到三点接触的前伸平衡咬合，还需要适当增大切道斜度，即增大前牙的覆殆和/或减小覆盖。义齿选磨时的处理：减小牙尖平衡斜面斜度，即调磨上颌 7|7 近中颊尖的远中斜面或下颌 7|7 远中颊尖的近中斜面。

对于解剖殆型的人工牙，在口外进行平衡殆的调磨尤其重要，可以减少临床义齿的调改。对于非解剖式人工牙，尤其是无尖牙，牙尖平衡斜面斜度无法调节，可以通过在磨牙后垫区制作平衡斜坡（balancing ramps）的方法来达到前伸和侧方的平衡殆。

五、义齿蜡型试戴

全口义齿排牙、上蜡完成后，应让患者在口内试戴（the waxed-up denture at final try-in）。若发现存在的问题可即时修改或返工，因为义齿还处在蜡型阶段，容易修改，以免造成全口义齿的最终失败，试戴时要检查的主要项目如下：

（一）义齿在殆架上的检查

在将义齿戴入口内前，首先要进一步检查义齿在殆架上的状况。

1. 检查基托　义齿基托边缘伸展是否适当，基托在模型上是否稳定，如果是蜡暂基托，基托是否在下颌舌侧及上颌腭侧做了适当的加固措施。

图片：ER6-5-11
平衡殆五因素
正、反变关系

图片：ER6-5-12
平衡斜面斜度

图片：ER6-5-13
全口义齿平衡
斜坡

2. 检查排牙　前牙是否有正确的覆𬌗覆盖关系,后牙是否排列在与牙槽嵴顶连线适当的位置,两侧是否对称协调,从颊侧和舌侧观,后牙是否有良好的尖窝关系,检查义齿在𬌗架上是否有前伸𬌗和侧方𬌗平衡关系。

（二）义齿蜡型戴入口腔后的检查

1. 面部比例是否协调　义齿戴入后的第一印象非常重要。嘱患者端坐在椅位上,从正面和侧面观,患者外形是否自然和谐,鼻唇沟、口角线是否与患者年龄适当。

2. 检查颌位关系

（1）验证垂直距离:在无牙颌患者的颌位关系记录一节曾经介绍过义齿垂直距离恢复过高和过低的临床表现,义齿蜡型戴入口内后,可根据患者的面部比例是否协调,口唇闭合和软组织形态,息止𬌗间隙大小,最大开口度(最大开口时上下颌前牙切缘距离)大小,说话时是否有义齿撞击音和齿音的清晰度等标准来判断是否存在垂直距离恢复过高和过低的情况。

（2）验证正中关系:验证正中关系是否正确有以下几种方法:

1）髁突位置检查:医师与患者面对面,将双手小指伸入患者外耳道内,紧贴外耳道前壁,嘱患者做正中咬合,用小指指肚感觉两侧髁突有否撞击有力,两侧力度是否相同。如果未感觉髁突撞击,说明两侧髁突均未退回至生理后位。如果两侧撞击力度不一致,说明下颌偏斜。

2）颞肌收缩力度检查:医师将双手大鱼际分别轻放在患者的两侧颞部,嘱患者反复做正中咬合动作,若能感到双侧颞部肌肉收缩的明显动度,且两侧肌肉收缩的动度一致,说明下颌已退回到正中关系。否则说明下颌前伸或偏斜。

3）口内咬合关系检查:口内检查义齿正中咬合时上下颌牙尖窝交错咬合关系是否良好,有无偏斜、扭转、对刃、开𬌗等异常,有无义齿后部基托早接触和𬌗干扰。

4）义齿重新上𬌗架检查:在下颌后牙𬌗面加一薄层烤软的蜡片,或用其他咬合记录材料,使患者轻轻咬合至正中关系,然后将咬合记录与义齿重新放回𬌗架上检查正中咬合是否准确。

3. 检查前牙　检查牙的形状、位置、排列、中线,以及前牙与唇的关系。前牙与唇的关系包括在正中咬合位、休息位、发音和微笑时的情况。此时检查前牙较在口内排列上颌前牙时能观察的更全面。

检查下颌前牙与下唇的位置关系,下颌前牙应略向唇倾,唇侧基托应略有凹陷,与口轮匝肌位置应适当。

4. 检查后牙　后牙位置排列是否适当,𬌗平面是否在舌侧缘或略低处。

从颊侧观,后牙在正中咬合是否有稳定的尖窝接触关系,将拇指和示指分别放在上颌𬌗托前磨牙区颊侧,让患者仅作咬合动作,蜡托应平稳不翘动,如果蜡托随咬合动作有前后或左右方向翘动,表明该部位有早接触。还可拉开口颊,用镊子或雕刻刀分别插入上下颌人工牙之间,检查是否有稳定的咬合。

从正面观,下颌后牙的𬌗平面应等于或略低于舌背的粗糙面和舌侧缘的移行部。

检查义齿是否稳定,可用器械轻轻在下颌后牙中央窝及上颌后牙舌尖处加压,检查义齿是否具有在功能状态下的稳定。

5. 检查基托　检查基托边缘是否合适,尤其上颌后缘,下颌磨牙后垫处。检查后堤区是否已制作。如取印模时尚未在后缘区加压,此时根据后缘可压迫状态,进行模型修整。

检查基托外形是否影响唇、颊、舌肌的活动。上唇的支持应主要靠上前牙唇侧,而不是主要靠上唇基托,因后者会使患者面部不协调不自然。

6. 利用发音法检查垂直距离　用发音法检查垂直距离之前,需再次检查上颌前牙腭侧蜡型是否合适。嘱患者发含"s"舌齿音。此时应是上下颌牙间有最小的间隙。如垂直距离确定过高,则发这些音会有困难。嘱患者迅速数数或念含"s"音多的句子,观察是否发音清晰,迅速发音的目的是防止患者有克服垂直距离不适而努力发音的情况。

试戴中发现有问题要及时纠正。必要时重新确定颌位关系,重新排牙。

六、完成

（一）完成蜡型

1. 固定蜡基托在工作模型上　义齿蜡型试戴后,如使用的是暂基托,应将暂基托与工作模型密贴。适当加蜡,保证义齿基托厚薄尽量均匀一致。如使用金属基托(图6-5-40,图6-5-41),应将其与模型密贴后用蜡封闭固定。边缘伸展到模型移行沟内,基托边缘蜡型厚度和形态完全依据石膏模型上经过边缘整塑获取的前庭沟底的位置与形态,用热蜡刀将蜡基托固定在模型上。注意模型不能浸水,否则蜡型不能与模型封严而有缝隙。

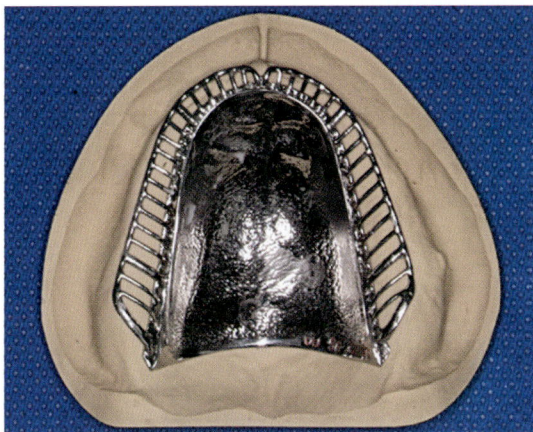

图6-5-40　上半口义齿金属支架　　　　图6-5-41　下半口义齿金属支架

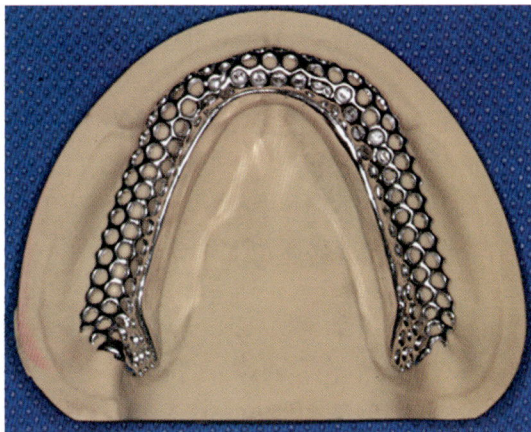

2. 牙龈外形的形成　在牙的唇、颊面上,用蜡刀与人工牙面呈45°,由一侧牙间隙顺着人工牙颈部到另一侧牙间隙雕刻出龈缘形状,牙冠露出的长短要协调,龈乳头充填牙间隙,牙冠露出的长短和龈乳头的情况应与患者年龄相称。年龄大者、牙龈退缩、牙根暴露、临床冠增长、龈乳头有肿胀,应尽量模仿天然牙的情况。

3. 磨光面外形的形成　在蜡模上相当于牙根的位置,形成牙根的长度和凸度,在上颌以尖牙最长,侧切牙最短,中切牙居于尖牙和侧切牙之间。下颌以尖牙最长,中切牙最短,侧切牙居于尖牙和中切牙之间。在后牙的颊、舌或腭侧面应形成凹面,适合颊舌的活动,以利于义齿的固位。

4. 义齿蜡型的擦光　应将牙上多余的蜡刮除干净,否则在开盒除蜡时,人工牙易从型盒模型内脱落,以致在填塞树脂时容易造成牙齿的变位。用酒精喷灯将蜡型表面吹光,或用软布将蜡面擦光滑。

在形成蜡型时,切忌碰动牙齿的位置,而影响上下颌牙的咬合关系。擦光蜡型后,将义齿重新放在𬌗架上检查𬌗关系。

（二）装盒

将带有义齿的模型包埋在型盒的下半盒内,装盒时下半盒的石膏表面尽量没有倒凹,在下颌两侧后缘及舌侧应呈斜坡状,否则开盒时易造成模型折断。

（三）开盒、除蜡

开盒、除蜡的方法同可摘局部义齿,除蜡时应注意有无松动的人工牙,如有则待蜡去净后,再将牙放回型盒上半盒的人工牙阴型内。

（四）充填树脂

充填树脂的方法同可摘局部义齿,因全口义齿的基托面积大,需要树脂的量较多,应分次填塞树脂并加压力。填塞的树脂量要够,所加的压力要均匀,避免树脂出气泡或造成人工牙的变位。热处理和可摘局部义齿相同。

（五）重新上𬌗架调𬌗

重新上𬌗架调𬌗(remounting and occlusal adjustment),在装盒及热处理树脂聚合过程中,有可能

227

引起咬合的误差,需在戴入患者口腔之前进行再上𬌗架和咬合调整。

如果准备在热处理后再上𬌗架,需在第一次上𬌗架时,将工作模型与固定模型于𬌗架上的石膏之间留下明显的界限及稳定的固位标记。在装盒时,从𬌗架上取下,保证工作模型的完整性,热处理后开盒时,完整取出工作模型,义齿暂不与工作模型分离,重新对位回原来的𬌗架上。

将义齿再上𬌗架后,往往可见切针抬高,与切导盘不能接触,后牙的尖窝接触关系不如装盒前好。

先作正中咬合检查,将蓝色咬合纸放在双侧上下颌牙之间,使𬌗架作开闭运动或在按紧咬合情况下将咬合纸拉出,检查是否有早接触点。如有早接触点,用小圆形磨石磨除,注意磨除与早接触牙尖相对应的中央窝或斜面,而不要磨改功能尖。磨改直到切导针重新接触切导盘。

再检查侧方𬌗有无咬合干扰。拧开正中锁,使上颌体向一侧接触滑动,上下颌牙之间可放红色咬合纸,判定侧方𬌗时工作侧和平衡侧后牙接触情况,必要时作调磨。同法做另一侧。然后检查前伸𬌗有无咬合干扰。使上颌体向后移至上下颌前牙呈切对切状态,检查前牙接触及后牙平衡牙尖接触情况,必要时调磨。

最后用金刚砂糊膏涂于下颌牙𬌗面,双手握紧𬌗架,做左右侧的循环𬌗面接触滑动运动,约10次,使𬌗面光滑,完成整个咬合调磨。

第六节　全口义齿初戴

全口义齿的初戴(insertion)主要包括两方面内容,一是对义齿的检查和调磨,二是对患者使用义齿的指导。在此阶段,对义齿小的调改是必要的,因为义齿制作的每一步都可能出现一些误差。如:印模往往只能代表取印模当时的情况,义齿基托和确定颌位关系时𬌗托的组织贴合性的不同,另外,颌位关系记录与转移时未发现的错误、义齿技工室制作过程中产生的误差等,这些均需要在义齿戴入口腔后,根据实际情况进行调改。

一、义齿检查

(一)义齿就位的检查

义齿就位前,应检查义齿是否清洁、光滑。戴入前应去除残留的石膏、组织面树脂小瘤。全口义齿一般都能顺利就位。少数不能就位者都因基托局部有明显的倒凹所致,需磨改后才能就位。磨改的程度要细心掌握,不能磨除过多,也不能破坏边缘封闭,否则影响义齿固位。两侧上颌结节区基托均有倒凹而影响就位者,可先磨去倒凹较大的一侧,但也需注意保护边缘。

义齿就位后要检查义齿是否平稳,检查时用双手的示指分别放在两侧前磨牙区𬌗面,左右交替加压。如有左右翘动,上颌义齿常由于硬区相应的基托组织面未做缓冲引起,下颌义齿引起翘动的原因多是与外斜嵴、下颌隆突区相应的基托组织面未做缓冲引起。经过适当的缓冲,翘动就会消失。如果经过缓冲仍有翘动,要考虑基托变形,或印模、模型不准,常需重做。

(二)义齿基托的检查

检查基托包括边缘长短、磨光面形态和组织面压力点的检查。边缘过长过短都会影响义齿的固位,过长的部位压迫软组织易引起疼痛,还会受唇颊舌肌运动的影响,不利于义齿的固位,应磨去过长的部分。基托边缘过短也会影响固位,常见于上颌颊侧翼缘区后部及下颌舌侧翼缘区后部。过短的部分可以用自凝树脂口内加长,也可以重做。基托边缘过长或过短多与印模不准确或制作不当有关。要特别注意唇、颊系带处,观察边缘切迹是否让开,有无妨碍系带活动情况,如有,要注意磨改。

基托磨光面形态应呈凹形,如果呈凸形,将影响义齿的稳定,可磨改处理,但磨光面的凹度不可过分,否则进餐时易积存食物,尤其是下颌颊侧翼缘区。

使用压力指示糊剂检查义齿基托对牙槽嵴压力过大的部位,方法是在义齿组织面涂一薄层压力指示糊剂,毛刷沿一个方向涂且痕迹清晰可见。将义齿小心放在牙槽嵴上,将手指放在第一磨牙上加压,使软组织变形的基托组织面的压力点就会使压力指示糊剂被挤开或变薄,磨除压力点,并且反复重复以上操作直到指示糊剂受压均匀。压力指示剂也可以用来检查基托边缘是否过度伸展。

(三) 颌位关系检查

检查方法同全口义齿试戴,如果发现颌位关系异常,一般需重新修复。

二、咬合检查与选磨调𬌗

在确认颌位关系正确之后,还需要检查咬合关系,确定正中咬合、侧方𬌗和前伸𬌗时是否为平衡𬌗。完善的平衡𬌗接触关系应该是,正中咬合时上下颌前牙不接触,上下颌后牙尖窝交错,上下颌后牙功能尖(上颌后牙舌尖和下颌后牙颊尖)均分别与对𬌗牙中央窝或边缘嵴接触;侧方𬌗时,工作侧上颌牙颊尖舌斜面与下颌牙颊尖颊斜面接触,上颌牙舌尖舌斜面与下颌牙舌尖颊斜面接触,平衡侧上颌牙舌尖颊斜面与下颌牙颊尖舌斜面接触;前伸𬌗时,上颌前牙切端及其舌斜面与下颌前牙切端及其唇斜面接触,上颌后牙远中斜面与下颌后牙近中斜面接触。

检查有无早接触、𬌗干扰或低𬌗,然后进行选磨(selective grinding)调𬌗。选磨是根据咬合检查的结果,调磨正中咬合的早接触点,以及侧方𬌗和前伸𬌗时的牙尖干扰,使达到正中咬合、侧方𬌗和前伸𬌗平衡接触关系。

(一) 全口义齿选磨调𬌗的方式

全口义齿协调稳定的咬合是义齿有效行使功能及保护支持组织的必要条件。在全口义齿制作过程中许多步骤的差错都会影响到咬合,而且任何𬌗架都不可能完全模拟患者的下颌运动,因此将义齿戴入口内后根据患者的实际情况进行咬合检查并做相应的磨改是必须的。可以将义齿重新上𬌗架进行调𬌗,也可在患者口内调整咬合。

由于全口义齿承托区软组织的弹性和不同的可让性会掩盖或错误提示咬合早接触,在口内直接用咬合纸发现全口义齿的咬合异常可能会有误导,因此建议重新上𬌗架选磨调𬌗。重新上𬌗架进行咬合磨改具有以下优点:可清晰观察咬合运动的过程,准确发现早接触的部位;基托不会移动,减少软组织的影响。

如采用口内调整咬合的方法建议用牙弓形状咬合纸进行检查,避免诱导患者单侧咀嚼。

(二) 咬合检查

咬合检查的目的是确定正中咬合、侧方𬌗和前伸𬌗咬合接触滑动过程中存在的早接触、𬌗干扰和低𬌗的部位。所谓早接触(premature contact)是指当正中咬合多数牙尖不接触时个别牙尖的接触,𬌗干扰(occlusal interference)是指侧方和前伸𬌗接触滑动过程中多数牙尖不接触而个别牙尖的接触,低𬌗是指多数牙尖接触而个别牙尖不接触。咬合检查通常是将咬合纸置于上下颌牙之间,然后在咬合接触的部位会染色显示咬合印记,医师根据咬合印记判断需要调磨的部位,调磨后重新进行咬合检查。经过反复检查和调磨,最终达到平衡𬌗接触。咬合检查应采用不同颜色的咬合纸,在正中咬合、侧方𬌗和前伸𬌗分别进行。正中咬合检查时应使上下颌牙在小开口范围内做快速叩齿动作,前伸𬌗检查时下颌牙从正中咬合向前接触滑动至前牙切缘相对,侧方𬌗检查时下颌牙从正中咬合向工作侧接触滑动至工作侧颊尖相对。

(三) 选磨的方法和步骤

1. 正中咬合早接触的选磨　正中咬合早接触可分为支持尖早接触和非支持尖早接触。对于上颌牙颊尖和下颌牙或下颌牙舌尖与上颌牙的早接触,应按照 BULL 法则(buccal-upper, lingual-lower),调磨非支持尖,即调磨上颌后牙颊尖和下颌后牙舌尖。对于支持尖早接触,即上颌牙舌尖或下颌牙颊尖分别与对𬌗牙中央窝和近远中边缘嵴之间的早接触,应结合侧方𬌗平衡侧接触情况,如果正中咬合有早接触的支持尖在作为平衡侧时也存在𬌗干扰,则调磨支持尖。如果作为平衡侧时无𬌗干扰,则调磨与支持尖相对的对𬌗牙的中央窝或𬌗边缘嵴。

2. 侧方𬌗𬌗干扰的选磨　工作侧的𬌗干扰发生在上颌后牙颊尖舌斜面和下颌后牙颊尖颊斜面之间,或上颌后牙舌尖舌斜面与下颌后牙舌尖颊斜面之间。同样应按照 BULL 法则,调磨非支持尖。平衡侧的𬌗干扰发生在上颌后牙舌尖的颊斜面和下颌后牙颊尖的舌斜面之间。应结合正中咬合,如果平衡侧𬌗干扰牙尖在正中咬合存在早接触,则调磨此牙尖,否则分别少量调磨上下颌功能尖的干扰斜面,避免降低牙尖高度。对于侧方𬌗工作侧前牙的干扰,应选磨下颌前牙的唇斜面或上颌前牙的舌斜面,避免磨短上颌前牙。

3. 前伸𬌗𬌗干扰的选磨　前伸𬌗后牙的𬌗干扰发生在上颌后牙远中斜面与下颌后牙近中斜面,调磨应同时遵守 BULL 法则和 DUML 法则(distal-upper,mesial-lower),即分别调磨上颌牙颊尖远中斜面和下颌牙舌尖近中斜面。对于前伸𬌗前牙𬌗干扰,应选磨下颌前牙的唇斜面或上颌前牙的舌斜面,避免磨短上颌前牙。

4. 选磨的注意事项

(1) 保持垂直距离,避免选磨支持尖而降低垂直距离。

(2) 保持𬌗面形态,避免调磨过多而将人工牙𬌗面的牙尖和沟窝形态磨除。调磨工具应使用小的磨头。

(3) 选磨时应单颌调磨,每次量要少。每次调磨后要重新检查咬合,调磨过的接触点应保持接触,避免使高点变低𬌗。越调磨接触点越多,至少达到"三点接触",不必强求达到完全接触的平衡𬌗。

三、给患者的戴牙指导

全口义齿戴好后,为了使患者尽快地适应义齿和发挥义齿功能,医师应帮助患者对使用义齿有正确的认识和了解。如果患者年龄不太大,身体健康情况好,适应能力强,咀嚼功能恢复得也快。如患者口腔条件较差,年龄大,身体较弱,对义齿的耐受性和适应能力都要差些,咀嚼功能的恢复也会慢些。此外,对义齿的保护和使用也很重要。为此,在全口义齿初戴时,应对患者作如下医嘱:

1. 增强使用义齿的信心　鼓励患者要建立信心去练习,尽量将义齿戴在口中练习使用。初戴义齿时会有异物感,甚至有不会咽唾液,恶心欲呕,发音不清楚等现象。要事先让患者知晓,有足够的思想准备。

2. 纠正不正确的咬合习惯　患者因长期缺牙,或因长期戴用不合适的旧义齿,造成下颌习惯前伸或偏侧咀嚼习惯,在初戴义齿时,患者常不容易咬到正确的正中关系位,而影响义齿的固位和咀嚼功能的恢复。应教会患者先作吞咽动作后用后牙咬合。

3. 进食问题　口腔条件差、适应能力差而又有不良咬合习惯的患者,不宜过早戴用义齿咀嚼食物。初戴的前几天,只要求患者练习戴义齿作正中咬合和发音。待习惯后,再用义齿咀嚼食物,开始时先吃软的小块食物,咀嚼运动要慢,用两侧后牙咀嚼食物,不要用前牙咬切食物。锻炼一段时间后,再逐渐吃一般食物。

4. 保护口腔组织健康　饭后应摘下义齿,用冷水冲洗或用牙刷刷洗后再戴上,以免食物残渣存积在义齿的组织面,刺激口腔黏膜,影响组织健康。睡觉时应将义齿摘下,浸泡于冷水中,使无牙颌承托区能得到适当的休息,有利于组织健康。如由于义齿刺激造成黏膜破损时,应摘下义齿使组织恢复,并及时请修复医师修改义齿。切忌患者用砂纸、小刀或玻璃自行刮除基托组织面。

5. 义齿的保护　义齿每天至少应用牙膏彻底刷洗清洁一次,最好能作到每次饭后都刷洗。刷洗时应特别小心,以免掉在地上摔坏义齿。义齿不戴时,应将其浸泡在清水中,不要长期在干燥环境下放置义齿。义齿可用牙膏牙刷清洁,或定期用义齿清洁剂浸泡,避免用热水、强酸、强碱浸泡。

(白石柱)

第七节　戴用义齿后可能出现的问题及处理

全口义齿戴用过程中,由于各种原因,可能出现问题或症状,要及时进行修改,以保护口腔组织的健康,维持义齿良好的功能。由于个别人的耐受性强,对于义齿使用时出现的问题不敏感、不重视,常导致医师不能及时发现和处理患者存在的问题,导致更大的损害,如牙槽嵴的加速吸收,造成义齿无法继续使用,甚至导致义齿修复的基础越来越恶化。因此,全口义齿戴用后,应要求患者定期复查,以便及时发现和处理可能出现的问题。

一、戴用义齿初期易出现的问题及处理

(一) 疼痛

患者初戴全口义齿后容易出现黏膜软组织的压痛。可分为两种类型,一种是定位明确、局限的疼痛,多数情况局部黏膜红肿、溃疡,或黏膜灰白。另一种是定位不明确的或弥散的疼痛,黏膜表现不明显或为弥散的黏膜红肿。

1. 原因

(1) 导致定位明确、局限性疼痛的原因

1) 义齿基托组织面在无牙颌缓冲区未进行充分缓冲处理(如未采取选择性压力印模),导致局部基托与黏膜接触过紧,压力过大,造成黏膜红肿、压痛,甚至溃疡。

2) 义齿基托边缘过度伸展,妨碍周围组织和系带的功能活动,会导致前庭沟、口底、系带根部或软腭处局部黏膜红肿、溃疡和疼痛。黏膜局部表现与过度伸展的基托边缘位置一致。上颌义齿后缘过长,或下颌义齿舌侧远中边缘过长时,还会有咽喉痛或吞咽痛的症状。

3) 义齿基托进入组织倒凹内,在义齿摘戴时,进入倒凹的基托会擦伤倒凹区上方最突处黏膜而引起疼痛。

4) 人工牙存在明显的局限性咬合高点,导致正中咬合或侧方咬合时该部位基托下方组织压力过大。正中咬合明显的局限性咬合高点的压痛部位常位于牙槽嵴顶,侧方咬合局限性咬合高点的压痛部位常位于牙槽嵴的侧斜面。

5) 取印模时局部压力过大,石膏模型有破损,义齿基托组织面残留石膏或有树脂瘤,会导致相应部位黏膜压迫,出现压痛。

(2) 导致定位不明确或弥散的疼痛的原因

1) 人工牙咬合关系不平衡或正中关系错误,导致咬合时义齿不稳定,发生滑动、翘动或扭转,造成支持组织受力不均衡,常出现定位不明确或广泛的、弥散性黏膜压痛。

2) 刃状或过度低平的牙槽嵴,其主承托区范围过小,不能承受较大的咀嚼压力,抵抗侧向力的能力更差,容易出现定位不明确或广泛的、弥散性黏膜压痛。如果义齿基托伸展不充分,承托面积减小时更容易导致压痛。

3) 垂直距离恢复过高,肌张力大,戴义齿时间较长后,容易发生义齿承托区黏膜广泛的、弥散性压痛。

4) 印模或模型变形,或由于义齿制作的问题,使基托与组织不密合,导致承托组织压力不均衡而出现压痛。

2. 处理

(1) 基托组织面局部缓冲:对于局部定位明确的黏膜压痛,一般通过基托组织面局部缓冲来解决。压痛部位的定位方法如下:

1) 使用颜色指示剂(甲紫溶液):黏膜局部有红肿或溃疡者,可使用甲紫定位。先擦干黏膜表面和义齿基托组织面,在黏膜红肿或溃疡部位涂布甲紫,然后将义齿在口内就位,颜色会转印到相应部位的基托组织面上,以此确定基托压迫的部位。用桃形磨头将印有甲紫处的基托组织面或边缘磨除少许。再将义齿重新戴入,并施加一定的压力,以检查缓冲是否适当。可重复进行,直至压痛消失或明显减轻。黏膜肿胀明显者,要避免过度缓冲,以免肿胀消退后基托与黏膜不密合,或边缘过短而破坏边缘封闭。

2) 使用压力指示剂:对于黏膜局部红肿不明显者,可以用压力指示剂(pressure indicator)确定局部压力过大的部位。在擦干的义齿基托组织面均匀涂布一薄层压力指示糊剂,然后将义齿就位,在后牙𬌗面均匀施加一定的垂直向压力,再摘下义齿。检查基托组织面压力指示剂的分布情

况,压力过大的部位,压力指示剂被挤压变薄或消失,此处就是需要缓冲的部位。压力指示剂也可以涂在基托边缘,通过功能整塑,确定边缘过度伸展的部位,并进行调改。使用压力指示剂时黏膜不能过于干燥,以免摘下义齿时基托组织面上的糊剂被黏膜粘掉。

(2) 选磨调𬌗:对于因咬合不平衡导致的压痛,应进行选磨调𬌗,使其达到多点接触平衡𬌗。

(3) 对于因正中关系错误、垂直距离过高、基托边缘过短和基托明显变形导致的定位不明确或弥散性黏膜压痛,难以通过调改义齿获得满意效果,只能通过重新修复来纠正现义齿存在的问题。

(4) 对于牙槽嵴刀状和过度低平,支持能力差者,可采取后牙减数、选磨调𬌗以减小侧向力、基托组织面加软衬等措施。也可重新制作义齿,通过扩大基托伸展范围,人工牙减数、改变𬌗型,基托组织面加软衬等措施,增强义齿的稳定性,减小咀嚼压力,以避免出现压痛。

当疼痛原因不易确定时,首先应检查排除是否存在颌位关系错误、基托边缘过短和基托明显变形等问题。然后,用压力指示剂检查基托组织面是否有接触过紧的部位,边缘是否有过度伸展,并进行相应的调改。最后,进行咬合关系检查和选磨调𬌗。

(二) 固位不良

下颌全口义齿基托吸附面积小,周围组织活动度大,导致其边缘封闭效果和稳定性均不如上颌义齿。因此固位不良常见于下颌义齿,尤其是牙槽嵴低平者。

1. 初戴义齿时,常有明显的异物感,舌运动空间减小,唾液增多,功能运动时神经肌肉协调性改变等,会导致全口义齿的固位和稳定性较差。通过坚持戴用,适应义齿的存在,通过调整咀嚼运动习惯和神经肌肉协调性,义齿周围肌肉组织逐渐学会控制以保持其稳定,义齿的固位程度会很快改善。

2. 义齿就位后无明显吸附力,在周围组织处于静止状态下义齿容易松动、脱落。导致此种情况的原因是基托与承托区黏膜组织不密合,基托边缘伸展不足,边缘封闭差,无足够的吸附力和大气压力使义齿保持固位。此种情况的解决办法是基托组织面重衬,加长基托边缘,使义齿重新获得吸附力和边缘封闭,或重新制作义齿。

3. 当口腔处于休息状态时,义齿固位尚好。但张口、说话、打呵欠时义齿易脱位。这是由于基托边缘过长、过厚,唇、颊、舌系带区基托边缘缓冲不够,人工牙排列位置过于偏槽嵴的唇颊侧或舌侧,义齿磨光面外形不好等原因,影响周围系带和肌肉的功能活动造成的。对于基托边缘或磨光面形态造成的固位不良,可通过磨改基托来解决。人工牙排列位置异常者,应重新排牙或重新制作义齿。

4. 固位尚好,但在咀嚼食物时,义齿容易脱位。这是由于人工牙咬合不平衡,咀嚼时的咬合干扰,使义齿不稳定,破坏了边缘封闭。咬合干扰还可出现在上下颌义齿后部基托之间,以及后部基托与对颌人工牙之间。解决方法是进行选磨调𬌗,消除人工牙及基托间的早接触和𬌗干扰,达到平衡𬌗。

(三) 发音障碍

全口义齿初戴时,常有发音不清的问题,但很快就能够适应和克服。人工牙排列位置不正确也会导致发音障碍。上颌义齿前磨牙区牙弓狭窄,上颌前牙舌面及腭侧基托表面过于光滑,由于气道狭窄,说话时气流快速通过会产生哨音。前牙的唇舌向位置和唇侧基托厚度异常,会影响唇音清晰度。上颌前牙过长或过短,均影响唇齿音的清晰度。上颌前牙过于偏唇侧或前牙覆盖过大,会影响舌齿音清晰度。前牙唇舌向位置异常,或上颌义齿腭侧基托前部过厚,会影响舌腭音清晰度。下颌前牙过于偏舌侧,覆盖过大,息止𬌗间隙过小或过大,人工后牙排列过于偏舌侧,舌侧基托过厚等,均可影响齿音清晰度。解决办法:针对不同情况,调整人工牙位置或重新排牙,调磨过厚的基托。

(四) 恶心

义齿初戴时患者常有异物感,恶心、唾液增多。坚持戴用后,多数数日后即可缓解。除初戴不适应外,常见的原因是由于上颌义齿后缘伸展过长,刺激软腭,或义齿基托后缘与黏膜不密合,其间的唾液刺激黏膜所致。前伸咬合不平衡,义齿后缘翘动而刺激黏膜,也会引起恶心。上颌义齿后部基托过厚,下颌义齿远中舌侧基托过厚,下颌后牙排列偏舌侧,挤压舌体也可引起恶心。更年期的患者往往也容易产生恶心的症状。

处理办法:根据具体情况,调磨过长或过厚的基托后缘和舌侧;重衬恢复基托后缘与黏膜密合性,加强上颌义齿后缘封闭;调𬌗消除前伸𬌗干扰;调磨人工后牙舌面,增加舌活动空间。

（五）咬颊、咬舌

由于后牙缺失时间过久而未修复,两颊部向内凹陷,或舌体变大而造成咬颊或咬舌现象,经过戴用一段时间后,常可自行改善。必要时可加厚颊侧基托,将颊部组织推向外侧。避免人工牙排列偏舌侧,保证舌体活动空间。

如果因后牙覆盖过小,而咬颊或咬舌,可磨改上颌后牙颊尖舌侧斜面和下颌后牙的颊面,加大覆盖,解决咬颊问题。或磨改上颌后牙舌面和下颌后牙舌尖颊斜面,解决咬舌问题。

当上下颌义齿后牙远中基托间距离过小时,会夹伤颊脂垫处黏膜。此时须磨薄基托,增加上下颌基托之间间隙。

人工后牙𬌗平面位置低于舌侧缘时,也容易咬舌。此时应重排人工后牙,抬高𬌗平面。

（六）咀嚼功能不好

1. 原因

（1）初戴不适应、疼痛、固位不良、恶心或咬唇颊舌等,使患者无法正常咀嚼;

（2）咬合关系不良,导致上下颌人工牙咬合接触面积小;

（3）调𬌗时磨除过多,使人工后牙失去应有的尖窝解剖形态;

（4）义齿垂直距离过低导致咀嚼无力,或垂直距离过高导致咀嚼费力,咀嚼肌易疲劳;

（5）人工后牙𬌗平面过高,咀嚼时舌肌易疲劳。

2. 处理 初戴不适应者,经过短暂时间的适应,咀嚼功能即可逐渐恢复。有疼痛、固位不良、咬唇颊舌等问题者,需查找相应原因加以解决。咬合接触差者,可通过调𬌗来增加𬌗面咬合接触点。人工牙𬌗面形态差者,可修改𬌗面形态,恢复尖凹解剖外形和食物排出道,或重新排牙。垂直距离异常者,应重新制作义齿,恢复正确的垂直距离。后牙𬌗平面过高者应重新排牙,调整𬌗平面位置。

（七）心理因素的影响

在义齿修复前和修复治疗过程中,充分、有效的医患沟通,建立相互尊重、信任、合作的医患关系非常重要。应使患者充分了解其自身条件,义齿功能恢复能够达到的程度和局限性。理解不同个体,或同一个体不同时期的自身条件和修复效果的差异,尽量消除患者对全口义齿修复的错误认识,以及不切实际或过高的期望。理解义齿初戴后适应过程的必要性。对义齿初戴后可能出现的问题和应对办法有足够的认识、心理准备和信心。避免患者对医师的误解和不信任。全口义齿修复效果的好坏既取决于医师的技术和患者的自身条件,同时还需要患者积极主动的配合。在初戴阶段,如果患者有耐心和信心,采取主动的态度,积极练习使用义齿,在感觉义齿松动时能够主动去做防止义齿脱落的动作,会非常有助于患者掌握对义齿的控制,缩短适应义齿的时间。

二、戴用义齿一段时间后易出现的问题及处理

（一）义齿性口炎

义齿性口炎(denture stomatitis)是与义齿有关的红斑性口腔黏膜炎症,是黏膜对有害刺激的慢性炎症反应。常见于上颌义齿承托区黏膜,多发生在女性。

1. 临床表现 义齿承托区黏膜从片状到弥漫性的炎症,分为三种类型。Ⅰ型为局部单纯性炎症,有点状充血或局限性小范围红斑;Ⅱ型为红斑型,义齿承托区呈弥漫性充血,炎症广泛,可累及部分或全部义齿承托黏膜。黏膜表面有少量分泌物;Ⅲ型为颗粒型,呈现进行性炎症,伴有颗粒样乳突增生,遍及硬腭和牙槽嵴。Ⅱ、Ⅲ型患者有口干及烧灼痛症状。

2. 病因　Ⅰ型主要为义齿创伤或材料过敏所致。Ⅱ、Ⅲ型与白色念珠菌感染有关。与义齿性口炎有关的风险因素包括创伤、不良的卫生习惯、持续或夜间戴义齿、白色念珠菌感染。女性多发可能与内分泌失调、缺铁性贫血、阴道携带白色念珠菌、口内白念比例高、夜间戴义齿比例高等因素有关。

3. 义齿性口炎的治疗　用2.5%碳酸氢钠溶液浸泡义齿，彻底清洁义齿，去除义齿上的生物膜，防止细菌和霉菌的滋生。保持良好的口腔卫生习惯，夜间不戴义齿，让承托区黏膜得到充分的休息。根据具体情况，去除义齿创伤因素。有白念感染者需抗霉菌治疗，口含制霉菌素，每天3次，每次1片（50万单位），加口服维生素 B_2。明显异常增生的病损可考虑手术切除。在治疗义齿性口炎的同时，应注意患者可能存在的其他易感因素，提醒患者进行必要的检查应对。

（二）口角炎

口角炎是从嘴角向外放射的非水疱性皮肤红斑病变。经常是两侧口角同时存在，有疼痛，常见于配戴义齿者。有口角炎的患者，多数也存在义齿性口炎。

1. 病因　全口义齿垂直距离过低、丰满度差，使口唇缺少支持，口角皮肤出现褶皱。唾液通过虹吸作用，流到口角皮肤皱褶内，使此处皮肤长期浸泡在唾液中。由于缺铁、缺乏维生素 D 和胰岛素依赖型糖尿病等全身因素的影响，患者抗感染能力降低，唾液中的微生物感染浸泡的口角皮肤，发生炎症。

2. 治疗　口角局部消炎抗菌治疗。克霉唑软膏和金霉素软膏交替涂敷，一个疗程为2周，一般需1~2个疗程。提高全身抗感染能力，保持口腔卫生，义齿清洁、调改或重新制作，恢复口唇支持和咬合垂直距离。

（三）疼痛、松动等不适

患者长期正常戴用义齿后，又出现黏膜疼痛、溃疡，义齿松动等问题。最常见的原因是由于牙槽嵴的进一步吸收造成基托不密合、边缘过长，人工牙磨耗不均造成咬合干扰。需要作进一步的检查和相应调改。

由于患者的适应能力较强，很多轻微的不适经常不被察觉，或者被忽视。有些患者即使义齿已有明显问题，仍坚持勉强使用，直到义齿完全不能使用时才来寻求帮助。由于问题长期存在，导致牙槽嵴严重吸收和软组织增生，给再次修复造成很大困难。因此，要为戴用全口义齿的患者制定定期复查的计划，一般每年予以复查，及时发现问题进行调改。如出现义齿组织面不贴合的情况，可以重衬处理。全口义齿使用年限有明显个体差异。患者需要定期复诊检查义齿材料老化、磨损程度，以及义齿基托密合程度变化。如果义齿使用并维护较好，也可经调改并重衬后再延长使用几年。

随着人均寿命的延长，许多无牙颌患者一生需不断更换多副义齿使用。因此，要明确告知患者要定期复查并适时更换义齿，从而减缓牙槽嵴的吸收，并避免出现因义齿人工牙异常磨耗导致颌位关系异常，维护口颌系统的健康口腔功能状态。

第八节　全口义齿的修理

一、基托折裂和折断的修理

（一）原因

1. 因不慎将义齿掉到地上造成唇侧或颊侧基托折断。

2. 由于𬌗力不平衡造成义齿折断。

（1）两侧上颌后牙排列在牙槽嵴顶颊侧，咬合时上颌义齿基托以牙槽嵴为支点或上颌硬区为支点，左右翘动，不仅影响义齿稳定，还可能使义齿基托纵裂。

（2）后牙𬌗面磨耗加重，使前牙𬌗接触变紧（早接触），前伸和侧方𬌗时前牙和前磨牙出现明显𬌗干扰，使义齿受到向唇颊和两侧的拉应力，造成上颌义齿基托从前部中线开始，逐渐向后延伸的基托纵裂。

（3）由于牙槽嵴的吸收，使基托组织面与组织之间不密合，加之义齿基托局部强度差（如下颌义齿中线处），或基托材料老化，义齿翘动可致基托折裂。

（二）修理方法

1. 断端可以对合复位的基托折断修理 对合复位折断基托，用502胶将断端粘固，灌注石膏模型。待石膏硬固后，将义齿从模型上取下，用桃形钻或石轮将折裂处两侧基托各磨去一部分，加宽破裂线，深度达到组织面。模型涂分离剂，将义齿及折断基托在模型上就位，用自凝树脂粘固。或用蜡恢复断端形态后，装盒，用热凝树脂粘固。

2. 折断的唇或颊侧基托不能再对合复位的修理 可用蜡或印模膏放在基托折断的部位，在口内恢复缺损的基托外形，然后灌模型、装盒，用热凝树脂修复缺损的基托。或在模型上直接用自凝树脂恢复。

基托粘固修理完成后，组织面不密合者应进行重衬。如存在咬合不平衡，应调磨至平衡𬌗。如果导致基托折断的问题不去除，粘固的基托可能再折断。必要时应考虑重新修复。

二、人工牙折断或脱落的修理

必要时从义齿组织面灌注石膏模型。磨除义齿上残留的人工牙和部分基托，选择颜色、形态、大小相同的人工牙（如果脱落人工牙完整，也可使用），调磨盖嵴部、邻面使其在缺隙就位，调整咬合接触关系，用蜡恢复牙龈处基托形态。然后装盒，用热凝树脂粘固。或用自凝树脂直接粘固人工牙。脱落人工牙粘固后应进行调𬌗。

三、全口义齿重衬

重衬（relining）是在全口义齿的组织面上加上一层树脂，使其充满牙槽嵴吸收后黏膜与义齿基托组织面之间的间隙，使基托组织面与黏膜恢复密合，增加义齿的固位力。适用于全口义齿戴用一段时间后，牙槽嵴吸收导致的基托不密合、固位不好。

重衬前需检查咬合关系，必要时需选磨调𬌗。应在没有压痛和黏膜破溃的情况下重衬。

（一）直接法重衬

1. 清洁义齿，除掉组织面上软垢和染色。检查并磨短过长边缘。组织面均匀磨除约1mm，使表面粗糙。

2. 在基托磨光面和牙面上涂布凡士林，避免重衬树脂粘在磨光面和牙面上。在基托组织面及边缘涂树脂单体，义齿承托区黏膜表面可涂一薄层凡士林以保护黏膜。

3. 将调和好的处于黏丝期的粉色自凝树脂涂布于整个基托组织面，将义齿戴入患者口里，引导患者下颌闭合在正中关系位，检查正中咬合，并让患者做各种功能性运动，进行边缘功能整塑。

4. 应在自凝树脂初步变硬，还略有弹性时，将义齿从患者口内取出。义齿取出不宜过早，否则重衬树脂易变形。但也不能待其完全凝固，因如果基托进入倒凹，树脂完全硬固后，取下义齿时会损伤黏膜，甚至无法取下。为了防止取下义齿时扭动变形，可让患者漱口将义齿松动而取下。上颌义齿后缘可再加少量重衬树脂，在口内做吞咽动作整塑，重新形成后堤。

5. 将从口内取出的义齿浸泡在温水中3~5分钟，使重衬材料完全硬固。去除多余的树脂，边缘磨光。最后戴入口内，检查固位、稳定和咬合关系。

用直接法重衬时，事先要询问患者有无药物过敏史，是否过敏体质，因为在口内采取大面积的室温固化树脂重衬时，易引起过敏反应。重衬时，应及时取下义齿，如过迟，室温固化树脂硬固时放热，易烧伤黏膜。用直接法重衬之前，可先用印模材料取闭口式印模，了解组织面与组织不密合的情况，便于确定放置室温固化树脂的量。

（二）间接法重衬

适用于义齿基托边缘短，组织面和黏膜之间不吻合面积较大，患者对室温固化树脂过敏者。优点是重衬树脂与基托结合好，性质稳定、常久。

视频：ER6-8-1
全口义齿直接法重衬

1. 清洁义齿,用桃形磨头将组织面均匀磨去一层。

2. 调拌适量的弹性印模材料,放入义齿组织面,戴入患者口内,嘱患者咬在正中关系位,做主动的肌功能性整塑。放置的印模材料量不宜过多、过稠,以免影响义齿垂直距离和正中关系。

3. 印模材料凝固后,让患者漱口或自唇侧边缘滴水,破坏边缘封闭后,从口内取出义齿,去除过多的印模材料,灌注硬石膏模型,但不要将模型与义齿分离,直接装盒。石膏硬固后直接开盒,去除义齿组织面的印模材料。然后常规热凝树脂装胶处理,边缘打磨、抛光。完成后戴入口内检查固位、稳定和咬合平衡。

（三）软衬材料重衬

在硬质基托与黏膜之间增加一层柔韧、有弹性的材料,可以使基托与黏膜更加密合,增加固位力。同时可以缓冲咬合力,减轻牙槽嵴负担,减少黏膜压痛。对于牙槽嵴支持条件差的患者,基托软衬(主要是在下颌义齿)对于改善修复效果是一种非常有效的措施。基托软衬的方法和硬衬一样,也有直接法和间接法两种。直接法软衬材料有自凝软衬树脂和软衬硅橡胶两种,其材料稳定性和与基托结合强度均差于间接法的热凝软衬树脂,使用寿命也短。

软衬方法与硬衬基本相同。自凝软衬前需在基托组织面涂布粘接剂。材料硬固后,先用锋利的手术刀切除多余部分,再用锐利的磨头轻轻打磨边缘,不宜抛光。热凝软衬既可以在患者的旧义齿组织面用间接法重衬,也可以直接用在新义齿上。方法是在制作新义齿时,采用分层装胶的办法。在开盒、冲蜡、涂布分离剂后,在石膏模型组织面铺一层 1mm 厚的基托蜡片,先进行硬质基托装胶。然后去除蜡片,再在模型组织面加软衬的胶。最后压盒、热处理。完成的新义齿硬质基托组织面就会带有一层 1mm 厚的软衬。

第九节　即刻全口义齿

即刻全口义齿(immediate complete denture)是在患者的天然牙尚未完全拔除前预先做好,牙齿拔除后立即戴入的全口义齿,是在拔牙创愈合期间短期使用的过渡性义齿修复。

一、即刻全口义齿的优缺点

（一）即刻义齿的优点

1. 患者在拔牙后立即戴上义齿,可以保持其面部外形,语言和咀嚼功能,减少对生活质量的影响。不仅可以减少患者缺牙的痛苦,而且可在患者颌面肌肉、颊舌软组织以及颞下颌关节尚未发生改变的情况下,立即戴上义齿。因此,患者能更快地习惯使用义齿。

2. 在制作即刻全口义齿时,如果患者口内存留有部分天然牙尚能维持正常的咬合关系和垂直距离时,就比较容易记录和转移此颌位关系来制作即刻义齿。

3. 拔牙后立即戴入义齿,可对拔牙创施加压力,有利于止血。并可保护伤口,避免食物刺激和感染,减轻疼痛,加速伤口愈合。

4. 医师可以参照患者口内存留的天然牙,选择形状、大小、颜色相似的人工牙,根据天然牙的位置,牙弓的形状排列人工牙。

（二）即刻义齿的缺点

1. 戴即刻义齿后,需较长时间进行观察和必要的处理。即刻义齿是在拔牙前取印模,在模型上将牙齿去除,所形成的牙槽嵴形态与拔牙后不可能完全一致。即刻义齿戴牙时基托会不密合。此外,在拔牙后的 3 个月内,牙槽嵴吸收改建变化大。义齿基托与牙槽嵴之间间隙明显者,必须及时重衬处理。

2. 由于一次需要拔除多数牙齿,并且同时修整牙槽骨,而拔牙、手术和戴牙在同一时间内完成,诊治时间长,手术创伤大。对于年龄大、体弱者,必须慎重考虑是否适宜。也可以少量拔牙后戴用即刻可摘局部义齿,再分次拔除余牙,同时随时在义齿上加牙、接托修理。最终拔除最后余牙后,将义齿改建成过渡性全口义齿。这样既可以避免患者一次性拔除大量牙齿的痛苦,又能够随时有过渡义齿维持功能,患者也更容易适应全口义齿。

二、即刻全口义齿的适应证

1. 即刻全口义齿适用于全口多个余留牙健康状况差,不能保留的病例。因患者对美观、发音、咀嚼功能的要求高,无法忍受因缺牙而影响工作和社交。如教师,演员等有广泛社交需求的患者。

2. 即刻全口义齿适用于全身及局部健康情况良好,可以一次经受拔除较多牙齿的患者。有心血管病、血液病、糖尿病、结核等慢性病的患者,由于不能忍受拔除较多的牙齿和手术,加以这类患者的新陈代谢多不正常,抵抗力较低,手术后伤口不易愈合,故不宜作即刻义齿。此外,局部患有急性根尖周炎、牙槽脓肿、急性牙周炎等,以及其他全身疾病属于拔牙禁忌证的情况,也不宜采用即刻全口义齿修复。

三、即刻全口义齿的制作

即刻全口义齿一般适用于不能保留的前牙存在而后牙缺失的患者。若尚有多数后牙存在,应先拔除后牙,只保留前牙和有正常咬合接触的前磨牙,这可作为制作即刻全口义齿时确定颌位关系的依据。其步骤如下:

（一）留记录

拔牙前保留口腔情况并作详细的记录是十分重要的。这是制作过程中不可缺少的参考资料。包括详细检查和记录余牙的龈袋深度。余牙作 X 线片检查,了解根尖周有无病变和牙槽骨的吸收情况。然后制取全口记存模型,用殆托取颌位关系记录。作为以后确定颌位关系和排牙时的参考。对于有明显咬合干扰,造成颌位关系异常的,应在取印模和确定颌位关系前,先行调磨干扰或拔除。

（二）取印模

即刻义齿的印模方法同可摘局部义齿印模,但要求印模边缘必须完整准确,以便于获得义齿基托边缘封闭。

（三）确定颌位关系

参见第五章相关内容。

（四）试牙

模型固定到殆架以后,可按照上下颌牙齿关系,先排列缺失的后牙。排牙的方法与要求和全口义齿相同,将排好后牙的基托戴入口内,检查颌位及咬合关系是否准确。如有不恰当之处,应予以及时改正。

（五）模型修整与排牙

在排牙之前,要削除余留的石膏牙,同时还应将模型作适当的修整。

1. 削除和修刮模型的方法

（1）在削除石膏牙之前,先将中线标记在模型边缘侧面。然后根据牙周检查时测得的龈沟或牙周袋深度,用铅笔将每个牙的龈沟底或袋底位置画线标记在模型上。

（2）凡不做牙槽骨修整术的牙齿,可平齐龈乳头连线削除石膏牙,然后根据各个牙的龈袋深度和 X 线片显示牙槽骨吸收的程度,修刮模型牙槽嵴到一定程度。一般唇颊面的刮除应多于舌腭侧,龈袋正常的唇侧可修刮 2~3mm 的深度。舌腭侧的刮除一般不超过 2mm,再将唇舌侧两斜面修整成圆钝形牙槽嵴。有牙周袋者,应根据测得的牙周袋深度和 X 线片显示的牙槽骨吸收情况确定刮除量,深者可刮除更多。

（3）对需作牙槽骨修整手术的患者,除按照上述的要求修刮模型外,还要修除唇颊侧骨隆突区的石膏,以消除组织倒凹。

（4）石膏牙的削除可分次进行,也可一次完成:

1）分次完成法:将石膏牙削除一个,在修刮模型后,排上一个人工牙,按此法依次排其余的牙。也可一次将一侧的几个牙削除,修刮模型后,排好一侧人工牙,再按此法排另一侧牙。这种方法适用于原来天然牙的位置基本正常,唇颊侧牙槽骨的倒凹不大,不需做牙槽骨修整,或只需做较少修整的患者。

2）一次完成法:将全部石膏牙同时削除,并修整模型后,再排列人工牙。此法适用于对牙槽骨需作较多修整的患者,并且修刮模型比较方便和准确。

分次完成法因有邻牙和对侧同名牙作参考,所排人工牙能与原天然牙的形状和排列位置更接近,戴即刻义齿后外观改变小。一次完成法排牙时,可参照记存模型。

（六）外科拔牙和义齿戴入

拔牙的同时,对牙槽骨尖和组织倒凹进行手术修整。外科手术完成后,将浸泡在消毒液中的义齿取出,用生理盐水冲洗干净,戴入口内。如有压痛或义齿不能就位时,可适当进行磨改,直到义齿顺利就位,并初步调𬌗。

（七）戴牙后的护理

1. 初戴义齿24小时之内最好不摘下义齿,以免影响血块形成,而且手术后组织有水肿现象,取下后再戴入义齿就比较困难,可能刺激伤口引起疼痛。必要时服用镇痛药或在面部做冷敷。

2. 初戴24小时之内应吃流质食物,不要吃较硬和过热的食物,以免刺激伤口疼痛,或引起术后出血。

3. 次日来院复查。摘下义齿,用温盐水冲洗伤口。详细了解并检查患者戴用义齿情况,修改义齿的压痛区,调整咬合。

4. 5天后拆除缝线,再次检查和修改义齿。

5. 戴义齿1个月左右之后,如检查发现基托与牙槽嵴黏膜之间有明显的间隙时,应进行重衬处理。3个月后,牙槽嵴吸收基本稳定,可开始正式全口义齿修复。

第十节　单颌全口义齿

单颌全口义齿(single complete denure)是指上颌或下颌为全口义齿,又称单颌总义齿。其对颌为天然牙列,或牙列缺损已采用可摘局部义齿、固定义齿或种植义齿修复。单颌全口义齿修复的难度常比全口义齿还大,修复时应注意以下几个方面。

一、单颌全口义齿的修复特点

1. **无牙颌的颌弓与对颌牙弓不协调**　牙列缺失后,上无牙颌牙槽嵴的吸收特点是前部向后,后部变窄,颌弓变小。而下无牙颌牙槽嵴的吸收特点是前部向前,后部变宽,颌弓变大。牙槽嵴吸收越多,牙槽嵴顶与对颌天然牙的位置越不协调,给义齿人工牙排列造成困难。

2. **天然牙列的𬌗曲线很少符合全口义齿平衡𬌗的要求**　这里的𬌗曲线指的是补偿曲线及横𬌗曲线。因为天然牙上下牙列间本身不具有前伸和侧方平衡𬌗,可能存在某种程度的深覆𬌗、深覆盖,对颌牙可能有伸长、低位、倾斜、错位,以及严重磨损等,导致横、纵𬌗曲线异常。上述情况均不利于单颌全口义齿咬合平衡的建立,需通过对对颌天然牙调𬌗进行改善,但调𬌗的作用有限。单颌全口义齿人工牙的排列,在一定程度上受对颌天然牙列所左右,容易因𬌗干扰而脱位。

3. **天然牙列和无牙颌的负重能力相差较大**　阿部晴彦测得天然牙和无牙颌的𬌗力耐受值分别为56.75kg和9.08kg,两者之比约为6:1。天然牙过大的咬合力使对颌牙槽嵴负担过重,更易出现黏膜疼痛和牙槽嵴吸收,也更容易发生人工牙磨耗和基托折断。

4. **对颌天然牙神经感觉与肌肉控制机制完好**　患者更容易保持原有咀嚼习惯,如喜爱吃较硬的食物,或大嚼快咽的习惯。这些习惯会加重无牙颌支持组织的负荷,也不利于单颌全口义齿的稳定。

二、单颌全口义齿的修复原则

单颌全口义齿修复既要考虑对颌牙列情况,又要符合全口义齿的修复要求。主要有以下几点原则:

1. 尽可能改善对颌牙的𬌗曲线。在修复前通过调磨、冠桥修复及可摘义齿修复等方法使对颌𬌗曲线符合全口义齿修复的要求。

2. 排牙时优先考虑单颌全口义齿的稳定。

3. 分散、减小𬌗力,减轻牙槽嵴负担。

4. 增加义齿强度。

三、单颌全口义齿的修复方法

上颌牙全部缺失,而下颌是完整的牙列或有牙列缺损。如果下颌后牙是游离缺失,只剩余下颌前牙时,下颌前牙常有过长,在咬合时𬌗力集中在前牙区,上颌前部受力较大;或由于排列上颌前牙时,为了照顾美观,将上颌前牙排列过向唇侧,以至加速上颌前部牙槽嵴吸收,而形成松软黏膜组织。如果下颌剩余的是尖牙,前磨牙,最好两侧均有保留的天然牙。如果仅剩余两侧磨牙时,特别要注意磨牙是否有过长,有时磨牙过长接近上颌结节,当下颌前伸或侧方运动时,会推动上颌总义齿,导致义齿翘动而影响义齿固位和稳定。

下无牙颌义齿承托区面积小,牙槽嵴更容易吸收,下颌总义齿固位和稳定也差。而对颌天然牙𬌗力又大,常导致黏膜压痛和溃疡。如有可能,应尽量避免出现此种缺牙情况的出现。可尽量保留下颌的残根、残冠,采取覆盖义齿修复,或争取采用种植覆盖义齿修复,都可增加下颌义齿的支持和固位。

制作单颌总义齿时应注意以下几点:

(1) 调𬌗:调磨过长的下颌前牙唇斜面,减低牙冠的高度,调磨过高、过锐的后牙牙尖及锐利边缘。当后牙由于磨损往往形成颊尖低、舌尖过高的反横𬌗曲线时,应减低舌尖的高度。尽量使𬌗平面和𬌗曲线接近于正常。如两侧余牙𬌗平面呈一高一低,或余牙呈台阶状,可将低位牙采用高嵌体,全冠或𬌗垫修复来改善𬌗曲线。

(2) 排牙:上颌前牙不能过度向唇侧倾斜,减小前牙的覆𬌗,适当地增大覆盖,可将上颌前部𬌗平面适当上提,有利于前伸𬌗平衡和义齿的固位和功能。切忌覆𬌗过深,必要时排对刃𬌗或反𬌗。后牙尽量排在牙槽嵴顶上,不能过分偏颊或舌侧,必要时排反𬌗,以减小杠杆力量,防止义齿的纵向折裂。将人工后牙与对𬌗天然牙的咬合接触调整成舌向集中𬌗,使垂直𬌗力传导方向接近牙槽嵴顶,简化咬合接触,减少咬合接触点,排除前伸和侧方𬌗运动中的干扰。这样易于达到咬合平衡,有利于义齿稳定,也可减轻牙槽嵴负担。

(3) 增加义齿强度:可在树脂基托中加金属网,上颌义齿腭侧可用金属基托,以增加基托强度,防止基托折裂。人工牙最好采用耐磨损的硬质树脂牙。

(杨亚东)

参考文献

1. 赵铱民. 口腔修复学. 7 版. 北京:人民卫生出版社,2012

2. 冯海兰,徐军. 口腔修复. 2 版. 北京:北京大学医学出版社,2013

3. BASKER R M,DAVENPORT J C,THOMASON J M. Prosthetic Treatment of the Edentulous Patient. 5th ed. New Jersey:Wiley-Blackwell,2011

4. GEORGE Z,JOHN H,STEVEN E,et al. Prosthodontic Treatment for Edentulous Patients. 13th ed. St. Louis:Mosby,2013

5. IWAO H. 全口义齿原理与实践:塑造心中的义齿形象. 张玉梅,程静涛,译. 北京:人民军医出版社,2005

6. 欧阳官. 全口义齿学. 北京:人民卫生出版社,1956

7. 孙廉. 全口义齿学. 北京:人民卫生出版社,1983

8. WATT D M,MCGREGOR A R. 全口义齿的设计. 冯海兰,李健慧,樊星,译. 北京:中国科学技术出版社,1995

9. ARTAUR O R,JOHN R I,KEVIN D P. 全口义齿教科书. 冯海兰,译. 北京:人民卫生出版社,2011

10. 张震康,樊明文,傅民魁. 现代口腔医学. 北京:科学出版社,2003

11. NEILL D J,NAIRN R I. Complete Denture Prosthetics. 3rd ed. Britain:Wright,1990

12. GEERING A H,KUNDERT M,KELSEY C C. Complete Denture and Overdenture Prosthetics. New York:Thieme,1993

13. ZARB G A,BOLENDER C L,CARLSSON G E. Boucher's Prosthodontic Treatment for Edentulous Patients. 11th ed. London:Mosby,1997

14. 冯海兰,徐军. 口腔修复学. 北京:北京大学医学出版社,2005

15. 巢永烈. 口腔修复学. 北京:人民卫生出版社,2006

16. 黄成才,霍平,杨朝晖,等.改良复制义齿技术用于全口义齿修复及疗效评价.现代口腔医学杂志,2011,25（5）:324-326

学习笔记

第七章　种　植　义　齿

第一节　概　述

一、种植义齿组成及结构

种植义齿(implant supported denture)是将替代天然牙根的种植体植入颌骨,获取类似于牙固位支持的修复体。20 世纪 60 年代,瑞典学者 Brånemark 教授提出骨结合(osseointergration)理论,即种植体和周围骨组织紧密接触,没有纤维组织介入种植体和骨组织之间。骨结合理论奠定了现代口腔种植的基础。目前,种植义齿已成为牙列缺损或缺失的主要修复方式之一。

种植义齿的结构主要分为三部分,即种植体、基台和上部结构(图 7-1-1)。种植体、基台及修复体共同承担固位、支持、殆力传导和恢复咀嚼功能。种植义齿修复基本解决了传统义齿修复游离端牙缺失或全口牙缺失的固位问题,较好地恢复了咀嚼、美观及发音功能,有效保存了天然牙。

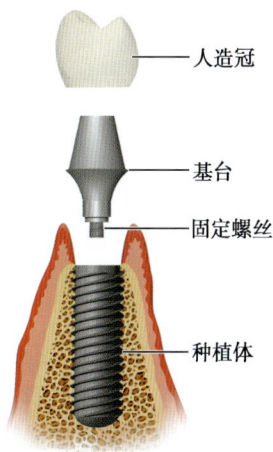

图 7-1-1　种植义齿的组成结构

（一）种植体（implant）

种植体是植入骨组织内替代天然牙根的结构,具有支持、传导、分散殆力作用。

牙种植体材料及结构设计发展经历了半个多世纪,目前主要是采用钛、钛合金或氧化锆加工制成的牙根型结构。纯钛具有良好的理化性能和生物相容性,比重轻、强度高、无磁性、收缩性小,屈服强度和疲劳强度均高,且由于钛表面坚固的氧化层使钛钝化,具备了非金属的特性,能与有生命的骨组织形成化学性结合的骨结合界面,保证了种植体在骨组织内的长期存留。近年来,氧化锆制成的种植体因其良好的生物相容性、美观性及良好的力学性能受到关注。

（二）基台（abutment）

基台是牙种植体穿过牙龈暴露于口腔中的结构部分。基台通过其下端的内连接或外连接抗旋转结构与种植体上端通过中央螺丝固定、连接,是可摘或固定式种植义齿修复体的附着结构。基台的材质结构、被动适合性及连接结构的抗旋转力学性对种植义齿稳定性及功能效果十分重要。

（三）上部结构（superstructure）

上部结构的种类较多,一般分为可摘式上部结构和固定式上部结构。因牙缺失数量和修复设计等的差别,上部结构组成包括以下一种或几种构件:

1. **人造冠及人工牙**　通过粘接或螺丝与基台连接固位。

2. **金属支架**　与基台和/或天然牙相连的金属结构,起到增加上部结构强度、固位及分散咬合力的作用。

3. **基托**　种植义齿的基托边缘伸展少、范围较小。

4. **固定螺丝(fixation screw)**　又称修复体螺丝(prosthesis screw),它是将上部结构与种植体的基台相连接的螺丝,可拆换。

5. **附着体**　种植义齿的附着体与半固定或活动固定联合桥者相类似,可分为杆卡式、栓道式、套筒冠式及球帽附着体等。

（四）种植体相关辅助部件

1. **愈合帽（healing cap）** 又称为覆盖螺丝，用于种植体植入后封闭种植体上方预留衔接基台的孔。

2. **牙龈成形器（gingival former）** 当种植体植入后初期稳定性达到一定程度或全埋植种植体与周围骨组织形成骨结合后，安装于种植体上方以保证种植体周龈组织外形形成的结构。

3. **中央螺丝（center screw）** 连接种植体与基台的杆形螺丝，有的种植体系统与基台成为一体，有的贯穿基台，基台通过杆形螺丝与种植体连接。

（五）种植义齿制作辅助构件及材料

对于某一系统的种植体和基台结构来说，种植体及其基台是标准的，当进行种植义齿修复时，可采用替代口内种植体及其基台的代型结构制义齿，提高种植义齿的精确性。

1. **转移体（impression cylinder）** 又称为印模转移桩、转移杆等，替代口腔中种植体和/或基台位置、方向的结构，并将其转移到工作模型上。转移体下段模拟种植体，可与种植体基台完全吻合；上段变化较多，分为以下两大类：

（1）闭口式转移体：常为带螺纹的锥形帽状结构，表面较平滑。取模时，将螺丝旋进口内种植体上端或基台内，印模取出后，转移体仍留在口内，将转移体从口内取出，再与种植体替代体紧密相连，准确就位于印模的相应孔洞后灌制模型。用这种转移体制取的印模模型，基台位置间接获得，其准确性易受影响，常用于开口度较小的患者或初印模制取。

（2）开窗式转移体：转移体的上段有较大倒凹，长度大，中央空心，转移体固定螺丝穿过其中与种植体上端相连。转移体通过固定螺丝与种植体相连，采用开窗托盘取印模，印模取出时先将外露于托盘窗外的固定螺丝放松，让转移体脱离种植体，然后将转移体及印模连体取出，直接与种植体替代体紧密连接后，灌制模型，这种方法制取的印模和模型比较准确，常用作开口度较大患者的终印模制取。

2. **种植体替代体（implant analog）** 在工作模型上替代骨内段种植体，精确复制口内植入体的位置和方向，并固定转移体，完成工作模型制备。

3. **硅橡胶牙龈形成材料** 硫化聚乙烯硅橡胶牙龈形成材料主要用于种植转移模型时制作义龈，其抗撕裂强度高，塑形性较好。方法：将取模柱直接与种植体替代体紧密连接复位于弹性硅橡胶印模后，在种植体替代体颈缘（印模工作区）打入硅橡胶牙龈形成材料，固化后灌制工作模型。由于硅橡胶牙龈形成材料在取下后，可完全复位，便于种植体基台的磨改和熔模准确制作。

二、牙种植成功标准

很多学者提出了牙种植成功的不同评价标准，其中1986年Albrektsson等提出的牙种植体成功标准得到了学术界普遍认可。

牙种植成功标准如下：

1. 种植体在行使功能时无任何临床动度；

2. X线显示种植体周无透射区；

3. 种植体功能负载1年后，垂直方向骨吸收每年应小于0.2mm；

4. 种植体无持续性或不可逆的症状，如疼痛、感染、麻木、坏死、感觉异常及下颌管损伤；

5. 达到上述要求者，5年成功率85%以上，10年成功率80%以上为最低标准。

近年来，随着种植领域研究的不断深入，对种植体周软硬组织有了更加深入全面的理解，因此有学者提出牙种植成功标准需要进一步修订完善。

第二节 种植义齿分类

一、按固位方式分类

由于种植义齿与传统义齿修复的固位支持结构不同，根据固位方式可分为固定式种植义齿、覆盖式种植义齿和可摘式局部种植义齿(图7-2-1)。

(一) 固定式种植义齿 (implant supported fixed partial denture)

种植义齿上部结构与基台间采用粘接剂或通过螺丝连接固定的修复方式,患者不能自行取戴,外形近似天然牙,配戴舒适,固位及支持力强,咀嚼功能恢复佳。可分为单冠、联冠或固定桥三种方式修复。

(二) 全颌(半颌)覆盖式种植义齿 (implant supported complete overdenture)

用于全颌(半颌)失牙区骨吸收严重,种植2~4颗种植体的无牙颌。由于单纯使用种植体不足以支持固定全口义齿的固位和咀嚼功能,且由于骨组织吸收较多,单纯的牙冠修复不能恢复或改善颌面外形,需采用树脂基托恢复缺失骨组织及面型的丰满度的种植义齿修复。全颌覆盖式种植义齿(图7-2-1)在种植体基台上可设计按扣、杆卡、球帽、磁附着体、套筒冠等连接形式。

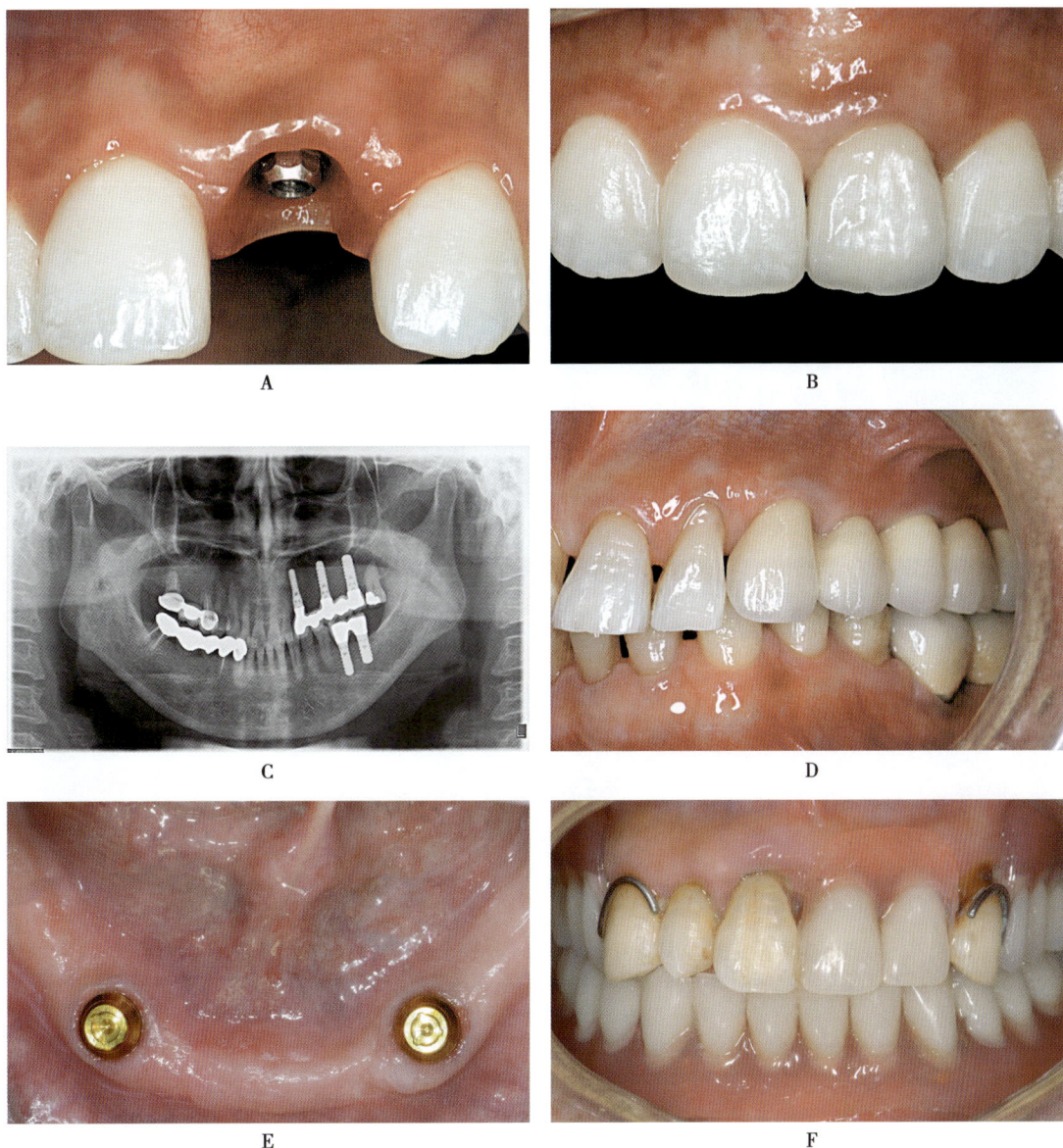

图 7-2-1　不同类型的种植义齿

A. 上颌中切牙缺失,种植体植入后　B. 种植义齿金属烤瓷冠修复后　C. 左侧上颌缺牙区植入3枚种植体
D. 固定式种植义齿修复后　E. 按扣式下颌种植覆盖义齿按扣基台就位后　F. 按扣式下颌种植覆盖义齿
(空军军医大学口腔医学院李德华医师供图A~D;四川大学华西口腔医学院袁泉供图E~F)

(三) 可摘式局部种植义齿 (implant supported removable partial denture)

这类修复设计极少使用,常见于种植体植入方向偏离原定位置、种植体数量不够等,患者又不

愿或无条件取出重做时,将该种植体作为支持结构进行可摘义齿修复,可改善可摘义齿下沉导致的疼痛。

二、按缺牙数目分类

按组成牙数目和修复方式,将种植义齿分为单个牙种植义齿、多个牙种植义齿和全颌种植义齿。

1. **单个牙种植义齿** 单个牙种植义齿又称种植单冠,即在基台上直接制作全冠,可粘接固位,亦可用螺丝固位。

2. **多个牙种植义齿** 按固位方式分为可摘式和固定式局部种植义齿,但可摘式局部种植义齿应用极少。按支持基牙不同,又将固定式局部种植义齿分为种植体支持式联冠和种植体支持式固定桥。

3. **全颌种植义齿** 按照固位方式将全颌种植义齿分为全颌固定式种植义齿(图 7-2-2A,图 7-2-2B)和全颌覆盖式种植义齿(图 7-2-1)。按照上部结构与基台的连接形式,全颌覆盖式种植义齿又分为杆卡附着式种植义齿(图 7-2-2C,图 7-2-2D)、套筒冠附着式种植义齿、球帽附着式种植义齿、磁性固位种植义齿等。

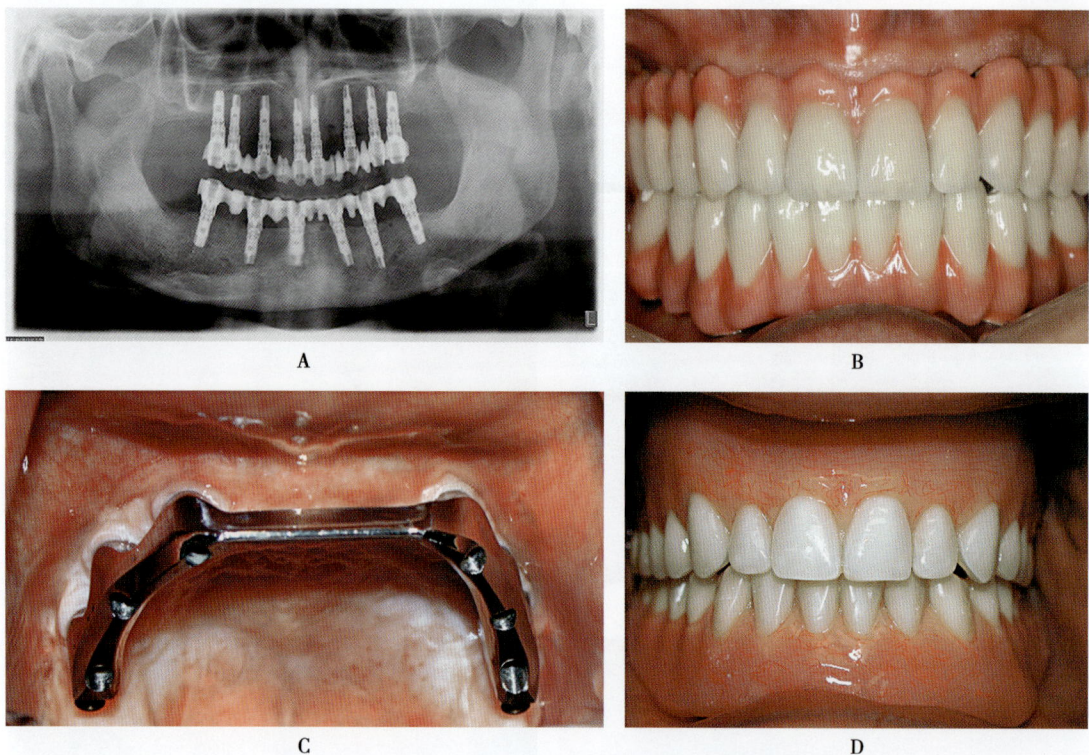

图 7-2-2 全颌固定式种植义齿(A 和 B)和杆卡附着式种植义齿(C 和 D)
(空军军医大学口腔医学院李德华医师供图 A 和 B;空军军医大学口腔医学院赵铱民医师供图 C 和 D)

三、种植义齿的 Misch 分类

1989 年 Carl E. Misch 教授根据牙缺失区组织缺损情况,将种植义齿修复分为五类,其中三类是采用粘接或螺丝固位的固定修复,另两类为可摘戴种植义齿修复(表 7-2-1)。

表 7-2-1 种植义齿修复的分类和定义

类型	定 义
IFPD-1	在种植体基台上修复牙冠,近似天然牙
IFPD-2	在种植体基台上修复牙冠和一部分牙根形态

类型	定　义
IFPD-3	修复牙冠及部分丧失牙槽骨外形,修复体用树脂材料
IRPD-4	完全由种植体支持的覆盖义齿
IRPD-5	由牙槽骨及种植体共同支持的覆盖义齿

IFPD:implant fixed partial denture,种植固定义齿;IRPD:implant removable partial denture,种植可摘义齿

第三节　种植义齿的适应证和禁忌证

一、种植义齿的适应证

在患者自愿,并能按期复查,全身条件良好,缺牙区软、硬组织无严重病变和无不良咬合习惯的前提下,只要缺牙区骨量和骨密度正常,或者通过特殊外科手术解决了骨量不足的问题,可考虑种植义齿修复。主要适用于:

1. 单个或多个牙缺失不适合或不愿接受传统义齿修复的患者。

2. 由于牙槽嵴严重吸收以致过分低平或呈刀刃状,肌附着位置过高,舌体积过大或者活动度过大等,影响全口义齿固位的牙列缺失者。

3. 因心理或生理原因,不习惯戴用可摘义齿或者因基托刺激出现恶心或呕吐反应者。

4. 伴颌骨缺损后用常规修复方法不能获得良好的固位者。

二、种植义齿的禁忌证

1. 患有全身性疾病,如心脏病、血液病、糖尿病、高血压、肾病、代谢障碍等,并且未得到有效控制者;不能忍受手术创伤、不能与医师合作者。

2. 缺牙区有颌骨囊肿、骨髓炎、鼻窦炎及较严重的软组织病变的患者和有严重牙周病的患者。

3. 因咬合力过大或咬合不平衡可能造成种植体周围骨组织创伤吸收而导致种植修复失败的患者。引起咬合力过大或咬合不平衡的因素有严重错𬌗、紧咬合、夜磨牙症、偏侧咀嚼等不良咬合习惯。

4. 缺牙区骨量和骨密度不理想,并估计通过特殊种植外科手术不能满足其要求的患者。

5. 严重的心理或精神疾病未能得到有效控制者。

第四节　种植义齿修复设计

一、种植义齿修复原则

种植义齿修复应遵循下列原则:

（一）有益于口腔软、硬组织健康

1. **软组织的健康**　胶原纤维形成的龈袖口应紧密包绕种植体穿龈部分,种植体周龈沟深度应小于3mm。

2. **骨组织的健康**　种植义齿应维护骨组织的健康,种植体周骨组织在种植术后1年的年吸收率应小于0.2mm。

3. **余留牙的健康**　口内的余留牙应该健康或经过彻底的牙体、牙髓、牙周治疗,与种植义齿形成相互协调的完整牙列,功能互补。

4. **颞下颌关节、咀嚼肌功能无异常**

（二）正确恢复牙的形态和功能

1. 种植义齿的修复体制作应遵循常规义齿的制作原则,恢复牙轴面的突度,维持与邻牙的接触关系,具有适当的外展隙和邻间隙以及良好的咬合关系,有效地分散种植体所受到的𬌗力,消除侧向力。

2. 牙种植体植入位置在建立稳定协调的咬合关系前提下,其加载的力的方向应尽量接近于种

植体的长轴。

3. 全口种植覆盖义齿修复应设计为平衡𬌗。

4. 对颌牙为固定局部义齿、天然牙，或者为 Kennedy 三类、四类缺损修复时，设计为组牙功能𬌗或尖牙保护𬌗（尖牙为种植牙除外）。

（三）良好的固位、支持和稳定

1. 良好的固位力　种植义齿的固位力与基台的聚合度、龈高度及其基台与固位体的密合度、金属支架的固位方式、螺丝的紧固度及数量等密切相关。

2. 种植义齿的支持力　种植体与周围骨组织的骨结合程度直接影响种植义齿的支持力，骨结合率越高，种植体周骨支持力越大。种植体的空间位置也影响支持力。

3. 种植义齿的稳定性　稳定性与种植义齿在承受力时是否产生较大的杠杆作用有关。影响其稳定性的因素有：①两个种植体的桥体与支点线位置的关系，当桥体中心位于支点线上时，稳定性较好；桥体中心位于支点线一侧或前方时，偏离越多则稳定性越差；②多个种植体的种植义齿有三角形或四边形的支持面，只要种植体固位好，则稳定性佳；③设计有单端桥体时，悬臂的长度影响种植义齿的稳定性，悬臂越长，稳定性越差。

（四）坚固耐用

种植义齿应选择有较高机械强度的修复材料，以保证种植义齿能够较长期留存，正常行使功能。

（五）美学

几乎所有的种植义齿修复病例都存在不同程度的软硬组织缺失或萎缩。良好的功能与自然逼真的外观是种植义齿修复的目标，应根据患者的要求及牙、软硬组织缺失情况，客观分析，制订治疗计划，预测治疗效果，正确选择种植体、植入位置及深度，对软硬组织进行功能和美学的整复处理，达到和谐、美观的外形。

二、种植义齿设计中的生物力学

（一）种植义齿咀嚼载荷对骨组织的力学影响

施加于种植体-骨界面的𬌗力对局部骨组织代谢有重要的作用。形成骨结合的种植体、固定基台的中央螺丝以及修复体粘接材料都能较好地耐受压应力（compressive stress），但耐受剪切应力（shearing stress）能力较差。目前已有许多方法通过改进表面结构以改善种植体-骨界面的力学性状，最大限度地减少剪切应力。种植体-骨界面除承受压应力、张应力和剪应力外，当种植义齿受到斜向加载或上部结构存在远中悬臂梁结构时，种植体则会受到使其发生转动的力——扭矩的不良作用。骨组织的弹性模量（modulus of elasticity）与骨组织的密度相关，骨的密度越大，弹性模量也越大。天然牙的弹性模量与骨的弹性模量目前较之任何牙种植体材料更加接近，而钛种植体的弹性模量是骨的 5~10 倍。当两种材料间的柔韧性差别越大时，两者间潜在的相对运动发生的可能性就越大，因此合理控制种植义齿𬌗力，是维持种植体-骨界面稳定结构的重要措施之一。

（二）种植义齿的生物力学

1. 固定式种植义齿的生物力学

（1）种植体单冠修复的生物力学要求

1）上颌前牙单冠修复：上颌前牙受到的力主要为非轴向力，孤立的牙冠很容易受到旋转扭矩的作用，牙冠越宽，扭矩就越大。为满足前牙美观的需求，牙冠切端与种植体的长轴常常不在一条直线上，而是位于舌隆突下方，种植体会受到较大的非轴向力的力矩，临床上应尽量将种植体植入位点及植入方向与牙冠长轴一致，采用粘接固位或水平螺丝固位，尽量使种植体的长轴与前牙修复体切端相对或靠近，减少侧向力。在正中咬合位，磨牙紧咬牙时前牙有轻微接触；下颌前伸时，前牙无早接触。

2）磨牙单冠修复：磨牙区种植体单冠修复时应适当减小颊舌径，使𬌗力尽可能沿着种植体长轴的方向传递。在牙尖交错位，天然磨牙轻咬合时，种植体牙冠与对颌牙无早接触，磨牙紧咬牙时所有牙齿有均匀接触；下颌侧向运动时，种植体牙冠无接触，若尖牙为天然牙，可设计为尖牙保护𬌗。若尖牙为种植牙冠时，则应设计为组牙功能𬌗，避免单个种植体牙冠在下颌侧向运动时有早接触。

（2）多个种植体联冠修复：为了减少每一个种植体受到的应力，特别是减少单个种植体所受到的扭力，可将上部结构设计为联冠。在这种情况下，应当注意使每一个种植体的基台的固位力接近。在拧紧固位螺丝时,扭矩应当由小到大,对称加载,确保上部结构都能准确就位。

(3) 全颌固定式种植义齿:数目越多,每个种植基牙上承受的殆力就相对减少。为降低每一颗种植体周围的应力,在上下颌弓的末端应尽量设计植入种植体,消除或减小悬臂梁结构。种植体植入位点分布应该均匀,避免应力集中。

2. 可摘式种植义齿的生物力学 可摘式种植义齿主要见于全下颌覆盖式种植义齿,通常在两侧颏孔之间的区域植入 2~4 个骨内种植体,通过附着体获得义齿的固位和稳定。全颌覆盖式种植义齿的种植体数目与排列影响其应力分布。种植体数目愈多,种植体、种植体-骨界面、基托及黏膜受力愈小,应力愈分散。临床修复设计中应注意以下 2 方面:①磨牙区种植体作基牙,可显著降低种植体周围骨界面应力和基托的应力;②覆盖式种植义齿的种植体植入位点间距以 22~27mm 为宜,对称分布。

三、牙种植体植入手术设计

在种植外科手术前,确定牙种植体的数目、尺寸,除了根据患者条件外,种植义齿的修复设计是重要因素。种植体骨内段的尺寸和表面积也与修复设计有关,骨内段越长、越粗,表面积越大,对上部结构的支持力就越大。种植体植入位点骨质应均匀致密、骨量充足。根据颌骨的骨质密度可以将骨质分为 4 级,理想的骨密度为 2 级或 3 级(图 7-4-1)。

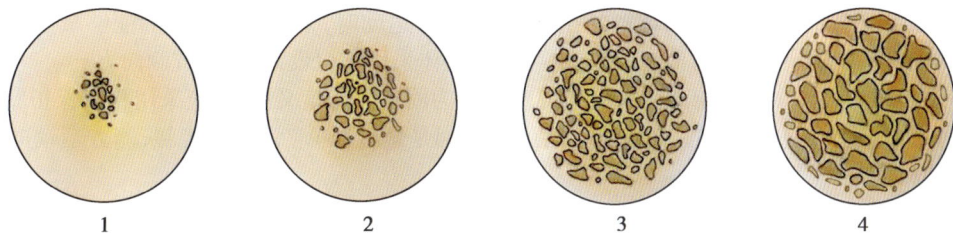

图 7-4-1 骨质的分类(Lekholm & Zarb)
1 级:颌骨几乎完全由均质的骨密质构成 2 级:厚层的骨密质包绕骨小梁密集排列的骨松质
3 级:薄层的骨密质包绕骨小梁密集排列的骨松质 4 级:薄层的骨密质包绕骨小梁疏松排列的骨松质

根据修复方案制订种植计划的原则,种植义齿修复中种植体的植入设计应考虑以下五方面:

1. 为防止损伤神经,种植体的底端距下颌神经管壁上缘、颏孔的上缘骨质厚度应大于 1~2mm。

2. 在种植体植入区颊舌侧骨板厚度至少要超出种植体直径 2mm,即在颊侧至少有 1.5mm 的骨板厚度,在舌侧至少要有 0.5mm 的骨板厚度。

3. 种植体与相邻天然牙的最佳距离应在 1.5mm 以上;2 枚种植体轴心之间的距离应大于 6~8mm;殆龈间隙 6mm 以上。

4. 牙种植体植入的位置、方向和分布与种植义齿上部结构的设计紧密相关,这些因素决定着义齿的人工牙排列和修复效果。

5. 种植义齿的美观设计主要涉及龈乳头缺失、牙冠色泽异常等。近年来,通过外科手术或特殊修复材料的应用,改善种植义齿美观效果的临床技术主要包括:

(1) 牙间乳头成形:对牙缺失区牙间乳头消失部位采取植骨,改善植入区龈乳头高度和形态,消除牙冠外展隙区的"黑三角"。

(2) 软组织成形术:采用在龈缘处转瓣可在一定程度上获得与邻近龈缘协调的软组织外形、高度。临床上也可采用愈合基台及暂时性修复体挤压黏骨膜瓣,使软组织的外形得到改善。

(3) 基台设计:通过改进基台外形和材料质地、颜色来改善修复体外观,如采用全瓷基台。

四、种植义齿咬合设计

种植体直接与骨组织结合,缺乏天然牙牙周膜的缓冲作用,因而恢复或重建种植义齿健康的咬合关系对牙种植体的存留及功能有十分重要的意义。

(一) 种植体保护性殆(implant protective occlution,IPO)

由于种植体与牙槽骨之间的骨结合是一种刚性连接,缺乏牙周膜的应力缓冲结构,异常咬合

力容易造成牙种植体骨界面结构的破坏,因而种植义齿的咬合设计仍应该遵循种植体保护殆设计的五个要求:

1. **渐进性骨受载(progress loading)** 种植义齿修复应从咬合及义齿修复材料、复诊时间、食物选择等方面综合设计,使牙槽骨所受的载荷逐渐恢复正常。

(1) 咬合接触面材料选择:可以使用不同的修复材料,以获得种植体-骨界面的渐进性受载。在最初的时间内,种植体没有咬合,随后采用树脂来恢复咬合。当终义齿完成后,采用陶瓷或者金属作为咬合面材料。

(2) 咬合:在种植义齿调殆过程中,咬合接触面应逐渐增加。初期愈合阶段无咬合接触,然后逐渐恢复到正常咬合。但是在终义齿完成前,悬臂区不应有咬合接触,并注意防止副功能运动,有副功能运动的患者夜间应该戴用树脂保护器。咬合面越宽,对种植体加载的力也越大。种植义齿应采用窄咬合面,并减小颊舌尖斜度,以减小种植体受承的侧向力,防止崩瓷。

(3) 咬合加载时间:由于种植区骨密度和愈合能力的差异,在进行种植义齿修复时,咬合加载时间应有不同。

(4) 饮食:在一期手术愈合期,患者应避免用手术区域咀嚼。二期手术后,基台暴露于口腔中,此时应嘱患者进软食,如鱼等。这样不仅可以减少种植体受力,也可防止暂时修复体折裂。种植义齿功能完全恢复后,咀嚼力增大,患者可以进食粗纤维蔬菜、肉类,逐渐恢复正常饮食。

2. **相互保护殆** 前牙的殆力比磨牙小,因此在侧方运动时,采用前牙保护殆能够减少侧向力。但是此时应该保证牙弓前段的种植体数目,可将种植体采用联冠设计,以对抗侧向力。

对颌为天然牙的全颌固定式种植义齿或双颌均为固定式种植义齿时,应采用相互保护殆设计。正中关系位时前牙区轻接触;前伸运动时,后牙(特别是悬臂区)应该脱离接触;侧方运动时,建立组牙功能殆。

3. **种植区骨量与恢复牙冠外形的关系** 种植区骨质量与牙冠外形恢复密切相关,Lekholm 和 Zarb(1985)对牙槽骨吸收后的残余量进行了分类(图 7-4-2):

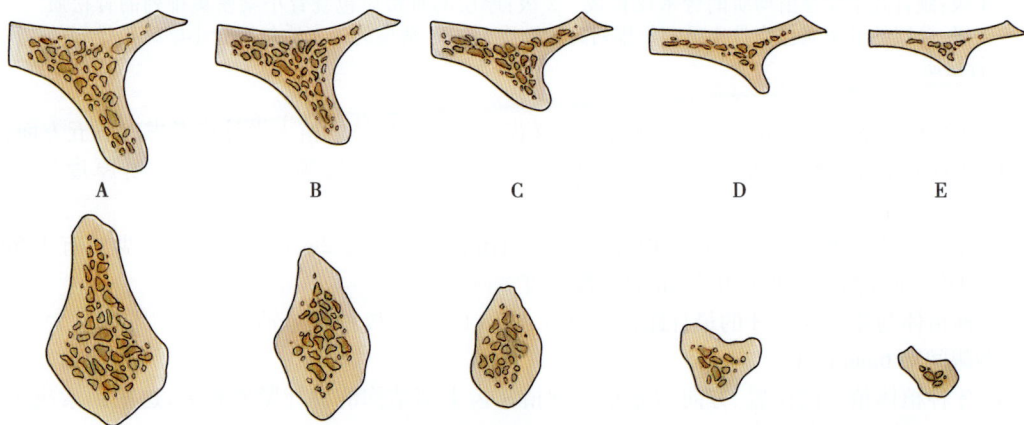

图 7-4-2 牙槽骨吸收的分类(Lekholm & Zarb)
A 级:大部分牙槽骨尚存 B 级:发生中等程度的牙槽骨吸收 C 级:发生明显的牙槽骨吸收,仅基底骨尚存 D 级:基底骨已开始吸收 E 级:基底骨已发生重度吸收

(1) A 类骨:在这类患者中,骨吸收比较少,宽度和高度理想,种植体比较容易植入到美学和功能较好的区域内,即种植体在主要咬合接触区正下方,力沿牙长轴传导。A 类骨咬合接触区应该在中央窝处,因此,对于下颌为天然牙的上颌种植义齿,其主要咬合接触区应该为下颌牙的颊尖。

(2) B 类骨:上颌 B 类骨种植体植入在原天然牙舌尖的位置上,种植义齿颊尖在正中和各种侧向运动时无咬合接触,主要接触点在上颌牙舌尖和下颌牙中央窝。

下颌 B 类骨种植体植入在原天然牙的舌尖位置,种植义齿颊尖的位置在原天然牙中央窝的位置,牙冠颊侧减径,主要接触点是上颌天然牙的舌尖,使殆力轴向传导。

当牙槽嵴进一步吸收,成为 C、D 类骨时,种植体的植入位置和主要接触点也相应更偏向舌侧。

4. **增大种植体表面积** 种植体保护殆中一个重要的参数就是种植体的表面积。因为应力是和载荷成正比、与截面面积成反比,增加种植体表面积可以降低应力。在某些应力易集中的区域,可以增加种植体的数目来增大面积,分散应力。另外一个方法是增大种植体的直径。

5. 保护薄弱环节　任何机械结构都存在最薄弱的环节,种植义齿也不例外。因此在种植体保护𬌗的设计中应该考虑到:①找到整个种植义齿的最薄弱环节;②建立相应的咬合设计来保护薄弱环节。

（二）种植义齿修复的𬌗特点及注意事项

种植义齿修复前应消除天然牙不稳定的𬌗因素,种植义齿戴入后应仔细调改咬合接触,使𬌗力在种植义齿与天然牙之间分布协调稳定。临床中多采用的调𬌗标准为:轻咬无接触,重咬轻接触或均匀接触。用10μm咬合纸检查无𬌗接触,即患者在轻咬合状态下可以将咬合纸从上下颌牙之间抽出;嘱患者用力咬合时,用20~40μm咬合纸检查咬合接触点的分布和强度。尽量将咬合接触控制在种植体直径范围内,有利于𬌗力沿种植体长轴传导。

（三）影响种植体骨结合的不良咬合表现

1. 咬合早接触　常发生在牙尖斜面上,面积很小,所产生的侧向力很大。在副功能运动时,早接触的危害更大。

2. 悬臂结构　可以导致末端种植体承受过大的拉应力和剪应力,悬臂越长,影响越大。悬臂区的咬合接触应沿悬臂的长度,逐渐减少咬合接触。

3. 过长的牙冠　过长的种植义齿牙冠无异于一个应力放大器,可对骨组织造成明显的损害。

4. 角度基台　行使咬合功能,形成不利侧向力时,应该增加种植体的数目和直径,以对抗侧向力。

第五节　种植义齿上部结构的设计和制作

一、局部种植义齿上部结构的设计和制作

（一）局部种植义齿上部结构的分类设计

局部种植义齿一般采用固定式种植义齿设计,仅在极少数情况下(如种植体植入位置、方向异常时)才进行可摘式种植义齿修复,本章节仅介绍固定式种植义齿设计。

1. 种植单冠或联冠修复设计原则　种植单冠或联冠即在种植体基台上做全冠,采用粘接或螺丝固定。

（1）因美观需要,前牙区种植单冠唇侧边缘应位于龈下0.5~1mm,唇(颊)舌(腭)径适当缩小。

（2）基台顶部与对颌牙的距离应在1.5mm以上,以保证修复体厚度。

（3）种植体采用联冠修复可减少单个种植体所受到的扭力,但不利于清洁。

（4）在种植体的排列上,主张多枚种植体非直线性排列,以减少每一个种植体的应力,牙冠修复时,应当维持这种排列,并尽量使应力沿着每一个种植体的长轴方向传递。

2. 种植体支持式固定桥修复设计原则　种植体支持式固定桥的设计与固定义齿设计相类似。

（1）近远中向在遵循正中关系修复原则前提下,种植体尽量位于牙槽骨嵴顶中央。

（2）唇腭侧向在前牙区呈正常覆𬌗覆盖关系,可稍偏向腭侧,以达到较好的美学效果。磨牙区位于拟行修复体𬌗面的中央窝或功能尖相对应的位置,缩小上部结构的颊舌径。

（3）种植体轴向沿牙槽骨的方向,并且相邻种植体之间保持平行。

（4）尽可能选择较大直径的种植体,减小修复体牙尖斜度,消除侧向𬌗接触。

（二）局部种植义齿上部结构的制作要点

局部种植义齿上部结构的制作遵循义齿制作的一般原则。

1. 种植基台位置关系的转移　将患者余留牙列情况、种植体或基台的三维位置准确转移到石膏模型中,是种植修复阶段的关键。常用的方法包括种植体水平印模、基台水平印模、个性化印模以及数字化印模。应依据患者的具体情况,选择合适的种植印模技术,以获得精确的模型。

种植体水平印模是临床上最常用的印模制取方法,是指将取模柱连接于种植体颈部进行印模制取,并使用种植体替代体,将种植体的三维位置直接转移到石膏模型当中。根据印模柱结构分为开窗式印模技术(open tray implant impression)和非开窗式(闭口式)印模技术(closed tray implant impression)。以开窗式印模技术为例,具体步骤如下:

(1)选用开窗托盘,其开窗的部位与种植体相对应,以便拆卸取模柱。取模前将愈合帽从种植体顶部卸下,将取模柱固定于植入体上。根据取模平面不同,取模柱的设计不同。取印模时采用硅橡胶类印模材料,待印模材料变硬后,松开取模柱螺丝,取出带有取模柱的印模。

(2)灌模:灌制模型前,将种植体替代体与印模内的取模柱准确连接固定,注射人工牙龈材料,灌制模型,使种植体替代体埋入模型内。待模型硬化后拆卸取模柱,取出托盘,便获得了有种植体替代体的工作模型。

为了保证在制取印模和模型的过程中种植体位置、方向不改变,应确保:①取模柱的连接结构形态应该与口内基台完全一致;②口外种植体替代体和取模柱的吻合度与口内种植体和取模柱相同,紧固过程不能导致任何偏移;③选用的硅橡胶印模材料应该有足够的强度,不会因为从口内取出印模、松解或紧固固定螺丝引起取模柱位置的轻微变化。

取模也可采用闭口式方法,种植体系统不同,方法略有差异,但基本要求和目的相同,即准确将种植体的方向和位置转移至模型。

2. 金属支架的制作 金属支架由固位体、桥体和连接体组成。支架铸造后,在模型上试戴,检查固位、共同就位道、预留的咬合空间等,必要时可以在口内试戴。根据上部结构与种植体的连接不同,有以下两种制作方法:

(1)粘接固位金属支架的制作:局部固定式种植义齿采用基台粘接固位设计时,其金属支架的设计和制作与常规固定义齿者相似。为保证种植体颈部龈组织的美观,冠唇(颊)侧的边缘应位于龈下 0.5~1mm,舌(腭)侧平齐龈缘,便于清洁,且有益于种植周健康。

(2)螺丝固位金属支架的制作:该类金属支架是用固定螺丝通过接圈将其固定在基台上。前牙的固定螺丝在舌(腭)面,后牙固定螺丝在粭面中央或者舌(腭)面。

金属支架制作的注意事项:①注意其强度设计,支架宽度和厚度应适宜,接圈周围熔模厚度应足够,支架游离端部分不宜过长;②提高支架制作精确度,并防止支架变形;③支架应呈流线型,以避免瓷裂,暴露于口腔内的部分应高度抛光,以利于自洁;④与人工牙和基托相接触的部分应设置固位装置,以增强支架与树脂的结合强度;⑤支架的龈底部离开黏膜 2.0mm 以上,唇颊方向应利于正常排牙和美观,以不影响正常咬合为宜,舌向不宜过厚,以免影响正常舌运动。

3. 上部结构的完成 金属支架经过试戴后,将其放回工作模型上,根据咬合记录调整瓷层或塑胶修复体空间,然后按常规完成金瓷或金塑上部结构。为了美观和发音,前牙桥体应设计为改良盖嵴式。为了便于清洁,后牙桥体应减小接触面积,仅让颊侧龈端接触,扩大舌侧邻间隙。

二、全颌种植义齿上部结构的分类设计

(一)全颌种植义齿上部结构的种类

全颌种植义齿的上部结构由人工牙、基托、支架、固定螺丝及附着体等组成。根据连接方式不同,全颌种植义齿可分为全颌固定式种植义齿和全颌覆盖式种植义齿。

1. 全颌固定式种植义齿

(1)种植体和基台的要求:全颌固定式种植义齿是由底层冠或支架及螺丝直接将上部结构固定在种植体基台上,患者不能自行取戴。其上部结构的龈端不与黏膜组织接触或轻微接触,上部结构的支持和固位完全由种植体承担。此类种植义齿又分为粘接固位型和螺丝固位型两类。种植体数 4~10 枚,上部结构可整体或者分段设计。

1)粘接固位种植义齿(图 7-5-1):是将支架的固位体设计为帽状冠,用粘接剂将帽状冠固位体连同上部结构整体粘固到基台上,使之与种植体连成整体。此类种植义齿的固位力强,传导和分散力好。

2)螺丝固位种植义齿(图 7-5-2):基台顶端留有固位螺孔,在支架相应部位也有固位孔,上部结构被动放置于多个基台上后,用螺丝固定。患者不能自行摘戴,需由医师定期拆卸后清洗、检查、维护。

(2)支架的设计:全颌固定式种植义齿的支架,由固位体、桥体及连接体等组成。表面被人工

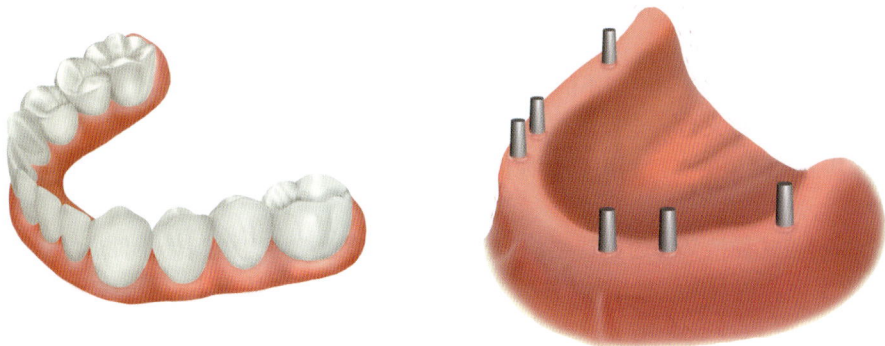

图 7-5-1 粘接固位种植义齿

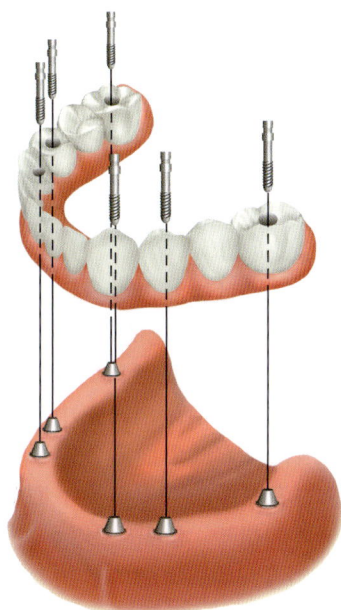

图 7-5-2 螺丝固位种植义齿

牙和基托覆盖,龈方与种植基台相连。支架起到增强上部结构的强度、固位和分散力的作用。

固位体的设计主要取决于上部结构与基台间的固定连接方法。粘接固位全颌固定义齿,其固位体多为帽状冠,直接就位于基台上,通过粘接剂固定。螺丝固位采用直接用固定螺丝将多个桥接圈固定于基台上,前牙的固定螺丝在舌(腭)侧,后牙的固定螺丝在𬌗面中央或舌(腭)侧面。

1)桥体和连接体的设计:根据种植体的分布,支架的桥体分为不带悬臂和带悬臂两大类。前者类似于多单位固定桥,差别如下:①金属支架窄于传统固定桥;②轴面外形自洁性好。

当颌间距离小于4mm,基台固位面积较小时,采用螺丝固位,即上部结构为一整体,直接用螺丝固定于种植基台上,这种修复方式要求种植体基台彼此平行,有足够骨量及理想的颌骨关系和丰满度。

带悬臂结构的全颌固定式种植义齿,因悬臂的存在增大了末端种植体的负荷,悬臂越长,末端种植体受力越大。悬臂长度受下列因素影响:①骨组织结构:上颌骨较下颌骨疏松,故上颌种植义齿悬臂设计长度应短于下颌,上颌一般不超过10mm,下颌不超过14mm;②种植体的数目和尺寸;③种植体的位置;④其他,如支架负载的频率等也影响悬臂的长度设计。

2)支架材料的选择:𬌗力在种植体上是否均匀分布也受支架材料的影响。材料刚度越大,支架及种植体骨界面的应力分布越均匀。目前常用的材料是氧化锆、钴铬合金和钛合金。

3)支架的适合性:指支架与基台间的吻合程度。理想的适合性应使上部结构与基台间完全吻合,间隙在0.05mm范围内。影响上部结构被动就位的因素多而复杂,例如,印模材料的弹性形变、人造石膨胀、基台代型的偏差、熔模变形、包埋材料膨胀、铸金收缩、树脂或陶瓷的收缩、焊接偏差以及种植义齿各部件的制造误差等。

(3)种植义齿的人工牙设计

1)人工牙的外形及位置:应根据种植体植入数目、大小、位置、颌间间隙及对颌牙列的情况等来考虑,尽量使力沿种植体轴向传导,减少种植体承受侧向力和扭力的可能性。

2)人工牙咬合设计:种植体保护𬌗是一种可以延长种植体存留期的咬合模式。当上颌采用传统可摘全口义齿修复,下颌采用种植固定全口义齿时,上颌全口义齿可减小下颌种植义齿受到的侧向力,咬合设计要注意:①由于上颌全口义齿固位和稳定相对较差,可以将下颌种植义齿后段平面适当提升。②前牙呈浅覆𬌗、浅覆盖,正中咬合时前牙无接触,前伸运动中无咬合早接触点。为恢复美观、发音功能,种植义齿前牙区的龈端唇侧应与龈组织有少许接触,起到封闭作用。③下颌磨牙舌尖排在由尖牙近中至磨牙后垫前后缘所形成的三角区域中,以增加下颌义齿的稳定性,使上颌的咬合力沿牙槽嵴长轴传导;悬臂的非正中咬合无接触,减少悬臂的正中咬合接触点面积和力量。

　　3)人工牙的材料选择:硬度越小的材料,应力缓冲作用越大。

　　2. 全颌覆盖式种植义齿　全颌覆盖式种植义齿的上部结构覆盖在基台和黏膜上,通过附着体与基台相连,其上部结构的支持和固位由种植体独立承担或种植体与基托下组织共同承担。患者可以自行摘戴。

　　(1)全颌覆盖式种植义齿的支持结构:全颌种植义齿的支持力由颌骨条件、植入种植体的数目及部位所决定。若植入两枚种植体,种植义齿以基托下组织支持为主,种植体起固位和辅助支持作用;若植入3~4枚种植体,种植义齿由种植体、附着体、基托下组织联合支持。

　　(2)全颌覆盖式种植义齿各类附着体的设计:附着体是覆盖式种植义齿的固位装置,由阴阳两部分组成,分为按扣式、杆卡式附着体、套筒冠附着体,球帽式附着体和磁性固位附着体。

　　1)按扣式附着体固位的种植义齿:由种植体、按扣附着体和全口义齿组成。按扣附着体由安装于种植体上的 Locator 基台(附着体阳型)及对应固定于基托组织面的带有衬垫的固位帽(附着体阴型)构成,利用基台与固位帽的按扣固位使全口义齿获得固位和稳定。按扣式种植覆盖义齿的特点包括:①附着体的基台有不同的高度可以选择,对种植体植入后平台高度差异较大的患者,可以通过选择不同高度的基台纠正;②对颌间距离的最低要求小于球基台,降低了对颌间距离的要求;③自固位附着体最大可调节两种植体40°的角度偏差;④可通过更换不同型号的衬垫选择最佳固位强度;⑤义齿摘戴方便。

　　2)杆卡式附着体固位的种植义齿:由水平杆及夹卡组成。水平杆通过接圈以螺丝固定在基台上,夹卡固定于覆盖义齿基托相应组织面,是全颌覆盖式种植义齿应用最广泛的附着体类型。①杆的种类:根据基台在颌弓上的位置,可分别设计为直杆、成角杆、弧形杆。当前牙区为2枚种植体时多用直杆;若牙槽嵴正中还有1枚种植体时用成角杆;当有多枚种植体,但牙槽嵴正中无种植体时,其基台的连接采用弧形杆。根据杆的截面形态分为圆杆、卵圆杆及方圆形而唇舌向平行杆三种。一般认为,前两种形态的杆可获得较满意的效果,后一种杆的表面形态有类似导平面的作用,虽然可增加上部结构的固位和稳定,防止其旋转,但增加了种植体的扭矩。②杆与牙槽嵴的位置关系:垂直关系:一般认为,杆与牙槽嵴黏膜的垂直距离应大于或等于2mm,唾液及食物容易通过,有利于杆的自洁及防止食物嵌塞;矢状关系:杆应尽量位于牙槽嵴顶上方,不要过分偏舌(腭)侧或唇(颊)侧,以免妨碍颊、舌活动及人工牙排列;水平关系:要求杆平面与下颌铰链轴(jaw hinge axis)平行,防止种植义齿受力时对基台产生扭矩,同时允许种植义齿绕杆作少许转动(两个基台时)。如基台的高度、部位不理想,可采用改变个别基台的高度、分段进行杆的制作或改变基台的位置等方法进行调整,以达到杆与下颌铰链轴平行。

　　3)套筒冠种植义齿:其在临床上有两种形式:①为标准结构,内冠粘固于基台上,外冠固定于义齿基托的组织面内,主要用于牙槽骨吸收明显,颌间距离高的患者;②将基台直接切磨成内冠似的锥形,与附着于义齿基托相应组织面内的外层冠形成类似于内外冠双层结构,适用于颌间距离较短的患者。套筒冠种植义齿的设计和制作原则同天然牙套筒冠覆盖义齿。

　　4)球帽状附着体固位的种植义齿:球帽状附着体由阴型和阳型两部分组成,除共同的球形阳型部分外,阴型部分有较多的变形。顶端为小球的阳型部分直接将下端旋进基台内与种植体连接成一个整体,阴型部分则固定于覆盖义齿基托组织面相应的部位。上部结构就位时,球帽状附着体的小球进入阴型的金属帽中,承受殆力时,阴阳两部分允许有少许的垂直向移动。球帽状附着体的优点是:①由于固位体的阳性部分为球形,义齿受力时,可允许基托绕球体轻微的旋转移动,有利于应力的分散;②如果两侧不平行产生应力集中,则球的颈部成为薄弱环节,首先折断起到应力中断作用,可保护种植体不受损害;③球帽附着体为独立结构,不易导致黏膜增生,操作简单。

　　球帽状附着体的适应证:①颌弓上各枚种植体基台间的距离大,用杆附着体连接会影响舌的活动时;②颌弓上的种植体呈斜线安置,杆附着体平面不能与下颌铰链轴平行者;③牙槽嵴的前段呈尖形,不宜用杆附着体者;④老年患者或保持口腔卫生困难者。

学习笔记

5）磁性固位种植义齿：利用软磁合金制成的衔铁嵌入种植体的基台内或粘固于基台的顶端，在相应的覆盖义齿基托组织面内埋入闭路永磁体。根据固位的需要可能设计2个或3个磁性固位单位，前者分别置于颌弓的两侧，后者是在颌弓的中央部位加放1个单位，有利固位。磁性固位体结构简单，易操作，价格低廉，固位力长久。常用于黏膜较厚、牙槽嵴低平或不方便取戴的无牙颌患者。

（3）全颌覆盖式种植义齿基托的设计：种植体、黏膜混合支持式全颌覆盖式种植义齿的基托，常采用铸造金属加强，以提供足够的稳定性，保护固位体及支持人工牙。支架的伸展范围由可用空间要求的稳定性和美观性所决定。如4枚种植体均位于前牙区，义齿带悬臂，后部基托应适当伸展；基托边缘小于传统全口义齿边缘，上颌腭基托可部分去除，以增加义齿的舒适度。

（二）全颌固定式与覆盖式种植义齿比较

1. 全颌固定式种植义齿稳定性良好，咀嚼效率高，使用舒适，对种植体周骨组织有良好的生理刺激作用。但种植义齿内部各部件之间及种植体周骨受到的应力较大；由于无基托结构，不适宜于颌骨缺损或颌间间隙过大的病例，面型丰满度难以恢复，价格昂贵；也不适宜于保持口腔卫生较困难者。

2. 全颌覆盖式种植义齿恢复美观效果好，种植体内部及种植体周组织所受的应力损伤小，易于清洁，适宜于老年患者，价廉；但咀嚼效率低于全颌固定式种植义齿，舒适感较差；需要定期重衬基托。

（三）全颌固定式种植义齿的上部结构制作

全颌固定式种植义齿是由种植体、基台、底层冠或支架、固定螺丝和人工牙组成。上部结构的龈端不与黏膜组织接触或轻微接触，种植义齿的支持和固位完全由种植体承担，分为粘接固位型和螺丝固位型两类。

1. 制取印模和模型

（1）制取印模：采用开窗托盘制取印模。首先用长固位螺丝将直接印模转移桩固定于口内种植体上。因为是多个种植体，为了保证种植体基台位置准确不变，需要将多个转移桩用树脂连接在一起，形成树脂夹板。取模时，先将转移桩周围及树脂夹板龈方填满硅橡胶，然后将盛满硅橡胶印模材料的托盘置于口内，稳定托盘，进行功能修整，暴露取模柱顶端转移杆。待印模材料凝固后，旋松全部固定螺丝，从口内整体取出转移桩及树脂夹板式的集成印模，然后用螺丝把种植体替代体固定在取模柱上，确认完全就位后，包围印模，灌制工作模型。

（2）灌制工作模型：在灌制工作模型前，先在印模面种植体替代体颈缘灌注少许硅橡胶牙龈形成材料，该材料可人为取下并原位恢复，以便于在制作套筒冠熔模时肩台到位。然后真空调拌人造石灌制工作模型，待硬固后，松开固定螺丝，取下印模，用基台替代取模柱，完成工作模型制取。

（3）颌位记录：准确地记录颌位关系十分重要，应按照常规的全口义齿颌位关系记录原则进行。

2. 排牙　遵循全口义齿及全颌固定义齿的排牙原则进行。排好人工牙后，用石膏制取人工牙的唇（颊）侧形态记录（又称导模、唇形）。然后用沸水冲掉排牙用的蜡，将记录恢复到𬌗架上检查其吻合程度。此时留存于人工牙舌侧的空间即为金属支架可利用的空间位置。

3. 底层冠或支架的制作　底层冠或支架的制作与天然牙修复体底层冠相似，但螺丝固位型的底层冠在基台相应位置应开窗。由于牙种植体的应力缓冲能力较差，基台颈缘均有完整肩台以保证金瓷冠的支持强度（前牙美学要求除外）。

支架制作常用的方法之一是失蜡铸造法，此法可用于金合金、钛合金、钴铬合金等多种支架合金材料。虽然不同材料物理性质不同，铸造工艺有差异。随着口腔数字化技术的进步，现在越来越多的采用CAD/CAM切削法，制作氧化锆或者钛金属支架，此法方便、快捷，可以达到较高的精度。技术消除了常规失蜡铸造技术带来的变形问题，因而可以制作更精确的支架结构。

4. 完成上部结构　金属支架经口内试戴后，将其放回工作模型上。在𬌗架上利用排牙后制取的导模将人工牙复位，且用蜡将人工牙及金属支架连接成一个整体，然后在𬌗架上做进一步调磨，完成上部结构的外形雕刻。试排牙时将种植义齿的上部结构整体从殆架上取下安放固定在口内的基台上。要求：①上部结构完全被动就位于基台上；②根据对颌牙情况进行咬合调整，除悬臂区外，正中关系位时殆面应有均匀的接触面，非正中关系位时殆面有适当的接触面，无殆干扰；③有适当的息止殆间隙，正确的垂直距离，良好的发音功能及外观。常规方法完成种植义齿制作。

5. 初戴上部结构 制作完成的全颌固定式种植义齿的上部结构，在口内初戴应达到与排牙后试戴一样的要求。最后将经抛光或上釉后的上部结构用螺丝或粘接剂固定于基台上。要求螺丝固位种植义齿的螺丝就位准确，旋紧程度合适。如螺丝过松，因外力可使螺丝完全松动，失去功能；如过紧，在外力反复作用下可能超过螺丝的屈服强度，造成螺丝的折断。一般用扭矩扳手将所有螺丝均匀扭紧到各种植系统推荐的特定转矩，调节螺丝松紧度到最佳状态。用螺丝固定上部结构后，用牙胶或树脂封闭固位孔。戴入上部结构后，常规医嘱，患者应定期复诊，一般每年 1~2 次。

（四）全颌覆盖式种植义齿上部结构的制作

覆盖式种植义齿上部结构的制作以按扣式覆盖种植义齿为例。

1. 选择基台高度 保证基台顶部边缘高出牙龈黏膜 1mm，且两颗种植体的基台在同一水平线上。

2. 戴入基台 使用专用螺丝刀将基台拧入种植体，并以最大 35N·cm 的扭力拧紧基台。

3. 义齿戴入 义齿戴入时，可以在口腔内固定附着体阴性部件，也可以在技工室预先将附着体阴性部件固定在义齿的组织面。以口腔内固定为例：

（1）将预先制作完成的义齿组织面对应基台处打磨出适当大小的孔洞，以便容纳阴性部件。

（2）在患者口内进行义齿试戴。确认颌位关系、垂直距离、美观效果后，调殆达到正中与非正中平衡殆。

（3）试戴合适后，先将预成树脂圈戴入口内基台阳性部件上，以填塞基台颈部倒凹。然后在其上方扣入带黑色衬垫的阴性部件。

（4）将义齿组织面预留的阴性部件空间扩大，尽量在侧面非美观区设置排溢孔。

（5）调拌自凝树脂，在拔丝期放入占位孔，并将义齿放入患者口内，引导患者于正中关系位紧咬合，待树脂凝固后取下义齿，此时阴性部件已经固定在义齿组织面内。去除多余自凝树脂。

（6）将阴性部件内的黑色衬垫更换为适当固位力大小的阳性垫片。再次将义齿戴入患者口内，复查咬合关系并调改抛光。

覆盖式种植义齿随访时应注意衬垫，以增加游离端基托与牙槽嵴的密合度，减小种植应力，确保游离端下沉时，种植体不成为支点和应力集中区。

第六节 种植义齿的健康维护

种植义齿的健康维护包括口腔卫生的随访检查、自我维护及洁刮治保健。

一、随访检查

（一）种植义齿的检查

一般来说，对口腔软组织健康影响极大的菌斑和结石多出现于种植体颈部、基台、连接杆及上部结构的组织面，在检查上述部位结石、菌斑指数时，除周围软组织的健康状况外，还应了解引起口腔卫生不良的种植义齿设计原因，如上部结构的边缘、杆的设计不良等造成的食物滞留等。

（二）患者的卫生习惯及指导

患者应该认识口腔卫生对种植义齿健康的重要性。认真询问患者的口腔卫生习惯，包括了解口腔清洁是否有规律，清刷工具及其时间、次数和方法，患者有无不利于口腔卫生的嗜好或习惯等。指出不良卫生习惯的危害性，并指导患者采用正确的口腔卫生维护方法，对每一种特殊清洁器具的使用进行演示，直至患者掌握为止，使患者易于掌握并乐于接受。

二、自我维护

（一）漱口

漱口能洗除附着疏松的软垢，暂时减少口腔中微生物的数量，但不能清除菌斑，不足以维持良好的口腔卫生。因此，漱口和刷牙应配合进行。

（二）刷牙

刷牙是种植义齿卫生维护措施中最有效的方法之一，应选择刷毛较柔软、其末端为圆头的牙刷，清刷种植体基台周围和上部结构近基台处时动作应轻柔，避免牙刷损伤其周围软组织。

（三）特殊器具的使用

1. **牙间清洁器（interdental cleaning aids）**　也称牙缝刷，为单束毛刷或锥形橡皮头，具有各种不同的形态，用于清除难以自洁的邻间隙和基台近远中邻面的菌斑。

2. **纱布条**　当上部结构的悬臂端与牙槽嵴有间隙时，可用纱布条去除悬臂端组织面的食物残渣，并对上部结构组织面和基台起到抛光作用。

3. **牙线**　牙线常用于清洁基台间的空间，将其穿过基台之间，并绕基台一圈，手握其两端来回抽动，清洁基台及上部结构龈面菌斑。

三、种植义齿周洁治术

1. **树脂或硬木类洁刮器**　对钛种植体表面的生物学特性的影响最小，既不会改变其光洁度，又不会破坏其氧化层。但树脂或木材的硬度较小，不能有效地去除牢固附着在种植体表面的菌斑和结石，并且在治疗过程中，脱落的树脂碎屑附着在种植体表面将对钛表面造成污染，应彻底冲洗干净。

2. **超声波洁牙器**　采用专用碳纤维洁治头，在种植体表面的划痕浅，易于抛光，但碳纤维洁治头易于磨耗，成本较高。

3. **纯钛洁刮器**　因其材料与应用较多的纯钛种植体一致，避免了因不同金属材料的接触而造成对种植体表面的污染，且在有效地去除菌斑和牙结石的前提下，在种植体表面留下的痕迹较浅。

4. **钛合金刮治器**　可导致纯钛种植体表面变粗糙的缺点，因此大多数学者认为钛合金洁治器械不适用于去除纯钛表面的菌斑和结石。

5. **不锈钢洁刮器**　不锈钢洁刮器使用可导致种植体表面变粗糙，钛表面的完整性破坏，且由于不同类型的金属的接触，对钛表面造成污染，不推荐使用。

6. **气压喷磨系统**　由于晶体的冲击作用，在钛表面形成一些小凹陷，使其变粗糙，并在一定程度上可破坏钛氧化层。然而，这些不利的影响小于不锈钢、钛合金和超声波洁牙器，因此该方法与树脂、纯钛洁刮器一样，可适用于钛种植体的洁治。

综上所述，理想的洁刮治方法应在有效去除菌斑、结石、色素的前提下，尽量避免破坏钛种植体表面的完整性及生物学性能以及种植体周龈组织的封闭性。

第七节　种植修复并发症及处理

种植义齿修复并发症与种植义齿设计、上部结构设计不良以及患者自身维护不当等因素有关。主要有以下几种：

一、生物学并发症

（一）种植体周黏膜炎（图7-7-1）

为软组织充血、水肿或增生，甚至发生黏膜糜烂、溃疡，常同时存在口腔异味，临床检查探诊出血、探诊深度增加。炎症局限于种植体周软组织，没有累及骨组织。

原因：菌斑、结石能刺激牙龈引起种植体周黏膜炎，所以能促进菌斑、结石形成的因素都能引起种植体周黏膜炎，如上部结构龈缘在形态、性状上不适合，表面不光滑致使口腔自洁作用差；基台高度不合适，修复体组织面与牙龈接触不良，特别是全口覆盖义齿杆卡与牙槽嵴的距离少于2mm这一基本要求；患者使用过程中不能保持良好的卫生习惯，又不能定期复查。

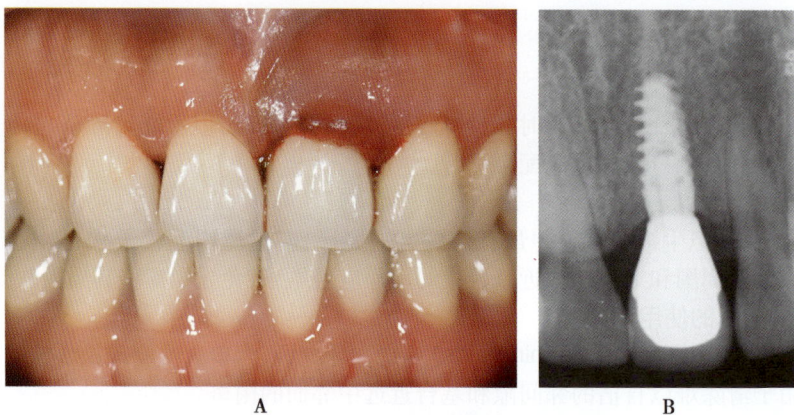

图 7-7-1　种植体周黏膜炎
A. 修复体周围牙龈红肿　B. X 线片显示种植体颈部无明显骨吸收
（四川大学华西口腔医学院袁泉医师供图）

临床表现：种植体周龈充血、水肿、增生，口臭等征象。

处理措施：去除病因，局部冲洗，并配合适当的抗生素治疗。

（二）种植体周炎

种植体周炎（peri-implantitis）（图 7-7-2）是已经形成骨结合并行使功能的种植体周组织发生的破坏性炎症。炎症性损害已经突破黏膜屏障并累及支持种植体的牙槽骨组织，导致种植体周袋形成和支持骨丧失。

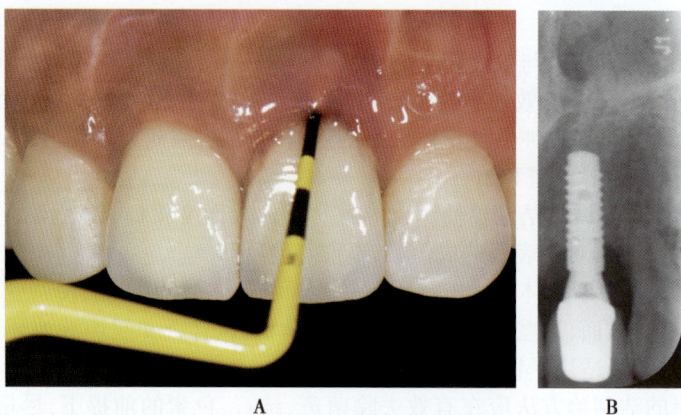

图 7-7-2　种植体周炎
A. 修复体周牙龈红肿溢脓　B. X 线片显示种植体颈部牙槽骨明显吸收
（四川大学华西口腔医学院袁泉医师供图）

种植体周炎常由种植体周黏膜炎发展而来，因此，应保持口腔卫生，定期复查，积极防治种植体龈缘炎。一旦出现种植体周炎，应用刮治、翻瓣术等牙周病治疗方法治疗；伴有骨吸收的可用骨再生术；严重者应拔除种植体，待伤口愈合后再根据情况进行合理的修复。

二、机械并发症

（一）种植体基台的松动和折断（图 7-7-3）

原因：①种植体材料本身及制作的缺陷；②使用时间过长，金属疲劳、腐蚀；③上部结构适合性差；④不良咬合负载，如过大的侧向力、扭转力致使应力集中；⑤种植体周广泛骨吸收；⑥患者不良咀嚼习惯，如夜磨牙、紧咬牙等。

临床表现：上部结构松动、移位、脱落等，X 线检查可表现为裂隙。

处理措施：在设计和制作过程中应针对上述原因加以预防。一旦出现基台松动、折断，应消除

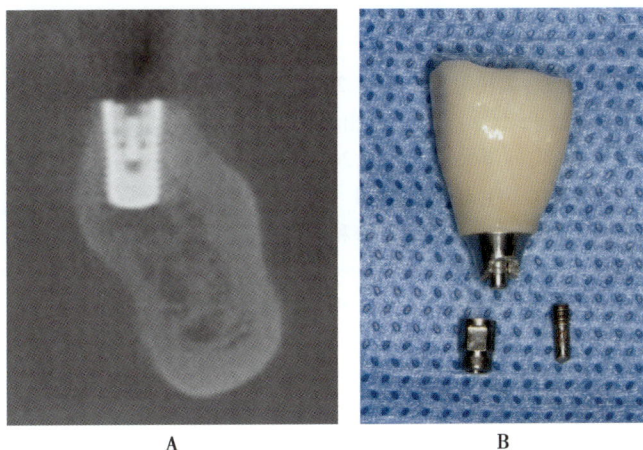

图 7-7-3 螺丝折断伴基台折断
A. CBCT 显示折断的螺丝留于种植体内　B. 折断的螺丝和基台

病因后,更换基台。

（二）上部结构螺丝的松动和折断

原因:①制作不当,使螺丝与螺丝孔不吻合,产生应力集中;②旋紧螺丝时操作不当造成受力不均;③使用时间过长,金属疲劳、腐蚀;④上部结构与基台适合性差;⑤咬合高点、侧向力过大等不良咬合负载;⑥上部结构设计不良,如悬臂梁、支架伸展太长产生大的扭转力;⑦患者不良咀嚼习惯,如夜磨牙、紧咬牙等。螺丝松动、折断后出现上部结构的松动、脱落。

处理措施:在设计和制作过程中应针对上述原因加以预防。一旦出现螺丝松动、折断,应查明原因,对症处理,如减小牙尖高度、斜度以减小侧向力,减径以减小殆力,缩短悬臂梁及支架的长度等,然后再加固螺丝或直接更换螺丝。

（三）种植体折断（图 7-7-4）

原因:种植体折断常由于种植体疲劳、损伤引起,该并发症的发生常伴有严重骨吸收所导致牙槽突高度降低以及种植体实际骨结合长度不足,同时也与种植体的选择不当,咬合力过大有关。

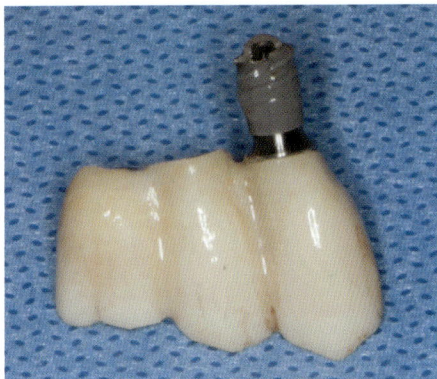

图 7-7-4 种植体折断

处理措施:为防止种植体折断,应根据患者具体情况选择合适的种植体,并减少损伤因素。一旦出现折断,一般要取出原种植体;若折断的较小根尖部分难以取出,在无临床症状的情况下可以保留在骨内。

三、美学并发症

原因:种植义齿与传统义齿修复不同,其上部结构位置、大小和形态在很大程度上受种植体植入位点和方向的影响。

临床表现:①种植义齿与周围组织不协调;②种植义齿形态对面部丰满度恢复的欠缺;③种植义齿的覆殆覆盖对唇峰形态的影响;④钛金属基台在美学区暴露。

处理措施:①严格控制种植体的三维位置,改进修复体设计;②行软硬组织增量术,改善种植区组织异常,以获得良好形态的种植床;③应用临时修复体塑形牙龈形态,使用个性化取模;④条件合适时,进行即刻/早期种植。

（袁　泉）

参考文献

1. 赵铱民.口腔修复学.7版.北京:人民卫生出版社,2012
2. 宫苹,梁星,陈安玉.口腔种植学.北京:科技文献出版社,2011
3. 宫苹.种植义齿修复设计.成都:四川大学出版社,2004
4. 宿玉成,口腔种植学.北京:人民卫生出版社,2014
5. 巢永烈,梁星.种植义齿学.北京:北京医科大学协和医科大学联合出版社,1999
6. CARL E M. Dental implant prosthetics. 2nd ed. Amsterdam:Mosby Elsevier Health Sciences,2014
7. CARL E M. Contemporary Implant Dentistry. 3rd ed. St. Louis:Mosby Elsevier,2008

学习笔记

第八章 其他口腔修复治疗

第一节 牙列缺损/缺失的固定-可摘义齿修复

一、固定-可摘义齿修复的基本概念

（一）固定-可摘义齿修复的定义

固定-可摘义齿修复是一种采用附着体或套筒冠固位的可摘式义齿修复方式,用于牙列缺损、牙列缺失的修复。

（二）固定-可摘义齿修复的特点

固定-可摘义齿的一部分结构固定在基牙或种植体上,而另一部分结构与可摘义齿相连,两者之间通过摩擦力、弹簧力、扣锁力等机械力或磁引力产生固位。固定-可摘义齿结合了固定义齿稳定、舒适、体积小和可摘义齿适应证广的优点。

（三）固定-可摘义齿的分类

固定-可摘义齿主要包括附着体义齿和套筒冠义齿两类修复体

1. **附着体义齿（denture retained by attachment）** 是以附着体为主要固位形式的固定-可摘义齿。附着体（attachment）通常由两部分结构组成,一部分设置在基牙或种植体上,另一部分设置在义齿的可摘部分上,通过机械摩擦力或磁力实现义齿的固位、稳定。

2. **套筒冠义齿（telescope denture）** 是指以套筒冠为固位体的固定-可摘义齿。套筒冠固位体由内冠与外冠组成,内冠固定在基牙或种植体上,外冠与义齿可摘部分连接成整体,通过内、外冠之间的摩擦力,使义齿获得良好的固位与稳定。

二、附着体义齿

（一）附着体的分类

附着体类型很多,为了方便临床选择,可将附着体分为以下类型:

1. **冠外、冠内、根面附着体** 根据附着体放置在基牙的部位不同,可分为以下三类:

（1）冠内附着体（intracoronal attachment）:附着体阴性结构镶嵌在基牙牙冠内,不突出牙冠,通常呈凹槽形栓道形式,附着体阳性结构安置在相对应的可摘义齿支架上,阴性与阳性结构结合后位于基牙牙冠内（图 8-1-1）。冠内附着体适用于缺牙区邻牙牙冠大面积缺损,经过完善根管治疗、根尖周无炎症,基牙牙周组织吸收不超过牙根长度 1/3、牙周局部炎症已得到控制的牙列缺损病例,由于冠内附着体牙体预备量大,邻近缺牙区的活髓牙一般不宜选用冠内附着体。冠内附着体高度多大于 5mm,因此放置冠内附着体的基牙牙冠颈缘至𬌗面的高度一般应大于

图 8-1-1 冠内附着体

5mm,颊舌向有足够宽度,以放置附着体阴性结构。冠内附着体使用一段时间后,阴阳性结构之间磨损会造成义齿固位力下降,可通过调节螺丝或更换附着体部件的方法恢复固位力。常见冠内附着体多为栓体、栓道的形式。

（2）冠外附着体（extracoronal attachment）:安置在基牙的附着体结构部分或全部突出于牙冠,

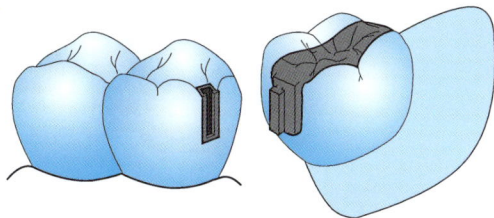

学习笔记

画廊:ER8-1-1
附着体义齿修复牙列缺损

画廊:ER8-1-2
套筒冠义齿修复牙周病伴牙列缺损

画廊:ER8-1-3
附着体

259

另一部分附着体结构安置在相对应的可摘义齿支架上,两部分结构结合后位于基牙牙冠外(图 8-1-2)。冠外附着体适用于缺牙区邻牙牙体健康或牙体缺损但已修复,或已经过完善根管治疗、根尖周无炎症,基牙牙周组织吸收不超过牙根长度 1/3、牙周无炎症的牙列缺损病例。冠外附着体结构略大于冠内附着体,一般要求放置冠外附着体的基牙牙冠颈缘至𬌗面的高度应大于 6mm,颊舌向有足够宽度,以放置附着体。选用阳性与阴性结构为刚性连接的冠外附着体时,可采用辅助固位结构增加义齿固位、稳定效果,但选用阳性与阴性结构为弹性连接的冠外附着体时,一般不宜增加辅助固位结构,以免影响弹性附着体缓冲基牙受力的作用。一些冠外附着体在使用一段时间后也可通过调节螺丝或更换附着体部件的方法恢复固位力。常见冠外附着体有 Mini Dalbo 附着体、Mini-SG 附着体等。

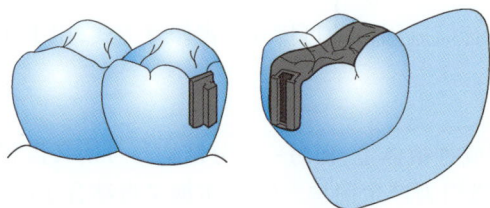

图 8-1-2　冠外附着体

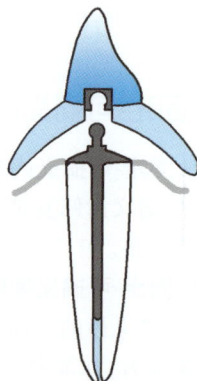

图 8-1-3　根面附着体

（3）根面附着体(root attachment):一部分附着体结构安置在基牙牙根根面上或根面内,或种植体基台上,另一部分附着体结构安置在相对应的可摘义齿基托组织面内(图 8-1-3)。根面附着体适用于余留少数牙的牙列缺损病例,余留牙经过完善根管治疗、根尖周无炎症,牙周组织吸收不超过牙根长度 1/3、牙周局部炎症已得到控制,或者采用种植体支持、固位的全口覆盖义齿修复牙列缺失病例。常见根面附着体有杆卡式附着体(Hader 杆、Dolder 杆)、按扣式附着体(Zest 附着体、Locator 附着体)等。

2. **精密、半精密附着体**　根据附着体的精密程度可分为以下两类:

（1）精密附着体(precision attachment):阴性和阳性结构均为金属成品件,通过焊接、粘接或物理固位方法固定于基牙和义齿支架,阴性、阳性结构精密吻合(图 8-1-4)。

（2）半精密附着体(semi-precision attachment):阴性或阳性结构中一部分是树脂熔模,另一部分为金属成品件,树脂熔模与冠基底层蜡型或义齿支架蜡型连接成整体后,通过包埋、铸造、研磨

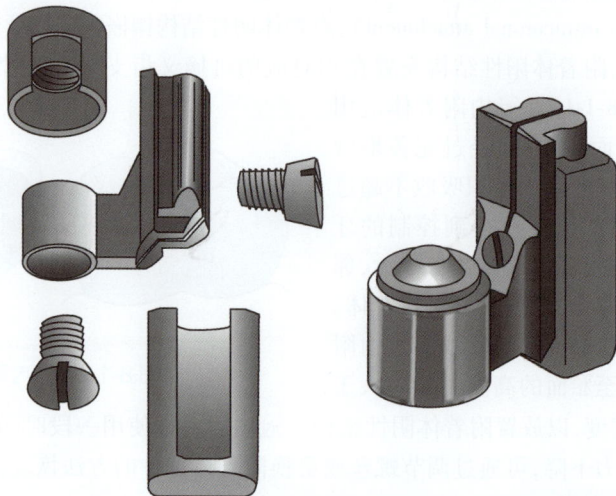

图 8-1-4　精密附着体

ER8-1-4

画廊:ER8-1-4
根面附着体固位覆盖式种植义齿

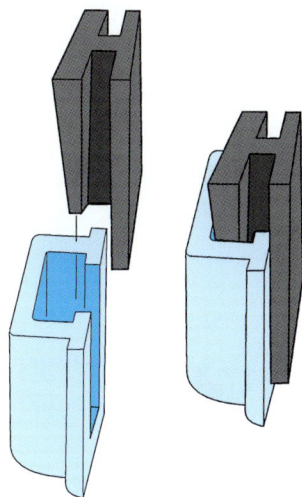

图 8-1-5 半精密附着体

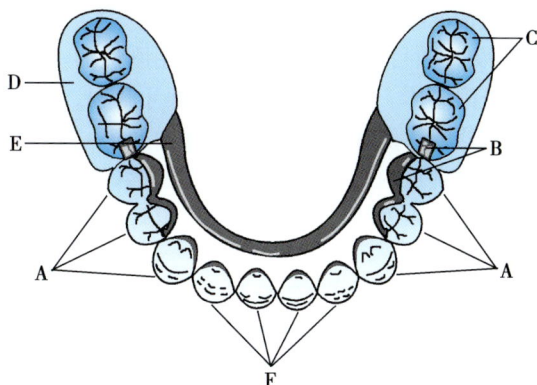

图 8-1-6 附着体义齿组成
A.基牙 B.附着体 C.人工牙 D.基托 E.大连接体 F.桥体

制成金属件,其精密程度比精密附着体低(图 8-1-5)。

3. 机械式附着体、磁性附着体 附着体根据固位原理可分为机械式附着体(mechanic attachment)和磁性附着体(magnetic attachment)。

(1)机械式附着体:通过摩擦、制锁等机械作用力产生固位力。

(2)磁性附着体:通过永磁体间或衔铁与永磁体间的磁引力形成固位力。

(二)机械式附着体义齿

1. 机械式附着体义齿的组成 机械式附着体义齿根据临床牙列缺损和牙列缺失的修复方案不同,其义齿组成部分有所不同,可以由附着体、桥体、人工牙、基托、连接体等部分组成(图 8-1-6)。

(1)附着体:作为固位体,起到固位与支持作用。其一部分结构与基牙牙冠或种植体基台连接形成整体,而另一部分结构与义齿桥体支架或基托结合。通过附着体的连接,患者可自行摘戴附着体义齿的可摘部分。此外固定义齿可以通过附着体连接,对无法取得共同就位道的牙列缺损进行修复。

(2)桥体:是桥体式附着体义齿中修复缺失牙形态和功能的部分。附着体的一部分结构与桥体形成整体,而另一部分结构与基牙连接,形成可摘式桥体结构的附着体义齿(图 8-1-7)。

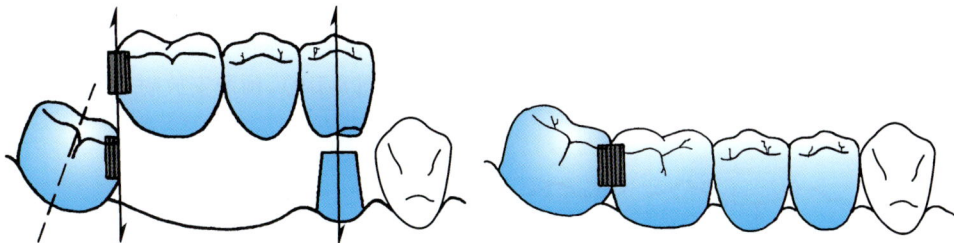

图 8-1-7 桥体式附着体义齿

(3)人工牙:用于修复缺失天然牙,恢复其形态与功能。可采用树脂牙(成品牙),也可采用金属树脂牙或金属烤瓷牙。

(4)基托:连接附着体、人工牙和金属支架等义齿组成部分,并起到固位、传递和分散𬌗力的作用。根据修复体设计要求,可选用金属基托或树脂基托。

(5)连接体:主要指附着体义齿的大连接体,包括腭板、腭杆、舌板、舌杆等,起分散𬌗力、加强义齿以及连接义齿其他组成部分的作用。

2. 机械式附着体义齿的设计

(1)机械式附着体固位的覆盖义齿:此类义齿选用的附着体主要为根面附着体。覆盖义齿使

261

用附着体固位,能使义齿的固位性能明显提高,有利于恢复患者咀嚼效能。有关机械式附着体固位的覆盖义齿详细内容见本书相关章节。

（2）机械式附着体固位的可摘局部义齿:选用机械式附着体为固位体的可摘局部义齿,需根据牙列缺损情况选择附着体类型。

1）缺失牙数目:缺失牙少时,可选用刚性的冠内或冠外附着体。如单侧下颌第二磨牙缺损,可考虑单侧修复体设计,在第一磨牙远中及第一前磨牙近中设计冠内附着体,也可考虑在第一磨牙远中设计冠外附着体,而第一前磨牙设计冠内附着体(图8-1-8)。

缺失牙多时,如一侧下颌磨牙缺失,附着体义齿必须连接到对侧,使义齿得到平面支持,防止义齿翘动。双侧末端游离缺损时,需选用缓冲型附着体,减少基牙的负荷。

图8-1-8 第二磨牙缺失时附着体义齿设计

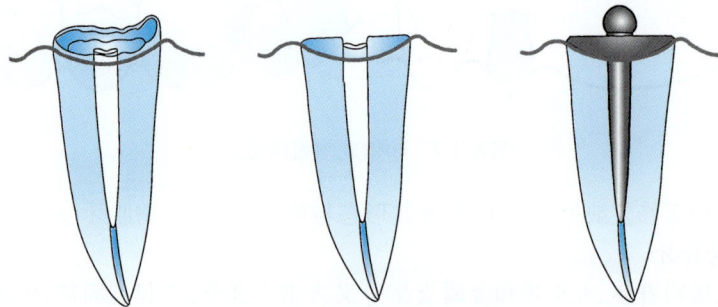

2）基牙的承受力:缺失牙数目多或基牙承受殆力的能力降低时,可选用缓冲型附着体,以减轻基牙的受力,同时应选择邻近缺牙区2个以上的邻牙,用联冠形式作联合基牙,以加强基牙的支持力,降低人工牙受力时对基牙产生的扭力。

缺牙区两端都有基牙支持时,一般可选用刚性的冠内和冠外附着体,使缺牙区的受力传递至基牙。

3. 机械式附着体义齿的治疗程序

（1）修复前准备

1）修复前检查:仔细检查患者牙列缺损状况、余留牙情况、缺牙区情况、咬合状况等。用于放置附着体的基牙牙周组织吸收应不超过牙根长度1/3,牙周局部炎症已得到控制,放置冠内附着体、根面附着体的基牙应经过完善根管治疗、根尖周无炎症,放置冠内、冠外附着体的基牙牙冠要有足够的殆龈向高度和颊舌向宽度。

2）口腔内准备:与可摘局部义齿和固定义齿的要求相同,包括拔除不能保留的患牙,治疗余留牙的龋病、牙髓和根尖周病、牙周炎症等。

（2）基牙预备

1）冠内附着体:基牙牙体预备量视冠内附着体的类型而定。如栓道式附着体,基牙预备时应修整出放置栓道的空间。

2）冠外附着体:基牙牙体预备量与全冠相似。

3）根面附着体:桩道的牙体预备与桩核冠相同,牙颈部根面牙体预备量视选用的根面附着体类型而定。一般将基牙根面预备成平面或凹面,平齐龈缘(图8-1-9),预留安放附着体的空间。

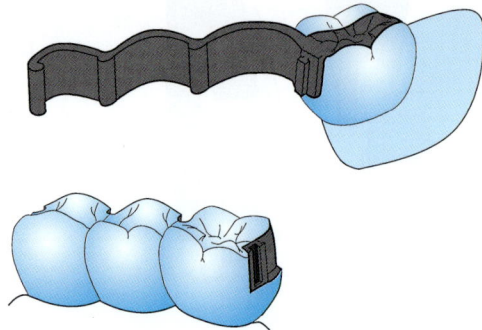

图8-1-9 根面附着体牙体预备

（3）印模、模型、颌位关系转移:操作步骤和方法与可摘局部义齿和固定义齿相似。

（4）义齿制作

1）附着体与义齿的连接:①精密附着体的阴性和阳性部分均为金属成品件,通过物理固位、焊接等方式分别与基牙金属冠/金属基底层或可摘义齿金属支架/基托连接;②半精密附着体的树脂熔模与基牙金属冠/金属基底层蜡型连接,通过铸造形成整体,而金属成品结构则通过粘接、物理固位等方式与义齿可摘部分连接。

2) 附着体的共同就位道:附着体义齿制作过程中必须使用平行研磨仪,保证附着体之间的共同就位道以及附着体阴性、阳性结构之间的密合度。

附着体义齿的其他制作步骤和方法与固定义齿和可摘局部义齿相似。

（5）初戴与复查

1) 初戴:冠外和冠内附着体义齿在初戴时,先将修复体的两个组成部分通过附着体正确结合,然后将基牙牙冠粘固于基牙上。根面附着体义齿初戴时,先将位于牙根内的附着体结构粘固于基牙牙根内,然后将另一部分附着体结构固定于义齿基托组织面。附着体义齿初戴的其余步骤和要求与固定义齿和可摘局部义齿相同。

2) 复查:附着体义齿初戴后,需安排患者定期复查,一般为 6 个月一次。复查时应注意,患者能否自行摘戴修复体的可摘部分,如不能够顺利摘戴,需对患者进行指导;检查患者口腔及义齿的清洁卫生;检查义齿咬合状况,需要时作进一步调𬌗;检查义齿基托与下方组织的密合性,需要时对基托组织面进行加衬;检查附着体的固位力,如因附着体部件磨损等原因导致固位力不足,需调整附着体固位力或更换磨损部件。

（三）磁性附着体义齿

磁性附着体是利用磁性材料的磁力将修复体吸附到基牙或种植体上,使修复体获得固位和稳定的装置,通常由一个安置在患者口内余留牙根或种植体上的衔铁和一个设置在义齿基托上的磁体两部分组成,利用两者间的磁引力使义齿牢固地保持在患者的牙槽嵴上(图 8-1-10)。磁性附着体突出的特点是在修复体摘戴或行使功能时,能减小基牙或种植体所受的侧向力和损伤力,有利于基牙或种植体骨界面的健康。

1. 磁性附着体的分类及特点

（1）分类:磁性附着体有多种分类方式。从磁路设计上可分为开放磁路(open magnetic field)和闭合磁路(closed magnetic field);从材料上可分为简单成对永磁体、永磁体与磁性合金;按闭路磁体的设计形式,可分为"三明治"式、钢帽式等。目前主要应用的是采用钕铁硼永磁体与软磁合金衔铁构成的闭合磁路磁性附着体。

（2）主要特点

1) 有足够且稳定的固位力:由于采用高磁能积的钕铁硼永磁体和耐蚀软磁合金,并采用闭合磁路设计,使磁性附着体的固位力大大提高。不同规格的磁性附着体可以分别提供 2～9N 的固位力,完全可以满足覆盖义齿的固位需要,且由于其不依赖机械摩擦固位,固位力持久、稳定。

2) 操作简便:磁性附着体不受覆盖基牙方向的限制,无严格的就位道方向要求,即使牙根有一定倾斜也不影响应用。除将衔铁固定在牙根上之外,其余操作与普通覆盖义齿类似,义齿完成后也无需经常调节修理。

3) 可自动复位:由于磁引力为持续力,当义齿在外力作用下轻度移位时,也可在磁引力作用下自动复位。

4) 不传递侧向力而利于基牙健康:磁性附着体的闭路磁体和衔铁表面均为平面,具有轴向固位力强,而侧向固位力弱的特点。当较大侧向力作用于义齿时,可使义齿沿受力方向轻度滑动,减小基牙受到的侧向力,从而有利于基牙健康。

5) 对机体无害:由于采用闭合磁路设计,装有闭路磁体的义齿就位后即与基牙根面的衔铁形成闭路磁场,基本消除了外磁场;义齿取出后,衔铁本身又无磁性,消除了强磁场长期应用影响机体组织的潜在风险。

6) 体积小:磁性附着体体积小巧,可以方便地置入修复体中。

画廊:ER8-1-10
附着体义齿制作过程

画廊:ER8-1-11
平行研磨仪

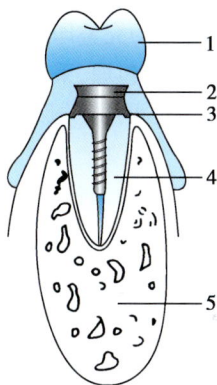

图 8-1-10　应用磁性附着体的覆盖义齿结构
1. 覆盖义齿　2. 磁体　3. 钉帽状衔铁　4. 覆盖基牙　5. 下颌骨

2.磁性附着体的设计及应用形式

（1）衔铁的种类及制备：磁性附着体的衔铁有以下几种不同的形式：

1）成品钉帽状衔铁：是磁性固位体比较常见的应用方式。用耐蚀软磁合金，制作成与覆盖义齿钉帽相似结构的成品，应用时需将基牙牙根进行根管治疗后，将根面降至龈缘下0.5mm（殆间距离大者可降至齐龈），根面磨平，以根管钻预备根管，插入成品钉帽状衔铁，适当调整钉的方向，使其插入根管后钉帽状衔铁与根面近于密合（图8-1-11A）。这种方式通常用于前牙或前磨牙根，不适用于磨牙根。

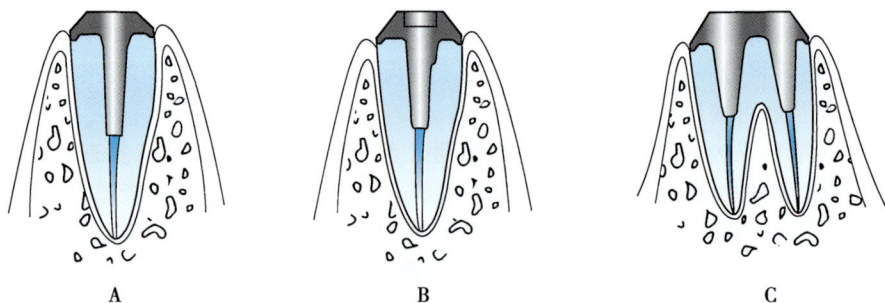

图 8-1-11　几种磁性附着体的钉帽状衔铁
A.成品钉帽状衔铁　B.铸接式钉帽状衔铁　C.铸造式钉帽状衔铁

2）铸接式衔铁：衔铁为不带钉的半成品结构，应用时需在常规根管、根面预备的基础上，制取基牙牙根的完整印模、模型。在其上用铸造蜡制作钉帽蜡型，并将半成品的衔铁镶嵌固定在蜡型顶端，常规包埋，采用金合金或钴铬合金铸造后，即形成一个嵌有软磁合金衔铁的钉帽（图8-1-11B）。也可用于冠外型衔铁的制作，将其镶嵌在人造冠蜡型的近缺隙侧，经铸造后形成冠外型衔铁。

3）铸造式衔铁：基牙根管和根面预备之后，在模型上制作钉帽状衔铁蜡型钉，软磁合金直接铸造形成钉帽状衔铁（图8-1-11C）。这种方式主要用于磨牙根或形态特殊的牙根及颌面赝复体中的一些特殊部位、特殊形态的衔铁。

（2）磁性附着体的应用形式

1）根上型：是磁性附着体应用最多的形式，将磁性附着体的衔铁设置在保留牙根上，使义齿获得固位，主要用于全口覆盖义齿和局部覆盖义齿，也可用于过渡性义齿。根上型通常可采用成品钉帽状衔铁、铸接式衔铁和铸造式衔铁（图8-1-12，图8-1-13）。

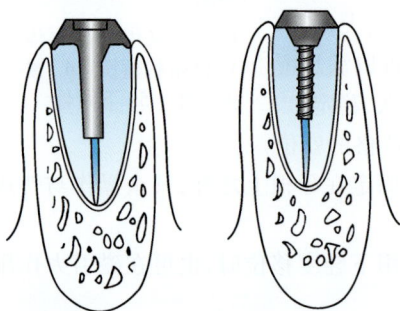

图 8-1-12　前牙、前磨牙根面的铸接式、成品钉帽状衔铁

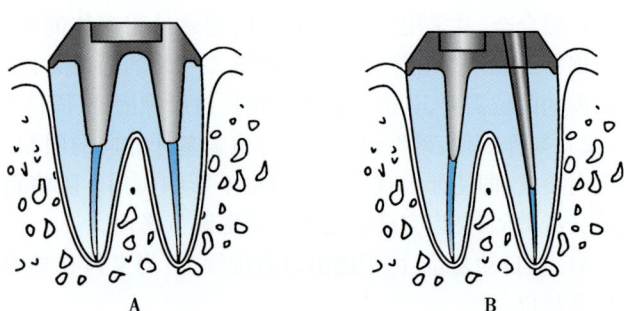

图 8-1-13　磨牙铸接式衔铁
A.直型根管钉　B.斜型根管钉

2）冠外型：将磁性附着体的衔铁设置在基牙铸造金属全冠或烤瓷冠的近缺隙侧，使义齿获得固位，常用于一侧或双侧游离端牙列缺损的可摘局部义齿修复（图8-1-14），也可用于非游离端牙列缺损（图8-1-15）。冠外型主要应用铸接式衔铁，具有义齿固位和作为"支托"支持义齿的双重功能。

3）连接型：将磁性附着体的闭路磁体和衔铁分别设置在修复体的两个部件上，然后通过两者

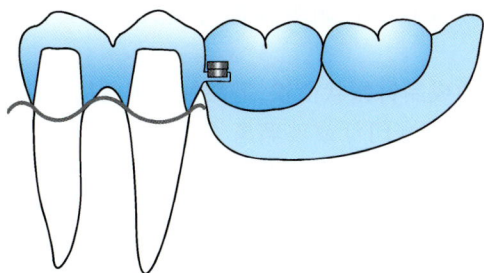

图 8-1-14　游离端牙列缺损基牙远中的冠外型衔铁

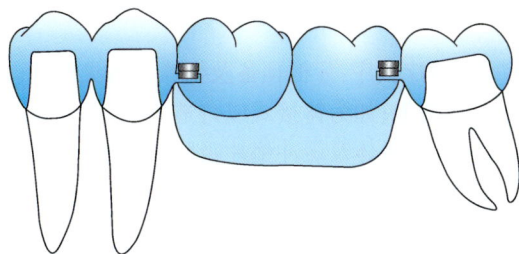

图 8-1-15　非游离端牙列缺损基牙近、远中的冠外型衔铁

间的磁引力,使两个部件组合固定在一起。这种形式多用于颌面赝复体中,阻塞器与义齿、阻塞器与面部赝复体间的连接(图 8-1-16)。连接型主要采用预成式衔铁。

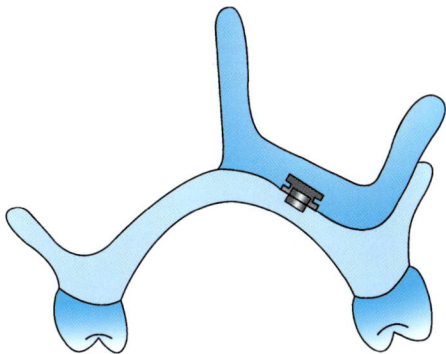

图 8-1-16　上颌分部式赝复体通过磁性附着体连接成一整体

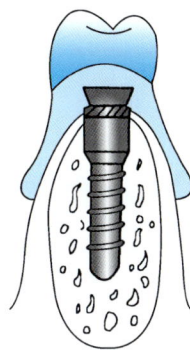

图 8-1-17　种植型磁性附着体支持、固位的覆盖义齿

4)种植型:将磁性附着体的衔铁固定于种植体基台(abutment)顶端,以固定覆盖式种植义齿或赝复体(图 8-1-17)。种植型仅可采用预成式衔铁。

5)支架型:在不能直接在种植体上或牙根上设置磁性附着体的情况下,将磁性附着体的衔铁设置在铸造支架上,用于固位和支持修复体,多用于覆盖式种植义齿和种植式颌面赝复体。如研磨杆与磁性附着体结合支持固定种植义齿,种植体环形支架与磁性附着体联合固定支持双侧上颌骨缺损修复体,杆支架与磁性附着体结合固位眶、鼻等赝复体等。

3. 磁性附着体义齿临床应用　磁性附着体义齿在临床中有多种应用形式,包括磁性附着体固位全口及局部覆盖义齿、磁性附着体固位可摘局部义齿、磁性附着体与卡环共同固位可摘局部义齿、磁性附着体与其他附着体共同固位可摘局部义齿等,此处以临床应用最多的磁性附着体固位全口、局部覆盖义齿进行介绍。

(1)磁性附着体固位全口覆盖义齿

1)适应证:磁性附着体固位覆盖义齿适应证广,凡符合基牙保留条件的牙根及残冠都可设置磁性附着体,但患者的上下颌关系应基本正常,人工牙可排于牙槽嵴顶端。单颌义齿的颌间距离不低于 6mm,以便有足够的空隙设置磁性附着体及有一定厚度的树脂覆盖磁性附着体。

2)基牙的选择:磁性附着体固位全口覆盖义齿基牙的选择应符合覆盖义齿基牙选择的一般原则。由于磁性附着体不传递侧向力利于基牙健康,且固位力值可选择范围大,因而磁性附着体基牙的选择范围较广。一般情况下,口腔内保留的有效根长(即牙根在骨内的长度)在 8~10mm,松动度Ⅰ度以内,经过完善的根管治疗,无牙周、根尖周炎的残根、残冠都可作为设置磁性附着体的覆盖基牙。磁性附着体固位力应与基牙的有效根长成正比,并应与基牙的健康状况相适应,如固位力超过了基牙的潜在支持力,则会损害基牙健康,加速基牙松动,甚至脱落,导致修复失败。磁性附着体固位全口覆盖义齿常选用的磁性附着体固位力在 400~600g。最好在颌弓的两侧选择基牙,并尽可能使基牙散在分布,使磁性附着体对义齿的固位、支持力均衡,同

学习笔记

ER8-1-12

画廊:ER8-1-12 采用磁性附着体固位的眶赝复体

ER8-1-13

画廊:ER8-1-13 磁性附着体固位下半口覆盖义齿

265

等条件下首选尖牙和磨牙。通常选择 2~3 个基牙设置磁性附着体即可使义齿获得满意的固位。

3）治疗程序：牙根预备及衔铁制备见前述。如为成品钉帽状衔铁，需酸蚀处理后用粘接树脂粘固于牙根上；如为铸接式或铸造式衔铁，可采用磷酸锌水门汀或玻璃离子水门汀粘固。衔铁粘固后，将闭路磁体及缓冲垫片吸附于衔铁上，制取功能性印模，上𬌗架及制作义齿。注意适当加厚义齿装置磁体部位的舌侧基托，必要时应设计铸造金属基托或支架，以防基托在此处折裂。义齿试戴合适后，于基托预留的磁体窝舌侧基托上开一直径 2~3mm 的小孔。将闭路磁体与缓冲垫片准确吸附于衔铁上，调拌自凝树脂置于基托各磁体窝中，将义齿戴入口内，嘱患者作正中咬合数分钟，自凝树脂固化后即将磁体固定于义齿中，清除由小孔中溢出的多余的自凝树脂，修复即告完成（图 8-1-18）。

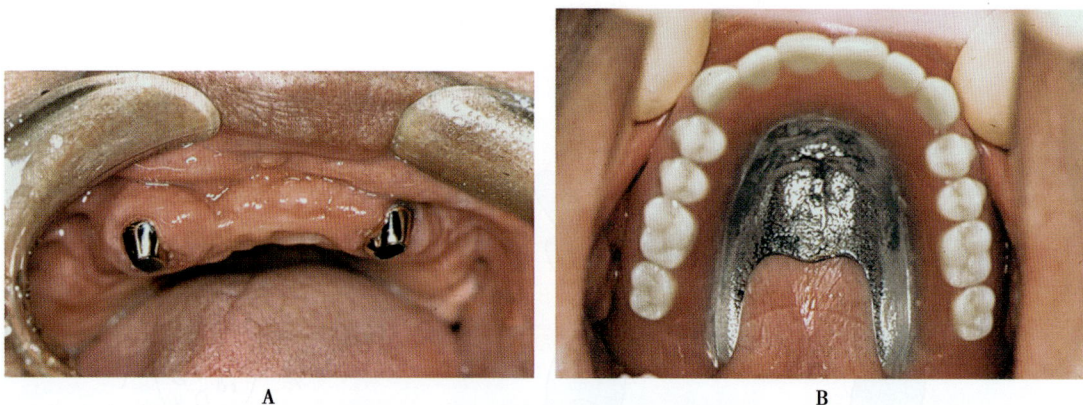

图 8-1-18　磁性附着体固位上半口覆盖义齿
A. 衔铁粘固于基牙上　B. 义齿配戴于患者口内
（空军军医大学口腔医学院赵铱民医师供图）

（2）磁性附着体固位局部覆盖义齿：在有可利用余留牙根的牙列缺损修复中，完全由根上型磁性附着体提供固位的修复体，即磁性附着体固位的局部覆盖义齿，其固位形式同全口覆盖义齿。

1）适应证：与全口覆盖义齿相似，主要适用于缺牙区较大，余留牙根较多的患者。特别适用于缺牙多，只能采用可摘局部义齿修复，且对义齿美观要求高的患者。缺牙区可为游离端，也可为非游离端。如同前述，覆盖基牙区的𬌗龈距不应低于 6mm。

2）义齿设计：这类义齿完全由磁性附着体固位，通常在缺损区选择 2~3 个余留牙根，根据牙根的健康状态，设置固位力不同的磁性附着体。应注意尽可能使附着体分布均匀，以利于义齿的支持与稳定（图 8-1-19，图 8-1-20）。

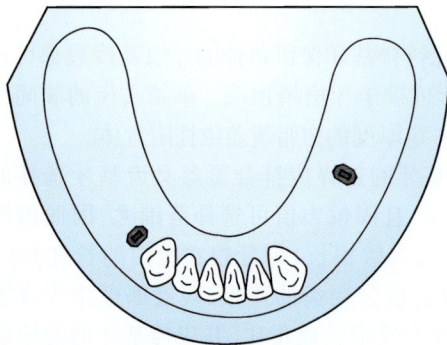

图 8-1-19　磁性附着体固位的局部覆盖义齿（完成前）

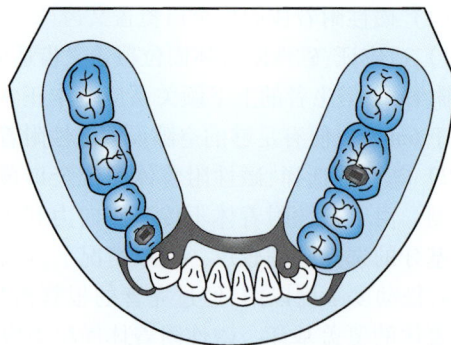

图 8-1-20　磁性附着体固位的局部覆盖义齿（完成后）

这类义齿的支持形式属于混合支持式,即由余留牙根与黏膜组织共同支持。应根据余留牙根的具体情况设计支持力。可以在相邻的余留牙上设置支托,在大的缺牙区则应尽可能采用压力印模法制取印模,以便形成有效的黏膜支持。这类义齿设计的要点是提高义齿的稳定性,即增加义齿抗水平方向移动的能力。还需重视的另外一个问题是义齿与余留牙间的邻接关系,义齿与余留牙间应形成密切接触的邻接关系,以免食物嵌塞。

磁性附着体固位局部覆盖义齿的治疗程序与磁性附着体固位全口覆盖义齿基本相同。

(赵铱民)

三、套筒冠义齿

本部分以目前应用最广的圆锥型套筒冠义齿(konuskronen telescope denture)为例进行介绍。

(一)圆锥型套筒冠义齿的特点

1. 固位方式　套筒冠固位体在就位时,外冠沿内冠轴面滑行与内冠吻合,义齿就位后外冠紧紧包围内冠,外冠与内冠之间保持着固位力。圆锥型套筒冠内冠内聚角度越小,固位力越大,内聚2°固位力约6kg,内聚4°固位力约3kg,内聚6°约0.25kg,内聚8°接近0,当内聚角度超过8°时固位力基本消失(图8-1-21)。

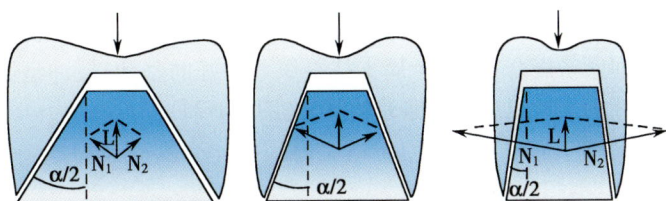

图8-1-21　圆锥型套筒冠固位原理
α/2:内冠内聚角　N1、N2:内冠轴面抗力　L:脱位力

2. 组织保存

(1)牙周组织的维护:圆锥型套筒冠义齿基牙被高度抛光的金属内冠覆盖,义齿摘下后,内冠表面易清洁,不易附着菌斑,使基牙牙周组织保持良好的卫生状态。义齿就位后内、外冠接触产生固位力,义齿取出后固位力迅速消失,不对基牙产生不利外力,防止基牙牙周组织损伤。

(2)牙槽骨的保存:圆锥型套筒冠义齿在承受𬌗力时,𬌗力通过固位体传递至基牙,通过基托传递至缺牙区黏膜,将𬌗力分散,不会使口腔硬软组织受力过大、引起牙槽骨的吸收和黏膜的萎缩或增生,相反能得到生理性刺激,有利于保存牙槽骨高度。

(3)牙周夹板的效果:圆锥型套筒冠义齿就位后,将基牙相互连接成整体,起到牙周夹板的作用。义齿受力时,修复前的单颗牙运动,转变成多颗基牙的整体运动,增加了基牙承受𬌗力的能力,起到保护基牙牙周组织健康的效果。

(二)应用范围

圆锥型套筒冠义齿适用范围较广,但修复体制作工艺要求高,费用高,牙体预备量大,因此应慎重选择适应证。对于以下种类的患者,通过圆锥型套筒冠义齿修复能达到良好的治疗效果:牙周病和牙周病伴牙列缺损,经牙周病基础治疗后,需夹板固定的患者;多数牙缺失、少数牙存留的牙列缺损患者;牙列𬌗面和切缘严重磨损或牙列缺损长期未修复,引起缺牙区邻牙倾斜移位、对𬌗牙伸长,导致咬合运动受阻碍,需𬌗重建的患者等。此外,在各种类型牙列缺损修复治疗中也可以选择套筒冠作为修复体的固位体。

对于牙周病未经基础治疗或牙周炎症未控制;伸长、倾斜牙未做根管充填治疗;牙体易患龋病等患者,不宜选择圆锥型套筒冠义齿修复方式。

(三)套筒冠义齿的组成与设计

1. 义齿组成　圆锥型套筒冠义齿一般由固位体、人工牙或桥体、基托、连接体等部件组成(图8-1-22)。

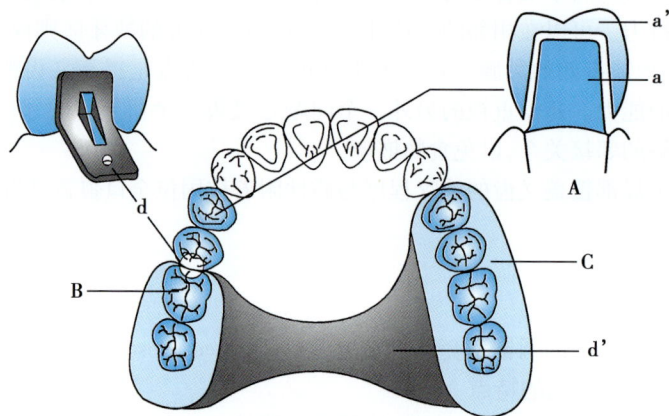

图 8-1-22 圆锥型套筒冠义齿的组成

A.固位体:a.内冠;a'.外冠 B.人工牙 C.基托:d.小连接体;d'.大连接体

（1）固位体:由内冠与外冠组成,内冠粘固在基牙上,外冠与内冠之间嵌合形成固位力,为义齿提供固位作用。圆锥型套筒冠固位体按内、外冠之间接触形式分为非缓冲型和缓冲型。非缓冲型固位体的内、外冠之间紧密嵌合,用于牙周支持组织条件好的基牙;缓冲型固位体的内、外冠之间存在一定间隙,用于牙周支持组织条件略差的基牙(图8-1-23)。

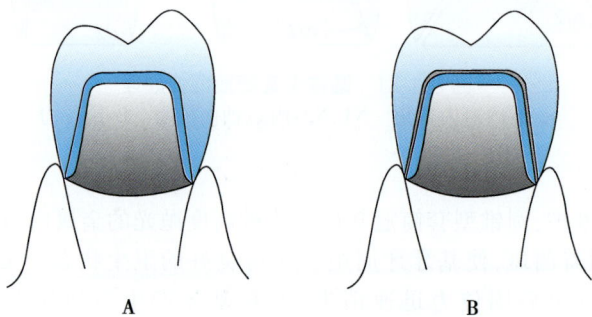

图 8-1-23 圆锥型套筒冠固位体内外冠之间的接触形式

A.非缓冲型 B.缓冲型

（2）人工牙:用于恢复缺失牙的解剖形态和功能。树脂牙用于缺失牙较多的义齿;金属烤瓷牙用于缺失牙较少的固定桥结构的修复体;金属树脂牙用于缺失牙较多的牙列缺损修复体或类似固定桥结构的修复体。

（3）基托:起到连接修复体各组成部分,分散殆力的作用。基托种类与可摘局部义齿相同,根据设计要求可选用金属基托或树脂基托。

（4）连接体:起到分散殆力、加强义齿和连接义齿各组成部分的作用,分为大连接体和小连接体,大连接体与可摘局部义齿相同,小连接体又称脚部,将固位体外冠与大连接体牢固连接成整体。固定桥结构的圆锥型套筒冠义齿连接体与固定桥相同。

2. 套筒冠义齿的设计

（1）基牙的选择

1）基牙的条件:圆锥型套筒冠义齿对基牙牙冠要求不高,牙冠能完成内冠牙体预备者都能作为基牙;老年患者牙髓有活力的牙齿,牙髓室较小,可作为基牙;年轻患者牙髓有活力的牙齿,牙髓室较大、髓角较高,不宜选作基牙;牙周病患者选择套筒冠牙周夹板修复治疗时,牙齿应完善根管治疗后才能作为基牙;牙周组织健康或牙周组织破坏吸收、牙齿松动,经牙周病综合治疗能保留的牙可作为基牙。

2）基牙的类型:圆锥型套筒冠义齿根据牙列缺损类型、基牙条件和修复体设计等将基牙分为固位支持型和支持型。牙周组织较健康的基牙为固位支持型基牙,为义齿提供固位与支持作用;除此以外均属于支持型基牙,为义齿提供支持作用。

(2)固位体设计:内冠轴面按固位力设计要求,达到应有的内聚度,轴面和𬌗面应平整光滑,不能出现轴面的凹陷或凸度,轴面和𬌗面交角应圆钝;外冠应恢复基牙的解剖形态和正确咬合关系。根据设计要求设计内、外冠之间的接触关系,非缓冲固位体的内、外冠之间应密合,保证固位体的固位力,缓冲型固位体的内、外冠之间应保持一定的间隙,保证固位体有缓冲作用;内、外冠的边缘位置应正确。

(3)人工牙设计:人工牙根据修复体设计有所不同。缺牙数目少,基牙条件尚好,非末端游离缺损,可选择基牙支持式套筒冠义齿,缺牙区人工牙设计同固定桥桥体;缺牙数较多,基牙条件不佳,可选择基牙和黏膜混合支持式套筒冠义齿,缺牙区人工牙选用成品树脂牙。人工牙排列及其他要求同固定义齿和可摘局部义齿。

(4)连接体设计:连接体根据修复体的支持形式有所区别。基牙支持式套筒冠义齿的连接体同固定义齿,桥体与固位体之间形成固定连接体。混合支持式套筒冠义齿的连接体同可摘局部义齿,分为大连接体和小连接体,大连接体作用和其他要求同可摘局部义齿,小连接体与义齿可摘支架的连接处位于外冠近、远中轴面的中1/3处,应有足够的强度,底部与黏膜之间应留有充填基托树脂的间隙。

(5)基托设计:混合支持式套筒冠义齿的基托可分为树脂基托和金属基托,基本要求同可摘局部义齿。缺牙数多、牙周病伴牙列缺损的病例,选择缓冲型套筒冠牙周夹板治疗时,应扩大基托面积、减少患牙承受的𬌗力;缺牙数少、基牙牙周状况较好者,基托面积可适当减小以降低异物感。

(四)套筒冠义齿的治疗程序

1. 修复前准备

(1)修复前检查:仔细检查患者牙列缺损状况,余留牙的数目、位置,有无龋病、牙周病等,有无倾斜和伸长,牙髓活力状态,缺牙区𬌗龈距离、软组织情况以及咬合状况等。并结合X线片判断余留牙牙周组织吸收与破坏程度、根尖周有无炎症、根管治疗情况等。根据检查情况分析该病例是否符合套筒冠义齿的适应证。

(2)口腔内准备:基牙如有龋坏,需去净龋作充填治疗,必要时作根管治疗;明显伸长、倾斜牙,无牙髓活力牙以及根尖周病患牙需作根管治疗;龈缘炎症、牙周炎患牙应作牙周基础治疗或手术治疗,消除炎症,控制病情;牙槽嵴顶有明显的活动性软组织,应手术切除待伤口愈合。

(3)研究模型和临时义齿制作:取两副模型,一副用于研究分析圆锥型套筒冠义齿各基牙倾斜和咬合状况,确定义齿共同就位道,各基牙上标记牙体预备量,绘制出义齿设计图;另一副模型按咬合记录转移至𬌗架,按确定的共同就位道和牙体预备量,对模型上基牙进行牙体预备,然后按常规方法制作树脂临时义齿备用。

2. 基牙预备 按设计的内冠内聚度进行牙体预备,牙体预备量为内、外冠厚度之和。各基牙之间应有共同就位道。基牙颈缘预备成0.3mm宽的斜面肩台。牙冠高度预备量视冠根比的设置而定。

3. 临时义齿初戴 磨削临时义齿基牙牙冠组织面,经口内试戴检查无误后,将自凝树脂置入临时义齿基牙牙冠组织面,放入口内就位,自凝树脂固化前义齿反复摘戴数次,固化后取出临时义齿,调磨修整外形,调整咬合后完成临时义齿的初戴。

4. 内冠制作 在超硬石膏工作模型上,根据设计的内冠内聚度形成内冠蜡型,在平行研磨仪上用专用刀具修整蜡型,使内冠轴面平整,并达到设计的内聚度,然后采用贵金属或非贵金属铸造完成内冠。当基牙较多时,常会有基牙牙长轴不平行的情况,可通过牙体预备时调整基牙轴面内聚度以及制作内冠时调整内冠轴面内聚度,来取得义齿共同就位道并获得合适的固位力。

5. 粘固内冠 在基牙上试戴内冠,检查内冠颈缘与基牙颈缘是否密合、有无过长或缺损。如

ER8-1-15

画廊:ER8-1-15
套筒冠义齿临床及修复体制作过程

内冠颈缘与基牙不密合或缺损,需重新制作,过长颈缘可作修改。内冠试戴合适后粘固于基牙上。

6. 临时义齿修整　基牙粘固内冠后,磨削临时义齿基牙组织面使其就位于口内,再用自凝树脂衬垫义齿组织面。

7. 制作义齿支架　内冠粘固完成后硅橡胶印模,超硬石膏灌注工作模型,根据咬合记录上𬌗架。按金属烤塑外冠基底层的要求,制作外冠基底层蜡型,并在蜡型唇颊面颈缘设计金属保护线结构,基底层蜡型上设计固位珠;设计制作义齿支架的网状结构和大连接体蜡型;在外冠基底层蜡型近中或远中轴面制作小连接体蜡型;再把外冠基底层蜡型与支架蜡型连接成整体,铸造完成义齿支架。外冠基底层与支架也可分别制作蜡型、铸造后通过焊接连成整体。

8. 试戴义齿支架　将义齿支架在口内试戴合适后,再次记录咬合关系,将戴有义齿支架的模型按咬合记录重新上𬌗架。

9. 完成义齿　用烤塑材料在外冠基底层上分层堆塑、光固化形成外冠形态,排列人工牙、制作基托、打磨抛光,完成圆锥型套筒冠义齿。

10. 套筒冠义齿初戴　将义齿戴入口内,检查义齿固位力和稳定性,外观是否美观、协调,咬合关系是否正确等。

11. 复查及义齿使用中可能出现的问题

(1) 复查:义齿初戴1周后应复诊,进一步检查、调整咬合关系,并检查基托下组织是否有压痕、溃疡等,可用压力指示糊剂找出基托对下方软组织压力过大区,修改缓冲相应基托组织面。初戴1个月后应再次复查,此后每隔6个月复查1次。复查时应注意:

1) 检查修复体有否损坏,如有损坏应找出原因并进行修理。

2) 检查口腔和修复体的清洁情况,若发现问题应指导患者掌握对修复体和牙列的清洁方法。

3) 检查基牙牙周组织和基托下组织有无炎症,如发现问题及时处理。

4) 检查颞下颌关节、咀嚼肌有无不适症状,如有应检查𬌗位是否正确,有无𬌗干扰等,找出原因并进行处理。

(2) 义齿使用中可能出现的问题:义齿使用中可能出现一些问题,复诊时需仔细查找原因并进行相应处理。

1) 外冠和桥体唇颊面的烤瓷或烤塑饰面折裂或脱落:其原因有外冠颈缘金属保护线强度不够,外冠金属基底层表面污染,外冠选用的金属材料与瓷粉不匹配,义齿咬合有早接触等。

2) 外冠的小连接体处折断:其原因为小连接体处强度不够,尤其在末端游离缺失的牙列缺损中,受力时游离端基托下方软组织被压缩,引起义齿翘动,小连接体部位受力过大导致折断。

3) 基牙疼痛:其原因有基牙受力过大致牙周组织创伤,活髓牙牙体制备量较大、内冠粘固后因冷热刺激引起牙髓炎症等。

4) 基牙松动:其原因有口腔清洁不佳,内冠边缘过长压迫龈缘,基牙受力过大,牙周炎症未控制等引起牙周病复发。

套筒冠义齿戴用后出现的基牙问题,应及时处理。如遇牙髓炎、根尖周炎可拆除内冠,治疗后重新制作内冠粘固于基牙上。如个别基牙无法保留被拔除,原套筒冠义齿仍可以使用,只需在外冠组织面内充填树脂,修复体不需重新制作,如基牙拔除后影响套筒冠义齿的固位和稳定,基牙和基托下所承受的𬌗力分配不合理,则需重新制订修复治疗方案。

(胥　春)

第二节　牙列缺损/缺失的覆盖义齿修复

覆盖义齿(overdenture)是指义齿基托覆盖在牙冠或已治疗的牙根上,并由它们提供支持的一种可摘局部义齿或全口义齿。被覆盖的牙或牙根称为覆盖基牙。覆盖义齿也可由种植体提供支持,该内容见种植义齿章节,本节主要讲述天然牙支持的覆盖义齿。主要对覆盖义齿的生物学基础、设计要点及修复流程进行阐述。

画廊:ER8-1-16
套筒冠义齿基
牙拔除后修理

一、概述

1. 覆盖义齿修复的生物学基础　覆盖义齿保留了天然牙作为义齿的支持和固位结构,不仅有利于可摘义齿的支持和固位,而且对维持牙槽骨高度和保留牙周本体感受器有独特的作用。

（1）牙根、牙周膜与本体感受器:牙周膜是参与咀嚼活动的重要组织器官之一,其内有丰富的本体感受器,又称压力感受器,能接受机械刺激。感受器通过信号的传导和神经肌肉的调节来有效地调控咀嚼运动和生理负荷,避免机体受到损伤。

研究表明,只要有牙周膜存在,就可辨别食物团块的大小、厚度、硬度、粗细质地等。覆盖义齿是支持在天然牙或牙根上的修复体,牙根及牙周膜的存在使覆盖义齿具有较强的辨别能力,能感觉出力的方向、控制力的大小,避免过大的殆力对覆盖基牙及其牙周组织造成破坏,同时提高咀嚼效率。

（2）牙槽骨的吸收与保存

1）牙与牙槽骨的相互依存:目前已知的保存牙槽骨的最有效、最可靠的方法就是预防牙的丧失。临床上常见患者口腔中失牙部位的牙槽骨吸收明显,而有残根或残冠留存的牙槽骨却较为丰满,这充分说明了保存天然牙或牙根对牙槽骨的保存有重要意义。

2）戴用覆盖义齿与牙槽骨吸收:覆盖义齿因有覆盖基牙的存在使牙槽骨得以保存。牙弓内保留有覆盖基牙,一方面因牙周膜的纤维具有极好的黏弹性,减缓了殆力对牙槽嵴的作用,保护了牙槽骨的健康,延缓其吸收;另一方面,覆盖义齿修复时,常需降低覆盖基牙临床牙冠的高度,即减小了冠根比例,缩短了杠杆臂,义齿在行使功能时,减轻甚至完全消除了基牙上的扭力和侧向力,从而减小了对基牙的创伤,其牙周组织的健康得以改善,使原来认为不能保留的牙得以保留（图8-2-1）。

图片:ER8-2-1 牙周组织示意图

图片:ER8-2-2 口内残根及相对丰满的牙槽

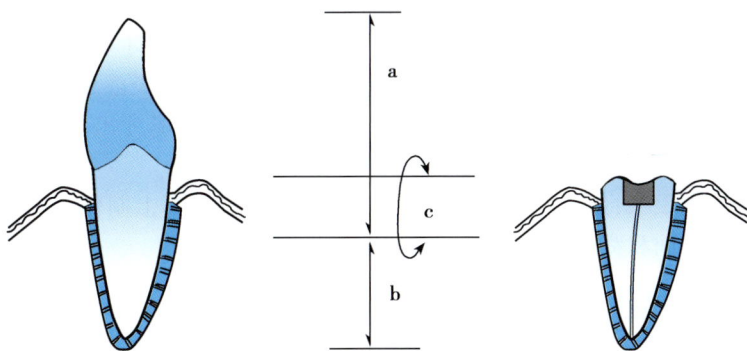

图 8-2-1　临床牙冠增长的牙,牙冠截断前后冠根比例的变化
截冠后的冠根比例 c∶b 明显小于截冠前的冠根比例 a∶b

（3）义齿的支持与固位:由于覆盖基牙的存在,覆盖义齿较黏膜支持式义齿其支持作用大大提高,可有效减少对牙槽嵴黏膜造成的过度负荷,对减缓下颌牙槽嵴的吸收尤为重要。当第二或第三磨牙牙根用作覆盖义齿的基牙,可使 Kennedy 第一类缺失的支持状况类似 Kennedy 第三类缺失,增强义齿的支持。

覆盖基牙的高度不同,提供义齿的固位力大小亦不同。如果覆盖基牙高出牙龈部分较少,则主要起支持作用,固位作用较小。覆盖基牙越高,起到的固位作用越大。如果在基牙上另外安装附着体,则可进一步增强固位作用。

覆盖基牙的多寡及其分散程度对义齿的固位和稳定也有作用,和普通可摘局部义齿相同,基牙越多,固位力越大,基牙越分散,义齿的稳定性越好。

2. 覆盖义齿修复的适应证和禁忌证

（1）适应证:与可摘局部义齿一样,覆盖义齿具有广泛的适应证。

1）先天性口腔缺陷患者:如先天性腭裂、部分恒牙胚缺失、小牙畸形、牙釉质发育不全及颅骨-锁骨发育不全症等患者。

2）后天性口腔疾病患者：主要是因各种原因导致的牙列缺损或牙列缺失,因种种条件限制不适合采用其他方法修复者。

（2）禁忌证：①患有牙体、牙髓、牙周疾病而未治愈者；②丧失维护口腔卫生能力的患者。

3. 覆盖义齿修复的优缺点

（1）覆盖义齿的优点

1）义齿修复效果较好：覆盖基牙的存在可防止或减缓基牙周围的牙槽骨吸收,基牙上还可安放各种附着体,使义齿的稳定、固位和支持均强于常规可摘局部义齿或全口义齿。咀嚼时义齿稳固不易脱位,可恢复较高的咀嚼效率。

2）减缓牙槽嵴吸收：①覆盖义齿修复保留了牙根和牙周膜,本体感受器的保留使义齿具有区别咬合力大小和方向的能力,并可判断殆面间食物的大小、厚薄等,使口腔支持组织免受或减轻咬合创伤,有效防止或减缓牙槽骨的吸收；②保留天然牙或牙根可防止或减轻远中游离鞍基的下沉,从而减小主要基牙上的扭力,减轻软组织和牙槽骨所承受的压力,减缓骨组织的吸收。

3）保护基牙：如果覆盖基牙采用截冠术调整冠根比例,可减小或免除基牙的侧向力和扭力,使牙周膜免受创伤,其松动度随之改善,甚至完全稳固,得以保存较长时间。

4）减轻患者痛苦：①覆盖义齿修复尽可能地保留患者口内的余留牙,免除了患者拔牙的痛苦和等待伤口愈合的时间；②上颌义齿基托,尤其是在使用附着体等固位装置后,可以大大减小面积,使患者更为舒适。

5）义齿易于修理和调整：戴用覆盖义齿的患者,其神经反射方式无明显改变,可为今后制作全口义齿时正确的颌位记录打下基础。若覆盖基牙因某种原因必须拔除时,只需在拔牙区作衬垫术,即可改变成为常规义齿而不需重新制作。

（2）覆盖义齿的缺点

1）覆盖基牙易龋坏：细菌容易在覆盖基牙周围生长繁殖,从而导致龋坏。多发生在无覆盖的冠面或根面上,或金属顶盖边缘与牙冠面交界处,尤以根管口充填物与周围牙本质交界处为好发部位。

2）覆盖基牙易发生牙龈炎症：与龋坏原因相似,覆盖基牙的牙龈炎症也是因缺乏口腔的自洁作用,加之覆盖基牙或牙根上覆盖物的边缘刺激而发生。一旦覆盖基牙出现龈炎,就应该及时处理,否则可发展成牙周炎而导致覆盖基牙丧失。

3）义齿制作相对复杂：如覆盖基牙进行充填或根管治疗并在其上制作金属顶盖或安放附着体,则需花费较多的时间和费用。

二、覆盖义齿修复的设计

1. 覆盖基牙的选择

（1）牙周情况：

1）牙周软组织情况：要求无牙周袋或牙周袋较浅且无溢脓,牙龈无炎症或出血,牙龈附着正常。

2）松动度：一般不超过Ⅰ度,若松动度大于Ⅰ度,则应结合基牙周围骨组织状况决定。

3）牙周骨组织：牙周骨组织应无吸收或吸收少于根长的1/2。如果骨吸收超过根长的1/2而小于2/3时,只要牙周无炎症,牙不松动,也可考虑作为覆盖基牙,但应定期观察。若牙周骨吸收大于根长2/3时,应予以拔除。

（2）牙体、牙髓情况：在选作覆盖基牙前,如牙体有龋坏应进行充填治疗；如有牙髓病变或根尖周感染应进行完善的根管治疗；如果根管已经钙化,尖周无炎症可直接选作覆盖基牙；如根管已经钙化而根尖周有炎症临床无法治愈,即使该牙在牙弓中的位置很重要,也应拔除,以免后患。

（3）覆盖基牙的数目：覆盖基牙的数量较理想的是单颌保留2~4颗牙,而有些情况,如先天性小牙畸形、外胚叶发育不全所致的恒牙稀少,牙釉质发育不全、严重磨损、多数残根残冠等,也可保留较多的牙作为覆盖基牙。有时牙槽嵴特别低平,若仅有1颗余留牙,也可考虑保留。

（4）覆盖基牙的位置：最理想的位置是牙弓的前后、左右均有基牙且位于咬合力最大的位置,可以使咬合力分布均匀。

全口覆盖义齿因基托范围大,覆盖基牙的位置和数目就尤为重要。通常情况下,前牙和后牙均可选择，但多选择前牙，特别是尖牙。主要原因是牙槽嵴的前部唇舌径较小，比后部牙槽嵴更易吸收；尖牙的牙根长且粗大，往往是牙弓上最后脱落的牙且在牙弓上占据重要的位置（牙弓转角处）。无论以何牙为覆盖基牙，基牙最好分散在牙弓的左右两侧，这样既有利于支持义齿、保持全口覆盖义齿的平衡和稳定，也有利于保护义齿基托下软硬组织的健康。如果有 4 个分散在牙弓前后、左右的基牙支持义齿，其效果最理想。

2. 覆盖基牙的设计类型　在覆盖义齿中，覆盖基牙所起的作用是有区别的，有些覆盖基牙仅起支持作用，而有些覆盖基牙既起支持作用，又起固位作用。前者主要指用银汞、树脂等封闭根管口的短冠基牙和不带附着体的金属根帽等。后者主要指长冠基牙和带各种附着体的基牙。

（1）长冠基牙与短冠基牙：①长冠基牙是指在龈缘上保留 3～8mm 牙冠的基牙（图 8-2-2）。为防止侧向力过大对基牙造成损害，原则上冠长不能超过根长的 1/2；②短冠基牙是指牙冠截断后断面平齐龈缘或在龈上 3mm 内者（图 8-2-3）。因其保留的牙冠较短，改变了冠根比例，所受侧向力极小，甚至不受侧向力的作用，可有效保护覆盖基牙的健康。值得注意的是，短冠基牙因去除牙冠较多，累及牙髓组织，无论基牙是否为活髓，设计短冠基牙时，均应进行完善的根管治疗。

图片：ER8-2-4
短冠基牙

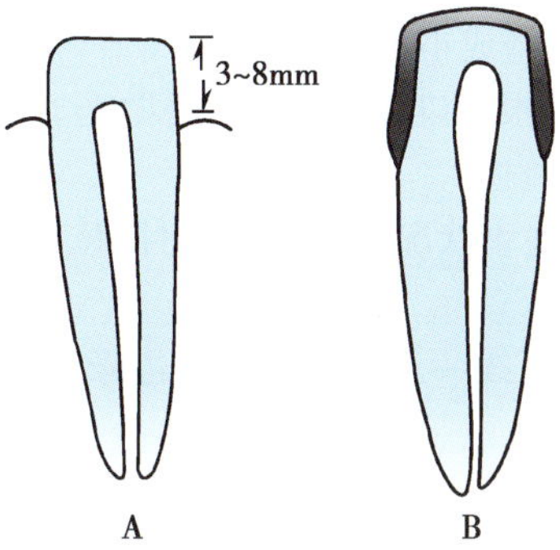

图 8-2-2　长冠基牙
A. 无金属顶盖　B. 有金属顶盖

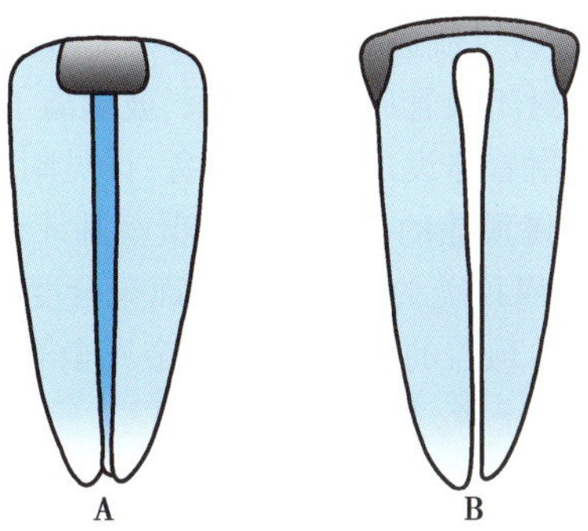

图 8-2-3　短冠基牙
A. 银汞充填根管口　B. 金属顶盖覆盖根面

学习笔记

（2）无金属顶盖基牙与有金属顶盖基牙：依据基牙上有无金属顶盖可将覆盖基牙分为有顶盖和无顶盖两种。①无金属顶盖基牙，即对基牙进行预备后，将覆盖义齿直接制作在基牙上（长冠基牙）或用银汞、树脂充填根管口后制作覆盖义齿（短冠基牙）。其特点是制作简便，缩短治疗时间，减少治疗费用，但因基牙直接暴露于口腔环境中，缺乏有效保护，易发生龋坏，尤其是在根管口充填物的周围，如果基牙为活髓，则易出现过敏症状。因此，应采取积极的防龋措施，并严格选择适应证。如果患者对龋敏感，则应避免选择此法。②有金属顶盖的基牙即用金属帽状物覆盖在覆盖基牙上。金属顶盖又有单层顶盖与双层顶盖（图 8-2-4，图 8-2-5）之分。单层顶盖是覆盖并粘固在整个覆盖基牙牙冠表面上的冠帽；双层顶盖是在单层顶盖上再制作一金属冠帽固定于覆盖义齿的组织面（本章第一节套筒冠义齿相关内容）；金属顶盖将基牙与口腔环境完全分开，因此可预防基牙龋坏，还可依据需要通过调整金属顶盖轴面聚合度而调整义齿固位力的大小（图 8-2-6）。

图片：ER8-2-5
磁性附着体基牙的顶盖设计

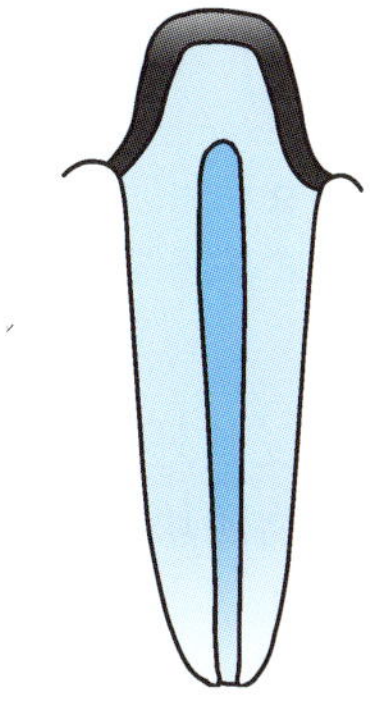

图 8-2-4　金属单层顶盖

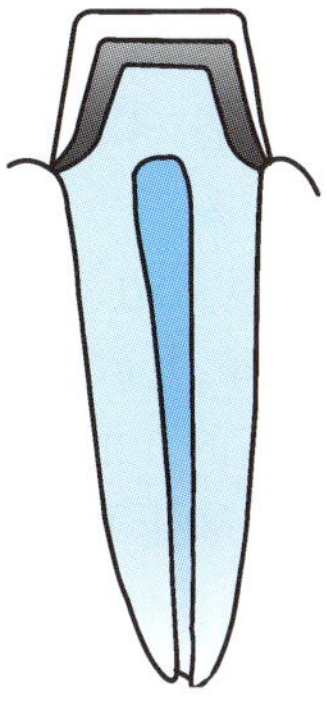

图 8-2-5　金属双层顶盖

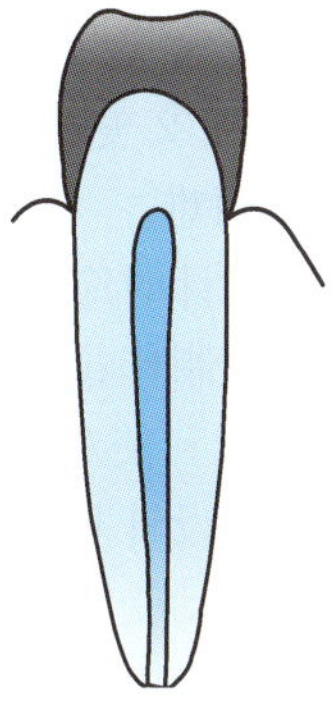

图 8-2-6　利用金属顶盖增强固位和抗力

（3）覆盖基牙上的附着体:在基牙的金属顶盖上安放附着体,附着体具有固位、稳定、缓冲和支持作用。附着体的详细介绍,包括其适应证、优缺点等具体可参见附着体义齿相关章节。

三、覆盖义齿的修复流程

1. 基牙的预备 不同的治疗设计决定了余留牙对义齿的支持形式,也决定了基牙的预备方式。

（1）长冠基牙的牙体预备

1）无金属顶盖的牙体预备:根据具体情况降低基牙高度,以保证覆盖义齿基托有足够的厚度和强度;调磨各轴面角和边缘嵴,使之圆滑;调磨基牙轴面倒凹,以获得义齿共同就位道。

2）有金属顶盖的牙体预备:此类基牙的牙体预备方法基本类似于全冠的牙体预备或套筒冠的牙体预备,其聚合程度视基牙的牙周健康状况而定,牙周健康者,聚合度小;牙周情况欠佳者,聚合度大。

（2）短冠基牙的牙体预备

1）磨短牙冠:牙体预备量取决于基牙有无活力、预计基牙所承受负荷的大小、颌间间隙大小等。基牙高度一般在龈上1mm处,如果基牙同时要对抗侧向力,则应保留龈上3mm的高度。

2）调磨过锐边缘:将根面修成光滑的圆顶状,根管口调磨成小平面。

（3）封闭根管口:可用银汞、玻璃离子、树脂等材料封闭根管口并将根面打磨抛光。

（4）附着体设计的基牙预备:详见附着体章节,此处不赘述。

2. 金属顶盖的制作 依据覆盖基牙牙体、牙周组织的健康状况,义齿设计对固位、支持、抗力的要求,金属顶盖的制作及其轴面聚合度也有一定差异。

（1）单顶盖的制作:与铸造金属全冠相同,边缘应与颈缘线一致,避免悬突、边缘过短或过长。牙周组织健康者,其轴面聚合度可小,反之则大。

（2）双顶盖的制作:类同于套筒冠的制作。

3. 印模制取与模型灌注 覆盖基牙预备完成后,按覆盖基牙的类型,参照固定冠桥、可摘局部义齿及全口义齿印模的制取要求和方法,制取单基牙或单颌印模,再按相应要求灌注及分离模型。

4. 颌位关系记录 依据缺牙部位、数目、余留牙咬合情况,参照可摘局部义齿或全口义齿颌位关系记录与转移的方法和要求完成覆盖义齿的颌位关系记录。

5. 基托设计

（1）具体要求:①不会引起菌斑聚集;②对边缘龈无机械损伤;③有利于保持良好的口腔卫生;④不影响唇颊舌的正常生理运动;⑤不影响美观与发音;⑥便于修理。

（2）牙周组织的健康:实验研究和临床观察均证实,环基牙开放式基托(图8-2-7)设计有利于牙周组织的健康,这是因为:①避免了基托对牙龈的直接机械损伤;②因唾液可自动环绕基牙流动而具有一定程度的自洁作用,从而有效地控制了菌斑的聚集;③即使在配戴义齿的情况下,也可用牙间隙刷清洁基牙;④可避免因冠帽外形不良和口腔卫生差所导致的牙龈过度增生。

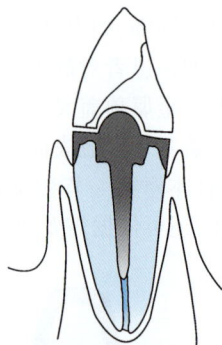

图8-2-7 环基牙开放式基托设计

但这种开放式设计也会引起一些不良现象:①因基托变薄,增加了折断的危险性;②美观较差;③易造成食物嵌塞;④对某些发音有影响,如发"丝"音困难。

因此在设计时应注意:①基托尽可能少覆盖边缘牙龈;②邻面间隙的边缘用金属制作;③覆盖基牙越多,预后越好,开放间隙也可更大。

（3）功能和美观:因覆盖基牙保留有丰满的牙槽骨,不需要用人工材料恢复其外形,覆盖基牙的唇颊侧可不设计基托(图8-2-8)。通过检查基托下的食物嵌塞、颊肌推动食物团块的困难程度、说话时唇的运动受限等可以了解基牙唇颊面基托伸展程度对软组织功能的影响。

6. 附着体的安放 在某些情况下,需要安放附着体以增强覆盖义齿的固位、支持与稳定。附着体的安放常在义齿戴用合适后进行,具体方法详见相关章节。

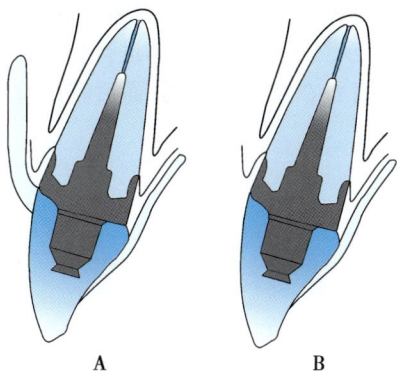

图 8-2-8　环基牙开放式基托设计与
牙周组织的健康关系
A.错误　B.正确

7. 制作时的注意事项

（1）保留间隙：基托组织面与覆盖基牙间，与长冠、短冠金属顶盖间以及双重顶盖间应留有 1mm 间隙。

（2）利用磁体：若覆盖基牙牙冠缺损较大，可预备成短顶盖，在保留牙根内和与牙根相对应的基托内，放置永磁体，利用磁力增强义齿固位。

（3）基托增力设计：由于覆盖基牙的存在，牙槽骨丰满，义齿基托在此处较薄而易于折断，若加厚基托又有不适感或影响面容。较有效的方法是使用高强度树脂制作基托或使用金属基托，也可设计成局部或全腭金属基托。

四、覆盖义齿修复可能出现的问题及处理

1. **龋病**　覆盖义齿戴入后可导致细菌在其中聚集、生长繁殖，形成菌斑，引起基牙龋坏及炎症发生。因此，戴用覆盖义齿后应采取以下措施积极预防基牙龋坏：

（1）彻底清洁覆盖基牙四周及牙龈，可用牙间隙刷进行清洁。

（2）可采用化学法防龋，如将氟化凝胶直接涂布在与基牙相对的基托组织面上，发挥防龋作用。也可用含氟漱口水进行日常护理。

2. **龈炎及牙周炎**　覆盖义齿戴用后产生龈炎的原因常是口腔卫生差、基托压迫龈缘过紧、基牙周围基托缓冲过多引起食物嵌塞等，若治疗不及时，可发展形成牙周炎，导致牙周袋形成、牙周溢脓、附着龈丧失，甚至基牙丧失。可采用以下方法进行预防：

（1）基牙周围开放式基托设计应恰当，基托不能压迫龈缘，也不能磨除过多形成死角；

（2）夜间停戴义齿；

（3）定期口腔卫生指导。

3. **牙槽骨吸收**　覆盖义齿戴入后个别情况下覆盖基牙会出现快速牙槽骨吸收，其原因有：

（1）患者自我护理能力较差，也未使用有效药物，导致基牙上菌斑聚集，引起炎症。

（2）义齿存在支点，致使义齿咬合力首先传递到该基牙，引起基牙负荷过重，牙槽骨快速吸收。

五、覆盖义齿修复后护理

戴用覆盖义齿后的护理与定期复诊是保证覆盖义齿成功的重要措施。

1. **义齿护理**　合理的义齿护理可清除掉义齿基托上的软垢、细菌及念珠菌，从而保护覆盖基牙及其牙周组织的健康，并预防义齿性口炎的发生。每日清洁义齿，定期使用义齿清洁剂护理。

2. **定期复查**　覆盖义齿患者每隔 3~6 个月应复诊做常规检查，了解义齿的使用情况，检查基牙及其牙周组织的健康状况，发现问题及时处理。

3. **义齿维护**　必要时应对义齿进行每年重衬处理，另外也需加强对患者的口腔卫生指导。

（黄　翠）

第三节　颌面缺损修复

颌面赝复学（maxillofacial prosthetics）是口腔修复学的一个重要组成部分，是应用口腔修复学的原理和方法，修复患者颌面部缺损的一门学科。用人工材料制作用以修复颌面部缺损的修复体称为颌面赝复体。

因肿瘤、创伤以及先天因素所造成的颌面部缺损，一部分可以通过外科手术的方法进行修复，恢复或部分恢复患者的容貌及丧失的功能。由于头面部器官的特殊解剖形态及组织结构，一些颌

面部缺损,如眼球缺损、眶缺损、大型颌骨缺损等,还难以采用外科方法进行修复;此外,一些患者受身体状况所限不能接受外科修复,故许多颌面部缺损仍需采用人工材料的赝复体进行修复。颌面缺损修复分为颌骨缺损修复和颜面部缺损修复两大部分,前者重在恢复其功能,而后者则重在恢复其容貌,或同时兼顾功能及容貌。

一、颌面缺损的病因及影响

(一) 颌面缺损的病因

颌面部缺损的原因有多种,大致可分为先天性和后天性两大类。

1. 先天性因素　在颌面部缺损畸形中,以唇裂和腭裂最为常见,还有先天性耳缺损、鼻缺损以及面裂等。先天性唇、腭裂和鼻缺损畸形等一般以手术治疗为宜,效果较好。先天性耳缺损目前仍多采用义耳修复。

2. 后天性因素

(1) 外伤:平时常见的有枪伤、烧伤、爆炸伤以及交通伤所造成颌骨、耳、鼻、眼缺损。

(2) 疾病:最常见的是由于颌骨及颜面部肿瘤手术切除后所造成的缺损,其中尤以上颌骨缺损(maxillary defect)最为多见。

(二) 颌面缺损的影响

颌面部暴露于外,不但构成每个人的正常面部外形和容貌特征,而且还担负咀嚼、语言、吞咽、吮吸以及呼吸等重要生理功能。因此,颌面部缺损给患者带来的影响远较一般牙列缺损和牙列缺失为大,其主要表现在以下几个方面:

1. 咀嚼功能　虽然咀嚼功能主要依靠牙来完成,但还需唇、颊和舌的协同配合。当颊部、舌部有缺损时,均可使咀嚼功能受到影响。颌骨缺损,一般都伴有多颗牙的缺失,因而咀嚼功能的减退就更为明显。特别当下颌骨缺损时,下颌骨会向缺损侧偏移,使上下颌牙列失去正常的咬合关系,使咀嚼功能丧失殆尽。

2. 语言功能　颌面部发生缺损时,口腔器官的特有结构发生变化,共鸣腔遭到破坏,发音也随之改变,变得模糊不清。上颌骨或腭部缺损时,口腔和鼻腔就完全相通,破坏了原有的封闭性能,使发出的元音都带有浓厚的鼻音。下颌骨缺损者,因余留颌骨向缺损侧偏移,缩小了口腔的范围,使舌的正常功能受限,也会影响语言功能。

3. 吞咽功能　当上颌骨、腭部或颊部有缺损穿孔时,食团难以形成,即使部分形成也不能沿着正常的途径进入咽部,往往通过缺损处窜入鼻腔或流向口外,使患者难以完成吞咽。

4. 吮吸功能　上颌骨、腭部、面颊或唇部有缺损穿孔时,口腔不能形成一个封闭的负压腔,从而影响了吮吸功能。

5. 呼吸功能　上颌骨缺损者,口鼻腔相通,鼻黏膜也相应地缺损。吸气时,外界混浊的冷空气得不到过滤、润湿和加温,而直接抵达咽喉进入肺部,使患者易得气管炎、肺炎等疾病。

6. 面部外形　颌面部的正常结构和外形是维持容貌的基本因素。颌面部缺损后,面部就失去了完整性和对称性。下颌骨缺损还可引起下颌骨偏位或畸形。面部有大面积缺损者,畸形更为严重。

7. 精神情绪　由于上述颌面缺损后所引起的一系列影响,特别是面部外形的毁损,易使患者产生悲观失望和厌世情绪,会极大地影响着患者的工作、学习和生活。

二、颌骨缺损的修复

颌骨缺损(defect of maxilla and mandible)是口腔颌面缺损中最常见的缺损,约占整个颌面缺损患者的83.6%。颌骨不仅是颜面部外形的支撑结构,同时也是咀嚼器官、语言器官、呼吸器官的重要组成部分。因此,无论是从患者的广泛性,还是缺损影响的严重性来说,颌骨缺损的修复都是口腔修复医师的一个重要任务和重要的研究领域。

(一) 颌骨缺损的修复前检查

颌骨缺损修复治疗前,必须对患者的全身情况,特别是口腔颌面部情况做一详细的检查,在对患者有完整了解的基础上,提出最适合该患者的治疗计划及修复方案。

1. 全身情况的检查

（1）首先应了解颌骨缺损的原因是属于先天性的、外伤性的、或是肿瘤术后的;若为肿瘤术后的缺损,应弄清有无复发趋向等,这与修复方案、修复时间、方法等都有密切关系,对有复发趋向的患者应缓行修复治疗。

（2）了解手术时间,检查术后创面的愈合情况。一般情况下,应在手术 2 个月后进行永久性修复。对术后创面愈合不好的患者,应推迟修复时间。永久性修复的前提是缺损区创面完全愈合。

（3）对于恶性肿瘤的患者尚需了解其是否在进行放射治疗及放射治疗的量和结束时间。一般在放疗结束 2 个月后,方可开始修复治疗。

（4）了解患者有无全身系统性疾病,患者身体如极度虚弱,或有明显精神异常,不能主动配合修复治疗,则不宜行修复治疗。患者若有心脏病、血液病、糖尿病、高血压、肾病或代谢障碍等疾患,则需慎重考虑采用种植式修复体。

2. 颌面部检查

（1）颌面部缺损的部位和范围,与颌骨缺损有无关联,能否采用同一修复体修复。

（2）颌面部的外形有无改变,唇颊部的丰满度如何,有无凹陷,左右是否对称,有无颜面部瘢痕挛缩,是否需做手术松解,能否用修复方法恢复面部外形。

（3）下颌骨的位置是否正常,与上颌骨的关系如何,有无缺损、偏移,是否需做植骨手术。

（4）张口是否受限,口裂有无缩小,唇、颊部的弹性如何,对取模和修复体的摘戴有无影响,是否需做瘢痕切除术或口裂扩大术。

3. 口腔检查

（1）颌骨缺损的部位及范围。上颌骨缺损者口鼻腔有无穿通,下颌骨缺损者有无颌骨偏位,曾否做过植骨手术。颌骨骨折者,应仔细检查骨折断端愈合情况,有无错位愈合,是否需做复位手术。

（2）缺损区的组织愈合情况,有无炎症、出血、化脓、肉芽组织等,必要时应请有关科室会诊处理。

（3）上颌骨缺损者应特别注意鼻底、鼻咽腔、残留软腭及颊侧倒凹等的情况,以判断能否作为固位区。

（4）余留牙的情况,有无残根、龋齿、错位牙、伸长牙及松动牙。由于颌骨缺损后修复体的固位常存在一定的困难,故对Ⅱ度以下松动的余留牙甚至残根残冠一般均采用尽量保留的原则。

（5）牙槽嵴的高度和宽度以及唇颊沟的深度如何,是否需做唇颊沟加深术。

（6）𬌗关系是否正常,覆𬌗的程度,有无反𬌗、深覆𬌗、开𬌗等情况;后牙的咬合关系如何,上下颌有无早接触、少数牙接触或完全无接触。

（7）有无瘢痕挛缩,张口受限。开口度小于 2.0cm,将影响印模的制取和修复体摘戴。应嘱患者行张口训练,必要时辅以松解术。

（8）语音和吞咽情况。语音是否清晰,腭咽腔是否能闭合。

4. X 线检查 对采用常规修复体不能达到良好修复效果的患者,应作颌骨的 X 线检查,观察余留颌骨的高度和骨密度。对有足够高度,骨质为中等密度的颌骨,可考虑植入种植体,作为修复体的固位和支持装置。

（二）颌骨缺损的分类

1. 上颌骨缺损的分类

国内目前采用的是赵铱民(1996)提出的上颌骨缺损的八类法分类。他在 Aramany(1978)六类法分类的基础上,增加了无牙颌上颌骨缺损和双侧上颌骨缺损两种类型,又吸收了樊森分类亚类法的优点,再将 Aramay 六类法按由易至难的顺序排列,形成八类法分类。

Ⅰ类:为上颌骨硬腭部缺损(图 8-3-1)。

Ⅱ类:为一侧部分上颌骨缺损,分前后颌,缺损在颌骨前部为Ⅱ类第 1 亚类,记为Ⅱ₁;在颌骨后部者为Ⅱ类第 2 亚类,记为Ⅱ₂(图 8-3-2)。

Ⅲ类:为上颌骨前部缺损(图 8-3-3)。

Ⅳ类：为上颌骨后部缺损（图 8-3-4）。

Ⅴ类：为一侧上颌骨缺损（图 8-3-5）。

Ⅵ类：为双侧上颌骨大部分缺损，即缺损超过中线（图 8-3-6）。

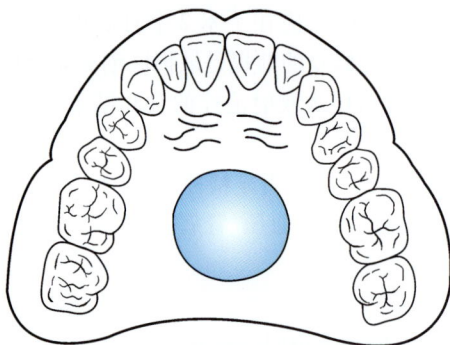

图 8-3-1　Ⅰ类上颌骨硬腭部缺损

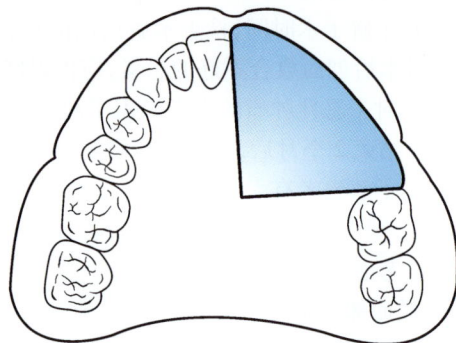

图 8-3-2　Ⅱ类 1/4 上颌骨缺损

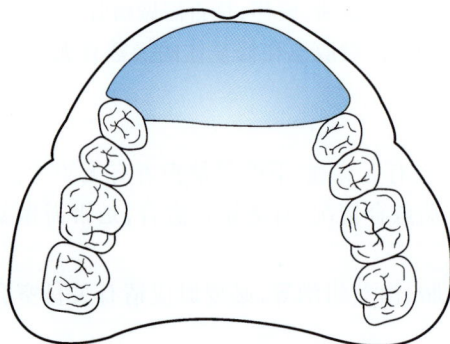

图 8-3-3　Ⅲ类上颌骨前部缺损

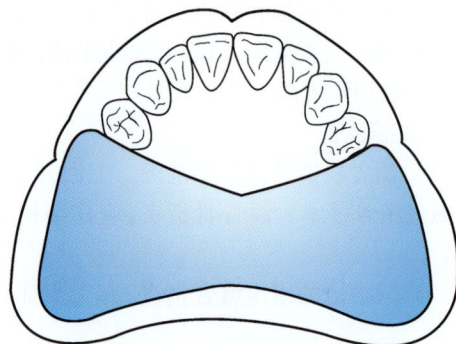

图 8-3-4　Ⅳ类上颌骨后部缺损

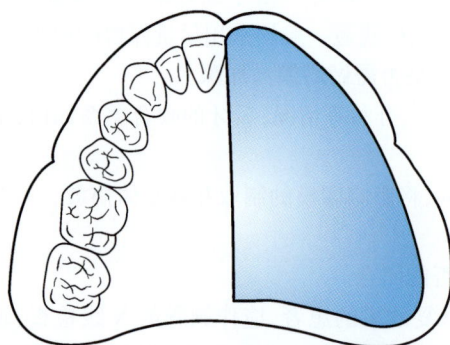

图 8-3-5　Ⅴ类一侧上颌骨缺损

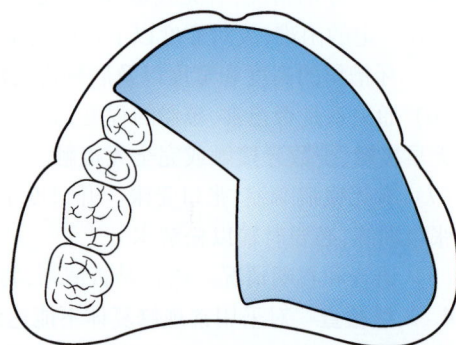

图 8-3-6　Ⅵ类上颌骨大部分缺损

Ⅶ类：为无牙颌的上颌骨缺损，再按其缺损的部位和范围，参照本分类法中前 6 类的缺损部位和范围，定为相应的六个亚类（图 8-3-7），分别标为Ⅶ₁、Ⅶ₂、Ⅶ₃、Ⅶ₄、Ⅶ₅、Ⅶ₆。

Ⅷ类：为双侧上颌骨缺失。

此分类法覆盖了上颌骨缺损的各种情况，便于记忆，对上颌骨缺损的修复更具指导意义。缺点是仍不够简洁。

2. 下颌骨缺损的分类　下颌骨缺损（mandibular defect）也有多种分类法，在我国较多使用的是樊森的二类分类法。下颌骨缺损后是否进行植骨（或植入骨代用品），是否恢复了下颌骨的连续性是下颌骨缺损修复中的关键问题。因此将下颌骨缺损分为植骨后和未植骨两类，再依据缺损的具体部位和特点将两大类各分为几个亚类：

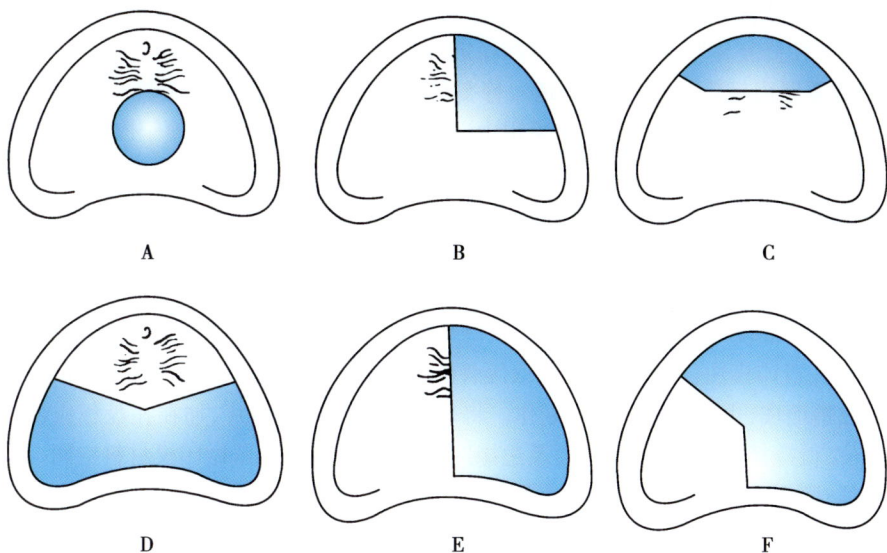

图 8-3-7　Ⅶ类无牙颌上颌骨缺损

A.第一亚类Ⅶ$_1$　B.第二亚类Ⅶ$_2$　C.第三亚类Ⅶ$_3$　D.第四亚类Ⅶ$_4$　E.第五亚类
Ⅶ$_5$　F.第六亚类Ⅶ$_6$

（1）第一类：即未植骨类，无论哪种原因、哪种部位范围的下颌骨缺损，凡未行植骨恢复下颌骨连续性，包括植骨术失败者，均属此类。

1）第一亚类：下颌骨前部缺损，双侧余留骨段均有活动性（含假关节形成）。

2）第二亚类：下颌骨后部、或一侧、或大部分缺损，一侧余留骨段有活动性。

3）第三亚类：无牙颌的下颌骨缺损，包括下颌骨前部或后部。

4）第四亚类：全下颌骨缺失。

（2）第二类：即已植骨类，含用各种植骨方式已恢复了下颌骨的连续性，恢复或部分恢复了双侧髁突功能者，以及仅有部分牙槽嵴缺损而无下颌骨本体缺损者。在此类中，下颌骨体的缺损已得以恢复，主要为牙列的缺损和牙槽嵴的缺损，因此，其亚类即可按牙的缺失情况进行分类。

1）第一亚类：下颌牙部分缺失，包括个别牙缺失至大多数牙缺失。

2）第二亚类：下颌牙全部缺失。

这种分类的特点是利用了下颌骨缺损后的主要特征，并与修复方法密切结合，对临床修复具有直接的指导意义。本分类的记述方法为大类以罗马数字标出，亚类以阿拉伯数字标出，如第一类第二亚类记作：I$_2$。

（三）颌骨缺损的修复原则

对于颌骨缺损首选方案应是采用骨、皮瓣移植的外科方式修复缺损、恢复颌骨外形，再以种植牙的方式重建咀嚼功能。在不能用外科方式实现颌骨重建时，则应采用修复体进行修复。

颌骨缺损修复应遵循以下的修复原则。

1. **早期系列修复**　颌骨缺损不仅使口腔生理功能受到一定程度的障碍，面部产生不同程度的畸形，而且给患者带来严重的心理障碍，因此，应早期进行系列修复治疗。上颌骨缺损系列修复包括以下三步：①在手术前制作预成腭护板，手术后立即戴入腭护板，可保护手术区创面，分隔口鼻腔；下颌骨缺损则应术前制作翼状导板，术后戴入；②术后 7～10 天拆线的同时将腭护板等在口内直接改制成暂时性阻塞器，以减少瘢痕的挛缩，减轻面部畸形的程度，早期恢复部分的生理功能，且有一定的心理治疗作用；③手术后 2 个月，待创面完全愈合，即可为患者制作永久性修复体。

2. **尽可能恢复生理功能**　颌骨缺损的修复应尽可能恢复咀嚼、语言、吞咽、吮吸等生理功能。在恢复功能的基础上，尽量恢复患者的面部外形。当两者间有矛盾时，应以功能恢复为主。

3. **保护余留组织**　颌骨缺损后，除必须拔除的残根或过度松动牙，骨尖、骨突的修整，以及瘢痕组织的切除等外，应尽量保留余留牙齿和口腔组织用于修复体的固位稳定和支持。

4. **要有良好的固位稳定**　颌骨缺损修复的效果，在很大程度上取决于修复体的固位和稳定。

颌骨缺损的修复体往往大而重,由于支持组织较少,修复体的固位稳定难度较大。应充分利用余留牙和各种方式使修复体获得良好的固位和稳定。

5. 修复体要坚固轻巧,使用方便舒适　修复体还必须设计得既牢固又轻巧,尽可能减小修复体体积,采用轻质材料,缺损区的基托应采用中空的形式以便减轻重量。便于取戴,使用舒适。

(四) 颌骨缺损的修复特点

作为一种特殊的缺损形式,颌骨缺损在其修复方法上与常规义齿有较大差异,归纳起来,主要有以下四方面特点:

1. 印模特点　颌骨缺损是多种多样的,其使口腔颌骨的原有解剖形态发生了很大变化,且需制取印模的范围通常较大,同时患者常伴有张口受限,因而需采用一些特殊的取模方法。

(1) 个别托盘印模法:此种方法在制取颌骨缺损印模中最为常用。个别托盘可在通用托盘的基础上加蜡改造而成,也可在临床临时制作。将软化的印模膏或蜡片,加在托盘相应部位上,放于口中缺损部位,待冷却后取出,将其表面及边缘区均匀刮除约2mm留做印模材料空间,再将表面做成粗糙面,以防印模料脱落,此即成为个别托盘。然后,再以弹性印模料衬印,即可取得较准确印模。

(2) 分瓣印模法:下颌牙列舌侧和舌翼区的倒凹大,或张口受限者,可采用此法。将印模膏软化,做成两片状,先将一片覆盖舌侧与𬌗面,再将另一片覆盖颊侧与𬌗面,二者在𬌗面重叠做标记以便于口外拼对。待其固化后分别取出,即形成两瓣部分托盘。将其内侧刮去一层,用弹性印模料分瓣衬印,再按前述顺序取模,两瓣印模分别取出后拼在一起,即得准确的印模。

(3) 分层印模法:在上颌骨缺损腔较深或深达眶底者,多采用此法。以前述个别托盘法取得上颌缺损区初步印模,灌注模型,在模型缺损腔顶端上以自凝树脂或印模膏制作缺损区个别托盘,用此托盘加弹性印模材料于口内,制取缺损腔顶端的准确印模,待此层印模料结固后,保持不动,再以上颌个别托盘制取全上颌印模,待印模料固化后,分两层取出印模,在口外精确对位后固定在一起,灌制模型。

除这几种常用的取模方法外,还有分区取模法、分段取模法、注射印模法等,可适用于不同情况的颌骨缺损印模制取。在临床上制取复杂缺损区的印模时,通常不是单一地使用某一种印模方法,而是两种或几种方法的结合使用,才能获得最准确的印模。

2. 固位技术　由于颌骨缺损后所形成的特殊解剖结构和组织特点,以及赝复体的特殊固位要求,仅常规的义齿固位方法已不能满足赝复体的固位要求,需采用一些特殊的固位技术,本节将简略介绍一些颌骨缺损中常用的固位技术。

(1) 磁附着固位技术:磁性附着体具有固位可靠,操作简单,可自动复位无需调节修理,不传递侧向力,以及应用范围广等优点,现已成为改善颌骨修复体固位的重要手段。磁性附着体的应用方式主要有四种:①将衔铁设置在余留牙根或残冠上,而将闭路磁体设置在义齿或赝复体的对应部位;②将衔铁和闭路磁体分别设置在修复体的两部分的相应位置上;③将衔铁设置在种植体顶端,作为种植体的上部结构,而将闭路磁体设置在修复体的对应部位;④将衔铁设置在种植体或牙根支持的金属支架上,将闭路磁体设置在修复体相应部位,利用衔铁与闭路磁体间的磁引力使修复体获得良好的固位。一只磁性附着体的固位力可以有200g到950g不等,可以根据修复体的固位要求选用。

(2) 种植体技术:种植体是颌骨缺损修复中重要的固位和支持结构,利用种植体可以植入任何有足量骨组织部位这一特点,即可在缺损区或邻近骨上植入种植体,解决修复体的支持和固位问题。种植体具有多种上部结构。在颌骨缺损修复中应用最多的是杆卡式、磁附着式和螺丝固定式三种上部结构。

(3) 组织倒凹固位:利用组织倒凹实现修复体固位是修复临床常用的方法,如:部分上颌骨缺损后,其缺损腔的鼻腔侧常有一个较大的倒凹区,以硅橡胶等弹性材料制成富于弹性的阻塞器,使其发生弹性变形后进入倒凹区,然后阻塞器再依靠弹性恢复原来的形状,即可稳固地保持在缺损腔内,获得良好的固位。在此基础上还可利用磁性附着体连接和固定其他部分修复体。

(4) 卡环固位:是口腔缺损修复中最常用的方式,在有余留牙的颌骨缺损修复中,其仍然是主

学习笔记

要的固位形式。以单臂卡、联合卡、间隙卡和 RPI 卡环组的应用最为常见。一副颌骨赝复体不应少于 2 只铸造卡环(图 8-3-8,图 8-3-9)。

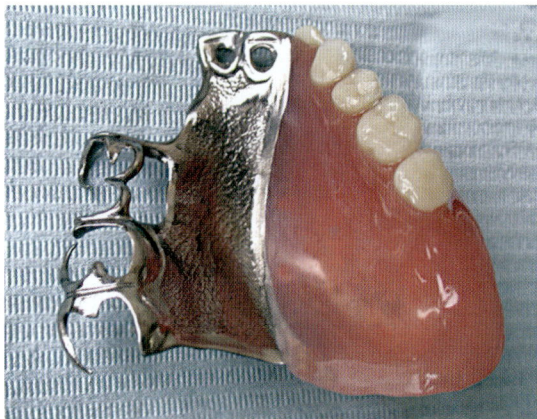

图 8-3-8　上颌赝复体腭面观
(空军军医大学口腔医学院赵铱民医师供图)

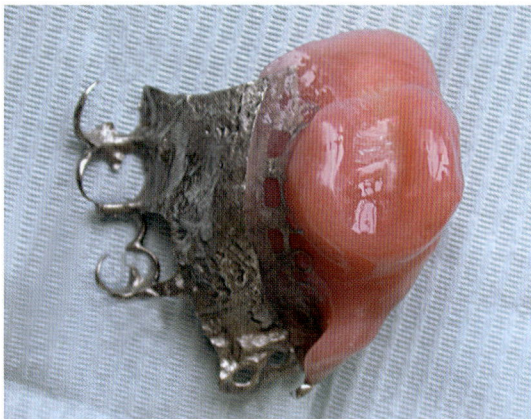

图 8-3-9　上颌赝复体组织面观
(空军军医大学口腔医学院赵铱民医师供图)

3. 颌位关系记录　颌骨缺损后,由于局部颌骨支持组织的缺失,使得颌位关系的记录和转移较为困难。在临床上通常采用恒基托记录法,即在取得余留颌骨、牙列及缺损区的准确印模的基础上,按照设计的修复体形式,在模型上制作卡环等固位体,继而用热凝树脂制作恒基托,利用恒基托来记录颌位关系。恒基托在记录颌位关系时不会发生变形,可以获得准确的颌位关系,也有利于口内排牙。同时还可利用恒基托检查模型的准确性。

4. 咬合设计　颌骨缺损患者通常伴有咬合关系错乱,在外伤及先天性唇腭裂、颌骨裂的患者尤为严重,因此在人工牙排列及咬合设计上都有其特点。

(1) 口内排牙:颌骨缺损患者的人工牙排列应考虑以下三个方面:利于固位稳定;重建咀嚼功能;恢复患者颜面部外形。赝复体多采用口内直接排牙法。颌位关系记录后,在恒基托上直接排前牙,使前牙有适宜的超覆关系,又使唇颊部丰满度适当,面型自然。还要注意对发音的影响,必要时还可排成对刃𬌗、反𬌗。排后牙可在口内进行,也可在𬌗架上进行。

(2) 咬合设计:在颌骨缺损修复中,充分应用𬌗垫、人造冠、嵌体以及双重牙列等方法,尽可能恢复患者的咬合关系,使患者能较好地恢复咀嚼功能。

(五) 上颌骨缺损的修复设计

本节将重点介绍颌骨缺损中最具代表性的一侧上颌骨缺损修复设计。

一侧上颌骨缺损为第 V 类缺损,是颌骨缺损中最多见的一类,属于侧方游离端。这类缺损修复设计的重点是修复体的稳定,口鼻腔封闭以及面型恢复。

这类缺损的前方邻牙(通常是中切牙)是缺损修复中最重要的基牙,在修复体功能活动中,它所承受的侧方扭力最大,也最易受到损伤,因而应首先予以加强和保护。将中切牙、侧切牙以及尖牙以 3/4 冠或全冠联结成一个整体,并在中切牙冠的舌面制作舌面支托窝。在中切牙、尖牙、第二磨牙上均应设计支托,形成一个小的三角形支托面。如基牙条件允许,则应多设计支托,使缺损侧修复体的𬌗力能够较均匀地传递到多个基牙上。一般可设计 3~4 个固位体,其中铸造卡环不应少于 2 个,在中切牙上设置 T 型卡或长臂卡。也可将基牙分组,在余留牙的腭侧采用联合卡,设计高基托或铸造对抗臂以增加基牙整体对抗侧方扭力的能力。将修复体的阻塞器的侧后部伸展到缺损腔顶部,因此处为蝶骨大翼所在处,也是整个缺损区中唯一余留的可直接起支持作用的骨组织,依靠该区域的支持,可以显著增加修复体的稳定性和提高咀嚼效能。还可将阻塞器的颊侧壁伸展进入颊侧瘢痕组织索上方的软组织倒凹中,一方面可增加口鼻腔封闭的密合性,另一方面,还有一定的辅助固位作用。修复体阻塞部的顶端除在侧后方与蝶骨大翼保持接触外,其余部均应与鼻腔顶部保持 1~1.5cm 的空间,作为气道和发音时的共鸣腔,阻塞器的高度,一般为 2~2.5cm。缺损区牙列只恢复到第一磨牙,若基牙条件差,则只恢复到第二前磨牙(图 8-3-10)。

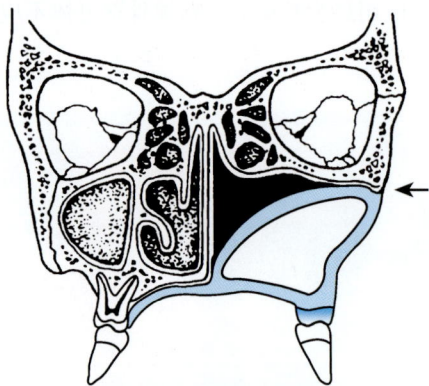

图 8-3-10　中空式修复体修复第 V 类缺损

（六）下颌骨缺损的修复设计

下颌骨缺损与上颌骨缺损在修复上有许多共同之处，上颌骨缺损的修复原则中大部分内容都适用于下颌骨缺损。此外，下颌骨缺损的修复又具有如下特殊性。

（1）恢复下颌骨的连续性：下颌骨缺损使下颌骨的完整性、连续性受到破坏，也使得双侧髁突联动关节的整体运动受到破坏，使余留骨段变成各自的独立运动，从而使整个下颌运动受阻，咀嚼、语言功能障碍。因此，下颌骨缺损修复的关键是要尽早恢复下颌骨的连续性。可采用切除术中同期植骨或以钛板等将余留骨段间固定在原来位置上，为后期植骨创造条件等方式恢复下颌骨的连续性。

（2）恢复咬合关系：下颌骨缺损后，余留骨段会出现程度不等的偏移，形成咬合错乱，缺损区越大，咬合错乱越严重。恢复上下颌牙列间正常的咬合关系，是下颌骨缺损修复的重要目标。在无法行即时植骨的患者，下颌骨切除术前最好应预成翼状导板，术后及时戴入，通过翼状导板的翼部来阻止下颌骨的偏移，使余留牙列被动地保持原有的咬合关系。

（3）早期修复：下颌骨缺损的修复应尽早进行。下颌骨缺损修复的时机在不同情况下有所不同。对未植骨的患者，一般主张切除术前先做预成翼状导板；如术前未做，可在术后 2 周制作翼状导板，植骨术后 3 个月，即可行可摘义齿修复；自体骨植入者，可于植骨术同时植入种植体，4 个月后行种植二期手术并行义齿修复，也可在骨愈合后，再行种植体植入，术后 4 个月行义齿修复。

下颌骨缺损后，口腔常有下列特点：①张口受限：给取模和修复体的摘戴都带来困难，必要时要采用外科方法松解瘢痕，增加开口度；②植骨区颊沟平浅：植骨后，植骨区通常无明显颊沟并与口底平齐。且易在植骨区形成骨尖或骨嵴，这都要求修复体的设计具有特殊性。必要时应采用手术方法作唇颊沟加深术，修整骨尖、骨嵴；③咬合错乱：下颌骨缺损后余留骨段的移位，会造成咬合错乱。经植骨术后，大多数得到改善；但常难以恢复准确的𬌗关系，会有开𬌗、反𬌗等情况，需要采用双牙列、𬌗垫、人造冠、嵌体等进行修复，以恢复良好的咬合关系。

由于下颌骨特殊的解剖结构和功能特性，尤其是它的活动性，以及缺损后的特点，使得下颌骨缺损的修复既不同上颌骨缺损，又有别于普通的牙列缺损，本节以两类常见的下颌缺损为例，介绍其修复设计。

1. **第一类下颌骨缺损的修复设计**　第一类下颌骨缺损的修复实际上应是缺损区植骨术前的准备，修复的目标是使下颌骨的余留段保持在正常位置上，并与上颌保持良好的关系，解决植骨前过渡时期的咀嚼问题。

第一亚类（ I_1 ）的修复设计：第一亚类缺损的特点是缺损区位于下颌骨前部，缺损区大小不等。设计的重点是修复体的固位和强度。针对不同的缺损范围，可有以下几种设计：

（1）固定义齿修复：可在缺损区两侧各选择 3 个以上基牙，制作金属全冠桥或烤瓷全冠桥（一般不宜采用 3/4 冠固位体）修复相应的牙列缺损，并通过固定桥来固定两侧余留骨段，恢复下颌骨的连续性。由于骨组织具有一定的自愈能力，固定义齿使双侧骨端保持了相对稳定的位置关系，数月后骨缺损区则可自动愈合。

这种设计的优点是一次性实现永久性修复，不需再行植骨术；且固定可靠、异物感小。主要适用于缺损时间短，余留骨段的活动性较好，可以准确复位，缺损区小于 15mm，缺损区两侧的基牙健康稳固，并有良好的固位形的患者。义齿制作的要点是在基牙预备中，两侧的基牙应在正中关系位上，具有严格的共同就位道。

（2）可摘局部义齿修复：利用缺损区两侧的全部后牙作为基牙，在各基牙上设计支托及铸造卡环，最好是设计带支托的分臂卡，调整和磨改各基牙的倒凹深度，使各卡环均能发挥其固位作用。在最靠近缺牙隙的基牙近中，设计铸造邻面板，使其与基牙的近中邻面密切贴合。缺牙区作金属网状加强,义齿的基托可采用金属基托或金属网,以增加义齿的强度。在缺牙区排列人工牙,人工牙一般不排成密切接触的关系,可排成垂直小开𬌗或水平小开𬌗,以减小𬌗力对义齿稳定性的影响。

这种设计是此类下颌骨缺损植骨前的过渡性修复。主要适用于下颌骨前部缺损在 3~6 个牙位,余留牙列能被动恢复正常咬合关系的患者。

(3)上颌双侧带翼导板:对于下颌骨前部大部分骨缺损,双侧余留骨段仅余留少数牙的患者,可设计上颌牙列双侧带翼导板,利用带翼导板来控制下颌余留骨段,阻挡其偏移。具体设计是在上颌的双侧牙列的尖牙、前磨牙和磨牙中,各选择 3~4 颗牙作为导板的固位基牙,在其上设计钢丝间隙卡,在上颌的中、后部制作腭部基托,在基牙腭侧,将基托向下延伸 8~10mm,一般不超过下颌牙冠的高度;延伸部分,即翼的外形与上下颌牙列广泛接触、与上下颌牙位置、外形相一致,翼的舌侧面及下缘要高度磨光。翼状导板就位后,在闭口时导板的翼部,恰好卡在下颌余留牙的舌侧面,阻挡下颌骨向舌侧偏移,使下颌骨余留段被动地保持在正常位置上。其优点是固位可靠,能有效地阻挡下颌骨内移位,但也使下颌的开闭口动作受到限制,带来不便。此外,翼状导板的基托面积较大,进食时,仍需取下导板。

这种上颌带翼导板也可用于下颌骨后部缺损的修复,只是将双侧翼板改为单侧,仅保留有下颌余留骨段的一侧,以阻扰此骨段向舌侧方倾斜和移位。

2. 第二类下颌骨缺损的修复设计 第二类下颌骨缺损即植骨完成后的下颌骨缺损,通过植骨或骨代用品植入,已恢复了下颌的连续性,使下颌骨重新形成了一个双侧联动的整体功能单位。此时的下颌骨缺损仅是有牙槽嵴和牙列缺损,因此即可将植骨后的下颌骨缺损简化地看成需采用义齿修复的牙列缺损;因而义齿修复的原则基本上也适用于植骨后的下颌骨缺损修复。

(1)第1亚类(Ⅱ₁)的修复设计:第1亚类为植骨后的下颌牙槽嵴及部分牙列缺损,因而可以采用种植义齿,可摘局部义齿进行修复。

1)种植义齿的设计要点:种植义齿是植骨后下颌骨缺损修复的首选方式,其不仅具有咀嚼效能高、使用便捷舒适的优点,且能弥补常规固定义齿适应证窄,可摘局部义齿体积大,咀嚼效率低易引起压痛和骨吸收等不足。

种植义齿的适应证广,除有全身及局部禁忌证和所植骨没有足够骨量者(如植入骨为肋骨)之外,均可适用。但根据所植入骨的种类不同,其种植的时机也不同,带血管蒂的髂骨或腓骨移植时,在植骨同时即可在骨段上植入种植体,也可在植骨段愈合后,即术后 4 个月后重行种植术。植入骨为异体骨(如冻干骨式脱钙骨等),则通常在术后 2 年,方可植入种植体;钛网架复合骨松质及骨髓移植,要在术后 1 年,下颌骨骨性重建后,方可在原钛网上预留的种植体孔中植入种植体,种植术后 4 个月方可行义齿修复。

种植固定式义齿,主要适用于植骨区有足够骨量,能植入与缺损牙数量相近种植体,且种植体间能够获得严格的共同就位道的患者。设计要点是种植体的支持力与𬌗力相适应,种植体周围及桥体下方黏膜组织健康的保持。

可摘式种植义齿是在种植体上,设置一些特殊的可摘式上部结构,使义齿与种植体间成为可摘式连接,义齿由种植体与基托下组织共同支持,可由患者自行摘戴,进行种植体护理,还具有种植体数量少、手术操作简单、制作工艺简化、适应证广、美观以及手术创伤小等优点,特别适用于植骨术后的大范围下颌骨缺损患者。在下颌骨缺损修复中应用较广的是种植体-杆卡式附着体固位的可摘义齿和种植磁附着体固位的可摘义齿。

2)可摘部分义齿的设计:在一些不适宜或无条件种植义齿修复的情况下,可以采用可摘部分义齿修复。

充分利用基牙支持:下颌骨缺损后,应尽可能地利用余留牙、余留牙根来支持义齿。对邻近缺牙区的基牙应采用联冠形式进行加强后作为支持单位,在其上设计较多的支托。卡环以铸造卡环为宜,同时增加义齿基托或连接体的刚性,让基牙承负较大的𬌗力,而减缓义齿对植骨区的压力。

弹性缓冲衬垫:在缺损区较大(游离端缺损大于 3 个后牙位,非游离端缺损大于 5 个牙位)的患者,可以在缺损区义齿基托的组织面,均匀地衬垫上 2mm 左右的硅橡胶,利用硅橡胶的弹性缓冲力,使𬌗力𬌗均匀分布于植骨区组织上,从而减少骨吸收和减轻疼痛。

恢复咬合:可综合应用各种修复方法,如𬌗支托、高嵌体、人造冠、𬌗垫、双牙列高覆盖义齿等恢复咬合关系,并改善美观。

减轻𬌗力:植骨区颌骨组织及黏膜支持力不足的特点,要求在可摘局部义齿的设计上要注意减轻𬌗力,通过减牙、减径达到减轻植骨区负担,减少骨吸收,防止压痛的目的。

可摘局部义齿用于植骨后的下颌骨缺损修复,具有适应证广、变化灵活、制作简单等优点;但其支持力较小,易产生压痛,咀嚼效能较低。

(2)第2亚类(Ⅱ₂)的修复设计:第2亚类为植骨术后的无牙颌。此类缺损最有效的修复方法是行种植全口义齿修复。包括种植固定式全口义齿和种植可摘式全口义齿,其修复设计要求基本同普通的种植全口义齿,此处不再赘述。

三、颜面部缺损的修复

(一)概述

颜面部被称为人体的风景区,又是视觉、听觉、嗅觉、咀嚼及呼吸等多个重要器官所在部位,承担着人体感觉、呼吸、摄食和情感等重要功能,颜面部组织缺损带给患者生理、心理的创伤远较其他部位严重。随着颌面外科学、整形外科学的发展,许多面部缺损(facial defect)已能用自体组织移植的方法进行较好的修复,但仍有一些缺损,如眼球、眶、耳或鼻等缺损,仍需采用赝复体的形式进行修复。本节将简要介绍颜面部缺损的修复技术。

1. 修复原则

(1)早期修复:面部缺损的修复,在恢复缺损区的外形的同时也对保护创面、防止周围组织挛缩起着一定的作用。因此,面部缺损以早期修复为原则,如果在手术后不久即配上临时性的修复体,不但有利于伤口的愈合,而且对患者在精神上也会起到一定的安慰作用。

(2)尽可能恢复面部的正常外形:虽然面部缺损修复也能起到一些恢复功能的作用,但主要目的在于恢复外形。因此,除形态仿真外,还应做到色彩仿真,质感仿真,并争取功能仿真,尽可能恢复面部的正常容颜。

(3)要有足够的固位力:面部修复体因经常暴露在外面,容易受到碰撞或挤压,故无论是机械性固位还是粘着性固位,都必须具有足够的固位力,以免松动脱落。

(4)要简单轻巧、使用方便:设计时应尽量减轻修复体的重量。除义耳外,一般都做成薄壳中空式。大面积面部缺损者,有时可以只做表面的一层而不必深入到缺损腔内。要使患者配戴舒适,使用方便,易于清洁,且对组织无刺激及不产生过大压力。

2. 颜面部缺损修复的印模方法 面部缺损修复的基础是获得准确的缺损区及面部印模,面部缺损印模以面模的制取作为基础。

(1)面部印模方法:制取面模时,应使患者取水平仰卧位,将毛发包扎在头巾中,清洗面部,特别要洗净缺损区周围的分泌物、血迹及污垢;用凡士林等油脂沿眉毛、睫毛方向涂抹,使眉毛、睫毛黏附在皮肤上,以免脱模时拔下眉毛和睫毛;用两段长约5cm的软橡胶管插入患者鼻孔,在取面模时保持患者呼吸道的通畅。调拌褐藻酸印模料至流动性较好的程度,使其均匀地流布于整个面部,厚度为1cm左右,注意在印模料流布和结固过程中,术者均不能在患者面部加压,以免引起面部变形,影响取模效果。在印模料结固前,用一块单层纱布覆盖在印模料上,增加印模的强度和与石膏之间的连接;待印模料完全结固后,用抗膨胀液调拌石膏,将其均匀覆盖在整个印模上,厚度应大于1cm。石膏结固后,通过纱布的连接作用,即可与印模料建成一个整体,仔细地取下印模,灌制人造石模型。

(2)耳缺损的印模方法:首先将手术椅靠背放平,嘱患者侧卧,使印模区与地平面基本平行,用小棉球填塞外耳道深处,以免印模材料流入耳内。于皮肤表面及邻近头发处涂布凡士林,以油泥做围堤,用水胶体印模材料采取印模。因义耳必须与健侧的真耳形态一致,故健侧真耳也需用同样方法采取印模,灌注成石膏模型。

3. 固位方法 目前常用于面部赝复体(facial prosthesis)的固位方式有以下几种:

(1)种植体固位:用于面部赝复体固位的是颅面部种植体,其骨内段长约4~6mm,配以专门的穿皮基台。应用两期手术法将颅面部种植体植入耳、眶、鼻等缺损区邻近的骨组织中,待其形成骨结合后,在种植体顶部设置杆卡式附着体或磁性附着体,可以使赝复体获得良好的固位稳定,同时又可方便地摘戴,是目前较理想的面部赝复体固位方式。

(2)磁性附着体:通常将磁性附着体的衔铁与种植体结合,形成种植磁附着体,或将衔铁设置在种植体支持的杆式支架上;或设置在缺损区的阻塞器上,将闭路磁体部分设置在赝复体上,利用两者间的磁引力使修复体固位,固位可靠,摘戴方便,是目前广泛用于面部缺损修复的固位方式(图8-3-11,图8-3-12)。

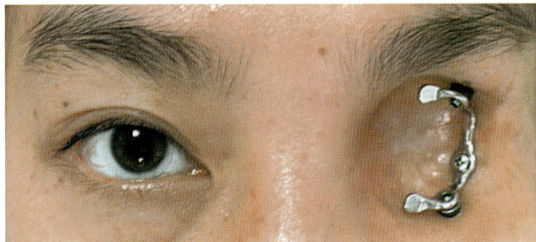

图 8-3-11　眼眶缺失区植入种植体,支架上设置磁性附着体
(空军军医大学口腔医学院赵铱民医师供图)

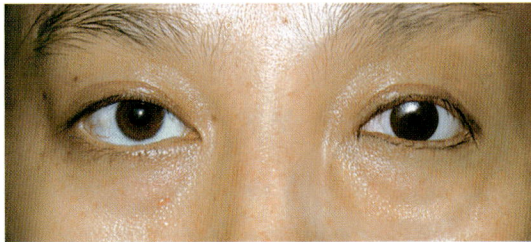

图 8-3-12　义眼修复后
(空军军医大学口腔医学院赵铱民医师供图)

(3)粘贴固位:粘贴固位即采用一些特殊的生物粘接剂将软质的修复体粘贴在缺损区皮肤上。一方面可以使颜面部修复体获得固位,另一方面可使修复体获得良好的边缘封闭与皮肤组织形成自然移行。这种固位方法主要用于眶、耳、鼻等面部赝复体。主要缺点是粘接剂的长期使用会引起对皮肤的刺激。

4. 赝复材料　要实现面部缺损的仿真修复,面部赝复体应具有与皮肤及软组织相似的质感,包括柔软度、比重、弹性透明度和颜色等,因而面部赝复体通常采用软性材料制成。

(1)常用的软性材料:主要有增塑型聚甲基丙烯酸甲酯树脂,聚氨酯弹性体和硅橡胶材料,其中以硅橡胶的生物相容性、生物安全性和仿真性能最好。硅橡胶由聚二甲基硅氧烷和填料所组成,在交联剂的作用下聚合成弹性体,分热硫化和室温硫化两大类。目前更为常用的是室温硫化加成型硅橡化,其代表材料为 MDX4-4210 和 Factor II -2186 硅橡胶以及我国自行研制开发的 ZY 系列硅橡胶等产品,其由乙烯基等多种不同功能基团的有机硅树脂混聚形成的复合型硅橡胶材料,不仅有良好的仿真性能,还具有较高的抗撕裂强度。室温硫化型硅橡胶通常由基胶与交联剂两部分组成,将其按规定比例混合,再加入适合的颜色,经灌注充填,在室温下即可聚合,如加温则可加速其聚合。

(2)软性材料的配色:为了使软性材料具有与患者面部肤色近似的颜色,使用时应根据患者的肤色进行配色。最好采用不易褪色的无机颜料配色,如钛白、赭石、石蛤、生褐以及镉红等。材料的配色分为两类,一类是内着色,即按患者面部缺损区局部的颜色特征,将颜色调于材料中,再进行充填固化;另一种是外着色,将颜料调于稀释过的材料中,将其涂布在修复体表面,目前临床上是两种方法结合应用。有学者尝试将计算机测色、比色、配色技术用于面部赝复体的配色,已取得了一些进展。

(二)眶缺损的修复

眶缺损(orbital defect)指眼球及眼眶内容物以及眼睑部均被切除。眶缺损后缺损区常呈一底小口大的锥状空腔,有时还伴有眶底或眶内侧壁的孔道与鼻腔交通,眶缺损修复的目的在于恢复颜面部容貌的完整性。

1. 临床检查　全身检查的重点是了解缺损原因和手术时间以及全身状况,如为肿瘤患者则应了解是否做放疗及有无复发,对有肿瘤复发迹象和放疗期间的患者应暂不做赝复,对放疗术后一年内的患者暂不考虑种植修复。局部检查重点是缺损区的形状与范围,及有无与鼻腔交通和可以利用的组织倒凹;缺损区及邻近部位的皮肤是否健康,创面是否愈合,有无明显瘢痕,炎症,是否还需做外科修整或其他治疗;患者的面部肤色及外形。对拟考虑行种植修复的患者还应拍 X 线片,观察缺损区周围骨质有无足够厚度和适宜的骨密度。

2. 修复设计

（1）种植式设计：于缺损区的眶上缘、眶外缘下1/2部位及眶上缘上，分别植入3枚颅面部种植体。在种植体的顶端设置磁性附着体衔铁或铸造杆式支架，或在杆式支架上再设置磁性附着体衔铁，在眶修复体的相应部位设置闭路磁体，使眶赝复体（orbital prosthesis）固位。这种设计有固位可靠，摘戴方便，便于清洁等优点；适用于放疗术后1年以上，肿瘤无复发迹象，眶周骨组织健康，有适宜骨质、骨量的患者（图8-3-13，图8-3-14）。

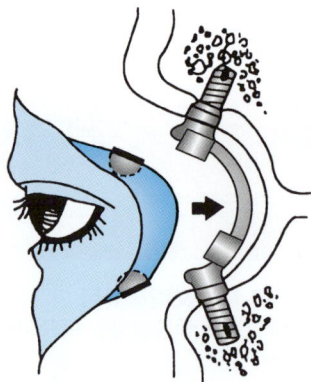

图8-3-13　种植磁附着式眶修复体结构

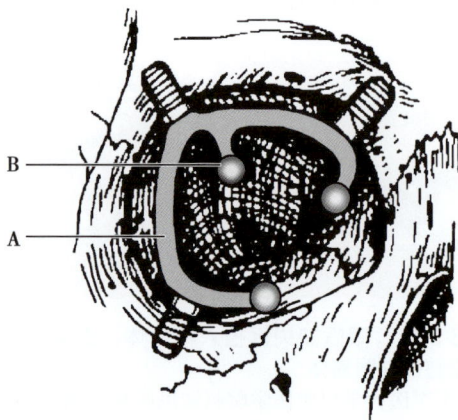

图8-3-14　种植磁附着式眶赝复体固位支架
A. 支架　B. 磁性附着体衔铁

（2）粘贴式设计：将硅橡胶眶赝复体的边缘做成菲薄的与组织自然移行的边缘，并伸展到邻近的皮肤组织上约5~8mm，用粘贴剂将眶赝复体粘贴在缺损区的皮肤上。这种设计固位比较可靠，但摘戴困难，不易清洁，还可引起皮肤过敏，不适于过敏体质及恶性肿瘤术后的患者。

（三）耳缺损的修复

耳缺损（ear defect）分为全耳缺失和部分耳缺损两种。部分耳缺损因缺损范围小，采用外科手术整复效果好；全耳缺失因现有整形手术还不能达到仿真效果，故目前仍多采用义耳（ear prosthesis）修复（图8-3-15，图8-3-16）。

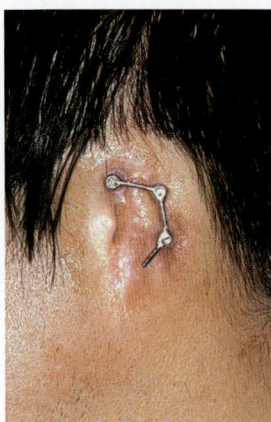

图8-3-15　耳缺损区植入种植体支架
（空军军医大学口腔医学院赵铱民医师供图）

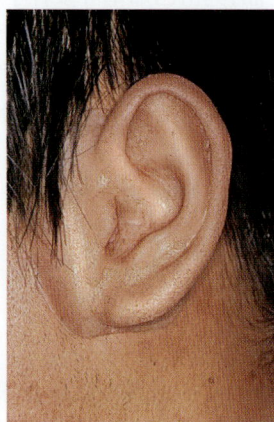

图8-3-16　义耳修复后
（空军军医大学口腔医学院赵铱民医师供图）

1. 临床检查　除常规的全身检查和局部检查同眶缺损外，重点检查缺损区有无耳余留部分，是否利于义耳修复，通常有1/2以上耳残留的，应首先考虑整形手术修复；缺损区有无瘢痕组织，是否影响修复效果。厚层瘢痕组织会影响种植体与皮肤界面的形成，可在植入术同时进行局部瘢痕切除或修整；有外耳道闭锁者应先行外耳道再通手术；还需特别注意健侧耳的颜色和形状。拟行种植修复的患者采用X线头颅侧位片，或CT片检查耳颞部、乳突部的骨质情况。

2. 修复设计　耳缺失或缺损通常无可利用的倒凹区,故临床上主要采用种植体固位或粘贴式固位设计,也有少数患者采用发夹固位。

（1）种植式设计:以缺损侧外耳道为中心,在距外耳道15mm的12点、2点、4点（左侧）,或12点、10点、8点（右侧）的位置上植入3枚颅面部种植体。在种植体顶端设置杆卡式附着体的杆式支架,在义耳的相应部位设置弹性卡,义耳就位后,通过杆卡间的弹性卡抱力使义耳获得固位。在多种种植体上部结构中,杆式附着体具有固位可靠,摘戴方便的特点,又有较强抗侧向力能力,因而作为义耳固位的首选上部结构。种植磁附着体也可用于义耳的固位,但因其抗侧向力较弱,应用时需增加抗侧向力的结构。

（2）粘贴式设计:用硅橡胶整体制作义耳,将其菲薄边缘向缺损区邻近组织扩展5~8mm,以粘贴剂将义耳粘贴在缺损区。此设计更适于部分耳缺损修复。

（四）颜面赝复体的制作

颜面赝复体的制作通常须经印模制取,印模修整,树脂支架制作,蜡型雕塑,蜡型试戴,蜡型精修完成,蜡型装盒、冲蜡,硅橡胶配色、硅橡胶充填、硅橡胶固化,赝复体出盒,边缘及表面修整,表面外着色,表面硅胶封闭以及表面去光泽等十多个步骤方可完成,与常规义齿或颌骨修复体的制作有很大差异,需专门学习。此外,由于颜面赝复体的仿真性,因而要求修复医师和技师有很高的美学素养,要求赝复体制作者不仅要有足够的医学知识和经验,还要有高超的美术、雕塑技能,故培养一名合格的赝复医师或技师通常需要很长的时间和大量的临床实践。赵铱民（2003年）等将计算机技术引入赝复体的设计及制作,创造了颜面赝复体的智能化仿真设计和快速制作技术,可以快速地设计、制作出逼真的颜面修复体并成功地用于临床,完美地修复患者的颜面部缺损,恢复患者面容,为赝复体修复技术带来了根本性变革,其必将取代传统赝复技术成为颜面赝复的主导技术,造福患者。

（赵铱民）

第四节　牙周病的修复治疗

牙周病（periodontal diseases）的修复治疗是牙周病综合治疗的一个重要环节,通过修复治疗方法来改善牙列中患牙的松动、移位,牙周创伤,以及咀嚼无力等症状,并维持牙周病综合治疗的远期疗效。牙周病修复治疗的远期效果与牙周病的基础治疗密切相关,在修复治疗前必须遵循牙周病基础治疗的原则,消除致病因素,控制牙周炎症和牙周组织的破坏吸收,在修复治疗后应给予牙周支持治疗,定期复查,如发现问题应作即时处理。

一、牙周病修复治疗的目的

牙周病修复治疗的方法有调𬌗、正畸辅助治疗、夹板固定等。其目的是:调整咬合,消除因咬合引起的牙周组织创伤,减轻牙周支持组织的负担;固定松动牙,将𬌗力重新分配,控制病理性松动和移位,使牙周组织获得生理性休息,为牙周组织愈合创造条件;提高咀嚼效能,以利于食物的消化和吸收,从而改善全身健康状况。

二、牙周病修复治疗的原理

牙周病修复治疗效果与牙周病夹板固定治疗特点有关,了解牙周病夹板固定治疗的原理,对制订牙周病的修复治疗方案、临床治疗以及预测远期治疗效果有指导意义。

（一）松动牙的固定

当牙齿受到与牙长轴方向一致的垂直向力时,牙齿向牙槽窝根尖方向位移,悬吊牙齿的牙周膜纤维中除根尖纤维外都受到牵张,根尖区牙周膜也得到缓冲（图8-4-1）,此时牙周膜能承

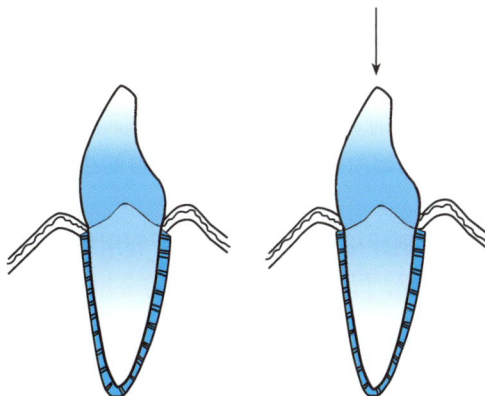

图8-4-1　垂直方向受力时的牙周膜反应

担较大殆力。在咀嚼过程中,间歇性和垂直向殆力有利于牙周组织血液循环。

当牙齿受到侧向力时,单根牙以根尖 1/3 与中 1/3 相交处为支点,牙冠至支点处沿受力方向轻微倾斜移动,而支点至根尖区向相反方向移动,使一部分牙周纤维受到张力,另一部分受到压力。多根牙受到侧向力时,其旋转中心(支点)位于牙根之间的骨中隔内(图 8-4-2)。当下颌磨牙受到由近中向远中方向的外力时,其远中根被压向牙槽窝,近中根向殆向位移,此时牙周纤维大部分受到牵张的力量。因此多根牙对侧向力的耐受性要大于单根牙。但过大的侧向力同样会超过牙周膜的耐受力,造成牙周纤维破坏,骨组织吸收,牙齿松动。

牙周病夹板固定的基本原理是将多个单根或多根的患牙和健康牙,通过夹板连结成一个"多根巨牙",组成一个新的咀嚼单位。当受到外力作用时,将力分散到更多的牙上,从而减轻个别牙的负荷。当受到倾斜外力时,由于原单个牙受力时支点位置发生改变,

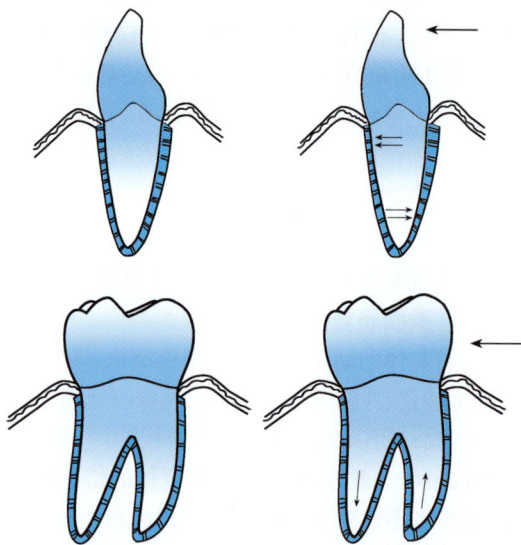

图 8-4-2　侧向力时的牙周膜反应

牙运动方向也相应改变,因此不会造成单根牙似的倾斜位移。在夹板的作用下,原单个牙移动变为整体运动,像一个多根牙以更多的垂直方向力作用于牙周支持组织,从而符合牙周组织能耐受较大垂直向力的生理特性,使原松动牙受力控制在生理范围之内。

(二)咬合力的分散

根据咀嚼功能及殆力测试,人类在正常生理情况下牙周组织有一定潜力,平时咀嚼食物所需力量,仅为牙周组织耐受力的 1/3~1/2,因此每个牙齿均有很大的功能潜力。这种潜力在一定条件下可以产生代偿作用。牙周病修复治疗就利用牙周组织的代偿功能,通过牙周夹板将牙列中的患牙连接成整体,使牙周夹板中的基牙充分地发挥牙周组织潜力,同时对牙周组织吸收破坏较重的个别患牙起到减轻殆力作用,使其能得到生理性休息,从而达到促进牙周组织修复和愈合的目的。

三、牙周病修复治疗适应证

正确选择适应证是牙周病修复治疗的重要环节。牙周病修复治疗的适用范围如下:

1. 牙列中个别牙或一组牙松动度为 Ⅰ~Ⅱ 度,牙周组织破坏吸收达根长的 1/2~2/3,牙周病基础治疗基本完成,牙周炎症得到控制,需做牙周夹板修复治疗的患者。

2. 个别或一组牙有咬殆创伤引起牙周病,牙周病基础治疗基本完成,需做牙周夹板修复治疗的患者。

3. 因增龄引起牙周组织变化,多数余留牙松动伴牙列缺损,经牙周综合处理后,需要做牙周夹板修复治疗的患者。

4. 上颌前牙扇形移位,或后牙颊舌向、近远中向移位,患牙牙周组织破坏吸收未超过根长 1/2,经牙周病基础治疗,牙周炎得到控制的患者,可先行正畸治疗,移位患牙复位后,再做牙周夹板修复治疗。

5. 个别牙松动度超过 Ⅱ 度,牙周组织破坏吸收超过根长 2/3 的中、重度牙周病,牙周病基础治疗基本完成,牙周炎症得到控制,需采用套筒冠牙周夹板修复治疗的患者。

四、修复治疗前准备

牙周病修复治疗前,应全面了解患者的全身和口腔颌面部情况,除口腔常规检查外,必须对牙列中每个牙齿的牙周组织,咬合状况做仔细的检查,确定能否进入牙周病修复治疗阶段,以及制订

ER8-4-1

学习笔记

出切实可行的治疗计划。牙周病患者进行牙周病修复治疗前,除了了解牙周病基础治疗后牙周炎症控制情况外,还需确认以下几项内容:

(一) 牙列

需确认患者牙列中有无牙缺失、缺失牙的数目、缺失牙的位置、缺牙区对颌牙有无伸长、牙列的纵𬌗和横𬌗曲线、牙齿邻面接触关系、有无垂直向和水平向食物嵌塞等,从而了解患者的牙列状况,为选择牙周病夹板的类型以及判断修复治疗前是否需要做牙体和牙周治疗提供依据。

(二) 咬合

需确认患者咬合关系是否正常、上下颌牙列覆𬌗及覆盖程度、咀嚼运动过程中牙齿有无早接触、𬌗干扰等,必要时取研究模型并上𬌗架,对咬合做进一步分析,取得更多的咬合关系信息,为牙周病修复治疗前是否需对上下颌咬合关系进行调整,以及是否需选择套筒冠牙周夹板来协调咬合关系提供依据。

(三) 牙齿

需确认牙周病基础治疗后牙列中每颗牙,特别是患牙的情况,检查时应注意以下方面:

1. **牙龈充血情况、牙龈色泽、外形和质地的改变** 牙周病基础治疗后,如牙龈充血减少,龈乳头从暗红色变为粉红色,牙龈肿胀消退等,显示牙周炎症得到控制,有利于牙周病修复治疗的远期疗效。如牙龈充血明显、牙龈肿胀,则还需进一步做牙周病基础治疗,待牙周炎症逐步控制后,才能进行牙周病修复治疗。

2. **牙齿松动度** 牙齿的病理性松动,其松动度与牙周组织的破坏程度基本一致,也与牙根的数目、形态以及牙周膜面积有关。同样程度的牙槽骨水平吸收,多根牙较单根牙松动度小,根分叉角度大者较角度小者松动度小。多根牙一侧牙根的牙周组织破坏吸收明显,但其他侧牙根牙周组织吸收程度不明显,牙齿松动度也可能不明显。牙齿发生垂直向的松动,表明牙周组织破坏程度严重,在牙周病修复治疗前可考虑拔除患牙。牙齿松动度为制订牙周夹板修复治疗方案时,选择放置固位体的基牙以及固位体的支持类型提供参考依据。

3. **牙周袋深度、形状和分布范围** 牙周袋越深,提示牙周膜和牙槽骨破坏越严重,牙齿的转动支点位置下移,受力时支点至牙冠𬌗面或切端的杠杆力臂加长,会对支点至根尖的牙周组织造成不利影响。检查发现有病理性牙周袋存在时,不宜进行牙周夹板修复治疗,而需进一步做牙周病基础治疗乃至手术治疗,待牙周炎症得到控制后方能进行。

4. **影像学资料** 牙周病修复治疗前及修复治疗后的临床X线检查,一般选用根尖片和曲面体层片。通过曲面体层片观察整个上、下颌牙列中牙体和牙周组织情况,初步了解牙周病患牙的牙槽骨吸收类型和程度。通过根尖片了解患牙和邻牙的牙体牙周组织更详细的情况。两种X线检查为牙周病修复治疗方案的制订提供更多信息,为选择牙周病夹板的类型,牙周病夹板固位体放置的位置,𬌗力的分散等提供依据。阅读牙周病患者的X线片时,除观察常规的内容外,更应关注以下两方面:

(1) 牙周组织:牙周炎引起的牙槽骨吸收,在X线片上常见三种类型:①牙槽骨从嵴顶向根尖方向呈水平型吸收;②牙槽骨局部或牙槽间隔的一侧,沿牙体长轴方向向根尖端呈垂直型吸收,根据病情可显示为牙周膜增宽或呈楔形吸收;③牙槽骨在水平吸收的基础上伴有个别牙牙槽骨的垂直吸收形成混合型吸收。骨吸收类型与牙周病修复治疗方案选择及预后有密切关系,如牙槽骨混合型吸收一般为牙周炎晚期的表现,而牙槽骨垂直吸收可能为咬合创伤所致,在修复治疗过程中前者根据病情需采用牙周夹板治疗;而后者可通过调𬌗或局部治疗。

(2) 牙根:X线显示的牙根形态、数目和牙根周围骨组织高度是考虑牙周病患牙能否保留,以及选择牙周夹板基牙的重要条件。牙周病夹板修复治疗中多根牙越多,牙根周围骨组织高度越高,夹板固定效果越好,牙周病修复治疗的远期疗效也越好。X线片显示的牙齿冠根比例以及后牙根分叉牙槽骨吸收的程度可作为调整冠根比例和后牙分根术或半切术的依据。

五、牙周病修复治疗方法

牙周病应遵循综合治疗原则,修复治疗前通过临床检查,制订牙周病基础治疗和牙周病修复治疗计划。牙周病经过基础治疗可以控制牙周炎症,结合修复治疗可提高牙周病治疗的远期疗效,增强患者的咀嚼效能,保留患牙或延长患牙的使用年限。针对牙周病程度、远期疗效预测以及患者的要求,可以选择不同的牙周病修复治疗方法。

（一）调𬌗（occlusal adjustment）

1. **调𬌗目的**　调磨引起牙周组织创伤的患牙牙尖或边缘嵴,改善牙体外形,从而减轻个别牙或少数牙的过重负担,消除创伤性咬合,均衡分布𬌗力,协调咬合关系,恢复对牙周组织的生理性刺激,维持牙周组织的健康。

2. **调𬌗要求**

（1）通过临床检查明确为因创伤𬌗引起的牙周炎,应先行调𬌗,消除咬合创伤,然后对牙周炎症进行治疗;牙周炎症和创伤𬌗都很明显者,则消除牙周炎症与调𬌗应同时进行。

（2）调𬌗时,先作正中咬合检查,再作前伸和侧向咬合运动检查,确定患牙咬合早接触与𬌗干扰的部位,查明原因再进行牙体调磨。

（3）调𬌗时,应注意保持牙尖交错𬌗的咬合支持点,防止因调𬌗而破坏颌位稳定性,以及降低牙尖交错位高度。

3. **适应证**

（1）调磨创伤𬌗患牙的过高牙尖,消除早接触点。

（2）磨改因磨耗不均而造成的高尖陡坡和高边缘嵴,以减小侧向𬌗力。

（3）磨改楔状牙尖,防止食物嵌塞。

（4）正畸治疗过程中及治疗后对倾斜、移位牙进行调𬌗,稳定牙移动后的位置,促进建立协调的𬌗关系。

（5）调磨伸长牙、不均匀边缘嵴、重度磨耗所致的过宽𬌗面等形态异常。

4. **调𬌗方法**　调𬌗前需要确定牙体𬌗面和切端调磨的范围、具体位置和调磨量。必要时取研究模型并上𬌗架,作进一步检查分析和确定调𬌗方案。调𬌗需要得到患者配合,患者要能理解并准确地完成正中咬合、前伸咬合、侧向咬合。临床通过视诊、扣诊、咬合纸、咬合蜡片以及研究模型等检查,可以找出牙周病患牙的早接触点和𬌗干扰点,并确定需调磨的部位。

（1）消除咀嚼运动时的障碍点

1）伸长牙:调磨超出𬌗平面、影响咬合运动的伸长牙,使其与牙列中邻牙协调。可分次调磨,配合脱敏治疗,必要时需对患牙作根管治疗后进行全冠修复。

2）高低不平、磨耗不均匀的边缘嵴:两个相邻牙边缘嵴高度不一致,可引起食物嵌塞和异常受力,造成牙周组织损伤,应酌情调磨较高的边缘嵴或用修复方法使相邻牙边缘嵴高度恢复协调（图 8-4-3）。

3）过高牙尖、陡斜面和楔形牙尖:牙体𬌗面或切端的磨耗,可形成牙体过高牙尖、陡斜面或楔形牙尖。在咀嚼运动时,这些部位产生的力可引起食物嵌塞,并使𬌗力分解成明显的侧向分力,对牙周组织产生不利影响。通过磨改过高牙尖、楔形牙尖、改变斜坡陡度,减小𬌗力侧向分力（图 8-4-4）。

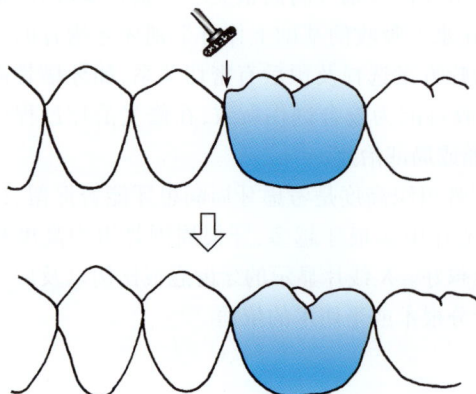

图 8-4-3　边缘嵴高度不一致的调磨

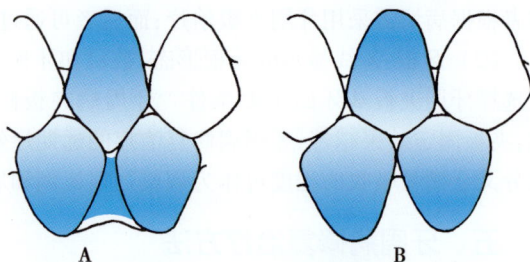

图 8-4-4　楔状牙尖的调磨
A. 磨改前　B. 磨改后

4）磨耗小平面:因磨耗而出现在牙凸面上的刀削状光滑小平面,会干扰下颌边缘运动造成功能障碍,并产生较大的侧向分力,损伤牙周组织。磨改这些区域牙体外形,消除磨耗小平面可以消除对下颌运动的妨碍,减小𬌗力侧向分力(图8-4-5)。

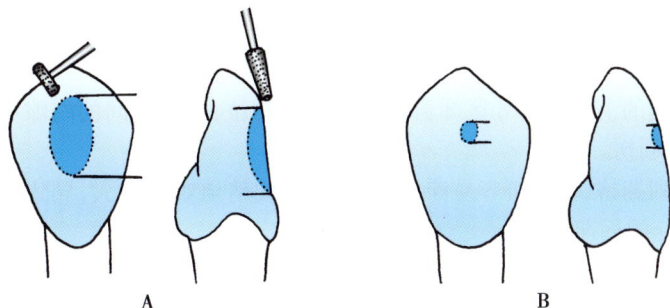

图 8-4-5　磨改磨耗的小平面
A.磨改前　B.磨改后

5）宽平的𬌗面:牙体重度磨损造成牙尖斜度过低,牙体形成宽平的𬌗面。当该牙受𬌗力作用时,易产生倾斜外力,对牙周组织有破坏作用。调𬌗时应磨改牙冠轴面外形和𬌗面颊舌径,改善牙尖、沟窝和边缘嵴的形态,加深沟、槽和溢出道(图8-4-6)。

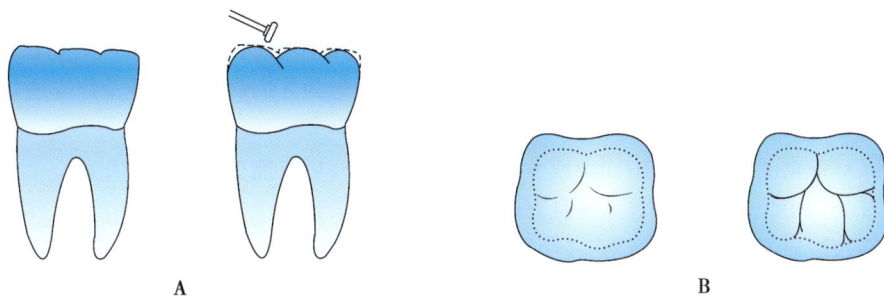

图 8-4-6　磨改宽平的𬌗面
A.颊面管　B.𬌗面观

除上述会对牙周组织造成不利影响的牙体组织需调𬌗外,对倾斜、扭转、移位、畸形牙和额外牙以及发生食物嵌塞、滞留区、形成功能运动的障碍点等,可根据不同情况,采用磨改、修复、正畸、拔除等方法予以处理。

(2)消除早接触点和𬌗干扰

1）牙尖交错𬌗的早接触点:牙尖交错𬌗的早接触点会导致下颌的非正中滑动,即牙尖交错𬌗时,由于早接触点的存在,使下颌向前或偏向一侧滑动后,上、下颌才能完全闭合。调磨早接触点,缓解早接触牙齿的牙周创伤症状,有利于牙周组织的修复。调磨后应能达到非正中滑动消失、下颌能无障碍地由正中关系闭合至牙尖交错位,上下颌牙列接触受力均匀,牙周组织受到生理性刺激。

2）前伸𬌗的𬌗干扰:下颌前伸𬌗运动和前伸颌位时,下颌前牙切缘与上颌前牙舌面有均匀接触,上、下颌前牙切缘有最大的接触面积。前伸𬌗运动检查,如发现个别牙有早接触需进行调𬌗。应磨除前伸𬌗运动中的干扰点,使下颌前牙能自由滑动,上下颌前牙有最大面积的接触。

(3)侧向𬌗的𬌗干扰:天然牙列在侧向𬌗接触时,上下颌后牙区工作侧的同名牙牙尖有咬合接触,非工作侧的牙根据个体差异可无接触或接触。侧向𬌗的𬌗干扰造成牙周创伤时需调𬌗,应先调磨工作侧的干扰点,使牙尖工作斜面关系协调,上下颌后牙广泛接触,受力时𬌗力分散均匀,再调磨非工作侧的干扰点,消除因非工作侧的干扰点引起的肌张力异常。

（二）牙周病修复治疗中的正畸辅助治疗

1. 治疗目的 在牙周病修复治疗中进行正畸辅助治疗的目的是使牙列不齐的牙齿得到重新排列,使移位的松动牙得到复位,改善其牙列排列和咬合关系,改善牙长轴方向和受力的方向,有利于牙周组织的清洁,有利于牙周病患牙的牙周组织愈合修复,有利于修复治疗的进行,维持牙周病基础治疗的效果。

2. 适应证

（1）牙周病引起的上下颌前牙区牙齿的唇向扇形移位,牙齿之间的间隙增大,牙齿受到非轴向力增加,牙周组织创伤。

（2）上下颌牙列拥挤,牙菌斑容易滞留,牙齿及牙周清洁难度较大,导致牙周炎症,并且无法维持牙周病基础治疗的远期疗效。

（3）牙列中牙齿缺失未能及时修复,导致缺牙区邻牙向缺牙区倾斜移位,倾斜移位牙的牙周组织所受到侧向力增加,容易引起牙周组织创伤。牙的移位,使牙之间接触点丧失,间隙增大,容易引起食物嵌塞、食物滞留引发牙周炎症。

3. 治疗方法 按正畸治疗常用方法进行,详细内容参阅《口腔正畸学》有关章节。

（三）牙周夹板固定

1. 牙周夹板修复治疗目的 牙周夹板(periodontal splint)可分为暂时性和恒久性两类。暂时性夹板(temporary splint)修复治疗目的是暂时固定牙周病松动牙,待患牙的牙周组织逐步修复和愈合后可拆除夹板。暂时性夹板使用时间较短,一般为几周到数月不等。恒久性夹板(permanent splint)修复治疗目的是长期固定牙周病患牙,控制牙周病病理性松动牙的松动度,有助于牙周病患牙牙周组织修复,维持牙周病基础治疗的远期疗效。某些病例根据病情可先用暂时性夹板固定牙周病松动牙,待患牙牙周组织初步修复后,再采用恒久性夹板替换暂时性夹板做为牙周病最终修复治疗方法。

2. 牙周夹板应达到的要求

（1）除对中重度牙周病采用固定或套筒冠牙周夹板外,尽可能少磨削牙体组织。

（2）对牙列中牙齿的固定效果要良好,使牙齿能抵御来自各个方向的外力。

（3）戴入后应不妨碍口腔清洁,在咀嚼食物时,尽可能达到自洁作用,有利于牙周组织维护。

（4）戴入后对口腔软硬组织无不良刺激,同时不妨碍牙周病基础治疗的开展。

（5）应注意降低口腔内异物感,将对自然牙列外观的影响降低到最小程度。

3. 暂时性夹板

（1）适用范围

1）固定因外伤或咬合创伤引起的急性牙周炎患牙及松动牙齿,有利于牙周组织修复和愈合。

2）牙周病基础治疗过程中,作为过渡性措施,暂时性固定牙周病患牙,观察牙周组织的修复效果。

3）牙周病修复治疗选择恒久性夹板治疗,在牙周病基础治疗过程中,为阻止患牙的创伤和移位,可采用暂时性夹板先行固定牙周病松动牙。

（2）种类和制作方法

1）光固化树脂夹板:适用于因外伤或咬合创伤引起的急性牙周炎及松动的下颌前牙,不需作牙体预备,夹板固定的周期在1年以内。待牙周组织修复愈合或牙组织炎症得到控制后,需拆除夹板或改做恒久夹板修复治疗。

光固化树脂夹板固定下颌前牙的位置,应在下颌前牙邻面和舌隆突上,邻间隙应保持通畅,以利于牙周病基础治疗和自洁作用,不能形成咬合早接触点。夹板固定时,先将牙面彻底清洁,对需固定的松动牙和邻牙的舌面及邻面粘接部位的牙釉质进行酸蚀、冲洗、吹干,涂树脂粘接剂,覆盖0.5~1mm 厚的复合树脂,雕刻塑形后进行光固化,调磨抛光(图 8-4-7)。

2）纤维加复合树脂夹板:适用于选择恒久性固定夹板或套筒冠牙周夹板治疗的病例,在进行牙周病基础治疗阶段,对松动的上前牙和后牙作暂时性固定,固定周期在6个月至1年以内。夹板固定时先进行牙齿清洁,对需固定的上前牙舌隆突或后牙𬌗面颊舌径中线处预备能放置纤维丝和充填光固化树脂的浅沟,沟宽度约1.5mm,深度在牙釉质内。然后对牙体预备沟进行酸蚀、冲洗、

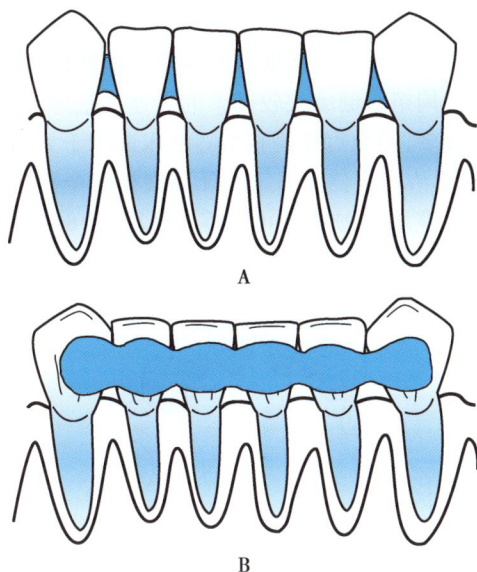

图 8-4-7　下颌前牙光固化树脂夹板
A. 唇面观　B. 舌面观

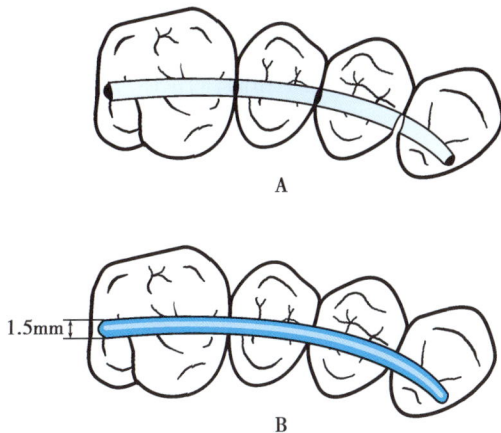

图 8-4-8　纤维加光固化树脂夹板
A. 预备沟　B. 充填后夹板

吹干,将少量光固化树脂置入沟底,剪一段与固定沟相同长度的纤维丝放置在沟内,再将光固化树脂充填预备沟,光照固化后调𬌗抛光,消除早接触点与𬌗干扰点。夹板固定后应保持邻间隙的通畅,以利于自洁作用(图 8-4-8)。

4. 恒久性夹板

(1)适用范围

1)牙周组织破坏吸收严重的中重度牙周病,经牙周病基础治疗及暂时性夹板固定,牙周炎症基本消失,病情得到控制,可以用恒久性夹板进行牙周病最终修复治疗。

2)牙周病伴牙列缺损,经牙周病基础治疗后,牙周炎症基本消失,病情得到控制,选择恒久性夹板修复缺失牙同时固定松动牙。

(2)种类和制作方法

1)可摘式恒久夹板(removable permanent splint):此类夹板患者可以自行摘戴,有利于口腔清洁,不会影响牙周基础治疗维护。对完整牙列和牙列缺损的牙周病患者均适用。可摘式恒久夹板有金属支架可摘式牙周夹板和金属支架𬌗垫式牙周夹板两种类型。

金属支架可摘式牙周夹板与金属支架可摘局部义齿的组成及制作方法基本相同。设计修复体时应在牙列中选择牙周组织健康或相对健康的基牙或某一组牙放置起主要固位作用的固位体,而在牙周组织破坏吸收的患牙上放置固定松动牙的固位结构。牙周夹板修复体中联合卡环、长臂卡环、连续卡环、间隙钩、切端邻间钩都能起到固定松动牙、防止食物嵌塞和分散𬌗力的作用。修复体基托伸展范围和可摘局部义齿基本相同,基托与余牙接触区应位于牙齿外形高点线处并接触密合,在龈乳突处的基托组织面则要有足够缓冲(图 8-4-9)。

金属支架𬌗垫式牙周夹板修复体组成结构与金属支架可摘式𬌗垫基本相同,修复体用金属或树脂覆盖牙列的后牙𬌗面和前牙切端,形态同牙体𬌗面与切端。咀嚼时可以分散咬合力,减少牙周组织破坏和吸收患牙的受力,避免咬合创伤,恢复牙尖交错𬌗的垂直距离。临床常用于牙列后牙𬌗面和前牙切端磨损伴牙周组织创伤,息止颌

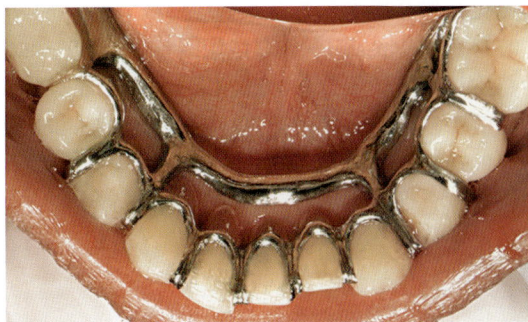

图 8-4-9　戴入口内的金属支架可摘式牙周夹板
(上海交通大学医学院附属第九人民医院张富强医师供图)

画廊:ER8-4-3
金属支架可摘式牙周夹板

间隙增大的病例。

2）固定式恒久夹板（fixed permanent splint）：固定式恒久牙周夹板能有效固定牙周病松动牙，把牙周组织破坏和吸收的个别或一组松动牙与牙列上牙周组织健康或较健康的牙连成整体，起到分散殆力，避免咬合创伤的作用，但对牙体组织磨削量较多，同全冠修复相似。临床适用于牙周病经牙周基础治疗，牙周炎症得到控制，能有效维护牙周清洁的病例。固定式牙周夹板同全冠联冠修复体的组成结构基本相同，固位体可选择全冠、部分冠等，如有缺失牙可用桥体修复（图8-4-10）。

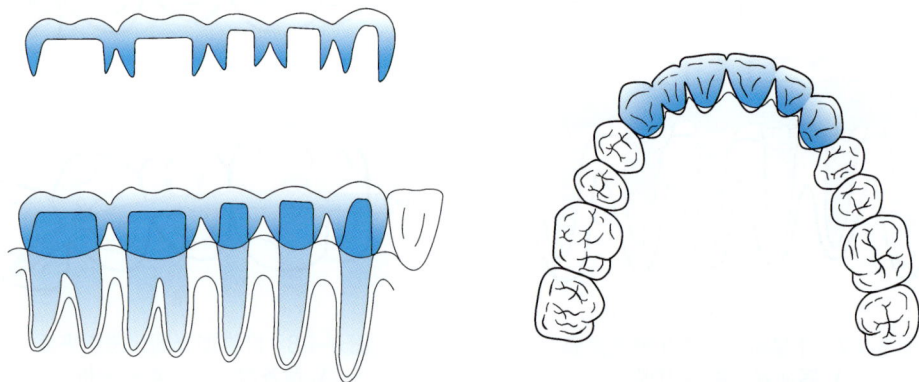

图 8-4-10　固定式恒久性夹板

采用固定式牙周夹板对牙周病进行修复治疗，需达到以下要求：经牙周基础治疗，牙周炎症得到控制；牙周组织破坏和吸收较严重的个别牙需作根管治疗；牙周夹板固位体除达到常规要求外，固位体龈边缘应置于龈缘之上，采用半冠固位体的冠边缘应在牙冠中1/3区域；固位体殆面牙尖高度应降低，增加溢出沟，加大外展隙，以减小殆力，消除扭力；去除轴面过突外形和过大倒凹，有利于自洁作用；桥体龈端接触面要小，前牙桥体采用改良接触式桥体，有利于牙周清洁。

3）套筒冠牙周夹板（telescope splint）：套筒冠牙周夹板结合可摘式和固定式恒久夹板的特点，将牙周组织破坏和吸收较严重的患牙和较健康的牙连接固定形成多基牙，为牙周夹板修复体提供支持和固位，又对牙周组织破坏和吸收的松动牙起到固定作用，避免咬合创伤。套筒冠牙周夹板摘戴方便，有利于牙周病基础治疗效果的维护，以及牙周清洁维护。套筒冠牙周夹板修复体的外形和固定效果同固定牙周夹板相似。此类牙周夹板适用于牙周组织破坏和吸收较严重的牙周病病例（详见第八章第一节）。

（胥　春）

第五节　咬合病与颞下颌关节病的修复治疗

口颌系统，包括牙、牙周、颞下颌关节及神经肌肉系统，在中枢神经系统控制下共同完成复杂且高度协调的功能运动。口颌系统的各组成部分各有特点，但相互之间又有着密切的关系，一部分的变化必然会影响到整个系统。

咬合病（occlusal disease）是指因咬合的形态和功能异常而导致的口颌系统功能异常的一类疾病的总称。颞下颌关节病和食物嵌塞（food impaction）广义上也都属于咬合病。

口腔修复学中的各类修复体都涉及咬合的问题，因此咬合的原理对口腔修复学的临床实践具有重要的指导意义。恢复和建立符合生理要求的形态与咬合功能，是各类修复体必须遵循的重要准则。若咬合处理不当，不但达不到修复的目的，而且可能造成咀嚼肌群功能紊乱，累及整个口颌系统的健康，引起咬合病和颞下颌关节病。

一、咬合病

（一）咬合病的病因

1. 殆接触关系异常

（1）早接触：下颌从姿势位沿肌力闭合道闭合，到上下颌牙最初发生接触的颌位，这时牙接触

的位置称肌肉接触位（muscular contact position，MCP），简称肌位，下颌到达此位时，上下颌牙广泛接触的关系就是牙尖交错位（intercuspal position，ICP），简称牙位，表明牙位与肌位一致。如果肌位只有少数牙或个别牙先接触，不是牙尖交错广泛接触，这种个别牙的接触称为早接触（premature contact）。有早接触存在时，牙位与肌位不一致，受咬合的引导，牙沿牙尖斜面滑动而至 ICP，发生下颌偏移。

早接触可对先接触的牙产生侧向力，导致𬌗创伤，使牙周组织受到损害。早接触的信息经牙周本体感受器传入中枢神经，发出指令至相关肌肉，使下颌闭合时避开早接触点，形成适应性颌位，使 ICP 异常，并进而导致髁突移位，发生肌肉及颞下颌关节功能紊乱。

发生于 ICP 和后退接触位（retruded contact position，RCP）的早接触是导致口颌系统功能异常的重要的𬌗因素（图 8-5-1，图 8-5-2）。

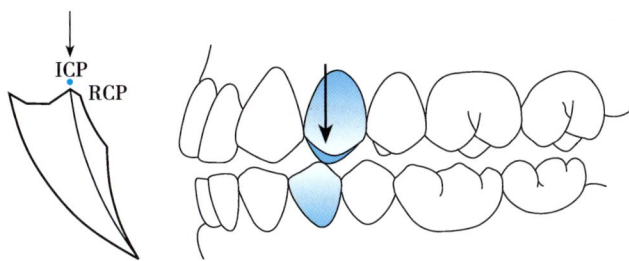

ER8-5-1

视频：ER8-5-1
早接触

图 8-5-1　ICP 位的早接触

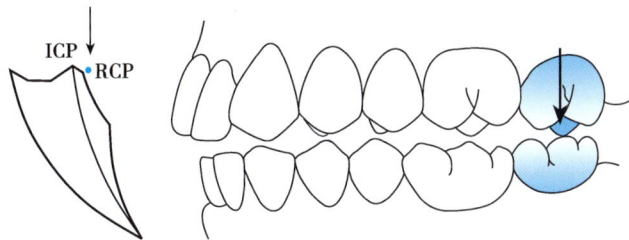

图 8-5-2　RCP 位的早接触

（2）𬌗干扰：在自然牙列，正常情况下下颌前伸运动应平滑无阻碍，前牙接触时，后牙应无接触，侧颌运动时，工作侧牙接触，非工作侧牙应无接触。如出现前伸运动中后牙的接触、侧颌运动中出现非工作侧牙的接触，这些异常的接触点称为𬌗干扰（occlusal interference）。前伸运动中后牙的接触点称为前伸𬌗干扰（protrusive interference），侧方运动中非工作侧牙的接触点称为非工作侧𬌗干扰（non working interference）（图 8-5-3）。下颌从 RCP 向 ICP 的前伸咬合过程中使下颌出现偏滑的咬合接触也是一种𬌗干扰。

𬌗干扰可妨碍下颌的正常运动，易造成颞下颌关节和咀嚼肌的损伤，是导致口颌系统功能紊乱的重要原因之一。

ER8-5-2

视频：ER8-5-2
𬌗干扰

图 8-5-3　非工作侧𬌗干扰

2. 𬌗过度磨耗（occlusal overabrasion）
表现为𬌗面或切缘低平，牙体形态改变。现代人类摄入的食物趋于精细，咀嚼食物时牙接触也比较短暂，因此一般情况下不会因咀嚼食物而产生过度磨耗，𬌗的过度磨耗主要与磨牙症或紧咬等下意识的副功能运动有关，这种副功能运动使牙与牙间长时间的空咬和摩擦，从而造成𬌗面严重磨耗。过度的磨耗可导致咬合垂直距离降低，髁突向后上移位，引起咀嚼肌和颞下颌关节的一系列改变，出现功能紊乱，是颞下颌关节紊乱病的病因之一。

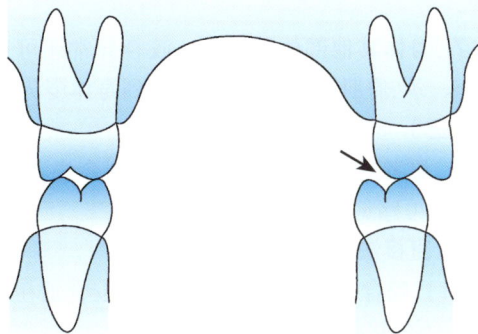

3. 牙体、牙列缺损

（1）牙体缺损失去咬合接触，可造成对颌牙伸长、邻牙倾斜、移位，导致食物嵌塞，容易形成偏侧咀嚼习惯，致双侧肌肉功能不协调，引起颞下颌关节紊乱病。多数牙的牙体缺损可导致颌间垂直距离降低、髁突移位，也可导致颞下颌关节紊乱病。

（2）牙列缺损破坏殆的完整性，一侧牙缺失，可形成偏侧咀嚼习惯；双侧后牙缺失未及时修复，可导致髁突后移，关节内压增高，出现关节区疼痛，肌肉及颞下颌关节功能紊乱；多数牙缺失，余留牙会发生倾斜移位，对颌牙伸长，生理殆曲线发生较大变化，咬合关系紊乱，颌位不稳定甚至完全改变，严重影响肌肉和颞下颌关节的功能。

4. 牙周疾病引起的殆的形态和功能异常
牙周疾病可导致牙槽骨吸收，牙齿松动移位，进而导致殆接触和殆曲线发生改变，造成咬合关系紊乱。严重的牙周病可造成牙齿松动脱落，形成牙列缺损，也是咬合病的诱因之一。

5. 不良充填体和不良修复体引起的形态和功能异常
不良充填体和不良修复体是造成形态和功能异常的医源性因素。充填体和修复体的殆面恢复过高会形成早接触；形态恢复不当、横殆曲线及纵殆曲线恢复不当是造成非工作侧殆干扰及前伸殆干扰的重要原因。

（二）咬合病的临床表现

1. 牙体硬组织异常
早接触、殆干扰可能造成牙磨耗、牙隐裂、牙折，可继发牙髓炎、根尖周炎等。

2. 牙周组织异常
咬合关系异常或是咬合力量不协调可引起殆创伤，导致牙齿所受的殆力过大或异常，超出了其耐受范围而引起牙周组织异常。

3. 颌位异常

（1）牙位与肌位不一致。

（2）ICP 发生改变。

4. 咀嚼肌异常
多颗牙的牙冠缺损或缺失、牙列畸形、不良修复体等造成 ICP 偏移，下颌体的偏移直接引起相关肌的伸长或收缩，造成肌功能亢进而引起肌痉挛。

5. 颞下颌关节异常

（1）直接影响：多数牙缺损或缺失、牙列畸形、不良修复等造成 ICP 偏离 RCP，造成颌位异常，导致颞下颌关节的不稳定，引起关节突和关节盘的位置关系异常。

（2）间接影响：ICP 异常引导中枢神经导致翼外肌等相关肌群痉挛，引起关节突和关节盘的位置关系异常。

6. 咀嚼及吞咽异常
通过对神经、肌肉、颞下颌关节、下颌运动的影响，造成咀嚼及吞咽的异常。

7. 身体其他部位的异常
咬合异常还可造成视觉障碍、头昏、耳鸣、鼻塞、恶心等症状。甚至引起头、颈、肩肌群失去平衡，影响到身体姿势。

（三）咬合病的检查

1. 患者对殆接触的感觉
检查时令患者慢慢地向 ICP 咬合或诱导患者在 RCP 轻咬，若有早接触，患者可感觉到。

2. 直接法

（1）咬合纸法：选择厚度适当的咬合纸在双侧同时进行。不同颜色的点代表不同力度或者颌位状态下的接触。

（2）咬蜡片法：咬微温而软的红蜡片，根据蜡片上牙的印迹厚薄或穿透点确定咬合接触情况和异常接触点。

（3）硅橡胶印模材料法：将硅橡胶印模材料涂于殆面，嘱患者做咬合动作，待印模材料凝固后取出，判定接触点的分布和紧密程度。

（4）拉线法：下颌侧方运动时，可在非工作侧磨牙的远中置一根牙线；下颌前伸运动时，将牙线置于后牙区，向前拉动牙线，如果受阻，牙线被挂住的地方即为非工作侧殆干扰点和前伸殆干扰点。

3. 模型检查法　制取印模,利用肌位、牙位、前伸位,侧向咬合位等颌间记录,借助石膏模型和𬌗架来进行咬合检查。

4. 下颌运动检查法　利用下颌运动记录装置测定的下颌运动数据与三维测量的牙列模型形态数据相组合,可以进行任意咬合位咬合接触的再现和评价。

5. 咬合压力检查法

（1）仪器检测法:如 T-Scan 咬合分析仪可动态显示咬合力与咬合接触情况。

（2）感压胶片法:使用含有微型胶囊的胶片感压发色,与 T-Scan 法相类似。

（四）调𬌗

调𬌗即咬合调整或咬合调改（occlusal adjustment）,通过选磨来改变其形态以消除异常因素,改善咬合状态。

1. 调𬌗的步骤和基本原则

（1）消除牙尖交错位的𬌗干扰

1）在修改𬌗面窝形态之前,先缩窄工作尖。

2）不要降低工作尖高度:调磨在牙尖交错位所标记的牙尖侧面。

3）首先调磨牙尖交错位𬌗干扰。

4）消除所有后牙斜面接触,只保留牙尖顶接触。

（2）消除非正中运动𬌗干扰:分为前伸𬌗干扰、工作侧𬌗干扰和非工作侧𬌗干扰。通常建议先消除非工作侧𬌗干扰,再消除工作侧𬌗干扰,最后消除前伸𬌗干扰。调磨原则为:

1）在对非正中运动𬌗干扰进行调整之前,应获得最终稳定的咬合接触。完成调𬌗的第一阶段后,标记并调改所有前伸、侧方等非正中运动𬌗干扰。只有建立所有正中关系接触后,才可能完善对后牙脱离咬合起关键作用的前导。

2）调磨后牙上所有的红色印记,不磨任何黑色印记。通过手法控制髁突完全就位于正中关系用黑色咬合纸标记,所有牙齿在正中关系均有接触（黑色点状）,而下颌滑动过程中只有前牙接触（红色线状）。该过程重复几次,直至所有红色印记都在前牙上（图 8-5-4）。

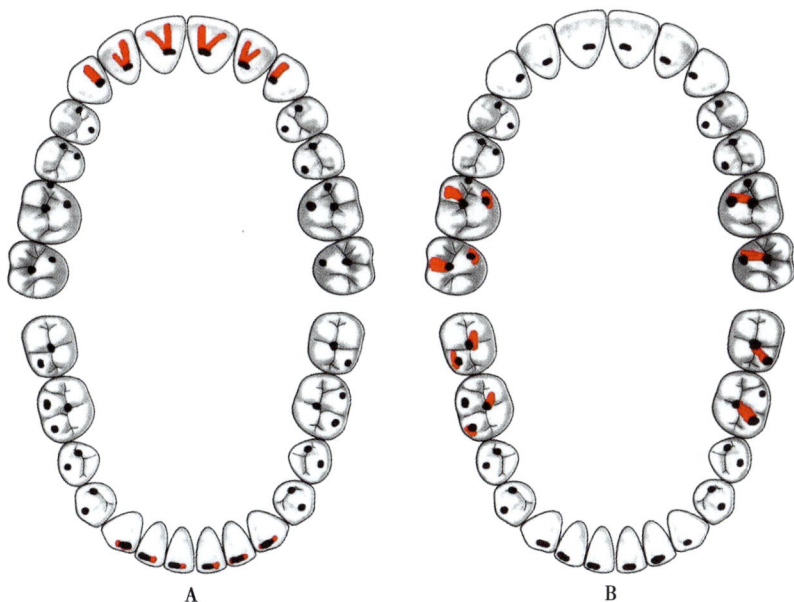

图 8-5-4　下颌运动咬合接触点

A. 放置咬合纸后患者在所有方向运动时的理想印迹　B. 斜面干扰可在任何牙齿,最常见于最后的牙齿（红色印迹）;后牙干扰使前牙没有任何滑动接触

3）第二磨牙非工作侧干扰点是最容易被忽视的,也是最容易引起患者咬合-肌肉疼痛的原因。不要使非工作侧的牙尖斜面发生咬合接触。

（3）调整前导:上下颌切牙之间的角度与下颌的前伸功能相关,前导因人而异。前导达到协

调的步骤如下:

1)尽可能在所有的前牙上建立协调的正中关系止点。

2)为了包含始于息止𬌗位的轻咬合,在相同垂直距离将正中止点向前延伸。

3)确定前牙切缘的位置。

4)建立前伸𬌗时的组牙功能。

5)建立侧方运动时理想的前牙咬合力量分布。

2. 调𬌗的治疗时间 调𬌗应在确定干扰点后进行。由于长时间开口会使肌肉紧张和疲劳,医师对颌位关系的控制把握下降,因此每次治疗时间不要超过40分钟,调整的量控制在每次不能超过0.1mm。如情况复杂,需分次进行,以利于机体恢复到良好状态。

3. 对经调𬌗牙齿表面的脱敏和防龋处理 调𬌗选磨治疗对牙齿硬组织的磨削如果限制在牙釉质层范围内,作抛光处理即可,如已达牙本质层,则需要根据情况作必要的脱敏和防龋处理。

(五)咬合重建

咬合重建(occlusal reconstruction)是指用修复方法对牙列的咬合状态进行改造和重新建立,包括全牙弓𬌗面的再造,颌位的改正,恢复合适的垂直距离,重新建立正常的𬌗关系,使之与颞下颌关节及咀嚼肌的功能协调一致,从而消除因𬌗异常而引起的口颌系统紊乱,使口颌系统恢复正常的生理功能。

1. 诊断和治疗计划

(1)咬合分析:根据患者余留牙、颌位及咬合垂直距离的情况,咀嚼肌及颞下颌关节情况,确定是否适合咬合重建,确定是单颌还是双颌进行咬合重建,如做单颌咬合重建,需进一步确定重建是做在上颌还是下颌。

(2)修复计划

1)确定余留牙的处理方案。

2)确定修复体的类型:咬合重建的修复体有可摘和固定两种,可摘的有𬌗垫式可摘局部义齿、套筒冠义齿等;固定的有高嵌体、全冠、固定桥等。

3)根据不同的修复体类型,选择相应的合适基牙。

(3)医患交流:因咬合重建工艺复杂,费用昂贵,费时较长,而且属于不可逆的修复治疗,治疗前一定要充分征求患者意见,将患者的病情、治疗设计、步骤、费用、时间及可能出现的不适等告诉患者,取得患者完全同意后方可正式进行。若对此修复治疗并无迫切要求且顾虑重者,不宜进行咬合重建。

2. 修复治疗前的准备和处理

(1)龋病的治疗:去除龋坏组织,完成充填治疗。

(2)根管治疗:对经X线片确定可以保留的牙根进行完善的根管治疗。

(3)牙周治疗:洁治,消除牙周袋。

(4)正畸治疗:通过简单正畸移动少数移位的或倾斜的牙。

(5)拔牙:拔除过度松动牙,无利用价值的伸长牙及无法通过根管治疗而保存的残根。

3. 步骤和方法

(1)升高下颌垂直距离和/或改变水平正中关系的尝试:每一个患者对颌位关系及咬合关系变化的反应必须通过配戴可逆性暂时修复体的实践检验。为便于调整和修改,通常采用覆盖𬌗面的𬌗垫式可摘局部义齿(图8-5-5)。至少试用1~3个月,在此期间密切观察机体的反应,以检验垂直距离的增加和改变后的颌位是否合适,在此期间可根据患者的试用情况做选磨调整,直至患者接受这一修复体。

(2)牙体预备:咬合重建的牙体预备一般包括全部的余留牙,可一次完成或分区进

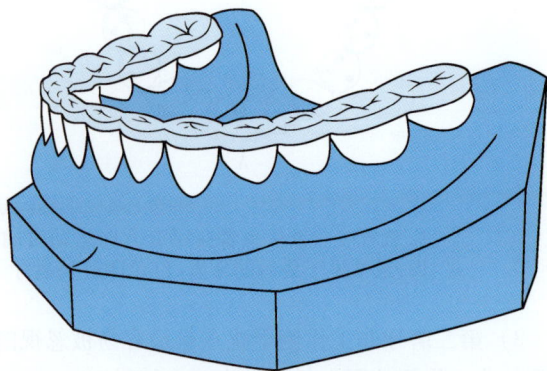

图8-5-5 𬌗垫式暂时性修复体

行。可分为上、下两区,或左右(上、下)四区,也可分为前、左右(上、下)六区。已行根管治疗的基牙根据设计需要可制作核桩或根内、根上固位体等辅助装置。

（3）颌位记录与转移:全口咬合重建应建立在生理性、稳定的和可重复的颌位、髁道和侧移等个体功能基础上,需准确测定、记录和转移上述参数。

（4）暂时修复体:暂时修复体除了能够保护预备过的基牙和保持一定程度的外观功能外,还有一项重要的作用就是充当医患交流、医技沟通的媒介。

（5）修复体制作:在𬌗架的模型上制作高嵌体或全冠等修复体。

（6）完成修复:试戴,临时性粘固,如有不适,可摘下调改。修复体经试戴合适后,即做永久性粘固。

4. 注意事项

（1）暂时性修复体用于试验性治疗:是咬合重建必不可少的重要步骤。通过试用和不断磨改,寻找最合适的咬合重建的颌位与垂直距离,不要急于求成,若不适感减轻但尚未完全消失时可再延长试用期,直至舒适为止,如患者不能接受升高后的垂直距离,而原来的垂直距离又无法进行咬合重建,应考虑放弃咬合重建。

（2）精密𬌗架和准确的颌位关系转移:在𬌗架上可以模拟口内的下颌运动,消除牙尖交错𬌗位的早接触及下颌前伸、侧颌运动中的𬌗干扰。

（3）固定式咬合重建修复体:多选择全冠、部分冠或高嵌体等,前牙考虑美观因素,多采用烤瓷全冠、瓷全冠。后牙除烤瓷全冠、瓷全冠外,也可选用延展性好的金合金制作金属全冠。

（4）争取用小修复单位完成:因每个牙的生理动度不同,固定式咬合重建时,各个牙的修复体应尽量分开制作,固定桥也宜短不宜长,过长的固定桥同样可能带来新的咬合问题。

（5）单、双颌𬌗重建的掌握:重度𬌗磨损致咬合垂直距离降低者做𬌗重建时,如息止𬌗间隙超过 6mm 以上需做双颌牙列𬌗重建,息止𬌗间隙在 6mm 以下者做单颌𬌗重建,并根据牙磨损的程度、𬌗曲线的形状来决定做在上颌还是下颌。

二、食物嵌塞

食物嵌塞(food impaction)是指在咀嚼食物的过程中,食物碎块或纤维受外力作用嵌入或滞留于两牙的邻间隙内,是一种常见的咬合病。

（一）食物嵌塞的原因

1. 牙体因素

（1）牙形态发育异常:畸形牙可与邻牙形成非正常的接触区,容易出现食物嵌塞。

（2）相邻牙邻接关系异常:缺牙后未及时修复可造成邻牙倾斜移位,错𬌗畸形、牙列拥挤、牙位异常、龋病、牙周病及𬌗面磨损均可造成邻面邻接关系不正常。它包括邻面无接触、接触区不紧密、接触区形态和位置不正常等。

（3）咬合面形态改变,重度磨损,𬌗面形态改变,边缘嵴低平、溢出沟消失、牙尖磨损、对颌形成充填式牙尖,充填式牙尖能将食物直接挤入对颌牙邻接区。

（4）咬合关系不正常:牙排列不齐、牙形态异常、第三磨牙阻生、牙缺失后对颌牙伸长超出𬌗平面等。

2. 牙周因素 生理性或病理性牙龈及牙周萎缩、牙槽骨吸收,龈外展隙过大,易造成食物淤滞,形成水平型食物嵌塞。

3. 不良充填物及不良修复体

（1）充填物及修复体的形态恢复不当:咬合面的形态恢复不当,缺少边缘嵴及溢出沟,牙尖斜面过陡;接触区的形态恢复不当。

（2）充填物有悬突或冠修复体边缘位置不合适、边缘不密合等,可引起龈炎、牙周炎、牙龈萎缩、继发食物嵌塞。

4. 口腔不良习惯 使用火柴杆、发夹或制作粗糙的牙签剔牙,可引起牙龈的损伤和炎症,使牙间隙继续增大,加重食物嵌塞。

（二）食物嵌塞的症状

1. 挤压感和持续性胀痛，因食物的楔入造成相邻牙的牙周膜受挤压，挤压力量超过一定限度时，出现持续性胀痛。

2. 龈乳头炎。

3. 牙龈萎缩。

4. 牙周炎。

5. 口腔异味。

（三）食物嵌塞的分型

按食物嵌入的方向分为：

1. **垂直型**　咀嚼时由咬合力量或充填式牙尖的作用使食物从垂直方向嵌入两牙邻面，该型食物嵌塞对牙龈组织损害较严重，可引起龈炎、牙龈脓肿、牙周炎等（图8-5-6）。

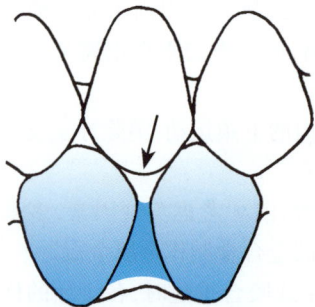

图 8-5-6　垂直型食物嵌塞

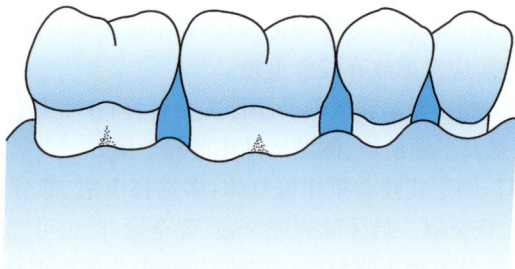

图 8-5-7　水平型食物嵌塞

2. **水平型**　咀嚼时食物碎块由于舌及颊部运动的力量而自颊侧或舌侧横向压入牙间隙内，多见于牙龈萎缩、牙间乳头破坏或消失、牙间隙暴露的患者。此型食物嵌塞对牙龈组织损害较轻，较易清除，但很难根治（图8-5-7）。

3. **混合型**　兼有上述两种的特征。

（四）食物嵌塞的治疗

1. **调𬌗**　适用于部分垂直型食物嵌塞的患者。

（1）检查并制订调𬌗计划：仔细检查咬合情况，必要时取印模，灌注研究模型，分析食物嵌塞原因，明确调𬌗目的、选磨的部位和磨改方法，制订调𬌗计划。

（2）方法

1）修整或重建𬌗边缘嵴：使边缘嵴斜向中央窝，使相邻两牙的边缘嵴高度尽量一致。

2）磨出食物溢出沟：𬌗面严重磨损使溢出沟消失，需重新磨出食物溢出沟，主要是后牙的颊沟或舌沟。

3）修整牙尖外形：磨改过锐过陡牙尖，尤其是充填式牙尖。

4）减小颊舌径：磨改颊尖的颊斜面和舌尖的舌斜面，减小颊舌径并增加牙冠轴壁突度（图8-5-8）。

5）增大颊、舌侧外展隙：正常的外展隙有利于食物分流排溢，𬌗面过度磨损会使接触区变宽，颊、舌侧的外展隙变小，食物排溢不畅发生淤滞。通过磨改颊舌尖的外形可使外展隙加大，利于食物的排溢（图8-5-9）。正常的外展隙的大小，龈外展隙比切外展隙和𬌗外展隙宽、深，舌外展隙比

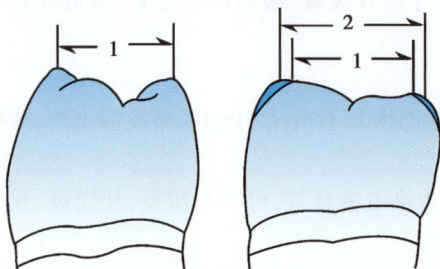

图 8-5-8　减小颊舌径

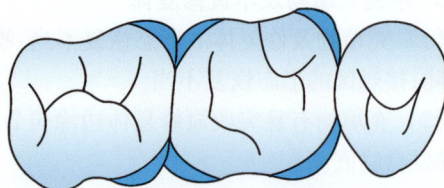

图 8-5-9　增大外展隙

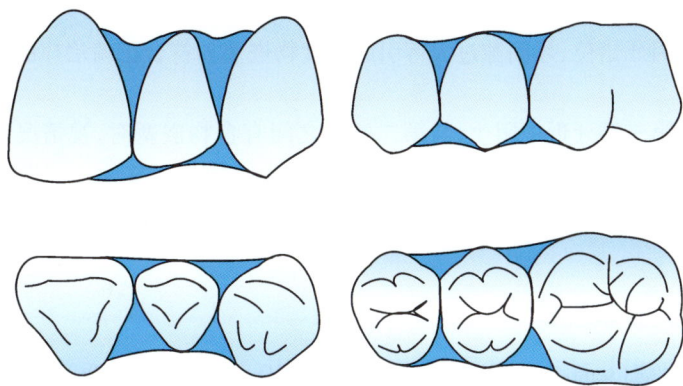

图 8-5-10　正常外展隙

唇、颊外展隙宽、深(图 8-5-10)。

2. 充填治疗　适用于因龋病而破坏正常邻接关系的患者。邻𬌗面的龋病,可做Ⅱ类洞充填,充填时恢复邻接区,注意用成形片分隔,两个牙邻面同时做Ⅱ类洞充填时,应分别完成,不要将两牙的充填材料连在一起,这样易形成悬突,而且因两牙的生理动度不同,充填物与洞壁间易出现微漏而脱落(图 8-5-11)。

3. 修复治疗

(1) 嵌体:牙体缺损较大、𬌗面及邻接面形态无法用充填法恢复时,可采用嵌体修复来恢复患牙的正常外形和邻接关系(图 8-5-12),其优点是可较准确地恢复邻面接触区的正常大小和形态,邻面可抛光,修复体抗力性能也比银汞合金和复合树脂材料强。食物嵌塞处两侧牙的邻𬌗面都有缺损者要分别做嵌体修复,不得将两个嵌体连成一体。否则容易因牙的生理动度不同而发生不密合、继发龋或脱落。

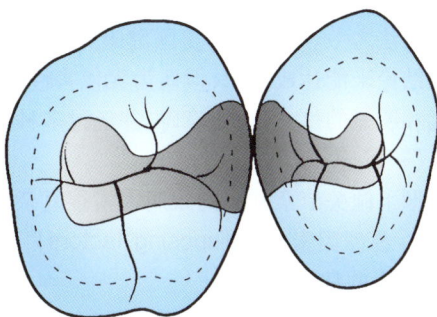

图 8-5-11　邻𬌗面洞充填,恢复邻接关系

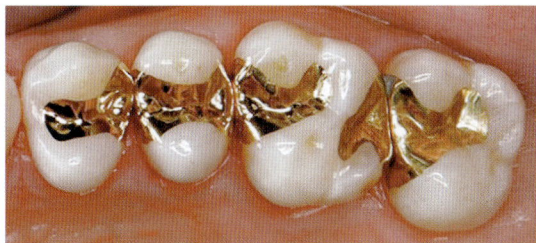

图 8-5-12　嵌体恢复邻接关系和边缘嵴

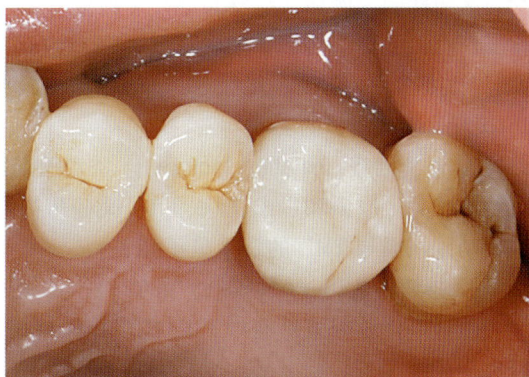

图 8-5-13　全冠恢复邻接关系和边缘嵴

(2) 全冠:牙体组织大面积缺损,应做全冠修复来恢复𬌗面的正常形态和紧密的邻接关系,如两个牙的牙体缺损都比较大,其中一牙松动,可考虑将两牙设计成联冠修复来消除食物嵌塞,一般情况下每个牙应行单个全冠修复(图 8-5-13)。

(3) 活动防嵌塞修复体(removable appliance for treatment of food impaction):为治疗食物嵌塞的可摘修复体,可以单独设计防嵌塞用的邻间钩或宽𬌗支托等。如果合并有牙列缺损时,可以在用可摘义齿修复缺失牙的同时再添加防嵌塞装置。

(4) 𬌗重建:对于因重度磨损引起的食物嵌塞,用𬌗重建的方法恢复正常的咬合垂直距离和正常的𬌗面与牙体外形后,食物嵌塞会随之消失。𬌗重建可分为可摘式𬌗重建和固定式𬌗重建,参见本章第一节。

4. 正畸矫治　因牙错位、牙间隙过大等引起的食物嵌塞如符合正畸治疗的适应证可通过正畸矫正的方法来治疗。

5. 拔牙　下颌第三磨牙近中阻生,与第二磨牙之间有食物嵌塞时,视情况可考虑拔除第三磨牙。因无对颌牙而伸长的第三磨牙也应拔除;额外牙、错位牙与正常牙之间发生食物嵌塞者应拔除额外牙及正畸矫治不需保留的错位牙;无法保留的松动牙与邻牙间常发生食物嵌塞,也可考虑拔除松动牙。

三、颞下颌关节紊乱病

颞下颌关节紊乱病(temporomandibular disorders,TMD)是指以颞下颌关节区疼痛、异常关节音及下颌运动功能障碍为主要特征而又不属于风湿等其他临床上或病理上诊断明确的一类颞下颌关节病的传统总称。TMD 在人群中的发病率相当高,是口颌系统的常见病、多发病。尽管人群中相当一部分人有 TMD 的临床体征和/或症状,但其中大概约 5% 的人需要治疗。

颞下颌关节紊乱病的致病因素和病情均较复杂,对其治疗的方法有多种,修复治疗只是主要治疗方法之一。1996 年,美国健康局(National Institutes of Health)对 TMD 是否必须治疗和何时治疗的结论未能达成共识,但认为无侵害性的治疗方法应为绝大多数 TMD 患者治疗的首选,少数有持久和明显的疼痛、功能障碍,并经过多种保守治疗无效者可考虑外科手术。

(一) 致病因素

颞下颌关节紊乱病的致病因素很复杂,有不同的学说,已公认的是由多因素引起。

1. 易感因素(predisposing factors)　指生理、心理或结构的改变导致咀嚼系统的变化而使 TMD 发生的危险性增大。

(1) 病理生理因素(pathophysiologic factors):包括神经性疾病、血管性疾病、风湿病、代谢性疾病、退行性变、新生物以及感染性疾病。

(2) 心理性易感因素(psychologic predisposing factors):包括情感、个性和行为特征。相当一部分 TMD 患者具有个性或情感方面的障碍。有研究表明 TMD 患者多焦虑。

(3) 结构因素(structural factors):指个体局部结构生物力学的改变,可能是遗传性的、发育性的或医源性的。例如,骨结构异常、牙列异常和上下颌骨关系异常、外伤后不当的口腔科治疗、错𬌗畸形、正中关系与正中咬合不协调、平衡侧有𬌗干扰。由于后牙缺失丧失支持,造成 TMJ 负荷过重,导致 TMD 体征和症状加重,包括骨结构改变。相反,也有一些学者发现𬌗干扰、错𬌗畸形与 TMD 发生没有明显的关联。

2. 诱发因素(initiating factors)　诱发因素导致 TMD 症状的出现主要与外伤或咀嚼系统的不良负重相关。应激和焦虑、睡眠不良、某些药物等均可加剧口腔副功能的频率和强度,研究表明口腔副功能习惯与 TMD 的发生呈正相关。

3. 持续因素(perpetuating factors)　持续因素的存在使病变持久不愈,并使治疗困难。弄清并去除这些持续因素是使对 TMD 的治疗保持长期疗效的重要方面。一些易感因素和诱发因素可以成为持续因素。

(1) 行为因素(behavioral factors):包括磨牙、紧咬、偏侧咀嚼和其他不正常的口腔习惯以及颌骨不良的姿势。

(2) 社会因素(social factors):影响个体对疾病的感受及对疼痛的进一步反应,如继发性获益(secondary gain)。

(3) 情感因素(emotional factors):如多疑、抑郁、焦虑等情感因素在慢性疼痛患者中很常见,这种情况可能继发于持续疼痛,并造成疼痛耐受性的降低,使治疗不容易取得良好的效果。

(4) 认知因素(cognitive factors):如患者对疾病持否定或犹豫不定的态度,可能使医师对疾病的治疗更加困难。

(二) 临床检查及诊断

1. 询问病史　询问病史次序为:①主诉;②疾病近况;③医疗史;④口腔科治疗;⑤个人史。

TMD 患者病史基本问卷

（1）你打哈欠时是否感到开口困难和/或疼痛？	（5）在耳、颞、颈区有无疼痛？
（2）下颌是否有"卡住""绞锁"或"脱臼"情况发生？	（6）是否感到咬合不适或不正常？
	（7）有无经常发作的头痛？
（3）在咀嚼、说话或下颌活动时有无不适和/或疼痛？	（8）头、颈、颌骨区是否有外伤史？
	（9）以前是否接受过 TMD 治疗，何时？
（4）是否觉察到 TMJ 杂音？	

2. 临床检查　检查项目应依据患者目前的主诉症状和患者在生理、心理方面可能存在的变化而决定，确定有无 TMD 体征和症状。

（1）头颈部检查（general inspection of head and neck）：对头颈部的解剖结构进行望诊和触诊，以排除肿瘤、感染以及其他病变。

（2）颞下颌关节和颈椎检查（evluation of TMJ and cervical spine）：测量下颌开口度及侧向和前伸的运动度，包括最大主动开口度和被动开口度。确定下颌运动时的疼痛点和被动挤压时的疼痛点。检查开口型、下颌前伸及侧向运动状态、下颌运动骀干扰出现的位置。并检查有无可闻及的关节杂音，能否通过某种措施改变下颌位置以消除、减轻或加重 TMJ 疼痛，杂音或运动的不协调性。还需进一步检查大张口、闭口运动时在耳前区触摸髁突是否有正常的滑动运动，以及闭口咬合时触摸外耳道内有无压痛点和局部肿胀。

观察头、颈椎的运动灵活性和伸展、弯曲及侧弯时有无疼痛。检查颈椎关节有无杂音，颈、肩部有无神经感觉异常。

（3）咀嚼肌和颈部肌肉检查（masticatory and cervical muscle evaluation）：通过触诊检查颞肌、咬肌浅层和深层、翼内肌和舌骨上肌群有无压痛、肿胀、肥大以及质地的改变。相当一部分颅面疼痛患者伴有颅颈疾患，因此对颈部的一些肌肉也做同样的检查。

（4）口内检查（intraoral examination）：仔细检查牙和口腔软组织，辨明患者的症状是否由牙、牙周、唾液腺或其他口内病变引起。应特别注意以下情况可能与口腔习惯有关：如舌和黏膜的嵴状隆起，牙的过度磨耗、松动、叩痛等。检查咬合情况，包括覆骀、覆盖和前牙切导类型等，并根据骀接触类型和骀接触点位置来评估下颌的稳定性。

（5）咬合检查。

（6）听诊：主要是关节杂音和咬合音。

3. 影像检查

（1）X 线检查

1）许勒位片：是目前临床上最常用的方法，从侧面显示一侧颞下颌关节的髁突、关节凹、关节结节等结构，可了解：①关节间隙，即在正中咬合位时髁突在关节凹内是处于居中的位置，还是后移位或前移位；②髁突运动度；③骨结构表面的初步情况。

2）关节侧位体层片：显示一侧关节间隙、关节凹、关节结节和髁突的形态。

3）关节曲面断层片：显示双侧颞下颌关节结构、牙颌状态以及两者之间的整体关系。在牙尖交错位闭口 X 线片中能看到牙咬在牙尖交错位时双侧髁突在关节凹内的位置状况、关节间隙大小以及两侧是否一致。在大张口位 X 线片中可看到在同一张口条件下，双侧髁突运动度是否一致。且在 X 线片上能较准确地测出张口度。

由于颞下颌关节为双关节，许勒位片和侧位体层片均需左右两侧分别拍照，且两侧在分别投照时张口度是否一致无客观根据，也不能看到咬合状态及其与颞下颌关节结构状态之间的整体关系。

4）大张口头颅后前位片：可看到髁突的内外径。

5）髁突经咽侧位片：可清晰地显示一侧髁突的骨质情况，避免髁突与颅骨影像重叠。

6）CT（computer tomography）：能清晰地显示关节硬组织结构，并能对其进行三维重建，从而能更直观地显示关节结构及其与邻近硬组织的空间关系。

7）关节造影：向关节腔内注射造影剂，患者有一定痛苦，只能间接地显示关节盘的移位、穿孔情况，有假阳性的可能，现已很少应用。

（2）磁共振成像检查：对怀疑颞下颌关节有软组织病变的，如关节盘移位、变形、穿孔等，可采用磁共振成像（magnetic resonance imaging，MRI）检查，并可应用对比增强剂进行三维重建。其优点在于：①可以直观再现颞下颌关节各部分的形态及位置关系，尤其是关节盘；②可重复性好；③对受检者无离子辐射；④可以从任意角度详细观看；⑤可将很多 MRI 断层放在一个单一的三维影像中，简化了繁琐的读片工作。

4. 行为和心理评价　对所有 TMD 患者的基本临床检查应包括行为和心理评价（behavioral and psychosocial assessment）。某些患者与应力有关的肌肉功能亢进可能是首要的致病因素，而另一些患者诸如焦虑和抑郁等情感问题可能继发于未解除的体征和症状。因此要强调口腔科病史应包括对个体行为、情感、认知能力以及社会性的了解，这些因素可能引发、持续作用于 TMD，或者继发 TMD。

5. 辅助性临床检查

（1）石膏模型上𬌗架：可提示𬌗关系情况，但不能说明是否存在 TMD。

（2）诊断性局部麻药注射（diagnostic anesthetic injection）：包括神经阻滞、扳机点注射和关节腔注射。神经阻滞麻醉用来确定疼痛是否来自于阻滞点周围的病变。

（3）实验室检查（laboratory test）：包括血常规和尿常规，可能因此而发现血液病、风湿病、代谢病或其他系统性疾病。是否选择实验室检查取决于临床上对患者的考虑。

6. 其他检查

（1）下颌运动记录（mandibular movement recording）：下颌运动异常是 TMD 的主要症状之一。下颌运动测量仪不仅能记录下颌运动轨迹、下颌运动速度，同时还能记录髁突运动轨迹等，为全面了解口颌系统的生理功能特征和病理状况提供信息。

（2）肌电图（electromyography）：是一种检测肌功能较为有效的方法。检测肌纤维的动作电位、静息期变化、神经传导速度、振幅大小和频率等信号，以了解各肌的功能状况和肌群的功能协调性及副功能活动。

（3）关节镜（arthroscopy）：可直接观察关节内组织结构的病理变化。

（4）温度记录术（thermography）：正常的和不正常的部位其温度是不对称的，进而提示是否有 TMD 的存在。如核素扫描、红外热成像检查等。

7. 诊断　不仅要对其作出正确的诊断，还要找出引起 TMD 的主要致病因素。作出诊断的过程要从能引起同样症状的所有可能的诊断中排除某些病症。

由于许多头颅疾病都能表现出相似的疼痛症状，因此，要注意鉴别诊断并及时请有关方面的专家会诊，以保证诊断的正确和治疗成功。

（三）治疗

1. 治疗程序　TMD 的治疗可分外科手术治疗和非手术治疗，口腔颌面外科手术治疗参见《口腔颌面外科学》教材，这里仅介绍非手术疗法。

目前，TMD 治疗程序是：遵照循序渐进，多种方法联合使用。首选可逆性治疗方法，即最初所有的治疗必须是方便的、保守的、可逆性的、无创性的和非侵入性的。先采用多种保守方法如：①治疗教育、心理治疗；②家庭自我保健；③咬合板作𬌗间矫治，义齿修复治疗；④物理治疗、某些药物治疗等可逆性的综合治疗。大多数病例可通过可逆性保守治疗解除病痛。必要时再采用不可逆的保守治疗方法，如调𬌗治疗、正畸治疗、某些药物治疗等。只有对少数病程迁延、症状严重，特别是疼痛和开口受限严重，也影响颞下颌关节其他功能的 TMD 病例，已形成颞下颌关节强直的病例，才考虑采用不可逆性的手术治疗。在手术后初期宜采用咬合板治疗，以对抗手术瘢痕挛缩，促进愈合和正常改建，防止复发。

2. 治疗评估方法　目前常用两种指数来评价 TMD 的治疗：一种是 Helkimo 指数（1974），另一种是 Fricton 指数（1986）。现介绍较为简单的 Fricton 指数，如表 8-5-1 所示。

表 8-5-1　Fricton 颞下颌关节紊乱指数项目、评分方法和分值范围

项目	评分方法	分值范围
下颌运动分（MM）	阳性项目数	$0 \sim 16$
关节杂音分（JN）	阳性项目数	$0 \sim 4$
关节压诊分（JP）	压痛点数	$0 \sim 6$
TMJ 功能障碍指数（DI）	DI＝（MM＋JN＋JP）/26	$0 \sim 1$
肌肉压诊分（MP）	压痛点数	$0 \sim 28$
肌肉压痛指数（PI）	PI＝MP/28	$0 \sim 1$
颞下颌关节紊乱指数（CMI）	CMI＝（DI＋PI）/2	$0 \sim 1$

3. 修复治疗

（1）𬌗间矫治：一般根据病情采用不同的𬌗间矫治（interocclusal therapy），常用咬合板治疗。咬合板（bite plane）又称𬌗夹板（bite plate）、𬌗垫（occlusal pad）、𬌗间装置（interocclusal appliance）。

1）𬌗间矫治的作用机制：TMD 多由于𬌗、咀嚼肌、颞下颌关节受到急慢性损伤，相互之间不协调而导致各种症状。在严重的 TMD 患者中，关节盘双板区组织会损坏或穿孔。因此在关节盘移位后，能否使移位的关节盘复位，能否使双板区得到保护、避免损伤，创造出有利于其改建的良好环境，是防止发生严重 TMD 的关键所在。

对 TMD 患者戴咬合板治疗前后，颞下颌关节 CT 影像的三维有限元分析并结合肌电图的研究证明，用咬合板对 TMD 的𬌗间矫治主要作用机制是：咬合板具有生物机械性调节作用，能较恒定地调整下颌骨与颅骨间的三维关系，即调整髁突在关节凹内的位置以及调整颌、咀嚼肌和𬌗之间的关系。从而有利于减轻颞下颌关节区应力，稳定关节，协调髁突与关节盘的位置关系，抑制升颌肌收缩以缓解肌紧张，使颌面部双侧肌力与颞下颌关节运动平衡协调。此时所确立的颌位主要是由咀嚼肌和颞下颌关节中的感受器所发出的传入信号通过神经-肌肉的反馈调节所形成，反映了肌与关节的需求，使下颌处于最合适的生理性位置。从而改善咀嚼系统的功能状态，促进其生理性改建，避免其病理性继发损伤。因而可使紊乱的咀嚼肌和颞下颌关节结构得以调整，减缓其器质性病变的发展。

2）咬合板的种类

①稳定咬合板（stabilization appliances）：又称平面板（flat plane）、肌松弛咬合板（muscle relaxation splints），一般用牙色或透明色塑胶制作。覆盖于全牙列，多用在上颌，也可戴在下颌。其𬌗平面平滑，在正中咬合时只与对颌牙的功能尖呈点状接触，而无尖窝交错𬌗关系；为减轻关节区压力，前牙区轻接触，只在前伸时接触；以便于维持正中咬合关系，并便于下颌调整位置，这有利于肌功能的恢复和颞下颌关节结构的调整。咬合板的厚度在第二磨牙中央窝处应保持在 2mm 左右，一般不得大于息止𬌗间隙。咬合板的平面一定要延伸约 2mm 至唇颊侧，以保证整个牙列的稳定，同时也起固位作用。也可做钢丝隙卡帮助固位，但咬合板的前部也一定要延伸少许至唇侧，保证整个牙列的稳定。

适时复诊检查调改咬合板的平面，直至上下颌骨关系稳定为止。

咬合板的戴用时间是：开始的一段时间应全天日夜戴用，症状好转时平时可不戴，只在吃饭和夜间戴用；待其症状消失后平时和进软食时可不戴，只在吃较硬食物和夜间戴用；逐渐过渡到只在夜间戴用；最后只在出现应激性症状期间间断（夜间）戴用。如治疗效果理想，患者最后应完全不戴咬合板。

疗程通常为 6~8 周，更长时间戴用也不致有明显的副作用，但要注意保持口腔卫生，进食后取下咬合板清洗并有效刷牙。在使用咬合板治疗期间，还应配合一些辅助治疗措施。

②再定位咬合板（repositioning appliances）：也称为复位咬合板或下颌矫正性再定位咬合板（mandibular orthopedic repositioning appliances），覆盖于全牙列，多用于上颌，也可用于下颌。具体修复方法是：嘱患者下颌稍前伸后再张口，确定张口过程中无弹响出现的下颌最少前伸的位

画廊：ER8-5-4
稳定咬合板

画廊：ER8-5-5
再定位咬合板

置,用一定厚度约3~4mm的烤软蜡片,也可用硅橡胶印模料置于牙弓𬌗面,记录下颌前伸位,上𬌗架,完成定位咬合板。要求咬合板与对颌牙有明显的尖窝锁结关系。戴入后能诱导下颌闭合在该特定的前伸颌位,使髁突与前移位的关节盘重新获得正常的盘、突关系,避免关节盘双板区受损伤,有利于双板区的恢复。因戴用后下颌处于前伸的位置上,不能咀嚼食物,故吃饭时不能戴用。

值得注意的是此类咬合板可能导致关系的不可逆性紊乱。因此临床上首先应考虑使用稳定咬合板。

③软弹性咬合板(soft vinyl splint):是用弹性的软硅橡胶片在患者牙列的石膏模型上热压而成形的覆盖全牙列的咬合板。一般用于治疗夜磨牙症或紧咬牙者。其独特的优点是软弹性𬌗接触对牙、牙周支持组织、咀嚼肌和颞下颌关节在受到很大𬌗力的情况下有很好的保护作用。另外戴用后若发现咬合面有穿孔处时,则可明确诊断出该处是早接触点。因此戴用的过程也是一种诊断的过程。

正因为有软弹性,长期戴用可能会造成无法控制的牙移位,因此只在夜间睡眠时戴用。另外,此种材料遇热易变形,无法调磨修改,且光洁度欠佳。

④𬌗调位性咬合板(occlusal level adjusting splint):适用于垂直距离过低,需要做咬合升高的患者,设计在上颌或下颌均可。可先做成稳定咬合板,戴用数周使咀嚼系统功能得以调整后,再加改咬合面,使其成为与义齿类似的咬合关系。经调改合适后再试用3个月左右,如患者感到舒服适用,则确定其为最佳适合高度。依此高度及颌位关系作为恒久性咬合重建的依据。

⑤前牙咬合板(anterior bite plate):又称为松弛咬合板(relaxation splint),适用于上颌,仅下颌前牙与此板均匀接触,而从第一前磨牙起向远中均无𬌗接触。此设计可消除对咀嚼系统功能影响,特别是降低了升颌肌群的肌活动。然而,此种咬合板可能会增加颞下颌关节的机械负重,导致后牙移位或前牙内倾,因而必须严密观察其治疗效果,禁忌经常或长期戴用。

(2)常用的辅助治疗

1)治疗教育:良好的医患沟通是治疗成功的必要步骤。

2)行为纠正:纠正患者的单侧咀嚼、过大张口、持续大张口、啃硬物、过度用力咀嚼等不良行为。通过自我限制下颌运动,使咀嚼系统中受累的肌肉和颞下颌关节得以充分休息和调整,可起到辅助治疗并预防复发的作用。

3)家庭物理治疗:慢性疼痛患者可在疼痛区热敷或用中药热敷,达到活血、止痛、松弛肌肉、促进血液循环、改善组织生理状态等目的。但是热敷只对局部表浅组织有用,且热敷不能用于72小时内的急性损伤、急性炎症或局部感染区。

冷敷主要用于急性损伤组织的局部止痛、抗水肿。在受伤后24小时内,可用冰袋直接在疼痛区冷敷,每次3~5分钟,1天内冷敷数次。冷敷不能用于结核病变的局部循环不良区或开放性创口。

此外,还可采用姿势训练来治疗,包括下颌骨与舌,以及头、颈、肩的姿势训练。

4)肌松弛治疗:可使用肌监测仪等手段使咀嚼肌群充分松弛。

5)心理咨询:TMD是口腔医学领域中与精神心理状态关系十分密切的一种疾病。口腔医师必须注意心理因素与TMD的关系,必要时请心理健康咨询专家做深入的心理评价和心理治疗。

(3)义齿修复治疗:可摘局部义齿对TMD的治疗往往是咬合板治疗的延续。在牙列缺损的情况下,可先制作人工牙-咬合板一体的简单可摘义齿修复体,经过一段时间的试戴和调整,确定适宜的治疗颌位后,可考虑设计铸造支架式义齿,给患者提供一个较舒适又坚固耐用的修复体。

无牙颌的TMD患者,可能由牙列缺失前迁延而来,也可能因牙列缺损、牙列缺失后久不修复或戴用不良修复体所致。一副合适的全口义齿可能对颞下颌关节及咀嚼肌起调节作用,从而减轻或治愈TMD。

（4）调𬌗治疗：调𬌗治疗应作为第二线选择，并且应在患者疼痛消失、功能紊乱症状明显减轻、下颌运动范围接近正常以及上下颌骨关系、神经肌肉功能、心理状态尽可能稳定的情况下进行。

调𬌗治疗的基本原则是：必须慎重行事，尽可能少破坏原有的𬌗形式，要经常反复地评价治疗效果，并且不能进行预防性调𬌗。

（王贻宁）

参考文献

1. 谢秋菲. 临床𬌗学：成功修复指导. 北京：科学出版社，2012
2. PETER E D. Funcitonal Occlusion：From TMJ to Smile Design. St. Louis：Mosby，2007
3. LIST T，AXELSSON S. Management of TMD：evidence from systematic reviews and meta-analyses. J Oral Rehabil，2010，37（6）：430-451
4. PREISKEL H W. Precision attachment in dentistry. St. Louis：C. V. Mosby Co. ，1968
5. BURNS D R，WARD J E. A review of attachments for removable partial denture design. Part Ⅰ：Classification and selection. Int J Prosthodont，1990，3（1）：98-102
6. 张富强. 附着体义齿. 上海：上海科学文献出版社，2005
7. FUEKI K，KIMOTO K，OQAWA T，et al. Effect of implant-supported or retained dentures on masticatory perform-ance：a systematic review. J Prosthet Dent，2007，98（6）：470-477
8. KIM H Y，LEE J Y，SHIN S W，et al. Attachment systems for mandibular implant overdentures：a systematic review. J Adv Prosthodont，2012，4（4）：197-2036
9. 田中貴信. 磁性アタッチメント. 東京：日本医歯薬出版株式会社，1992
10. AI M，SHIAU Y. New magnetic applications in clinical dentistry. Tokyo：Quintessence Publishing Co. ，Ltd，2004
11. 赵铱民. 口腔修复的磁附着固位技术. 西安：世界图书出版社，2008
12. 张富强. 套筒冠义齿. 北京：人民卫生出版社，2013
13. 马轩祥. 口腔修复学. 5 版. 北京：人民卫生出版社，2003
14. 赵铱民. 口腔修复学. 6 版. 北京：人民卫生出版社，2008
15. ALFRED H. Color atlas of dental medicine：Complete denture and overdenture prosthetics. New York：Thieme，1993
16. ASSUNÇÃO W G，BARÃO V A，DELBEN J A，et al. A comparison of patient satisfaction between treatment with conventional complete dentures and overdentures in the elderly：a literature review. Gerodontology，2010，27（2）：154-162
17. CHEE W W. Treatment planning：implant-supported partial overdentures. J Calif Dent Assoc，2005，33（4）：313-316
18. HUG S，MANTOKONDIS D，MERICSKE-STERN R. Clinical evaluation of 3 overdenture concepts with tooth roots and implants：2 year results. Int J Prosthodont，2006，19（3）：236-243
19. 赵铱民. 颌面赝复学（上）：颌骨及腭部缺损的修复. 西安：世界图书出版社，2004
20. 赵铱民. 颌面赝复学（下）：颜面缺损的修复. 西安：世界图书出版社，2016
21. 赵铱民，刘宝林，安燕，等. 全上颌骨缺失的功能性重建. 华西口腔医学杂志，1995，13（4）：251-254
22. BEUMER J，MARUNICK M T，ESPOSITO S J. Maxillofacial rehabilitation：surgical and prosthodontic management of cancer-related，acquired，and congenital defects of head and neck. Hanover Park，IL：Qinutessence Pub. ，2011
23. PER-INGVAR B，DAN E T. Osseointegration in cranifacial reconstruction. London：Quintessence Publishing Co. ，Inc，1998
24. THOMAS D T. Clinical maxillofacial prosthetics. Chicago：Quintessence Publishing Co，Inc，2000
25. WU G F，BI Y P，ZHOU B. Computer-aided design and rapid manufacture of an orbital prosthesis. Int J of Prostho，2009，5：218-222
26. FENG Z H，ZHAO Y M. Computer-assisted technique for the design and manufacture of realistic facial prostheses. Brit J Oral Max Surg，2010，48（1）：105-109
27. 周爽英，曹采方，张刚，等. 牙周炎基础治疗后牙槽骨变化的动态观察. 中华口腔医学杂志，1997，32：303-305

28. 张富强,束蓉,杨宠莹,等.圆锥型套筒冠修复体对牙周病修复治疗的临床研究.上海口腔医学,1999,8(4):204-205,212

29. 刘洪臣.牙周夹板的应用.中华老年口腔医学杂志,2006,4(1):48-52

30. SANZ M,TEUGHELS W. Innovations in non-surgical periodontal therapy:Consensus Report of the Sixth European Workshop on Periodontology. J Clin Periodontol,2008,35(8):3-7

第九章 口腔修复的数字化技术

口腔修复的数字化技术(digital technology for prosthodontics)以计算机技术为基本技术手段，集成了口腔医学、解剖生理学、数学、图形学、机器人学、光学、机械学、电子学、材料学，以及信息化技术、自动化技术、人工智能技术、虚拟现实技术、先进制造技术等技术，是国际口腔医疗技术发展的主要方向之一，也是实现口腔修复过程"微创""精确""自动""高效"最重要的技术手段和保障。

1983 年法国牙医 Francois Duret 研制的第一台牙科计算机辅助设计与计算机辅助制作(computer aided design and computer aided manufacturing,CAD/CAM)样机问世，开创了以计算机技术为支撑的国际口腔数字化医学时代。1983 年，瑞士的 Matts Andersson 发明了 Procera 方法加工高精度全冠和复合树脂贴面。1985 年，瑞士苏黎世大学的 Werner Mormann 研发了世界上第一个椅旁数字化修复系统(CEREC)。这些系统和技术可用于制作嵌体、高嵌体、贴面和全冠。近年来，CAD/CAM 技术还能用于设计加工固定局部义齿和种植体基台。目前，CAD/CAM 系统已经得到越来越多的普及，据不完全统计，目前市场上已有的国内外的商品化 CAD/CAM 系统已超过 30 余种，全球有超过 3 万名牙医拥有自己的扫描和加工设备，制作的 CEREC 修复体超过了 15 000 000 个。

口腔修复数字化技术涵盖可用于各类口腔修复体的口腔三维数据获取技术、修复体数字化设计技术、修复体数字化制造技术和数字化加工材料，以及修复体适合性定量评价技术、虚拟𬌗架技术、自动化牙体预备技术、牙列缺损诊疗方案专家支持技术、牙体预备虚拟现实操作训练技术、种植修复导板技术等。本章将简略介绍其中的主要技术。

第一节　口颌三维数据获取技术

口颌三维数据获取技术(oral-maxillofacial 3D data acquisition technology)是指借助各种工具和方法，获得口腔颌面部软硬组织表面及内部三维形态数据的扫描测量技术。根据数据获取方式和应用范围常有以下分类：

一、按数据获取方式分类

常用口腔三维数据获取技术根据扫描装置是否与被扫描物体接触，可分为非接触式扫描技术和接触式扫描技术两大类。

(一)非接触式扫描技术

非接触式扫描技术，是一种利用光、声或电磁等物理方法，来获取物体表面或内部结构的三维坐标信息的技术，是目前口腔修复临床应用的主流技术。常见技术有激光扫描技术、结构光扫描技术、立体摄影技术和 CT 扫描技术等。

1. 激光扫描技术　基于三角测量原理(图 9-1-1)，图像传感器、激光器、被测物三者构成一个三角形，利用光的反射原理将被测物表面的点成像在图像传感器上，通过求解该三角形得到被测物表面点的三维空间坐标。扫描过程中，激光扫描被测物表面的每一个点即可获得物体表面的三维形态数据。

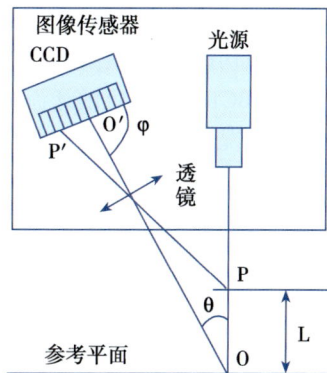

图 9-1-1　三角测量原理

2. **结构光扫描技术**　也称作光栅扫描技术。与激光扫描技术不同的是光源的差异,结构光来自计算机编程产生的正弦条纹,该条纹通过投影设备投影至被测物,利用图像传感器拍摄条纹受物体调制的弯曲程度,基于三角测量原理计算得到被测物的三维数据。

3. **立体摄影技术**　模仿双目视觉的原理,用照相机或摄像机从两个或多个角度摄取口腔模型二维图像,对所拍摄的二维图像对进行处理和综合,从而建立出三维立体模型。

（二）接触式扫描技术

该技术通过球状或针状的机械探头,逐点接触探测口腔模型凹凸变化的表面,并记录接触位点的空间三维坐标值,从而获得被测模型的表面形貌数据。这种技术现在已较少应用。

二、按临床应用范围分类

从临床应用角度,口腔三维数据获取技术可分为:牙颌模型扫描技术、口内扫描技术、颜面部扫描技术和体层扫描技术,他们利用上述扫描技术原理,适用于扫描不同的颌面部软硬组织。其中口内扫描技术、颜面部扫描技术和锥形束 CT(cone beam CT,CBCT)技术是近年来发展较快的三种技术。

（一）口内扫描技术

口内扫描技术应用小型探入式扫描测头直接在患者口腔内进行牙体及周围软组织表面形态的获取。该技术最大的优势在于免除了传统临床取模的流程,省略了临床制取印模、翻制石膏模型的步骤。口内扫描可以使得医师能够实时检查预备体的形态,医师可在椅旁通过观察电脑中的高分辨率的三维图像评估牙体预备的细节和质量,比如检查聚合度、肩台、预备体边缘、倒凹和就位道等。如有不妥,医师立即在患者口内进行调改,重新扫描检查。此外,扫描技术减少了传统印模制取时患者的不适,无传统耗材、更加环保。传统的印模和石膏模型由于手工操作和材料的收缩膨胀均会产生不同程度的形变,对最终修复体的精度和密合性造成不良影响。口内扫描技术避免了这一问题,从而提高了预备体的精确性和修复体的密合程度。口内扫描适用于获取固定修复体的基牙数据,既可用于单颗牙修复,如全冠、嵌体、高嵌体、贴面,也可用于多颗牙如固定局部义齿修复。医师可利用口内扫描设备,借助椅旁 CAD/CAM 系统在一次就诊内完成最终修复体的制作。对于需要多次就诊的患者,医师利用 CAD/CAM 系统完成暂时修复体的设计和制作,戴入患者口内得到认可后,再将口内扫描获取的数据传送至义齿加工中心,由技师对最终修复体进行设计和加工。

（二）颜面部扫描技术

颜面部扫描技术侧重于获取颌面部软组织表面形态。其利用立体摄影等原理,可以快速获得高分辨率并带有真实的皮肤纹理信息的三维表面数据。临床中,可以将颜面部扫描数据和牙颌扫描数据结合分析和测量,用于颌面部赝复体的设计制作、全口义齿修复后面下 1/3 形貌的评估、正颌外科手术的术前设计规划、正畸治疗疗效评价分析等。

（三）CBCT 扫描技术

CBCT 技术的原理是 X 线发生器围绕投照体做环形数字式投照,然后将多次投照获得的二维图像数据在计算机中重建得到三维图像。该技术相较于传统的螺旋 CT,放射剂量低,减少了运动伪影和金属伪影,在更快的时间内获得更清晰的图像,数据格式标准,因而在口腔各领域得到了广泛应用。CBCT 数据可反映牙齿根管系统、牙槽骨及其余硬组织解剖结构和形态,以观察牙齿根管治疗愈后情况,评估是否有根裂;辅助制订种植治疗方案;确定埋伏牙的位置;监测颌面部硬组织的病理变化;评价面部发育生长情况等。

三、口颌三维扫描数据

（一）牙颌模型三维表面数据

牙颌模型三维表面数据(3D surface data of dental model)是指采用上述扫描技术获取的牙齿及口腔内软、硬组织的三维表面形态数据(不包括物体内部的信息数据)。以此数据为基础可进行各类三维测量分析以及计算机辅助设计,实现数字化设计和治疗的目的。

牙颌模型三维扫描数据是口腔修复 CAD/CAM 技术的基础。CAD/CAM 系统首先必须解决的问题就是如何获取被修复牙齿及邻近区域的表面三维形态数据，及上下颌牙列的咬合关系，设计的修复体在关键部位如边缘、邻接及咬合接触区的精度能够满足临床修复体制作的标准。

1. **技术特点**　牙颌三维数据通常采用的一种形式是点云(point cloud)数据格式，即海量的三维坐标点(可达 20 万以上)；另一种形式是网格化的三角面片数据(通常为 STL 格式)。后者的视觉效果与实物相当，是主流的数据格式。STL 格式是一种开放的数据格式，绝大多数三维软件都能读取、显示和处理。

2. **技术分类及应用**　根据数据采集方式的不同，牙颌模型三维表面数据可分为：口腔印模三维数据、牙颌石膏模型三维数据和口内牙颌三维数据。

(1) 口腔印模三维数据：在口外使用三维扫描设备对利用传统印模材料采集的患者牙列印模进行扫描获取的三维数据。

(2) 牙颌石膏模型三维数据：采用三维扫描设备对患者牙列石膏模型进行扫描获取的三维数据，是目前口腔临床主要采用的方法，其技术实现相对容易。扫描时，将石膏模型固定在扫描仪扫描仓内的底座上，针对不同牙位(预备体、邻牙、对颌牙)进行不同角度扫描，最终将多次扫描图像进行拼合与三维重建，获得所需牙列的数字模型。

(3) 口内牙颌三维数据：利用口内扫描设备，直接在患者口腔内对牙列及软、硬组织进行扫描获取的三维数据。口内牙颌三维数据是直接获取的口腔组织形态数据，避免了因印模材、石膏变形而产生的形态误差，能准确地获取上下颌牙列咬合关系，提高了牙颌模型三维数据的获取精度，将口腔修复数字化诊疗推向了一个更高的水平。

(二) 口颌三维体数据

口颌三维体数据(3D volumetric data of oral-maxillofacial tissue)是指颌面部软硬组织经 CT、MRI、CBCT 等扫描成像后形成的有等级序列的三维数据。该类数据不仅包括了物体表面的形态和密度信息，也包含了物体内部的形态和密度信息。最常用的 CBCT 数据可用于种植手术前牙槽骨及周围组织结构的测量，也可用于桩核修复时检查根管的走形和根管治疗的质量评估。

1. **技术特点**　医学体数据常见格式为 DICOM(digital imaging and communications in medicine)即医学数字成像和通信标准格式。

2. **技术分类及应用**　通过各种图形重建及显示算法将体数据转换成具有真实感的三维图形并显示出来的过程，称为三维体数据的可视化(visualization)。根据图形表达方式的不同，三维体数据的可视化可分为面绘制(surface rendering)和体绘制(volume rendering)两种形式。

(1) 面绘制算法：具有较快的处理速度，可以快速灵活地进行旋转和变换光照效果，它适合于绘制表面特征分明的组织和器官，如骨皮质。对于形状特征不明显、有亮度变化特性的软组织、血管、腺体等精细组织或器官的三维显示，面绘制的效果不佳。

(2) 体绘制算法：通常不要求对体数据做精确分割，它通过对体数据场中每个体素分别处理来合成图像，因此适合于形状特征模糊不清的组织和器官的三维显示。

(三) 下颌运动轨迹数据

下颌运动轨迹数据(data of mandibular movement)是下颌运动中双侧髁突、下颌牙列或下颌整体相对于上颌的运动轨迹点、曲线或构成该轨迹的关键数据，如髁道、切道斜度等。下颌运动轨迹数据为虚拟𬭁架提供基本参数，是数字化口腔医学中开展与口腔功能运动有关研究、诊断和口腔修复体功能性咬合面设计的基础数据。

1. **技术特点**　下颌运动数据的获取主要借助下颌三维运动轨迹记录仪实现。记录仪采用光、电磁、超声波等无线传感技术，实时记录个体下颌体相对于上颌的三维运动轨迹，主要体现为双侧髁突的体表映射点和下颌前牙区标志点相对于上颌体基准坐标系的连续三维坐标数据。

2. **技术分类及应用**　下颌运动轨迹数据的输出包括：关键参数值、二维运动轨迹数据和三维运动轨迹数据。其中三维运动轨迹数据可采用 TXT 或 STL 格式存储，并可导入计算机中的虚拟𬭁架软件，虚拟再现个体的下颌运动，用于颞下颌关节运动的病理生理诊断，以及口腔修复体功能性咬合面形态的三维数字化设计。主要包括：

（1）磁钢式下颌运动轨迹记录仪；

（2）光电传感器式下颌运动轨迹记录仪；

（3）超声波式下颌运动轨迹记录仪。

第二节 修复体数字化设计技术

修复体数字化设计技术（digital design technology for prosthesis）是基于 CAD 技术，对各类口腔修复体或口腔临床辅助诊疗装置的三维形态进行交互式或自动化建模的可视化设计技术。

随着计算机硬件技术及三维图形学技术的飞速发展，口腔数字化设计技术已可用于口腔基底冠桥、全冠桥、可摘局部义齿、全口义齿、个性化种植基台、种植导板、外科手术导板、颜面赝复体、个性化正畸托槽及矫治器等的数字化设计，正逐步替代各种口腔修复体和临床诊疗辅助装置的传统手工制作方式。实现口腔数字化设计过程的主要工具为 CAD 软件。

此外，将个体下颌运动特征完整体现到口腔修复体的 CAD 过程，也是口腔数字化设计技术的重要环节，可保证口腔功能的恢复或维持。基于智能色彩还原技术的医学美观区域的个性化颜色结构、梯度设计，基于数据挖掘技术的特定人群口腔特征参数在设计过程的深入系统应用，可不断提高设计对象的个体适宜性，以及设计过程的自动化、智能化等，均是口腔数字化设计技术的研究内容。

一、技术特点

口腔数字化设计软件主要包括以下三个阶段：

1. 三维扫描数据输入与预处理阶段 CAD 软件对不同来源的口腔三维数据（如颜面部扫描数据、口内扫描数据和牙颌模型扫描数据）进行融合重建，获得完整精确的口腔数字模型。

2. 个性化修复体设计阶段 人工操作 CAD 软件逐步完成口腔修复体三维形态的设计和构建。

3. 数据封装与输出阶段 将修复体的组织面和功能面边界进行拼接，形成一个无缝过渡的整体，并输出为可用于数字化加工的标准格式数据（如 STL、PLY 等）。

二、技术分类及应用

根据修复体不同，数字化设计流程略有区别。

（一）嵌体数字化设计

嵌体数字化设计（digital design for inlay）是指借助 CAD 技术，半自动或自动完成嵌体修复设计的技术。通过各种口腔三维数据获取技术，获得修复单元的牙齿三维表面形态数据，再通过计算机智能化或人机交互辅助设计的方式，创建嵌体修复体的三维数字模型（图 9-2-1）。

一般嵌体的数字化设计流程如下：

1. 数字模型准备 嵌体预备体数字模型可由口内扫描仪直接获得，或由牙颌模型三维扫描仪扫描石膏模型或硅橡胶印模获得。该部分数据通常包括三个部分，即预备体数据、邻牙数据以及咬合记录（或对颌牙）数据。

2. 洞形边缘线提取 通常由软件自动提取预备体洞形边缘线，再由人工操作对洞缘线进行调整。

3. 组织面自动生成 CAD 软件参考粘接剂厚度对模型数据进行计算，自动完成嵌体组织面的构建。

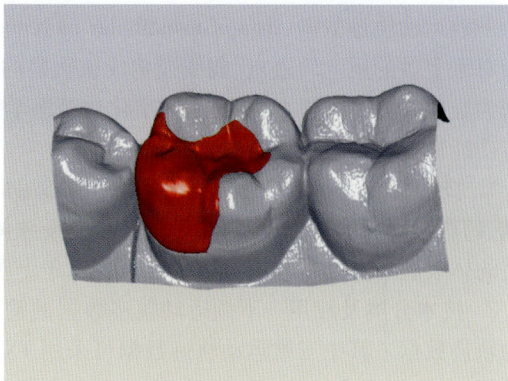

图 9-2-1 嵌体数字化设计

4. 功能面形态设计　结合剩余牙体组织的形态特征,恢复缺失牙体组织的外形,主要采用以下几种构建方式实现缺损区的几何重建:①利用牙体预备前完整的牙体表面三维数据,或者对侧同名牙表面三维数据,与预备体数据进行匹配重建形态;②基于数据库的标准冠数据,结合咬合记录数据及预备体洞形边缘线,完成重建;③根据剩余牙体组织信息,通过特定算法自动正向构建嵌体形态。

5. 咬合及接触关系调整　通过 CAD 软件自动计算嵌体外表面与对颌牙及邻牙表面形态的干涉程度,检测是否符合临床要求,可手动对局部形态进行修改以调整咬合关系和接触关系。

（二）冠桥数字化设计

冠桥数字化设计(digital design for crown and bridge)是指用口腔修复 CAD 软件虚拟设计基底冠、全冠、固定桥基底支架和全冠桥的组织面和功能面的技术,在口腔数字化设计技术中最早实现,应用也最为广泛。

目前的冠桥设计软件功能从早期的基底冠、全冠、三单位桥,逐渐发展到连续全冠、多单位长桥、固定活动联合修复体的固定部分以及种植体支持的冠桥等复杂形态冠桥设计,以能满足临床各类冠桥修复的需求。

常规冠桥数字化设计的工作原理和流程如下:

1. 数据输入与预处理　将预备体石膏代型、近远中邻牙和对颌牙(或咬合记录)的三维扫描数据(或口内直接扫描数据)输入 CAD 软件,获得完整、精确的冠桥修复工作区的数字模型。

2. 提取颈缘线　颈缘线提取是冠桥修复体数字化设计中比较关键的步骤,直接决定着修复体的边缘密合度。常见 CAD 软件一般采用半自动提取方式,表现为颈缘线自动"吸附"于肩台外缘线的效果,辅以人工局部调整。

3. 组织面　软件自动截取颈缘线内部的预备体表面,计算得到就位道方向,设置填倒凹参数、粘接剂厚度等,精确控制最小倒凹面积、倒凹去除比例及预备体不同部位的粘接剂厚度。该步骤涉及的关键参数也支持人工设置。

4. 功能面　均厚式基底冠功能面通常用数据偏置算法将组织面均匀增厚后获得;全冠功能面通常采用数据库法,先调用数据库中对应牙位的标准全冠模板,再手动完成标准冠定位、形态调整、咬合/邻接关系调整等步骤,这些步骤最能够体现个性化设计的特点。

标准冠数据库是冠桥 CAD 过程的重要支撑条件。设计软件通常提供多套标准冠数据库,体现不同种族、年龄、性别的天然牙齿冠部三维形貌特征,各种整体、局部变形调整功能可模仿技师雕牙的过程,对标准冠模型进行个性化调改,并可量化检测咬合、邻接关系情况,辅助操作者精细操作(图 9-2-2)。主流的 CAD 软件中,除个别软件根据预备体、邻牙和对颌牙或咬合记录直接创建全冠功能面外,其余 CAD 软件均需要标准冠数据库的支持来实现全冠桥和回切法基底冠桥的设计。

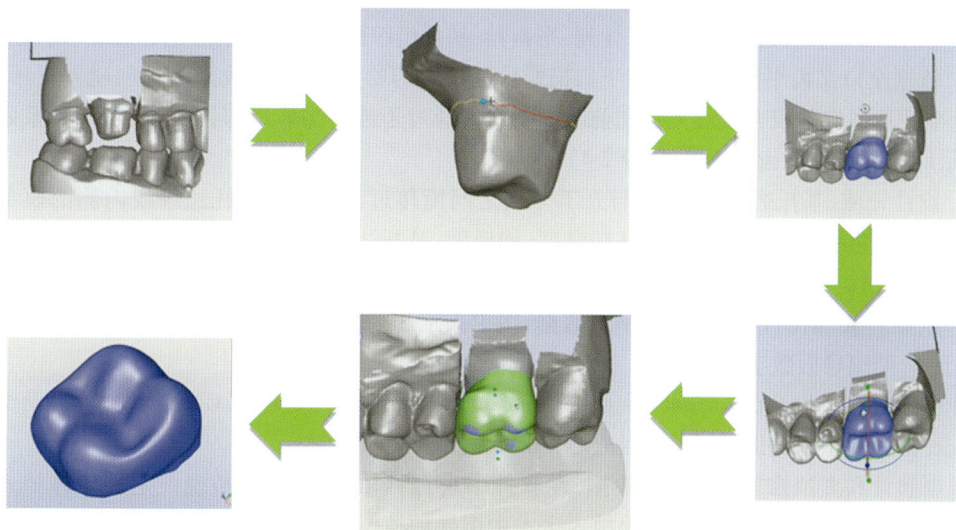

图 9-2-2　全冠数字化设计向导式流程

5. 数据封装与输出　将提取的修复体组织面,与设计完成的功能面的边界进行拼接,形成一个无缝过渡、曲率连续的整体表面,并输出为可用于数字化加工的标准格式数据(如 STL、PLY 等)。

桥体的设计通常采用数据库法。连接体通常自动设计完成,但需要操作者根据修复材料的机械强度等要求,对其截面形态进行个性化调整和确认。

(三) 可摘局部义齿支架数字化设计

可摘局部义齿支架数字化设计(digital design for removable partial denture frame)即应用 CAD 技术,半自动交互式完成可摘局部义齿支架设计的过程。

常规可摘局部义齿支架数字化设计的原则和流程如下(图 9-2-3):

1. 通过各种口腔三维数据获取技术获得缺损牙列及牙槽嵴和相邻软组织,以及对颌牙列的三维表面形态数据。

2. 借助专业 CAD 软件的设计功能,分别创建可摘局部义齿支架的各功能组件。

3. 最终合并为完整的支架三维数字模型。

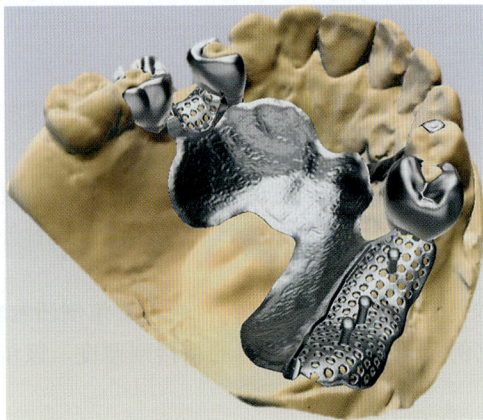

图 9-2-3　可摘局部义齿支架的数字化设计

针对可摘局部义齿支架的 CAD,现有技术大多采用将支架结构拆解成各个功能组件分别设计,具体包括:殆支托、卡环、舌杆、网状结构、大连接体(腭板)等,最后设计小连接体将各个组件连接起来,完成可摘局部义齿支架数字模型的设计。对于支架各功能组件的设计,现有CAD 技术大多采用在三维扫描的牙列模型上选取或勾勒组件的组织面形态,并按照口腔临床要求的各组件功能参数及其截面形态,生成磨光面形态的方式实现。全部设计流程以采用人机交互方式实现为主。

可摘局部义齿支架的数字化设计存在以下技术难点:①支架结构复杂、组件繁多;②各组件形态的数学提炼与表达较困难;③支架形式多样,自动化设计程度相对较低。

(四) 全口义齿数字化设计

全口义齿数字化设计(digital design for complete denture)即采用 CAD 技术进行全口义齿人工牙列、基托三维设计的技术。

全口义齿数字化软件相对复杂。其基本工作原理和流程如下:

1. 通过扫描获取正中关系位无牙颌牙槽嵴及相邻软硬组织、蜡殆堤三维数字模型。

2. 利用 CAD 软件绘制创建人工牙列、平衡殆、基托组织面和功能面的解剖标志点、线、面。

3. 依据全口义齿平衡殆原则,基于扫描蜡殆堤获得的殆关系,采用数据库法创建人工牙列,人工设计个性化适宜的咬合接触关系和前牙丰满度。通过干涉检测实现邻接关系、咬合关系的自动调整,最终实现全口义齿平衡殆(图 9-2-4)。

4. 设计牙龈、基托磨光面外形,与人工牙列之间衔接过渡。提取基托边缘线内侧的模型扫描数据作为基托组织面。设计适合的基托厚度、伸展度、基托边缘外形以及腭皱形态等,完成全口义齿义齿基托设计(图 9-2-5)。

5. 数据封装,输出 STL 或 PLY 格式数据,用于人工牙列和基托的数控加工。

(五) 种植导板数字化设计

种植导板数字化设计(digital design for implant surgery guide)是应用 CAD 技术,半自动交互式地完成种植外科手术辅助导板的设计过程。

根据颌骨和虚拟修复体的三维数据,在软件中进行种植手术模拟,精确设定种植体植入的三维空间位置,并通过 CAD 技术设计出植入手术中引导种植体植入位置和方向的种植导板。

种植导板数字化设计的基本工作原理和流程如下:

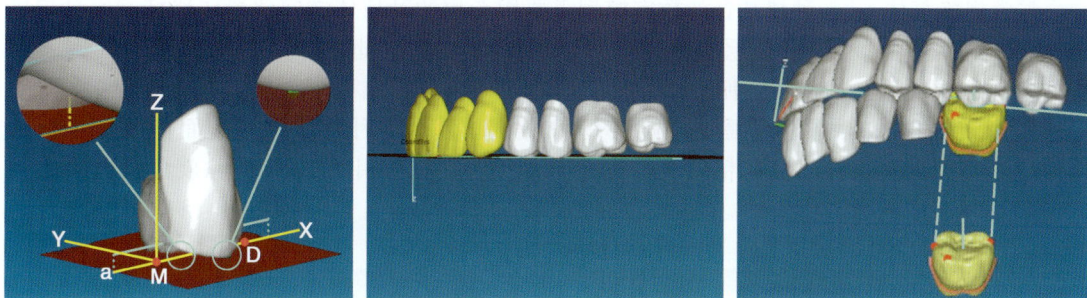

图 9-2-4　基于坐标系配准和碰撞干涉检测的全口义齿平衡验算法

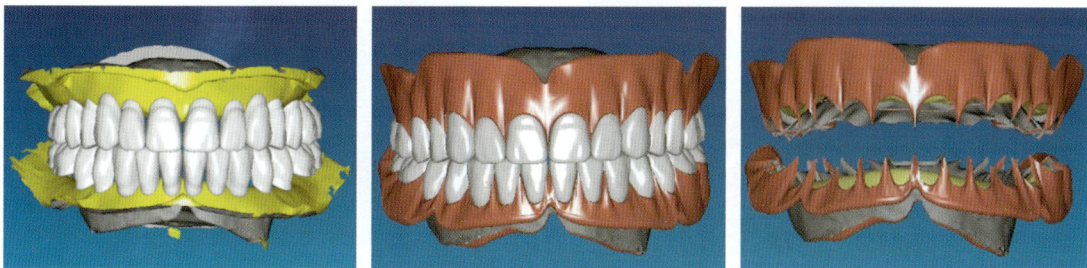

图 9-2-5　全口义齿 CAD 模型

1. 三维数据获取　CBCT 因其单次扫描时间短、放射量较低，目前已经成为种植治疗的常用辅助检查手段，也是颌骨三维数据获取的主要方式。修复体的三维数据可以来自虚拟设计或扫描诊断修复体模型。

2. 三维数据的重建与手术设计　基于颌骨三维数据，将颌骨 CT 数据重建成颌骨三维模型，分析剩余骨量、下颌神经管走向等信息，从而进行虚拟交互式的种植手术设计，制订最佳的种植修复方案（图 9-2-6）。

3. 导板设计　种植导板是将术前的虚拟设计准确转移到术中实施的关键。根据虚拟手术设计的手术计划信息（选择的种植体尺寸，种植体植入位置、深度、角度等）采用正

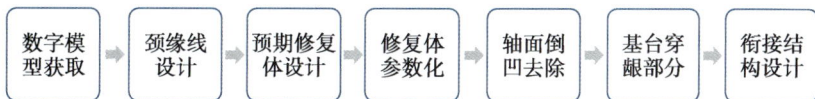

图 9-2-6　计算机辅助种植手术设计

向（forward engineering，FE）与逆向（reverse engineering，RE）设计相结合的方式，其中导板的导向孔可以实现术中对手术器械的导向作用，设计完成的数字化导板通常采用数字化制造技术（快速成型技术或数控切削技术）进行加工制造，用于临床手术治疗。

数字化设计的种植导板，可充分利用剩余骨量降低手术风险，有效提高种植体的植入精度，精准控制种植体的三维位置，使最终修复体达到理想的修复效果。

（六）个性化基台数字化设计

个性化基台数字化设计（digital design for individual implant abutment）即采用数字化设计技术进行种植基台的种植体连接面、修复体粘接面和软组织接触面三维个性化设计的技术。个性化基台数字化设计通常采用专门的 CAD 软件进行。常规基本工作原理和流程（图 9-2-7）。

数字模型获取 → 颈缘线设计 → 预期修复体设计 → 修复体参数化 → 轴面倒凹去除 → 基台穿龈部分 → 衔接结构设计

图 9-2-7　个性化种植基台的数字化设计流程

与常规修复体不同,种植基台的数字模型需要用专用的种植体空间位置转移杆。通过扫描用螺丝固定在种植体或替代体上的转移杆,间接获得种植体与近远中邻牙、对颌牙、周围软组织的空间位置关系。然后,从种植体数据库中调入种植体三维数据,与转移杆扫描数据配准后,用于基台的 CAD。颈缘线提取与冠桥 CAD 相同。基台与种植体的连接面可设计为种植体对应表面的共轭面。修复体粘接面的设计与回切法基底冠相同,但要去除就位道方向的倒凹(图 9-2-8)。

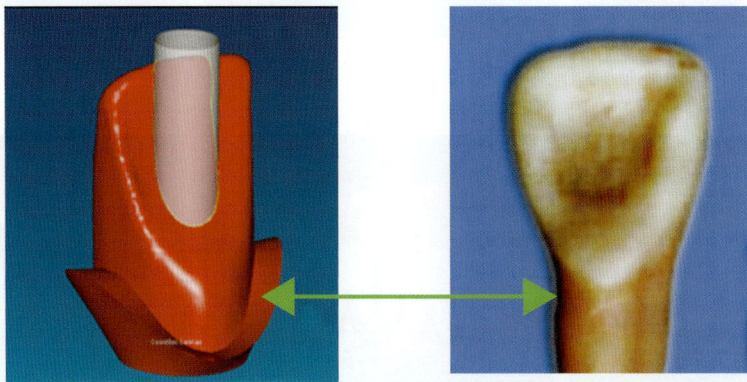

图 9-2-8　个性化种植基台的 CAD 模型（基于个性化牙根 CT 重建的穿龈部分设计）

设计仿生个体牙根形态的基台穿龈部分三维形态,可增强牙龈的红色美学效果,对边缘龈产生适度的支撑,减缓牙龈萎缩。设计时可将对侧同名牙牙根形态三维数据镜像于患侧完成穿龈部分的三维曲面造型。有些设计软件开发的仿真基台,能模拟显示压迫导致的牙龈局部"缺血发白"现象,可以更加直观地帮助操作者对穿龈部分外形进行控制。

（七）颜面赝复体仿真设计

仿真设计是颜面赝复体 CAD/CAM 技术中最关键的环节。对于未跨过中线的缺损,尤其是耳、眶等器官缺损,最佳的方法是镜像翻转健侧器官数据来设计赝复体。通过这一技术,可较容易地获得赝复体的解剖形态,对称性好,解决了传统工艺中对绘画雕刻技能与美学素养的要求,大幅度地降低了赝复体制作的工作难度和强度,很好的保证了最终的修复效果。对于跨越中线的缺损,尤其是全鼻缺损,无健康组织作参考。此时可从颜面器官三维正常形态数据库中初选外观形态相似的鼻作为基础;再按患者的实际情况进行精确匹配和修饰,即刻完成精准的外观恢复;此后再按赝复体各部的厚度和固位方式完成设计,进而,通过 3D 打印技术完成赝复体的快速制作。这一技术称为"颜面缺损的智能化仿真设计和快速制作技术",由空军军医大学口腔医院研发,现已成为成熟的技术在临床日常应用,显著提升了颌面缺损的修复水平。

第三节　修复体数字化制作技术

修复体数字化制作技术(digital manufacture technology for prosthesis)即应用 CAM 技术加工制作口腔医学诊断模型或医疗装置(包括:口腔修复体、颌面赝复体、各种手术导板、正畸矫治器等)的技术,其具有精确高效、节约、减少污染等诸多优点。口腔修复学也是口腔数字化制造技术应用最早、最广泛的领域,现已成为各类修复体制作的主流技术。

口腔数字化制作技术主要包括:切削成型技术(computer numerical control processing technology,简称 CNC 加工技术)和快速成型技术(rapid prototyping technology,简称 RP 技术)两个方面。

一、口腔修复体切削成型技术

口腔修复体切削成型技术也称为减材法加工技术(subtractive manufactunry),即应用工业铣削或磨削的加工方式,将已具一定形状的固体口腔科坯料切削消减而形成所需口腔修复体形状的数控加工技术。

减材法制作修复体通过应用数控多轴机床完成,其中"轴"代表机床切削组件可实现的自由度数(空间维度),自由度越高,灵活性越好,可加工模型的复杂程度也就越高。三轴、四轴切削设备适合批量加工倒凹面积小、形态相对规整的基底冠桥,加工精度约为 $20\sim30\mu m$;五轴切削设备(图9-3-1)适合加工精度要求较高、形态复杂的冠桥、种植基台等,加工精度约为 $10\sim20\mu m$,可以满足加工各种口腔修复体的需要。

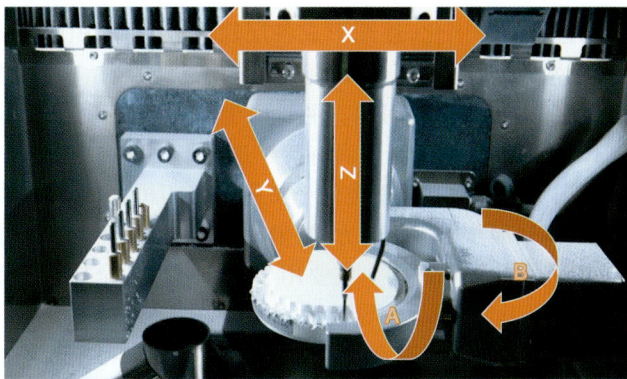

图 9-3-1 五轴数控加工设备
其中 X、Y、Z 为平移轴,A、B 为旋转轴

口腔修复体切削成型技术可加工的口腔科材料包括口腔科金属(贵金属、非贵金属合金、纯钛)、陶瓷和复合树脂材料。

口腔修复体切削成型技术的优势在于,技术成熟、加工精度高、材料适用范围广,几乎可直接加工各种口腔常用口腔科材料,是个性化修复体制作的首选。

这种技术的不足在于,减法加工技术对加工材料的浪费较多,导致修复体成本较高。主流CAD/CAM 系统常采用将修复体集中拼合的饼料切削加工方式,可在最大程度上降低材料的消耗。另外,对于制作形态特别复杂的(如可摘局部义齿支架)模型,切削成型技术的加工效率较低。

二、口腔修复体快速成型技术

口腔修复体快速成型技术(rapid prototyping technology for oral prosthesis)是一种基于"分层制造、逐层叠加"的离散堆积成型技术,又称增材法加工技术。首先将口腔修复体三维数字模型转变为二维片层模型后连续叠加,再由计算机程序控制按顺序将口腔科材料层层堆积,最终制造出口腔修复体(图9-3-2)。

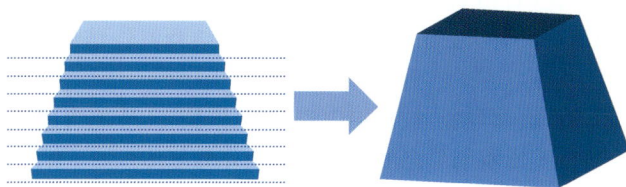

图 9-3-2 快速成型技术原理

美国麻省理工学院于 1988 年推出了世界上第一台基于立体光固化成型技术的快速成型机;1990 年,快速成型技术开始应用于医学领域,被用来制作诊断模型和进行手术模拟;21 世纪初,快速成型技术开始应用于口腔医学领域,主要被用来批量制作金属基底冠、桥修复体。

RP 技术最显著的特点是能够在较短的时间内快速制作出任意复杂形态的模型,这种特性特别适合各种复杂形态口腔修复体的制作需求。随着成型材料的不断扩展,RP 技术正逐渐成为各种口腔修复体、赝复体、手术导板制作的主流技术手段。2010 年以来,较先进的口腔科树脂及蜡材的 RP 加工精度可达到 16μm,口腔科金属 RP 加工精度可达到 30μm。

RP 技术主要包括:液态光敏树脂选择性固化(stereo lithography apparatus,SLA)技术、选择性激光熔融制造(selective laser melting,SLM)技术和三维打印(3D printing,3DP)技术等。

1. **SLA 技术**　也称为立体光固化成型技术,原理是基于液态光敏树脂的光聚合特性,使用特定波长和强度光源(激光、紫外光或可见光)分层选择性地投照液槽中的液态光敏树脂,使逐层固化堆积成形。该技术主要针对复合树脂类材料的特性而研制,主要应用包括:基底冠桥蜡型、赝复体蜡型、种植导板、牙周夹板、可摘局部义齿树脂基托部分等的制作。

2. **SLM 技术**　原理是在工作台上逐层铺粉,激光束在计算机的控制下按照分层截面轮廓信息对实心部分所在的粉末进行熔融固化,逐渐形成各层轮廓,从而堆积成实体。该技术主要针对金属及其合金材料,装备有惰性气体保护仓的设备还可熔融烧结纯钛粉末,成形出致密度较高的纯钛制品,很好地解决了纯钛铸造缺陷的问题。主要用于金属(包括纯钛及钛合金)基底冠桥、可摘局部义齿支架等的制作,但其制作加工精度尚有待于进一步改进和提高。

3. **3DP 技术**　即三维打印技术,其原理类似于喷墨式打印机,采用逐点喷洒粘接剂来粘接粉末材料,或逐点喷洒树脂液滴并同步光固化的方式,最后逐层堆积成形。3DP 技术可成型材料包括石膏粉末、部分金属粉末及光固化树脂材料。主要用于:牙颌模型、全口义齿型盒、铸造蜡型、颜面部赝复体(义耳、义鼻、义眼)及其阴模、手术导板等的成形制作。

口腔修复体快速成型技术主要应用于金属基底冠的批量制作和各种铸造熔模的三维打印方面,其最大的优势在于大批量制作的高效率和节约成型材料。近期已出现了应用 3D 打印直接制作全瓷冠的技术。

目前的颜面赝复体制作,是将由计算机辅助设计出的颜面赝复体反转设计成阴模,再由 3D 打印技术制作出阴模型盒,然后充填硅橡胶来实现。

第四节　口腔数字化加工材料

口腔数字化加工材料(dental materials for digital manufacturing)是指用于数字化制作各类口腔修复体、赝复体、种植体基台,以及手术辅助导板、研究模型等口腔医疗辅助装置的可数控磨削材料块或可快速成形的系列材料。口腔数字化加工材料是口腔医学数字化技术整个系统的重要组成部分。

口腔数字化加工材料按成份可分为陶瓷材料、复合树脂材料、金属材料和蜡材料。

一、口腔陶瓷材料

数字化加工陶瓷主要以数控加工为主,称为可切削口腔科陶瓷材料。

按加工工艺可分为一次烧结陶瓷和二次烧结陶瓷。一次烧结陶瓷是指陶瓷坯体成形和烧结致密一次完成;二次烧结陶瓷(特指氧化锆陶瓷材料)是在陶瓷坯体成形及初次烧结后材料尚未达到最高硬度时,经 CAD/CAM 切削加工获得所需形状,再烧结到终烧结温度使材料完全致密,达到最终硬度。

按成分主要分为长石瓷、玻璃陶瓷、氧化铝陶瓷、氧化锆陶瓷、玻璃渗透复合陶瓷等。以氧化锆为代表的致密陶瓷可直接加工出解剖形态的全氧化锆陶瓷修复体。

二、口腔复合树脂材料

口腔复合树脂材料是一种颗粒增强型聚合物基复合材料,是由有机树脂与无机填料组成的混合物,适用于制作无金属修复体、临时修复体、传统修复牙冠等。口腔复合树脂按成形工艺可分为可切削复合树脂和快速成形复合树脂两类。

1. **可切削复合树脂**　该类树脂与口腔临床常用的充填复合树脂相比有以下特点:①可切削复合树脂通常先预制成一定固态形状,在体外快速切削形成所需要的修复体,用于间接修复;②可切削复合树脂以修复体的形式应用于口内,树脂的聚合收缩发生在材料的制作过程中而不是发生在口内,不存在因聚合收缩造成的临床问题;③可切削复合树脂是通过特定的工业化方法聚合固化的,易达到较高的且均匀一致的聚合程度。

2. 快速成形复合树脂　用于 RP 加工制作复合树脂修复体、临床手术导板、赝复体阴模以及诊断模型,通常以离散形态(如粉状、液态)存在。在制作过程中,经激光等照射引发固化而成形。

三、口腔金属材料

金属材料主要包括镍铬合金、钴铬合金、金合金、含钛合金以及纯钛等。口腔金属材料的 NC 加工是较为成熟的工业技术,精度较高。纯钛是较适宜口腔修复要求的一种金属材料,其 NC 加工需要考虑散热和氧化的问题。

金属材料的 RP 加工是数字化加工的一个重要方向,直接对离散的金属粉末进行加法加工成各类口腔修复体或部件,其优点是效率极高、精度较高、稳定性高、材料理化性能好、远期成本低且单次可加工多达数百颗修复体。其中,SLM 是主要的金属 RP 加工技术之一,能制成非常致密的金属部件,强度达到甚至超过常规铸造方法生产的修复体。

口腔复合树脂和金属材料都可用于 NC 加工和 RP 加工,但各自适应于不同的临床应用场合。大体来说,NC 加工技术精度较高,效率相对较低;RP 加工技术精度稍低,但效率相对较高。

四、口腔蜡材

口腔蜡材可用于 NC 或 RP 加工制作蜡修复体模型,与口腔复合树脂材料类似,可用于制作诊断、方案设计或铸造用模型,数字化加工精度和效率较手工高。

第五节　口腔修复数字化技术的其他进展

一、人工智能辅助口腔修复临床决策支持系统

人工智能(artificial intelligence,AI)是研究、开发用于模拟、延伸和扩展人的智能的理论、方法、技术及应用系统的一门新的技术科学。人工智能是计算机科学的一个分支,它企图了解智能的实质,并生产出一种新的能以人类智能相似的方式作出反应的智能机器,该领域的研究包括机器人、语言识别、图像识别、自然语言处理和专家系统等。我们将医学中的专家系统称为临床决策支持系统(clinical decision support system,CDSS)。

CDSS 是用于辅助医师临床决策的计算机软件系统。该系统将患者的健康状况与医学知识结合,用以辅助医师决策,进而提高医疗服务水平。CDSS 可以提供医学专业知识,患者的个性化信息及诊疗建议,从而为医务工作者提供知识和判断分析病情的依据。CDSS 是人工智能在医学中的应用。随着人工智能领域数据挖掘与机器学习技术的发展和突破,医疗系统信息化程度也在不断加深。美国 Watson 系统通过分析患者的文本数据和影像学数据,基于医学知识、文献和专家经验,计算出符合患者的个性化治疗方案,目前已应用于肺癌、乳腺癌、结肠癌、直肠癌的治疗。此外,一些高校和公司合作研发的 CDSS 分析患者的基因组学和蛋白组学数据,结合临床检查报告,制订不同基因类型的疾病用药计划,达到精准医疗。

(一) 技术特点

一个临床决策支持系统包括输入、输出和运行机制三个方面。输入端是信息输入的窗口。输入的内容通常为已经设定好的格式化词组。格式化词组的输入方式有利于推理机的识别和运行。输出端为用户提供临床决策意见。当输出结果不唯一时,通常按照概率对结果进行排序。

运行机制与实际需求和医学知识相关,根据运行机制是否利用已有的医学知识,CDSS 分为基于知识的系统和基于数据的系统。基于知识的 CDSS 高度依赖于规则的设计,规则由研究者直接提供。该系统的局限性主要体现在无法进行自主学习。基于数据的机制可以弥补该类系统的缺陷。大部分 CDSS 采用的是知识和数据混合的方法生成结果。

（二）研究与应用

自 20 世纪 90 年代起,国内外口腔医学工作者已开始尝试对 CDSS 进行研发以用来解决口腔领域的问题。

1993 年,北京大学口腔医院研究了可摘局部义齿设计的专家系统。该系统用 Quick Basic 和 Turbo C 混合编程,采用分层组建知识库的思想,将义齿设计过程按逻辑关系分成不同层次,将患者基牙及口腔等知识输入系统,用以高级医师的临床经验和生物力学原则为基础的设计思想进行义齿设计,从而使该专家系统能够比较真实地模拟修复专家的临床检查、诊断,并给出修复前治疗计划和最终的义齿设计方案。

1995 年,Hammond 研发了专家系统 RaPiD。该系统用于辅助牙医进行可摘局部义齿设计。RaPiD 将可摘局部义齿设计相关规则和 CAD 整合,为 CAD 设计提供建议。当 CAD 设计违背了知识库中的规则时,系统会弹出一则对话框提示设计与规则冲突。该系统只是起到提示作用,不能产生完整的可摘局部义齿设计方案。它的规则只涵盖了部分知识。由于基于规则的方法缺乏稳定性和灵活性,该系统不能表达复杂的知识结构,因而未能用于临床实践。

1996 年,White 对口腔领域的 CDSS 进行分类,总结了 CDSS 解决的七类口腔问题:①牙科急诊,创伤及颌面部疼痛的诊断;②颌面部疾病的诊治;③口腔影像学中对影像的分析解读;④正畸学中对面部生长的分析;⑤头颅侧位片中标志点的确定和治疗计划的制订;⑥牙髓疾病的诊断;⑦修复中可摘局部义齿的设计。

2015 年,吕培军等研发了可摘局部义齿设计的临床决策支持系统模型,CDSSinRPD。该模型首先运用本体的方法构建了检查项概念知识库,然后采用基于案例的推理方法,计算患者口腔情况与案例库中口腔情况的余弦相似度,将案例库中相似度最高的一组案例对应的可摘局部义齿设计方案作为该患者的方案输出。该方法具有较高的准确性及良好的灵活性。

虽然,人工智能科学技术在口腔修复学的研究与应用目前尚处于起始阶段,但随着人工智能和大数据背景下深度学习和机器挖掘相关方法和技术的进步,将会为口腔临床医学和口腔修复的检查、诊断、治疗计划制订和治疗方案的科学决策带来新的方法和途径。

二、口腔修复自动化及机器人技术

口腔修复自动化技术是指口腔修复相关临床操作和科学研究过程在没有医生或较少医生的直接参与下,按照医生的要求,经过自动检测、信息处理、分析判断、操纵控制,实现预期目标的技术。机器人技术是口腔修复自动化的主要实现方式,将机器人技术应用于口腔修复领域,辅助医生自动化完成口腔修复相关的临床操作及科学研究。

（一）技术特点

机器人系统一般由四个相互作用的部分组成,即机械系统、环境、任务和控制器。机械系统通常是机器人的本体,由关节式或轴向机械装置、传动变速机构以及驱动执行装置组成,组合为一个互相依赖的运动机构。环境即指机器人所处的周围状态。它不仅由几何条件所决定,而且由环境和它所包含的每个事物的全部自然特性所决定。任务一般定义为环境的两种状态(初始状态和目标状态)间的差别,必须用适当的程序语言来描述,并能为计算机所理解。控制器一般为控制计算机,接收来自传感器的信号,对其进行数据处理,并按照预存信息,即机器人的状态及环境情况等,生成控制信号来驱动机器人的各个关节运动。

（二）分类及应用

近年来,机器人与自动化技术发展迅速,已渗透至口腔修复领域,机器人与自动化技术在口腔修复领域的应用也成为国内外学者研究的热点课题。口腔修复领域的机器人按照其不同的应用分为以下几类。

1. 全口义齿自动排牙机器人 2000 年,北京大学口腔医学院首先建立了牙颌弓的三维几何形态模型,模拟高级口腔修复专家排牙经验建立了数学模型,然后用 VC 和 RAPL 机器人语言编制了专家排牙、三维牙列模拟显示和机器人排牙控制程序,研制出了可调式排牙器,建立了一套完整的机器人辅助全口义齿人工牙排牙制作系统,最后用 CRS-450 6 自由度机器人首次实现了由机器人辅助排列全口义齿人工牙列。

2. 牙科种植机器人　2002 年,德国施瓦本明兴的医学信息中心设计了首台口腔种植手术辅助机器人系统,该系统基于患者上下颌的三维可视化 CT 数据,通过计算机控制软件 TomoRob 来确定牙种植体的位置和方向。当种植体的设计方案为术者所接受后,机器人开始在 TomoRob 软件的控制下开始移动,根据手术前确定的种植体的位置,机器人通过手持一个钻孔导板来引导医师在牙槽骨上打孔。该研究停留在实验室阶段。

2017 年 3 月,美国研发出牙科种植手术机器人系统 Yomi 并获得 FDA 批准。它是由术前设计软件、夹持种植手机的工业机器臂及控制系统、导航系统几部分构成的主从式机器人。用于帮助口腔种植医师进行术前设计,给医师提供可视化的界面和术中引导,准确控制手术方向、位置和深度,由医师操作完成手术。

2017 年,我国空军军医大学口腔医学院赵铱民课题组研发出世界首台自主式种植牙机器人。该机器人利用机器臂夹持种植手机,在导航系统的指引下,按照预先规划的机器人运动路径精准地到达种植位置,依据医师术前设计的种植体的位置、角度和深度,自主精确地完成种植窝洞的制备和种植体的拧入,现已完成了多例临床种植手术。平均手术误差小于 0.3mm,并与 3D 打印技术相结合,实现了种植牙术后的即时牙冠修复,实现了"精准、微创、安全"的手术目标。

3. 口腔咀嚼机器人　2008 年,意大利的热那亚大学研制了第一台口腔咀嚼机器人。为了在体外研究不同的修复体材料与传递到骨-种植体界面的力的关系,应用机器人模拟三维的下颌运动以及咀嚼时所产生的负荷。用该机器人对丙烯酸树脂、复合树脂以及玻璃陶瓷进行检测,结果发现三者存在明显的差异。实验表明不同弹性模量的修复材料对力的传递有不同程度的影响,而且咀嚼机器人能够确定这一差异。这种较小水平的差异证实了机器人在收集数据时的精确性,同时也证实了这种实验方法的可靠性。

4. 口腔临床微机器人牙体预备系统　2016 年由北京大学口腔医学院自主研制的国际首台自动化牙体预备系统,将机器人自动化技术、飞秒激光技术和口腔医学知识有机地结合在一起,实现光、机、电一体化,通过精细化、微型化设计,利用机器人自动控制飞秒激光束,在口腔内精确定位,对需要治疗的牙齿进行三维"精准"切割与磨除,从而实现了口腔牙体预备的自主式控制完成。同时,该系统可以与目前先进的口腔数字化义齿制作设备结合,快速精确地完成义齿的修复治疗,可望缩短患者的就医时间,改善患者的就诊舒适度,同时减轻医师的工作压力。

（吕培军）

参考文献

1. GREENES R A. A brief history of clinical decision support. Clinical Decision Support,2014:49-109
2. BERNER E S. Clinical Decision Support Systems:Theory and Practice(Health Informatics). New York:Springer-Verlag,2006
3. 蒋琰,胡涛,杨宁. 医学中的人工智能应用. 现代预防医学,2009,36:1580-1583
4. 吕培军,李国珍,王勇,等.计算机辅助可摘式局部义齿设计的专家系统.中华口腔医学杂志,1993,28(1):9-11
5. 吕培军,李国珍,王勇,等.人工智能专家系统在口腔修复中的应用.中华口腔医学杂志,1996,31(6):367-369
6. WHITE S C. Decision-support systems in dentistry. Dento maxillo facial radiology,1999,28(1):59-60
7. CHEN Q,WU J,LYU P J,et al. An ontology-driven,case-based clinical decision support model for removable partial denture design. Scientific reports,2016,14(6):27855
8. 吕培军,王勇,李国珍,等.机器人辅助全口义齿排牙系统的初步研究.中华口腔医学杂志,2001,36(2):

139-142

9. ENRICO C,MARIA M,TIZIANO T,et al. Robotic Chewing Simulator for Dental Materials Testing on a Sensor-Equipped Implant Setup. Int J Prosthodont,2008,21(6):501-508

10. YUAN F,WANG Y,ZHANG Y,et al. An automatic tooth preparation technique:A preliminary study. Sci Rep,2016,6:25281

11. 原福松,王勇,张耀鹏,等.口腔临床微机器人自动化牙体预备系统中全冠预备适宜参数初探.中华口腔医学杂志,2017,52(5):270-273

12. MIYAZAKI T,HOTTA Y,KUNII J,et al. A review of dental CAD/CAM:current status and future perspectives from 20 years of experience. Dent Mater J,2009,28(1):44-56

13. BEUER F,SCHWEIGER J,EDELHOFF D. Digital dentistry:an overview of recent developments for CAD/CAM generated restorations. Br Dent J,2008,204(9):505-511

14. RAIGRODSKI A J. Contemporary materials and technologies for all-ceramic fixed partial dentures:a review of the literature. J Prosthet Dent,2004,92(6):557-562

学习笔记

实习一　设备熟悉及工作模型的准备

【目的和要求】

1. 熟悉实习室内主要设备的操作方法。

2. 完成工作模型的灌注。

【学时】 3 学时。

【实习内容】

1. 仿头模及各种手机的使用。

2. 灌注工作模型。

【实习用品】

1. 仿头模、高速涡轮手机、低速直手机、低速弯手机及各种钻针、磨头。

2. 标准全口牙列橡胶阴模、树脂人工牙、石膏调刀、橡皮调碗、硬石膏、真空搅拌机、模型振荡器、蜡刀、模型打磨机。

【方法和步骤】

1. 介绍使用的仿头模的特点

（1）电源总开关、动力开关（脚闸）。

（2）给排水系统、三用枪、吸唾器。

（3）钻针形态特点及装卸方法、手机接口及装卸方法。

钻针（bur，drill）由头、颈和柄三部分组成。不同手机使用的钻针其柄部的直径和长度不同，分为以下三类：

1）低速直手机磨头：钻针柄为直径 2.35mm 的圆柱状（图 10-0-1A），根据工作端外形、组成材料等可分为长柄金刚砂磨头、长柄钢磨头、长柄戴石针等。

2）低速弯手机钻针：钻针柄直径 2.35mm，末端形态经过特殊设计，特定的外形与机头成栓式相接（图 10-0-1B）。

3）高速涡轮手机钻针：钻针柄为直径 1.6mm 左右的圆柱状（图 10-0-1C），头部工作端除形状不同外，还有金刚砂磨料的粒度区别，靠颈部不同的染色带区分，有绿、蓝、红、黄四色，代表的粒度由粗到细。粒度粗者磨削效率高，但形成的表面粗糙度也高；带有黄色颈环的金刚砂钻针常用于预备体或充填体的表面磨光。

（4）仿头模的动作控制

1）腰背部动作。

2）颈部动作。

3）颞下颌关节动作。

2. 灌制工作模型　根据实习需要配备 5~7 颗人工牙，如 $\dfrac{631}{6}\Big|\dfrac{6}{46}$。

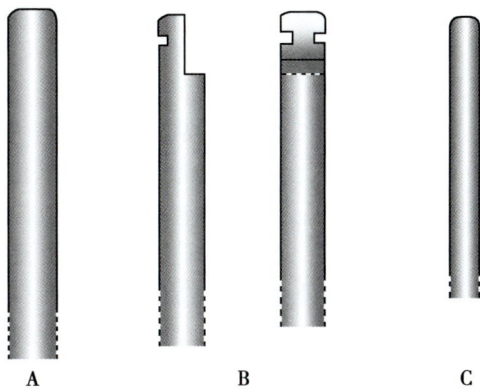

A　　　　B　　　　C

图 10-0-1　不同钻针的轴柄

A. 低速直手机磨头　B. 低速弯手机钻针　C. 高速涡轮手机钻针

（1）将人工牙插入标准阴模内：按牙位将人工牙准确就位。

（2）灌注模型

1）水粉比例：严格按照石膏的水粉比例调和石膏，并根据使用阴模的情况确定石膏的用量（硬石膏的粉液比为100：22，或根据材料说明书要求。单口标准模型需用硬石膏120g，需用水26.4mL）。

2）灌注：硬石膏和水混合均匀（最好采用真空搅拌）后，将阴模置于振荡器上，少量多次加入石膏，使石膏由高处向低处流，用小器械（探针、蜡刀）引导石膏流入细小的空间，以防止出现气泡。当石膏充满阴模的牙冠空间后，即可大量加入石膏，直至将阴模填满，刮平模型底面。

（3）模型修整：石膏发热期完成（约45分钟）后，石膏硬固，此时可将模型和阴模分离。用模型打磨机将模型底面及边缘修平滑，在模型的底面上写好姓名。

【注意事项】

1. 注意人工牙在阴模内的位置，避免错位、移位。

2. 必须在石膏发热期过后再分离阴模和石膏模型，分离时应该小心谨慎，防止损坏模型或阴模。

3. 根据仿头模系统的要求，模型底面还需要放置金属片（固位用），并制作定位槽（防止旋转）。

【实习报告与评定】

评定工作模型质量。

实习二 后牙铸造金属全冠（一）牙体预备、取印模、灌模型

【目的和要求】

1. 加深对金属全冠有关理论的理解。

2. 掌握后牙铸造金属全冠牙体预备的方法和步骤。

3. 掌握用藻酸盐印模材料取模的方法。

【学时】6学时。

【实习内容】

1. 制作硅橡胶导模。

2. 对工作模型上的人工牙（6̲）进行铸造金属全冠的牙体预备。

3. 用藻酸盐印模材料取模，超硬石膏灌模型。

【实习用品】

仿头模、工作模型、口腔检查器（器械盘、口镜、镊子、口腔科探针）、高速涡轮手机、涡轮钻针（马尼系列TR-11、TR-13、TF-S23）、硅橡胶印模材料、手术刀、上下颌托盘、肥皂液、藻酸盐印模材料、红蜡片、酒精灯、超硬石膏、石膏调刀、橡皮调碗、模型振荡器、石膏剪刀、蜡刀、模型打磨机。

【方法和步骤】

1. 制作正中矢状面预备量硅橡胶导模（median sagittal index） 按比例将硅橡胶的膏剂与催化剂混合揉搓充分混合后，将适量面团样硅橡胶覆盖预备体和近远中各至少一颗邻牙，同时要求硅橡胶至少覆盖上述牙的颈缘下5mm，待硅橡胶凝固后取下，用手术刀沿预备体正中矢状面切开形成硅橡胶导模，用于检测预备量和预备体形态。

2. 牙体预备 预备前应该了解后牙铸造金属全冠的预备量（图10-0-2）。

（1）𬌗面磨除（occlusal reduction）

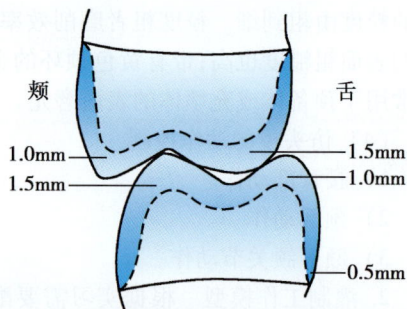

图 10-0-2 后牙铸造全冠预备量要求

1）深度指示沟(depth guiding groove)的制备(图 10-0-3A):用短粗的钻针(如马尼 TF-S23 钻针)沿殆面沟、嵴等外形转折处形成约 1.0mm 的定深窝,并开辟成等深的沟。

2）殆面牙体组织的磨除(图 10-0-3B):磨除指示沟间的牙体组织。分两步进行:首先磨除殆面的近中或远中一半,保留另一半作为对照,然后再磨除另一半牙体组织。

3）功能尖斜面(functional cusp bevel)的制备(图 10-0-4):用直径约 1.0mm 涡轮钻针沿功能尖的外斜面磨除一定厚度的牙体组织,形成一宽约 1.5mm 的斜面。功能尖斜面与牙体长轴大致成 45°。

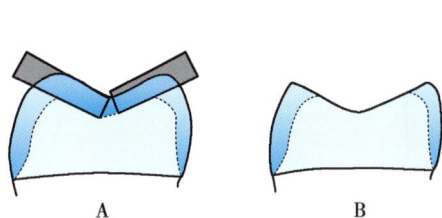

图 10-0-3　殆面预备
A. 制备殆面深度指示沟　B. 殆面预备完成后

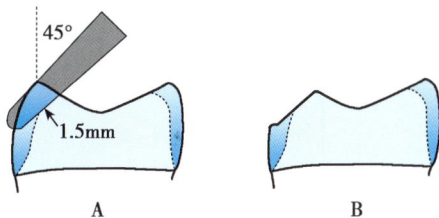

图 10-0-4　功能尖斜面的预备
A. 钻针的放置　B. 功能尖斜面预备完成

4）殆面预备间隙检查方法:①目测法:肉眼观察;②咬蜡片法:将红蜡片烤软后置于预备体殆面上,作正中及非正中咬合,蜡片冷却后取出,蜡片的厚度即为殆面预备间隙;③硅橡胶导模法:将硅橡胶导模在模型上就位,其与预备体殆面间的空间即为殆面预备间隙。

图 10-0-5　轴面深度定位沟

（2）轴面磨除(axial reduction)

1）深度指示沟的制备(图 10-0-5):用工作端为粗圆头、直径约 1.0mm 的长钻针(如 TR-13)制备。定位沟与设计的全冠就位道平行,轴面定位沟通常与牙体长轴平行。定位沟的深度为金刚砂钻针圆头的一半进入牙体组织,其龈端形成 0.5mm 宽、位于龈上 0.5~1mm 的无角肩台形状,定位沟确定了全冠的就位道和各轴壁预备的方向和大致磨除量。

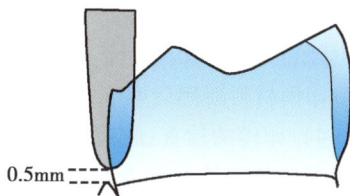

2）颊舌面的磨除(buccal and lingual reduction)(图 10-0-6):磨除定位沟之间的牙体组织,同时在龈端形成 0.5mm 宽、位于龈上 0.5~1mm 的无角肩台。先磨除颊或舌面的一半,以另一半牙体组织作为参考,然后再磨除另一半。越过轴角部分尽量向接触区扩展以减小接触区的宽度。

3）邻面的磨除(proximal axial reduction):先选用一细针状金刚砂钻针(如 TR-11)置于预备牙邻面接触点以内,用上下拉锯动作沿颊舌方向慢慢通过邻面,注意磨削面的龈缘保持在接触区的龈方,以确保将患牙和邻牙的硬组织完全分离。在通过邻面时,钻针与邻牙之间尽量保存一薄层预备牙的牙釉质,以确保邻牙牙釉质不受损伤(图 10-0-7)。接触区打开后继续扩大预备空间,磨出足够的空间后,再用前面所用的中粗圆头钻针(如 TR-13)修整邻面,形成 0.5mm 宽、位于龈上的邻面无角肩台边缘,并与颊舌面边缘相连续。

（3）边缘修整、精修完成(finishing):用中粗圆头钻针或更粗的圆头钻针(如 TR-14)修整。最后采用相同外形的磨光钻针对预备体表面进行光滑处理,形成位于龈上 0.5~1mm、宽 0.5mm 清晰光滑的无角肩台(chamfer)(图 10-0-6),用探针尖端探查可以感到明显的防止龈向下滑的阻力。同时,修整各线角使之圆钝。

（4）磨除量的检查:硅橡胶导模与预备体间的空间即为牙体磨除的量,也是将来修复体占据的空间。发现预备不足的地方要重新调整。

3. 制取印模

（1）石膏模型的湿润处理:用肥皂液将预备体石膏模型彻底浸透。

（2）托盘的选择:用于固定修复的托盘应满足以下要求:

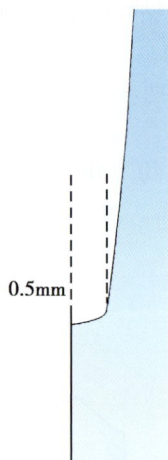

0.5mm

图 10-0-6　无角肩台外形

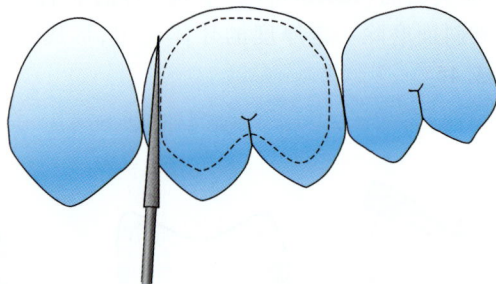

图 10-0-7　细钻针打开邻面接触点

1）托盘宽度较牙弓宽,距离牙列唇颊、舌面各 2~3mm。

2）托盘长度应覆盖全部牙列。

3）托盘高度应确保覆盖预备体颈缘。

（3）印模的制取:助手按照藻酸盐粉液比要求调拌印模材料,将调拌好的印模材料上到托盘上;同时,术者先用手指将少量印模材料抹在预备体周围(防止预备体周围形成印模缺少、缺陷等)和后牙𬌗面(防止印模𬌗面部位出现气泡等);然后由术者将盛满印模材料的托盘就位于预备模型上,待印模材料凝固后取下印模,检查是否合格。

（4）印模的检查:成功印模的标准如下:

1）预备体各轴面、𬌗面、边缘清晰,无气泡等缺陷。

2）预备体邻近牙、邻近牙槽骨等周围组织的印模表面清晰,无气泡等缺陷。

3）预备体邻近牙、邻近牙槽骨等周围组织的印模必须有足够的深度。一般要求预备体和余牙颈缘以上印模有 5mm 左右的深度,以使所灌注的模型在预备体边缘及余牙颈缘下人造石至少有 10mm 厚,从而保证代型和工作模型的强度。

4）整个牙列𬌗面的印模表面必须清晰,无气泡、缺损等缺陷,保证模型咬合时的精确,印模牙槽骨部分整体也须有一定的深度,保证模型的强度。

5）印模完整,印模材料与托盘不脱离。

4. 灌注工作模型　采用超硬石膏,按产品水粉比要求灌注模型。标准同实习一。

5. 检查超硬石膏工作模型

（1）预备体部分:完整无缺陷,边缘线清晰锐利。

（2）邻牙部分:与预备体相对应的邻面应该完整无缺陷。

（3）其余部分:后牙𬌗面完整无缺陷;如有石膏瘤,经修整后应该不影响上下颌模型的咬合关系。

（4）模型在牙颈缘下的厚度足够,至少 10mm。

【注意事项】

1. 牙体预备时注意患者(仿头模)和术者的体位。

2. 预备过程中一定要有支点。

3. 取印模前将(固定在仿头模上的)模型充分湿润以利于分离。

【实习报告与评定】

1. 预备体质量。

2. 印模质量。

3. 模型质量。

实习三　后牙铸造金属全冠（二）修整工作模型、插钉、灌模型底座

【目的和要求】

掌握后牙铸造金属全冠可卸石膏代型的制作方法和步骤。

【学时】 3 学时。

【实习内容】

修整模型、插钉、灌模型底座。

【实习用品】

工作模型、模型打磨机、标记笔、代型钉打孔机、代型钉、502 胶水、手术刀柄、尖刀片、慢速直手机、长柄钨钢梨形（菠萝样）磨头、长柄球钻、凡士林、硬石膏、模型底座橡皮托、石膏调刀、橡皮调碗、模型振荡器、模型打磨机。

【方法和步骤】

1. 工作模型修整　将模型底面修整至与𬌗平面平行,沿牙弓走行将模型修为鞍形(图 10-0-8)。修整后模型底面距预备体龈缘至少 10mm(图 10-0-9)。

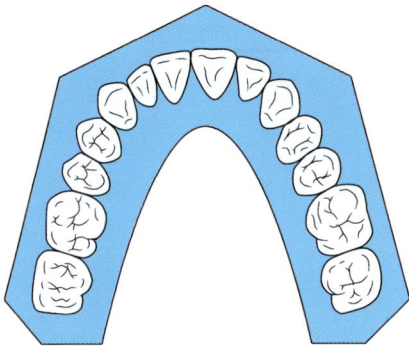

图 10-0-8　模型修整为马鞍形

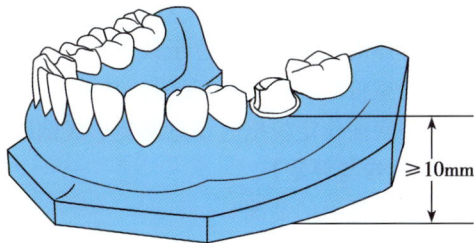

图 10-0-9　模型底面距预备体龈缘至少 10mm

2. 代型插钉

（1）模型底面打孔：在模型干透后进行(模型灌注完成 24 小时后)。

1）在模型底面作打孔标记：在预备体与邻牙之间,及预备体近中和远中 1~2 颗邻牙之间,沿基牙牙体长轴的方向在牙槽骨的唇颊和舌侧画线至模型下缘,应避开预备体颈部边缘。在预备体及近远中区块的正下方中央部位各作一个打孔标记,并在模型另一侧也作打孔标记(图 10-0-10)。

2）用专用打孔机在模型底面打孔、试插代型钉：按标记平行打孔,各孔深度一致；并在打好的孔内试插代型钉,应能无障碍插入,且插入深度一致,模型在代型钉的支撑下可以在桌面上保持平稳(图 10-0-11)。

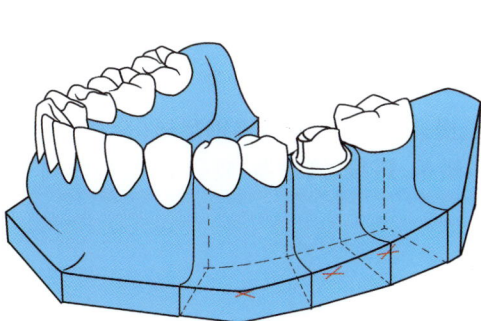

图 10-0-10　模型修整后画线作打孔标记

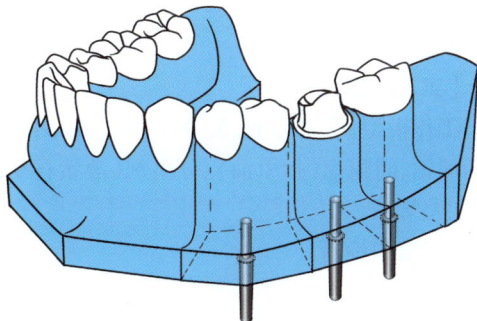

图 10-0-11　代型钉支撑模型

（2）固定代型钉：代型钉的固位端在 502 胶水里蘸过后插入孔内,确认完全就位后保持钉与模型底面垂直(各代型钉相互平行),至 502 胶硬固。固定完成后检查模型底面,将多余的 502 胶用手术刀片去除。

3. 定位槽的制备　在模型底面制作定位槽,注意避免形成倒凹。

（1）在无代型钉的区域将底面中央部位沿牙弓弧度用钨钢磨头磨出定位槽。

（2）在有代型钉的区域,用球钻在代型钉间及代型钉的颊舌向作较浅的定位槽,注意定位槽距代型钉应该至少 2mm,颊舌向的定位槽应该达到底面边缘(图 10-0-12)。

4. 模型底座的灌注

1）模型底面清理干净后均匀涂上一薄层凡士林作分离剂。

2）在所有代型钉的末端放置一个小蜡球。

3）选择与工作模型大小合适的模型底座橡皮托。

4）按照水粉比调和底座石膏(颜色与工作模型不同以便于分辨),将调好的石膏放满橡皮托,同时将石膏均匀涂抹于模型底面及代型钉周围后,将模型置入橡皮托内,去除多余的底座石膏,并清理底座石膏使其和工作模型间的界线清晰易见。

【注意事项】

1. 工作模型完全干燥后方可进行打孔操作。

2. 预备体的代型钉必须位于其正下方的中央部位。

3. 各代型钉之间必须相互平行,与模型底面垂直。

4. 模型底面作定位槽时注意避免形成倒凹。

【实习报告与评定】

1. 模型修整后的情况。

2. 代型钉的就位情况。

3. 模型底座的完成情况。

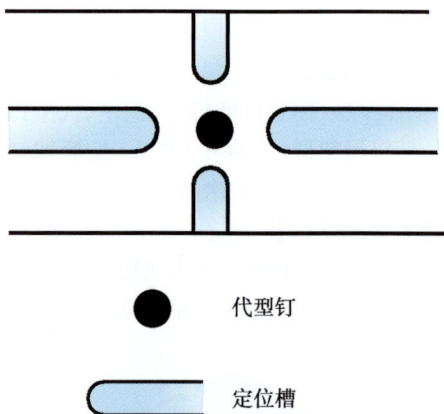

代型钉

定位槽

图 10-0-12　模型底面代型定位槽

实习四　后牙铸造金属全冠（三）锯代型、修代型、蜡型制作

【目的和要求】

1. 掌握后牙铸造金属全冠可卸石膏代型的制作方法和步骤。

2. 掌握后牙铸造金属全冠蜡型的制作方法和步骤。

【学时】6 学时。

【实习内容】

1. 制作可卸石膏代型。

2. 制作全冠蜡型。

【实习用品】

工作模型、手术刀柄、尖刀片、标记笔、小锯、小锤、慢速直手机、长柄钨钢梨形(菠萝样)磨头、长柄球钻、间隙剂(指甲油)、分离剂(液状石蜡)、嵌体蜡条、蜡线、滴蜡器、咬合纸、蜡型雕刻刀、酒精灯、火柴。

【方法和步骤】

1. 锯代型

（1）底座石膏(人造石)硬化后即可分离橡皮托,刮除底面石膏上的蜡球以暴露代型钉末端(图 10-0-13),待整个模型完全干燥后(24 小时)可以进行锯代型的操作。

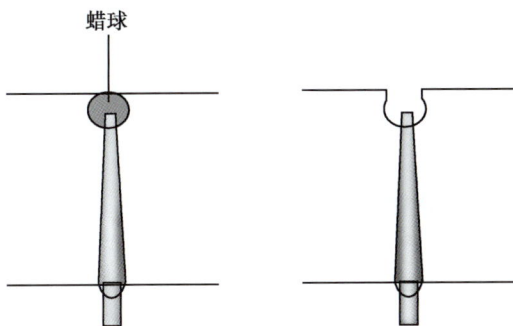

图 10-0-13　暴露代型钉末端

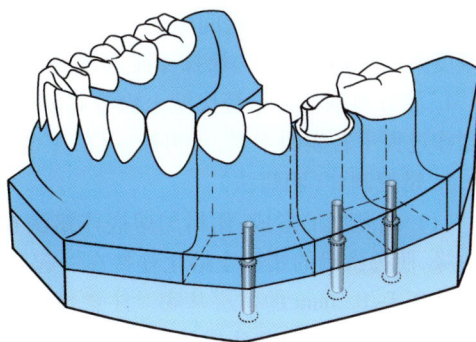

图 10-0-14　画线指示锯的位置和方向

（2）检查原有的线和代型钉之间的关系，如两者平行，则可进入下一步骤，否则需按前述方法重新画线（图 10-0-14）。

（3）用细锯条顺画线方向和位置将预备体代型与邻牙分割开。预备体代型与邻牙全部分离后，用器械柄（口镜柄）末端轻敲代型钉底端，将代型从模型中取出（图 10-0-15）。

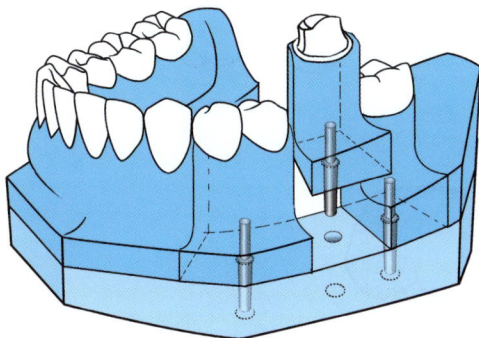

图 10-0-15　从模型中取出代型

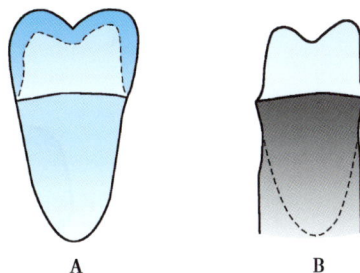

图 10-0-16　代型修整完成
A. 天然牙根面形态　B. 正确的代型根面形成

学习笔记

2. 修整代型

（1）用梨形或菠萝形钨钢钻修整代型根部，距颈缘线 0.5~1mm。

（2）用球钻修整龈缘处石膏，暴露预备体肩台边缘（避免损伤肩台边缘）。

（3）平整肩台边缘以下的代型根面部分，使其表面光滑。代型根面部分形态应近似天然牙（图 10-0-16）。过短会影响蜡型边缘雕刻。代型近肩台边缘下方不能形成过大的倒凹，否则会导致代型肩台边缘强度不足，也不利于全冠蜡型形成适当的颈部突度。

（4）代型修整完毕后用红笔标出肩台边缘线（图 10-0-17）。

3. 涂间隙剂

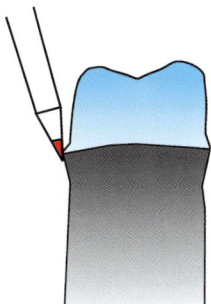

图 10-0-17　红笔标出颈缘线（肩台边缘线）

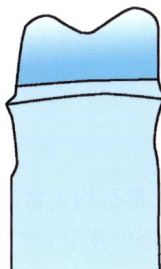

图 10-0-18　间隙剂涂布范围

（1）在修整后的代型表面涂一层硬化剂（502胶），以防止蜡型制作中损伤模型。

（2）在代型上涂一层间隙剂（指甲油）以便在全冠和预备体之间预留出粘接剂的空间。间隙剂厚度为20～40μm，均匀涂抹于距颈缘线0.5～1mm以上的代型表面（图10-0-18）。

4. 涂分离剂　在石膏代型上涂分离剂（或将代型浸入液状石蜡），防止蜡型与代型相粘连。蜡型制作过程中若表面干燥，可再涂一层，多余分离剂用气枪小心吹去。

5. 蜡型制作（滴蜡法）

（1）蜡基底的形成：用蜡勺熔嵌体蜡滴在代型上，再次滴蜡时注意用热蜡刀烫熔上次所滴蜡的边缘，使每次滴的蜡完全熔化连接在一起，同时防止形成气泡。多次滴蜡，使蜡均匀覆盖代型，形成厚约0.3～0.5mm的薄层基底。注意颈部肩台处熔蜡、加蜡应充分，使颈部边缘达到密合。也可将代型浸入盛满熔化基底蜡的金属容器中，得到薄而均匀的基底。

（2）轴面外形的恢复：在蜡基底的近远中面滴蜡，至与两侧邻牙形成接触。正确恢复接触区位置和外展隙（图10-0-19）。在颊舌方向，上颌后牙接触区多位于中1/3偏颊侧，舌外展隙大于颊外展隙。接触区颊舌方向的恢复应适中，接触点过窄易导致食物嵌塞，过宽又不能使牙龈得到食物的生理性刺激（图10-0-20）。

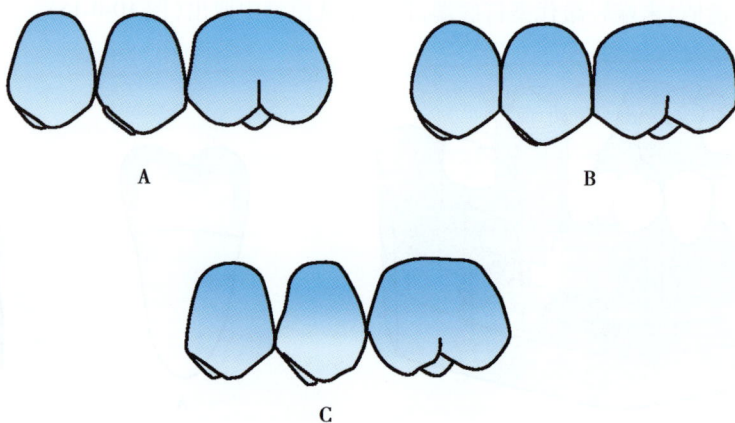

图 10-0-19　邻接触区颊面观
A.正确　B.太大　C.太小

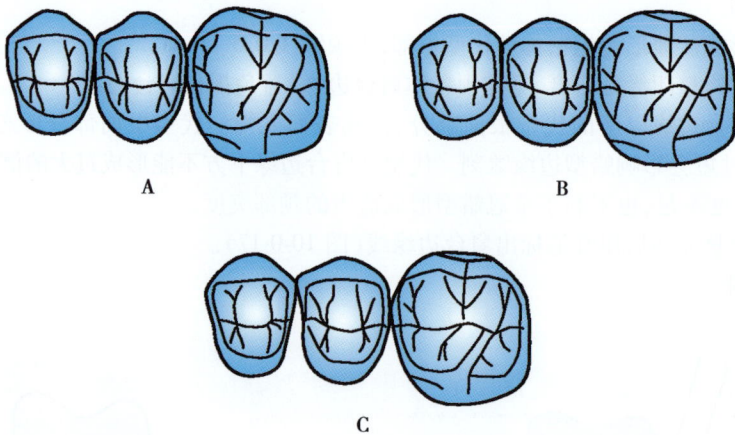

图 10-0-20　邻接触区𬌗面观
A.正确　B.太宽　C.太窄

当邻牙位置、形态均正常时，全冠颊、舌面外形恢复可以邻牙为参照，尽量与邻牙相协调。

（3）𬌗面形态的恢复：参考邻牙、对侧同名牙及咬合调整𬌗面形态，注意牙尖的位置和高度，同时注意形成窝、沟形态。

（4）边缘完成和修整：将全冠蜡型由代型上取下，重新在代型上涂分离剂，应确保代型上红色边缘线清晰。蜡型重新就位后,用滴蜡器将蜡型所有边缘处重新烫熔,修去外形过突的蜡和红色边缘线下多余的蜡,并进行光滑精修。在雕刻、修整边缘时,注意勿使用锐利工具,以免损伤石膏代型,导致完成后的全冠难以完全就位。检查蜡型边缘,注意边缘不应过长、过短、粗糙、过厚,且必须密合。

(5) 蜡型完成:蜡型经修整,表面应光滑完整,用小棉球蘸液状石蜡轻擦𬌗面沟窝处,注意勿损伤蜡型。用纱布卷一端蘸液状石蜡擦蜡型轴面,再用干的另一端擦干,直至形成光滑表面。擦去蜡型上所有残留的液状石蜡,至此全冠蜡型完成。

【注意事项】

1. 锯代型时注意保持预备体与邻牙模型的完整。

2. 蜡型制作过程中注意控制滴蜡器温度,支点要稳;勿使用锐利工具,以免损伤石膏代型。

【实习报告与评定】

1. 锯代型的完成情况。

2. 代型修整的完成情况。

3. 蜡型的完成情况。

实习五 后牙铸造金属全冠(四)蜡型包埋、铸造、切割(示教)

【目的和要求】
了解蜡型包埋、铸造的过程。

【学时】 3 学时。

【实习内容】
由老师示教完成蜡型的包埋和铸造过程。

【实习用品】
工作模型、铸圈、铸造座、铸道蜡线、红蜡片、滴蜡器、蜡刀、酒精灯、火柴、蜡清洗剂、包埋材料、包埋液、真空搅拌器、调刀、茂福炉、高频离心铸造机、坩埚、铸造镍铬合金。

【方法和步骤】

1. 包埋

(1) 按修复体的种类、数量选择相应大小的铸圈、铸造座(或成形座)。

(2) 铸道一般安放在全冠的牙尖处(通常为蜡型较厚处),最佳的位置是非功能尖(如下颌磨牙舌尖),这样可减少破坏精细雕刻的𬌗面外形和咬合接触的可能,从而减少铸造完成后对全冠的打磨、调改。铸道方向一般朝向对角线方向的颈缘(如铸道插在下颌磨牙的近中舌尖,则整个铸道大致指向远中颊轴角的颈缘处),即铸道大致与各相连轴面、𬌗面成135°角(图10-0-21)。因为该对角线方向路径最长,铸道指向这个方向可以减少该处颈缘的铸造缺陷。另外,要避免铸道与蜡型形成直角连接,否则熔融金属流动不畅容易形成缺损区,同时直角相接处的包埋材料也容易受冲击脱落而进入铸件形成砂孔等缺陷。单冠的铸道直径2.5mm,在距蜡型1.5~2mm处安放一个直径4mm的储金球(一般处于热力中心区)(图10-0-22)。储金球最后凝固可以补偿铸件金属固化过程中的收缩,否则铸件内易形成缩孔。铸道和铸件连接处还应圆滑,以防铸造缺陷。

(3) 在铸圈内侧放置薄蜡片作为内衬(短于铸圈两端各5mm),以利于包埋材料膨胀,方便开圈,增加透气性。

(4) 将连接好铸道的全冠蜡型从代型上取下,用热蜡刀熔化铸道蜡线末端粘固在铸造座上。将铸圈放在铸造座上,检查全冠蜡型在铸圈中的位置。蜡型应放置于距铸圈底面5~6mm处,保证铸圈底部有足够厚度和强度,防止铸造离心力使熔融金属穿出,同时也保证了蜡型离开热力中心区(图10-0-23)。

(5) 包埋多个蜡型时,应该让它们呈花瓣样散开,避开中央热力区,边缘距离铸圈周边约5mm,同时使储金球处于热力中心区(图10-0-24)。

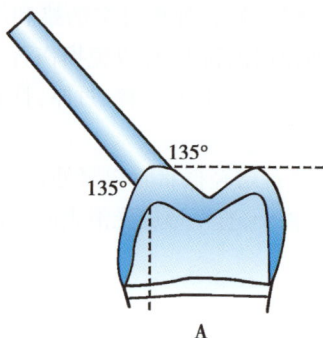

图 10-0-21　铸道与各轴面成 135°
A.轴面观　B.殆面观

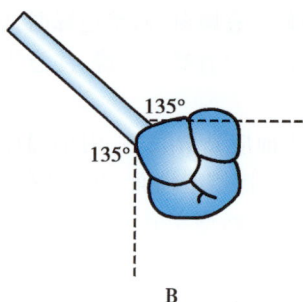

图 10-0-22　储金球

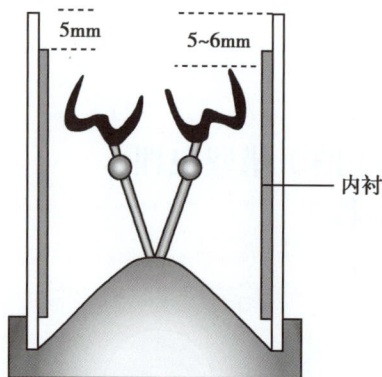

图 10-0-23　铸圈和蜡型

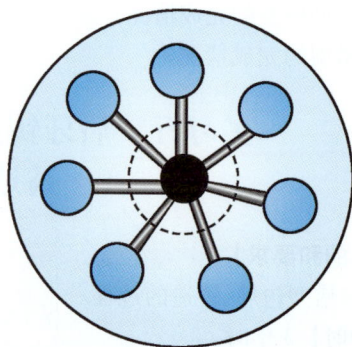

图 10-0-24　蜡型较多时呈花瓣样排列

（6）包埋过程

1）用蜡清洗剂清洗蜡型。

2）将铸圈固定在安放好蜡型的铸造座上。

3）按规定的粉液比取一定量的包埋材料粉剂和包埋液（应该注意温度对包埋材料的影响，夏季高温时需对包埋液进行降温处理）。

4）将混合的包埋材料置于真空搅拌器中，调刀稍作搅拌后用机器搅拌 1 分钟。

5）将铸圈放在振荡器上，先用小器械或小毛刷蘸少量包埋材料沿冠内壁将蜡型内腔填满然后沿铸圈内壁均匀缓慢注入包埋材料。当包埋材料达蜡型殆面水平时，注入速度应减缓，可同时旋转铸圈以减少蜡型殆面部分产生气泡的可能，蜡型全部埋没后可加快速度，至注满为止。

（7）包埋后铸圈放于平稳处，包埋材料完全凝固前避免移动。

2.烧圈　根据包埋材料的使用说明进行烧圈。

（1）包埋材料凝固 1~2 小时后进行。

（2）去除铸造座，将铸圈口（铸道侧）向下放于茂福炉中，由室温加热，升至 300℃，保持 30~60 分钟，使水分充分挥发，以保证加温均匀（磷酸盐包埋材在 300℃ 会产生较大的膨胀）。然后升温至 850℃，保持 30~60 分钟。

3.铸造　采用高频离心铸造机。

（1）调整铸造动平衡。

（2）检查坩埚有无裂纹。

（3）根据铸件蜡型的情况确定合金用量，将适量合金块置入坩埚。

（4）一旦合金完全熔化（此时的合金呈球形，中心明亮，无阴影）即开始铸造。

（5）熔铸后，铸圈口朝上放于安全处，室温自然冷却，以减少铸件脆性和体积收缩。

【注意事项】

科学估算铸造时的合金用量，防止浪费或铸造失败。

实习六　后牙铸造金属全冠（五）试戴、打磨抛光

【目的和要求】

1. 掌握铸造金属全冠的技工室试戴过程。

2. 掌握金属修复体的打磨、抛光程序。

【学时】 6学时。

【实习内容】

1. 在模型上试戴金属全冠。

2. 对金属全冠进行打磨抛光。

【实习用品】

石膏剪、小锤、喷砂机、慢速直手机、长柄轴柄、树脂切盘、高点指示剂、咬合纸、厚度测量尺、高速涡轮手机、钨钢裂钻、长柄金刚砂磨头、长柄绿磨石磨头、圆形砂纸片、毡轮、抛光布轮、氧化铬抛光膏。

【方法和步骤】

1. 开圈（示教）　用石膏剪夹住铸钮，用小锤轻敲铸钮底部以使包埋材料脱落。用喷砂机清理冠内和窝沟处的少量包埋材料。

2. 切割分离铸件（示教）　利用树脂切盘将各铸件的铸道切断，注意切割点距该铸件尽量近，但不能伤及该铸件或其他铸件（图10-0-25）。切盘使用过程中一定注意安全，防止误伤身体。

3. 全冠打磨、试戴

（1）检查铸件是否有铸造缺陷，如缩孔、砂眼、边缘铸造不全等。如果出现明显的上述缺陷一般需重新制作。

（2）检查全冠铸件组织面是否有瘤子、结节等。如有则应磨除。

（3）从工作模型上取下代型，将铸件往代型上试戴。如果预备体和铸件均合格的话，一般轻轻用力就可将铸件戴入就位，取出时也可感受到摩擦力的存在。试戴时，如果不能顺利就位，不能强行用力就位，最好用高点指示剂喷洒到冠的内面，再将它往代型上试戴（也可用咬合纸进行试戴），逐一试出阻碍点或高点，调改后逐渐就位。

（4）检查全冠在代型上就位、固位和稳定性。就位主要通过边缘是否密合来判断，如果以前的标记已经模糊，

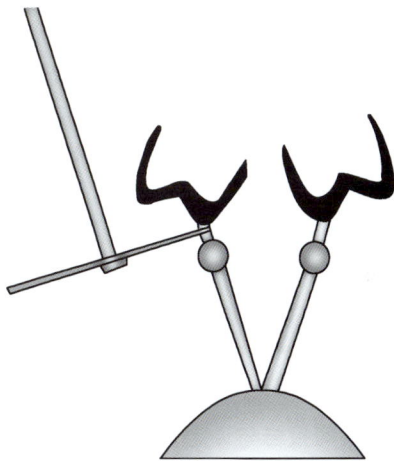

图 10-0-25　铸件切割

则将代型的颈缘线进一步用红笔标记，观察边缘是否密合，是否过长、过短、过窄或过宽（图10-0-26）。边缘过长或过宽可以通过仔细调改达到要求（图10-0-27），如果边缘过短或过窄则须返工重新制作。

（5）调改接触区：按近远中分别调改：将代型完全就位，并将代型一侧邻牙部分从整个工作模型上取下。在代型与另一侧邻牙之间放置薄咬合纸，然后将全冠在代型上就位。如果全冠与邻牙接触紧就位困难，不要用力使全冠就位。取下全冠，将有印迹的邻面阻碍点小心磨除——少量多次调磨，逐步消除阻碍点，直到冠在代型上完全就位。接触区与邻牙的接触在初步试戴时要求略紧一些，保留出最后精修、抛光的量。然后将取下的邻牙部分就位到模型上，再用同样的方法修整另一侧接触区。调改时还要注意接触区的形态、位置、范围等。

（6）调𬌗

1）磨除残留铸道，注意不要损害全冠牙尖、轴面解剖外形结构。

2）检查并调改正中咬合、侧方𬌗（工作侧、非工作侧）、前伸𬌗的早接触点或干扰点。

3）调改前应当用厚度测量尺测量全冠𬌗面需调磨部位的厚度，防止磨穿。

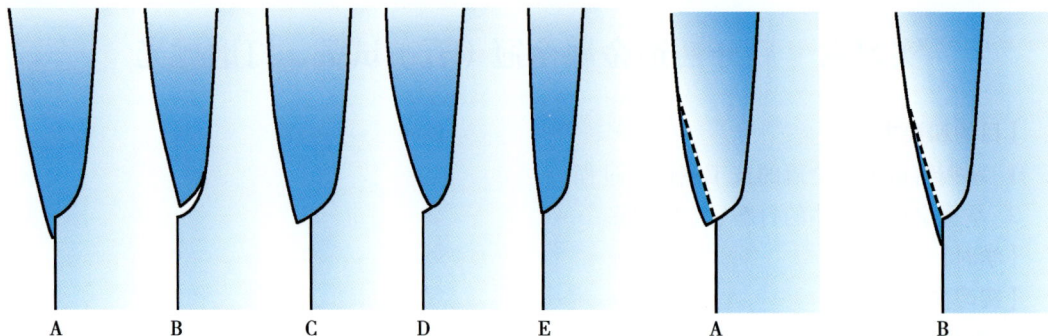

图 10-0-26 边缘形态
A.过长 B.过短 C.过宽 D.过窄 E.密合

图 10-0-27 可以调改的边缘问题
A.过宽边缘的调改 B.过长边缘的调改

（7）轴面外形修整：用金刚砂磨头或其他磨石修整轴面外形。

（8）用金刚砂磨头或其他磨石修整牙尖三角嵴外形及分布，用高速裂钻修整或形成窝沟点隙。注意随时用厚度测量尺测量𬌗面及窝沟的厚度，防止磨穿。

4. 精修和抛光

（1）精修和抛光时，所用磨具的粒度应该逐步由粗向细进行，否则不能获得光滑的磨光表面。

（2）用细的绿色戴石针、磨锥将整个全冠外表面打磨，一定要消除所有明显的切割纹理和沟痕，使冠的表面呈一致的粗糙度。接触区的磨光不要用力，以免破坏接触。边缘的磨光最好在代型上进行，以防止边缘卷曲、内陷或变形。

（3）用细头磨锥、磨尖对𬌗面的窝沟点隙进行修整、磨光，并用钢刷轮去除窝沟点隙内的污物。

（4）用细粒度砂纸片对各表面进行磨光。

（5）用橡皮砂轮、磨头对各面及𬌗面窝沟进行初步抛光。

（6）用毡轮或干抛光布轮蘸氧化铬抛光膏进行抛光。抛光后的表面要求呈镜面样外观，无任何细纹或刮痕。

5. 粘固（示教）

（1）将全冠清理干净后消毒，吹干备用。

（2）清理预备体表面后消毒，吹干备用。

（3）按要求调拌适量的粘固剂，涂在全冠的组织面，然后将全冠在预备体上就位，应保持一定压力以确保修复体完全就位，直到粘固剂硬固。去除多余粘固剂，并再次检查咬合，必要时调𬌗。

【实习报告与评定】

1. 全冠试戴过程及结果。

2. 全冠的精修抛光效果。

实习七 前牙金属烤瓷全冠（一）牙体预备

【目的和要求】

1. 加深对金属烤瓷全冠修复理论的理解。

2. 掌握前牙金属烤瓷全冠牙体预备的方法和步骤。

【学时】3 学时。

【实习内容】

1. 制作硅橡胶导模［方法见后牙铸造金属全冠（一）］。

2. 对工作模型上的人工牙（⎣1）进行金属烤瓷全冠的牙体预备。

【实习用品】

仿头模、工作模型、口腔检查器（器械盘、口镜、镊子、口腔科探针）、硅橡胶印模材料、高速涡轮手机、涡轮钻针（TF-13、TR-11、TR-13、BC-31、WR-3、FO-25）。

【方法和步骤】

1. 唇面及切端深度指示沟制备

（1）用平头锥形或圆头锥形金刚砂针（如 TF-13、TR-13）在切端和唇面分别制备深度指示沟。

（2）切端指示沟预备出 2~3 条，深度为 1.8mm 左右（图 10-0-28）。

（3）唇面分两个面预备：切端部分（切 1/2 或 2/3）和龈端部分（龈 1/2 或 1/3）（图 10-0-29）。切端部分磨除时应与其解剖外形相平行，龈端部分则应与就位道或牙体长轴相平行。按照上述方向要求在切端和龈端部分各预备出 2~3 条指示沟。切端部分指示沟深度为 1.1~1.3mm，龈端部分指示沟上段深度与切端部分一致，向龈方变浅，末端在平齐龈缘处深度小于 1mm。

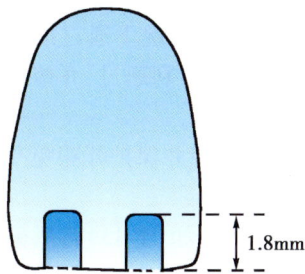

图 10-0-28　前牙唇面-切端指示沟

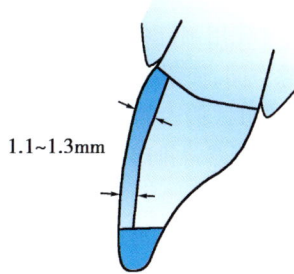

图 10-0-29　前牙冠纵切面-唇面指示沟

（4）所有深度指示沟的深度比实际要求的预备量小，余量待修整时磨除。

2. 切端磨除

（1）先磨除近中半或者远中半，将另外一半作为磨除量参考。

（2）切端要求磨除 2mm，若预备牙过长或低，还需参考邻牙或者以最终修复体的切端位置来确定磨除量。

（3）将切端磨成与牙长轴成 45° 的舌斜面。

3. 唇面磨除

（1）按照唇面指示沟深度磨除，切端部分与原有牙面形态一致；龈端部分与牙体长轴一致并决定全冠的就位道。磨除量为 1.2~1.5mm。

（2）在磨除龈端的同时形成齐龈的 1mm 直角肩台，待以后修整肩台时再磨除至龈下 0.5~0.8mm。

（3）龈端部分与牙体长轴大致平行，它与随后形成的舌侧轴面形成 2°~5° 的聚合度，是前牙金属烤瓷全冠固位稳定的基础。

（4）唇面近远中磨除至邻面接触区。

4. 舌面窝预备（图 10-0-30）　用小球形金刚砂钻针（如 BC-31）作指示沟或形成 3 个指示窝，深度为 0.7~0.8mm，然后用轮状金刚砂钻针（如 WR-13）或橄榄球样金刚砂钻针（如 FO-25）磨除隆突上的舌面窝达 0.8~1.5mm（磨除厚度在仅有金属的部分可为 0.8mm，在有瓷面的部分及金瓷交界的部分要适当增加），舌面窝磨除应基本与原有外形一致，不应形成一个简单斜面。

5. 舌轴面预备　用直径为 1mm 的圆头锥形金刚砂针（如 TR-13）预备舌侧轴面，先制备 2~3 条指示沟，指示沟深度以在龈端形成 0.5mm 宽的无角肩台为准，方向与唇面龈 1/3 或牙体长轴平行（图 10-0-31）。然后磨除指示沟间组织形成舌侧轴面，并形成宽度为 0.5mm 的齐龈无角肩台。磨除至邻面接触区时钻针在不接触邻牙的前提下尽量向唇侧扩展。

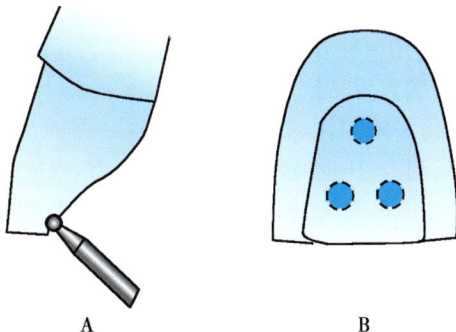

图 10-0-30　前牙舌面窝指示沟预备
A. 钻针使用　B. 指示沟分布

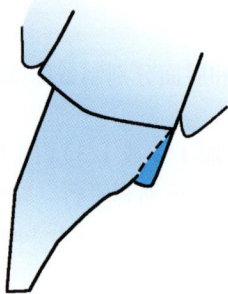

图 10-0-31　前牙冠纵切面-舌轴面指示沟　　　图 10-0-32　前牙预备体-精修完成

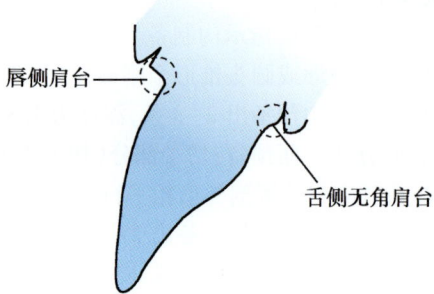

6. 邻面预备　先用细针状金刚砂钻针(如 TR-11)在不接触邻牙的情况下通过接触区后从唇侧、舌侧扩展磨除空间,使得中粗的圆头锥形金刚砂针(如 TR-13)可以顺利通过,并修整使最终唇舌侧边缘交汇在接触区偏舌侧。

7. 排龈　用排龈器将排龈线压入预备体龈沟内,起到机械推开牙龈并保护牙龈免受预备时钻针损伤的作用。

8. 制备唇侧龈下边缘　再用直径为 1mm 的平头锥形金刚砂车针(如 TF-13)将唇侧边缘预备至排龈后的齐龈或更低水平,以保证取出排龈线牙龈回弹后唇侧边缘位于龈下 0.5~0.8mm,并形成边缘为 1mm 宽的直角肩台。

9. 精修完成　同实习二(图 10-0-32)。

10. 硅橡胶导模检查预备量。

【注意事项】

1. 活髓牙进行预备时,应在局麻下进行。

2. 预备时,注意支点稳固,间歇磨切,喷水降温。

3. 检查预备间隙时,应同时检查正中咬合及非正中咬合下的情况。

【实习报告与评定】

前牙牙体预备的过程及预备体的质量。

实习八　前牙金属烤瓷全冠(二)取印模、灌模型,制作暂时冠

【目的和要求】

1. 熟悉硅橡胶印模材料的使用方法。

2. 掌握制作暂时冠的不同方法。

【学时】3 学时。

【实习内容】

1. 利用硅橡胶取印模。

2. 用两种方法制作暂时冠。

【实习用品】

仿头模、工作模型、口腔检查器(器械盘、口镜、镊子、口腔科探针)、硅橡胶印模材料及配套注射器、刮刀、托盘;超硬石膏、石膏调刀、橡皮调碗、模型振荡器、石膏剪刀、模型打磨机;慢速直手机、长柄金刚砂磨头、长柄球钻、高点指示剂、咬合纸;暂时冠材料及专用注射器;预成树脂套冠、自凝粉、液、调和铲、调和杯。

【方法和步骤】

1. 取硅橡胶印模

(1) 选择合适的托盘:标准同实习二。

(2) 取硅橡胶初印

学习笔记

1）按比例调拌适量的硅橡胶初印材料,置于托盘上制取初印。

2）初印材料硬固后取下初印,将预备体部位的印模材料均匀地刮除少许,制作个别托盘;在唇系带处作 V 形沟,以指导初印就位。

（3）取硅橡胶终印

1）按比例调拌适量的硅橡胶终印材料,置于专用的注射器内。

2）利用注射器先将终印材料注入预备体周围,再注入个别托盘(初印)的预备体周围后,立刻将初印的 V 形沟对准唇系带的方向复位于仿头模口内取终印(图 10-0-33)。

3）待硅橡胶终印材料完全硬固后,小心取出印模。

（4）检查硅橡胶终印:完整,无损伤、无气泡;表面光滑清晰;无脱模。

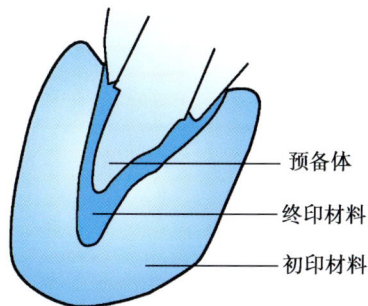

图 10-0-33　硅橡胶二次法印模截面

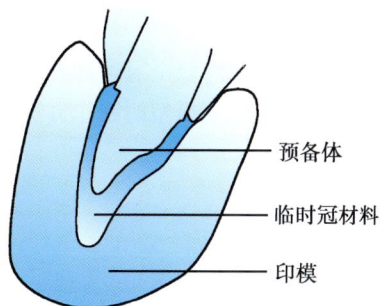

图 10-0-34　印模法作临时冠截面

2. 灌模型　方法同实习二。

3. 暂时冠(provisional crown)的制作

（1）印模法

1）对于牙体形态基本完整的牙可在预备前用藻酸盐取印模,然后修整印模:去除印模边缘的倒凹区,在上颌中切牙间作 V 形沟以利于印模复位。

2）根据预备要求完成对该牙的牙体预备。

3）按照暂时冠材料说明书要求,将基质和催化剂按比例混合调拌放入注射器中,注入预备体对应的印模内,注射时应随时排空空气,避免气泡混入;多余的材料置于操作者手背,以指示材料硬固程度。

4）将印模戴入口内,确认完全就位(图 10-0-34),待暂时冠材料基本凝固后(材料在该阶段有一定的弹性)取出印模,再取出暂时冠,检查暂时冠的完整性,如不合格则重新制作。

5）待暂时冠材料完全凝固硬化后修改暂时冠边缘至合适,戴入预备体,若就位困难,用咬合纸逐步试出邻面及冠内面阻碍点,直至完全就位。边缘要求同铸造全冠的边缘要求一致:密合、无悬突、无缺损。

6）调整牙冠的外形、咬合:利用咬合纸检查出暂时冠面的咬合高点并磨除;参考邻牙以及对侧同名牙的外形特点对暂时冠的唇面突度、唇面外形进行调改。

7）磨光、抛光。

（2）预成套冠法

1）选择与患牙大小相近的预成树脂套冠,修整牙冠边缘至合适。

2）用自凝单体浸润预成套冠组织面。

3）调和自凝树脂:取适量自凝粉,逐滴加入自凝单体直至自凝粉被浸透,调匀。

4）用自凝树脂重衬牙冠:自凝树脂进入拉丝后期后,将其压入预成冠内,再将预成冠在预备体上就位,沿边缘清理多余的树脂材料。

5）在自凝树脂完全硬固前(橡皮期)取下,然后再将其戴回预备体,以免未完全固化的树脂变形。

6）调整牙冠的外形、咬合:在自凝树脂完全硬固后进行。

7）磨光、抛光。

【注意事项】

1. 取硅橡胶终印时注意使初印完全复位。

2. 制作暂时冠时注意把握取出时机。

【实习报告与评定】

1. 硅橡胶印模的制取过程及质量。

2. 完成的暂时冠质量。

实习九　前牙金属烤瓷全冠（三）代型修整，制作基底冠蜡型

【目的和要求】

1. 掌握前牙金属烤瓷全冠可卸石膏代型的制作方法和步骤。

2. 掌握前牙基底冠蜡型的制作方法和步骤。

【学时】 6 学时。

【实习内容】

1. 修整代型。

2. 回切法作基底冠蜡型。

【实习用品】

同实习三和实习四。

【方法和步骤】

1. 工作模型和代型的制备（见铸造金属全冠部分）

2. 蜡型制作　采用回切法。

（1）参照对侧同名牙的解剖形态，在预备体上制作完整的牙冠蜡型。

（2）回切蜡型：按金属烤瓷冠各部位瓷层厚度要求，将牙冠蜡型部分切除，形成金属基底冠的蜡型，并保证基底冠蜡型有足够厚度（≥0.5mm）。

1）按修复空间、咬合关系设计并确定金瓷结合线的位置、确定修复体为全瓷覆盖还是部分瓷覆盖、确定邻面接触区形式等。

2）用雕刻蜡刀或手术刀画线，标记咬合面和邻面金瓷结合线、边缘线位置，标记切端回切量，用蜡刀形成深度定位沟定位唇面、邻面和舌面回切量。

3）切端回切量为 1.5mm，用蜡刀去除定位沟间或标记线内的蜡，使切端瓷层达到足够厚度，同时也避免形成过厚（大于 2mm）的无金属基底支持的瓷层。

4）唇面、邻面回切量为 0.5~0.9mm，使唇面、邻面瓷层达到足够厚度从而形成天然牙的层次感和透明特征。

5）舌面回切量为 0.5~1.0mm 即可。

6）雕刻金瓷结合线时，用平圆头雕刻刀形成一清晰锐利、光滑、直角但内线角为圆钝的外形结构，使金瓷结合处呈端对端的对接。

7）唇面、邻面边缘用勺形或平圆头雕刻刀形成圆角肩台外形（图 10-0-35）。

（3）精修蜡型：使蜡型表面光滑连续、使各线角和交界圆钝、使边缘清晰连续。最后完成的蜡型，在瓷覆盖区除端端相接区及牙体组织缺损较大处较厚外其余区域厚度应一致，为 0.35~0.4mm。这样在铸造并打磨完成后基底冠瓷覆盖区厚度不小于 0.3mm。

（4）小心封闭边缘。

（5）在舌侧非瓷覆盖区尽量避开咬合的舌轴面上用一 3mm 长细蜡线连接，当基底冠铸造完成后此处形成一 3mm 钉状突起（夹持柄），以供烤瓷时夹持基底冠使用（图 10-0-36）。

（6）安插铸道和铸造座：选择直径为 2.5mm 的铸道蜡条一段，一端用蜡垂直地固定于蜡型切端偏舌侧处（即切斜面处），其他如储金球等操作同实习五。

（7）蜡型包埋、铸造，喷砂、切割铸件。

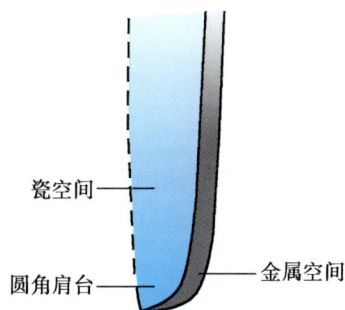

图 10-0-35 基底冠蜡型唇面、邻面边缘-圆角肩台

瓷空间
圆角肩台
金属空间

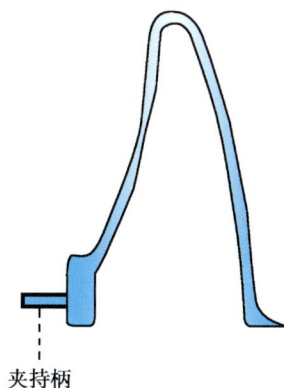

图 10-0-36 在蜡型上形成夹持柄

夹持柄

【注意事项】

1. 金瓷结合线必须形成内线角圆钝的直角肩台样,且避开咬合接触部位。
2. 完成的基底冠蜡型表面应光滑圆钝。

【实习报告与评定】

1. 石膏代型的完成情况。
2. 1:1牙冠蜡型的完成情况。
3. 回切后基底冠蜡型的完成情况。

实习十 前牙金属烤瓷全冠(四)烤瓷

【目的和要求】

1. 进一步理解烤瓷的基本理论。
2. 了解烤瓷的全过程。
3. 熟悉金属基底冠瓷结合面处理的方法。
4. 熟悉涂瓷的方法和步骤。

【学时】6 学时。

【实习内容】

1. 对金属基底冠瓷结合面进行粗化处理、排气和预氧化。
2. 在金属基底冠上涂瓷、熔附。
3. 烤瓷熔附金属全冠试戴和粘固。

【实习用品】

喷砂机、超声波清洗器、真空烤瓷炉、去冠器、氧化铝砂石、80 目石英砂、各种瓷粉、涂瓷工具、吸水纸、慢速直手机、砂片、长柄柱状砂石、长柄球钻、抛光橡皮轮、绒轮、氧化铁抛光剂、牙线、咬合纸、干棉球、75%乙醇溶液、玻璃调板、粘固剂。

【方法和步骤】

1. 对金属基底冠瓷结合面的处理

(1)粗化处理

1)金属基底冠在仿头模上试合合适后,用水洗净、吹干。

2)用氧化铝砂石按同一方向磨粗金属基底冠表面。

3)用喷砂机在$(2\sim4)\times10^5$Pa 压力下,以 80 目石英砂对金属基底冠表面进行喷砂,清除表面附着物和氧化物,并形成了微观的粗化面。

4)金属基底冠喷砂后洗净,然后放入超声波清洗器内用蒸馏水超声清洁 5 分钟。

(2)排气和预氧化

1)用止血钳将金属基底冠放在真空烤瓷炉的烘烤盘支架上,然后一起移至真空烤瓷炉门前

视频:ER10-0-6 烤瓷的过程

充分干燥。

2）把金属基底冠送入炉内，根据所用材料的操作说明来调节温度和时间，一般是升温至高于烤瓷熔点4℃左右的温度，并保持3~5分钟，然后再升温至1 000℃，抽真空10.1kPa后放气。

3）在空气中预氧化5分钟后，取出冷却。

2. 涂瓷及熔附

（1）涂不透明层瓷

1）根据所选牙色的型号，选择不透明层瓷粉，取适量置于玻璃板上，用专用液调成瓷浆。

2）用止血钳夹住金属基底冠舌面的夹持柄，然后用小毛笔将瓷浆均匀地涂布在金属基底冠表面，厚度约为0.2mm。

3）利用器械柄的刻纹，在夹持金属基底冠的止血钳上轻挫，产生轻度振动，水分从瓷浆中溢出，用吸水纸吸去水分，反复操作几次后用毛笔将表面刷平滑。

4）将涂有不透明层瓷粉的金属基底冠放在烘烤盘支架上，然后一起移至烤瓷炉门口充分干燥。

5）放入真空烤瓷炉内烧结（根据烤瓷炉及瓷粉的操作说明来调节程序），完成后立即取出，在室温下冷却。

6）检查遮色效果，如欠佳可重复一次上述操作步骤，但不透明层不得超过0.2mm。

（2）涂颈瓷

1）将熔附有不透明层的金属基底冠戴入石膏代型的预备体上。

2）取适量颜色相应的颈部瓷粉置于玻璃板上，用专用液调成糊状。

3）用小毛笔将糊状的颈瓷涂布于颈部，并稍向冠中央部延伸，厚度逐渐变薄。

4）将石膏代型连同涂有颈瓷等瓷粉的金属基底冠一起从模型上取下，并加上适量的瓷浆以补偿烧结时的收缩。

5）轻轻振动、吸水，用软毛刷将表面刷平整。

6）从石膏代型上取下金属基底冠，用湿毛笔清洁金属基底冠内部，并小心地放在烘烤盘支架上。

7）移至真空烤瓷炉炉膛旁边充分干燥。

8）放入真空烤瓷炉烧结（依烤瓷炉及瓷粉的操作说明来调节程序），完成后立即取出，并在室温下冷却。

9）在石膏代型的预备牙上试戴，检查瓷边缘的适合性，如欠佳可重复一次上述操作步骤。

（3）涂体瓷、釉瓷和透明瓷

1）将熔附有不透明瓷、颈瓷的金属基底冠戴入石膏代型的预备体上，取适量颜色相应的体瓷瓷粉置于玻璃板上，用专用液调成能用毛笔团状挑起并能大量堆放到金属基底冠表面的稠度。

2）用毛笔在上述的金属基底冠上铺体瓷瓷浆，先从颈部开始，逐层进行，操作中随时用振动法使水分溢出，并用吸水纸吸去。铺体瓷后，切端厚度应控制在2mm左右。

3）根据同名牙的解剖形态，雕刻其外形。

①在体瓷切端唇舌径唇侧1mm处画一条回切线，用手术刀片从此线至唇面切1/3，再从唇面切1/3至唇面中1/3分两步回切，注意唇面的弯曲弧度，回切后体瓷厚度至少应为0.7mm。

②用手术刀片在唇面体瓷切1/2~1/3处，切向切端方向形成一个斜面（切除厚度从龈端向切端逐渐增厚）；在唇侧相当于发育沟的部位形成2~3个纵形凹槽，使切端形成指状突（由切端向龈端逐渐变窄，终止于牙冠近颈部2/3处）；在唇面近远中1/3处切向邻面也形成斜面，同样回切舌面及舌面邻面线角。然后取适量合适的釉瓷瓷粉调成瓷浆，铺在上述斜面上，并轻轻振动、吸水，最后用小毛笔刷出唇面解剖外形。

③用手术刀在体瓷切端舌侧切出一小斜面（切除厚度自切端向龈端逐渐变薄），调和适量合适的透明瓷瓷粉成瓷浆，铺在斜面上，并轻轻振动、吸水，然后用小毛笔刷出解剖外形。

④在唇面、舌面上铺透明瓷，其外形比实际牙冠外形大15%~25%。

4）将石膏代型连同涂有体瓷、釉瓷和透明瓷等瓷粉的金属基底冠一起从模型上取下，在邻面再加上适量的瓷浆以补偿烧结时的收缩。

5）轻轻振动、吸水，从石膏代型上取下涂好瓷的金属基底冠，用湿毛笔清洁金属基底冠内部，然后小心放在烘烤盘支架上，移至真空烤瓷炉炉膛旁边充分干燥后，放入真空烤瓷炉内烧结。

3. 室温下冷却后，在石膏代型的预备牙上试戴，进行外形、咬合关系和邻接关系的初步修整。用去冠器去除暂时冠，最后在仿头模上作进一步的修整，使之符合要求。

4. 染色、上釉

（1）根据邻牙、同名牙色泽特征，可用烤瓷颜料进行染色，然后在冠的表面均匀地涂一层透明的釉层瓷浆。

（2）干燥后烧结（依烤瓷炉及瓷粉的操作说明来调节程序），完成后室温下冷却，即完成了烤瓷的全过程。

5. 磨除舌面夹持柄，按常规进行抛光。

6. 按常规进行烤瓷冠试戴、粘固，可参见实习六。

【注意事项】

1. 经过清洗后的金属基底冠不能直接用手拿或放在不清洁桌面上，以防止受污染。

2. 在涂瓷时，要防止瓷粉以及涂瓷用品等受污染。另外还需随时振动，以排气泡和水分。

3. 涂好体瓷后，在涂釉瓷和透明瓷时，振动幅度不能过大，以免瓷粉互相混杂，造成层次不清，甚至影响色泽。

4. 烧结前应充分干燥瓷层，另外注意清洁金属基底冠组织面内的杂质。

5. 烧结次数不宜过多，否则会影响色泽，还会增加瓷裂的可能性。

【实习报告与评定】

评定学生制作的前牙金属烤瓷全冠。

实习十一　前牙金属-烤瓷固定桥（一）牙体预备

【目的和要求】

1. 理解固定桥的基础理论。

2. 初步掌握前牙固定桥的牙体预备方法。

【学时】3学时。

【实习内容】

完成前牙金属-烤瓷固定桥的牙体预备。

【实习用品】

仿头模、工作模型、口腔检查器（器械盘、口镜、镊子、口腔科探针）、高速涡轮手机、涡轮钻针。

【方法和步骤】

1. 唇面及切端深度指示沟制备。

2. 切端磨除。

3. 唇面磨除。

4. 舌面窝预备。

5. 舌轴面预备。

6. 邻面预备。

7. 排龈，制备龈下边缘。

8. 精修完成。

牙体预备方法基本同实习七，不同之处在于：两颗基牙的轴面预备过程中要注意形成共同就位道（图10-0-37）。

【实习报告与评定】

固定桥基牙的预备情况。

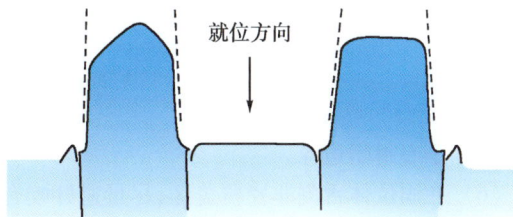

图 10-0-37　前牙烤瓷牙体预备时注意形成共同就位道

实习十二　前牙金属-烤瓷固定桥（二）桥架蜡型制作

【目的和要求】

掌握前牙金属-烤瓷固定桥桥架蜡型的制作。

【学时】 6 学时。

【实习内容】

制作前牙金属-烤瓷固定桥桥架蜡型。

【实习用品】

同实习三和实习四。

【方法和步骤】

1. 工作模型和可卸代型的制备(参见铸造金属全冠)。

2. 蜡型制作

(1) 用蜡恢复基牙固位体的理想解剖形态和突度。

(2) 回切蜡型,在保证基底冠蜡型足够厚度的同时留出瓷修复空间,固位体与桥体相连接的邻接区不回切,以便与桥体相连接。

以上两步同实习九。

(3) 制作桥体蜡型

1) 缺牙区牙槽嵴处垫上基托蜡片,厚度 1mm 左右以预留烤瓷空间。

2) 根据邻牙及对𬌗牙的情况,恢复桥体外形(改良鞍式)(图 10-0-38)。根据咬合接触点位置,设计合理的金瓷结合线后进行回切。

3) 连接体:位于天然牙接触点的部位,稍靠近舌侧以确保美观度;适当向切端延伸以保证强度;四周应呈现平缓的曲面,龈端留出 1.5~2mm 的邻间隙位置。

(4) 蜡型完成:使蜡型表面光滑连续,使各线角和交界圆钝,使边缘清晰连续。最后完成的蜡型,在瓷覆盖区应该留出 1~1.5mm 的空间,以保证固位体和桥体表面的瓷层厚度均匀一致;桥体蜡型的龈面与牙槽嵴间留出 1mm 左右的空间以备烤瓷(图 10-0-39)。

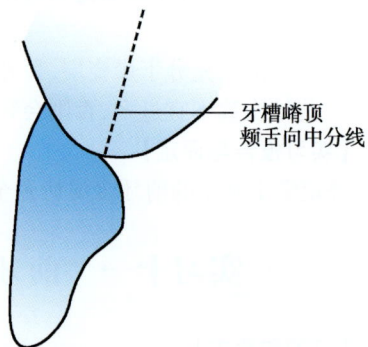

右侧标注：
牙槽嵴顶
颊舌向中分线

图 10-0-38　前牙改良鞍式桥体

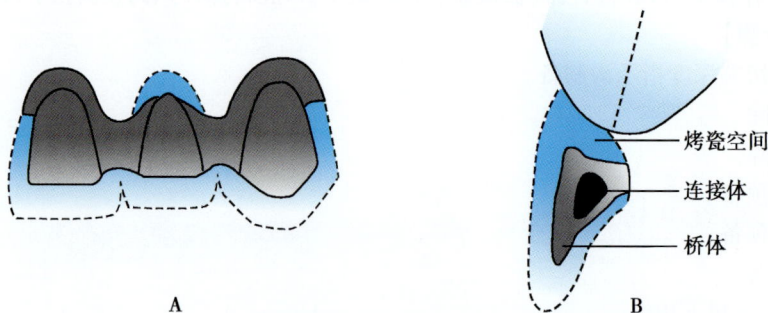

右侧标注：
烤瓷空间
连接体
桥体

图 10-0-39　完成回切的前牙桥架蜡型,虚线部分为回切前外形
A.唇面观　B.矢状面观

(5) 小心封闭边缘。

(6) 在固位体舌侧非瓷覆盖区,尽量避开咬合的舌侧轴面上制作夹持柄,方法同实习九。

【实习报告与评定】

前牙桥架蜡型的完成情况。

实习十三 前牙根管桩道预备及铸造桩核蜡型制作

【目的和要求】

掌握间接法前牙铸造桩核蜡型的制作技术。

【学时】3 学时。

【实习内容】

1. 在仿头模的实验牙列模型上进行铸造桩核的牙体预备。

2. 间接法制作前牙铸造桩核蜡型。

【实习用品】

仿头模、装有做过完善根管治疗的离体牙的石膏模型、口腔检查器(器械盘、口镜、镊子、口腔科探针)、硅橡胶印模材料、高速涡轮手机、涡轮钻针(TF-13、TR-11、TR-13、BC-31、WR-13、FO-25)、慢速直手机、树脂切盘、慢速弯手机、G 型及 P 型扩孔钻、回形针、分离剂(液状石蜡)、嵌体蜡条、蜡线、滴蜡器、蜡刀、酒精灯、火柴。

【方法和步骤】

1. 牙体预备

(1) 依据金属烤瓷冠牙体预备要求预备残冠。

(2) 根管桩道预备:采用 G 型及 P 型扩孔钻(图 10-0-40)。

1) 根据 X 线片,了解牙根的长短、粗细及根管充填情况,注意根管的走向,充填的根管影像是否位于牙根的中央。确定预备长度,并在钻针上用橡皮止动片标明(图 10-0-41)。

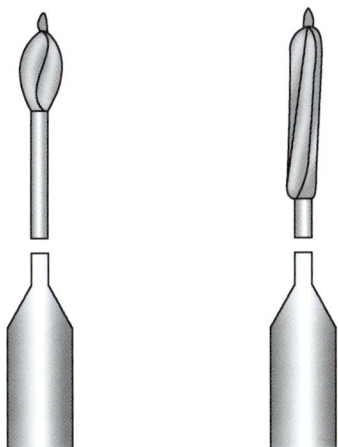

图 10-0-40 用于根管预备的 G 型和 P 型扩孔钻   图 10-0-41 G 型扩孔钻上的止动片

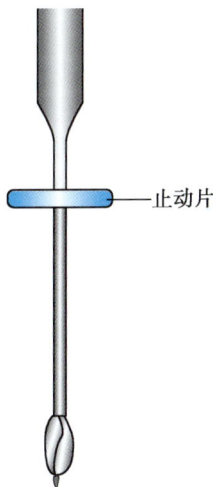

2) 先用 2#G 型扩孔钻顺根管方向轻轻钻入,顺势由浅入深将根管内充填材料逐步取出,若遇到阻力,应停钻并调整钻针的方向,确保钻针尖在根管充填物内后再向根端钻磨(一般根充物位于根管的中央),使根管预备的深度达根长的 2/3～3/4,同时应保证根尖区至少有 4mm 的根尖封闭区,预备根管宽度为牙根横径的 1/3,形态与牙根的外形基本一致。

3) 应用 2#、3# 以及更大号的 P 型扩孔钻(依据根管粗细)将根管壁上的根充物清理干净并修整平滑,若此时根管横径达不到桩的强度要求,可在此时进一步磨除扩大根管,但应注意预备长度不变。

4) 修整牙本质肩领:形成完整的牙本质环,高度≥1.5mm,厚度≥1.0mm(图 10-0-42)。

2. 间接法制作桩核蜡型

(1) 桩道硅橡胶印模:采用双层一步法制取根管桩道印模。

1) 增力丝准备:取一根长约为 20mm 大头针(或回形针捋直),剪去尖端,将末端修磨圆钝,插入根管以检测桩道长度及直径,长度以插入桩道后口外端超出邻牙切缘约 5mm 为宜,与根管壁间

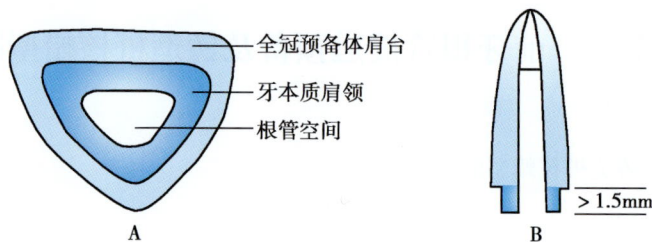

图 10-0-42 牙本质肩领
A. 横截面观 B. 纵切面观

有一定间隙,在表面磨出粗糙固位沟槽。

2) 选择合适的托盘。

3) 硅橡胶轻体导入:按比例调拌适量的硅橡胶终印材料,置于专用的注射器内;利用注射器先将终印材料注入桩道预备体内及牙体周围,用螺旋导入针慢速旋转将印模材料导入桩道,插入印模桩或增力丝。

4) 硅橡胶重体托盘放入:注入轻体同时按比例调拌适量的硅橡胶初印材料,置于托盘上,待轻体硅橡胶印模材料导入桩道后,立刻将托盘放入仿头模口内取终印模。

5) 印模修整:保证印模桩道及冠部牙体部分阴模完整,无损伤、无气泡;表面光滑清晰;硅橡胶与增力丝无分离,无脱模。

(2) 翻制石膏模型。

(3) 在模型上制作蜡型

1) 制作增力丝,标准同上。

2) 用液状石蜡对根管壁及根面的石膏进行充分的浸泡。

3) 将均匀烤软的嵌体蜡线塑制成与根管粗细、长短相类似的锥形蜡条,趁热时填入根管,并用充填器加压,使蜡充满根管内,将细针状金属丝烧热后插入根管内,使蜡熔化充满根管。

4) 将增力丝烤热后插入根管内蜡型的中央直达根管最底部,维持一会儿(图 10-0-43)。

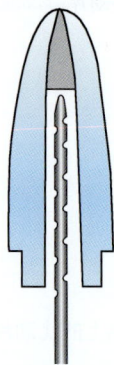

图 10-0-43 增力丝在模型根管内就位的情况

5) 待蜡硬固后顺就位道相反方向慢慢取出桩蜡型,检查根管蜡型是否完整、有无气泡。如不完整可加蜡修整或重新开始,直至合适,然后放回根管内,并在冠部加蜡形成蜡核。蜡核要求与最终修复体的预备体外形一致:

①桩核根外段蜡型表面距离修复体全冠唇面约 1.2mm,蜡型切端距离修复体全冠切缘约 2mm。

②舌面与对殆牙在正中咬合、非正中咬合时保持约 1.0mm 的间隙。

③近远中面距离邻牙约 1.5mm 的间隙并略聚向切缘 2°~5°。

6) 修整蜡核,使各轴面与模型根面相移行成一整体,待蜡型硬固后取出整个蜡型,检查根面,确定无误后,浸入水中漂浮或固定在蜡座上。

3. 安插铸道 在蜡核切端外的金属丝上均匀加一层蜡作为铸道并制作储金球,然后用蜡将铸道固定在铸造底座上。

4. 包埋、铸造、开圈、喷砂 包埋后,在包埋材产热期取出全部金属增力丝,其他步骤同铸造全冠。

【注意事项】

根管预备时用橡皮止动片标明预备长度,同时注意避免形成倒凹。

【实习报告与评定】

完成的铸造桩核蜡型的完整性、外形形态,与邻牙及对殆牙的关系。

实习十四 后牙邻殆金属嵌体牙体预备

【目的和要求】

1. 加深对嵌体设计基本原则的理解。

2. 掌握后牙邻𬌗金属嵌体牙体预备的方法和步骤。

【学时】3 学时。

【实习内容】

对工作模型上的人工牙(⑥)进行邻𬌗金属嵌体的牙体预备。

【实习用品】

仿头模、工作模型、口腔检查器(器械盘、口镜、镊子、口腔科探针)、高速涡轮手机、涡轮钻针(TR-11、TR-13、TF-S23)。

【方法和步骤】

1. 设计　应用咬合纸仔细检查咬合接触点的位置,根据缺损大小和咬合接触点的位置,设计洞形的外形和扩展范围。

2. 𬌗面洞形的预备

(1) 使用 TF-S23 预备𬌗面洞形,洞的深度为 2mm。洞形达到底平、壁直的要求,内线角圆钝。所有轴壁保持向外展 6°,与嵌体就位道一致。

洞形由缺损处进行适当地预防性扩展,包括邻近的点隙、发育沟等,使洞缘位于健康的牙体组织内,并且离开咬合接触点 1mm。

(2) 制备鸠尾固位形:鸠尾的峡部一般放在两个相对牙尖三角嵴之间,宽度至少为 1.5mm,一般不大于颊舌尖间距的 1/2(图 10-0-44)。

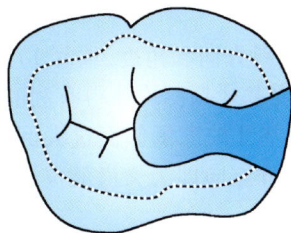

图 10-0-44　𬌗面鸠尾固位形

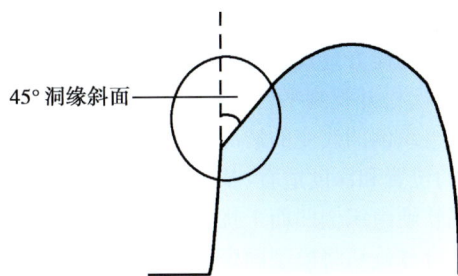

图 10-0-45　洞缘斜面

3. 邻面洞形的预备　先用 TF-S23 制备邻面箱状洞形,形成雏形。在预备时为了保护邻牙,在邻面洞形制备到接近邻牙时先保留一薄层牙釉质,然后用 TR-11 打开邻面,用探针去除釉质薄层。再用 TR-13 初备龈阶后用 TF-S23 修整,后用 TR-11 修整完成两颊舌轴壁,制备中注意保护邻牙。

邻面箱状洞形的颊舌轴壁和龈阶应离开邻面接触点,位于自洁区。两颊舌轴壁可外展 2°~5°,龈阶应底平,宽 1.0mm,与髓壁近垂直(向内聚 6°)。

邻面箱状洞形的三个轴壁和𬌗面洞形的三个轴壁应保持就位道方向一致。

4. 精修完成　去除倒凹及无基釉,并在洞面角处预备 0.5~1mm 宽,与洞壁成 45°的洞缘斜面,髓轴角也预备成 45°的斜面(图 10-0-45)。

【实习报告与评定】

牙体预备的操作技能和预备体质量。

实习十五　可摘局部义齿的制作(一)研究模型观测与可摘局部义齿设计

【目的和要求】

1. 熟悉模型观测器的结构与使用方法。

2. 掌握模型观测的方法和步骤。

3. 掌握可摘局部义齿设计的方法与步骤。

【学时】3 学时。

ER10-0-7

视频:ER10-0-7 邻𬌗嵌体的牙体预备

【实习内容】

利用模型观测器观测教学用牙列缺损研究模型,并进行可摘局部义齿设计,在模型上和技工单上画出设计图。

【实习用品】

模型观测器,教学用牙列缺损研究模型$\left(\text{牙列式}\dfrac{76543 \mid 12347}{74321 \mid 12345}\right)$,技工设计单,红、蓝、黑铅笔。

【方法和步骤】

1. 口腔科模型观测器 模型观测器由观测架(基座、水平臂、垂直臂)、观测平台和观测标记针三部分组成(详见第五章第三节)。

2. 研究模型观测

(1) 观测前准备

1) 模型观测器调整:调整活动垂直臂固定螺丝,将活动垂直臂固定在较高位置。将分析杆固定在活动垂直臂的卡头上。

2) 模型固定与初始位置调整:松开观测平台上部的卡具,将要观测的研究模型平稳地置于观测平台上,扭紧卡具将模型固定。然后松开观测平台的转向结合球旋钮,倾斜模型与观测平台上部,调整模型𬌗平面与水平面平行(与观测架水平底座平行),再重新扭紧转向结合球旋钮。

(2) 确定义齿就位道

1) 松开活动垂直臂固定螺丝,右手调整活动垂直臂及分析杆的垂直高度,左手调整观测平台在基座上水平移动,使分析杆侧方与基牙轴面接触,并环绕基牙轴面移动,观察基牙各部位倒凹区的位置。用同样方式观察牙槽嵴部位倒凹区的位置。

2) 再次松开观测平台的转向结合球旋钮,改变模型及基牙倾斜方向和角度,重复1)的操作,观察软硬组织倒凹改变的情况,直至模型上每个与缺隙相邻的主要基牙颊侧均获得有利的固位倒凹,倒凹的位置和深度适宜,基牙轴面易于获得导平面,尽量消除基牙缺隙侧邻面过大倒凹,尽量避免出现软硬组织倒凹而干扰义齿支架和基托的伸展。此时分析杆方向即为义齿就位道方向,旋紧转向结合球旋钮将模型固定在此倾斜位置。

(3) 描记观测线

1) 取下分析杆,换上描记铅芯。铅芯侧面应平直,末端磨成斜面。将铅芯侧面(较长的侧面)与牙面接触,尖端与牙龈接触,同时水平移动观测平台,使铅芯沿牙面移动,铅芯即在牙面描记出观测线,同时在牙龈处描记出"倒凹边界线"。

2) 用同样方式画出牙槽嵴倒凹的观测线和倒凹边界线。

(4) 记录模型位置(就位道定位):为了记录义齿就位道方向,使模型能够在同一方向(倾斜角度)上进行重复观测,或者在不同的模型上再现相同的观测方向,可采用三点等高定位或就位方向线定位来记录模型在观测平台上的倾斜方向。

1) 三点等高定位法:调整并固定活动垂直臂高度,使分析杆的末端处于适宜的高度,然后移动观测平台及模型,在模型前部和后部左右两侧组织面上记录三个等高点,用铅笔画十字和圆圈分别标记。三个等高点应尽量分散,位于义齿设计图描记范围以外的位置。

2) 就位方向线定位法:将观测器分析杆分别与模型基底两侧及后部的外侧面贴合,用铅笔分别标记三条平行线。

3. 可摘局部义齿设计 根据实习用牙列缺损模型观测结果进行可摘局部义齿设计。分别在技工设计单和工作模型上画出可摘局部义齿设计图。

(1) 下颌义齿设计(图10-0-46)

模型:$\overline{65\mid67}$缺失。Kennedy分类:第二类第一亚类。义齿类型:铸造支架式义齿。

1) 确定鞍基的位置和范围,决定义齿支持方式——混合支持式。

2) 选择邻近缺隙的余留牙$\overline{74\mid5}$作为基牙,$\overline{74}$近缺隙侧边缘嵴($\overline{4}$远中和$\overline{7}$近中、远中)放置𬌗支托,为了减小义齿游离端翘动对基牙产生的扭力,$\overline{5}$近中边缘嵴放置近中𬌗支托。

3) 确定基牙上直接固位体类型:$\overline{4}$三臂卡环、$\overline{7}$圈形卡环,$\overline{5}$ RPI卡环。

4) $\overline{5}$近中𬌗支托与$\overline{7}$远中𬌗支托相连形成支点线,义齿可能以此为轴翘动,$\overline{4}$三臂卡环起到

视频:ER10-0-8 模型观测仪观察分析倒凹

学习笔记

视频:ER10-0-9 模型的三点标记复制模型倾斜位置

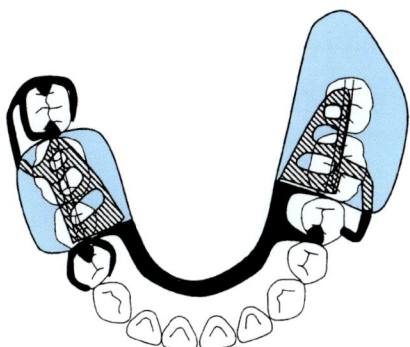

图 10-0-46　下颌铸造支架式义齿设计图

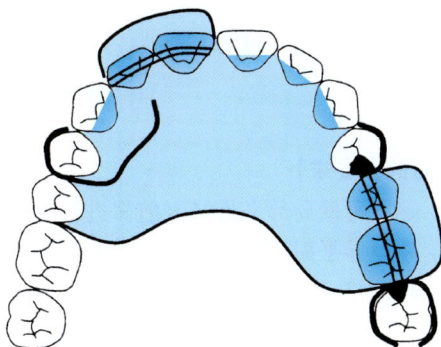

图 10-0-47　上颌胶连式义齿设计图

间接固位体的作用。

5）设计大连接体：根据下颌口底深度，选择舌杆大连接体。

6）在 $\overline{4|5}$ 基牙远中牙槽嵴舌侧确定舌杆与树脂基托结合部位的终止线位置，设置基托固位小连接体形式。

（2）上颌义齿设计（图 10-0-47）

模型：$\underline{21|56}$ 缺失。Kennedy 分类；第三类第一亚类。义齿类型：胶连式义齿。

1）确定鞍基的位置和范围，决定义齿支持方式——牙支持式。

2）选择邻近后部缺隙的余留牙 $\underline{|47}$ 作为基牙，近缺隙侧边缘嵴放置铸造𬌗支托。

3）$\underline{|4}$ 设计钢丝弯制颊侧卡环臂、$\underline{|7}$ 设计三臂卡，钢丝弯制卡环臂。$\underline{4|}$ 设计弯制隙卡，$\underline{4|}$、$\underline{|4}$ 舌侧基托对抗。

4）确定基托伸展范围：连接前后缺隙，前至上前牙舌隆突上，后止于 $\underline{5|}$、$\underline{|6}$ 远中。

（3）义齿设计图的表示方法

1）技工单：先在牙列图上标出缺失牙位置，然后画出支托、固位体、连接体和基托的位置和形态。铸造支托和卡环用粗线或涂黑，弯制钢丝卡环臂用单线表示（或文字标注），支架部分画斜线表示，树脂基托只画出边缘线。最后用文字标注特殊制作要求。

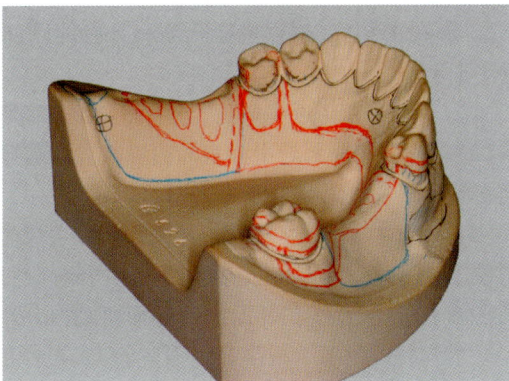

图 10-0-48　下颌铸造支架式义齿设计图

2）模型设计：用红、蓝、黑三色及不同图形简单明了地表示（图 10-0-48）。

红色：义齿支架的金属部分（卡环、连接体、金属基托等）。画出边缘，内部均匀涂色。

蓝色：树脂基托的边缘线。

黑色：模型观测线、需填倒凹和缓冲的部位、倒凹深度定位点、模型位置记录点。

+：卡环臂尖在倒凹内的位置。

⊗：模型定位等高点。

需缓冲的部位和需填倒凹的部位画斜线表示。

4. 确定基牙预备的治疗计划　根据观测结果和义齿设计，确定基牙预备的部位和预备量。比如，邻面导平面，需位于非倒凹区的卡环臂所经过牙面处的观测线位置调整（降低观测线高度），𬌗支托凹和隙卡沟预备等。

【实习报告与评定】

考评可摘局部义齿研究模型观测的操作与结果。

实习十六　可摘局部义齿的制作（二）
可摘局部义齿的基牙预备

【目的和要求】

1. 熟悉可摘局部义齿修复前需进行余留牙外形调改与基牙预备的内容。

2. 掌握导平面、支托凹、隙卡沟的预备方法与要求。

【学时】 3学时。

【实习内容】

根据研究模型观测结果,对基牙及其他余留牙外形进行修改。根据观测结果及可摘局部义齿设计,在基牙上进行导平面、支托凹和隙卡沟的预备。

【实习用品】

仿头模、实习用牙列缺损石膏模型、口腔检查器(器械盘、口镜、镊子、口腔科探针)、高速涡轮手机、金刚砂车针、钨钢球钻。

【方法和步骤】

根据研究模型观测结果和在模型上确定的基牙预备计划,在仿头模上的牙列缺损模型上进行模拟基牙预备。包括对基牙和其他余留牙形态调改,导平面、支托凹和隙卡沟预备。

1. 基牙和其他余留牙形态调改　根据模型观测结果,调改基牙及其他余留牙形态。在卡环和小连接体经过的基牙牙面,如基牙的颊舌面、缺隙侧邻面和颊舌轴角等部位,如果观测线位置过高(倒凹过大),应适当调磨,以去除或减小过大的、不利的倒凹,降低此处观测线高度,以便放置卡环和小连接体。

2. 导平面预备　根据模型观测和义齿设计,在上下颌模型的以下部位预备与就位道方向平行的导平面:

(1) $\overline{4}$远中和$\overline{7}$近中邻面,导平面自𬌗边缘嵴向龈方延伸3~4mm。

(2) $\overline{5}$远中邻面,导平面自𬌗边缘嵴向龈方延伸约3mm(邻面高度的1/2)。$\overline{5}$近中面舌侧,导平面自𬌗边缘嵴向龈方延伸约2~3mm。

(3) $\overline{4}$远中和$\overline{7}$近中邻面,导平面自𬌗边缘嵴向龈方延伸3~4mm。导平面的预备方法是采用金刚砂车针,使车针与就位道方向平行,磨除邻面过突的部分,预备出与就位道平行的平面。导平面高度如上所述,宽度在邻面颊舌轴角之内,可略偏舌侧。

3. 𬌗支托凹预备　根据义齿设计,在实习模型的$\overline{4}$𬌗面远中、$\overline{7}$𬌗面近中和远中、$\overline{5}$𬌗面近中、$\overline{4}$𬌗面远中和$\overline{7}$𬌗面近中分别预备𬌗支托凹。

𬌗支托凹的预备方法是采用钨钢球钻或杵状金刚砂车针,将𬌗边缘嵴降低1mm,然后向中央窝方向和颊舌向扩展成圆三角形,支托凹底最深处位于圆三角形的中心,比边缘嵴深0.5mm。𬌗支托凹应边界清楚,底面为球凹形,自凹底向𬌗面逐渐变浅,勿形成垂直向的轴壁,边缘嵴处的𬌗轴线角应圆钝。$\overline{4}$、$\overline{5}$、$\overline{4}$𬌗支托凹颊舌向宽度为𬌗面宽度的1/2,近远中长度为𬌗面近远中径的1/3。$\overline{7}$、$\overline{7}$𬌗支托凹颊舌向宽度为𬌗面宽度的1/3,近远中长度为𬌗面近远中径的1/4。

4. 弯制隙卡的隙卡沟预备　在上颌实习模型上$\overline{4}$、$\overline{5}$之间预备弯制隙卡沟。方法是采用金刚砂车针先在$\overline{4}$、$\overline{5}$之间的𬌗外展隙处沿颊舌向预备一条深度和宽度均为1mm的沟,沟底应圆钝;然后适当扩大$\overline{4}$、$\overline{5}$颊侧和舌侧外展隙,圆钝隙卡沟向颊舌外展隙转角处,去除$\overline{4}$远中颊轴角处倒凹。

5. 舌支托凹、切支托凹和铸造隙卡沟的预备　在其他模型上练习预备本实习的义齿设计中未涉及的舌支托、切支托和铸造隙卡(联合卡)沟。

(1) 上颌尖牙或切牙舌支托凹:用尖端梨形车针或倒锥钻等,从上颌前牙舌面邻缺隙侧边缘嵴的中1/3与颈1/3交界处向舌隆突上方预备V形沟,支托凹底低于舌隆突,适当圆钝,深度1~1.5mm,唇舌向宽度1.5mm左右。

(2) 下颌尖牙切支托凹:用车针在下颌尖牙近中切嵴或切牙切端预备,切支托凹包过切端唇舌侧,分别形成唇、舌两斜面,两斜面交角圆钝。支托凹深度1~1.5mm,近远中宽度2~2.5mm。

（3）铸造隙卡沟：用车针先在后牙的𬌗外展隙处沿颊舌向预备一条隙卡沟，深度和宽度为1.5mm，沟底应圆钝。适当扩大相邻基牙的颊侧和舌侧外展隙，预备量要大于弯制隙卡的牙体预备，以便使铸造隙卡或联合卡的卡环体部分位于外展隙内，避免过突。圆钝隙卡沟向颊舌外展隙转角处，去除基牙颊舌轴面角处的倒凹。最后可用球钻或车针将隙卡沟向两侧基牙𬌗面扩展预备出𬌗支托凹。

【注意事项】

注意预备顺序，应在导平面预备完后再预备𬌗支托凹。如果先预备𬌗支托凹后预备导平面，将使𬌗支托凹底成斜坡形（最低处位于边缘嵴）。

【实习报告与评定】

考评可摘局部义齿基牙预备操作与结果。

实习十七 可摘局部义齿的制作（三）印模与模型

【目的和要求】

1. 了解个别托盘的制作方法。

2. 掌握用藻酸盐印模材制取可摘局部义齿印模的方法。

【学时】 3学时。

【实习内容】

在仿头模上制取上、下颌印模，灌制石膏模型。

【实习用品】

仿头模，上、下颌实习模型，铝合金有孔成品牙列印模托盘、藻酸盐印模材、专用量勺、量杯、橡皮碗、调刀、红蓝铅笔、棉纸、模型石膏、振荡器、石膏模型打磨机、基托蜡片、酒精灯、弯剪、医用凡士林、光固化树脂膜、边缘整塑蜡。

【方法和步骤】

1. 调整体位 将已进行过牙体预备的上、下颌模型全部牙面和组织面均匀涂上薄层凡士林，用棉纸擦净后固定在仿头模上；调整仿头模前后倾斜角度，取上颌印模时上颌𬌗平面与水平面平行，术者坐于仿头模后方11~12点钟位置；取下颌印模时下颌𬌗平面与水平面平行，术者坐于仿头模右前7点钟位置，面向仿头模。同时调节仿头模口腔部位的高度稍高于术者的肘部。

2. 选择合适的成品牙列印模托盘 根据仿头模上下颌模型牙列的形态、长度和宽度，来选择合适大小的铝合金有孔成品牙列印模托盘。托盘与牙列形态一致，与牙列的唇、颊和舌侧有3~4mm的间隙；托盘的唇、颊和舌侧翼缘短于黏膜皱襞2~3mm，让开唇、颊和舌系带；上颌托盘后缘盖过上颌结节，止于翼上颌切迹和软硬腭交界；下颌托盘后缘止于磨牙后垫。

3. 修改铝合金有孔成品托盘 托盘后部宽度与牙列或牙槽嵴轻度不协调时，可用技工钳适当修改托盘。托盘后缘长度或颊舌侧边缘高度不足时，可将烤软的基托蜡片粘固于此处，将托盘边缘加长。

4. 取印模 方法同实习二。

5. 灌制模型 方法同实习一。要求模型底面与𬌗平面平行，模型基底的侧壁与底面垂直。石膏模型无气泡和缺损，基底部分最薄处至少10mm厚，下颌模型不要灌成马蹄形，否则易折断。

6. 个别托盘的制作（示教）

（1）选择一个通用成品有孔下颌托盘，用藻酸盐印模材料取一次性印模，边缘达到适当的伸展范围，并用普通石膏灌注模型。

（2）用蓝色铅笔从下颌模型左侧末端余留牙远中的游离端颊侧前庭沟底向后，经磨牙后垫2/3处转向舌侧，沿口底黏膜返折向前至对侧牙舌侧远中，画一条线。然后用红色铅笔在蓝线的牙槽嵴一侧，距蓝线3mm远再画一条红线。

（3）用红色基托蜡填平模型上余留牙和牙槽嵴的倒凹区，再将烤软的2mm厚基托蜡片覆盖在余留牙和其下方的牙槽嵴表面。然后在$\overline{4}$、$\overline{7}$𬌗面中央和$\overline{2}$切端覆盖的蜡片上开约2mm直径的

画廊:ER10-0-10
二次印模

孔,暴露出石膏牙面。

(4) 在模型表面涂布凡士林作分离剂。用约2mm厚的光固化树脂膜铺于模型上,轻压使其与模型贴合,覆盖范围包括所有余留牙和牙槽嵴,唇颊侧边缘短于前庭沟底2mm,游离端颊侧和整个舌侧止于红线位置。用剩余树脂膜捏制一个手柄,与托盘前端正中部相连,方向与前牙长轴方向平行。将托盘与模型一起放入光固化灯箱内,进行光照固化。待树脂托盘完全固化后将其与模型分离,必要时在组织面再照射一次使其彻底固化,然后将托盘外表面及边缘打磨修整光滑。

(5) 边缘整塑:用边缘整塑棒在酒精灯上烤软后粘固在个别托盘舌侧和左侧游离端的颊侧边缘,在托盘上加出厚和宽均为3mm的边缘整塑蜡备用。

【实习报告与评定】

考评可摘局部义齿取印模和灌注石膏模型的操作与结果。

实习十八　可摘局部义齿的制作(四)
𬌗关系记录与模型上𬌗架

【目的和要求】

掌握游离端可摘局部义齿记录颌位关系及模型上𬌗架的方法。

【学时】 3 学时。

【实习内容】

制作上、下颌模型的𬌗托,在仿头模上取关系记录,将工作模型上𬌗架。

【实习用品】

仿头模,上、下颌实习模型,上、下颌工作模型,半可调𬌗架、橡皮碗、调刀、普通石膏、酒精灯、基托蜡片、三角蜡刀。

【方法和步骤】

1. 取关系记录

(1) 暂基托制作

1) 裁切适当大小的基托蜡片,在酒精灯上烤软后对折成双层,然后将蜡片铺在工作模型上,轻压,使其与模型表面贴合。上颌暂基托的位置与义齿设计的基托伸展范围一致。下颌暂基托的范围应覆盖游离端牙槽嵴和下颌余留牙的舌侧,上缘止于前牙舌隆突上方和后牙外形高点之上,下缘止于口底黏膜返折。用蜡刀切除伸展过长的蜡片。

2) 待蜡片冷却后从工作模型上取下,修整边缘,在仿头模上试戴。要求蜡基托与上下颌密贴、稳定、不翘动。然后再将蜡基托放回到工作模型上。

(2) 蜡𬌗堤制作

1) 取适量蜡片烤软后卷成蜡卷,将其放在上颌暂基托的缺隙部位形成蜡𬌗堤,用三角蜡刀烫牢。蜡𬌗堤的高度与邻牙(𬌗平面)一致,后牙(⌊56)蜡𬌗堤颊舌宽度5~7mm,前牙(⌊21⌋)蜡𬌗堤宽度3~5mm。将上𬌗托放在仿头模上,作上下颌正中咬合。去除蜡𬌗堤过高的、妨碍咬合的部分。

2) 用同样方法在下颌暂基托缺隙部位添加蜡𬌗堤,蜡𬌗堤高于𬌗平面1mm。

(3) 在下颌蜡𬌗堤尚软时,将上下颌𬌗托戴入仿头模,使上下颌余留牙作正中咬合接触。待蜡冷却后取出。

(4) 将𬌗托放回到工作模型上,使上下颌模型按𬌗关系记录咬合。此时上下颌工作模型间应稳定无翘动,上下颌余留牙接触情况同在仿头模上一致。

2. 工作模型上𬌗架

(1) 准备

1) 将工作模型底面磨平,用磨头在上下颌模型底面前方正中和后部两侧转角的近边缘处修出三个宽度5mm、深度3mm的V形沟。模型底面和V形沟底涂一薄层凡士林,剪一条透明胶条贴在模型侧面,胶条环绕模型一周,高出模型底面5mm。

2) 用蜡𬌗记录将上下颌模型准确对位,在模型前部正中、左后、右后三处用火柴梗和蜡将上下颌模型固定。

3）调整𬌗架切导针至 0 刻度,调整前伸髁导为 25°,侧方髁导为 15°。扭紧髁球固定螺丝。

（2）固定下颌模型:调拌白石膏,将一部分石膏堆在𬌗架下颌体的架环之上,再将部分石膏置于下颌模型底面,将模型置于下颌架环的石膏上,轻轻向下按,中线对准𬌗架的切导针,𬌗平面对准切导针的 0 刻度线,𬌗平面平分上下颌体,模型前后、左右位置置于架环的正上方,然后将下颌架环与模型之间的石膏修抹平整。

（3）固定上颌模型:待固定下颌模型的石膏硬固后,再调拌白石膏置于上颌体架环与上颌模型底面之间,以固定上颌模型。可先打开𬌗架的上颌体,堆砌石膏后再将上下颌体闭合。此时注意切导针必须止于切导盘上,不得离开,髁球在髁槽内不能滑动。

【实习报告与评定】

考评可摘局部义齿记录颌位关系与模型上𬌗架的操作与结果。

实习十九　可摘局部义齿的制作（五）工作模型观测、填倒凹与缓冲处理、翻制耐火模型

【目的和要求】

1. 了解翻制耐火材料模型的方法和要求。

2. 熟悉工作模型填倒凹和缓冲区的处理方法。

3. 掌握工作模型观测、确定义齿最终就位道和义齿设计的方法和要求。

【学时】6 学时。

【实习内容】

1. 工作模型观测,义齿最终设计。

2. 工作模型填倒凹与缓冲处理。

3. 翻制耐火模型（示教）。

【实习用品】

下颌工作模型、模型观测器、红、蓝、黑铅笔,基托蜡片、蜡刀、酒精灯、琼脂、翻模型用型盒、耐火型材。

【方法和步骤】

1. 工作模型观测

（1）确定就位道:将研究模型上的三个等高定位点标记在工作模型上的相同位置。将工作模型固定在观测平台上,调整分析杆末端高度,同时改变观测平台倾斜角度,直至分析杆在某一固定高度时可与三个等高点接触,此时固定观测平台的倾斜角度。此时工作模型的就位道方向与研究模型观测时相同。用分析杆观测工作模型,可根据导平面方向、倒凹位置等适当调整模型倾斜角度,确定义齿最终就位道。

（2）画观测线:用铅芯在模型上描记出牙和牙槽嵴的观测线和倒凹边界线。

（3）确定固位卡环臂尖位置:在下颌模型基牙颊面近中轴角、舌面近中,以及颊面中央近中 1mm 处,先用铅笔画一条垂线,然后将 0.25mm 倒凹测量尺的轴面与垂线相贴,再向上移动至测量尺侧方突出的头部与牙面接触,用铅笔在接触点处画一条横线,此十字交叉点即为固位卡环臂尖进入倒凹的位置。

（4）记录模型位置。

（5）确定等高定位点（见实习十五）。

2. 义齿设计

（1）根据工作模型观测结果,图 10-0-49 所示为下颌义齿的最终设计。根据义齿设计,将铸造义齿支架的

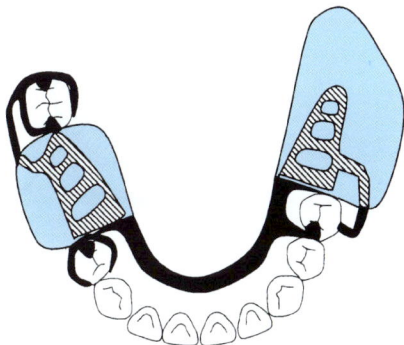

图 10-0-49　下颌义齿最终设计图

各部分精确地画在模型上。$\overline{4}$、$\overline{7|}$固位卡环臂的 1/3 位于倒凹区。

（2）$\overline{4|}$颊侧卡环臂尖宽度 0.8mm，卡环体宽 1.5mm，舌侧卡环臂宽 1.5mm，远中小连接体宽 3mm。47 卡环臂尖宽 1mm，卡环体宽 1.5~2mm，近中小连接体宽 3mm，颊侧辅助臂宽 2mm。

（3）$\overline{5|}$ I 杆宽 1mm，卡环臂垂直向下越过龈缘，在龈缘下 3~4mm 处向远中水平弯曲，弯曲角度圆滑，延伸臂向远中逐渐增宽至 2mm（图 10-0-50）。远中邻面板稍偏向舌侧，高 2~3mm，宽 3mm。近中支托小连接体上部宽 1.5mm，下部宽 2~2.5mm。

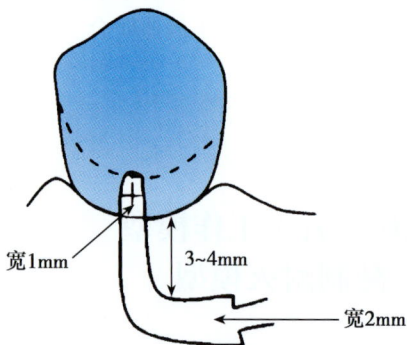

图 10-0-50　$\overline{5|}$颊侧 I 杆卡环臂位置和宽度

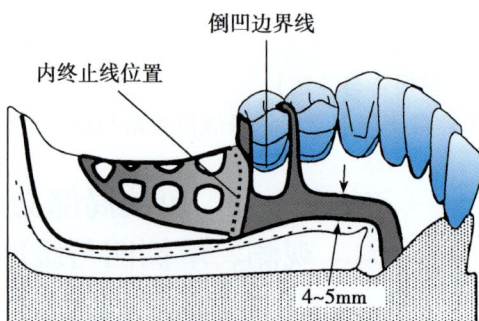

图 10-0-51　舌杆的位置

（4）舌杆下缘位于口底，宽 4~5mm，$\overline{5|}$近中支托小连接体与舌杆垂直结合处角度圆钝，舌杆上缘与$\overline{5}$、$\overline{4|}$远中小连接体结合处角度圆钝，舌杆与缺隙处基托结合的内终止线位于$\overline{5}$、$\overline{4|}$远中面倒凹边界线的远中 2mm 处，舌侧稍向远中倾斜（图 10-0-51）。

（5）基托固位网颊侧稍越过牙槽嵴顶，近中与基牙远中小连接体和舌杆相连，舌侧边缘稍窄于舌杆下缘，斜行向后上。$\overline{65|}$基托固位网颊侧远中与圈形卡环辅助臂相连，$\overline{67|}$基托固位网近远中长度相当于缺隙长度的 2/3 或 4/5，末端止于$\overline{7|}$远中，固位网颊侧近中与 I 杆延伸臂相连。

（6）工作模型上需填倒凹的部位画斜线表示。

3. 工作模型填倒凹　根据工作模型观测结果，确定需要填倒凹的部位。基牙处为卡环线下缘至倒凹边界线之间的区域。在基牙以外的区域（其他余留牙和牙槽嵴部位）为观测线与倒凹边界线之内的区域。

（1）基牙倒凹的填充

1）卡环臂下方倒凹填充，制作卡环托台：用蜡匙将熔化的基托蜡填充在$\overline{5}$、$\overline{4}$、$\overline{7|}$基牙观测线与倒凹边界线之间区域，保持其表面的平整，然后使用模型观测器 L 型蜡刀，修平填充蜡的表面，去除倒凹。

2）在$\overline{4|}$颊侧近中和$\overline{7|}$舌侧近中卡环固位臂进入倒凹的位置，精确刮除倒凹区内的部分填充蜡，暴露卡环线的下缘，使填倒凹蜡在此处形成卡环托台。要求卡环托台的顶面与基牙牙面呈 90°，顶部的宽度正好能容纳固位臂的末端（图 10-0-52）。

3）$\overline{5|}$基牙颊侧填倒凹方式见图 10-0-53，卡环托台可做在卡环边缘线远中。

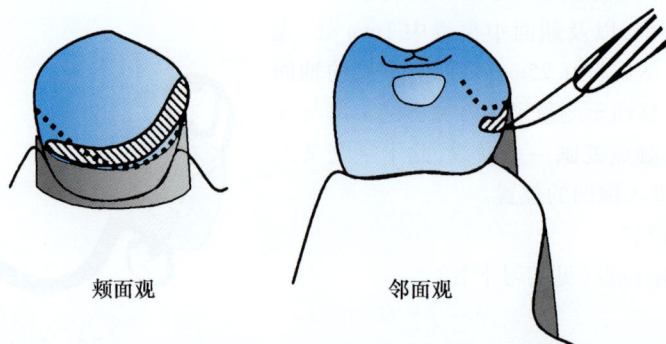

颊面观　　　　　邻面观

图 10-0-52　圆环形固位卡环臂处填倒凹与卡环托台制作

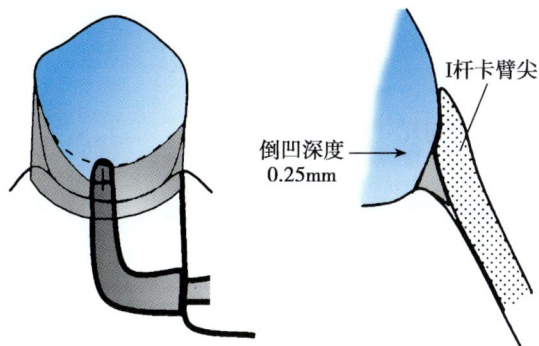

图 10-0-53　35 颊侧填倒凹及 I 杆卡臂尖处卡环托台

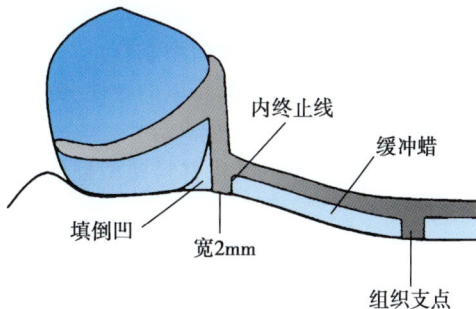

图 10-0-54　基托固位网缓冲区

4）填充基牙邻面（⌐5、⌐4、⌐7 合支托小连接体、⌐5 远中导平面下方）倒凹。

（2）填充基牙以外区域的倒凹：包括余留牙舌侧龈缘，外展隙，深的牙间隙，唇颊侧前庭和牙槽嵴舌侧组织倒凹。

4. 工作模型缓冲处理

（1）基托固位网缓冲区：在金属支架的基托固位网与模型之间，必须为与之结合的树脂基托留出足够的空间，因此要用蜡片制作出缓冲区。将厚度 0.6mm 的缓冲蜡片烤软后铺在缺牙区的牙槽嵴上，缓冲蜡边缘止于⌐5、⌐4 基牙远中和舌侧，以及⌐7 基牙近中所画的支架内终止线处，距离基牙邻面倒凹边界线 2mm（图 10-0-54）。用热蜡刀将蜡片边缘与模型烫住，保持缓冲蜡边缘的厚度，用蜡刀修整缓冲蜡边缘，使边缘侧面与外表面成小于等于 90°。

（2）I 杆卡环缓冲区：在 I 杆卡环臂及其引伸臂经过的组织区域加一层 0.3mm 厚的缓冲蜡。

（3）其他缓冲区：下颌隆突等黏膜较薄处模型表面缓冲 0.3mm。

（4）组织终止点的制作：在左侧游离缺失侧相当于 67⌐ 位置牙槽嵴顶处的缓冲蜡上刻出一个 3mm×3mm 的洞，暴露此处的牙槽嵴组织面。

5. 翻制耐火模型（示教）　耐火模型就是以可以耐受高温的铸造包埋材料制作的经过上述填充倒凹和缓冲处理的工作模型的复制模型。利用耐火模型材料在凝固和焙烧时的膨胀性能，弥补铸造时合金熔化后的冷却收缩。

（1）将经过填倒凹和缓冲处理的工作模型在水中充分浸泡，使模型中的水分达到饱和。

（2）将泡好的模型放在复制型盒底座中央，在模型底面边缘烫蜡，使模型与型盒底固定，然后盖上型盒的上部。

（3）在琼脂搅拌机内加入固体的琼脂印模材料，待琼脂经加热融化和搅拌均匀后，缓慢注入复制型盒内，避免出现气泡。

（4）待型盒冷却后，翻转型盒使其底面向上，去除型盒底座并暴露模型底面。

（5）用蜡刀在模型底面两侧边缘处切下两块琼脂印模材料，适当暴露模型侧面，用手夹住模型侧面，将模型从琼脂印模中取出，然后将切下的两块琼脂再复位到印模上。

（6）调拌耐火包埋材料，灌入琼脂印模中，待耐火模型硬固后从印模中取出备用。

【实习报告与评定】

考评可摘局部义齿工作模型观测、填倒凹与缓冲处理的操作与结果。

实习二十　可摘局部义齿的制作（六）铸造支架蜡型制作、包埋、铸造和打磨

【目的和要求】

1. 了解可摘局部义齿支架蜡型的包埋、铸造和铸件打磨、抛光过程和要求。

2. 熟悉可摘局部义齿支架蜡型制作方法。

3. 掌握可摘局部义齿支架各部分的制作要求。

【学时】9学时。

【实习内容】

1. 可摘局部义齿支架蜡型制作。

2. 可摘局部义齿支架蜡型的包埋、铸造和铸件打磨、抛光(示教)。

【实习用品】

石膏模型(复制的耐火材料模型替代品),红、蓝铅笔,成品卡环蜡型、蜡片、蜡线、蜡网、蜡刀、酒精灯。

【方法和步骤】

1. 制作蜡型前,应先用铅笔将工作模型上的义齿支架外形线转移到耐火模型上。然后将耐火模型预热后浸蜡处理,以使蜡型能很好地与耐火模型结合。本实习采用已经过填倒凹和缓冲处理后复制的石膏模型替代品代替耐火模型,将义齿支架外形线转移至此模型上,然后制作义齿支架的蜡型。

2. 制作蜡型的方法 一般使用滴蜡法,预成件组合法,以及两种方法结合使用。

(1) $\overline{5}$ RPI卡环组:按照支架外形线位置,用热蜡滴出近中𬌗支托及其小连接体,远中导平面板,I杆及延伸臂。𬌗支托厚1.5mm(𬌗边缘嵴处),小连接体上部宽1mm、厚1mm,向下逐渐加宽、加厚,与舌杆结合处宽3mm、厚1.5mm。远中导平面板颊侧边缘厚0.5mm,舌侧边缘厚1mm。I杆宽、厚1.5mm,延伸臂的宽度和厚度逐渐增加至2mm。

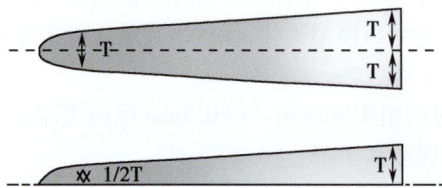

图 10-0-55 铸造固位卡环臂尺寸要求

(2) $\overline{4}$ 三臂卡环:在卡环托台上利用预成卡环臂蜡型或滴蜡作出颊、舌侧卡环臂,𬌗支托和小连接体。铸造卡环臂的横截面为半圆形或上薄、下厚的半个雨滴形,卡环臂的厚度和宽度之比为1:2(图10-0-55)。颊侧固位卡环臂为锥形,位于卡环托台之上,卡环臂尖(卡环臂长度的1/10处)宽0.8mm、厚0.5mm,向卡环体处逐渐变粗,卡环体处宽1.5mm、厚0.8mm。舌侧对抗臂的卡环臂尖和卡环体宽1.5mm、厚0.8mm。支托下方小连接体厚1mm、宽2~3mm。

(3) $\overline{7}$ 圈形卡环:舌侧卡环臂尖处宽1.0mm、厚0.6mm,远中及颊侧卡环臂宽1.5~2mm、厚1.0mm。颊侧辅助臂宽2mm、厚1mm,与基托固位网结合处宽3mm、厚2mm。近远中𬌗支托厚1.5mm,小连接体厚1mm、宽2mm。

(4) 基托固位网:滴热蜡将组织支点开窗处填平,切取适当大小的蜡网(厚度1mm)粘固在缺隙牙槽嵴上的基托固位网的位置,与近远中基牙上的卡环小连接体和舌杆相连,并使蜡网与组织支点处的蜡结合。在蜡网与$\overline{5}$ I杆延伸臂和$\overline{7}$圈卡辅助臂结合处作出外终止线。

(5) 下颌舌杆:使用预成舌杆蜡型和滴蜡制作。舌杆宽4~5mm,上缘厚1~1.5mm,下缘厚2mm。舌杆两端向后增宽,上缘向上弯曲,与$\overline{5}$、$\overline{4}$远中小连接体及基托固位网相连,两者之间的连接应当很厚实。舌杆越过牙槽嵴缓冲部分的边缘与基托固位网相连,在内终止线的舌杆一侧作出外终止线(角度≤90°)。

(6) 蜡型修整:修整义齿支架蜡型,使整个蜡型表面平滑、连续,舌杆与小连接体结合处角度圆滑,然后用酒精喷灯抛光。

3. 反插法安插铸道(示教) 在模型舌侧口底部分义齿蜡型中心的部位钻出内壁光滑、直径5~6mm的圆孔,插入相同直径的圆蜡线,作为主铸道。在模型舌侧口底表面,粘贴三条宽4mm的半圆蜡线作为分铸道,呈放射状,连接主铸道和支架蜡型。用热蜡刀烫蜡,使铸道蜡线与支架蜡型完全结合,可适当滴蜡增加分铸道与主铸道和支架蜡型结合部的体积(图10-0-56)。(反插铸道法

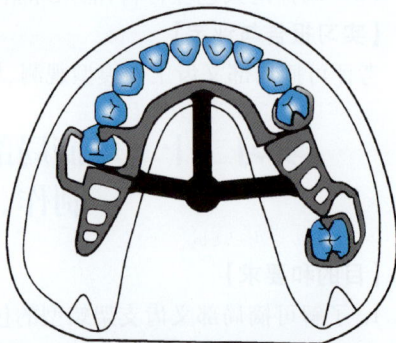

图 10-0-56 安插铸道

学习笔记

具有安放铸道少、不影响支架蜡型的完整性等优点。正插法是将主铸道安放在蜡型的上方，分铸道安放在支架蜡型上的舌杆的两端、两侧的固位体、连接体或网状蜡型上。）

4. 蜡型包埋（示教）　包埋的目的是形成铸型腔，便于铸造成形；利用包埋材料的热膨胀和凝固时的膨胀以补偿铸金的体积收缩，使铸件的体积和蜡型完全一致。

（1）根据耐火模型大小，选择适当直径的铸造圈和相同直径的铸造座。保持模型水平，用热蜡将耐火模型底面主铸道处与铸圈底座中央突起处固定。然后将铸造圈固定在铸造座上，检查模型应位于铸造圈的中央，模型与铸造圈侧面之间的距离约 6~15mm，模型最高处距铸造圈上缘应大于 20mm。

（2）蜡型表面喷涂减张清洗液，去除油脂，使包埋材易于与蜡型结合，避免出现气泡。

（3）按规定的粉液比例调拌磷酸盐包埋材料并抽真空处理后，先用毛笔蘸少量调拌好的包埋材料，均匀地涂布在支架蜡型、铸道和耐火模型表面（约 3mm 厚）。然后，将铸造圈固定在铸造座上，将包埋材料沿铸造圈一侧内壁缓慢注入铸造圈内，直至将铸造圈灌满。灌注的同时需将铸造圈及铸造座放在振荡器上振荡，以便排出空气。

（4）待包埋材料完全硬固后，将橡皮铸造座从铸造圈上取下。

5. 焙烧与铸造（示教）

（1）除蜡：将铸造圈放入温度为 200℃ 的茂福炉内，利用高温使包埋材料内的支架蜡充分燃烧和挥发。

（2）烧圈：将除蜡后的铸造圈放入另一茂福炉内，开始阶段性地加热铸造圈（图 10-0-57）。至900℃ 后保持 1 小时。经高温焙烧后，铸圈和包埋材料产生一定的温度膨胀，获得一个能补偿铸金收缩的铸模腔。

（3）铸造：（示教）将适量铸金锭放于坩埚内，再将焙烧好的铸圈放入离心铸造机铸圈承托架上，并平衡离心旋转臂，开启电源开关，待合金融化成球面时，按动离心键，离心旋转臂则转动、加速，熔金即顺铸道冲入铸模腔内，约 30 秒后离心机停转，浇铸结束。

6. 支架打磨、抛光（示教）

（1）开圈：铸造完成后待铸圈自然冷却至室温，用锤子轻敲铸圈周围，包埋材料松散后从铸圈中脱出，轻敲去除铸件上大块包埋材料。

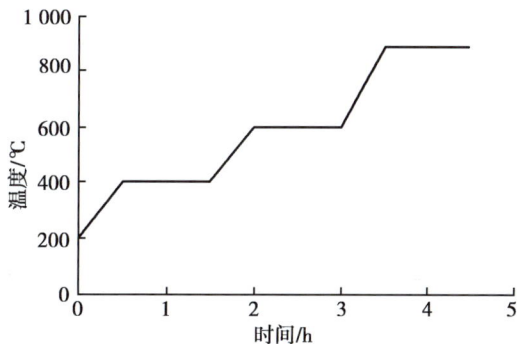

图 10-0-57　铸造圈烧圈温度控制曲线

（2）喷砂：将铸件放在喷砂打磨机内，利用压缩空气的压力，使 100~150 目的金刚砂（氧化铝及碳化硅）以 50~70m/s 的速度，从喷枪中喷射到铸件表面，除去铸件表面的氧化膜和残留的包埋材料。在喷砂过程中，应经常改变铸件的位置，使铸件各面被均匀喷射，以免某处因冲刷过多而变薄，影响强度。喷砂时压缩空气的压力视铸件的厚度而定，铸件厚度为 0.5~1.5mm 时，采用0.15MPa 压力，厚度为 1.5~4.0mm 时，采用 0.25MPa 压力。

（3）打磨：完成喷砂后，再用砂片或砂轮切除铸道，磨除铸件表面上的金属小瘤。使用各种打磨器材（砂石、车针、砂轮、砂盘、砂纸、金刚砂橡皮轮等）磨除铸件表面不平整的部分，使支架各部分达到要求的厚度和外形。然后，将支架放回模型试戴，如不能戴入或有不贴合则需找出原因，进行针对性磨改，使支架与模型完全贴合后，摘下支架，用砂纸卷由粗到细进行打磨。

（4）电解抛光：将电解液倒入电解槽内，先加温预热至 60~70℃，将打磨后的支架挂在正极上放入槽内，要求正负极相距 3~5mm，电流密度调到 150~400mA，电解 5~15 分钟，从槽内取出铸件，用热水清洗干净，再放入 70~80℃ 的 10% 氢氧化钠溶液中处理 10 分钟，以中和铸件上残留的电解液。

【注意事项】

1. 铸圈加温不能过快，以免铸圈内水气蒸发过急，导致包埋材料爆裂。铸圈升温的程度应根据使用铸金的种类及包埋材料的热膨胀系数间的关系而定。不能在铸圈升温至预定温度后停留过久,或降温后又再升至预定温度才铸造。否则影响包埋材料的强度、降低铸件的精度和光洁度。

2. 电解抛光时要随时搅拌电解液,使析出的气泡能自由排出,防止形成气体绝缘层影响抛光效果。如电解液已变色,应更换新电解液。严格按操作规程进行操作,注意个人安全与防护。

【实习报告与评定】

考评可摘局部义齿铸造支架蜡型制作的操作与结果。

实习二十一　可摘局部义齿的制作（七）
制作铸造𬌗支托、弯制卡环

【目的和要求】

1. 熟悉弯制卡环的各种器械和使用方法。

2. 掌握铸造𬌗支托的制作方法和钢丝卡环的弯制方法。

【学时】 6 学时。

【实习内容】

在上颌工作模型上按设计标志线制作铸造𬌗支托,弯制卡环。

【实习用品】

上颌牙列缺损工作模型、尖钳、日月钳、平头钳、切断钳,19 号和 20 号钢丝,蜡匙、蜡刀、酒精灯、基托蜡片、扁蜡线、模型分离剂,红、蓝、黑铅笔等。

【方法和步骤】

1. 铸造𬌗支托的制作

（1）在模型上𬌗支托凹的边缘位置用细铅笔画出边缘线,在模型缺隙处画出铸造𬌗支托连接体的位置。在基牙支托凹、缺隙侧邻面和缺隙牙槽嵴处涂分离剂。

（2）待分离剂干燥后,用蜡匙将熔化的嵌体蜡滴在模型上的𬌗支托凹内,填满整个支托凹。再用蜡刀精心雕出𬌗支托的形态(𬌗支托应为圆三角形,呈匙状,厚为 1～1.5mm)。

（3）用扁蜡线制作⌐4、7⌐𬌗支托小连接体。快速在酒精灯火焰上将扁蜡线烤软,从𬌗支托凹边缘嵴处(𬌗支托蜡型边缘),沿基牙邻面向下,让开倒凹区,再水平弯曲,与牙槽嵴平行并离开牙槽嵴 0.5～1mm。用热蜡刀将𬌗支托蜡型与连接体蜡线熔合,并适当加蜡以增加连接处蜡型的宽度和厚度。在⌐4、7⌐之间𬌗支托小连接体水平部分中部与牙槽嵴之间滴蜡,使小连接体与牙槽嵴有 2mm×2mm 的接触支点。再用热蜡刀在小连接体水平段的一侧水平接出一条蜡线作为铸道。

（4）将模型浸泡在水中,待分离剂溶胀后用蜡刀轻轻撬动,使𬌗支托蜡型与模型分离(而不变形)。

（5）将𬌗支托蜡型固定在铸造座上,经包埋、铸造、喷砂、打磨获得铸造𬌗支托(包埋、铸造、喷砂、打磨方法此处从略,参见铸造支架)。

（6）将完成的铸造𬌗支托放在模型上,支托应与支托凹密合、无变形,然后用热蜡滴在小连接体处,使支托与模型固定。

2. 画卡环线　根据设计图及观测线,用铅笔将基牙⌐4、4⌐、7⌐卡环的准确位置画在工作模型上。卡环臂起始于基牙的缺隙侧邻面(𬌗支托小连接体边缘,稍低于基牙𬌗面边缘嵴)绕过邻颊(邻舌)轴面角弯向颊(舌)面。舌侧卡环臂位于观测线方的非倒凹区内;颊侧卡环臂起始部分位于非倒凹区,在卡环臂长度的 1/2 处越过观测线进入倒凹区,卡环臂尖止于卡环臂区内的"十"字标记处。

3. 三臂卡环的弯制

（1）弯制⌐4、7⌐卡环臂:先观察模型,对基牙的大小、形状有一个大概的了解。用切断钳剪下 8～10mm 长的钢丝(⌐4⌐用直径 0.9mm 的 20 号钢丝,7⌐用直径 1.0mm 的 19 号钢丝),用尖钳在距钢丝的一端 5mm 处弯成 90°的折弯,以便用手把持住钢丝。以右手握尖钳,夹紧钢丝的另一端,左手执钢丝,左手中指、无名指和小指夹住钢丝,示指作支点顶在钳嚎上,拇指压住钢丝,两手同时旋转向外下方用力,以使钢丝在外力作用下弯曲成弧形。然后将其放在模型上比试、调整,使弧形与卡环线一致,钢丝和基牙牙面贴合(图10-0-58A)。

弯曲卡环臂起始部,使其绕过颊(舌)邻轴角与基牙的缺隙侧邻面接触(图10-0-58B)。

(2) 弯制连接体的下降部分(图10-0-58C):用铅笔在卡环体位于邻面边缘嵴下方2mm处作标记(卡环体与小连接体结合的转弯处)。由于同一基牙的颊舌卡环臂走向不同,弯制卡环体的方法略有不同。

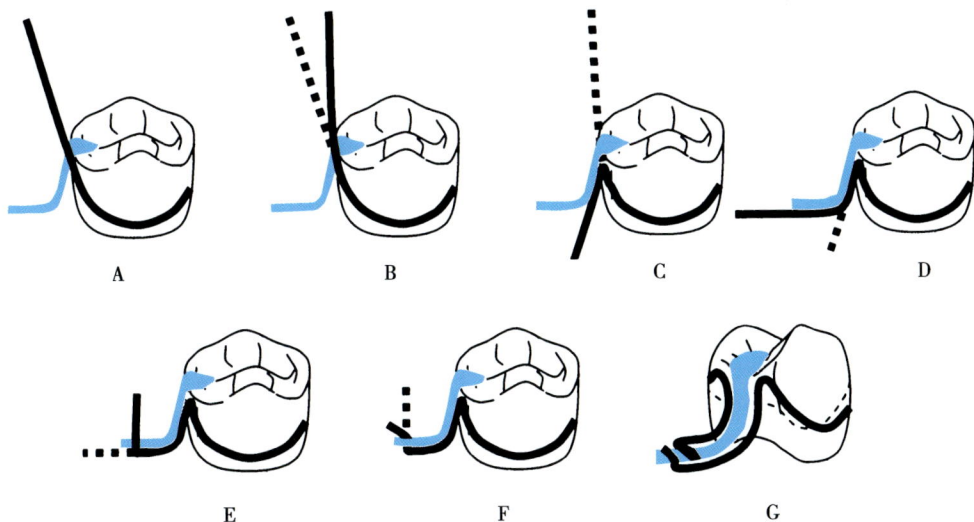

图 10-0-58 圆环形卡环臂弯制过程

1) 弯制 4 颊侧和 7 舌侧卡环体:以右手握尖钳,锐缘放在卡环弧形的内侧,夹紧卡环上作记号处的下方,用左手拇指用力将小连接体一侧的钢丝向外下压形成锐角,具体角度以卡环线为准,然后将钢丝向外拉形成卡环体及连接体的下降部分。

2) 弯制 7 颊侧卡环体:将卡环倒转过来,以右手握尖钳,锐缘放在卡环弧形的内侧,夹紧卡环记号处的下方,用左手拇指用力将钢丝向外下压形成锐角,具体角度以卡环线为准,然后将钢丝向外拉,形成连接体的下降部分,与𬌗支托小连接体的下降部分平行。

(3) 弯制连接体的水平段和上升段(图10-0-58D～图10-0-58G):将卡环倒转使形成的卡环体末端(弯折处)抵住基牙邻面龈缘,连接体钢丝贴住基牙邻面,在𬌗边缘嵴下方1mm处的钢丝上用铅笔画出记号,在记号稍下方(连接体下降段一侧)用尖钳夹住钢丝,左手拇指按压钢丝游离端一侧使之弯曲,与𬌗支托小连接体水平段平行。于适当的部位作记号,用尖钳夹紧钢丝向上作约90°弯曲,形成连接上升段,再将上升段向舌(或颊)侧弯曲,并搭在𬌗支托的连接体上,剪断多余的钢丝,用蜡将卡环固定。

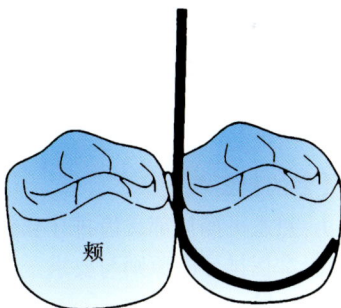

图 10-0-59 间隙卡环弯制

4. 间隙卡环的弯制

(1) 弯制卡环臂:剪取一段10cm左右的20号钢丝,按照3(1)的方法将钢丝按 4 卡环线弯成大小合适的弧形,与 4 颊面贴合(图10-0-59)。在卡环臂邻近基牙𬌗缘的部分用尖钳将钢丝向外稍作弯曲,使卡环臂进入颊外展隙。在钢丝位于隙卡沟颊侧边缘处,用铅笔作记号,用尖钳夹住记号的稍下方,使尖钳的锐缘在卡环臂舌侧,然后左手拇指压钢丝向尖钳的锐缘侧,形成约90°向舌侧弯曲,使卡环臂与模型上的隙卡沟完全贴合(图10-0-60)。

(2) 弯制连接体:在卡环臂位于隙卡沟舌侧边缘处做记号,将尖钳的钝缘在下夹住钢丝记号的卡环臂一侧,压钢丝向下形成大于90°的角度,形成隙卡小连接体下降部分。倒转卡环,将卡环舌侧的转弯处抵在模型上隙卡沟下方的舌侧龈乳头处,在隙卡沟下方1mm处用有色铅笔画线,翻过卡环,在记号处向舌侧弯曲,调整钢丝方向,使连接体与组织面保持约0.5mm的距离,逐渐向前

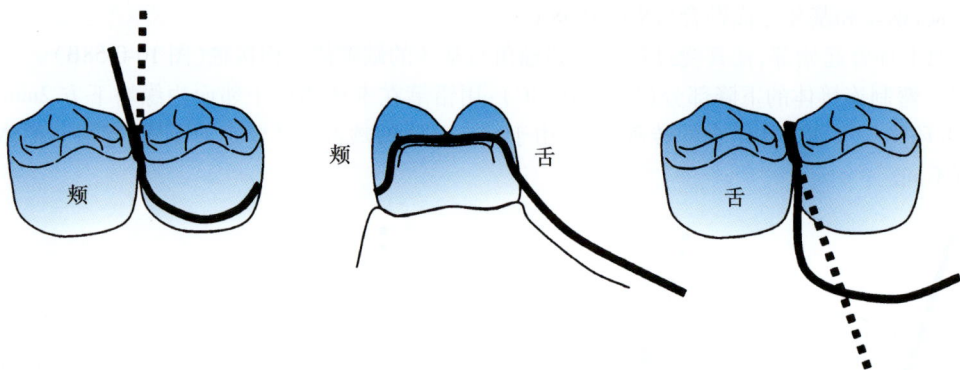

图 10-0-60 间隙卡环弯制

延伸直至进入 21| 缺隙。为了加强树脂基托的强度,间隙卡环的连接体通常做得较长,并且走向应与基托的易折线垂直,以起到加强丝的作用。

5. 卡环臂磨光与固定 用桃形或柱状的砂石将弯制好的卡环臂尖磨圆钝,并用砂纸片和橡皮轮磨光。将完成后的卡环放在模型上,使卡环臂与卡环线贴合,将熔化的基托蜡滴在小连接体与模型牙槽嵴处,将卡环粘固固定。

【注意事项】

1. 弯制卡环时不得损伤或磨损模型。

2. 卡环臂与卡环体各部分应与基牙密贴。

(1)卡环体部及间隙卡环的越𬌗部分应在非倒凹区,且不妨碍咬合。

(2)卡环臂尖和卡环臂的 1/2 长度应位于基牙的倒凹区,不得压迫龈缘。

3. 应尽量选用对卡环丝损伤小的器械,减少钳夹伤痕。争取一次弯成,避免反复多次弯折,以减少材料的内应力和疲劳。

【实习报告与评定】

考评可摘局部义齿铸造𬌗支托制作与卡环弯制的操作与结果。

实习二十二 可摘局部义齿的制作（八）排列人工牙制作义齿蜡型

【目的和要求】

1. 熟悉可摘局部义齿排牙和蜡型制作基本方法。

2. 掌握排牙的原则与要求。

【学时】 6 学时。

【实习内容】

1. 在制作好𬌗支托和卡环的模型上排列义齿人工牙。

2. 制作义齿基托蜡型。

【实习用品】

上颌牙列缺损石膏工作模型、21|56 树脂人工牙、酒精灯、酒精喷灯、排牙蜡刀、三角蜡刀、基托蜡片、技工马达、磨头、咬合纸。

【方法和步骤】

1. 检查模型的咬合关系,𬌗支托及卡环的位置应合乎要求,不妨碍咬合。

2. 根据缺隙的近远中宽度(与缺隙相邻余留牙邻面间距离)、𬌗龈高度和邻牙大小,选择适当大小的 21|56 树脂人工牙。

3. 排牙

(1)排列 21| 人工牙:将 21| 人工牙放在模型上比试,若人工牙过宽,可适当磨改其邻面。若人工牙过长,可磨短人工牙的盖嵴部。用基托蜡将人工牙粘固在缺隙处,再将基托蜡烤软后,用排牙

蜡刀调整人工牙的切端位置,覆𬌗、覆盖,扭转程度,唇舌向和近远中向倾斜角度,使其与邻牙及对侧同名牙协调一致。然后用基托蜡将人工牙完全固定,待蜡彻底凝固后,用咬合纸检查咬合,用磨头调磨咬合高点。

(2)排列 56 人工牙:将人工牙放入缺隙内比试。由于𬌗支托及卡环连接体的存在,为了使人工牙能够在缺隙内就位,首先要根据𬌗支托及卡环连接体的阻挡部位磨改人工牙的近、远中邻面和盖嵴部以适合缺隙,人工牙与卡环体𬌗支托和连接体嵌合。再根据与对颌模型的咬合关系调整人工牙的𬌗面高度,用基托蜡将人工牙固定。然后用咬合纸检查人工牙咬合接触并调𬌗,达到正中咬合广泛多点接触,前伸、侧方运动时无𬌗干扰。

4. 制作基托蜡型

(1)用蜡匙将熔化的基托蜡填在基托范围内天然牙邻间隙内、人工牙与模型的结合处、人工牙的牙根部位以及标出的组织倒凹内,并使填上的蜡与周围的模型表面移行。

(2)用蜡刀切出比基托伸展范围稍大的 2mm 厚基托蜡片,将其在酒精灯上烤软后铺在模型上画出的基托部位,用手指挤压使之与模型贴实。然后根据画出的基托边缘线的位置,将多余的蜡片切除。用热蜡匙将基托蜡的边缘与牙颈缘及模型组织面封牢。

(3)参照邻牙龈缘的形态位置,用蜡刀在人工牙唇颊侧与牙面约成 45°角,形成龈缘。后牙舌侧在𬌗缘下 2mm 处切除多余的蜡片,并使蜡基托与人工牙移行。前牙舌侧应比照对侧同名牙雕出龈缘。

(4)用蜡刀雕刻蜡基托磨光面外形。参考对侧同名牙唇颊侧牙槽骨形态,在人工牙颊侧的牙根部位雕出外形,两根之间呈凹面,唇颊侧蜡基托磨光面亦形成凹面。

(5)去除人工牙和石膏牙上的残蜡,检查咬合关系,在蜡型制作过程中人工牙应无变位,蜡基托应不妨碍咬合。最后用蜡刀精修使基托外形平整,再用酒精喷灯将蜡型表面喷光。

【注意事项】

1. 排牙时不得使𬌗支托和卡环移位。

2. 卡环臂、𬌗支托应暴露,连接体应包埋在基托内。义齿蜡型范围以外的区域应清洁,无残蜡。

【实习报告与评定】

考评可摘局部义齿人工牙排列与义齿蜡型制作的操作与结果。

实习二十三 可摘局部义齿的制作（九）装盒、冲蜡、装胶和热处理

【目的和要求】

1. 熟悉可摘局部义齿装盒、冲蜡、充填树脂、热固化和义齿磨光的方法和步骤。

2. 加深对丙烯酸树脂性状和使用方法等理论的理解和掌握。

【学时】 3 学时。

【实习内容】

1. 将完成蜡型的可摘局部义齿工作模型修整装盒。

2. 冲蜡,填胶。

3. 热处理。

【实习用品】

型盒、型盒夹、白石膏、橡皮碗、石膏调拌刀、蜡刀、毛笔、藻酸盐石膏分离剂、凡士林、压榨器,热凝基托树脂粉和单体,调胶碗、调刀、玻璃纸、冲蜡器、煮盒锅等。

【方法和步骤】

1. 装盒(混装法)

(1)为了使开盒时石膏与型盒易于分离,装盒前在型盒内壁涂薄层凡士林作为分离剂。

(2)将完成义齿蜡型的工作模型置于肥皂水中浸泡 10 分钟,冲洗干净后放入下半型盒,确保模型边缘低于型盒边缘,人工牙等结构距上半型盒顶大于 5mm。

（3）调拌白石膏倒入下半型盒 1/2 高度,将模型压入型盒中央,用石膏包住模型唇颊舌面和余留牙粭面,以及卡环臂和支托,暴露整个义齿蜡型。包埋石膏表面平整、无倒凹,与下半型盒边缘平齐。

（4）待包埋石膏硬固后,在石膏表面涂分离剂,对合好上半型盒。再调拌白石膏,先用毛笔蘸石膏涂布在人工牙颈部等区域以确保无气泡,随后从型盒一侧边缘缓慢灌入石膏并轻轻振动型盒,使石膏流至各处排除气泡。装满上半型盒后盖上型盒盖,除去型盒外面多余的石膏。

2. 冲蜡

（1）装盒半小时(石膏硬固)后,将型盒放在冲蜡器内加热或浸泡在 80℃ 以上的热水中约 5 分钟使蜡型软化。

（2）用蜡刀轻轻撬开型盒,去除软化的基托蜡,将上下颌型盒放在冲蜡器上,用开水冲净石膏表面的余蜡。削去包埋石膏的飞边。将型盒倾斜放置,控去表面水分并晾干。

3. 填胶

（1）取适量热凝牙托水倒入调胶瓷碗中,再取 1/2 量牙托粉(体积比),轻轻撒入单体中,同时轻轻振动瓷碗,使粉液充分浸润混合,在瓷碗上盖好玻璃板待用。

（2）待上下颌型盒石膏表面和模型组织面干燥后,在其上涂布分离剂。

（3）洗净双手,待调和好的树脂至面团期时,将其从调胶碗中取出,用手揉捏均匀。取少量树脂团,用手压入模型与小连接体之间的空隙内,再将较多的树脂团捏成片状,压在下半型盒内模型上的义齿基托处。

（4）在下半型盒上放一层玻璃纸,然后盖上上半型盒并用力压紧。打开型盒检查填胶量,如果填胶不足,应在相应部位再填胶,同时去除多余的树脂(基托边缘以外的部分)。

（5）去除玻璃纸,在树脂和人工牙盖嵴面上涂布少量单体,对好上下颌型盒,用压榨器缓慢压紧型盒至 30~40kg/cm² 压力,然后移至型盒夹上固定夹紧。

4. 热处理　将型盒夹浸泡在煮盒锅的水中,从室温逐渐加热至 65℃ 保持 90 分钟,再继续升温到 100℃,保持 30 分钟后自然冷却至室温。

【注意事项】

1. 装盒时石膏调拌稀稠度应合适,石膏过稠不易操作,而且容易出气泡。

2. 下半型盒装盒时石膏有一定的厚度,表面光滑无倒凹。否则开盒困难,模型易损坏。

3. 型盒在开水中浸泡的时间不宜过长,否则蜡型完全熔化后浸入石膏内,不易冲净,造成分离剂涂布困难。

4. 冲蜡时使用过滤装置,防止义齿上的部件脱落后随水流丢失。

5. 石膏分离剂不要涂到人工牙盖嵴部(与基托结合区)。

6. 装填胶操作手法应轻柔迅速,避免树脂长时间暴露在空气中。

7. 忌反复添加树脂。

8. 型盒加压前应检查支托、卡环、人工牙有无变位。

【实习报告与评定】

考评可摘局部义齿的装盒、冲蜡、填胶操作与结果。

实习二十四　可摘局部义齿的制作（十）开盒、上粭架调粭、义齿磨光

【目的和要求】

1. 熟悉义齿磨光的方法和步骤。

2. 掌握义齿上粭架调粭的方法。

【学时】6 学时。

【实习内容】

1. 开盒,义齿上粭架调粭。

2. 义齿磨光。

【实习用品】

半可调𬌗架、大号球钻、菠萝钻,大、小磨头,砂布卷、抛光机、棕毛刷,干、湿布轮,石英砂、抛光膏。

【方法和步骤】

1. 开盒 松开型盒夹,用锤子轻击下半型盒底面中央的小圆盖,使包埋石膏与下半型盒分离。然后取下型盒盖,将下半型盒的小圆盖垫在石膏表面,再用锤子轻击使上半型盒与石膏分离。用锤子轻轻敲击石膏侧面,使上下层石膏分离。再用石膏剪小心地从侧面去除模型和义齿周围的石膏,将义齿与工作模型完整取出。然后用剪刀剪除义齿上多余的树脂飞边。操作过程中应避免破坏工作模型,勿使义齿与模型分离。

2. 模型上𬌗架调𬌗 去净工作模型底面的包埋石膏,利用𬌗架架环上的对位标记,将工作模型重新对合到𬌗架,用塑料胶带将其固定。

3. 咬合检查 上下颌模型对𬌗,检查上下颌余留牙及义齿人工牙的咬合接触情况。取咬合纸置于上下颌模型牙列之间,在𬌗架上分别模拟正中咬合和前伸𬌗、侧方𬌗运动。

4. 调𬌗 根据人工牙上的咬合印记进行调𬌗,使余留牙与义齿人工牙在正中咬合均匀接触,去除正中咬合、前伸𬌗和侧方𬌗的早接触和𬌗干扰。

5. 义齿磨光

(1) 调𬌗完成后将义齿连同模型从𬌗架上取下,用石膏剪将石膏模型一点点地破坏,逐渐从义齿上去除干净。

(2) 义齿与模型分离后,先用菠萝钻或磨头磨除基托上的飞边,用球钻磨除基托磨光面和组织面上的树脂小瘤或未除净的石膏等。

(3) 用砂布卷粗磨基托的磨光面和边缘,将基托表面磨平整。

(4) 在抛光机上用棕毛刷和湿布轮蘸细石英砂糊抛光义齿基托磨光面和人工牙,直至表面光滑,避免过度抛光使人工牙磨损和改变形态。

(5) 在抛光机上用干布轮蘸抛光膏对义齿表面进行上光。

【注意事项】

1. 开盒时避免义齿和模型损坏,避免义齿与模型分离。

2. 调𬌗时使用大号球钻或小磨头,避免破坏人工牙的𬌗面形态。

3. 将义齿与模型分离时不要用力过猛或从模型中间剪断,以免使义齿受损或基托折裂。

【实习报告与评定】

考评可摘局部义齿开盒、上𬌗架调𬌗、义齿磨光的操作与结果。

实习二十五　全口义齿制作(一)无牙颌的印模与模型

【目的和要求】

1. 掌握二次印模法制取无牙颌印模的方法和步骤。

2. 掌握无牙颌石膏模型灌注和模型修整的方法与要求。

【学时】3 学时。

【实习内容】

在仿头模上制取上下无牙颌的二次印模,并灌注石膏工作模型。

【实习用品】

教学用无牙颌模型、成品无牙颌印模托盘,余同实习十七。

【方法和步骤】

1. 调整体位 标准同实习十七。

2. 选择成品无牙颌印模托盘 先观察仿头模上无颌牙颌颌弓的长度、宽度和牙槽嵴的高度,然后选择大小型号适合的成品无牙颌印模托盘。标准同实习十七。

3. 制取初印模。

4. 灌注石膏初模型　方法同前,要求石膏包过并高于印模边缘 3mm,印模外侧石膏边缘厚 3mm。下颌印模舌侧石膏同样高于印模边缘 3mm,表面平整。

5. 初模型修整　首先在石膏打磨机上磨平石膏模型的底面和侧面,要求模型底面与牙槽嵴平面平行。模型底部厚度不小于 10mm,唇颊侧及后缘保留 3~4mm 宽石膏边缘,边缘及口底高于印模边缘 2~3m。模型侧面与底面垂直。

6. 制作树脂个别托盘

(1) 画出个别托盘边缘线:沿石膏模型前庭沟及口底边缘最深处和上下颌后缘(上颌翼上颌切迹和腭小凹后 4mm 的连线,下颌磨牙后垫)画一条连续的实线。然后在此实线的牙槽嵴顶侧 2mm 处画一条虚线,但是在上下颌模型的后缘处只画实线。

(2) 模型缓冲、填倒凹:用基托蜡填平模型上托盘边缘线(虚线)内的倒凹。然后,在腭皱、切牙乳突、上下颌隆突、下颌舌骨嵴等缓冲区的模型表面加一薄层蜡作缓冲处理。最后用凡士林做分离剂,在模型表面均匀涂布一薄层。

(3) 制作个别托盘:调拌适量的自凝树脂,在面团期时迅速将其铺在涂有凡士林的玻璃板上压成 2mm 厚的片状,然后将此树脂片放在模型上,用手指轻轻按压使其与模型表面贴合。再用雕刻刀将个别托盘边缘线外侧多余的树脂去除,取部分剩余树脂捏成长、宽各 20mm,厚 4mm 的条状,垂直按压在托盘前部牙槽嵴顶正中位置,与托盘连接成整体,即为个别托盘柄。待树脂硬固后,将其从模型上取下。打磨平整托盘外表面,边缘磨成内侧短于外侧的斜面。

7. 个别托盘边缘整塑　采用仿真头颅模型上的无牙颌模型口外进行个别托盘边缘整塑。按照理论教材的分区方法分别进行上下颌个别托盘的边缘整塑。将边缘整塑蜡烤软后在口外戴入无牙颌模型上,使边缘整塑蜡按照无牙颌模型的边缘形态进行成形。然后修去溢入托盘内的边缘整塑蜡使托盘与模型贴合。均匀回切 1mm 左右的边缘蜡。

8. 制取终印模　采用流动性好的印模材料按说明调拌,并均匀、少量放入个别托盘内,在托盘的边缘也涂抹印模材料。按照制取初印模的体位和方法将托盘放入仿真头颅模型上。待印模材结固后小心取出,检查印模的完整性。

9. 围模灌注终模型　①印模边缘高点以下 3mm 用标记笔标记出围模的范围。沿标记线黏着一条约 5mm 宽的蜡棍,同时下颌印模的舌侧边缘间用蜡板封闭空隙。②用基托蜡片或铅板包绕在围好蜡棍的印模周围形成型盒。要求型盒上缘比印模高出 10mm。所有的连接处必须用热蜡封闭。③将调好的超硬石膏堆放少量于印模最高处,通过轻微振动帮助模型材料流动,边加材料边振动,直到灌满为止。石膏结固后将模型放入热水中 5 分钟,使边缘整塑蜡软化,小心地将托盘从模型上分离,用蜡刀去除所有多余的印模材料,注意不要损伤模型。

10. 修整模型　用模型修整器小心地平整底座,使其和牙槽平面平行,模型最薄处至少 10mm厚。用工作刀修整模型边缘的围堤,围堤边缘修成小斜面,尽量消除倒凹。用锋利的工作刀在工作模型底座修出三个 V 形刻槽,涂抹凡士林使之润滑。

【注意事项】
取终印模时托盘必须完全就位,但避免压力过大,控制终印模材料厚度。

【实习报告与评定】
考评制取无牙颌印模与灌注模型的操作与结果。

实习二十六　全口义齿制作(二)确定颌位关系和上𬌗架

【目的和要求】
1. 了解面弓转移上𬌗架的操作方法。
2. 熟悉后堤区制作方法。
3. 掌握无牙颌𬌗托的制作方法和要求。
4. 掌握确定全口义齿颌位关系的方法。

【学时】6学时。

【实习内容】

1. 在上颌工作模型上制作后堤区。

2. 在工作模型上制作𬌗托。

3. 在仿头模上确定颌位关系记录。

4. 利用面弓转移将工作模型上𬌗架。

【实习用品】

无牙颌石膏工作模型、基托蜡片、蜡刀、酒精灯、橡皮碗、调刀、石膏、𬌗平面板、垂直距离测量尺、面弓、半可调𬌗架。

【方法和步骤】

1. 后堤区制作 用铅笔在上颌牙颌模型的腭小凹后2mm到两侧翼上颌切迹画一条线,此为后堤区的后缘。然后从腭中缝开始,在此线前方2mm向两侧再画一条弓形曲线至翼上颌切迹,这两条线之间最宽处宽5mm,围成的区域就是后堤区位置(图10-0-61)。

用尖锐的雕刻刀沿后缘线刻一条2mm宽的V形沟。沟的深度在腭中缝处为1mm,腭中缝与翼上颌切迹中间最深1.5mm,至翼上颌切迹逐渐变窄、变浅。然后沿此沟将后堤范围内前部的石膏部分刮除,后缘处最深,越向前、越近中线和牙槽嵴刮除越少。

2. 在工作模型上制作𬌗托 𬌗托由光固化树脂或基托蜡片制作暂基托。本实习采用基托蜡片制作暂基托。

首先取一片完整的基托蜡片切成2/3和1/3两片(大片用于上颌,小片用于下颌),将蜡片在酒精灯上

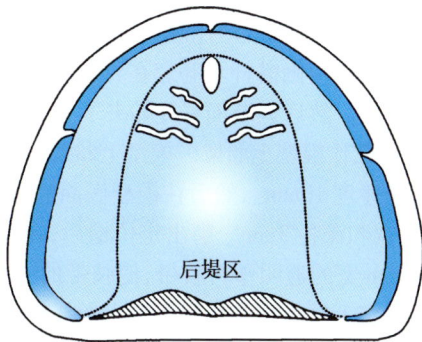

图10-0-61 上颌模型后堤区的位置与形态

均匀烤软后相对折叠,放在模型上轻轻按压,使其与模型组织面及边缘贴合,用蜡刀将模型边缘外多余的蜡片部分切除。将蜡基托用冷水冲凉后从模型上取下,用热蜡刀将蜡基托边缘修整光滑。

再取半片蜡片,在酒精灯上均匀烤软后,卷成长条状,沿牙槽嵴顶线弯曲成马蹄形,压排在上颌蜡基托上,形成前牙区宽5mm、后牙区宽10mm的蜡堤。用热蜡刀将蜡堤和蜡基托连接处熔化固定。将𬌗托与模型翻转按压在玻璃板上确定蜡堤高度,前部蜡堤高度调整为20~22mm(蜡基托唇侧边缘至蜡堤平面),后部蜡堤略低于前部(16~18mm)。将𬌗托冲凉后,用蜡刀或刮刀修整唇颊面形态(丰满度),蜡堤唇侧与蜡基托唇侧边缘(前庭反折处)平齐并稍唇倾,与蜡堤平面(𬌗平面)的角度略小于90°。

再取1/3片蜡片,在酒精灯上均匀烤软并卷成长条状,置于下颌蜡基托上形成下颌蜡堤,用热蜡刀烫蜡粘固、𬌗托前部高度约为18~19mm,后部与磨牙后垫1/2处平齐。

3. 确定颌位关系记录 将上𬌗托戴入仿头模的无牙颌上,用𬌗平面板贴住蜡堤,检查蜡堤平面角度,通过调整蜡堤的高度,使蜡堤平面位于上唇下2mm,前部与瞳孔连线平行,后部与鼻翼耳屏线平行。然后将上颌𬌗托从仿头模上取下,用蜡刀在两侧后牙区蜡堤表面各切两条不平行的V形沟,深度1mm。然后在蜡堤表面涂一薄层凡士林。

松开仿头模下颌固定钮,使仿头模处于闭口状态,确定适当的垂直距离。用垂直距离测量尺测量并记录鼻底至颏底的距离。

再将上下颌𬌗托同时戴入仿头模,模拟正中关系咬合,用垂直距离测量尺检查垂直距离,通过调整下颌蜡堤高度,使上下颌𬌗托咬合至适当的垂直距离。

取下下颌𬌗托,将下颌蜡堤后部高度去除2mm,再将烤软的两层蜡片置于此处。然后将下颌𬌗托重新戴入仿头模,做正中关系咬合至上下颌𬌗托前部蜡堤接触,保持咬合状态至下颌蜡堤后部软蜡硬固。

确定仿头模面部中线,用蜡刀刻画在上下颌蜡堤唇面;根据仿头模面罩两侧口角位置,在上颌

蜡堤唇面刻画口角线。最后将殆托从仿头模上取下,检查上下蜡堤咬合接触是否均匀稳定,殆托与模型是否贴合、无变形。

4. 验证颌位关系 将上下颌殆托重新戴入仿头模,再做正中关系咬合,检查颌位关系是否正确。咬合时下颌应无前伸或偏斜;上下颌蜡堤接触应均匀稳定,无偏斜和翘动;垂直距离、殆平面、中线等准确。

5. 面弓转移 将殆叉在酒精灯上加热后插入上颌蜡堤唇颊面内并冲凉固定,殆叉中线与蜡堤上的中线一致。然后将上下颌殆托连同固定在上殆托的殆叉戴入仿头模无牙颌就位。

松开面弓弓体上定殆夹和后部两侧横杆的固定螺丝,开大弓体后部宽度,将两侧横耳塞端插入仿头模的外耳道内,同时将殆叉柄套入定殆夹内。然后,先调整弓体两侧横杆长度一致后固定横杆螺丝,在保持上殆托就位稳定情况下拧紧定殆夹固定螺丝,使殆叉与面弓弓体的位置固定。最后,松开面弓横杆固定螺丝,将横杆耳塞从仿头模外耳道抽出,将面弓连同固定在一起的上殆托和殆叉从仿头模上取下。

调整半可调殆架的切导针高度,使上下颌体平行,再调整并固定前伸和侧方髁导斜度至平均值,然后扳下髁球滑动控制锁避免髁球滑动。

将面弓两侧横杆耳塞套在殆架髁导盘上定位杆(髁球后方)处,调整两侧横杆刻度一致后拧紧横杆螺丝。然后调节面弓定殆夹下方螺杆长度,使上颌殆托蜡堤平面水平。

6. 工作模型上殆架 模型上殆架前先进行底面修正。在石膏打磨机磨平工作模型底面,模型最薄处厚度10mm。然后在模型底面的前缘正中和后缘两侧分别磨出三条定位凹槽。定位槽长约5mm、宽和深各3mm。磨出定位槽后,在模型底面及定位槽内涂布一薄层凡士林作为分离剂,剪一条10mm宽的透明塑料胶带,使胶带的一半宽度高于底面,围绕模型一周粘固在模型基底的侧面。

先将上颌模型与面弓上的上殆托就位固定,抬起殆架的上颌体,调拌白石膏,分别堆砌在上颌模型底面和上颌体的架环上。放下上颌体使切导针与切导盘接触,去除多余石膏,将石膏表面修整光滑,待石膏完全硬固。松开面弓定殆夹及横杆固定螺丝,将面弓及上殆托取下。再用酒精灯加热殆叉柄,将殆叉与上殆托分离。然后,上下翻转殆架,将上下颌殆托及下颌模型对合在已经固定在殆架上的上颌模型上。再调拌石膏将下颌模型固定在殆架下颌体的架环上。

【注意事项】

在仿头模上无法如临床患者口内确定上颌前部蜡堤高度(殆平面)及咬合垂直距离,可根据仿头模情况事先规定统一的数据要求。

【实习报告与评定】

考评确定无牙颌颌位关系与模型上殆架的操作与结果。

实习二十七 全口义齿制作(三)排列人工牙

【目的和要求】

1. 掌握全口义齿人工排牙的基本原则和方法。
2. 掌握全口义齿平衡殆理论,了解调整义齿平衡殆的方法。

【学时】12学时。

【实习内容】

1. 排列全口义齿人工牙。
2. 建立并调整平衡殆。

【实习用品】

无牙颌石膏工作模型、半可调殆架、解剖式成品树脂人工牙一副、基托蜡片、蜡刀、蜡匙、酒精灯、红铅笔、8cm×8cm玻璃板一块、技工马达、机头、磨头、咬合纸。

【方法和步骤】

1. 排牙前准备 在排牙前首先用红色铅笔将以下参考标志线的延长线画在石膏工作模型基底的边缘和外侧面,以便在以后排牙时参考(图10-0-62)。

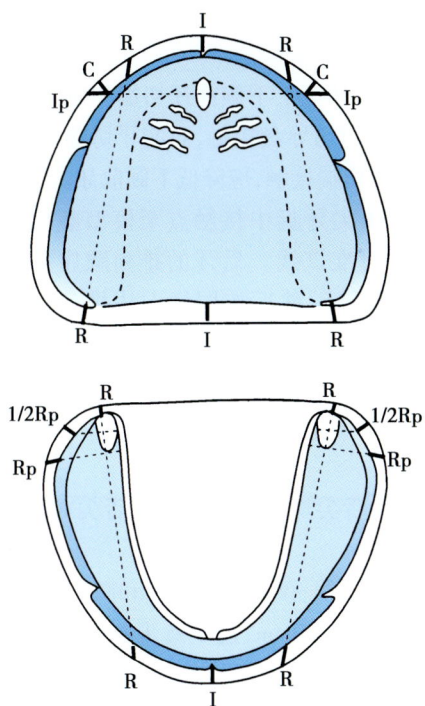

图 10-0-62 标记在石膏工作模型边缘的标志线

I. 中线 C. 口角线 Ip. 通过切牙乳突中点的横向连线 R. 后部牙槽嵴顶连线 Rp. 磨牙后垫前缘垂直于牙槽嵴连线 1/2Rp. 磨牙后垫高度 1/2 中点的水平延长线

（1）中线（I）和口角线（C）的延长线。

（2）通过切牙乳突中点的横向连线（Ip）。

（3）后部牙槽嵴顶连线（R）的延长线。

（4）磨牙后垫前缘垂直于牙槽嵴顶连线（Rp）的延长线。

（5）磨牙后垫高度 1/2 中点的水平延长线（1/2Rp）。

（6）在上下颌模型基底侧面分别画出与牙槽嵴顶距离相等的连线。

𬌗架前伸髁导斜度为 25°，侧方髁导斜度为 15°，调整切导盘斜度为 10°。

2. 排列前牙 排列人工前牙时应先排列上颌前牙，然后排列下颌前牙。

（1）排列上颌前牙：先用蜡刀将上颌中线左侧相当于左侧上颌中切牙唇侧部分蜡堤去除，然后将周围的蜡烫软，将左侧上颌中切牙排在此处，调整其位置合适后用蜡刀烫蜡将人工牙固定在蜡堤上。然后按同样方法依次逐个排列右侧上颌中切牙、左侧上颌侧切牙、右侧上颌侧切牙、左侧上颌尖牙、右侧上颌尖牙。上颌前牙的排列要求如下（图 10-0-63）。

1）中切牙：近中接触点与中线一致，切缘平齐蜡堤𬌗平面，颈部微向舌侧和远中倾斜，唇面与堤唇面一致。

2）侧切牙：近中与中切牙接触，切缘高于蜡堤𬌗平面 0.5～1mm，颈部向舌侧和远中倾斜程度大于中切牙，唇面稍向远中旋转，与堤唇面一致。

3）尖牙：近中与侧切牙接触，牙尖与蜡堤𬌗平面平齐，颈部微突并稍向远中倾斜，近远中倾斜程度介于中切牙与侧切牙之间，唇面向远中旋转，与𬌗堤唇面一致、两侧尖牙牙尖连线应与标记在模型上的 Ip 线一致。

（2）排列下颌前牙：上颌前牙排好后，按同样方法依次逐个排列左侧下颌中切牙、右侧下颌中切牙、左侧下颌侧切牙、右侧下颌侧切牙、左侧下颌尖牙、右侧下颌尖牙。下颌前牙排列要求如下：

1）中切牙：近中接触点与中线一致（上、下颌中切牙接触点对齐），切缘高出蜡堤𬌗平面约 1mm，唇面颈部微向舌侧倾斜，近远中向直立，与上颌中切牙覆盖约 2mm。

2）侧切牙：近中与下颌中切牙接触，切缘高出蜡堤𬌗平面约 1mm，唇舌向直立，颈部微向远中倾斜，与上颌中切牙和上颌侧切牙覆盖约 1～2mm。

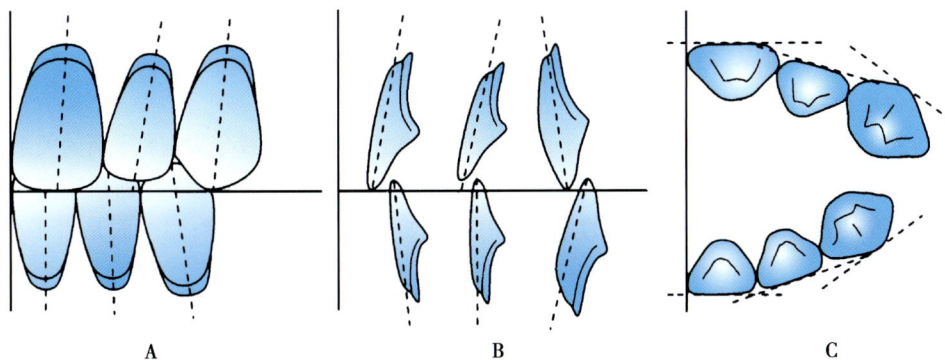

图 10-0-63 人工前牙的排列位置
A.唇面观 B.邻面观 C.切端观

3）尖牙:近中与下颌侧切牙接触,牙尖高出殆平面约1mm,颈部向远中和唇侧倾斜,与上颌侧切牙和上颌尖牙覆盖约1~2mm。

下颌前牙排好后,打开殆架两侧髁导盘的正中锁,使下颌前伸至上下颌前牙切端相对位置时,切导针与切导盘接触,上下颌前牙切端同时接触。如果切导针与切导盘接触,而前牙切端不接触,应抬高下颌前牙。如果切导针与切导盘不接触,而上下颌前牙切端接触,应降低下颌前牙。

3. 排列后牙　用蜡刀在下颌蜡堤后部殆平面上,从下颌尖牙近中接触点至模型磨牙后垫R(下颌牙槽嵴顶线标记点)刻一条直线,上颌后牙舌尖应对准该线。后牙的排列顺序是先按照4、5、6、7的顺序先排列一侧上颌后牙,再排列同侧下颌后牙,然后按同样方法排列对侧上下颌后牙。

（1）排列上颌后牙

1）第一前磨牙:近中与上颌尖牙远中邻面接触,颊尖与殆平面接触,舌尖高于殆平面约0.5~1mm,舌尖对应牙槽嵴顶连线,颈部微向颊侧倾斜。

2）第二前磨牙:近中与第一前磨牙接触,牙长轴垂直,颊、舌尖均与殆平面接触,舌尖对应牙槽嵴顶连线。

3）第一磨牙:近中与第二前磨牙接触,舌尖对应牙槽嵴顶连线,颈部微向近中和腭侧倾斜,近中舌尖与殆平面接触,近中颊尖和远中舌尖高于殆平面约0.5~1.0mm,远中颊尖高于殆平面约1.0~1.5mm。

4）第二磨牙:近中与第一磨牙接触,舌尖对应牙槽嵴顶连线,颈部向近中和腭侧倾斜程度大于第一磨牙,近中舌尖高于殆平面1mm,近中颊尖高于殆平面1.5~2.0mm,远中颊尖高于殆平面2.0~2.5mm。殆面远中高度相当于或稍高于下颌磨牙后垫高度的1/2处(1/2Rp)。

尖牙牙尖与上颌各后牙颊尖连成连续、平滑的纵殆曲线,上颌各后牙的舌尖同样形成连续、平滑的纵殆曲线(图10-0-64)。

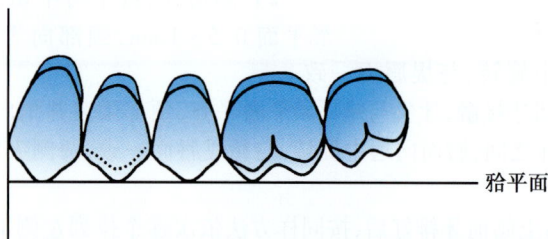

图 10-0-64　上颌后牙牙尖与殆平面的关系

（2）排列下颌后牙:下颌后牙按照6、5、4、7的顺序排列。下颌第一磨牙与上颌第一磨牙成中性关系,上下颌后牙牙尖完全嵌合接触,形成正常的颊舌侧覆殆覆盖关系。排列第一前磨牙时,如果排牙间隙小,可适当磨除第一前磨牙的远中面;如果排牙间隙较大,可调整相邻人工牙接触的紧密程度,或倾斜尖牙。

排列后牙时应先排完一侧上下颌后牙,然后再排列对侧后牙,以保证排牙时颌位关系的稳定。

4. 咬合检查与调改

（1）人工牙排列检查:中线、前部殆平面是否正确;人工牙的切端或牙尖与殆平面的关系,牙长轴与殆平面的角度关系(颊舌向、近远中向倾斜)是否正确;后牙的功能尖是否排列在牙槽嵴顶处;后牙牙尖连线是否形成正确的、连续的纵、横殆曲线;覆殆覆盖是否正确;殆平面是否平分颌间距离。

（2）平衡殆检查与调整

1）正中咬合:前牙有浅覆殆、浅覆盖,正中咬合时上下颌前牙不接触。两侧上下颌后牙尖窝交错呈最大面积接触。无明显早接触或低殆。

2）侧方殆:打开一侧正中锁,使殆架作侧方运动时,工作侧所有上下颌后牙颊舌尖及前牙切端均应接触,平衡侧所有上颌后牙舌尖和下颌后牙颊尖均应接触。人工牙侧𬌗有𬌗干扰或不接触,可通过调整后牙颊舌向倾斜角度(横曲线曲度)来解决。

3)前伸𬌗:打开两侧正中锁,使𬌗架作前伸运动至前牙切端相对时,所有上下颌前牙切端应接触,同时所有上下颌后牙的相对牙尖也应接触。如果前伸时前牙切端接触而后牙牙尖不接触,可降低下颌前牙高度,或加大后牙近远中向倾斜角度(加大纵𬌗曲线曲度)。如果前伸时前牙切端不接触而后牙牙尖接触,可升高下颌前牙高度,或减小后牙近远中向倾斜角度(减小纵𬌗曲线曲度)。

【注意事项】

1. 前牙的排列应避免深覆𬌗、深覆盖,以减少功能运动时施加在前牙牙槽嵴上的侧向力。

2. 用蜡刀烫蜡时蜡刀温度不可过高,以免烫坏人工牙,并避免使蜡到处流动。

3. 如果人工牙𬌗面及舌侧有蜡,应及时去除,以免影响咬合和对𬌗牙的排列。

【实习报告与评定】

考评全口义齿排牙操作与结果。

实习二十八　全口义齿制作(四)制作义齿蜡型、装盒、冲蜡、装胶、热处理

【目的和要求】

1. 熟悉全口义齿蜡型制作方法与要求。

2. 熟悉义齿装盒、冲蜡、装胶、热处理的方法与要求。

【学时】6学时。

【实习内容】

1. 制作全口义齿基托蜡型。

2. 义齿装盒、冲蜡、装胶、热处理。

【实习用品】

同实习二十三。

【方法和步骤】

1. 制作义齿蜡型　从𬌗架上取下排好人工牙的上下颌模型。首先用热蜡刀将原蜡基托边缘与模型烫实、封闭,再用烤软的基托蜡片将基托与人工牙结合处的凹陷填平、烫实,使人工牙唇、颊、舌面与基托表面移行,后部基托颊舌侧形成浅凹面。唇颊侧基托表面适当雕刻沿牙长轴的凸凹的牙根轮廓,上颌尖牙唇侧牙根形态突起较为明显。

沿牙颈部切除人工牙唇、颊、舌面覆盖的基托蜡,形成自然的颈部龈缘曲线,牙间形成龈乳头。唇、颊侧龈缘蜡型厚1mm,与前牙唇面成60°,与后牙颊面成45°,舌侧龈缘与牙面移行。

完成蜡型雕刻后,对蜡型表面进行光滑处理。先用毛刷去除蜡型表面黏附的碎蜡屑,再用纱布摩擦细处,然后用酒精喷灯吹光。用酒精喷灯时应掌握火焰的大小、距离和方向。喷灯距蜡型表面不能太近,以免将人工牙烧焦、变色。应使整个蜡型表面刚好熔化而不流动,既保证磨光面的光滑,又能保持良好的外形不改变。最后,用干棉球将基托表面磨光。

2. 装盒　将完成蜡型的模型放入肥皂水中浸透。在上下型盒的内面均匀涂布一薄层凡士林做分离剂。将浸过肥皂水的石膏模型置于下半型盒中央,调整模型位置和角度使义齿蜡型没有倒凹存在,确认人工牙切缘和牙尖顶距离上半型盒盖之间有5mm以上的间隙。

在橡皮碗内加入适量的水和白石膏粉,调拌均匀后将石膏倒入下半型盒至1/2高度。然后迅速将模型按预先设计确定的位置和方向重新压入型盒。去除挤出的多余的石膏,使模型周围的石膏与基托边缘和型盒上缘平齐,在石膏尚未硬固前用手指蘸水将石膏表面抹平,切勿形成倒凹,否则开盒或装胶时易致模型损坏。

石膏硬固30分钟后,用毛笔蘸藻酸盐石膏分离剂涂布在石膏表面。待分离剂干燥后,合上上

半型盒,检查上下型盒对接密合。再次调拌石膏,注意控制水粉比例,使石膏不要太稠。然后将石膏从型盒一侧边缘缓慢倒入型盒内,同时轻轻振动型盒,使石膏逐渐注满并排出气泡。注满后盖上型盒盖并压紧,去除挤出型盒的石膏。

3. 冲蜡 方法同实习二十三。

4. 填胶 同前。

5. 热处理 同前。

【注意事项】

1. 制作义齿蜡型的过程中,注意不要改变已排好的人工牙位置。

2. 热水浸泡型盒时注意水温和时间要合适。

3. 石膏分离剂不要涂到人工牙盖嵴部(与基托结合区)。

【实习报告与评定】

考评全口义齿蜡型制作和装盒、冲蜡、装胶的操作与结果。

实习二十九　全口义齿制作（五）
上𬌗架调𬌗、义齿磨光

【目的和要求】

1. 熟悉义齿磨光的方法和步骤。

2. 掌握义齿上𬌗架调𬌗的方法。

【学时】 6 学时。

【实习内容】

1. 开盒,义齿上𬌗架调𬌗。

2. 义齿磨光。

【实习用品】

同实习二十四。

【方法和步骤】

1. 开盒 同实习二十四。

2. 义齿重新上𬌗架。

3. 选磨调𬌗

（1）选磨正中咬合的早接触点:拧紧髁球正中锁,确认𬌗架上切导针回位、固定,这时切导针从切导盘上离开一定距离。将咬合纸夹在上下颌人工牙列之间,用𬌗架模拟叩齿运动,检查咬合接触情况。非支持牙尖(上颌牙颊尖和下颌牙舌尖)早接触调磨此非支持尖,支持尖(上颌牙舌尖和下颌牙颊尖)早接触需结合此牙尖在侧方运动平衡侧接触情况。如果作为平衡侧时存在𬌗干扰,则调低此牙尖;如果作为平衡侧时不存在𬌗干扰,则调低此牙尖相对的对𬌗牙的中央窝或边缘嵴。每次用咬合纸检查前需擦净原来的咬合印记,不要上下对𬌗牙同时调磨。调磨后切导针可以完全接触切导盘,上下颌后牙接触均匀等。

（2）选磨侧方运动时的干扰点:松开单侧髁球正中锁,用咬合纸分别检查左侧方运动或右侧方运动。工作侧有干扰时,调磨上后牙颊尖舌斜面及下后牙舌尖颊斜面(BULL 的法则),保持垂直距离。前牙部尤其是尖牙处为保持形态只调磨上颌牙舌侧和下颌前牙切端。平衡侧有干扰时,结合正中咬合检查。

（3）选磨前伸运动时的干扰点:松开双侧髁球正中锁,上下颌牙列之间放上咬合纸,将𬌗架上颌体后推,使下颌作前伸运动直到前牙切缘相对。调磨时主要调磨上颌前牙舌侧和下颌前牙切端。后牙主要调磨上颌牙颊尖的远中斜面和下颌牙舌尖的近中斜面。调磨后使各个人工牙的前方磨耗面均等接触。

4. 打磨、抛光 同前。

【注意事项】

选磨时的注意事项:用大号球钻或小磨头调磨,不能破坏𬌗面形态;应该少量、多次地调磨,每次要擦掉旧的咬合印记重新检查;调磨过程中随时注意不能降低确定好的垂直距离。

【实习报告与评定】

考评全口义齿上𬌗架调𬌗和义齿磨光的操作与结果。

（杨亚东 牛丽娜）

中英文名词对照索引

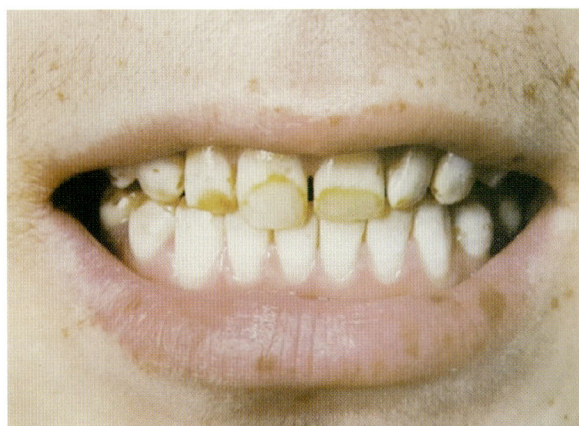

彩图 3-2　氟牙症

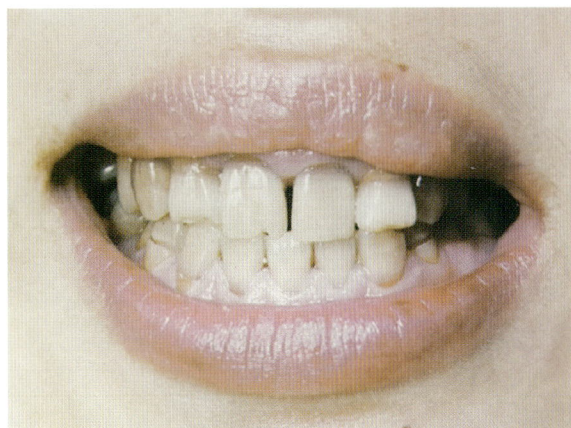

彩图 3-3　四环素牙

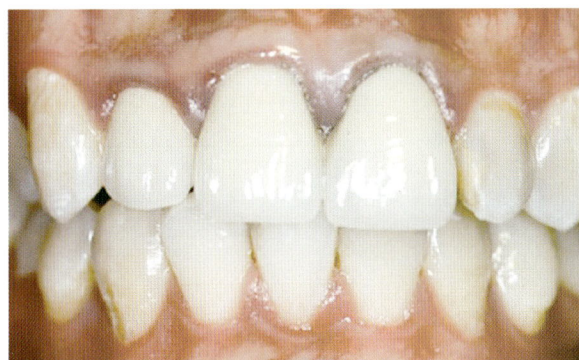

彩图 6-9　上颌中切牙全冠不良修复体边缘位于龈下，导致牙龈炎症

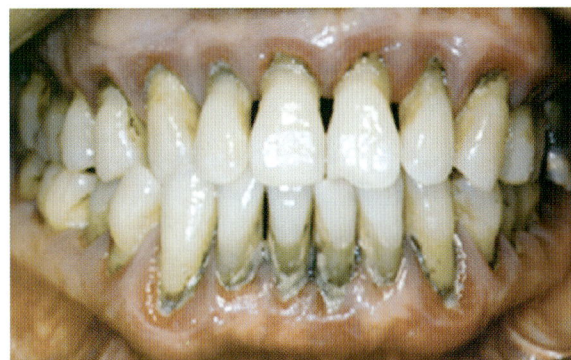

彩图 6-10　慢性牙周炎

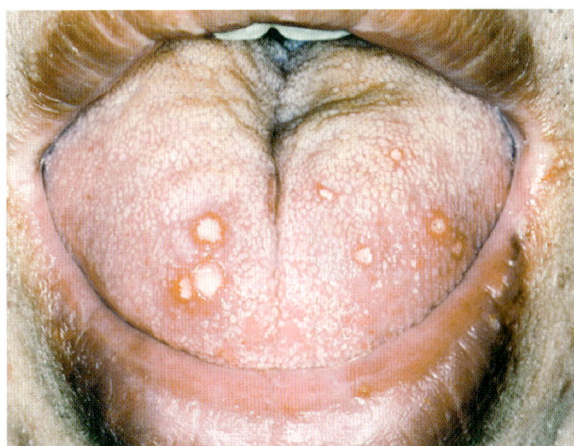

彩图 7-1　轻型复发性阿弗他溃疡

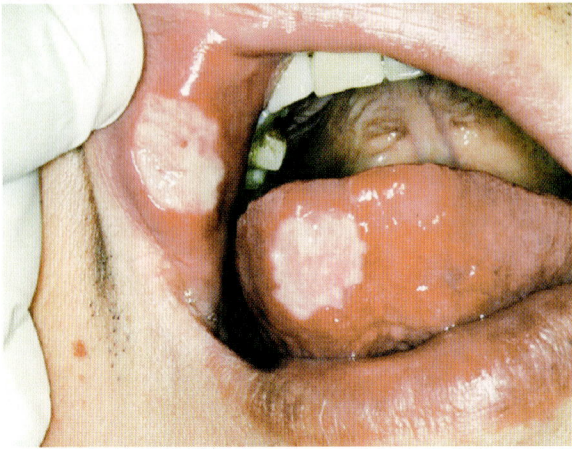

彩图 7-2 重型复发性阿弗他溃疡

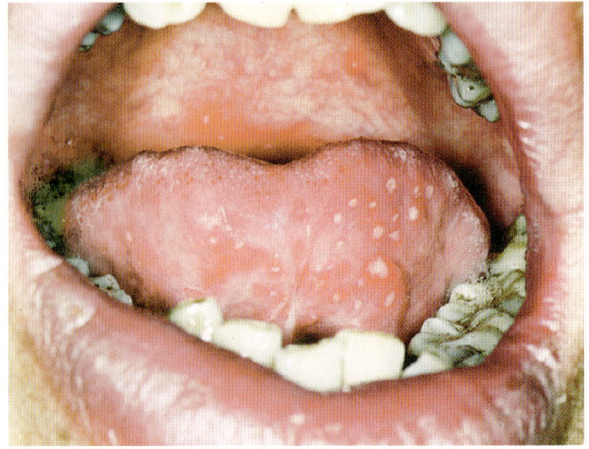

彩图 7-3 疱疹型复发性阿弗他溃疡

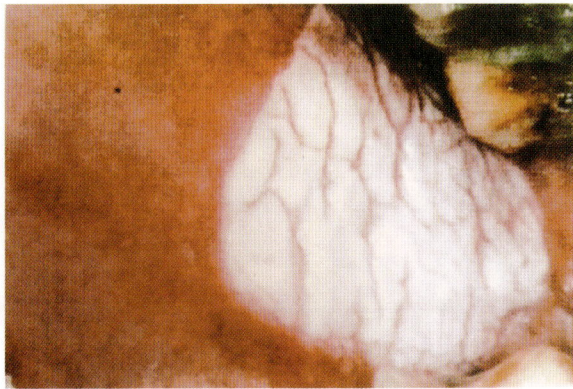

彩图 7-4 颊部口腔白斑病（斑块状）

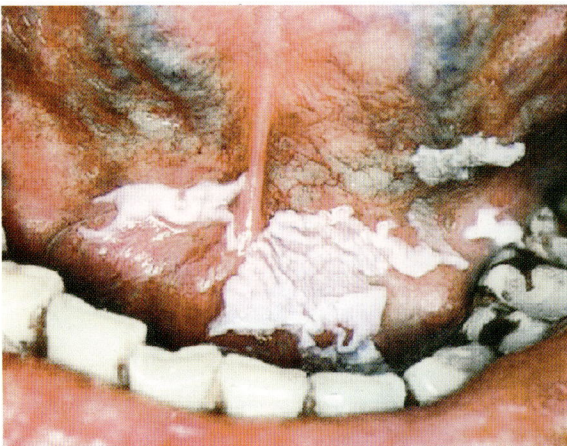

彩图 7-5 口底口腔白斑病（皱纸状）

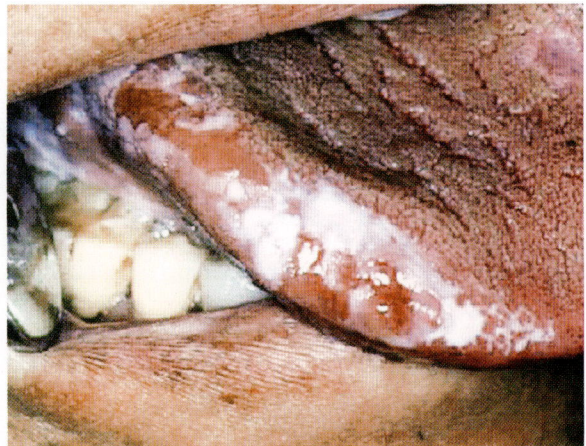

彩图 7-6 舌缘口腔白斑病（溃疡状）

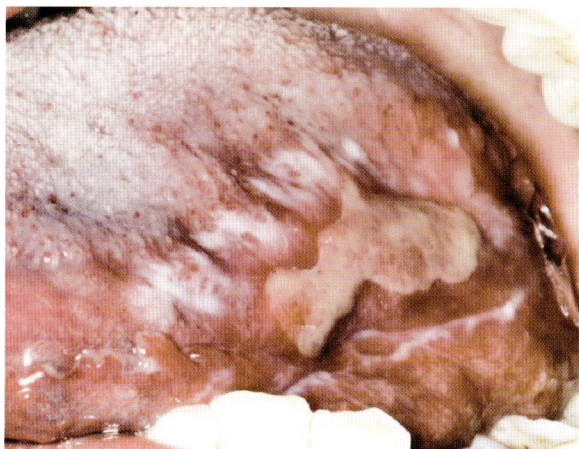

彩图 7-7　舌缘糜烂型扁平苔藓

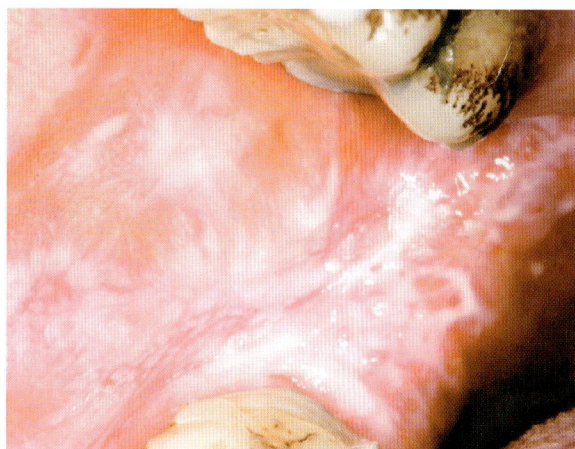

彩图 7-8　颊部非糜烂型扁平苔藓

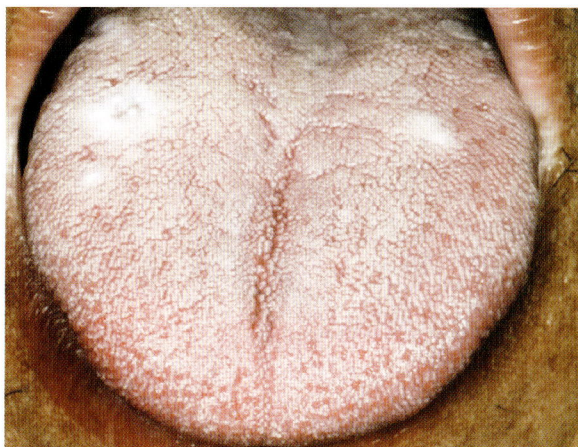

彩图 7-9　舌背非糜烂型扁平苔藓

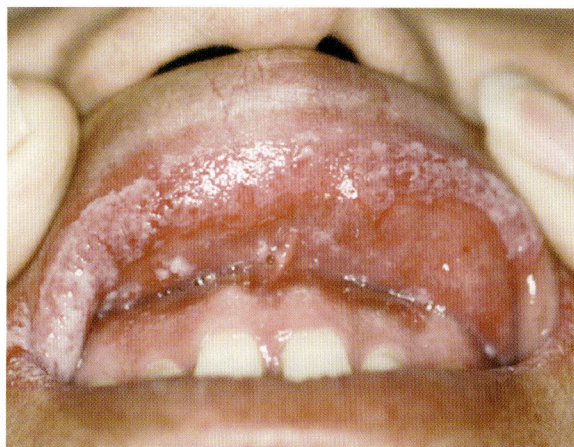

彩图 7-10　急性假膜型念珠菌口炎

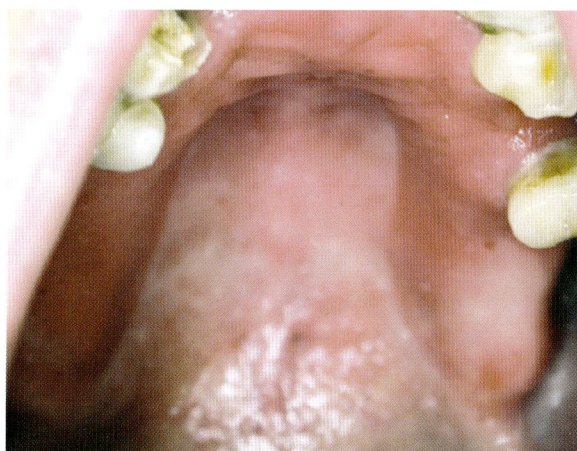

彩图 7-11　慢性红斑型念珠菌口炎

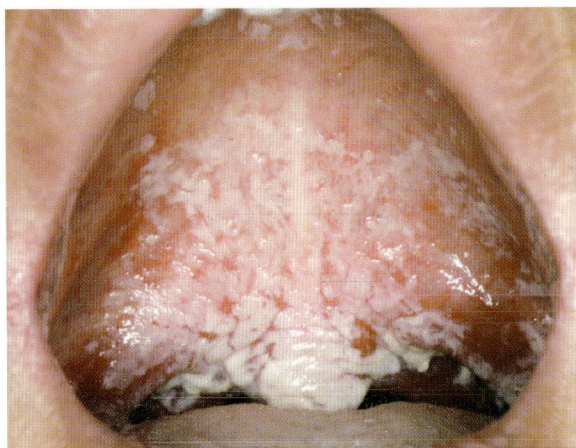

彩图 7-12　口腔念珠菌病（HIV 感染者）

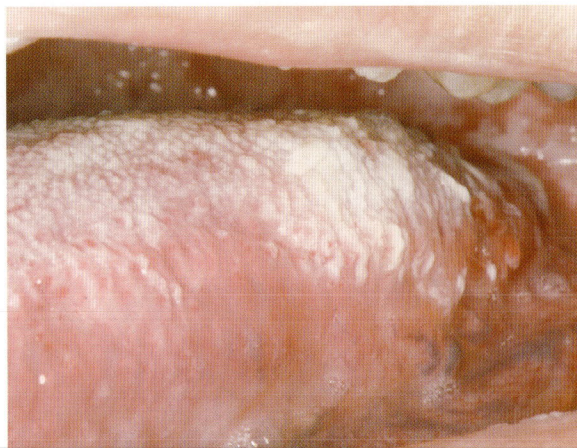

彩图 7-13　毛状白斑

40检